C. Reimer   U. Rüger   **Psychodynamische Psychotherapien**

Springer
*Berlin
Heidelberg
New York
Hongkong
London
Mailand
Paris
Tokio*

C. Reimer   U. Rüger

Psychodynamische Psychotherapien

Lehrbuch
der tiefenpsychologisch orientierten
Psychotherapien

Unter Mitarbeit von
H. Hagehülsmann   U. Hagehülsmann   L. Hartmann-Kottek
G. Heisterkamp   L. Kottje-Birnbacher   G. Reich   V. Riegels
W. C. Schroeder   H. Staats

2., korrigierte und aktualisierte Auflage

Mit 29 Abbildungen und 7 Tabellen

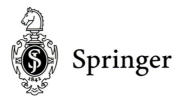

Professor Dr. Christian Reimer
Justus-Liebig-Universität Gießen
Klinik für Psychosomatik und Psychotherapie
Friedrichstr. 33
35392 Gießen

Professor Dr. Ulrich Rüger
Georg-August-Universität Göttingen
Klinik und Poliklinik für Psychosomatik und Psychotherapie
von-Siebold-Str. 5
37075 Göttingen

ISBN 3-540-00055-0 2. Auflage Springer-Verlag Berlin Heidelberg New York
ISBN 3-540-66437-8 1. Auflage Springer-Verlag Berlin Heidelberg New York

Bibliografische Information Der Deutschen Bibliothek
Die Deutsche Bibliothek verzeichnet diese Publikation in der Deutschen
Nationalbibliografie; detaillierte bibliografische Daten sind im Internet
über <<http://dnb.ddb.de>> abrufbar.

Dieses Werk ist urheberrechtlich geschützt. Die dadurch begründeten Rechte, insbesondere die der Übersetzung, des Nachdrucks, des Vortrags, der Entnahme von Abbildungen und Tabellen, der Funksendung, der Mikroverfilmung oder der Vervielfältigung auf anderen Wegen und der Speicherung in Datenverarbeitungsanlagen, bleiben, auch bei nur auszugsweiser Verwertung, vorbehalten. Eine Vervielfältigung dieses Werkes oder von Teilen dieses Werkes ist auch im Einzelfall nur in den Grenzen der gesetzlichen Bestimmungen des Urheberrechtsgesetzes der Bundesrepublik Deutschland vom 9. September 1965 in der jeweils geltenden Fassung zulässig. Sie ist grundsätzlich vergütungspflichtig. Zuwiderhandlungen unterliegen den Strafbestimmungen des Urheberrechtsgesetzes.

Springer-Verlag Berlin Heidelberg New York
ein Unternehmen der BertelsmannSpringer Science+Business Media GmbH

http://www.springer.de

© Springer-Verlag Berlin Heidelberg 2000, 2003

Printed in Germany

Die Wiedergabe von Gebrauchsnamen, Handelsnamen, Warenbezeichnungen usw. in diesem Werk berechtigt auch ohne besondere Kennzeichnung nicht zu der Annahme, dass solche Namen im Sinne der Warenzeichen- und Markenschutz-Gesetzgebung als frei zu betrachten wären und daher von jedermann benutzt werden dürften.

Produkthaftung: Für Angaben über Dosierungsanweisungen und Applikationsformen kann vom Verlag keine Gewähr übernommen werden. Derartige Angaben müssen vom jeweiligen Anwender im Einzelfall anhand anderer Literaturstellen auf ihre Richtigkeit überprüft werden.

Einbandgestaltung: deblik, Berlin
Satz: Fotosatz-Service Köhler GmbH, Würzburg

Gedruckt auf säurefreiem Papier   26/3160 SM – 5 4 3 2 1 0

Vorwort zur 2. Auflage

Bereits zwei Jahre nach Erscheinen der 1. Auflage unseres Buches wird eine Neuauflage nötig. Das zeigt u. E. den Bedarf an wissenschaftlicher und therapeutischer Literatur zum breiten Gebiet der psychodynamischen Psychotherapien. Es bestätigt aber auch gleichzeitig die Konzeption und den Aufbau der vorliegenden Monographie, an der weitgehend festgehalten wurde.

Wahrscheinlich wurde in den letzten beiden Jahren durch unser Buch auch eine Entwicklung mit angestoßen, auf die wir nicht zu hoffen gewagt hatten: Während bis dahin im deutschsprachigen Bereich die psychodynamischen Psychotherapien publizistisch weitgehend vernachlässigt waren, hat hier inzwischen eine sehr intensive Diskussion eingesetzt – bis hin zur Gründung einer entsprechenden Fachgesellschaft und eines Periodikums.

In der 2. Auflage erfolgte eine Aktualisierung der einzelnen Beiträge. Dabei wurden u. a. auch die bei der Drucklegung der 1. Auflage noch nicht endgültig festgelegten Ausbildungsregularien im Rahmen des Psychologischen Psychotherapeutengesetzes berücksichtigt. Schließlich wurde der neueste Diskussionsstand zur tiefenpsychologisch fundierten Psychotherapie im Rahmen der Psychotherapierichtlinien und ihrer Kommentierung dargestellt – insbesondere auch die Differentialindikation zwischen analytischer Psychotherapie und tiefenpsychologisch fundierter Psychotherapie. Danach wird das Indikationsspektrum für tiefenpsychologisch fundierte Psychotherapien größer, und die Bedeutung dieser Behandlungsverfahren erhält auch offiziell das ihnen gebührende Gewicht.

Gießen und Göttingen, im November 2002

CHRISTIAN REIMER   ULRICH RÜGER

Vorwort zur 1. Auflage

Unter dem Begriff „tiefenpsychologisch fundierte Psychotherapie" sind die psychodynamischen Behandlungsverfahren zusammengefasst, die in die allgemeine Versorgung eingeführt worden sind und sich von der analytischen Psychotherapie durch eine niedrigere Behandlungsfrequenz und ein anderes Setting unterscheiden (Kommentar zu den Psychotherapie-Richtlinien, 5. Auflage, 1999). Inzwischen gehören tiefenpsychologisch fundierte Psychotherapien einschließlich ihrer Sonderformen zu den am häufigsten angewandten psychotherapeutischen Behandlungsformen im deutschsprachigen Bereich. Die Bedeutung der tiefenpsychologisch fundierten Psychotherapien in der therapeutischen Praxis ist unübersehbar; im Rahmen der psychoanalytisch begründeten Verfahren spielen sie eine herausragende Rolle und werden bei etwa viermal so viel Patienten in Anwendung gebracht wie die analytische Psychotherapie. Im Gegensatz dazu steht die äußerst geringe Berücksichtigung der tiefenpsychologisch fundierten Psychotherapien in den einschlägigen psychoanalytisch orientierten Lehrbüchern mit etwa 0–5% des jeweiligen Seitenumfanges! Auch wenn einzelne dieser Verfahren bereits monographisch beschrieben worden sind, so fehlt doch eine umfassende Darstellung. Das vorliegende Buch will diese Lücke füllen.

Tiefenpsychologisch fundierte Psychotherapie hat sich als Begriff international nicht durchgesetzt. Hier wird vielmehr inzwischen unter dem Namen „psychodynamische Psychotherapien" die große Gruppe von Behandlungsverfahren zusammengefasst, die in ihrem theoretischen Hintergrund an der Psychoanalyse orientiert sind, aber an ihrem Behandlungssetting mehr oder weniger starke Abweichungen vorgenommen haben. Zur Zeit sprechen maßgebliche Psychotherapieforscher von einer ausgesprochenen Renaissance dieser Verfahren im Vergleich zu der rückläufigen Entwicklung der Psychoanalyse. Ein weiterer Grund dafür, dieses Buch zu schreiben und ihm den Doppeltitel: Psychodynamische Psychotherapien – Lehrbuch der tiefenpsychologisch orientierten Psychotherapien – zu geben.

Nach einer historischen Übersicht sollen zunächst die gemeinsamen Charakteristika der psychodynamischen Psychotherapieverfahren dargestellt werden, auch in Gegenüberstellung zur Psychoanalyse. Danach werden in einem ersten Hauptkapitel die psychodynamischen Psychotherapien (tiefenpsychologisch fundierten Psychotherapien) dargestellt. Da diese zum Gesamtrepertoire der Behandlungsmöglichkeiten jedes psychoanalytisch orientierten Psychotherapeuten gehören, sollen diese Verfahren im vorliegenden Buch jeweils einzeln hinreichend ausführlich abgehandelt werden – von der Krisenintervention über die Kurzzeittherapie bis hin zu den unterschiedlichen Langzeitverfahren; diese dann jeweils auch im Einzel- und Gruppensetting und schließlich auch die tiefenpsychologisch fundierten Familientherapien. Während dieses breite Spektrum in der Weiterbildungsordnung des Facharztes für Psychotherapeutische Medizin bereits verwirklicht ist, sind die entsprechenden Ausbildungsrichtlinien für psychologische Psychotherapeuten in der tiefenpsychologisch fundierten Richtung noch weitgehend offen. Das vorliegende Buch kann damit wesentliche Anregungen für die Ausgestaltung entsprechender detaillierter Weiterbildungsrichtlinien geben.

Daneben kann es empfehlenswert sein, sich zumindest in einem weiteren psychodynamisch orientierten Verfahren weiterzubilden, um ggf. auch für eine spezielle Patientenklientel besonders gerüstet zu sein. Hier kommen als ergänzende Möglichkeiten insbesondere die in diesem Buch in Teil III aufgeführten „psychodynamisch orientierten Verfahren" in Frage. Das Gemeinsame dieser Verfahren ist ihre psychodynamische Grundorientierung; sie haben daneben aber noch andere theoretische Grundlagen und folgen nicht nur ausschließlich psychodynamischen Konzepten. Vielfach waren die Begründer dieser Therapierichtungen ursprünglich Psychoanalytiker, die in oft sehr kreativer Weise den Versuch unternahmen, einem jeweils aus ihrer Sicht der Psychoanalyse fehlenden Element zur Berücksichtigung zu verhelfen. Auch wenn die Entwicklung dieser Verfahren im Hinblick auf die Einführung in die allgemeine Versorgung noch offen ist, so wollten wir auf deren Darstellung in diesem Rahmen nicht verzichten – stellen sie doch auch Beispiele für die kreative Weiterentwicklung psychodynamischer Behandlungsansätze dar. Wir freuen uns darum sehr, gerade auch für diesen Teil namhafte Vertreter aus dem deutschsprachigen Bereich gewonnen zu haben: Für die katathym-imaginativen Verfahren Leonore Kottje-Birnbacher, für die Gestalttherapie Lotte Hartmann-Kottek, für das Psychodrama Volker Riegels, für die Musiktherapie Wolfgang Christian Schroeder, für den körperzentrierten Zugang im Rahmen psychodynamischer Psychotherapien Günter Heisterkamp und schließlich für die Transaktionsanalyse Ute und Heinrich Hagehülsmann. Wir danken den genannten Autoren, darüber hinaus auch Günter Reich und Hermann Staats, die die Kapitel Familientherapie und Gruppenpsychotherapie verfasst bzw. mitverfasst haben, Hermann Staats insbesondere auch für seine fruchtbaren Anregungen beim Gegenlesen des Einleitungskapitels.

Bei der Darstellung der einzelnen Behandlungsverfahren wurde eine einheitliche Gliederungsstruktur zugrundegelegt. Dies soll dem Leser eine raschere Orientierung ermöglichen. Alle Kapitel wurden so verfasst, dass sie auch für sich gelesen werden können. Entsprechende Querverweise erlauben dann den Gesamtbezug.

Wir danken Frau Dr. Heike Berger, die das Projekt lange Zeit begleitet hat, und Frau Renate Scheddin vom Springer-Verlag, die uns bei der Realisierung dieses Buches unterstützt hat.

Gießen und Göttingen, im Januar 2000

CHRISTIAN REIMER   ULRICH RÜGER

Inhaltsverzeichnis

Teil I   Psychodynamische Psychotherapieverfahren – eine Übersicht

1   Gemeinsame Merkmale und Charakteristika
    psychodynamischer Psychotherapieverfahren
    U. Rüger und C. Reimer   3

**Teil II   Psychodynamische Psychotherapieverfahren –
           Tiefenpsychologische Psychotherapien**

2   Tiefenpsychologisch fundierte Psychotherapie
    C. Reimer und U. Rüger 25

3   Dynamische Psychotherapie
    U. Rüger und C. Reimer 61

4   Interaktionelle Psychotherapie
    H. Staats und U. Rüger 83

5   Kurz- und Kurzzeit-Psychotherapie
    C. Reimer und U. Rüger 92

6   Krisen und Krisenintervention
    C. Reimer und U. Rüger 101

7   Psychodynamische Familien- und Paartherapie
    G. Reich 112

8   Psychodynamische Gruppenpsychotherapien
    H. Staats und U. Rüger 126

9   Supportives Vorgehen im Rahmen
    psychodynamischer Psychotherapieverfahren
    C. Reimer und U. Rüger 144

Teil III   Psychodynamisch orientierte Psychotherapieverfahren

10 Katathym-imaginative Psychotherapie
    L. Kottje-Birnbacher 151

11 Gestalttherapie
    L. Hartmann-Kottek 178

12 Psychodrama
    V. Riegels 235

13 Musiktherapie
    W. C. Schroeder 264

14 Die leibliche Dimension in psychodynamischen Psychotherapien
    G. Heisterkamp 297

15 Transaktionsanalyse
    U. Hagehülsmann und H. Hagehülsmann 323

Teil IV Spezielle Kapitel

16 Psychotherapeutische Versorgung im Rahmen der Krankenkassen
    und anderer Kostenträger
    U. Rüger und C. Reimer 379

17 Weiterbildung
    U. Rüger und C. Reimer 389

18 Psychotherapie und Psychopharmaka
    C. Reimer und U. Rüger 395

19 Ethische Aspekte der Psychotherapie
    C. Reimer und U. Rüger 403

Literatur 421

Sachverzeichnis 437

Mitarbeiterverzeichnis

Hagehülsmann, Heinrich, Dr. phil. Dipl.-Psych., Wiemkenstraße 55, 26180 Rastede-Ipwege

Hagehülsmann, Ute, Dipl.-Psych., Wiemkenstraße 55, 26180 Rastede-Ipwege

Hartmann-Kottek, Lotte, Dr. med. Dipl.-Psych., Eichholzweg 8a, 34132 Kassel-Wilhelmshöhe

Heisterkamp, Günter, Prof. Dr. phil. Dipl.-Psych., Stolsheide 5, 40883 Ratingen

Kottje-Birnbacher, Leonore, Dr. phil. Dipl.-Psych., Düsseldorfer Straße 55, 40545 Düsseldorf

Reich, Günter, Priv.-Doz. Dr. phil. Dipl.-Psych., Klinik und Poliklinik für Psychosomatik und Psychotherapie der Universität Göttingen, von-Siebold-Straße 5, 37075 Göttingen

Riegels, Volker, Prof. Dr. rer. nat. Dipl.-Psych., Gritznerstraße 33, 12163 Berlin

Schroeder, Wolfgang Christian, Prof. Dr. med., Querstraße 6, 34599 Neuental-Waltersbrück

Staats, Hermann, Priv.-Doz. Dr. med., Klinik und Poliklinik für Psychosomatik und Psychotherapie der Universität Göttingen, von-Siebold-Straße 5, 37075 Göttingen

Teil I
Psychodynamische Psychotherapieverfahren – eine Übersicht

KAPITEL 1

Gemeinsame Merkmale und Charakteristika psychodynamischer Psychotherapieverfahren

U. RÜGER und C. REIMER

1.1 Überblick 3
1.2 Historische Entwicklung 4
1.3 Gemeinsame Charakteristika
    von psychodynamischen Psychotherapieverfahren
    im Vergleich zur Psychoanalyse – eine Übersicht 7
1.3.1 Unterschiede im Behandlungssetting
    und in der Behandlungsdauer 8
1.3.2 Merkmale der Behandlungsfrequenz 9
1.3.3 Unterschiede im Gegenstandsbereich der Therapie 9
1.3.4 Unterschiede in Behandlungstechniken 11
1.3.5 Tiefenpsychologisch fundierte Psychotherapie
    vs. analytische Psychotherapie 11
1.3.6 Unterschiede in der Indikations-
    und Kontraindikationsstellung 12
1.4 Theorie
    psychodynamischer Behandlungsverfahren 13
1.4.1 Ansätze zu einem psychodynamischen Konzept
    der sozialen Lebensrealität 13
1.4.2 Die Interdependenz innerer und äußerer Realität
    aus psychodynamischer Sicht – zwei Fallbeispiele 14
1.4.3 Die Interdependenz von innerer und äußerer Realität –
    Versuch eines theoretischen Modells 18
1.5 Psychodynamische Psychotherapien und Beratung –
    Versuch einer Abgrenzung 19
1.5.1 Merkmale von Beratung
    und deren Indikationsbereich 20
1.6 Perspektiven
    psychodynamischer Psychotherapien 21

1.1
Überblick

Unter psychodynamischen Psychotherapien verstehen wir die große Gruppe von Behandlungsverfahren, die in ihrem theoretischen Hintergrund an der Psychoanalyse orientiert sind, aber in ihrem Behandlungssetting mehr oder weniger starke Abweichungen vorgenommen haben. Diese Verfahren haben eine außerordentlich große praktische Bedeutung gewonnen. Meist sind sie aus der Notwendigkeit entwickelt worden, die Behandlungstechnik an die konkreten klinischen Erfordernisse anzupassen und damit auch Patienten behandeln zu können, die im klassischen psychoanalytischen Setting nicht behandelbar sind, oft auch durch ein solches Setting überfordert sind – oder bei denen eine so aufwändige Behandlung nicht nötig ist.

Damit haben psychodynamische Psychotherapien eine sehr große Versorgungsrelevanz. Sie haben aber auch deshalb ihre besondere Bedeutung, weil psychodynamische Psychotherapien hinreichende und am heutigen Standard orientierte Wirksamkeitsnachweise vorlegen können – im Gegensatz zur in der Regel sehr viel aufwendigeren klassischen psychoanalytischen Behandlung.

Während es – auch im deutschsprachigen Bereich – eine große Anzahl von Lehrbüchern über die psychoanalytische Behandlungstechnik gibt und auch viele der einzelnen psychodynamischen Verfahren jeweils für sich monographisch dargestellt worden sind, fehlt doch eine Übersicht über die gängigen und praxisrelevanten psychodynamischen Behandlungsverfahren, die über eine reine summarische Darstellung hinausgeht. Das vorliegende Buch soll diese Lücke schließen.

Die psychodynamischen Behandlungsverfahren leiten sich in ihrer Vorgehensweise von den zentralen Grundannahmen der psychoanalytischen Krankheitslehre und Persönlichkeitstheorie ab – genauso wie die klassische Psychoanalyse. Mit der besonderen Betonung der letzteren ging aber oft eine unausgesprochene abwertende Einschätzung psychodynamischer Psychotherapien einher – so als ginge es in der Psychotherapie um wertvolle und weniger wertvolle Behandlungsverfahren und nicht um die Wahl des jeweils richtigen Behandlungsverfahrens für den einzelnen Patienten. Auch wenn diese Fehlentwicklung rückläufig ist, so zeigt sie doch immer noch ihre Auswirkungen bis hin in die Curricula psychoanalytischer Weiterbildungsinstitute. Wie so oft sind die Gründe dafür in der historischen Entwicklung zu sehen, auf die wir im folgenden Abschnitt eingehen werden. Zunächst sollen noch einmal die wesentlichen Punkte hervorgehoben werden:

> ● Psychodynamische Psychotherapien (ausführliche Darstellungen in Teil II des Buches)
>   – fußen auf den zentralen Grundannahmen einer psychoanalytischen Krankheitslehre und Persönlichkeitstheorie,

> - haben aber in ihrem Behandlungssetting gegenüber der klassischen Psychoanalyse mehr oder weniger starke Abwandlungen vorgenommen.
> - Psychodynamisch orientierte Verfahren (ausführliche Darstellungen der einzelnen Verfahren in Teil III des Buches)
>   - haben neben psychoanalytischen
>   - auch andere konzeptuelle Grundlagen (z. B. lerntheoretische, transaktionale),
>   - sie folgen damit nicht mehr ausschließlich psychodynamischen Konzepten.

1.2 Historische Entwicklung

Am Anfang stand die „Tendenzlose Psychoanalyse" – ein Verfahren, das S. Freud in genialer Weise aus der Hypnose entwickelt hatte. Sie wurde mit hoher Frequenz in täglichen Sitzungen durchgeführt. Die Gesamtdauer betrug in der Regel einige Monate, selten mehr als ein Jahr (vgl. Cremerius 1981; Lynn et al. 1998). Diese Behandlungen werden in einem strengen Reglement durchgeführt, das durch das Liegen auf der Couch, den freien Einfall und die Traumarbeit auf Seiten des Patienten und Neutralität, Anonymität und Abstinenz auf Seiten des Therapeuten gekennzeichnet ist.

Um „zu kodifizieren, was er in seiner klinischen Praxis gelernt hatte" (Gay 1989, S. 333) und um jede Art „wilder Analyse" zu unterbinden, hatte Freud zwischen 1911 und 1915 eine Reihe von Abhandlungen veröffentlicht, in denen er Vorschriften zur Behandlungstechnik festlegte. In diesen gemeinhin als „Technische Schriften" bezeichneten Aufsätzen versuchte Freud „zu kodifizieren, was er in seiner klinischen Praxis gelernt hatte" (Gay 1989, S. 333), um sich damit gegenüber einer falschen und missbräuchlichen Nutzung der Psychoanalyse, jeder Art „wilder Analyse" abzugrenzen.

Aber bereits 1918 sah sich Freud veranlasst, den Stand der „Therapie zu revidieren ... und Ausschau zu halten, nach welchen neuen Richtungen sie sich entwickeln könnte" (Freud 1919, S. 183). Ausdrücklich betonte er auf dem Budapester Kongress: „Wir sind ... immer bereit, die Unvollkommenheiten unserer Erkenntnis zuzugeben, Neues dazuzulernen und in unserem Vorgehen abzuändern, was sich durch Besseres ersetzen lässt" (S. 183). In diesem Zusammenhang relativierte er die Bedeutung der bisherigen an der Hysterie entwickelten Behandlungstechnik (im heutigen Jargon müsste sie als „hochfrequente Kurzzeitanalyse" bezeichnet werden) und vertrat die Ansicht, „dass die verschiedenen Krankheitsformen, die wir behandeln, nicht durch die nämliche Technik erledigt werden können" (1919, S. 191). Ausdrücklich milderte er die bis dahin strenge Abstinenz-Regel ab zugunsten einer – falls notwendig – größeren Aktivität des Psychoanalytikers, um so Patienten mit unterschiedlichen Krankheitsbildern behandeln zu können. Seine klinisch sehr plausiblen Äußerungen über die Notwendigkeit, z. B. bei bestimmten Phobien eine Vorgehensweise zu wählen, die wir heute partiell als verhaltenstherapeutisch bezeichnen würden (S. 191), ist nur eines von mehreren Beispielen. An anderer Stelle geht er auf Patienten ein, die wir in der heutigen Nomenklatur als „strukturell gestört" bezeichnen würden, „die so haltlos und existenzunfähig sind, dass man bei ihnen die analytische Beeinflussung mit erzieherischen vereinigen muss ..." (S. 190). Damit redet Freud bereits 1918 einer Einstellung das Wort, die wir heute als „adaptive Indikation" bezeichnen würden. Allerdings greift Freud in seinen späteren Schriften die Thematik nicht wieder auf; seine damaligen Äußerungen dürften sehr durch die besondere Situation und das Umfeld des Budapester Kongresses bestimmt worden sein (vgl. hierzu auch Dührssen 1993; Rüger 1993).

Der Internationale Psychoanalytische Kongress 1918 in Budapest

Auf Anregung von Karl Abraham fand im September 1918 der 5. Internationale Psychoanalytische Kongress in Budapest statt. Dieser Kongress stellte insofern eine Besonderheit dar, als hier erstmals offizielle Regierungsvertreter der damaligen österreichischen, deutschen und ungarischen Regierungen an einem psychoanalytischen Kongress teilnahmen. Anlass war die zunehmende Bedeutung der „Kriegsneurosen" und ihre mögliche Beeinflussung durch psychotherapeutische Behandlungsmaßnahmen. Nach Jones (1962) hatte ein Buch von Simmel zu dieser Thematik und die ausgezeichnete praktische Arbeit von Abraham, Eitington und Ferenczi auf hochgestellte Heeresoffiziere großen Eindruck gemacht, und es war die Rede davon, in verschiedenen Zentren psychoanalytische Kliniken für die Behandlung von Kriegsneurosen zu errichten.

Entgegen der eigentlichen Kriegslage muss es ein sehr optimistischer Kongress gewesen sein, und nach Jones war Freud „froh bewegt ... angesichts der vorherrschenden Begeisterung und der glänzenden Perspektiven, die sich der Ausdehnung seines Werkes eröffneten" (Jones, Band II, S. 239). Wie wichtig Freud diesen Kongress nahm, ist schon daran zu ermessen, dass er – einmalig für ihn – seinen Vortrag vorher schriftlich fixierte. Er erwähnte das Thema der „Kriegsneurosen" nur am Schluss; dagegen nutzte er die Anwesenheit von Regierungsvertretern dazu, die Verpflichtung der Gesellschaft in der Behandlung der Neurosen überhaupt hervorzuheben und sie gleichrangig neben die Fürsorgeverpflichtung, z. B. für Tuberkulosekranke zu stellen.

Nach Fürstenau (1993) war sich Freud seinerzeit bewusst, mit zwei brisanten Problemen gleichzeitig konfrontiert zu sein: Der Frage nach Eigenart und Umfang der Aktivität des analytischen Therapeuten bezüglich unterschiedlicher Gruppen seelischer Störungen und der Frage der Modifikation der psychoanalytischen Behandlungstechnik im Zusammenhang mit der psychotherapeutischen Versorgung der Bevölkerung. Beide Themen haben sich dann nach Fürstenau in der weiteren Zukunft als durchaus sprengend erwiesen:

„Die innerpsychoanalytische Diskussion der „aktiven Technik" hat psychotherapeutische Entwicklungen angestoßen, die über den Rahmen der psychoanalytischen Orthodoxie weit hinausgeführt haben, und die Entwicklung einer „tiefenpsychologisch fundierten" Psychotherapie für die breite Anwendung von Psychoanalyse hat zu einer Polarisierung von (analytischer) Psychotherapie und „eigentlicher Psychoanalyse" in einer endlosen ergebnislosen Diskussion geführt" (Fürstenau 1993, S. 228).

Nach 1918 führte Freud die Diskussion um eine notwendige Änderung seiner Behandlungstechnik nicht mehr weiter fort. Wie auch immer diese Tatsache begründet sein mag – Freuds Alter, die Diagnose seiner Krebserkrankung nach 1923, die Auseinandersetzungen mit Ferenczi und Rank nach 1924 –, in jedem Fall spiegelt sie seine Ambivalenz gegenüber seiner eigenen Methode wider und einen Konflikt, der nach Cremerius (1993) in seiner eigenen Person selbst begründet war: Den Konflikt zwischen dem Forscher und dem Arzt. Als Forscher favorisierte er die tendenzlose Psychoanalyse, da er nur mit der reinen Methode glaubte forschen zu können. Dazu „brauchte er einen gebildeten, reflektionsfähigen Patienten mit einer guten Ich-Struktur" (Cremerius 1993). Als Therapeut dagegen konnte er nicht tendenzlos sein. Er war es auch nicht, wie die vielfältigen Berichte seiner Analysanden erkennen lassen, und die Frage „War Freud überhaupt ein Freudianer?" ist in diesem Sinne durchaus berechtigt.

Die Entwicklung nach 1919

Allerdings hat sich Freud nach 1919 wieder „orthodox" verhalten, was sicherlich die tragische Entwicklung der Psychoanalyse in den Jahrzehnten danach mitbegründet hat: Die Krise begann 1924 mit dem Buch von Ferenczi und Rank „Entwicklungsziele der Psychoanalyse". Die beiden Autoren kritisierten die starke Intellektualisierung bei der Rekonstruktion von Erinnerungslücken als therapeutisch weitgehend wirkungslosen „Deutungsfanatismus" („Hat der Patient noch so viel von seinem Analytiker gelernt und verstanden, so hat er damit doch nichts erlebt, was ihm dieses „Wissen" auch innerlich nahegebracht hätte", S. 24) und stellten diesem das Erlebnismoment gegenüber (vgl. hierzu auch Thomä 1983; Dührssen 1993).

Die Positionen von Ferenczi und Rank wurden von der Mehrheit der Psychoanalytiker einhellig verurteilt, zumal sie auch als persönlicher Angriff auf Freud erlebt wurden. Dabei war seinerzeit einer der scharfen Kritiker Ferenczis sein Landsmann Franz Alexander (1925), der sich dann 20 Jahre später selbst ähnlichen Anfeindungen ausgesetzt sah. 1946 hatte er gemeinsam mit French das Buch „Psychoanalytic Psychotherapy" veröffentlicht. Dabei hatte er die These vertreten, dass in jeder Behandlung – sei sie klassisch oder abgewandelt – die gleichen psychodynamischen Prinzipien zur Anwendung kämen. Diese These erfuhr scharfen Widerspruch und wurde schließlich mit der Festlegung der „normativen Idealtechnik" (Eissler 1953) seitens der Internationalen Psychoanalytischen Vereinigung beantwortet. In der normativen Idealtechnik waren Setting und Behandlungsfrequenz für die Rite-Analyse strikt festgelegt.

Weiterentwicklungen und konzeptuelle Unterscheidungen nach 1953

So kam es nach 1953 zu einer mehr oder weniger strikten konzeptuellen Unterscheidung zwischen analytischem Standardverfahren und sog. abgewandelten Verfahren; letztere erhielten im englischsprachigen Bereich zunehmend die Kennzeichnung „Dynamic Psychiatry" (Bibring 1954) oder „Psychodynamic Psychiatry" (Frosch 1990), „Psychodynamic Psychotherapy" (Strupp 1996) oder wurden in jüngster Zeit unter dem Begriff „Psychodynamic Approaches" (Henry et al. 1994) zusammengefasst. In Deutschland wurden diese Verfahren insbesondere unter dem Begriff der Dynamischen Psychotherapie von Dührssen (1972, 1988) entwickelt und dargestellt. Ein Teil dieser Verfahren ist in Deutschland unter der zusammenfassenden Bezeichnung „Tiefenpsychologisch fundierte Psychotherapie" seit 1967 in die allgemeine Versorgung eingeführt (vgl. Faber u. Haarstrick 1989).

Allerdings werden im englischsprachigen und im deutschsprachigen Bereich ähnliche oder identische Begriffe häufig nicht synonym verstanden. Dies gilt insbesondere für den Begriff der „analytischen Psychotherapie". In Deutschland werden darunter psychoanalytische Behandlungen mit einer Frequenz von 2–3 Sitzungen/Woche verstanden (vgl. Schultz-Hencke 1951). Analytische Psychotherapie ist dabei „eine Anwendungsform der Psychoanalyse mit eigenen Zielkriterien ... im Rahmen der Krankenbehandlung" (Faber u. Haarstrick 1996, S. 44). Dagegen versteht man im amerikanischen Bereich unter dem Begriff „Psychoanalytic Psychotherapy" eher ein psychodynamisches Behandlungsverfahren, das im Gegenübersitzen mit einer Frequenz von 1–2 Wochenstunden durchgeführt wird (Luborsky 1988).

Auch wenn seitens der Mainstream-Psychoanalyse mit der von Eissler (1953) definierten „normativen Idealtechnik" eine sehr rigide Festlegung auf die „Rite-Psychoanalyse" erfolgte, so war doch mit Alexander eine neue Entwicklung in Gang gesetzt worden. Dabei waren es gerade die „nicht so gehorsamen Söhne und Töchter Freud's" (Melitta Mitscherlich 1972), die hier für wesentliche Weiterentwicklungen sorgten. Hier war im englischen Bereich insbesondere die Arbeitsgruppe um den Ferenczi-Schüler Balint sehr fruchtbar: Wesentliche Impulse zur Konzeptualisierung der Kurztherapie und Fokaltherapie hatten hier in den 60er-Jahren ihren Ausgangspunkt (Malan 1963; Balint 1972). Diese Konzepte wurden auch im amerikanischen Bereich (Wolberg 1965; Bellak u. Small 1965; Sifneos 1972; Mann 1973; Davanloo 1978) aufgegriffen und weiterentwickelt.

All diesen Verfahren war die kürzere Behandlungsdauer und größere Versorgungsrelevanz zu eigen. Im Grunde wurden hier die von Freud auf dem Budapester Kongress 1918 angestoßenen, von ihm aber nicht weiterverfolgten Überlegungen wieder aufgegriffen (s. oben) – allerdings nur unter erheblichen Widerständen und Kämpfen innerhalb der Mainstream-Psychoanalyse. In diesen oft mit starker Polemik geführten Kämpfen wurde viel Energie gebunden, die über lange Jahre der Entwicklung praxisrelevanter Behandlungsverfahren fehlte. Damit dürfte sicherlich der deutliche Niedergang der Psychoanalyse in den Vereinigten Staaten in den letzten Jahrzehnten zusammenhängen. Gleichzeitig zeigen im Gegensatz zu dieser Entwicklung psychodynamische Psychotherapien eine bemerkenswerte Lebensfähigkeit („Viability"), wenn nicht gar eine Renaissance (Henry et al. 1994, S. 468).

> **!** Psychodynamische Psychotherapien zählen danach in den Vereinigten Staaten zu den am häufigsten angewandten Verfahren. Ihre wissenschaftliche Evaluation ist im Gegensatz zur klassischen Psychoanalyse durchaus sehr zufriedenstellend.

Diese im Hinblick auf die psychodynamischen Psychotherapien sehr erfreuliche Situation ist aber zugleich auch mit einer gewissen Tragik hinsichtlich der Entwicklung der Psychoanalyse verbunden: Allzulange haben sich in der Debatte diejenigen durchgesetzt, die einer scharfen Trennung zwischen Psychoanalyse und psychodynamischen Behandlungsverfahren das Wort geredet haben, gegenüber denjenigen, die die gemeinsamen Wurzeln betont haben.

Die Entwicklung in Deutschland

Die Entwicklung in Deutschland nahm einen anderen Verlauf. Hier gab es zwar durchaus auch polemische Auseinandersetzungen zwischen orthodoxen und liberalen Psychoanalytikern bis hin zu einer Spaltung in zwei Fachgesellschaften. Die Aufnahme der Psychotherapie in die allgemeine ärztliche Versorgung machte aber zwangsläufig eine pragmatische Zusammenarbeit nötig, in der die verschiedenen Gruppen sich auf die in der Versorgung relevanten Psychotherapieverfahren einigen mussten. Eine solche (erste) Einigung fand 1967 mit der Verabschiedung der sog. „Psychotherapie-Richtlinien" statt (vgl. hierzu Kap. 16). Vor dem Hintergrund der breiten klinischen und wissenschaftlichen Erfahrungen des 1946 gegründeten Zentralinstitutes für Psychogene Erkrankungen in Berlin und entsprechender Wirksamkeitsnachweise (Dührssen 1962; Dührssen u. Jorswieck 1965) wurden die analytische Psychotherapie (d.h. eine psychoanalytische Behandlung mit der Frequenz von 2–3 Stunden/Woche) sowie eine Reihe psychoanalytisch orientierter Behandlungsverfahren in die allgemeine Versorgung aufgenommen und damit kostenpflichtige Leistungen. Unter dem von Theodor Winkler vorgeschlagenen Begriff „Tiefenpsychologisch fundierte Psychotherapie" wurden unterschiedliche psychodynamische Therapieverfahren zusammengefasst, u.a. die dynamische Psychotherapie, Fokal- und Kurztherapien, die Niederfrequente Therapie in einer längerfristigen, haltgewährenden therapeutischen Beziehung, um nur die wesentlichen zu nennen. Bei diesen Verfahren handelt es sich um Entwicklungen und Konzeptualisierungen, die sich insbesondere mit den Namen Schultz-Hencke, Dührssen, Faber u. Haarstrick, Heigl-Evers u. Heigl, Hoffmann verbinden.

Der Begriff „Tiefenpsychologisch fundierte Psychotherapie", seinerzeit als pragmatischer Kompromiss vorgeschlagen, hat sich international nicht eingebürgert. Mittelfristig wird man hier sicherlich auch in Deutschland den allgemein gebräuchlichen Begriff „Psychodynamische Psychotherapien" benutzen – nicht nur, um den wissenschaftlichen Austausch zu erleichtern, sondern auch als Möglichkeit, Behandlungsverfahren zu integrieren, die durchaus auch auf psychodynamischen Konzepten fußen. Nur so kann auf die Dauer eine unübersichtliche Zersplitterung in eine große Gruppe „eigenständiger" Psychotherapierichtungen vermieden werden. Ein gutes Beispiel für eine solche Entwicklung könnte die Verhaltenstherapie sein, die nicht jede neue Entwicklung als „Deviation" ausgestoßen hat und unter ihrem Namen sehr unterschiedliche Behandlungsverfahren integrieren konnte.

Abschließend soll Tabelle 1.1 noch einmal die historische Entwicklung bis hin zu den psychodynamischen Psychotherapieverfahren zusammenfassen.

> **!** Bei einer unvoreingenommenen Betrachtung der historischen Entwicklung der Psychoanalyse und der psychoanalytisch orientierten Behandlungsverfahren lässt sich mit Fürstenau (1979) folgendes festhalten: Keines der heute praktizierten psychoanalytischen oder psychoanalytisch orientierten Behandlungsverfahren kann konzeptuell als „Stamm-Mutter" der anderen Verfahren gelten; vielmehr haben sich alle im Sinne „gleichberechtigter Geschwister" – wenn auch zu unterschiedlichen Zeitpunkten „geboren" – entwickelt. Insbesondere kann die hochfrequente Langzeitpsychoanalyse nicht als „Basis"-Verfahren verstanden werden, aus der sich die anderen Behandlungsmethoden als Ableitungen oder Varianten entwickelt hätten. Letztere Auffassung wäre auch historisch falsch, da Freud zwar hochfrequent behandelt hat, seine Behandlungen aber in der Regel einen Zeitraum von nur wenigen Monaten bis zu einem Jahr umfasst haben (vgl. Cremerius 1981).

1.3
Gemeinsame Charakteristika von psychodynamischen Psychotherapieverfahren im Vergleich zur Psychoanalyse – eine Übersicht

In der folgenden Übersicht wollen wir auf einige gemeinsame Charakteristika der psychodynamischen Psychotherapieverfahren in Gegenüberstellung zur Psychoanalyse eingehen. Wir beschränken uns dabei auf einige wesentliche Aspekte. Bei der Darstellung der einzelnen psychodynamischen Behandlungsverfahren erfolgt eine eingehendere Darstellung, in der die jeweiligen Besonderheiten ausführlicher Berücksichtigung finden.

Tabelle 1.1. Kurze Übersicht über die historische Entwicklung psychodynamischer Psychotherapieverfahren

Zeitraum	Ereignis
1895 bis 1915	Entwicklung der psychoanalytischen Behandlungsmethode durch S. Freud
1911 bis 1915	Kodifizierung der Behandlungstechnik durch S. Freud in den sog. Technischen Schriften
1918	Budapester Kongress Erweiterung der Technischen Schriften mit der Tendenz, den Stand der „Therapie zu revidieren … und Ausschau zu halten, nach welchen neuen Richtungen sich entwickeln könnte"
1924	S. Ferenczi, O. Rank: Entwicklungsziele der Psychoanalyse. Dadurch ausgelöst, ein jahrzehntelanger Konflikt innerhalb der psychoanalytischen Community (klassische Einsichtstherapie mit weitgehender Beschränkung auf Übertragungsdeutungen vs. emotionale Neuerfahrung)
1946	F. Alexander und Th. French: Psychoanalytic Therapy Beginn der sehr kontroversen Diskussion um psychodynamische Psychotherapieverfahren
1953	Fundamentalistische Gegenentwicklung mit Festlegung von „Psychoanalyse" auf die „normative Idealtechnik" (K. Eissler)
1957	F. Alexander: Psychotherapy and Psychoanalysis Betonung der therapeutischen Bedeutung psychodynamischer Behandlungsverfahren gegenüber der in ihrem therapeutischen Wert begrenzten Psychoanalyse
nachfolgend	Entwicklung und Ausdifferenzierung unterschiedlicher psychodynamischer Therapieverfahren Wirksamkeitsprüfungen von psychodynamischen Psychotherapieverfahren
Seit den 50er Jahren	Im deutschsprachigen Raum weitgehend unabhängige Entwicklung vergleichbarer (modifizierter) Behandlungsverfahren (Schultz-Hencke, Dührssen, Faber/Haarstrick, Heigl-Evers/Heigl, Hoffmann, u. a.) Ein Teil dieser Verfahren wurde unter dem Begriff Tiefenpsychologisch fundierte Psychotherapie zusammengefasst.

1.3.1
Unterschiede im Behandlungssetting und in der Behandlungsdauer

Psychodynamische Psychotherapien unterscheiden sich von der klassischen Psychoanalyse insbesondere im Behandlungssetting: Die Behandlungen finden im Gegenübersitzen statt. Die Dauer der Behandlung in Stunden gerechnet ist deutlich kürzer als bei der klassischen Psychoanalyse, sie schwankt zwischen wenigen Stunden und 50 bis 80 Sitzungen, selten mehr als 100 Sitzungen.

Zwischen Psychoanalyse und psychodynamischen Psychotherapieverfahren zeigen sich deutliche Unterschiede in der notwendigen Behandlungsdauer. Die nicht in die allgemeine Versorgung aufgenommene klassische Psychoanalyse wird tendenzlos und ohne vorher festgelegte Begrenzung durchgeführt. Ihre Zielsetzung ist offen. Die analytische Psychotherapie als Anwendungsform der Psychoanalyse – so wie sie in Deutschland in die allgemeine Versorgung aufgenommen worden ist – hat in der Regel eine mehrjährige Behandlungsdauer; die notwendige Stundenzahl schwankt zwischen 160 und 240 Stunden; in Ausnahmefällen werden mehr Leistungen benötigt.

Demgegenüber sind die psychodynamischen Psychotherapien deutlich weniger aufwendig. Allerdings muss man hier bei den einzelnen Verfahren noch einmal zwischen der erforderlichen Stundenzahl und der Dauer der Behandlung, gemessen in Monaten oder Jahren, unterscheiden. Es gibt durchaus Behandlungen mit 50 bis 80 Sitzungen (in Ausnahmefällen auch 100), in denen aufgrund ihrer niederfrequenten Vorgehensweise dem Patienten ein einer psychoanalytischen Behandlung vergleichbarer Entwicklungszeitraum ermöglicht wird (vgl. Kap. 3). Demgegenüber gibt es auch ausgesprochene Kurzzeitbehandlungen (vgl. Kap. 5 und 6). Der Begriff Kurzpsychotherapie wird allerdings hinsichtlich der Dauer sehr unterschiedlich verstanden. In den Vereinigten Staaten gilt ein Umfang von wenigen Sitzungen als obere Grenze einer Kurzpsychotherapie, wohingegen im deutschen Versorgungssystem für Kurzzeitbehandlungen immerhin 25 Sitzungen finanziert werden – ein Umfang, der im amerikanischen Versorgungssystem oft nicht einmal für Langzeitbehandlungen zur Verfügung steht.

> ! Wissenschaftliche Überprüfungen über die für einen Behandlungserfolg notwendige Behandlungsdauer zeigen durchaus interessante Ergebnisse, die insbesondere für psychodynamische Psychotherapien mittlerer Behandlungsdauer sprechen (vgl. Crits-Christoph 1992; Rudolf 1991; Rudolf et al. 1994; Leichsenring 1996; Tschuschke u. Kächele 1996). Dabei reicht bei vielen Patienten eine mittlere Behandlungsdauer von 50 bis 80 Sitzungen durchaus aus, um zufriedenstellende Behandlungsergebnisse zu erreichen. Allerdings gibt es auch Patienten, die zur Erreichung eines solchen Zieles durchaus mehr Stunden benötigen. Ausgehend von einer Studie von Howard et al. (1986) spricht man im Hinblick auf die notwendige Behandlungsdauer (gemessen in der Anzahl der Sitzungen) von einer Dosis-Wirkungs-Beziehung: d. h. längere Behandlungen bewirken mehr – allerdings nimmt der Zuwachs an Gewinn (Benefit) bei längeren Behandlungen kontinuierlich ab und nähert sich dann irgendwann Null. Diese aus der Studie von Howard abgeleitete Modellvorstellung steht gegenwärtig im Mittelpunkt der Diskussion um die notwendige Behandlungsdauer bei Psychotherapien.

Allerdings ist bei der Diskussion der Dosis-Wirkungs-Beziehungen vor einer falschen Interpretation der Ergebnisse von Howard et al. zu warnen: Die gefundenen Ergebnisse machen nur eine Aussage darüber möglich, wieviel Prozent der untersuchten Patienten nach wie vielen Sitzungen bezogen auf die entsprechende Definition als „gebessert" bezeichnet werden können; so ergab sich z. B. bei der zitierten Untersuchung für 75% aller Patienten eine Besserung nach bereits 26 Sitzungen, für 80% (d. h. weitere 5%) aber erst nach insgesamt 52 Sitzungen. Das heißt: Die Gruppe der Patienten, die eine längere Behandlungsdauer benötigen, nimmt logarithmisch ab; es gibt aber diese Gruppe von Patienten!

Die Ergebnisse von Howard et al. werden vielfach in dem Sinne falsch interpretiert, als hier ein Zuwachs an Besserung beim einzelnen Patienten (falsch!) mit dem Zuwachs an gebesserten Patienten (richtig!) verwechselt wird (vgl. hierzu auch die Anmerkungen von B. Rüger 1996). Auch wenn in jedem Fall berücksichtigt werden muss, dass es Patienten mit längerer Behandlungsbedürftigkeit gibt, so kann dies aber in keinem Fall für alle Patienten gelten. Insbesondere gilt nach wie vor die Feststellung von Hoffmann (1983), dass es „im gesamten Feld der Psychotherapieforschung bis heute keinen Hinweis gibt, dass sehr lange Behandlungen bessere Erfolge hätten als mittelfristige und dass hochfrequente Therapien besser wirkten als niederfrequente ..." (S. 184).

Die im deutschsprachigen Bereich seinerzeit sehr wichtigen Grundlagenuntersuchungen von Dührssen (1962) und Dührssen u. Jorswiek (1965), die zur Einführung psychoanalytisch orientierter Behandlungsverfahren in die allgemeine Versorgung geführt haben, bezogen sich auf Behandlungen mit einer Dauer von 2 bis 3 Jahren und einem Umfang von 150 bis max. 200 Sitzungen.

1.3.2
Merkmale der Behandlungsfrequenz

Bei der Frage der notwendigen Behandlungsfrequenz sollte wichtige Leitschnur sein: Kann der Patient – selbstverständlich unter Assistenz des Therapeuten – ein inneres Thema auch über zeitliche Distanz wieder aufnehmen, und bleibt dieses Thema zwischen den Stunden präsent?

Die Dosis der Behandlung in Stunden ist natürlich in jedem Fall auch eine den Kostenträger interessierende ökonomische Frage. Denn zumindest im Rahmen der gesetzlichen Krankenkassen muss für jede medizinische Behandlung deren Notwendigkeit und Zweckmäßigkeit ausgewiesen werden (vgl. Kap. 16). Was bei der Diskussion über die notwendige Behandlungsdauer von Psychotherapien häufig ausgeblendet wird, ist ein anderer Aspekt: Nicht nur die Kostenträger haben ein Interesse an einer „sinnvollen und zweckmäßigen" Behandlung, auch der Patient selbst hat ein Anrecht darauf, Hilfe durch das Behandlungsverfahren zu bekommen, das nicht nur nachweislich wirksam ist, sondern in einem angemessenen Zeitraum zum Ziel führt. Denn eine psychotherapeutische Behandlung, die in einem sehr intensiven Prozess die psychische Energie eines Menschen bindet, kann von einem bestimmten Zeitpunkt an auch verhindern, dass diese Energie zur eigenständigen Meisterung des Lebens zur Verfügung steht (vgl. Rüger 1990). Auch wenn ökonomische Interessen der Versichertengemeinschaft die Rahmenbedingungen für Psychotherapien mitbestimmen, muss in der Behandlung des einzelnen Patienten dessen persönliche „Ökonomie" im Vordergrund stehen; und diese wird auch durch die Endlichkeit der Zeit und die Gesetzmäßigkeiten im phasenhaften Ablauf unseres Lebens bestimmt.

1.3.3
Unterschiede im Gegenstandsbereich der Therapie

Während der Gegenstand der therapeutischen Arbeit bei der Psychoanalyse die Ebene intrapsychischer Konflikte ist, ist dies bei den psychodynamischen Psychotherapien die Ebene psychosozialer Konflikte. In der Psychoanalyse konstelliert sich, durch das regressive Setting bewusst angestrebt, eine „Übertragungsneurose", in der sich die infantilen Konfliktkonstellationen wiederbeleben. Die Vermitt-

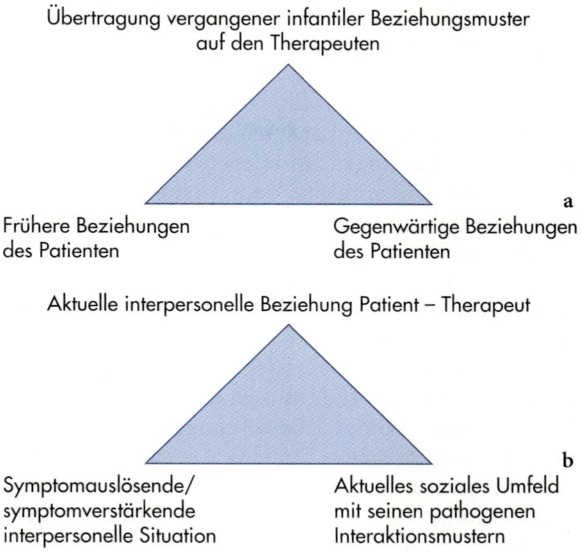

Abb. 1.1. a Einsichtsvermittlung im Rahmen der Psychoanalyse („Triangle of insight", mod. nach Menninger u. Holzmann 1973). **b** Einsichtsvermittlung im Rahmen psychodynamischer Behandlungsverfahren. (Mod. nach Heigl-Evers et al. 1997, S. 158)

lung von Einsicht („insight") zeigt sich dabei nach Menninger u. Holzmann (1973) in einem Dreieck (Abb. 1.1), das in seinen Eckpunkten durch die Übertragung auf den Therapeuten, ferner durch die gegenwärtigen und schließlich die früheren Beziehungen des Patienten gekennzeichnet ist (vgl. Heigl-Evers et al. 1997, S. 158). Dagegen vermitteln sich im Bereich der psychodynamischen Psychotherapien entsprechende Einsichten über das Triangel der symptomauslösenden oder symptomverstärkenden interpersonellen Situation, durch das zugehörige soziale Feld mit seinen pathogenen Interaktionsmustern sowie durch die aktuelle interpersonelle Beziehung Patient – Therapeut (Heigl-Evers et al. 1997).

 Damit spielt die aktuelle psychosoziale Situation des Patienten gegenüber der Psychoanalyse bei den psychodynamischen Psychotherapien eine sehr viel wichtigere Rolle.

Unterschiede im Umgang mit Regression und dem Unbewussten

Die therapeutische Regression ist weniger tief und nicht wie bei der Psychoanalyse auf die Erreichung eines infantilen Organisationsniveaus gerichtet, indem sich in der psychoanalytischen Situation frühe Traumata und Abwehrkonfigurationen neu konstellieren und damit bearbeitbar werden sollen. Die psychodynamischen Behandlungsverfahren gehen dagegen von den relevanten aktuellen psychosozialen Konflikten und ihren dazugehörigen habituellen Lösungsmustern aus und machen diese pathologischen Kompromissbildungen zum Gegenstand ihrer Arbeit.

Auch der Umgang mit dem Unbewussten ist in beiden Verfahren unterschiedlich: Während sich die Psychoanalyse nach Sandler u. Sandler (1985) vornehmlich mit dem „Vergangenheits-Unbewussten" befasst, zentrieren sich psychodynamische Psychotherapieverfahren überwiegend auf das „Gegenwarts-Unbewusste". Das „Gegenwarts-Unbewusste" bezieht sich auf das Hier und Jetzt und beinhaltet die gegenwärtigen Kompromissbildungen (z. B. in Partnerschaft und sozialem Umfeld). Als „zweite Zensur" ist das Gegenwarts-Unbewusste insbesondere auf die „Vermeidung von Beschämung, Verlegenheit und Demütigung ausgerichtet" (Heigl-Evers et al. 1997, S. 159).

> ! Die psychodynamischen Behandlungsverfahren fokussieren demzufolge auf die gegenwärtigen (pathologischen) Kompromissbildungen des Patienten, die direkt an seinen aktuellen Beziehungskonflikten ablesbar sind. Diese haben zwar auch ihre biographische Vorgeschichte. Die Arbeit beginnt aber in der Gegenwart und ist damit für den Patienten sehr viel rascher, auch im Hinblick auf positive Änderungsbemühungen, umzusetzen.
>
> Psychodynamische Psychotherapieverfahren „holen" den Patienten dort ab, wo er unmittelbar leidet und Hilfe sucht – nämlich in seiner unmittelbaren Gegenwart! Das ist wahrscheinlich mit eine der großen Stärken dieser Behandlungsverfahren gegenüber der Psychoanalyse und hat möglicherweise mit zu ihrer oben erwähnten Überlebensfähigkeit beigetragen. Die besondere Beachtung der aktuellen Situation des Patienten erlaubt auch, die Sekundärfolgen psychischer Fehlentwicklungen hinreichend zu berücksichtigen, die nach Schultz-Hencke (1951) oft einer gesunden Entwicklung mehr im Wege stehen als die zugrunde liegenden Störungen selbst.

Unterschiede in der Zielsetzung der Therapie

Hinsichtlich ihrer Zielsetzung sind psychodynamische Behandlungsverfahren oft auf Teilziele ausgerichtet. Darunter ist allerdings keine Beschränkung auf Vordergründiges zu verstehen; vielmehr gilt es, den zentralen Fokus oder das zentrale Thema des Patienten zu finden, dessen Bearbeitung eine günstige Gesamtentwicklung in Gang setzen kann. Diese Teilziele müssen in einem gründlichen diagnostischen Prozess herausgearbeitet werden und ggf. im Laufe einer Behandlung modifiziert werden. Sie können z. B. bei neurotischen Patienten in der Bearbeitung des wesentlichen Konfliktfokus liegen oder in der Bearbeitung zentraler repetitiver Beziehungsmuster. Bei Persönlichkeitsstörungen, denen ja keine Konfliktpathologie, sondern eine Strukturpathologie zugrunde liegt, ist ein konfliktzentriertes Vorgehen nicht möglich. Hier geht es im Rahmen der psychodynamischen Psychotherapien langfristig um eine Änderung von Ich-Funktionen und pathologischen Objektbeziehungsmustern. Dabei ist von großer Bedeutung ein Angebot eines ausreichenden guten Objektes, „das zur Verinnerlichung einlädt" (Heigl-Evers et al. 1997, S. 170). Verschiedene Vorgehensweisen stehen hier zur Verfügung, wie z. B. die psychoanalytisch-interaktionelle Einzeltherapie (vgl. Kap. 4). Für die Bearbeitung ich-syntoner Haltungen und sich insbesondere im Interaktionellen manifestierende Pathologien können psychodynamische Behandlungen im Gruppensetting sinnvoll sein (vgl. Kap. 8). Schließlich sind psychodynamisch orientierte familientherapeutische Ansätze dann indiziert, wenn sich – insbesondere bei Heranwachsenden – der pathogene Hintergrund einer Erkrankung vornehmlich in interpersonellen Pathologien im Rahmen eines familiären Netzwerkes manifestiert (vgl. Kap. 7).

> ! Auch wenn die psychodynamischen Behandlungskonzepte auf mit der Psychoanalyse vergleichbaren anthropologischen Grundüberzeugungen fußen, so scheint ihre gemeinsame Philosophie doch insgesamt optimistischer zu sein: Sie stützen sich bei ihrem therapeutischen Vorgehen durchaus auch auf gesunde Anteile des Patienten und erwarten eine nachhaltige Besserung nicht erst bei einer vollständigen psychoanalytischen Bearbeitung aller wesentlichen pathogenen Konflikte und Strukturanteile des Patienten. Vielmehr ist es hier das Ziel, den psychodynamischen Dreh- und Angelpunkt zu finden, über den eine förderliche Gesamtentwicklung in Gang gesetzt werden kann, und den therapeutischen Ansatzpunkt zu wählen, der am geeignetsten ist, delitäre Zirkelprozesse zu durchbrechen (Fürstenau 1993; Rüger 1997, S. 273). Das breite Spektrum psychodynamisch orientierter Behandlungsverfahren ermöglicht damit eine Behandlungsplanung unter Berücksichtigung der individuellen seeli-

> schen, körperlichen und sozialen Situation des einzelnen Patienten im Sinne einer adaptiven Indikation. Demgegenüber wurde früher sehr häufig im Sinne einer selektiven Indikation eher die umgekehrte Frage gestellt: Ist der Patient für das vom Therapeuten vorgehaltene Verfahren (z. B. Psychoanalyse) geeignet?

1.3.4
Unterschiede in Behandlungstechniken

Auf die Behandlungstechnik der psychodynamischen Psychotherapien wird in den einzelnen Kapiteln ausführlicher einzugehen sein. Im Vergleich zur klassischen Psychoanalyse spielen bei diesen Verfahren in der Regel Deutungen eine (relativ) geringere Rolle gegenüber themenbestimmenden (fokussierenden) oder klärenden Fragen bzw. Verdeutlichungen (Klarifizierungen) (vgl. u. a. Reimer et al. 1996).

Zumindest im Einzelsetting unterscheiden sich für den Patienten äußerlich psychodynamische Psychotherapien oft zunächst gar nicht von einem guten ärztlichen Gespräch. Ihre psychoanalytische Herkunft wird aber durch die dialogische Gestalt der Gespräche rasch deutlich. Diese haben nach Rudolf (1993, S. 319f) meist etwa folgende typische Abfolge, die an dieser Stelle nur sehr verkürzt wiedergegeben werden kann:

Der Patient beginnt mit seinem subjektiven Befinden, mit seinen aktuellen Sorgen und Problemen. Der Therapeut hört anteilnehmend zu, und der Patient fühlt sich in seinen Kümmernissen angenommen. Meist geht dieser Bericht mit einem Narrativ (d. h. einer typischen Geschichte aus der gegenwärtigen Lebensrealität) einher. Davon ausgehend wird im weiteren Gespräch das berichtete Ereignis im Hinblick auf zugehörige, ggf. auch abgewehrte Affekte untersucht (Förderung der Introspektion). Auf der Ebene psychosozialer Konflikte wird insbesondere das Verständnis dafür gefördert, was der Patient in anderen auslöst und welche Antwort er hervorruft, wobei insbesondere auch die aktuelle therapeutische Interaktion (Wahrnehmung von Beziehungsrealität) berücksichtigt wird. Das Ganze geschieht mit einem Rückbezug auf biographische Vorerfahrungen (Reflexion). Im zeitlichen Längsschnitt werden dann gleichartige Berichte (Narrative) mit dem Ziel einer *Neuorientierung* durchgearbeitet. Es handelt sich hier, wie bereits angemerkt, um eine sehr verkürzte Darstellung. Eine eingehendere Beschreibung findet der Leser in Kap. 3, auch unter Berücksichtigung der für die einzelnen Verfahren jeweils typischen Vorgehensweisen.

1.3.5
Tiefenpsychologisch fundierte Psychotherapie vs. analytische Psychotherapie

Die vorangegangenen Gegenüberstellungen sollten den Unterschied zwischen den psychodynamischen Psychotherapieverfahren auf der einen Seite und der Psychoanalyse auf der anderen Seite hervorheben. Psychoanalyse wird hier verstanden als hochfrequente Langzeitbehandlung mit tendenzloser Zielsetzung. Diese Form der Behandlung ist in Deutschland nicht in die allgemeine Versorgung eingeführt worden, da sie nicht die Kriterien einer sinnvollen und zweckmäßigen Behandlungsplanung erfüllt. Eingeführt wurde statt dessen 1967 die analytische Psychotherapie als „eine Anwendungsform der Psychoanalyse mit eigenen Zielkriterien" (Faber u. Haarstrick 1999, S. 35). Eine ausschließliche Gegenüberstellung zwischen Psychoanalyse und pschodynamischen Behandlungsverfahren würde darum die klinische Behandlungsrealität in der Versorgungspraxis nicht hinreichend widerspiegeln. Wir möchten darum im folgenden noch einmal die in der Richtlinien-Psychotherapie als *psychoanalytisch begründete Verfahren* zusammengefasste tiefenpsychologisch fundierte Psychotherapie und analytische Psychotherapie einander gegenüberstellen. Dabei nehmen wir bewusst eine gewisse Redundanz zu den vorangegangenen Ausführungen (1.3.1 bis 1.3.5) in Kauf. Ansonsten wären Missverständnisse unvermeidlich.

Eine Gegenüberstellung der beiden Verfahren macht auf der einen Seite eine Hervorhebung der spezifischen Unterschiede notwendig; auf der anderen Seite bewegen sich alle aus der Psychoanalyse abgeleiteten Behandlungsverfahren „auf einem Kontinuum, das keine scharfen Abgrenzungen zulässt" (Thomä 2000). Allerdings würde man ohne konzeptuelle und begriffliche Fixpunkte auf diesem Kontinuum Gefahr laufen, den begrifflichen Konsens über therapeutische Vorgehensweisen zu verlieren. Deshalb ist trotz der obigen Einschränkungen eine konzeptuelle Differenzierung notwendig. Dabei lassen sich die spezifischen Besonderheiten der beiden psychoanalytisch begründeten Behandlungsverfahren insbesondere am Umfang mit der Regression und dem Unbewussten sowie dem Stellenwert von Übertragung/Gegenübertragung und Widerstand verdeutlichen. In diesem Sinne werden in den Psychotherapierichtlinien (B I) die Unterschiede zwischen den beiden psychoanalytisch begründeten Verfahren wie in der folgenden Übersicht hervorgehoben (vgl. hierzu auch Rudolf u. Rüger 2001):

Analytische Psychotherapie	**Tiefenpsychologisch fundierte Psychotherapie**
Behandelt • die neurotische Symptomatik • den neurotischen Konfliktstoff • die zugrundeliegende neurotische Struktur Mit Hilfe der • Übertragungsanalyse • Gegenübertragungsanalyse • Widerstandsanalyse Unter Nutzung • Regressiver Prozesse	Behandelt die dem Krankheitsbild zugrundeliegende unbewusste Psychodynamik aktuell wirksamer neurotischer Konflikte Unter Beachtung von • Übertragung • Gegenübertragung • Widerstand Unter Konzentration des therapeutischen Prozesses durch • Begrenzung des Behandlungszieles • Vorwiegend konfliktzentriertes Vorgehen • Einschränkung regressiver Prozesse

1.3.6
Unterschiede in der Indikations- und Kontraindikationsstellung

Das im Gegensatz zur Psychoanalyse flexiblere Behandlungsarrangement bei den psychodynamischen Behandlungsverfahren ermöglicht ihre Durchführung auch in Kombination mit anderen Behandlungen, z. B. Pharmakotherapie, sozialtherapeutischen Behandlungsverfahren etc. Bei solchen Kombinationsbehandlungen muss allerdings ein Gesamtbehandlungsplan erhalten bleiben, um die Gefahr einer eklektizistischen Polypragmasie zu vermeiden (vgl. Rüger 1979, 1981).

Psychodynamische Psychotherapieverfahren haben ein breites Indikationsspektrum. Bei allen psychischen Störungen, deren Entstehung einen psychodynamischen Hintergrund hat oder deren Verlauf durch psychodynamische Faktoren mitbestimmt wird, kommt ein Behandlungsverfahren aus der Gruppe der psychodynamischen Psychotherapien in Frage. Die Wahl des jeweiligen Verfahrens wird dabei durch das Krankheitsbild und die aktuelle Lebenssituation des Patienten mitbestimmt. Die meisten Behandlungsverfahren lassen sich flexibel den jeweiligen Belastungsmöglichkeiten des Patienten anpassen. Aus diesem Grunde gibt es keine eigentlichen Kontraindikationen. Allerdings können psychodynamische Psychotherapieverfahren in manchen Fällen unzweckmäßig sein: In bestimmten Fällen erfordert die erfolgreiche Bearbeitung des einem Krankheitsbild zugrunde liegenden pathogenen Hintergrundes einen hinreichenden regressiven Prozess. In einem solchen Fall ist eher eine analytische Psychotherapie indiziert, um die für den betreffenden Patienten bedeutsamen Erlebnisformen zu erreichen (Dührssen 1972, S. 124 f). Auf der anderen Seite kann eine psychodynamische Behandlung im Einzelfall auch – gewiss oft durch den Patienten mitgesteuert – zu dirigistisch verlaufen und entspräche dann oft eher einer Beratung. Insofern eine solche indiziert ist, sollte sie auch so bezeichnet werden. Allerdings ist der Übergang hier oft fließend, und inzwischen hat sich die Konzeptualisierung einer „supportiven Psychotherapie" als sinnvoll erwiesen (vgl. Kap. 9).

Im Folgenden soll auf *Störungsbilder* hingewiesen werden, die *bevorzugt psychodynamisch bzw. tiefenpsychologisch fundiert* behandelt werden können (vgl. hierzu auch Rudolf 2002). Es handelt sich hier vornehmlich um folgende mögliche Zielsetzungen:

- Akute Symptombildungen, bei denen in psychodynamisch relevanten Auslösesituationen unbewusste Konflikte aktualisiert wurden.
  Hintergrund sind Lebensveränderungen oder psychosoziale Ereignisse, die geeignet sind, kompensatorische Strukturen zu labilisieren oder entfallen zu lassen. Die Labilisierung einer Struktur kann auch durch schwere körperliche Krankheiten oder aktuelle traumatische Ereignisse erfolgen, welche das bisher bestehende seelische Gleichgewicht erheblich labilisieren oder bis dahin gut stabilisierte neurotische Muster aktualisieren.
- Strukturelle Störungen, die v.a. das interpersonelle Verhalten beeinflussen und auf diesem Wege symptomwertig werden und Leidensgefühl hervorrufen.
  Es kann sich dabei auch um dekompensierte Bewältigungsformen von strukturellen Störungen handeln (Beispiel: narzisstische Krisen).
  Der therapeutische Umgang mit den strukturellen Störungen erfordert häufig spezielle therapeutische Interventionen (z.B. interaktionelle und strukturierende), die auf umschriebene Zielset-

zungen gerichtet sind. Dabei geht es nicht um eine globale strukturelle Veränderung/Nachreifung des Patienten. Vielmehr werden die Patienten mit bis dahin ich-synton-erlebten Persönlichkeitsanteilen als Hintergrund ihrer aktuellen interpersonellen Störungen konfrontiert. Therapieziel ist es, neue Einstellungen und Bewältigungsmöglichkeiten zu erarbeiten, so dass neue Gleichgewichte in der Selbstregulierung und Beziehungsgestaltung möglich werden (z. B. durch Differenzierung der Selbstwahrnehmung, neue Formen der Impuls- und Affektregulierung, Flexibilisierung der Abwehrorganisation, Zuwachs an Kommunikations- und Empathiefähigkeit, Herstellung von Schuld- und Trauerfähigkeit etc.). Die Behandlung ist damit auf die Ebene aktueller psychosozialer und interpersoneller Konflikte zentriert und nicht primär auf der Ebene der Grundkonflikte. Eine globale Veränderung der zugrundeliegenden strukturellen Störungen ist nicht Ziel der tiefenpsychologisch fundierten Psychotherapie, auch wenn im Rahmen der Arbeit auf der interpersonellen Störungsebene durchaus auch (partielle) strukturelle Verbesserungen zu erwarten sind.

Der Behandlungsplan kann auch fraktionierte ambulante oder kombinierte ambulant-stationäre Therapien vorsehen.

- Bei der fokal aufdeckenden therapeutischen Arbeit der tiefenpsychologisch fundierten Therapie sind insbesondere die Prozessrisiken zu beachten (z. B. die Folgen der Labilisierung einer bis dahin stabilen Abwehr; die Auswirkungen einer intensiven Übertragungsbeziehung und Regressionsentwicklung etc.).

1.4
Theorie psychodynamischer Behandlungsverfahren

Psychodynamische Psychotherapien fußen auf den zentralen Grundannahmen einer psychoanalytischen Krankheitslehre und Persönlichkeitstheorie. Diese bereits eingangs getroffene Feststellung ist zweifelsohne richtig, aber sehr allgemein. Eine solche Beschreibung würde die Kennzeichnung psychodynamischer Psychotherapieverfahren als „Anwendungen der Psychoanalyse" zulassen und sogar die alte Definition von Eissler (1950) erfüllen, wonach jede Technik als psychoanalytisch bezeichnet werden kann, wenn sie mit therapeutischen Mitteln strukturelle Veränderungen der Persönlichkeit anstrebe, „ganz gleichgültig, ob sie tägliche oder unregelmäßige Gespräche notwendig mache, und ob sie die Couch benötige oder nicht" (zitiert und übersetzt nach Cremerius 1993, S. 218). Die Betonung der gemeinsamen Wurzeln lassen in diesem allgemeinen Verweis Besonderheiten aber zu kurz kommen. Wir kehren darum noch einmal zum „Triangle of Insight" zurück (vgl. Abschn. 1.3.3). Für die psychodynamischen Behandlungsverfahren wird hier auf den ersten Blick die Bedeutung der aktuellen Lebensrealität sichtbar – insbesondere auch für den diagnostischen Prozess und daraus abzuleitende therapeutische Folgerungen. Hierzu fehlt nach wie vor ein übergreifendes theoretisches Modell. Ansätze zu einem solchen sollen im folgenden Abschnitt skizziert werden.

1.4.1
Ansätze zu einem psychodynamischen Konzept der sozialen Lebensrealität

Nach dem psychodynamischen Konzept sind psychische Erkrankungen als Folge aktueller Auslöser/Belastungen vor dem Hintergrund einer vorangegangenen Lebensentwicklung zu verstehen. Dabei geht in einer bestimmten Situation eine bis dahin bestehende relative Lebensbalance verloren – mit Krankheit als Folge.

Ohne das Verständnis der aktuellen Lebenssituation und ihres psychodynamischen Hintergrundes kann aber weder das Zustandekommen der Erkrankung hinreichend verstanden noch eine sinnvolle Behandlungsplanung entwickelt werden. Die aktuelle Lebenssituation eines Menschen ist immer als Folge unterschiedlicher vorangegangener Prozesse zu verstehen, bei der äußere und innere Bedingungen wesentlich beteiligt sind. Dabei lassen sich zwei ineinandergreifende Mechanismen unterscheiden:

- Zunächst versucht jeder Mensch seine äußere Realität, insbesondere sein soziales Umfeld, nach dem Muster seiner inneren Objektbeziehungen zu gestalten. Dies kann in einem Fall günstig sein, im anderen Fall eine ungünstigere Konstellation zur Folge haben (s. nachfolgendes Fallbeispiel).
- Darüber hinaus verfügen Menschen über unterschiedliche adaptive Möglichkeiten an vorgegebene Umweltbedingungen, je nach dem Reifegrad ihrer Ich-Funktionen. Dabei können z. B. auf die äußere Realitätsprüfung bezogene Abwehr- und Copingmechanismen, wie etwa Vermeiden oder Realitätsverleugnung, die adaptiven Fähigkeiten eines Menschen sehr beeinträchtigen.

Beide Mechanismen sind eng miteinander verbunden. Abwehr- und Bewältigungsmanöver können nie losgelöst von der jeweiligen belastenden inneren und äußeren Situation gesehen werden. Es gibt Traumata, wie z. B. eine schwere vitale Bedrohung, die keine „gesunde" Bewältigung im Sinne einer reifen Adaptation zulassen. Der Erhalt einer relativen innerpsychischen Balance und situationsangemessenen Handlungsfähigkeit bleibt dann oft nur durch „unreife" Bewältigungsformen gewährleistet wie z. B. massive Verleugnung der eigenen Gefährdung und starke Affektisolierung.

Dass Menschen sich an vorgegebene Umweltbedingungen mehr oder weniger gut anzupassen verstehen, müssen wir an dieser Stelle nicht weiter ausführen. Anders sieht es möglicherweise mit der Überlegung aus, dass Menschen ihre äußere Realität, ihr soziales Umfeld nach dem Muster innerer Objektbeziehungen gestalten. Warum etwa sollte ein Mensch strenge eigene Gewissensanforderungen in seiner Umwelt reinszenieren, etwa, indem er eine Situation aufsucht, in der er bei Fehlern hart bestraft wird? Und, weiterfragend: Was eigentlich sehen wir als „äußere Realität" an? Entsteht unsere Wirklichkeit nicht erst mit der – notwendigerweise durch unsere Vorerfahrungen geprägten – Wahrnehmung von Sinnesreizen, so dass wir die Annahme einer „äußeren Realität" als Fiktion betrachten müssen?

Wir möchten hier auf erkenntnistheoretische Überlegungen (z. B. Reed 1995) und auf Verbindungen zur Neurophysiologie und biologischen Gedächtnisforschung (z. B. Leuzinger-Bohleber 1996) hinweisen, ohne diese Diskussion nachzuzeichnen. Aus klinischer Sicht lässt sich ein Bedürfnis nach „Familiarität" beschreiben, das ein Motiv zur Wiederherstellung auch unangenehmer oder leidvoller „äußerer Realität" nach dem Muster der früher erlebten inneren Wirklichkeit darstellt. Über die Mechanismen der „Projektiven Identifizierung" (vgl. z. B. König 1992) wird „Familiarität" in sozialen Interaktionen aktiv hergestellt. Übertragungsauslöser in der „äußeren Realität" können aus der begrenzten Anzahl von Mustern des Erlebens und Verhaltens („states of mind", Horowitz 1979) eines Menschen ein bestimmtes Muster auslösen, das dann die weitere Wahrnehmung der sozialen Situation bestimmt.

Einen Gegenpunkt zu diesem Wunsch nach der Wiederholung von Vertrautem stellt die Suche nach neuen erregenden Erfahrungen dar. Dies entspricht dem bei allen Menschen normalerweise anzutreffenden Neugierverhalten. Auf die therapeutische Situation bezogen, haben hier Weiss u. Sampson (1986) das Konzept des unbewussten Plans von Patienten entwickelt, wonach diese in ihrer Psychotherapie bei der Wiederholung von leidvollem Vertrauten versuchen, mit Hilfe ihrer Therapeuten neue andersartige Erfahrungen zu machen – ein Modell, wie es Michael Ende in seiner Erzählung von „Jim Knopf und Lukas der Lokomotivführer" treffend für die Figur des Drachen Frau Mahlzahn beschrieben hat.

Schließlich sind die jeweils objektiven sozialen Ressourcen zu berücksichtigen. Hierbei sind noch einmal äußere Konstellation (z. B. Arbeitsmarkt) von den inneren Bedingungen (Fertigkeiten) zu unterscheiden. Darüber hinaus haben „objektive Folgen" neurotischer Lebensentscheidungen ein erhebliches Gewicht, z. B. Verschuldungen, objektive Defizite bei beruflichen Fertigkeiten im Rahmen eines chronischen Vermeideverhaltens etc. Auf solche gravierende Sekundärfolgen neurotischer Entwicklung hatte Schultz-Hencke bereits 1927 hingewiesen.

1.4.2
Die Interdependenz innerer und äußerer Realität aus psychodynamischer Sicht – zwei Fallbeispiele

Die beiden folgenden Fallbeispiele sollen noch einmal die Interdependenz dieser skizzierten Prozesse verdeutlichen. Wir stellen dabei einen Patienten mit einer Neurose und einen zweiten Patienten mit einer Persönlichkeitsstörung vor; denn bei Patienten mit einem reiferen Strukturniveau (Neurosen) und solchen mit einer strukturellen Störung spielt die „äußere Realität" eine sehr unterschiedliche Rolle hinsichtlich des Erhalts bzw. des Verlustes der innerpsychischen Balance.

Fallbeispiel 1

▶ Bei dem 48jährigen Verwaltungsbeamten, der wegen einer depressiven und funktionellen Symptomatik in Behandlung kam, war es zu einer krisenhaften Zuspitzung im Rahmen einer Trennungsproblematik gekommen. Er war von den Trennungsabsichten seiner Frau völlig überrascht worden und fühlte sich „am Boden zerstört". Im ersten Teil der Behandlung standen die Auseinandersetzungen über das gemeinsam erbaute Haus, das Sorgerecht um die beiden Kinder, die Klärung der gegenseitigen finanziellen Verpflichtungen ganz im Vordergrund sowie darüber hinaus der Umzug des Patienten an den Ort seines Arbeitsplatzes. Der Umgang des Patienten mit den anstehenden Problemen war insbesondere durch eine hochgradige Ungeduld und leichte Kränkbarkeit geprägt. Darüber hinaus neigte er zum raschen aggressiven Aufbrausen mit nachfolgender reaktiver Nachgiebigkeit, die sich z. T. auch im Rahmen der Scheidungsauseinandersetzungen für ihn ökonomisch nachteilig auswirkte. Seine vorwurfsvolle Ungeduldigkeit wurde auch in der therapeutischen Beziehung deutlich: Klärungen verstand er zunächst häufig als „Tipps", setzte diese auf seine Weise um. Entsprechende Mißerfolge berichtete er dann – ohne dies selbst zu bemerken – mit deutlich vorwurfsvollem Ton.

Nachdem dieses Beziehungsmuster innerhalb der therapeutischen Situation bearbeitet werden konnte, ließ sich dann auch sein entsprechendes neurotisches Verhalten im Umgang mit Realproblemen verdeutlichen. Hier gelang es jetzt, sich entwickelnde Teufelskreise zu unterbrechen, z. B. seinen Anteil an der schwierigen Interaktion mit den heranwachsenden Kindern und deren Autonomie- (und ökonomische!) Bedürfnisse zu verdeutlichen.

In diesem Fall waren zunächst die auftauchenden realen Probleme Folge einer vollzogenen Trennung. Der Umgang mit diesen Problemen war aber hochgradig neurotisch und hätte ohne entsprechende therapeutische Bearbeitung zu nachhaltigen sekundären Realfolgen, aber auch zu sich verhärtenden ungünstigen Beziehungsmustern innerhalb der Ursprungsfamilie geführt, die ihrerseits wieder die Lebensrealität des Patienten sehr nachteilig geprägt hätten.

Eine eingehendere Darstellung dieses Behandlungsfalles erfolgt in Kap. 3. ◄

Die kurze Fallskizze sollte an dieser Stelle nur folgendes zeigen: Im Umgang mit der Realität zeigen neurotische Menschen mit einem höheren Strukturniveau einen ihrer (neurotischen) Persönlichkeit entsprechenden Umgang. Die sich im Laufe einer Lebensgeschichte konstellierte Realität ist aber – anders als bei den Persönlichkeitsstörungen – nicht Ausdruck einer interpersonellen Pathologie, sondern allenfalls Folge neurotischer Fehlentscheidungen, bisweilen auch eines neurotischen Vermeideverhaltens oder Lebensarrangements. Dies kann allerdings nachhaltige Folgen haben. Wir beobachten das z. B. häufig, wenn ein ängstliches Vermeideverhalten dazu führt, anstehende Lebensentscheidungen nicht zeitgerecht treffen zu können; statt dessen wird eine Art Nischen-Arrangement gewählt, ohne dessen zeitliche Begrenztheit richtig einzuschätzen (Realitätsverleugnung), bis dann durch an sich absehbare Änderungen der äußeren Realität die bisherige Lebensbalance nachhaltig gestört wird.

Dabei stellt in der Regel nicht die objektive Situation als solche das Pathologische dar, sondern der Umgang damit. So ist z. B. die Position des „zweiten Mannes" bei einem sehr väterlichen Chef noch nicht als solches pathologisch, allenfalls die Ausblendung der Endlichkeit einer solchen Beziehung.

Im Vergleich zu den neurotischen Störungen zeigen die strukturellen Störungen im Umgang mit der Realität aber noch eine zusätzliche Dimension: Hier wird eine innerpsychische Balance vornehmlich nur dadurch erreicht, dass – meist über unreife projektive Mechanismen – die Umwelt in der Beziehung zum Patienten den Charakter seiner fragmentierten inneren Objektrepräsentanzen annimmt. Das folgende Fallbeispiel soll hier insbesondere noch einmal die Interdependenz der inneren und äußeren Realität eines solchen Patienten verdeutlichen.

Fallbeispiel 2

▶ Herr H. war ein 27jähriger Steinsetzerhelfer im Straßenbau, der wegen einer seit 3 Jahren bestehenden Agoraphobie in Behandlung kam. Neben dieser aktuellen Symptomatik erfüllte Herr H. diagnostisch die meisten Kriterien einer paranoiden Persönlichkeitsstörung mit einer narzisstischen Akzentuierung.

Herr H. war wegen seiner Symptome seit 3 Jahren keiner geregelten Arbeit mehr nachgegangen und hatte auch sein Haus kaum mehr verlassen. Um vor ungebetenen Gästen geschützt zu sein, hatte er sein Namensschild an der Tür zu seiner Wohnung entfernt, wo er eifrig Bodybuilding betrieb, um gegen mögliche Angriffe von außen gewappnet zu sein. Er war mit einer Krankenpflegerin verheiratet und hatte 2 Kinder im Alter von 7 und 3 Jahren.

Da er kein Einkommen bezog – er hatte sich nicht krankschreiben lassen, sondern war einfach nicht mehr zur Arbeit gegangen! –, lebte die Familie von dem geringen Gehalt der Ehefrau, von dem die Miete und Tilgung für nicht unerhebliche Schulden zu zahlen waren. Die Familie bewohnte eine Hinterhof-Altbauwohnung in einem sehr heruntergekommenen Berliner Bezirk, zeitweilig waren Strom und Gas wegen Schulden abgestellt.

Der Patient war in schwierigen bis desolaten Nachkriegsverhältnissen aufgewachsen, als jüngstes Kind in einer sehr einfachen, geschwisterreichen Familie unter engsten räumlichen Verhältnissen in einer Berliner Hinterhofwohnung. Sein Vater war äußerst brutal, zunächst erfolgreicher Schwarzmarkthändler, später im einfachen Polizeidienst tätig. Die Atmosphäre in der Kindheit war: Er oder ich! Einer beißt immer ins Gras! Jeder ist dein Feind! Als Jugendlicher rückte er mehrfach in die damalige Ostzone aus, wurde aber als Minderjähriger zurückgeführt. Er schwänzte dann häufig die Schule und half lieber einem Pferdehändler bei der Arbeit. Dieser Mann war in seinem Bericht der einzige Mensch, zu dem er eine positive innere Beziehung behalten hatte und den er im Gespräch mit dem Therapeuten nicht abwertete.

Aufgrund seines häufigen Fehlens schaffte er keinen regulären Schulabschluss, er beherrschte gerade die Grundrechenarten und war praktisch Analphabet. Schon früh hatte er sich Rockergruppen, später „Autoknackerbanden" angeschlossen, wurde schließlich gefasst und mit 17 Jahren zu $1^{1}/_{2}$ Jahren Jugendstrafe verurteilt. Diese musste er aufgrund seines aufsässigen Wesens und „weil er sich nicht anpassen wollte" voll absitzen. Nach seiner Entlassung aus dem Gefängnis arbeitete er als Steinsetzerhelfer bei Straßenbaukolonnen, bis er dann, 24-jährig, aufgrund seiner Symptomatik arbeitsunfähig wurde. Seine Agoraphobie hatte sich im zeitlichen Zusammenhang mit einem Beförderungsangebot entwickelt. Der zu großen Reden neigende Patient war von seiner Umgebung überschätzt worden und sollte stellvertretender Polier werden. Jetzt musste er befürchten, sein „Kartenhaus" würde zusammenbrechen, da er kaum rechnen und überhaupt nicht lesen und schreiben konnte. Die Mitteilung über sein Analphabetentum konnte er übrigens nicht im Erstgespräch machen. Dies war ihm erst im Verlauf seiner ersten psychotherapeutischen Behandlung möglich, die im geschützten stationären Rahmen stattfand.

Sobald er 21-jährig volljährig geworden war, hatte er geheiratet. Seine 3 Jahre jüngere Frau war Krankenpflegerin, stammte aus einer ärmlichen, kinderreichen und religiösen Familie und ertrug die Absonderlichkeiten ihres Mannes und die Tatsache seiner Arbeitsunfähigkeit mit selbstverständlicher Geduld. Die Ehefrau wurde vom Patienten abgewertet, die 7-jährige Tochter kaum erwähnt, wohingegen der 3-jährige Sohn, mit sichtbarem Stolz auf dessen aggressive Ruppigkeit, zu Voruntersuchungen mitgebracht wurde.

Im Folgenden soll noch einmal etwas akzentuiert die *innere Realität* des Patienten und seine äußere Realität gegenübergestellt werden.

Das sehr harte und brutale väterliche Introjekt machte sich in einer ständigen inneren Anspannung und Gewaltbereitschaft bemerkbar; entsprechende Impulse konnten von dem Patienten, wenn überhaupt, nur sehr unvollkommen gesteuert werden. Seine Beziehungen zu anderen Menschen waren sehr instabil und durch projektive sowie projektiv-identifikatorische Mechanismen beeinträchtigt. Ständig teilte er Menschen in gute und böse, starke und schwache, bewunderte und verachtete ein; dabei wechselten diese Qualitäten in der Beziehung zu ein und derselben Person sehr schnell. Dies wirkte nach außen verlogen, und der Patient machte oft den Eindruck, bewusst Personen gegeneinander auszuspielen und aufzuwiegeln.

Bei ihm bestand eine Art Ur-Misstrauen mit einer ständigen Angriffshaltung ohne jede Tendenz zur Reaktionsbildung oder zum Mitleid. Tiefere zwischenmenschliche Beziehungen hatte er kaum. Freunde waren Menschen, die er in Eck-Kneipen traf, bei denen er durch große Reden zu imponieren versuchte oder mit denen er sich zur Kleinkriminalität verabredete – mehr als Mutprobe als aus finanziellen Gründen.

Eine ich-syntone Balance war zunächst über männerbündlerische Kumpelbeziehungen in Pubertät und jungem Erwachsenenalter gewährleistet; allerdings nur in einem überwiegend dissozialen Rahmen. Seine narzisstischen Bedürfnisse regulierte er vornehmlich durch pseudologisches Großreden. Diese sehr labile Balance war mit der Möglichkeit, Vorgesetzter zu werden, zusammengebrochen.

Sein narzisstisches Regulativ („Kartenhaus") war nicht mehr gesichert. Zugleich drohte seine hochaggressive Latenz bei Verlust der bisherigen psychosozialen Schutzmechanismen durchzubrechen. Die in dieser Situation entstandene generalisierte phobische Symptomatik übernahm dann diese steuernde Funktion.

Die äußere Realität des Patienten hatte sich nach seiner inneren Welt gestaltet. Seine paranoide Grundhaltung zeigte dabei reale Auswirkungen in seinem gesamten sozialen Umfeld: Die verbarrikadierte Wohnung in einem Abbruchviertel. Die Tätigkeit als Hilfsarbeiter, die seine misstrauische Position als verfolgter Underdog stabilisierte. Schließlich die realen Folgen dieser Entwicklung mit einem fehlenden Schulabschluss und der Unfähigkeit, lesen und schreiben zu können. Ständig stand er in der Versuchung, statt eine Berufstätigkeit wieder aufzunehmen, in sein altes dissoziales Milieu zurückzukehren und der Kleinkriminalität nachzugehen. ◄

Wir kommen zu unserem ursprünglichen Anliegen zurück. Wir wollten am Beispiel dieses Patienten eine theoretische Brücke zwischen innerer und äußerer Realität finden, sozusagen ein konzeptuelles Scharnier, das beide Sichtweisen verbinden kann. Wie bereits erwähnt, bieten sich hier die Konzepte von den „adaptiven Prozessen" der Ich-Psychologie an, darüber hinaus objektbeziehungstheoretische und schließlich von der anderen Seite her eine ressourcenorientierte Sicht, wie sie z. B. schon seit längerer Zeit im Bereich der Sozialpsychiatrie üblich ist (vgl. Wing 1976).

Konzept der „adaptiven Prozesse"

Wir beginnen mit der Bedeutung adaptiver Prozesse: Hierunter werden relativ autonome Ich-Leistungen verstanden, mit denen das Individuum in einem auto- und alloplastischen Prozess in Interaktion mit der Umwelt tritt. Dabei werden nach Heigl (1968) adaptive Prozesse v. a. durch soziale Interaktion determiniert. Die in der Kindheit entstandene und strukturierte innere Realität sucht sich eine „passende äußere Realität" aus den vorhandenen Möglichkeiten einer Gesellschaft heraus. Hartmann (1939) spricht in diesem Zusammenhang vom „sozialen Entgegenkommen" (zitiert nach Rapaport 1960). Am Beispiel unseres Patienten lässt sich dies in folgender Weise exemplifizieren:

Im Hinblick auf adaptive Ich-Funktionen hatte der Patient Bemerkenswertes vollbracht: In einem ersten adaptiven Prozess gelang es ihm, eine seiner inneren Realität entsprechende äußere Realität mit dem geschilderten dissozialen Milieu zu finden. In seinem Selbstverständnis war er ein „misstrauischer Wolf, der immer nur gejagt wird" – es sei denn, er war selber im Angriff.

In einem zweiten Adaptationsprozess integrierte er dann die vorher genannten Sekundärfolgen seiner paranoiden Störung. Um seine narzisstische Selbstwertregulation zu erhalten, spielten in seiner Lebenswirklichkeit Schulabschluss und objektives Können weniger eine Rolle als Hochstapelei, rücksichtsloses Ausnutzen von Schwächen und eine gewisse pfiffige Menschenkenntnis – eine Fähigkeit, die er später in der Gruppenpsychotherapie zunächst überwiegend destruktiv einsetzte. Die Tatsache, dass seine Ehefrau ihn finanziell versorgen musste, verarbeitete er, indem er sie, wo er nur konnte, verächtlich machte. Schließlich lernte er seine soziale Insuffizienz zu verleugnen, indem er sich in Tagträumereien zurückzog, wo meist große Geldgewinne und prestigereiche Berufskarrieren eine Rolle spielten. Diese Adaptationsleistungen erhielten ihre problematische Färbung durch sehr unreife Abwehrmechanismen, die insbesondere die zwischenmenschlichen Beziehungen sehr beeinträchtigten: Projektion und projektive Identifizierung: Die Welt wurde böse und hart erlebt und schlug auch erbarmungslos und hart zurück, indem der Familie zeitweilig die Wärme in Form von Strom und Gas entzogen wurde!

Im Fall unseres Patienten hatte sich seine äußere Realität ganz maßgeblich durch seine innere Realität konstelliert. Trotzdem war dieser äußere Lebensrahmen aber eine Tatsache und gehörte zur psychosozialen Gesamtsituation des Patienten, die es bei einer Behandlung zu berücksichtigen galt.

Der Patient befand sich in einem Teufelskreis: Seine mit der Persönlichkeitsstörung einhergehende interpersonelle Pathologie „passte" zu seinem sozialen Umfeld – und umgekehrt! Therapeutische Bemühungen, die nur eine von beiden Seiten zum Gegenstand haben würden, mussten scheitern. Scharfsichtig hatte der Patient selbst zu Beginn der Behandlung geäußert: Therapie ist das eine – draußen die Welt, das ist das andere! Er müsse aber für das eigentliche (d.h. feindliche) Leben „gerüstet" bleiben! Nur eine gleichzeitige Änderung der innerpsychischen und psychosozialen Bedingungen des Patienten konnten hier Aussicht auf Erfolg haben. Demzufolge musste die Behandlung aus drei unterschiedlichen Elementen bestehen:

1. Gezielte Milieuänderung durch initiale psychotherapeutische Behandlung im stationären Rahmen.
2. Psychodynamische Psychotherapie, zunächst beginnend im Gruppensetting; dieses wurde gewählt, da in Gruppen am ehesten eine normative Umorientierung erreichbar ist. Begonnen wurde die Behandlung im stationären Setting[1] und nachfolgend über mehrere Jahre im ambulanten Setting weitergeführt. Danach erfolgte noch eine niederfrequente psychodynamische Einzelbehandlung.
3. Aktive beratende Maßnahmen mit Nachholen des fehlenden Schulabschlusses, Hilfestellung bei der beruflichen Wiedereingliederung, Wohnungswechsel.

Wie nicht anders zu erwarten, war die Behandlung von vielfältigen Krisen, Abbruchtendenzen auf seiten des Patienten und Entmutigungen der beteiligten Therapeuten gekennzeichnet. Etwa 3 Jahre nach dem ersten therapeutischen Kontakt gelang es dem Patienten mit etwas Glück, seine „Traumstelle" zu bekommen. Er wurde Tierpfleger, zunächst als Anlernling, und fand so wieder in der Gestalt seines vorgesetzten Tierpflegers Anschluss an seine einzige positive Beziehungsperson aus der Kindheit, den erwähnten Pferdehändler. Eine wichtige therapeutische Zielsetzung schien erreicht zu sein, zumal der Patient für sich und seine Familie ein neues Zuhause in einer besseren Wohngegend erkämpfen konnte und so auch äußerlich aus dem geschilderten asozialen Milieu herauskam.

Allerdings dekompensierte er 5 Jahre nach Behandlungsabschluss noch einmal völlig: In einem aggressiv gespannten Zustandsbild mit deutlicher paranoischer Prägung und beginnenden sozialen Rückzugstendenzen kam er erneut zur Krisenintervention in die Einrichtung, in der er seine erste Behandlung begonnen hatte.

Im Rahmen einer personellen Umorganisation war er aus dem Großtierpflegebereich in den sog. Mäusebunker versetzt worden, der seinen, sicherlich auch konstitutionell bedingten überaggressiven Impulsen nicht genügend Raum geboten haben dürfte. Nach kurzer stationärer Aufnahme in seine alte Klinik kam es nurmehr zu einer vorläufigen Stabilisierung trotz einer zwischenzeitlich erreichten Rückkehr an seinen alten Arbeitsplatz. Die ursprüngliche strukturelle Störung trat aber, möglicherweise auch vor dem Hintergrund einer insgesamt raueren sozialen Atmosphäre mit zunehmender Arbeitslosigkeit, wieder stärker in den Vordergrund. Sein Rückzug in eine Kleingartensiedlung entgleiste dann vollends, als er seine soziale Nische von 2 Kampfhunden

---

[1] Den damaligen Kollegen der Psychiatrischen Klinik der Freien Universität Berlin (Direktor Prof. Dr. H. Helmchen) sei für ihre kooperative Zusammenarbeit gedankt, ebenso wie den beiden nachfolgenden ambulanten Therapeuten Dr. Ulrich Correll und Dr. Doris Bolk-Weischedel.

bewachen ließ. Beschwerden seitens der Anwohner und Einschreiten der Behörden verfestigten wieder sein ursprünglich paranoid geprägtes Weltbild.

Insgesamt ein sehr eindrucksvolles Beispiel für die Bedeutung projektiver Identifizierungen bei der Ausgestaltung der sozialen Realität!

Das Fallbeispiel darf nicht so pessimistisch bewertet werden, wie sein derzeitiger Ausgang es erscheinen lässt: Immerhin ließ sich hier nach einer etwa 4-jährigen kombinierten sozialpsychiatrischen und psychotherapeutischen Behandlung für die nachfolgenden 5 Jahre eine strukturierte Lebensbalance erreichen, die erst in den dann folgenden Jahren wieder zunehmend verlorenging. Für die Schwere der Ausgangssituation kann dies durchaus als Gewinn bewertet werden, zumal hier für die Familie, insbesondere für die beiden heranwachsenden Kinder, in einer für diese entscheidenden Lebensphase über längere Jahre eher förderliche soziale Rahmenbedingungen gewährleistet waren.

Im vorliegenden Fall waren psychodynamische Behandlungsverfahren in Kombination mit einer sozialpsychiatrischen Behandlungsplanung durchgeführt worden; darüber hinaus hatte der Patient zeitweilig in hochaggressiv gespannten Zuständen eine neuroleptische Medikation mittlerer Dosis erhalten. Die Fallvignette ist damit ein Beispiel für die breiten Kombinationsmöglichkeiten psychodynamischer Behandlungsverfahren mit anderen therapeutischen Ansätzen. Das Fallbeispiel wurde allerdings auch ausgewählt, um die Interdependenz von innerer und äußerer Realität im Hinblick auf die Entstehung und Behandlung von psychischen Erkrankungen zu verdeutlichen.

1.4.3
Die Interdependenz von innerer und äußerer Realität – Versuch eines theoretischens Modells

Wir wollen nun versuchen, vor dem Hintergrund der beiden Falldarstellungen ein psychodynamisches Modell der inneren und äußeren Realität vorzustellen, das deren gegenseitige Bedingtheiten hinreichend berücksichtigt. Als Zielgröße der vielfältig zu beobachtenden interdependenten Prozesse verstehen wir die Lebensbalance („vital balance" im Sinne von Menninger 1967). Diese allerdings ist nicht als etwas Statisches, sondern als etwas Dynamisches zu verstehen. Vor dem Hintergrund lebensphasisch mitbestimmter biologischer und psychosozialer Prozesse und einer sich ständig wandelnden Umwelt wird eine entsprechende Lebensbalance immer wieder gestört und muss jeweils aufs Neue erreicht werden.

Wir haben dabei im Folgenden nicht den Anspruch, ein in sich geschlossenes Modell zu entwerfen, sondern werden die aus unserer Sicht wichtigsten Teilmodelle vorstellen. Dabei handelt es sich im Wesentlichen um

- das Ich-psychologisch orientierte Modell adaptiver Prozesse,
- das Objekt-beziehungstheoretisch orientierte Modell der aktiven „Gestaltung" der äußeren nach dem Muster der inneren Realität,
- das vornehmlich neo-psychoanalytisch orientierte Modell von den Sekundärfolgen psychosozialer Störungen und nachfolgender Circuli vitiosi.

Ich-psychologisch orientiertes Modell adaptiver Prozesse

> Mit Hartmann (1939) und Rapaport (1960) verstehen wir unter adaptiven Prozessen relativ autonome Ich-Leistungen, in denen das Individuum in einem auto- und alloplastischen Prozess in Interaktion mit der Umwelt tritt; dabei passt es sich in gleicher Weise an diese an, so wie es diese auch aktiv gestaltet. Die dafür notwendigen kognitiven, affektiven und handlungsorientierten Prozesse werden wesentlich von dem Reifestand der Ich-Funktionen bestimmt, z. B. der Art der Realitätsprüfung, der Wahrnehmung affektiver Signale und der Steuerung affektiver Impulse, des weiteren der Antizipationsfähigkeit und Frustrationstoleranz, um nur einige wenige zu nennen. Als übergeordnete Ich-Leistung wurde von Heigl (1968) insbesondere auf den Realitätssinn hingewiesen, eine kombinatorische Ich-Leistung, in der die Lösungsmöglichkeit von Problemen vor dem Hintergrund eigener persönlicher Ressourcen eingeschätzt wird. Diese Fähigkeit setzt neben den bereits genannten Funktionen auch ein gesundes narzisstisches Regulativ voraus.

Objektbeziehungstheorie

Die insbesondere auf Balint (1950), Fairbairn (1952), Guntrip (1961) sowie Kernberg (1976) zurückgehende Objektbeziehungstheorie erklärt uns, warum erwachsene Menschen sich ihre äußere soziale Realität, insbesondere Partnerwahl und berufliche Konstellation, vielfach nach verinnerlichten Beziehungsmustern gestalten. Diese in der Kindheitsentwicklung verinnerlichten, z. T. auch durch genetisch fixierte Verhaltensmuster verstärkte Beziehungsmuster haben eine außerordentlich große Wirksamkeit. Nur so ist die unbewusste Motivation zur Wiederherstellung einer leidvollen äußeren Realität zu verstehen. Dabei wird über Mechanismen der projektiven Identifizierung eine Art „Familiarität" (König 1992) in den sozialen Interaktionen hergestellt. Übertragungsauslöser aus der äußeren Realität können aus der begrenzten Anzahl von Erlebens- und Verhaltensmustern eines Menschen („States of mind", Horowitz 1979) ein bestimmtes Muster auslösen, das dann die weitere Wahrnehmung der sozialen Situation bestimmt. Wir haben es hier mit einem *gestaltpsychologischen Phänomen* zu tun, in dem vor dem Hintergrund vielfältiger möglicher Beziehungsmuster nur das eine Vertraute gewählt wird.

> Gesundheit in diesem Modell bestimmt sich damit weitgehend nach der Breite möglicher Beziehungsmuster sowie nach einer Bereitschaft, auf neue Erfahrungen einzugehen, und schließlich nach der Fähigkeit, den anderen auch in seinem Anderssein zu akzeptieren, ihn nicht als störend, sondern bereichernd erleben zu können.

Konzept der Sekundärfolgen neurotischer Entwicklung

Das Konzept der Sekundärfolgen neurotischer Entwicklung und nachfolgender Circuli vitiosi geht auf Schultz-Hencke zurück, der bereits 1927 darauf hingewiesen hatte, „... dass sich offenbar ein erheblicher Teil der Schwierigkeiten, die sich bei der Durchführung von Analysen ergeben, ... tatsächlich von den im Laufe der Jahre angehäuften üblen Folgen der Neurose herleitet". Später wies der Autor darauf hin, dass die realen Folgeerscheinungen neurotischer Fehlentwicklungen mehr Bedeutung für das Leben der betreffenden Menschen haben können als die primären neurotischen Störungen an sich. Diese Folgen könnten so schwer sein, „... dass auch ein ganz normaler vollkräftiger Mensch nur unter allerschwersten Erschütterungen neu planen, ein neues Leben beginnen ... könnte" (1951).

> Bei diesen Sekundärfolgen handelt es sich um objektive schwere Behinderungen, die im Gefolge neurotischer Entwicklungen entstanden sind, die aber, losgelöst von der ursprünglichen Dynamik, ihre eigene Bedeutsamkeit entwickeln können.

Solche Prozesse können sich in allen Lebensbereichen abspielen: Wir beobachten hohe finanzielle Verschuldungen aufgrund von krassen Fehlentscheidungen ebenso wie eklatante reale Wissenslücken bei Studierenden mit neurotisch bedingten Lern- und Arbeitsstörungen bis hin zu einer erschreckenden Unkenntnis über normale Arbeitsplatzabläufe bei Menschen mit einem hochgradigen Vermeideverhalten.

Die Sekundärfolgen neurotischer Entwicklungen haben dann eine Eigengesetzlichkeit und sind oft von der ursprünglichen Ursache losgelöst wirksam. Vollends schwierig wird es, wenn die betreffenden Menschen die Mängel spüren, es dann aber als narzisstisches Regulativ zu einer Ideologiebildung kommt, in der die entsprechenden Handicaps aufgewertet werden.

Die Behandlung von erwachsenen Menschen hat sinnvollerweise meist hier zu beginnen. Ohne eine realistische Klärung der aktuellen Situation und eine behutsame Konfrontation des Patienten mit versäumten und möglicherweise auch nicht mehr nachholbaren Lebenschancen und einer trauernden Auseinandersetzung damit können Behandlungen einen wesentlichen Punkt verfehlen, nämlich eine zukunftsgerichtete Lebensplanung. Vollends verfahren wird dann die therapeutische Situation noch, wenn eine Auseinandersetzung damit vermieden wird, dass auch der psychisch kranke Mensch für seine bisherige Lebensgestaltung eine Verantwortung trägt und diese nicht bei anderen, z. B. den Eltern oder der Gesellschaft, zu suchen ist. Eine entsprechend konfrontative Grundhaltung des Therapeuten verträgt sich durchaus mit der notwendigen Fähigkeit zur empathischen Einfühlung. Ohne die erstere würde die zweite zur bloßen Verwöhnung. Eine ausschließliche Konfrontation mit der Realität wäre allerdings keine Psychotherapie mehr, sondern eine meist vergebliche pädagogische Bemühung an erwachsenen Menschen.

1.5
Psychodynamische Psychotherapien und Beratung – Versuch einer Abgrenzung

Wie aus den vorausgegangenen Ausführungen deutlich geworden ist, erfüllen psychodynamische Psychotherapien klar die Kriterien einer allgemeinen Psychotherapiedefinition, wie sie z. B. von Strotzka (1975) oder Baumann u. von Wedel (1981) aufgestellt worden sind:

> Psychodynamische Psychotherapieverfahren sind eine geplante Behandlungsmaßnahme zur Beeinflussung von Verhaltensstörungen und Leidenszuständen, die im Konsens zwischen Patient und Therapeut als behandlungsbedürftig angesehen werden. Die Behandlungen werden mit „psychologischen" Mitteln (d.h. durch Kommunikation und gezielte Interaktion)

> meist verbal, aber auch averbal in Richtung auf ein definiertes Ziel durchgeführt. Wesentliche psychodynamische Psychotherapieverfahren sind in ihrer Wirkung empirisch überprüft. Die psychotherapeutischen Vorgehensweisen dieser Verfahren beruhen auf einer wissenschaftlichen Theorie des normalen und pathologischen Verhaltens. Es handelt sich damit um lehrbare Techniken.

Gerade wegen der Ähnlichkeit im äußeren Setting müssen psychodynamische Psychotherapien auch noch einmal gegen eine Beratung abgegrenzt werden. Auch wenn Ratschläge, Empfehlungen oder Informationen in jeder Psychotherapie auch eine gewisse Rolle spielen können, so stehen sie doch nicht in deren Mittelpunkt.

1.5.1
Merkmale von Beratung und deren Indikationsbereich

Beratung kann bei Gesunden und Kranken stattfinden. Nicht ohne Grund stellt die Beratung eine der originärsten und häufigsten ärztlichen Leistungen dar. Diätetische Vorschläge gehören z. B. dazu oder auch Ratschläge beim Umgang mit einer Erkrankung. Auch die Beratung von Angehörigen eines Patienten ist noch in den Gesamtbereich der medizinischen Versorgung zu rechnen. Hier beginnt aber bereits der Übergang zu einer allgemeinen Beratung fließend zu werden. Denn auch bei Gesunden oder relativ Gesunden kann eine Beratung im Falle allgemeiner Lebensprobleme sinnvoll sein. Und gerade weil die anthropologischen Grundlagen der Psychoanalyse besonders geeignet sind, die tragischen und konflikthaften Seiten menschlicher Existenz gut zu erfassen, kann eine Beratung auf dem Hintergrund dieser Konzepte durchaus sinnvoll sein. Allerdings handelt es sich dabei nicht um Psychotherapie, sondern um Anstöße zur Selbsterkenntnis und Selbsthilfe. Nicht jedes Lebensproblem ist aber Krankheit!

Eine entsprechende Abgrenzung zwischen Psychotherapie und Beratung ist aus zwei Gründen wichtig: Einmal muss eine Fehl-Allokation der vorhandenen Psychotherapieressourcen vermieden werden. Zum anderen besteht das Risiko, durch eine Pathologisierung allgemeiner Lebensprobleme das Selbsthilfepotenzial der Betroffenen zu unterschätzen und die reifungsfördernden Anstöße, die von jeder Lebenskrise ausgehen, ungenutzt zu lassen.

Durch die Kriterien der bisherigen Psychotherapie-Richtlinien (s. Kap. 16) war hier eine gewisse Sicherheit gegeben und die Abgrenzung zwischen Psychotherapie und Beratung – zumindest konzeptuell – gewährleistet.

Andererseits erwecken Befunde von Thomas u. Schmitz (1993) den Verdacht, dass in der nicht an die Psychotherapie-Richtlinien gebundenen außervertraglichen Psychotherapie in nicht unerheblichem Umfang auch Menschen behandelt wurden, die nach den von den Autoren selbst aufgestellten Kriterien nicht unbedingt als krank zu kennzeichnen wären. An dieser Stelle soll auf die o. g. Studie nicht weiter eingegangen werden. Der Interessierte sei auf die kritische Auseinandersetzung von Richter et al. (1994) hingewiesen.

Eine Abgrenzung zwischen Psychotherapie und Beratung ist damit unabdingbar. Für den Einzelfall ist dies von Bedeutung, weil Behandlung und Beratung zwei unterschiedliche Beziehungsmuster konstellieren. Für die allgemeine Versorgung hätte eine Verwischung dieser Grenze unabsehbare Folgen.

Allerdings ist im Einzelfall eine solche Abgrenzung nicht immer leicht. Ob sich Menschen, die sich an eine Beratungsstelle wenden, in diesem Sinne also Ratsuchende sind, von Patienten, die sich um psychotherapeutische Hilfe im engeren Sinne bemühen, immer sehr unterscheiden, kann bezweifelt werden. Beide können ähnliche Störungen/Verhaltensauffälligkeiten aufweisen, die quälend sind und Krankheitswert haben können.

Insofern Berater in Beratungsstellen über eine psychotherapeutische Grundausbildung verfügen, benutzen sie häufig auch deren Elemente für ihre Beratertätigkeit. So gesehen wären sie Psychotherapeuten in einem speziellen Anwendungsbereich, nämlich dem der Beratung.

Noch mehr als in der Kurzzeit-Therapie und der tiefenpsychologisch fundierten bzw. dynamischen Psychotherapie beschränkt sich Beratung auf das Hier und Jetzt des konflikthaften Erlebens und Verhaltens. Das muss bedeuten, dass die biographischen bzw. unbewussten Hintergründe kaum Berücksichtigung finden können, was man natürlich aus psychoanalytischer Perspektive kritisieren kann. So weist Mertens (1997) kritisch im Hinblick auf den gegenwärtigen Trend hin, die Hier- und Jetzt-Beziehung und die „Favorisierung einer narrativen gegenüber einer historischen Wahrheit" (S. 32 f) ganz in den Mittelpunkt mancher therapeutischer Bemühungen zu stellen.

Zu fragen wäre allerdings, wieweit dies nicht auch eine gewisse Berechtigung insbesondere dann haben dürfte, wenn

- ein Ratsuchender nur Rat für seine gegenwärtige Lebenssituation, sein momentanes Problem sucht, ohne eine weitergehende Therapie zu wünschen, und/oder

Tabelle 1.2. Unterschiede zwischen psychodynamischen Psychotherapien und psychotherapeutischen Beratungen

Zeitrahmen	Psychodynamische Psychotherapien Mittel- bis langfristig	Psychotherapeutische Beratungen Eher kurzfristig
Behandlungsziele	Überwiegend Bearbeitung einer aktuellen neurotischen Konfliktsituation und der dazugehörigen Symptome unter Berücksichtigung biographischer Aspekte	Bearbeitung einer aktuellen Konfliktsituation im „Hier und Jetzt" und Erarbeitung kurzfristiger Lösungsmöglichkeiten
Technisches Vorgehen	• Keine Förderung von Übertragung und Regression • Konzentration auf die Bearbeitung des aktuellen neurotischen Konflikts unter Beachtung/Bearbeitung der Beziehungskonstellation zwischen Patient und Therapeut • Übertragungsaspekte werden berücksichtigt und – besonders bei negativer Übertragung – auch angesprochen	• Die eingebrachten Themen werden anhand der bewussten Realität bearbeitet • Übertragungsaspekte bleiben unberücksichtigt • Verstehensarbeit und Erkenntnisarbeit mittels Konfrontationen und Klarifizierungen

• ein Therapeut aus verschiedenen Gründen nur eine zeitlich begrenzte Beratung anbieten kann.

Natürlich lässt sich an diesen Beispielen einmal mehr zeigen, wie fließend die Grenzen zwischen Kurzzeit-Therapie und Beratung sein können, aber auch, wieweit Abwehrvorgänge bei Patienten oder auch Therapeuten – abgesehen von realen Aspekten (z.B. Zeitnot u.a.) – daran mitbeteiligt sein können, dass Beratung quasi als „verdünnte" Form von Psychotherapie gesucht bzw. angeboten wird. Andererseits: Bei aller Klarheit über die wichtigen Zusammenhänge zwischen biographischen Einflüssen und späteren Konflikten ist nicht gesagt, dass solche Zusammenhänge in jedem Fall auch angesprochen, berücksichtigt und bearbeitet werden müssen.

Therapeuten und Patienten können ja Grenzziehungen vornehmen und innerhalb dieser Grenzen gut und sinnvoll arbeiten. Das Gefühl, nicht psychotherapiebedürftig zu sein, ist nicht als solches ein prognostisch schlechtes Kriterium!

Die Therapeuten müssen nur wissen, was und warum sie es tun, wenn sie Beratung statt Therapie anbieten. Ein positiver Aspekt könnte sein, dass der Therapeut die vom Patienten vorgegebene Grenze achtet und ihn nicht durch „Therapeutisieren" labilisieren möchte – auch dann nicht, wenn deutlich wird, dass Abwehrvorgänge offensichtlich an der Markierung der Grenze beteiligt sind.

Problematisch ist das Angebot von „nur" Beratung dann, wenn es aus Abneigung/Ablehnung/negativen Affekten des Therapeuten resultiert, über die er sich selbst nicht im klaren ist.

Unabhängig davon finden beratende Elemente auch in psychodynamischen Therapien ihren Platz, wie u.a. die Kapitel zur tiefenpsychologisch fundierten Psychotherapie und zur dynamischen Psychotherapie zeigen.

Einige Unterschiede zwischen psychodynamischen Psychotherapien und psychotherapeutischen Beratungen sind in Tabelle 1.2 knapp skizziert dargestellt.

1.6 Perspektiven psychodynamischer Psychotherapien

Eine Zukunftsperspektive stützt sich immer auch auf vorangegangene Entwicklungen. Wie wir in unserer historischen Übersicht gezeigt haben, können psychodynamische Psychotherapien durchaus auch als logische Konsequenz der von Freud 1918 angestoßenen Überlegungen verstanden werden. Wir kehren darum zunächst noch einmal zu Freud und zum Budapester Kongress zurück.

Nach Fürstenau (1993) war Freud sich seinerzeit bewusst, „mit zwei brisanten Problemen konfrontiert zu sein: Der Frage nach Eigenart und Umfang der Aktivität der analytischen Therapeuten bezüglich unterschiedlicher Gruppen seelischer Störungen und der Frage der Modifikation der psychoanalytischen Behandlungstechnik im Zusammenhang mit der Aufgabe der ... Versorgung der Bevölkerung" (S. 228).

Möglicherweise hatte Freud vorausgesehen, dass beide Themen sich für die weitere Entwicklung der Psychoanalyse als sprengend erweisen mussten, und er hatte konstatiert:

„Wir werden auch sehr wahrscheinlich genötigt sein, in der Massenanwendung unserer Therapie das reine Gold der Analyse reichlich mit dem Kupfer der direkten Suggestion zu legieren" (GW XII, S. 194).

Gerade durch diese Metapher vom Gold und Kupfer ist über lange Zeit eine bewertende Akzentuierung in die Diskussion geraten. Das wahre Gold der

Analyse! Dabei können wir nicht sicher sein, ob Freud diese Metapher nicht ganz anders verstanden hat: Reines Gold ist in der Nutzung für die handwerkliche Verarbeitung wegen seiner Weichheit und geringen Elastizität wenig brauchbar; sowohl in der alten Münzherstellung als auch im Handwerk finden darum ganz überwiegend Gold/Kupfer-Legierungen Verwendung. Ihre jeweiligen Anteile bestimmen sich durch die mit dem Nutzungszweck vorgegebene Notwendigkeit.

Vor dem Hintergrund der Entwicklung nach dem Budapester Kongress erhält Freuds Metapher erst ihren Sinn: Die strenge, tendenzlose Psychoanalyse, die in der Hysteriebehandlung entwickelt worden ist, hat geholfen, die spezifischen Bestandteile von psychoanalytischer Therapie zu isolieren. Das ist ihr Vorteil. Als idealisiertes und zugleich unadaptives Modell muss sie aber dann hinderlich sein, wenn es nicht erlaubt ist, für ihre „handwerkliche Anwendung" eine notwendige Legierung mit unspezifischen Behandlungselementen vorzunehmen. Damit verliert das Gold nicht seinen Wert, vielmehr dürfte es in vielen Fällen erst dadurch seine Wirksamkeit gewinnen (vgl. Rüger 1993).

In der zukünftigen psychotherapeutischen Versorgung werden psychodynamische Behandlungsverfahren eine große Rolle spielen. Ihre Wurzeln fußen auf der Psychoanalyse Sigmund Freuds. Wesentliche theoretische Konzepte und das Menschenbild haben diese Verfahren mit der Psychoanalyse gemeinsam (vgl. Dührssen 1995, 1998). Ihre große Praxis- und Versorgungsrelevanz beruht auf ihrer Flexibilität und ihrer breiten Anwendbarkeit. Hier liegen auch gewisse Risiken – eignen sich diese Verfahren doch vordergründig zu einer „einfachen" manualisierten Vermittlung und Durchführung. Dies ist zwar durchaus von Vorteil, erlaubt es doch eine größere Überprüfbarkeit des therapeutischen Tuns. Mißverstanden als Psychotherapie-Technologie würde dieser Vorteil aber eine sehr bedauerliche Verflachung im Verständnis des menschlichen Seelenlebens mit sich bringen. Diese Verfahren setzen eher ein sehr differenziertes Verständnis intrapsychischer und psychosozialer Prozesse und breite klinische Erfahrung ohne Beschränkung auf nur ein Behandlungsverfahren voraus. Das macht aber wiederum eine umfassende Weiterbildung in verschiedenen psychodynamischen Behandlungsverfahren erforderlich (vgl. Kap. 17). Die ausschließliche Erlernung eines Verfahrens kann der Breite klinischer Krankheitsphänomene nicht gerecht werden und ist als Basis für die allgemeine Versorgung eher von zweifelhaftem Wert.

Die psychodynamischen Behandlungsverfahren gehen allerdings nicht nur in ihrer Behandlungstechnik über das klassische psychoanalytische Setting hinaus. Sie benötigen auch ergänzende theoretische Modelle. Gegenüber der vornehmlich auf intrapsychische Prozesse ausgerichteten Psychoanalyse war hier insbesondere die Entwicklung einer Theorie zwischenmenschlichen Verhaltens auch unter Berücksichtigung gruppendynamischer und familiendynamischer Aspekte nötig. Schließlich scheint auch ein übergreifendes Konzept unabdingbar zu sein, das es ermöglicht, innerseelische und äußere soziale Realität miteinander zu verknüpfen (vgl. Abschn. 1.4.3). Insoweit sind die theoretischen Konzepte psychodynamischer Behandlungsverfahren zwar an der Psychoanalyse orientiert, gehen aber in wichtigen Dimensionen über sie hinaus.

Teil II
Psychodynamische Psychotherapieverfahren – Tiefenpsychologische Psychotherapien

Tiefenpsychologisch fundierte Psychotherapie

C. Reimer und U. Rüger

2.1 Historische Entwicklung 25
2.2 Definition und Abgrenzung 26
2.3 Der therapeutische Prozess 27
2.3.1 Der Beginn des Therapeut-Patient-Kontaktes 27
2.3.2 Die tiefenpsychologisch fundierte Psychotherapie und ihr Rahmen 33
2.3.3 Zielvorstellungen 35
2.3.4 Möglichkeit der Einbeziehung Dritter 35
2.3.5 Der aktuell wirksame neurotische Konflikt 36
2.3.6 Modifizierter Umgang mit Abstinenz und Neutralität 40
2.3.7 Modifizierter (begrenzter) Umgang mit Regression, Übertragung, Gegenübertragung 41
2.3.8 Modifizierter Umgang mit Gegenübertragung in der tiefenpsychologisch fundierten Psychotherapie 43
2.3.9 Modifizierter Umgang mit Regression, Übertragung, Gegenübertragung in der tiefenpsychologisch fundierten Psychotherapie (Vorteile vs. Nachteile) 44
2.3.10 Zusammenfassung 44
2.3.11 Einige Regeln 45
2.3.12 Mögliche Komplikationen während der Therapie 45
2.3.13 Beendigung der Therapie 48
2.3.14 Kasuistik einer tiefenpsychologisch fundierten Psychotherapie 52
2.4 Indikation und Kontraindikation 54
2.4.1 Prüfung der Motivation 54
2.4.2 Indikation und die Realität des Therapeuten 55
2.4.3 Aufklärungspflicht des Psychotherapeuten 56
2.4.4 Indikations- und Kontraindikationskriterien für eine tiefenpsychologisch fundierte Psychotherapie 56
2.4.5 Mögliche Fehler bei der Indikationsstellung 57
2.5 Evaluation 59
2.6 Perspektiven des Verfahrens 59
2.7 Weiterbildungsmöglichkeiten 60
Weiterführende Literatur 60

2.1
Historische Entwicklung

Ausgehend von der klassischen Psychoanalyse gab es schon in deren Frühzeit Überlegungen, die „Kur" zu modifizieren. Freud selbst hat verschiedene Mitteilungen dazu gemacht. Von seinen Schülern war es dann v.a. Wilhelm Stekel, der sich auf kürzere Behandlungen konzentrierte und seine Methode 1938 beschrieb („Technik der analytischen Psychotherapie").

Auch andere Freud-Schüler experimentierten mit Möglichkeiten, die psychoanalytische Technik zu verkürzen und flexibler zu gestalten, so z.B. Ferenczi und Rank.

Eine erste systematische Darstellung eines verkürzten psychoanalytischen Behandlungsansatzes legten 1946 Alexander und French vor. Mit ihrer Empfehlung zu mehr therapeutischer Flexibilität (z.B. weniger Förderung von Regression und Therapie, evtl. geringere Stundenfrequenz, ggf. Unterbrechung in der Behandlung) lösten die Autoren damals unter ihren psychoanalytischen Kollegen eine heftige Kontroverse aus, da die Standardmethode idealisiert und als einzig sinnvolles Behandlungsinstrument angesehen wurde. Am bekanntesten wurde Alexanders Konzept der „corrective emotional experience", die er für die Therapie für bedeutsamer hielt als Deutungen. Mit diesen Überlegungen und dem wenige Jahre später erschienenen Buch von Frieda Fromm-Reichmann („Principles of intensive psychotherapy", 1950), das sich besonders mit der Therapie psychotischer Störungen auseinandersetzte, war eine – wenn auch häufig kontrovers bis polemisch geführte – Diskussion begonnen, die sich in den folgenden Jahrzehnten kontinuierlich fortführen ließ und zu neuen Entwicklungen und Konzepten führte. Beispielhaft genannt seien nur die Beiträge von Balint (1972), Malan (1965), Mann (1978) und Sifneos (1979), die verschiedene Formen und Techniken von Kurz-Therapien auf psychoanalytischem Verständnishintergrund beschrieben.

Die verschiedenen Ansätze und Modifikationen des ursprünglichen psychoanalytischen Therapiemodells führten dazu, dass es eine *einheitliche* Theorie zur tiefenpsychologisch fundierten Psychotherapie nicht gibt.

Vielmehr lassen sich unter dem Oberbegriff der tiefenpsychologisch fundierten Psychotherapie verschiedene Verfahren zusammenfassen, wie z.B. die dynamische Psychotherapie und die interaktionelle Psychotherapie, die in eigenen Kapiteln in diesem Buch beschrieben werden.

In diesem Kapitel versuchen wir, eine tiefenpsychologisch fundierte Psychotherapie im engeren Sinne zu beschreiben. Der Begriff „tiefenpsychologisch fundierte Psychotherapie" ist von Theodor Winkler 1967 erst mit der Einführung der Richtlinien-Psychotherapie geschaffen worden. Unter diesem Oberbegriff sollten die in die kassenärztliche Versorgung aufgenommenen psychodynamischen Behandlungsverfahren zusammengefasst werden (vgl. Faber u. Haarstrick 1996), die sich von der analytischen Psychotherapie durch eine geringere Behandlungsfrequenz und ein anderes Behandlungssetting unterscheiden.

Obwohl viele Psychotherapeuten aufgrund unterschiedlich akzentuierter Ausbildungen und ihrer gewachsenen therapeutischen Identität in irgendeiner Weise tiefenpsychologisch fundiert arbeiten, dürfte das von ihnen vertretene Spektrum sehr breit sein, wie u. a. aus der Darstellung der einzelnen Verfahren im Teil II dieses Buches ersichtlich ist.

2.2
Definition und Abgrenzung

> Die tiefenpsychologisch fundierte Psychotherapie arbeitet theoretisch mit den Erkenntnissen der Psychoanalyse und deren Weiterentwicklungen/Modifizierungen im Hinblick auf die Persönlichkeitsentwicklung und deren Störungen. In der praktischen Umsetzung dieser Erkenntnisse folgt sie aber nicht oder teilweise nicht dem klassischen psychoanalytischen Therapieprocedere, sondern hat eigene Methoden entwickelt, die – im Vergleich mit der Psychoanalyse – *Begrenzungen* und *Fokussierungen* markieren.

Um welche Begrenzungen er hierbei geht, wird im Kommentar der Psychotherapie-Richtlinien für die kassenärztliche Abrechnung deutlich, in dem Faber und Haarstrick (1996) wie folgt formulieren:

„Mit dem Verfahren der tiefenpsychologisch fundierten Psychotherapie wird ein Verfahren bezeichnet, das die Grundannahmen der Neurosenlehre, der Psychoanalyse wie Existenz und Wirkungsweise des Unbewussten und die Forschungsergebnisse der Psychoanalyse über intrapsychische und interpersonale Prozesse voraussetzt. Allerdings erfolgt die Anwendung dieser Kenntnisse durch eine *konfliktzentrierte* Vorgehensweise.

Trotz der komplexen Bedingungen des Einzelfalles wird die Krankenbehandlung auf Teilziele beschränkt. Dabei ist das Verfahren auf die Einleitung eines psychoanalytischen Prozesses ausgerichtet unter Wahrung der Abstinenz und zurückhaltender Nutzung von Übertragungs- und Gegenübertragungsprozessen.

Regressive Tendenzen sind in der Regel durch die Betonung der gegenwärtigen Situation steuerbar.

Die Indikation des Verfahrens wird von dem Nachweis aktueller neurotischer Konflikte und deren Symptombildung bestimmt. Das psychotherapeutische Vorgehen ist auf die Bearbeitung dieser Konflikte beschränkt.

In der Umkehrung: Nur wenn ein aktueller neurotischer Konflikt mit einer entsprechenden Symptomatik abgegrenzt werden kann, ist das Verfahren indiziert" (S. 46).

Diese Definition klingt gut, kann aber für den Anfänger Verwirrung stiften:

- Wie soll und kann man eine Krankenbehandlung auf Teilziele beschränken?
- Was ist eine konfliktzentrierte Vorgehensweise? Geht man nicht in allen Formen von Psychotherapie so vor?
- Wie soll man regressive Tendenzen steuern?
- Wie macht man das, Übertragungs- und Gegenübertragungsprozesse „zurückhaltend" zu nutzen?

Diese und andere weiterführende Fragen sind berechtigt und führen dazu, die Begrenzungen im Sinne einiger allgemeiner Regeln, die Setting und technische Aspekte im Rahmen der tiefenpsychologisch fundierten Psychotherapie betreffen, deutlicher zu benennen. Sie können als Orientierungsrahmen solcher Therapien dienen, werden aber nicht so sehr Aussagen darüber erlauben, welche behandlungstechnischen Probleme bei Einhaltung dieser Begrenzungen/Regeln auftreten können.

Die tiefenpsychologisch fundierte Psychotherapie hat ihren theoretischen Hintergrund weitgehend im Bereich der Psychoanalyse. Das bedeutet – verdichtet zusammengefasst –, dass Krankheitsentstehung, -bewältigung und -verhalten weitgehend von unbewussten Faktoren gesteuert werden, die es in der tiefenpsychologischen Psychotherapie mittels bestimmter Methoden bzw. Techniken innerhalb der therapeutischen Beziehung (z. B. Übertragungsdeutungen, Analyse von Abwehrmechanismen, Wahrnehmung von und Arbeit mit Gegenübertragungsreaktionen) zu erschließen und zu verstehen gilt.

Dieser psychoanalytische „Boden" erfährt aber in der tiefenpsychologisch fundierten Psychotherapie Modifkationen:

- Bestimmte aus der Psychoanalyse abgeleitete Techniken werden nicht im vollen Umfang angewendet,

Tabelle 2.1. Analytische Psychotherapie vs. tiefenpsychologisch fundierte Psychotherapie

Analytische Psychotherapie		Tiefenpsychologisch fundierte Psychotherapie
Frequenz	2–3 Stunden pro Woche	1–2 Stunden pro Woche
Setting	in der Regel liegt der Patient, der Therapeut sitzt neben oder hinter ihm	Patient und Therapeut sitzen sich gegenüber
Behandlungsdauer	etwa 2–3 Jahre	etwa 1–3 Jahre
Behandlungsziele	Bearbeitung unbewusster Störungsanteile des Patienten	überwiegend Bearbeitung einer aktuellen neurotischen Konfliktsituation und der dazugehörigen Symptome
Technisches Vorgehen	Förderung von Übertragung und Regression	keine Förderung von Übertragung und Regression; Konzentration auf die Bearbeitung des aktuellen neurotischen Konfliktes unter Beachtung/Bearbeitung der Beziehungskonstellation zwischen Patient und Therapeut

- die Zeit, die für die Anwendung dieser Therapieform zur Verfügung steht, ist in der Regel im Vergleich zur psychoanalytischen Therapie deutlich kürzer, und
- das klassische psychoanalytische Setting (Therapie mit dem liegenden Patienten) erfährt Modifikationen (Therapie mit dem gegenübersitzenden Patienten).

Die einzelnen Unterschiede im Vergleich zur analytischen Psychotherapie sind in Tabelle 2.1 schematisch dargestellt.

2.3 Der therapeutische Prozess

2.3.1 Der Beginn des Therapeut-Patient-Kontaktes

> Die Art und Weise der Kontaktaufnahme des Patienten kann dem tiefenpsychologisch arbeitenden Psychotherapeuten bereits erste Hinweise über die Art der Störung, über Besonderheiten künftig zu erwartender Interaktionen und über die Prognose einer möglichen Behandlung geben.

Der Therapeut kann sich in diesem frühen Stadium von Kontakt einen ersten Eindruck z. B. davon verschaffen, wie Aktivität und Passivität, Eigen- und Fremdmotivation des Patienten verteilt sind. Die Regel wird es sein, dass der Patient sich selbst zum Erstkontakt anmeldet. Bei der Anmeldung ist zu beachten, *wie* der Patient sich ausdrückt/vorstellt:

- Möchte er selbst einen Termin vereinbaren, sieht er die Notwendigkeit dazu?
- Stellt er sich als „geschickt" dar, der auf Empfehlung anderer einen Termin sucht?
- Deutet er bereits die Problematik an, die ihn zum Kontakt veranlasst und wie tut er das?
- Stellt sich die gemeinsame Suche eines Termins als schwierig heraus (vorausgesetzt, der Therapeut hat keine wesentlichen Terminschwierigkeiten), wird also die Terminabsprache bereits spontan vom Patienten ambivalent oder eher ablehnend/aufschiebend gehandhabt?

Es kann auch vorkommen, dass ein Patient zum Erstgespräch von anderen angemeldet wird, z. B. von Partnern, Familienangehörigen, anderen Helfern (z. B. dem Hausarzt). Hierzu sollte der Therapeut überlegen, wie er zu einer solchen Fremdvermittlung steht. Natürlich kann es schwer sein, dem hausärztlichen oder einem Klinikkollegen am Telefon einen konkreten Vorstellungstermin zu verweigern, weil man als Psychotherapeut damit gelegentlich auf Unverständnis stößt. Wir würden trotzdem dazu raten, auf einer persönlichen Verabredung seitens des Patienten zu bestehen, um einen ersten, vorsichtig zu wertenden Hinweis auf dessen Motivation zu erhalten. Ein Patient, der sich schon bei der Kontaktaufnahme so versorgen lässt, dass er nicht selbst aktiv werden muss, wird von einer eher konfrontierenden Therapie wie der tiefenpsychologisch fundierten vermutlich eher nicht profitieren.

Der potentielle Therapeut sollte auch bedenken, dass Terminvereinbarungen mit Dritten oft Ausdruck von deren Hilflosigkeit, Ohnmacht und/oder Ärger sind. Da meint dann z. B. ein Organmediziner, der lange erfolglos diagnostiziert hat, dass jetzt am Ende der Untersuchungskette doch wohl einmal der Psychotherapeut/Psychosomatiker „draufschauen" sollte. Ob der Patient dieses auch selbst für sinnvoll erachtet, wird meist gar nicht geprüft. Der Therapeut würde dann eine Art psychischer Strafinstanz werden, die dem Patienten die Psychogenese seiner Beschwerden schon beweisen werde. Dass ein solches Kontaktaufnahme-Procedere massive Abwehr provozieren muss, liegt auf der Hand.

Das Erstgespräch; tiefenpsychologische Anamneseerhebung

Wenn es zum Erstgespräch und eventuellen Folgegesprächen kommt, sollte der tiefenpsychologisch arbeitende Therapeut sich folgende Fragen stellen:

1. Wie will ich vorgehen?
2. Was will ich wissen?

Zum Vorgehen

Es gibt auch im Rahmen der tiefenpsychologisch fundierten Psychotherapie unterschiedliche Möglichkeiten, ein Erstgespräch zu führen bzw. ablaufen zu lassen:

Der Therapeut ist weitgehend *passiv*, wartet spontane Äußerungen seines Patienten ab und beobachtet, in welcher Art und Weise dieser das Gesprächsangebot aufgreift und nutzt. Ihm liegt also besonders an der Darstellung des Szenischen, in der der Patient sich selbst und seine Konflikte in Szene setzt.

Der Therapeut, der eine solche Haltung bevorzugt, erhofft sich überwiegend Mitteilungen über unbewusste Konflikte seines Patienten. Das mag dann besonders hilfreich sein, wenn an eine Indikation zu einer psychoanalytischen Behandlung gedacht wird bzw. der Therapeut primär ein solches Setting anbieten möchte.

Der zeitbegrenzter arbeitende tiefenpsychologische Psychotherapeut sollte bedenken, dass eine zu große Passivität des Interviewers die Angst vor der „ungewöhnlichen Gesprächssituation" (Argelander 1970) noch verstärken und dass dies auch kontraproduktiv sein kann, wenn der Patient z. B. aus Angst vor eigener Aktivität, Öffnung, Schilderung seiner Symptome eher Abwehr mobilisiert.

Ein ganz entgegensätzliches Vorgehen wäre die *aktive Exploration* des Patienten, wie sie vielfach beim Umgang mit Patienten in der Psychiatrie praktiziert wird. Hier würde der Therapeut – meist nach einem ihm bekannten, sich bewährten Anamneseschema – gezielt Fragen stellen und szenische, interpersonelle Aspekte eher vernachlässigen oder gar nicht berücksichtigen. Für das Gespräch in einer zu erwägenden tiefenpsychologischen Psychotherapie wäre eine so ausschließlich gezielte Exploration sicher von Nachteil, weil sie den Patienten eher zur Passivität zwingt und eine Rollenverteilung inszeniert (einer fragt, der andere antwortet), die für psychotherapeutisches Handeln, das primär Beziehungsaspekte berücksichtigt, ungut ist.

Gibt es einen Mittelweg zwischen zu starker Aktivität und zu starker Passivität des Therapeuten?

Als einen solchen Mittelweg könnte man eine tiefenpsychologische Anamneseerhebung bezeichnen, wie sie beispielhaft von Dührssen (1997) beschrieben worden ist. Das von der Autorin beschriebene inhaltliche Vorgehen lässt sich zusammengefasst so darstellen:

Die biographische Anamnese unter tiefenpsychologischem Aspekt
(Nach Dührssen 1997)

- Erhalt von grundlegenden Informationen mittels eines durch Fragen strukturierten Interviews.
- Ziel ist, eine differenziertes Bild von der biographischen und aktuellen Lebenssituation und von den neurotischen Symptomen des Patienten im Sinne eines Gesamtbildes (der Gegenwartskonflikt und seine Vorgeschichte) zu erhalten.
- Diese Form der Anamneseerhebung hat eine vorwiegend diagnostische Funktion; darüber hinaus aber auch eine psychodynamische, hypothesenformulierende.
- Der Therapeut ist also relativ aktiv, indem er fragend strukturiert, beachtet aber aufmerksam nicht nur die Art der Antworten, sondern auch Verhalten, Emotion und Kommunikation, also interpersonelle Aspekte, die sich während des oder der Gespräche ergeben.

Der von Dührssen beschriebene Mittelweg zwischen Aktivität und Passivität des Therapeuten entspricht weitgehend auch unserem Vorgehen. Man könnte eine solche therapeutische Haltung in den Erstgesprächen als *strukturierend* beschreiben. Dies bedeutet, dass Fakten und Daten zielgerichtet erfragt/gesammelt werden und dass gleichzeitig der kommunikative Aspekt zwischen Therapeut und Patient beachtet wird. Man könnte die Haltung eines so vorgehenden Therapeuten auch als *teilnehmende Beobachtung* kennzeichnen, in der nicht nur auf die Sichtung der intrapsychischen Konflikte geachtet wird, sondern in der ständig nach einem für beide Seiten gangbaren und bedeutungsvollen Weg der Kommunikation gesucht wird.

Was will ich wissen?

Bedenkt man die Funktionen, die Erstgespräche im Sinne einer tiefenpsychologisch orientierten biographischen Anamneseerhebung haben können (*diagnostische, prognostische und therapeutische Funktionen*), sind eine Fülle von Daten zu erheben, um ein möglichst differenziertes Bild von der Persönlichkeit des Patienten und seiner Störung zu erhalten.

Die wichtigsten Daten beziehen sich

1. auf die jetzige aktuelle Symptomatik,
2. auf die Persönlichkeitsentwicklung des Patienten und daraus ableitbare Störungen,
3. auf andere wichtige Fakten.

Mögliche Fragen zur aktuellen Symptomatik. Es empfiehlt sich, das Gespräch mit der Frage einzuleiten, was den Patienten motiviert hat, zum jetzigen Zeitpunkt ein Gespräch zu suchen. Die jetzige aktuelle Symptomatik ist meist relativ bewusst und kann daher in der Regel recht gut beschrieben werden. Zugleich entsteht im Gespräch darüber ein erster Kontakt zwischen den Beteiligten. Der Therapeut sollte sich Zeit dafür nehmen und dies als Chance begreifen, sich ausführlicher über die jetzigen Lebensumstände seines Patienten zu informieren:

> - Welche Beziehungen/Bindungen hat der Patient und wie ist er mit ihnen zufrieden?
> - Wie ist seine berufliche Situation und die Zufriedenheit damit?
> - Wie sieht er sich selbst zum jetzigen Zeitpunkt? Mag er sich? Hasst er sich? Bedauert sich? etc.
> - Wie sieht er seine Eigenbeteiligung an den geschilderten aktuellen Konflikten und Symptomen?
> - Wie bilanziert er sein Leben zum gegenwärtigen Zeitpunkt? (Wir geben meist das Bild einer Waage vor, auf die der Patient das, was gut ist, was er kann – Ressourcen – gegen das abwägen soll, was ihn belastet und stört – Konflikte.)

In diesem ersten Teil der Anamneseerhebung/des Interviews geht es also darum, neben der Exploration der aktuellen Symptomatik zu erfahren, wie zufrieden bzw. unzufrieden der Patient mit sich und seinem Leben ist und ob und wie er seine Eigenbeteiligung an den gegenwärtigen Konflikten beschreiben und sehen kann. Schon dieser frühe Gesprächsteil hat damit nicht nur erste diagnostische, sondern auch *prognostische* Funktionen: Kann der Patient über sich reflektieren und sich selbst wenigstens ansatzweise auch kritisch sehen? Oder projiziert er alles Übel und Leiden auf andere, die Schuld sind an seinem Elend? Überwiegt die letztgenannte Haltung, wird ein solcher Patient von einem tiefenpsychologisch orientierten Vorgehen vermutlich eher nicht oder nur sehr begrenzt profitieren.

Mögliche Fragen zur Persönlichkeitsentwicklung und Lebensgeschichte. In dem dann folgenden Teil des Gesprächs wird die weitere Lebensgeschichte des Patienten fragend exploriert. Folgende Bereiche sollten dabei berücksichtigt werden:

> - Die Herkunftsfamilie des Patienten und die familiäre Situation um die Zeit seiner Geburt herum (Wie sah das „System Familie" um die Zeit der Geburt herum aus? Wer hat sich überwiegend um den Patienten gekümmert? Welche Berichte gibt es über die Umstände seiner Geburt, war er erwünscht oder unerwünscht? etc.)
> - Die Entwicklung des Patienten bis zur Einschulung (der familiäre Kontext und mögliche Veränderungen; das familiäre „Klima"; Erziehungsideale und -stile; mögliche gravierende Erkrankungen des Patienten oder seiner Familienangehörigen; Entfernungen aus dem häuslichen Milieu (z.B. Krankenhausaufenthalte); andere mögliche Trennungen/Verluste und sonstige Traumata – evtl. früh aufgetretene Symptome (z.B. Ängste, Bettnässen) und die Reaktion der primären Bezugspersonen darauf; Erfahrungen mit Triebbereichen (Oralität, Aggression, Sexualität).
> - Die Entwicklung des Patienten bis zum Eintritt der Pubertät (weiterhin alle vorgenannten Punkte. Zusätzlich Erfahrungen durch Erweiterung der Sozialkontakte, z.B. Schule: Erleben von Gemeinschaft, Verhältnis zu Lehrern, Arbeits- und Leistungsfähigkeit, Umgang mit Anforderungen und Normen; Weiterentwicklung der Erfahrung mit Triebbereichen, insbesondere Aufklärung, erste sexuelle Erfahrungen, Selbstakzeptanz innerhalb von Geschlecht und Rolle, Selbstbild; Sicht der wichtigsten Objektbeziehungen in diesem Zeitraum).
> - Die Entwicklung des Patienten in der Adoleszenz bis zur Ablösung aus dem Elternhaus (alle vorgenannten Punkte – zusätzlich: Ausdifferenzierung und Weiterentwicklung von Objekterfahrungen/Beziehungen; Selbsterleben in „unruhiger Zeit"; Sexualität und sexuelle Präferenzen (Phantasien und Realerfahrungen); Vorstellungen über Beruf, Macht und Einfluss (Phantasien explorieren!).

- Die Weiterentwicklung des Patienten bis zum gegenwärtigen Zeitpunkt (alle vorgenannten Punkte – zusätzlich: Weiterentwicklung wichtiger Beziehungen/Bindungen; Entwicklung und eventuelle Veränderungen der gewählten Berufstätigkeit; Weiterentwicklung früher Symptome; Neuauftreten von Symptomen: auslösende Situationen, Erklärungsversuche seitens des Patienten; Weiterentwicklung von Lebenszufriedenheit/-unzufriedenheit in Verbindung mit den ursprünglichen „idealen" Lebensplanungen).

Weitere wichtige anamnestische Fragen. Zu den anderen wichtigen Fakten, die erhoben werden sollten, gehört zunächst einmal die *Familienanamnese*; hierbei insbesondere das Auftreten psychischer Erkrankungen, Suizide/Suizidversuche, typische überlieferte Familienkonflikte bzw. - konstellationen. Neurotische Lebensstile und Symptome in der Familiengeschichte; Bindungs- und Trennungsverhalten (z. B. Tradition mit Scheidungen/Trennungen); Machttraditionen und -konstellationen. Hier kann auch die Berücksichtigung der großelterlichen Generation sehr hilfreich sein. Eine solche, dem Dreigenerationen-Konzept (Dührssen 1997) folgende Betrachtungsweise, eröffnet dem Patienten den Blick dafür, dass auch seine Eltern eine Vorgeschichte haben, die sie geprägt hat und in ihren Wertvorstellungen und Loyalitäten wesentlich mitbestimmt hat.

Wichtig sind ferner *Fragen nach somatischen Vorerkrankungen* des Patienten und mögliche Zusammenhänge mit der jetzigen Symptomatik: Gibt es einen organischen „Boden", gibt es psychosomatische Konstellationen? etc.

In diesem Zusammenhang sollte auch nach Vorbehandlungen/Vorbehandlern gefragt werden:

- Wann und weshalb wurden diese aufgesucht?
- Worin bestand die Behandlung, wie war das Ergebnis, wie waren die Folgen?

Der tiefenpsychologische Psychotherapeut sollte auch erfragen, welche *Erfahrungen* sein Patient evtl. *mit suchterzeugenden Substanzen* hat (Alkohol, Medikamente, Nikotin, andere Drogen). Dieser Bereich sollte ähnlich aktiv exploriert werden wie andere tabuisierte Themen (z. B. Gewalttaten, Sexualität). Eine latente oder manifeste Sucht kann für die Indikationsstellung zu einer aufdeckenden Pychotherapie einschränkende Konsequenzen haben, sie kann aber auch den therapeutischen Prozess selbst erheblich belasten oder sogar destruieren. Ein Patient, der z. B. seine Angst medikamentös dämpft und dieses dem Therapeuten verschweigt, kann andere Themen fokussieren, um sich und den Therapeuten von der Bearbeitung seiner Angst abzulenken

Die hier aufgeführte Sammlung möglicher Fragen und inhaltlicher Punkte erhebt keinen Anspruch auf Vollständigkeit, sondern soll lediglich einige Anhaltspunkte geben.

Diagnostik und Differenzialdiagnostik

In jedem Fall wird der Therapeut am Ende der Anamnesephase über viele unterschiedliche Daten verfügen, die er gewichten und interpretieren muss, um zu einer vorläufigen Diagnose zu kommen und die Frage der Indikationsstellung zur Psychotherapie zu klären.

Symptomdiagnose. Wir würden empfehlen, zunächst eine Diagnose zu stellen, mit der die aktuelle Symptomatik des Patienten zutreffend zu kennzeichnen ist. Der guten Ordnung und anderer Sachzwänge halber sollte sich auch der tiefenpsychologische Psychotherapeut hierzu der internationalen Klassifikation psychischer Störungen in der jeweiligen Fassung bedienen, selbst wenn ihm eine neurosenpsychologisch-ätiologische Betrachtungsweise lieber wäre. Eine an dieser Klassifikation orientierte Diagnostik erwarten auch die Krankenkassen, und so wird kein Weg daran vorbeigehen, sich in disziplinierter Einarbeitung zu üben.

Unabhängig davon steht es jedem Therapeuten frei, seine jeweils schulen- bzw. theoriespezifische Diagnose zu stellen. Im Fall der tiefenpsychologischen Theorie wird er also zu prüfen haben, in welchem persönlichkeitsspezifischen bzw. neurosenstrukturellen Kontext er die von seinem Patienten beschriebene Problematik sieht und wie er diese letztlich diagnostisch bewerten und einordnen möchte. Jeder Therapeut muss auch hier seinen eigenen Stil finden, mit dem er die unterschiedlichen Befunde diagnostisch gewichtet und zusammenführt.

Basisdiagnose. Nach der Stellung einer aktuellen Symptomdiagnose (z. B. Angstneurose bzw. nach ICD-10: Generalisierte Angststörung, F 41.1) sollte der Theapeut überprüfen, ob er damit alle wesentlichen Störungsanteile seines Patienten zutreffend beschrieben hat oder ob er noch eine weitere Diagnose stellen kann, die mehr mit Aspekten der gestörten Persönlichkeit oder strukturellen Störungen zu tun haben könnte, also sozusagen eine Art „Basis-Diagnose" (z. B. Borderline-Persönlichkeitsstörung bzw. nach ICD-10: Emotional instabile Persönlichkeitsstörung – Borderline-Typus, F 60.31).

Mehrfachdiagnosen. Zu prüfen ist auch, ob eine Zweit- oder Drittdiagnose exaktere Beschreibungen des Störungspotenzials des Patienten ermöglicht, z. B. Generalisierte Angststörung als Haupt- bzw. Symptomdiagnose und als Zweitdiagnose die Beschreibung einer stoffgebundenen Abhängigkeit (Sucht).

Strukturdiagnose. Hier sind insbesondere Angaben zum Strukturniveau des Patienten zu machen (z. B. gut integriert, mäßig integriert, gering integriert, desintegriert – entsprechend der Operationalisierten Psychodynamischen Diagnostik).

Differenzialdiagnostische Aspekte

Jeder tiefenpsychologisch arbeitende Psychotherapeut tut gut daran, Wissen aus anderen medizinischen Bereichen, insbesondere auch der Psychiatrie zu berücksichtigen, wenn es um die Abwägung differenzialdiagnostischer Aspekte geht.

Es kann vorkommen, dass eine Symptomatik, die zunächst wie eine klassische neurotische Störung aussieht, später eine andere Qualität bekommt, womit sich auch die Basisdiagnose verändert.

Beispiele

▶ Während meiner (C. R.) psychiatrischen Tätigkeit behandelte ich einen 24-jährigen jungen Mann einige Wochen stationär. Er war mit allen klassischen Anzeichen einer neurotischen Depression zu uns gekommen. Eine tiefergehende depressive Störung, etwa im Sinne einer endogenen Depression, war auszuschließen.

Ein halbes Jahr später musste ich den Patienten wieder aufnehmen, diesmal mit einer floriden manischen Episode. Die urprüngliche Diagnose (neurotische Depression) musste angesichts dieses Verlaufs revidiert werden (bipolare affektive Störung, gegenwärtig manische Episode mit psychotischen Symptomen).

Ein 52-jähriger Mann kam depressiv zur Aufnahme, klagte über Leistungsversagen, Erschöpfung und allgemeine Lebensunlust. Die eheliche Beziehung war ausgesprochen schwierig und frustrierend, und bei der Erhebung der Vorgeschichte fand sich eine Reihe von Merkmalen, die gut zur Diagnose einer neurotischen Depression passten. Organische Voruntersuchungen inklusive CT blieben ohne Befund.

Zwei Jahre später sah ich den Patienten erneut, diesmal mit allen Anzeichen einer Alzheimer-Erkrankung. Die ursprüngliche, eher psychodynamische Diagnose wurde revidiert: Die Depressivität bei der Erstaufnahme wurde dann als „Vorposten-Syndrom" des klinisch noch nicht fassbaren hirnorganischen Abbaus verstanden. Unabhängig davon könnte der Patient durchaus früher eine neurotische Depression gehabt haben. ◀

Neurotisch anmutende Symptome können also *Vorboten gravierenderer Erkrankungen* (z. B. Psychose oder Hirnorganik) sein. Dies ist natürlich, wie auch die Beispiele zeigen, meist nicht von vornherein abzuschätzen, sollte aber differenzialdiagnostisch mitbedacht werden. Manchmal gibt die Familienanamnese (psychische Erkrankungen und Suizidalität) erste Hinweise. Auch Fremdreferate, wie sie in der Psychiatrie üblich sind (Angehörige) können manchmal wertvolle differenzialdiagnostische Überlegungen anstoßen.

> ❗ Neurosenähnliche Symptome können auch Vorboten anderer organischer Erkrankungen sein.

Depressivität und relative Antriebslosigkeit können z. B. Ausdruck einer Schilddrüsenfunktionsstörung sein; Schlafstörungen müssen nicht nur Ausdruck massiver Lebenskonflikte sein, sondern können erste Manifestationen z. B. einer Psychose sein, noch bevor weitere charakteristische Symptome hinzutreten.

Vielleicht ist gerade für den Anfänger die Versuchung besonders groß, die Suche nach der Psychodynamik, nach relevanten lebensgeschichtlichen Faktoren, nach auslösenden Ereignissen derart engagiert zu betreiben, dass der Blick für andere Möglichkeiten (Psychopathologie, somatische Aspekte) verstellt ist. Eine gründliche klinische Ausbildung erleichtert die Erweiterung des diagnostischen Horizontes und die Hineinnahme differenzialdiagnostischer Überlegungen in die primär psychodynamische Diagnostik (zum Hintergrund von Fehldiagnosen im Bereich der Psychosomatischen Medizin und Psychotherapie vgl. Rüger 1987).

Mögliche Schwierigkeiten bei der Anamneseerhebung

Eine tiefenpsychologische Anamneseerhebung wird in der Regel nicht „glatt" verlaufen, sondern ihre Tücken und Hürden haben können, die sich aus der Problematik des Patienten, der Entwicklung der Interaktion und manchmal auch aus Fehlern des Therapeuten ergeben können.

Ohne hier alle nur denkbaren Möglichkeiten aufzählen zu wollen, kann sich die Erstgesprächssituation z. B. dann schwierig gestalten, wenn der Patient Mühe hat, sich auszudrücken und seine Probleme zu benennen, Gefühle in der zunächst ja fremden „ungewöhnlichen Gesprächssituation" zuzulassen.

Verantwortlich dafür können Abwehrmechanismen oder auch eine schon zu Beginn eher negative Übertragungsfacette sein, wie sie sich z. B. im Schweigen oder Misstrauen manifestieren kann. Der Therapeut könnte versuchen, diese Hürde zu erleichtern, indem er z. B. vorsichtig fragt, ob es sein könnte, dass die Fremdheit der Situation ihm (dem Patienten) Schwierigkeiten macht oder ob er vielleicht auch schlechte Erfahrungen damit gemacht hat, sich zu öffnen und als der zu zeigen, der er ist.

Auch unbewusster Leistungsdruck kann ein Motiv sein, die vermutete Leistungserwartung des Therapeuten zunächst nicht zu erfüllen oder Angst zu haben, den vermuteten Anforderungen nicht gerecht werden zu können.

Häufig sind es aber verschiedene *Ängste und Schamgefühle*, die die Anfangssituation bestimmen und den Gesprächsverlauf sowie den Erhalt von Informationen erschweren. Der Psychotherapeut sollte sich, bevor er vorschnell ungeduldig und ärgerlich wird und den Patienten anfängt abzulehnen, die inszenierte Grundsituation noch einmal vor Augen führen: Der Patient muss eingestehen, dass etwas mit ihm nicht stimmt, dass er Defizite hat usw. Der freundlich-zugewandte Therapeut wird u. U. gar nicht als solcher gesehen, sondern unbewusst eher als einer, dem man Nichtfunktionieren gestehen muss, der einen beschämen oder bestrafen wird, der sich vielleicht amüsiert über das, was man berichtet und es entsprechend bewertet. All die Patienten, die frühe grundlegende Erfahrungen mit Beschämung und mit Missbrauch von Nähe und Vertrauen haben, werden in einer solchen Gesprächssituation auch entsprechende Ängste haben und dann eben nicht fließend berichten.

Die Interaktionen, die sich aus solchen Anfangsszenen entwickeln können, sind vielfältig. Hier sollen nur einige beispielhaft genannt werden (Erfahrungen aus Supervisionen):

Beispiel

▶ Ein Therapeut berichtet latent verärgert über ein Erstgespräch mit einer 22-jährigen Studentin, die wegen Lernschwierigkeiten und Prüfungsängsten zu ihm gekommen sei. Die junge Frau habe mit hochrotem Gesicht und wie verstockt dagesessen und gerade noch ihre Personalien angeben können. Danach habe er mit gezielten Fragen alles aus ihr „herauspressen" müssen. Ihre Antworten seien dann auch immer nur kurz und knapp gewesen. Er vermute, dass die Patientin Männer frustrieren und kastrieren müsse, vermutlich liege eine hysterische Problematik vor. Er würde die Patientin gern in eine Verhaltenstherapie vermitteln, da ihr ein gezieltes Trainingsprogramm sicher eher helfen werde als eine empathische, reflektierende, Beziehungsaspekte berücksichtigende Therapie.

Nun ist gegen Verhaltenstherapie in diesem Fall prinzipiell nichts einzuwenden. Aber hier waren Ärger und Ungeduld des Therapeuten diejenigen Faktoren, die die Anamneseerhebung letztlich verhindert hatten. Die Kränkung des Therapeuten, der erleben musste, dass eine junge Frau sich ihm nicht spontan öffnet, war offensichtlich so massiv, dass er sie abschieben wollte. Sein problematischer Interventionsstil war ihm nicht bewusst, ein vom Supervisor vorsichtig initiiertes Gespräch darüber wurde von ihm abgewehrt.

Ein männlicher Interviewer berichtet über einen Patienten, den seine langjährige Freundin verlassen hatte. Kurz nachdem er das erzählt hatte, musste der Patient heftig weinen und konnte sich kaum beruhigen. Der dadurch irritierte Interviewer versuchte nun, „den Patienten von seiner Depression wegzulotsen", indem er ihm gezielte anamnestische Fragen stellte, die mit dem, was der Patient gerade erlebt hatte und affektiv ausdrücken konnte, nicht das Geringste zu tun hatten. Hier wurde deutlich, wie wenig der Interviewer selbst einen weinenden, verzweifelten Mann ertragen konnte und dass er solche Anteile auch in sich abwehren musste. ◀

Schwierigkeiten bei der Anamneseerhebung können sich auch dadurch ergeben, dass Therapeut und Patient kein gemeinsames Sprachniveau finden. Dies ist besonders dann ein gravierendes Hindernis, wenn der Therapeut sich nicht auf die Sprache seines Patienten einstellen kann, die ihm zu einfach, zu primitiv, zu direkt erscheinen kann.

Ein Patient kann auch intellektuell mit den Anforderungen, die ein tiefenpsychologisches Interview stellt, überfordert sein. Ein Therapeut kann dies u. U. falsch verstehen, z. B. als Ausdruck der Abwehr des Patienten. Intelligenz wird von tiefenpsychologischen Therapeuten meist vorausgesetzt, wenn ein Patient zu ihnen kommt. Eine diesbezügliche Fehleinschätzung kann zu Störungen in der Ermittlung von Daten und in der Interaktion führen.

Der Abschluss der Anamneseerhebung

Am Ende des Erstgesprächs und eventuellen Folgegesprächen empfiehlt es sich, gemeinsam mit dem Patienten ein Resümee zu ziehen:

- Was war in Erfahrung zu bringen, was konnte geklärt werden, was fehlt noch bzw. ist unklar geblieben?
- Wo sehen Therapeut und Patient den *Hauptkonflikt*, der in einer möglichen Therapie bevorzugt bearbeitet werden sollte?

- Wie haben die am Dialog beteiligten Partner sich miteinander gefühlt? Hat der Therapeut einen Zugang zum Patienten gefunden, hat er dessen Konflikte verstanden? Wie hat sich der Patient vom Therapeuten verstanden gefühlt? Welche Fragen hat der Patient noch? Welche Erwartungen hat er an den Interviewer?

2.3.2
Die tiefenpsychologisch fundierte Psychotherapie und ihr Rahmen

Vorab die formalen Rahmenbedingungen, in dem die tiefenpsychologisch fundierte Psychotherapie stattfindet.

> **Formale Rahmenbedingungen**
> - *räumlich*: Therapie im Gegenübersitzen (Blickkontakt, optische Präsenz des Therapeuten)
> - *zeitlich*: Therapiezeit-Begrenzung; variable Sitzungsfrequenz und -dauer

Räumliche Rahmenbedingungen (Setting)

Die tiefenpsychologisch fundierte Psychotherapie findet regelhaft im Gegenübersitzen von Patient und Therapeut statt. Die Form dieses Kontaktes ist „normaler", dem Patienten aus anderen Beziehungen/Interaktionen vertraut und kann dadurch entängstigend wirken. Das Erwachsensein des Patienten wird eher gewürdigt, regressive, infantilisierende Tendenzen werden dadurch nicht verstärkt. Die genannten räumlichen Settingvariablen können *vorteilhaft* für die Therapie sein.

Als mögliche *Nachteile* dieses Settings werden immer wieder folgende Überlegungen angeführt: Der Therapeut zeigt zuviel von sich, u. a. unwillkürliche, kaum kontrollierbare mimische Reaktionen (z. B. Zustimmung, Ablehnung, Affekte), die vom Patienten wahrgenommen werden und ihn beeinflussen können, bevor der Therapeut darüber reflektieren und sprechen kann. Dies könne Widerstandsphänomene beim Patienten provozieren.

Wir würden beruhigend dazu sagen, dass man solche spontanen Reaktionen und eventuelle negative Reaktionen des Patienten darauf ja thematisieren kann und manchmal auch muss. Insgesamt entspricht aber auch die sog. Spontaneität des Therapeuten eher dem, was der Patient auch sonst aus seinen Objektbeziehungen kennt. Insofern ist der Therapeut „echter" als der Psychoanalytiker in seinem speziellen Setting.

Auch der gelegentlich zu hörenden Argumentation, der Patient verliere durch die optische Präsenz seines Therapeuten einen Teil seiner Freiheit, muss man kritisch entgegensetzen, dass der nicht sichtbare analytische Therapeut durch seine visuelle Abwesenheit nicht gerade freiheitsstimulierend auf den Patienten wirkt, weil das dadurch geschaffene Abhängigkeitspotenzial allein schon einengend wirken kann.

Zeitliche Rahmenbedingungen

Zum *zeitlichen* Rahmen der tiefenpsychologisch fundierten Psychotherapie ist zu sagen, dass von einer Zeitbegrenzung auszugehen ist. Auf die Implikationen der zeitlichen Begrenztheit kommen wir bei der Erläuterung der inhaltlichen Rahmenbedingungen zurück. Eine tiefenpsychologisch fundierte (Einzel-) Psychotherapie kann bis zu maximal 100 Stunden à 50 Minuten von den Krankenkassen auf Antrag finanziert werden. Bezüglich der Sitzungsfrequenz und -dauer können Therapeut und Patient eine variable Vereinbarung treffen: Die einzelnen Sitzungen dauern 50 Minuten; in der niederfrequenten Therapie in einer längerfristig haltgewährenden therapeutischen Beziehung ist eine Halbierung der Sitzungsdauer (25 Minuten) möglich.

Wenngleich die tiefenpsychologisch fundierte Psychotherapie von manchen unserer psychoanalytischen Kollegen gering geschätzt wird (nicht lange genug, nicht tief genug, halt nur Kupfer und nicht Gold), zeigt diese Zeitdimension doch, dass ein gutes Stück Zeit für therapeutische Arbeit zur Verfügung steht.

Wie dieser Raum innerhalb der vorgegebenen Zeit gefüllt werden kann und welche Begrenzungen man diskutieren könnte, zeigen die inhaltlichen Rahmenbedingungen.

> **Inhaltliche Rahmenbedingungen**
> - Arbeitsbündnis und Rahmenbedingungen erklären
> - gemeinsame (!) Zielvorstellungen formulieren
> - evtl. Einbeziehung von Partnern/Angehörigen
> - Konzentration auf Bearbeitung *aktuell* wirksamer neurotischer Konflikte
> - modifizierter Umgang mit Abstinenz und Neutralität
> - modifizierter (begrenzter) Umgang mit Regression, Übertragung, Gegenübertragung

Erklären der Rahmenbedingungen

Am Beginn der Therapie muss dem Patienten erklärt werden, dass der Zeitrahmen für die Krankenbehandlung begrenzt ist, insbesondere im Hinblick auf die Kassenfinanzierung. Wir würden dazu raten, zunächst einmal von dem für besondere Fälle vorgegebenen Höchstrahmen von 80 Leistungen auszugehen, den Patienten aber auf zwischenzeitliche Verlängerungsnotwendigkeiten hinzuweisen. Die ausnahmsweise Inanspruchname der Höchstgrenze von 100 Stunden lässt sich erst ggf. aus dem Verlauf des unmittelbar vorangegangenen Behandlungsabschnittes begründen. Die Leistungsbegrenzung als solche – und das sollte dem Patienten auch vermittelt werden – hat nicht nur äußere Gründe (Wirtschaftlichkeitsgebot), sondern auch therapieimmanente Gründe. Die Leistungsbegrenzung wirkt sich auf die Behandlungsplanung und die Behandlungsziele strukturierend aus und hilft gelegentlich, auch eine „tendenzlose" zieloffene Behandlungskonzeption zu korrigieren (vgl. Faber u. Haarstrick 1996, S. 27).

Danach sollte mit dem Patienten diskutiert werden, wieviel Zeit die einzelnen Sitzungen umfassen können und wie diese zeitlich aufgeteilt werden können (z. B. eine Sitzung pro Woche). Wir schreiben nicht ohne Grund, dass dies *gemeinsam* mit dem Patienten überlegt werden sollte. Unser Patient ist ja kein abhängiger Befehlsempfänger, der die Segnungen der Therapie, widerspruchslos den Vorgaben des Therapeuten folgend, über sich ergehen lassen muss. Der Patient ist – hilfsbedürftiger – Partner, der an den Planungsaspekten der Therapie beteiligt werden muss. Die gemeinsam geplante Arbeit muss stimmig für ihn sein, von ihm mitgetragen werden, für gut und vorstellbar geheißen werden. Wir empfehlen diesbezüglich größtmögliche Offenheit, da autoritäre Festlegungen/Vorgaben Widerstände und Affekte provozieren, die die Arbeit unnötig behindern und stören können.

Arbeitsbündnis

Ebenfalls zu Beginn der Therapie sollte ein *Arbeitsbündnis* vom Therapeuten vorgeschlagen, begründet und mit dem Patienten diskutiert werden. Wie sollte ein solches Arbeitsbündnis aussehen, wie könnte man es formulieren?

Wir würden den Patienten darauf hinweisen, dass angesichts der relativen Zeitbegrenzung in der Therapie nicht alles besprochen/geklärt werden könne, was jemals in seinem Leben problematisch gewesen ist, dass also eine umfassende Aufarbeitung seiner ganzen Lebensgeschichte und der Probleme, die daraus resultieren, nicht möglich sein werde. Es gehe vielmehr bevorzugt immer wieder um die *Klärung der hauptsächlichen Schwierigkeiten in seinem jetzigen Leben*. Natürlich werde man gemeinsam immer wieder auch Aspekte seiner Lebensgeschichte bedenken müssen, um besser zu verstehen, warum die momentanen Konflikte bestünden bzw. um zu prüfen, ob die aktuelle Konfliktsituation frühere Wurzeln haben könnte, die die Bewältigung in der Gegenwart erschweren würden.

Zur Erklärung des Arbeitsbündnisses sollte dem Patienten auch dargestellt werden, wie bzw. mit welchen Mitteln und Methoden die gemeinsame Arbeit zu bewerkstelligen ist. Dabei geht es weniger um technische bzw. theoretische Erklärungen der Arbeitsweise des Therapeuten als um die Nennung von Hilfsmitteln, die der Patient bereitstellen kann.

Wir weisen am Beginn auf folgende Punkte hin, die für die gemeinsame Arbeit notwendig sind.

> ● Mitteilung von *Erinnerungen*, die in irgendeinem noch zu klärenden Zusammenhang mit dem Hauptkonflikt stehen,
> ● Nachdenken über *frühere ähnliche Konflikte* und deren Bewältigung,
> ● Mitteilung aller im Rahmen der Therapie auftretenden *Einfälle, Phantasien, Träume*,
> ● Mitteilung über evtl. eintretende *reale Veränderungen/Vorfälle* im jetzigen Leben des Patienten (z. B. neue Bindungen, Trennungen),
> ● Versuch, *Offenheit* zu pflegen, auch wenn es schwerfällt (Schamkonflikte etc.); dies schließt auch Reaktionen gegenüber dem Therapeuten ein.

Der Therapeut sollte seinerseits einige Punkte nennen, die für ein funktionierendes solides Arbeitsbündnis von Bedeutung sein können:

● die Selbstverständlichkeit von *Diskretion und Verschwiegenheit* gegenüber Dritten,
● die Rolle/Funktion, die er gegenüber seinem Patienten hat: ein *hilfreiches Gegenüber* zu sein im Hinblick auf die Lösung der momentanen aktuellen Konflikte und deren Quellen.

Wir würden den Patienten auch darauf hinweisen, dass die therapeutische Beziehung, so persönlich und intim sie auch werden mag, kein Ersatz für eine zwischenmenschliche Beziehung sein kann, um der Gefahr eines „rent a friend" vorzubeugen.

● Wir würden erklären, dass es im Lauf der Therapie zu *Übertragungsreaktionen* kommen kann, dass dies ein natürlicher Vorgang ist, der auch sonst im Leben draußen zwischen Menschen auftritt und dass dies besonders dann angesprochen werden sollte, wenn Fortschritte in der Therapie dadurch nachdrücklich behindert würden.

Wie kann man einem Patienten verständlich machen, was Übertragungsreaktionen sind?

▶ Man könnte z. B. sagen: „Es kann sein, dass Sie im Lauf der Behandlung immer einmal wieder verschiedene Gefühle mir gegenüber bemerken oder auch Vermutungen darüber haben, was ich von Ihnen denken/meinen könnte, die Sie irritieren. Sie sollten das jeweils, wenn es Sie gerade bewegt, mit mir ansprechen, damit wir klären können, was daran mit mir zusammenhängen könnte und was vielleicht aus früheren Beziehungserfahrungen stammt, die durch die Beziehung zu mir wiederbelebt werden". ◀

Wir halten eine solche Erklärungsmöglichkeit auch deshalb für hilfreich, weil das Sicheinlassen auf einen Fremden (den Therapeuten), zudem noch mit häufig schambesetzten Konflikten, soweit wie möglich entängstigt wirken sollte. Wir meinen, dass es entängstigend wirken kann, wenn wir Übertragungsphänomene nicht im Dunkel großer Geheimnisse belassen, die ohnehin nur wir durchschauen, sondern wenn wir sie als quasi normalpsychologisches Phänomen zwischen Menschen kennzeichnen – und das sind sie im Prinzip ja auch.

2.3.3
Zielvorstellungen

Nach der gemeinsamen Festlegung auf eine tiefenpsychologisch fundierte Psychotherapie und der Formulierung des Arbeitsbündnisses sollten vor dem eigentlichen Therapiebeginn *Zielvorstellungen* formuliert werden, und zwar von *beiden* Seiten. Dies ist deswegen bedeutsam, weil es sein kann, dass die Partner im Therapieprozess sehr unterschiedliche Vorstellungen haben und sich daraus Störungen für den Prozess selber ergeben. Es kann z. B. sein, dass Therapeut oder Patient sehr viel weitergehende Erwartungen an zu erreichende Ziele haben, als angesichts von Methode und Zeitbegrenzung realistisch sind.

Der Versuch, sich über die Ziele einer Therapie klar zu werden und zu einigen, sollte auch unternommen werden, um mögliche Enttäuschungen auf beiden Seiten zu reduzieren, aber auch um Überforderungen durch überhöhte Erwartungen zu vermeiden oder zumindest gering zu halten.

In der tiefenpsychologisch fundierten Psychotherapie muss, wie anfangs schon angedeutet, das Hauptziel sein, den aktuellen Konflikt des Patienten und dessen neurotische Einflussgrößen so effizient wie möglich zu behandeln. Wir kommen bei der Beschreibung des inhaltlichen Vorgehens in der tiefenpsychologisch fundierten Psychotherapie auf diesen Punkt noch einmal zurück (s. Abschn. 2.3.5).

2.3.4
Möglichkeit der Einbeziehung Dritter

Zu den inhaltlichen Rahmenbedingungen gehört auch die Klärung über die *Möglichkeit der Einbeziehung Dritter* (Partner, Familienangehörige) in die Therapie.

Zu diesem Punkt bestehen bei tiefenpsychologisch bzw. analytisch arbeitenden Psychotherapeuten meist bestimmte negative Einstellungen dahingehend, dass eine Einbeziehung von Angehörigen, in welcher Form und Dauer auch immer, die Therapie eher stören würde. Freud selbst hat vermutlich dazu beigetragen, als er in „Ratschläge für den Arzt bei der psychoanalytischen Behandlung" 1912 schrieb:

„Am dringendsten möchte ich davor warnen, um die Zustimmung und Unterstützung von Eltern oder Angehörigen zu werben, indem man ihnen ein – einführendes oder tiefergehendes – Werk unserer Literatur zu lesen gibt. Meist reicht ein wohlgemeinter Schritt hin, um die naturgemäße, irgendeinmal unvermeidliche Gegnerschaft der Angehörigen gegen die psychoanalytische Behandlung der Ihrigen vorzeitig losbrechen zu lassen, so dass es überhaupt nicht zum Beginn der Behandlung kommt … Was die Behandlung der „Angehörigen" betrifft, so gestehe ich meine völlige Ratlosigkeit ein und setze auf deren individuelle Behandlung überhaupt wenig Zutrauen" (S. 386 f).

Wenige Jahre später (1917) äußert sich Freud – diesmal deutlicher und strenger – erneut in dieser Sache:

„Die psychoanalytische Behandlung ist einem chirurgischen Eingriff gleichzusetzen und hat wie dieser den Anspruch, unter den für das Gelingen günstigsten Veranstaltungen vorgenommen zu werden. Sie wissen, welche Vorkehrungen der Chirurg dabei zu treffen pflegt: geeigneter Raum, gutes Licht, Assistenz, Ausschließung der Angehörigen usw. Nun fragen Sie sich selbst, wieviele dieser Operationen gut ausgehen würden, wenn sie im Beisein aller Familienmitglieder stattfinden müssten, die ihre Nasen in das Operationsfeld stecken und bei jedem Messerschnitt laut aufschreien würden. Bei den psychoanalytischen Behandlungen ist die Dazwischenkunft der Angehörigen geradezu eine Gefahr, und zwar eine solche, der man nicht zu begegnen weiß ... Den Angehörigen des Patienten kann man durch keinerlei Aufklärung beikommen, man kann sie nicht dazu bewegen, sich von der ganzen Angelegenheit fernzuhalten und man darf nie gemeinsame Sache mit ihnen machen ..." (S. 441).

Jeder erfahrene Therapeut weiß natürlich, dass und wie Angehörige stören können: Sie können gegenüber dem Therapeuten und der Therapie überhaupt agieren, indem sie den Patienten z. B. dazu zu überreden versuchen, möglichst bald aufzuhören oder ihm aber ungefragt Mutmaßungen über die angebliche Unwirksamkeit der Therapiemethode, mit der dieser gerade behandelt wird, unterbreiten. Sicher kann es da eine gewisse Malignität geben. Zu fragen wäre aber, ob nicht solche Interaktionen auch aus Angst entstehen.

Es ist fast regelhaft so, dass die Psychotherapie eines Angehörigen von dem Partner oder auch von Familienangehörigen als Bedrohung erlebt wird. Der „Dritte im Bunde" kann z. B. befürchten, dass er gegenüber dem Therapeuten oder von diesem selbst herabgesetzt, kritisiert, schlechtgemacht wird und dass Trennungsempfehlungen ausgesprochen werden, so dass die Beziehung durch Verlust(-angst) bedroht wird. Er kann ferner Angst davor haben, dass eigene Intimitäten, wie z. B. Details aus der Lebensgeschichte, sexuelle Präferenzen, allgemeine Schwächen und Defizite dem Therapeuten mitgeteilt und von diesem in irgendeiner Weise bewertet werden. Hieraus können Schuld- und Schamgefühle resultieren mit der Konsequenz, dass sich u. U. eine feindselige, vorwurfsvolle Haltung des Dritten gegenüber der Therapie und dem Therapeuten bis hin zu einer Paranoisierung entwickelt. Zu bedenken ist auch, dass die Therapie des einen Partners die Beziehung häufig genug emotional erheblich labilisiert und debalanciert bis hin zu Trennungen. Hier können dann reaktiv auch Symptome entstehen, z. B. Depressivität und Suizidalität.

Ein besonderes Bedrohungsgefühl entwickeln Partner oder Familienangehörige mit symbiotischer Beziehungskonfiguration. Die Psychotherapie bedroht immer symbiotische Systeme. Die Gefahr des Auseinanderbrechens ist dann ja keineswegs imaginär, sondern real. Nicht selten können unsere Patienten ihre alten Symbiosebeziehungen deshalb verlassen, weil sie mittels der Therapie eine neue Form von Symbiose etablieren. Der Therapeut ist dann der neue idealisierte Symbiosepartner, der Einfühlung, Wärme und Geborgenheit vermittelt und damit den Part des besseren Anderen hat. Dies wird ängstigend und verletzend wirken.

Diese hier nur angedeuteten Konflikte können versuchsweise entschärft werden. Wir halten es im Gegensatz zu vielen unserer psychoanalytischen Kollegen durchaus für angebracht, am Beginn einer Einzeltherapie auch den Partner oder für den Patienten wichtige Familienangehörige zum Gespräch einzuladen. Einmal, weil wir es sinnvoll finden, dass der „Dritte im Bunde" den Therapeuten auch einmal leibhaftig gesehen und erlebt hat und sich imaginäre Ängste schon dadurch reduzieren lassen. Zum anderen aber auch, um gemeinsam zu überlegen, ob der Partner auch für sich Hilfe aufsuchen möchte oder ggf. parallel zur Einzeltherapie zumindest über eine gewisse Strecke eine begleitende Partnerberatung angezeigt sein könnte.

2.3.5
Der aktuell wirksame neurotische Konflikt

In der tiefenpsychologisch fundierten Psychotherapie ist es sinnvoll und wichtig, sich in der zur Verfügung stehenden Zeit auf *aktuell wirksame neurotische Konflikte* zu konzentrieren. Dazu stellen sich zwei Fragen:
1. Was sind aktuell wirksame neurotische Konflikte?
2. Wie kann man sich darauf konzentrieren?

Was sind aktuell wirksame neurotische Konflikte?

> Ein aktuell wirksamer neurotischer Konflikt manifestiert sich im Hier und Jetzt, also dem gegenwärtigen Leben eines Menschen, mit einer unterschiedlichen aktuellen Symptomatik, die wiederum verschiedene Auslöser haben kann. Dieser aktuelle Konflikt hat unbewusste Vorläufer, also eine neurotische Basis, die durch das aktuelle Erleben, die aktuellen traumatischen Erfahrungen, reaktiviert worden ist. Man könnte sagen: Eine alte Wunde ist neu getroffen worden und hat psychische oder auch psychosomatische Schmerzzustände erzeugt. Damit erhält der aktuelle neurotische Konflikt seinen biographischen Bezug (die tiefenpsychologisch fundierte Psychotherapie ist nicht weniger biographisch orientiert als die analytische Psychotherapie!).
> Der alte neurotische Konflikt manifestiert sich in einer aktuellen Symptomatik.

Wie könnte die (unspezifische) aktuelle Symptomatik aussehen?

- Angstzustände/Panikattacken,
- Depressivität/Suizidalität/Todessehnsucht,
- Gefühle quälender Einsamkeit/Vereinsamung,
- Schlafstörungen,
- Unruhe/Agitiertheit,
- Krise des Selbst (z.B. massive Selbstzweifel, Selbstanklagen, Selbsthass),
- Zustände massiver Aggression/Wut,
- diverse psychosomatische Symptome (z.B. Krankheitsbefürchtungen, Verdauungsstörungen, akut auftretende allergische Reaktionen, Schmerzzustände, Essstörungen, Störungen der sexuellen Erlebnisfähigkeit).

Welche Auslöser finden sich häufig?

- Trennungs- und Verlusterlebnisse,
- akute Beziehungsbedrohungen (z.B. Untreue/Fremdgehen des Partners),
- plötzliche Bedrohung der sozialen Existenz (z.B. Kündigung des Arbeitsplatzes),
- plötzliche Bedrohung der persönlichen Grenzen und Integrität (z.B. Vergewaltigung und andere Gewalterfahrungen),
- Prüfungsängste/Prüfungsversagen,
- Kränkungserlebnisse, die nicht kompensiert/verarbeitet werden können,
- nachhaltige Veränderungen eines bis dahin „stabilen" neurotischen Arrangements, dessen Brüchigkeit bis dahin verleugnet werden konnte.

Welche typischen unbewussten Vorläufer/ Hintergründe können aktuell wirksame neurotische Konflikte haben?

- Erfahrungen von Objektunsicherheit/Objektverlust/Beziehungsbedrohung,
- Erfahrungen von Liebesverlust, Bestrafung,
- Erfahrungen von mangelnder Wärme, Sicherheit, Geborgenheit,
- Erfahrungen von Kränkungen, Missachtungen, Herabsetzungen, Beschämungen (Schamkonflikte),
- Erfahrungen von Schuld, Beschuldigung, Anklage.

Wir möchten im folgenden zwei Beispiele für aktuelle neurotische Konflikte und deren Hintergründe geben.

Beispiel 1 (Fall von C.R.)

▶ Es suchte mich eine 28-jährige Frau auf, nachdem sich in einem Urlaub in einem warmen Land am Meer zunehmend Suizidphantasien bei ihr eingestellt hatten und sie befürchtete, sich dagegen irgendwann nicht mehr wehren zu können. Sie war nach dem Staatsexamen, das sie sehr gut hinter sich gebracht hatte, in diesen Urlaub gefahren – allein und mit der bewussten Hoffnung, ausspannen und in dem lebensfreundlichen und lebenslustigen Ambiente jenes Landes glücklich sein zu können. Die ersten Tage seien sehr schön gewesen; v. a. die beständige Wärme, die Sonne und das Meer hätten ihr gutgetan. Sie bemerkte bald, dass sie immer länger und zu jeder Tageszeit am Strand saß, aufs Meer schaute und besonders vom Flimmern der Sonne auf dem Meer fasziniert war. In solchen Situationen, in denen sie wie weggetreten gewesen sei, stellten sich zunehmend bestimmte Gefühlszustände und dann konsekutiv auch Phantasien ein, die ihr Angst machten. Es kam nämlich etwas auf, das sie als „Weltschmerz" bezeichnete: Eine schmerzhafte Mischung aus einer tiefen Sehnsucht nach Wärme, Geborgenheit und Einssein mit dem Meer. In solchen Situationen entwickelte sie die Phantasie, sich in einem Schlauchboot unbemerkt von anderen auf das Meer treiben zu lassen, dort noch etwas Wein zu trinken und dann Schlaftabletten zu nehmen, so dass sie nie mehr aufwachen würde. Die Phantasie endete damit, dass sie dann irgendwann, selbst schon komatös geworden, in das Meer hineingezogen würde. Neben diesen Phantasien, die gleichermaßen tief beruhigend wie auch panisch-ängstigend auf sie wirkten, fiel ihr immer wieder ein Märchen aus ihrer Kindheit ein: nämlich die Kleine Seejungfrau, ein Märchen von Hans Christian Andersen. Hier geht es bekanntlich um die Geschichte der unerfüllbaren Liebessehnsucht einer Seejungfrau nach einem schönen Prinzen, der sich aber schließlich einer anderen Frau zuwendet, woraufhin sich die Seejungfrau sterbend in Meeresschaum auflöst.

Beim wiederholten Erinnern und Durchleben des Märchens stellte sich bei meiner Patientin eine abgrundtiefe Traurigkeit ein, meist gefolgt von den schon erwähnten Suizidphantasien. Das alles wurde so quälend, dass sie ihren Urlaub vorzeitig abbrechen musste.

Im Lauf der Therapie betonte sie immer wieder, wie stolz sie darauf sei, allein zu sein und dies auch sein zu können, nicht auf andere Menschen angewiesen sein zu müssen. Einmal sagte sie mir wörtlich: „Lieber allein und unglücklich, als glücklich zu zweit" und: „Wenn ich allein bin, kann mich keiner verlassen". Ihre Beziehungen zu Männern waren dadurch charakterisiert, dass sie meist nach kurzer Zeit endeten. Bei genauerem Nachfragen stellte sich heraus, dass sie selbst die Beziehungen zu Zeiten, zu denen es eigentlich keine besonders schwerwiegenden Probleme gab, die das gerechtfertigt hätten, immer aktiv durch Trennung beendet hatte. Wie in einem Wiederholungszwang hetzte diese Frau von Beziehung zu Beziehung, inszenierte Trennungen und konnte in keiner dieser Partnerschaften Entspannung und Zufriedenheit erreichen.

Die wichtigsten biographischen Hintergründe: Sie war als einziges Kind ihrer Eltern von frühauf mit einer schlechten Ehe konfrontiert. Sie erinnerte viele Auseinandersetzungen der Eltern, die schließlich zur Scheidung führten, als sie 4 Jahre alt war. Der Vater, an dem sie sehr gehangen hatte, verließ die gemeinsame Wohnung, kam nie wieder und ließ auch nie mehr von sich hören. Die Mutter arbeitete bereits kurz nach der Geburt ganztags und hatte im Lauf der Jahre wechselnde Freundschaften. Später heiratete sie wieder. Die Patientin beschreibt die frühe Mutter als nicht verfügbar, herrisch und kühl und gibt ihr die Schuld an der Scheidung; sie habe den Vater mit ihrer Art regelrecht aus dem Haus getrieben.

In der Pubertät entwickelte sie dann Ideale großer Autonomie und Unabhängigkeit: Sich im Beruf soweit selbst versorgen zu können, dass sie niemals auf einen Menschen angewiesen sein müsste. Die schlimmste Vorstellung war für sie, krank zu sein – was sie übrigens nie war und wohl auch nicht sein konnte – und dann in Abhängigkeit anderen ausgeliefert zu sein. Sie wählte später einen Beruf, in dem medizinische Kenntnisse einen bestimmten Grad an Selbstbehandlung ermöglichen können.

Kurz nach Aufnahme der Therapie bei mir lernte sie einen gleichaltrigen Mann kennen, berichtete mir, verliebt zu sein und dass es sehr schön mit ihm sei, wirkte aber in den Stunden zunehmend depressiv, traurig, unglücklich. Als ich sie mit meinem Eindruck konfrontierte, meinte sie, dass sie in schönen Situationen immer traurig werde. Dann habe sie Angst, dass das Schöne gestört und verlorengehen könnte. Sie denke dann: „Das hält ja sowieso nicht ewig!" Eine ihrer Grundphantasien ist, nicht alt zu werden, sie könne sich als alternde Frau nicht vorstellen. Vielmehr wolle sie in einer schönen Situation sterben, z. B. während einer schönen Urlaubsreise durch einen schnellen Flugzeugabsturz. Auf meine Frage, wie sie sich diesen Zustand denn vorstelle, mit welchen Gefühlsqualitäten er verbunden sei, schilderte sie Gefühle von Glück, Harmonie, Wärme, Geborgenheit und Liebe.

Die Grundproblematik der Patientin – Sehnsucht nach Glück einerseits und die tiefe Überzeugung, dass es das nie geben werde und dass man sich deswegen lieber früher als später verabschieden sollte andererseits – manifestierte sich auch in der Art und Weise, in der sie die Beziehung zu mir gestaltete. So schenkte sie mir einmal eine Holzfigur, die Darstellung einer Madonna mit Kind in einem Ausdruck von Frieden, Geborgenheit und Gehaltenwerden, um die verabredeten 2 Stunden danach der Therapie ohne weitere Nachricht fernzubleiben. Bei Bearbeitung dieser Sequenz kam u. a. heraus, dass sie sich schämte, mir – einem Mann – ihre tiefe Sehnsucht gezeigt zu haben. Zugleich hatte sie befürchtet, ich könnte sie wegen dieses Wunsches verachten und ihr Geschenk der Beschäftigungstherapie der Klinik vermachen, sie also symbolisch abschieben.

Beispiel 2 (Fall von C. R.)

Ein damals 21-jähriger Student kommt zur stationären Aufnahme; die Einweisung geschieht auf eigene Veranlassung, weil er befürchtet, sich umbringen zu müssen. Diese Angst sowie eine deutliche depressive Verstimmung entwickelten sich, als seine Freundin ihm kurz zuvor bei einem Treffen für ihn völlig unvermittelt mitgeteilt hatte, dass sie die Beziehung abbrechen wolle.

Bei der Erhebung der Anamnese stellte sich folgendes heraus: Der Patient ist unehelich geboren worden, seine Mutter lebte mit ihm zusammen im Haus der Großeltern. Nach 6-wöchiger Stillzeit nahm die Mutter eine volle Berufstätigkeit auf, und der Junge wurde überwiegend von den Großeltern versorgt. Dementsprechend betrachtete er auch seine Großmutter als seine eigentliche Mutter. Als der Patient 1 Jahr alt war, kam er wegen eines Leistenbruchs für etwa 2 Wochen in ein Krankenhaus. Er weiß aus dieser Zeit vom Hörensagen, dass damals nur wenig Besuch gestattet war und dass seine Großeltern ihn nur einmal durch eine Glasscheibe sehen durften. Die Mutter berichtete ihm, dass er nach dem Krankenhausaufenthalt längere Zeit sehr ernst und zurückgezogen gewesen sei und viel geweint habe. Im Alter von 2 Jahren wurde er erneut wegen eines Leistenbruchs im Krankenhaus operiert und erlebte somit seine zweite Trennung aus dem gewohnten häuslichen Milieu. Ein Jahr später, im dritten Lebensjahr des Patienten, folgte die dritte Trennung, als seine Mutter auszog, um mit einem Mann zusammenzuleben. Unser Patient blieb bei seinen Großeltern und sah seine Mutter in den folgenden Jahren zwar öfter abends nach der Arbeit, aber insgesamt unregelmäßig. Als er 8 Jahre alt war, musste er jedes Wochenende zu ihr und dem neuen Vater zu Besuch, was er als wenig erfreulich empfand, weil er die Großeltern sehr mochte und sich nicht aus der gewohnten Umgebung entfernen wollte. Ebenfalls im achten Lebensjahr verlangte dann die Mutter, dass er zu ihr zöge. Der Patient musste sich von den geliebten Großeltern und von seinem Freundeskreis trennen. Diese Trennung sei ihm sehr schwergefallen. Er entwickelte in der Folgezeit Ängste, dass er nicht kontaktfähig sei und nicht zurechtkommen würde, ferner entwickelten sich Schulängste (er hatte Angst, in der Schule zu versagen) und über längere Zeit morgendliches Erbrechen. In der Pubertät war ihm seine Schüchternheit gegenüber Mädchen sehr lästig, und er hatte, insbesondere nach der ersten Trennung von einer Freundin im Alter von 15 Jahren, Angst, von Mädchen abgelehnt zu werden. Dieses Problem bestehe bei ihm immer noch. Er begründet es mit fehlendem Selbstbewusstsein. Mit 18 Jahren lernte er seine zweite Freundin kennen. Dieses war auch seine erste sexuelle Beziehung. Sie trennte sich von ihm, als er 19 Jahre alt war. Darauf tauchten Suizidgedanken bei ihm auf, und kurz danach machte er einen ersten Suizidversuch, zunächst mit Probierschnitten an beiden Unterarmen und später mit Tabletten. Er gab mir an, damals habe er sterben wollen und sich keine Rettung gewünscht. Schließlich lernte er dann seine letzte Freundin kennen, mit der er nach eigenem Gefühl eine sehr harmonische Beziehung ohne Komplikationen haben konnte, bis sie ihn, wie schon geschildert, plötzlich verließ. Während der Freundschaft mit seiner zweiten Freundin war er über sie in einen vorübergehenden Drogenabusus geraten. Er fühlte sich unter Drogen sehr entspannt, harmonisch und ohne jegliche Belastung. In der Trennungszeit von dieser Freundin tauchten ebenfalls Alkoholprobleme auf. In seinen Beziehungen zu Frauen hatte er mehrfach den Vorwurf bekommen, dass er zu anhänglich sei. In diesem Zusammenhang hatte ihm eine Freundin gesagt, sie sei nicht seine Mutter. Als sein größtes Problem betrachtete mein Patient einmal sein schlechtes Selbstgefühl und dann, wie er sagte: „Eine Frau zu finden, die zu einem hält und dableibt". ◄

Wie kann man sich auf aktuell wirksame neurotische Konflikte konzentrieren?

Eine Konzentrierung auf den aktuellen Konflikt ist in der tiefenpsychologisch fundierten Psychotherapie nicht immer einfach, weil die Fülle des angebotenen Themenmaterials von Fall zu Fall durchaus auch vom aktuellen Konflikt ablenken kann. Dies kann dann Sinn machen, wenn z.B. lebensgeschichtliche Details auftauchen, die zum Verstehen des aktuellen Konflikts beitragen. Natürlich kann die Ablenkung auf zentrifugale Bereiche aber auch aus abwehrtaktischen Gründen erfolgen, was vom Therapeuten dann angesprochen werden muss.

Bei der gemeinsamen Zielformulierung am Beginn der Therapie ist es ja erstmalig möglich, den aktuellen Konflikt näher zu beschreiben und mit dem Patienten zu vereinbaren, dass man sich in der Therapie vorwiegend damit beschäftigen werde. Der Therapeut muss dann im Lauf der Therapie darauf achten, das angebotene Material immer wieder auch auf diesen Hauptkonflikt zu beziehen, sofern es möglich und sinnvoll ist.

Der Hauptkonflikt verschiebt sich. Es kann natürlich vorkommen, dass sich der Hauptkonflikt, auf den man sich zentrieren möchte, unter der Behandlung verschiebt. Beispielhaft dafür nennen wir die Behandlung eines Studenten, dessen aktueller Konflikt in einer massiven Prüfungsangst angesichts eines bevorstehenden Examens bestand. Dieser Konfliktfokus verschob sich, als der Patient zusätzlich in eine Beziehungskrise mit seiner Freundin geriet. Wir haben dann eine vorübergehende Zielkorrektur vereinbart, indem wir in den folgenden 3 Stunden nur über diese aktuelle Beziehungsproblematik gesprochen haben, um dann wieder am Hauptkonflikt zu arbeiten. Der Beziehungskonflikt wurde als „Nebenkonflikt" benannt, der immer mal wieder angesehen werden könne, ohne die Arbeit am Hauptkonflikt zu behindern. Wir haben diese Regelung auch deswegen vorgeschlagen, weil uns deutlich wurde, dass der Patient in Versuchung war, die systematische Arbeit am aktuellen neurotischen (Haupt-)Konflikt (Prüfungsangst) abzuwehren, obwohl er nicht mehr viel Zeit hatte. In der Übertragung zu mir (C.R.) war ich als Hochschullehrer in die Situation des Prüfers geraten, der ihn, den zu prüfenden Studenten, durchfallen lassen könnte. Ich habe ihm diese negative Übertragungskonstellation gesagt und dem ein positiveres Beziehungsbild im Sinne der hilfreichen Beziehung gegenübergesetzt, mit dem der Patient dann wieder besser arbeiten konnte.

Es treten neue Konflikte auf. Natürlich kann es auch sein, dass während der Therapie im Leben des Patienten neue Konflikte/Ereignisse auftreten, die eine Konzentration auf die Bearbeitung des aktuell wirksamen neurotischen Konfliktes verhindern oder zumindest erschweren. Als Beispiele nennen wir das Auftreten schwerer Krankheit und Verlusterlebnisse (z.B. Todesfälle oder Arbeitsplatzverlust). Hier kann es notwendig sein, die Bearbeitung des Hauptkonfliktes vorübergehend zu verlassen und die neue Aktualität, z.B. in Sinne einer Krisenintervention, zu bearbeiten, um danach – wenn möglich – wieder zum Hauptkonflikt zurückzukehren.

Abwehr des Patienten

> Das Haupthindernis bei der Bearbeitung aktuell wirksamer neurotischer Konflikte stellt aber die *Abwehr* des Patienten dar.

Er leidet zwar unter seinem Aktualkonflikt und möchte dieses Leiden beenden. Andererseits fordert die tiefenpsychologische Arbeitsweise von ihm viel Einlassung auf Emotionen und Affekte und die konzentrierte Reflexion der im Zusammenhang mit dem jetzigen Konflikt stehenden lebensgeschichtlichen, häufig traumatischen Faktoren. Er muss also gegen seine eigene relative Erinnerungslosigkeit, d. h. Verdrängung, kämpfen, gegen „unsichtbare" Bindungen und Loyalitäten, gegen Schamgefühle und vieles andere mehr. Letztlich gilt aber auch in dieser Form der Therapie, dass man nur soweit kommt, wie die Komplexe und Widerstände des Patienten es gestatten (Ähnliches gilt natürlich auch für die Komplexe und Widerstände des Therapeuten!). Technik und Empathie allein sind nicht genügend wirksam.

2.3.6
Modifizierter Umgang mit Abstinenz und Neutralität

Was bedeuten Abstinenz und Neutralität in der und für die Beziehung zwischen Therapeut und Patient? Vielleicht könnte man die Abstinenz als den Zölibat des Psychotherapeuten bezeichnen. Er verpflichtet diesen dazu, keine private Beziehung zu seinem Patienten aufzunehmen und sich in die Beziehung nicht als Privatperson einzubringen, die z. B. Wünsche an den Patienten hat, private Mitteilungen macht, gemeinsame Unternehmungen plant usw. Hier kann es aber auch schon schwierig werden. Denn die Art der Beziehung, die wir in der analytischen und tiefenpsychologisch fundierten Psychotherapie konstellieren, verführt zur Privatheit, und zwar zunächst einmal dadurch, dass der Patient uns alle Aspekte seiner Privatheit anvertrauen soll und dass wir nicht nur mit unserem Wissen und Können, sondern auch mit uns als Person darauf antworten. Natürlich haben wir in unserer Reaktion als Person, als der, der wir sind, auf Grenzen zu achten. Aber viele unserer professionellen Antworten, Stellungnahmen sind notgedrungen von der Privatperson, die wir auch sind, nicht scharf zu trennen. Zudem bekommt unser Patient, wenn wir uns nicht in einem ganz sterilen Ambiente bewegen, viel „Privates" von uns mit, z. B. die Art, wie wir uns kleiden, wie wir unsere Praxisräume und besonders das Behandlungszimmer eingerichtet haben, welches Auto wir fahren usw.

Auch die Forderung nach *Neutralität* ist im Grunde allenfalls ein Ideal. Neutralität meint die Unvoreingenommenheit des Therapeuten gegenüber seinem Patienten, die wertungsfreie, nicht moralisierende Annahme des dargebotenen Materials und den Verzicht auf die Verfolgung eigener Ziele/Wertvorstellungen gegenüber dem Patienten. Wie schwierig ein solches Ideal einzulösen und aufrechtzuerhalten ist, mögen folgende Überlegungen zeigen: Wenn ein Therapeut eine Abneigung gegen Homosexuelle hat, wie soll er sich dann einem Patienten mit homosexuellen Problemen gegenüber „neutral" verhalten?

Oder: Wenn ein Therapeut eine lebensgeschichtlich traumatische Erfahrung mit religiöser Erziehung und deren Zwängen hat, wie kann er dann „neutral" einem Patienten folgen, der tief religiös ist und für den dieses eine äußerst wertvolle Bindung darstellt, die es nicht zu hinterfragen gilt?

Über all diese möglichen Fragen/Konflikte im Zusammenhang mit Abstinenz und Neutralität wird auch während der psychoanalytischen Weiterbildung viel zu wenig und v. a. zu wenig offen gesprochen. Über den Weiterbildungskandidaten schweben diese Begriffe quasi als Über-Ich-Keule oder als Damoklesschwert – also als hehre moralische Gebote/Verpflichtungen, die selbstverständlich einzuhalten sind. Wie man das macht, bleibt jedem selbst überlassen.

Abstinenz und Neutralität sind schöne Worte. Wo aber Menschen miteinander zu tun haben, sind diese Begriffe zumeist nicht „lupenrein" anwendbar. Im ursprünglichen Sinn meinte Abstinenz Handlungs- und Wertneutralität. Diese Art von Definition muss sich in einer Therapieform wandeln, die nicht nur (oder sogar eher weniger) Deutungen verwendet, sondern auch andere Techniken/Interventionsmöglichkeiten, wie z. B. Ermutigung, Stützung, Beratung, Anleitung, Begrenzung anwendet oder sogar – zumindest streckenweise – bevorzugt. Hier verlässt der Therapeut den „idealen", strengen Rahmen von Abstinenz und Neutralität, in dem seine Wertungen in die Therapie einfließen und in dem er aktiv wird. Ob dies eher hilfreich oder eher schädlich sein kann, bleibt der Wertung des Einzelfalles überlassen.

Wir möchten empfehlen, bei der eigenen Reflexion der Anwendung von Abstinenz und Neutralität einige Überlegungen anzustellen, aus denen heraus Regeln formuliert werden können.

> **Einige Regeln zum Umgang mit Abstinenz und Neutralität in der tiefenpsychologisch fundierten Psychotherapie**
>
> - Die Beziehung zum Patienten ist eine professionelle Beziehung, Privatkontakte stören die Therapie ebenso wie private Mitteilungen des Therapeuten.
> - Der Therapeut verlässt streckenweise den strengen Rahmen der Neutralität, indem er berät, stützt etc.
> - Der Therapeut kann aktiver als in der analytischen Psychotherapie sein –
> - aber: Der Therapeut sollte seine Aktivität stets reflektieren, um dem Patienten kein falsches Selbst aufzuzwingen.

- Das aktivere Vorgehen des Therapeuten sollte niemals gegen Autonomiebestrebungen des Patienten gerichtet sein.
- Bei wertevermittelnden Interventionen sollte überprüft werden, ob die vermittelten Inhalte zum Wertsystem des Patienten passen.

Der tiefenpsychologisch arbeitende Psychotherapeut ist möglicherweise durch die Form der Therapie, die dem normalen Alltag sehr viel mehr entspricht als das Setting in der analytischen Therapie, auch eher entlastet. Trotzdem ist zu bedenken, dass die Normalität der therapeutischen Situation auch nur eine scheinbare ist, denn das Therapiearrangement beinhaltet die Installierung einer asymmetrischen Beziehung, in der Regeln und Grenzen beachtet werden müssen, um das System „Therapie" nicht zu destabilisieren.

2.3.7 Modifizierter (begrenzter) Umgang mit Regression, Übertragung, Gegenübertragung

Modifizierter Umgang mit Regression

Die Förderung regressiver Prozesse ist ebenso fester Bestandteil psychoanalytischer Therapien wie die Förderung der Entwicklung einer Übertragungsneurose und die Wahrnehmung und Nutzung eigener Gegenübertragungsreaktionen des Therapeuten für den therapeutischen Prozess. Die Regression dient dabei der Wiederbelebung infantiler Grunderfahrungen mit sich selbst und mit bedeutsamen früheren Beziehungspersonen. In der Übertragungsbeziehung werden diese „materialisiert", wiederbelebt und deutend bearbeitet.

In der tiefenpsychologisch fundierten Psychotherapie ist aufgrund der Tatsache, dass weniger Zeit zur Verfügung steht und dass eine Konzentration auf den aktuellen neurotischen Konflikt erfolgt, dass also ein anderes Therapieziel als in der psychoanalytischen Behandlung verfolgt wird, ein modifizierendes Vorgehen angebracht. Ein solches modifizierendes Procedere ist kaum differenziert beschrieben worden. Eine relative Übereinstimmung scheint darüber zu bestehen, dass regressive Phänomene eher nicht zu fördern sind.

Wir möchten im Folgenden unseren eigenen Standpunkt nennen und Empfehlungen zum Umgang mit den Phänomenen Regression, Übertragung und Gegenübertragung geben, die unserem Erfahrungshintergrund entsprechen. Der Leser sollte sie als Anregung verstehen, seinen eigenen Standpunkt dazu zu reflektieren.

Wir stimmen mit verschiedenen Autoren darin überein, regressives Verhalten in der tiefenpsychologisch fundierten Psychotherapie eher nicht zu fördern. Dieses lässt sich aber nicht nur mit den Argumenten „Zeit" und „Konfliktzentrierung" begründen. Wir haben ja mit dieser Therapiemethode eine Form des Settings gewählt, in dem wir ein Gegenüber mit Blickkontakt haben, nämlich den *erwachsenen* Patienten, so sehr gestört dieser im Einzelfall auch sein mag. Allein schon die Tatsache, dass sich hier zwei Erwachsene gegenübersitzen und stets die Möglichkeit zum Blickkontakt haben, begrenzt regressive Entwicklungen und fördert eher sekundärprozesshaftes Erleben und Verhalten. Dies gilt natürlich auch für den Therapeuten, der in einer analytischen Behandlung sehr viel mehr regressive Phantasien entwickeln kann, wenn er seinem Patienten in dessen Regression folgt.

An diesem Punkt könnte für den Leser die Frage auftauchen, ob dieses *Weniger* (weniger Regression, weniger Übertragung, weniger Gegenübertragung) den Wert der tiefenpsychologisch fundierten Psychotherapie nicht mindere, ob nicht diese Therapieform einfach nur eine „beschnittene" Form von analytischer Psychotherapie sei. Manche Kollegen, v. a. die mit der unerschütterlichen Überzeugung, dass analytische Psychotherapie fraglos die beste aller Therapiemethoden sei, werden das so sehen. Manche würden vielleicht auch argumentieren, dass man mit dieser Therapiemethode den Patienten etwas vorenthalte, nämlich die Möglichkeit zu tiefer Regression mit dem Gefühl von Zeitlosigkeit, die Möglichkeit zur vollen Entfaltung einer Übertragungsneurose, um alle Facetten der neurotischen Übertragung sehen und bearbeiten zu können, damit letztlich der „Profit" von der Therapie profunder und haltbarer sei.

Mag sein, dass dem manchmal so ist. Bei solchen Argumentationen wird aber leicht übersehen, dass der Patient auch in der Lage sein muss, diese tiefen psychodynamischen, interaktionellen Prozesse zuzulassen, mit ihnen arbeiten/umgehen zu können, um davon zu profitieren. Hinzu kommt, dass diese tiefen therapeutischen Einlassungen für das reale Leben des Patienten draußen eine oft massive, emotionale Labilisierung bedeuten, und zwar sowohl im Selbst- als auch im Fremderleben. Dies ist nicht jedem zuträglich, und ein tiefenpsychologisch ausgebildeter Psychotherapeut tut u. E. gut daran, sich vor Beginn, aber auch immer wieder im Verlauf der Therapie zu fragen, ob die Mittel und Methoden, mit denen gearbeitet wird, vom Patienten auch vertragen werden, ob er sie nutzen kann oder ob sie evtl. eher schaden. Dass Psychotherapie auch schaden kann, ist vielen Kollegen kaum bewusst. Sie können sich so etwas allenfalls bei Therapeuten anderer Schulen vorstellen. Wir würden behaupten, dass es eine gute Möglichkeit ist, Schäden zu begrenzen oder zu verhindern, wenn man Patienten ein gutes Stück Kontrolle lässt. Dies ist in der tiefenpsychologisch fundierten Psychotherapie der Fall.

Modifizierter Umgang mit Übertragung und Gegenübertragung

Was ist darunter zu verstehen und wie kann man das praktisch umsetzen?

Zunächst soll noch einmal darauf hingewiesen werden, dass die Art des Settings (Gegenübersitzen, relativ geringe Stundenfrequenz) in der Regel die Übertragungsbereitschaft von Patienten begrenzt oder zumindest nicht wesentlich fördert. Allerdings muss bedacht werden, dass allein schon die Tatsache, einen Therapeuten für sich zu haben, nicht nur hoffnungsvolle Erwartungen, z. B. im Hinblick auf die Minderung des aktuellen Leidens wecken, sondern auch Übertragungsphänomene stimulieren kann. Wir sind ja für manche unserer Patienten der erste Mensch in ihrem Leben, der ihnen wirklich empathisch begegnet, der ihnen wert- und vorurteilsfrei zuhören kann (wir unterstellen einmal, dass das so ist, also den Idealfall) und sie nicht in eine Entwicklung (im Sinne eines falschen Selbst) drängt, die ihnen nicht gemäß ist. Insofern können durch die Tatsache, einen solchen Therapeuten im Sinne eines guten, beschützenden Objektes zu haben, z. B. Symbiosewünsche ausgelöst werden, die sich in entsprechenden Übertragungswünschen äußern: Der Therapeut soll nähren, wärmen, fraglose Sicherheit und Geborgenheit vermitteln, der Patient muss selber nichts dazu tun.

Der modifizierende Umgang mit einem solchen Übertragungswunsch kann darin bestehen, dass der Therapeut averbal und verbal Grenzen setzt. Die averbalen Grenzen ergeben sich aus dem Setting, die verbalen sollten so gesetzt werden, dass die Enttäuschung des Patienten nicht zu massiv wird.

Beispiel

▶ Eine Patientin mit einem frühen Mangel-Syndrom, also früher emotionaler Entbehrung bedingt durch Kriegsfolgen, entfaltet zu Beginn der Therapie eine hochpositive, stark idealisierende Übertragung zu ihrem Therapeuten. Dieser weiß aus Kenntnis ihrer Anamnese, dass sie sehnlichst einen Menschen sucht, der ihr all das zu geben vermag, was sie bisher vermisst hat, besonders Halt, Geborgenheit, Zärtlichkeit und Wärme. Diese „Grundbedürfnisse" können in der tiefenpsychologisch fundierten Psychotherapie nicht voll entfaltet werden, was aber u. U. auch gar nicht unbedingt notwendig ist. Die Entlastung in der Therapie besteht eher darin, die Äußerung von Bedürfnissen zuzulassen und nicht in deren Befriedigung. In der Arbeit an den aktuellen Konflikten kann der Therapeut der Patientin sicher wiederholt zeigen, wie sehr ihr momentanes erwachsenes Erleben und Verhalten von der Suche nach diesen Grundbedürfnissen geprägt ist und wie sehr sie darunter leidet, zuwenig zu bekommen. In der Regel lässt sich diese Thematik an den Problemen der jeweiligen aktuellen Partnerbeziehung gut darstellen und ansprechen. Man kann der Patientin aber auch immer wieder zeigen, dass man um ihre frühe Entbehrungssituation weiß, dass man in der Therapie all diese Bedürfnisse sicher nicht werde befriedigend nachholen können, dass es aber fraglos sei, dass man (Therapeut) ihr über eine gute Strecke Zeit hilfreich und unterstützend zur Verfügung stehen werde, damit sie mehr Lebenszufriedenheit entwickeln kann. Der Therapeut signalisiert damit, dass symbiotische Wünsche in ihrer ganzen Bandbreite unerfüllbar sind, dass er aber einen wichtigen Wunsch einlösen kann, nämlich ein konstantes, unterstützendes Objekt zu sein. Die Übertragungsbereitschaft dieser Patientin könnte sich dadurch reduzieren, so dass man wieder konkreter im Hier und Jetzt miteinander arbeiten kann. ◀

Etwas unklarer ist in der Literatur, wie mit *negativen Übertragungsanteilen* modifizierend umzugehen ist. Allgemein wird empfohlen, feindselige Übertragungen dann anzusprechen, wenn sie sichtbar werden, um die positiven Aspekte der therapeutischen Beziehung nicht nachhaltig zu stören. Wir würden dem zustimmen, würden uns aber als Therapeut vor dem Versuch, den negativen Übertragungsaspekt zu korrigieren – der Korrekturwunsch unterstellt ja, dass die Feindseligkeit des Patienten für den weiteren Gang der Therapie hinderlich sei – ein paar Fragen stellen, wie z. B.:

- Ist die momentane Feindseligkeit/Negativität des Patienten wirklich ein Übertragungsaspekt?
- Wenn ja: Ist es nicht vor einer Korrektur erst einmal sinnvoll, die Feindseligkeit anzunehmen, auszuhalten und mit dem Patienten Gründe dafür zu erkunden? Könnte es nicht auch sein, dass der Patient sich über mich geärgert hat, z. B. über eine mimische Reaktion, eine Verbalisation, ein zu dirigistisches Verhalten oder eine Missachtung (z. B. Stundenausfall ohne plausible Begründung)?

 Nicht jede Feindseligkeit eines Patienten beruht auf Übertragungsreaktionen!

Der Patient kann auch sehr wohl eine latente Feindseligkeit seines Therapeuten, von diesem willkürlich (Sprache) oder unwillkürlich (Mimik/Gestik) geäußert, spüren und darauf selbst feindselig, misstrauisch, ablehnend reagieren.

Beispiel

▶ Eine Patientin erzählt zum wiederholten Mal, dass sie von ihrem Mann geschlagen und gedemütigt wird; einmal ist sie mit sichtbaren blauen Flecken in die Stunde gekommen. Sie beklagt sich über diesen Umgang ihres Mannes mit ihr und weint. Die Therapeutin ärgert sich, ebenfalls zum wiederholten Mal, über den Masochismus der Patientin und drückt diesen Ärger so aus, dass sie die Patientin auffordert, einmal nachdrücklich darüber nachzudenken, warum sie sich von diesem „Exemplar von Mann" (Mitteilung in der Supervision) nicht trenne. In diesem Zusammenhang verweist sie sie auf ein am Ort befindliches Frauenhaus. Die Patientin reagiert zunächst scheinbar erleichtert, erscheint dann aber in der nächsten Stunde mit ihrem Mann, der der Therapeutin lautstark Vorwürfe macht, wie sie dazu komme, seine Frau zur Trennung aufzufordern und die Ehe damit zu zerstören; schließlich liebe man sich doch ... Triumphierend verlassen beide die Stunde, die Therapeutin bleibt ohnmächtig-wütend zurück. Die Patientin bricht die Therapie ab. ◀

Wir hatten darauf hingewiesen, dass es wichtig sein kann, die Feindseligkeit des Patienten anzunehmen und auszuhalten. In der tiefenpsychologisch fundierten Psychotherapie muss man darauf achten, dass man unter der Annahme einer grundsätzlich freundlich-wohlwollenden Haltung und der Förderung einer insgesamt eher positiven Übertragung nicht vergisst, dass es nicht wenige Patienten gibt, denen ein solches Wohlwollen unglaubhaft, unbehaglich ist, weil sie für eine solche Form positiver Beziehung keine genügend stabile innere Erfahrungsbasis haben. Zum anderen können gerade sog. negative Affekte wie Hass und Wut das Erleben einer positiveren Beziehung blockieren, so dass es zunächst notwendig und sinnvoll ist, an diesen Hassblockaden zu arbeiten. Dieses kann fokussiert erfolgen, indem man dem Patienten mitteilt, dass man den Eindruck habe (dies sollte begründet werden mit verbalem und averbalem Material aus den Sitzungen), dass Misstrauen, Wut, vielleicht auch Hass in ihm für den Therapeuten spürbar seien, denen man gemeinsam nachgehen sollte, um die therapeutische Beziehung zu verbessern. Thematisch wird es dabei häufig um Enttäuschungen, Kränkungen, Demütigungen gehen, die ja auch in aktuellen neurotischen Konflikten sehr bedeutsam sind.

> ❗ Der tiefenpsychologisch fundiert arbeitende Psychotherapeut sollte also bei aller Konfliktzentrierung dafür Sorge tragen, dass solche Hassblockaden auch bearbeitet werden. Anders gesagt: Was hilft eine noch so positiv getönte Übertragungsbeziehung, wenn der Patient auf seinem Hass sitzenbleibt, weil der freundlich-wohlwollende Therapeut ihm nonverbal vermittelt, dass auch nur „freundliche" Themen in der Therapie angebracht sind?

Häufig ist es die Angst des Therapeuten selbst, Wut und Hass bei sich und bei Patienten in genügendem Umfang zuzulassen. Möglicherweise war dies bereits in seiner Lehrtherapie ebenso.

2.3.8
Modifizierter Umgang mit Gegenübertragung in der tiefenpsychologisch fundierten Psychotherapie

> ❗ Gegenübertragung ist gekennzeichnet durch die kognitiven und emotionalen Reaktionen (Gedanken, Affekte, Phantasien, Handlungen) des Therapeuten auf die Übertragung des Patienten, also auf die spezifische Art seiner Kontaktaufnahme und Beziehungsgestaltung und im weiteren Sinne auch auf das So-Sein des Patienten.

Auch der Umgang mit Gegenübertragung/Gegenübertragungsreaktionen sollte in der tiefenpsychologisch fundierten Psychotherapie modifiziert sein, und zwar überwiegend in dem Sinne, dass die Entwicklung und Bearbeitung der negativen und positiven Gegenübertragungsanteile im Vergleich zur psychoanalytischen Therapie begrenzt bleibt. Das heißt, dass der Therapeut die entsprechenden Übertragungsanteile zwar wahrnimmt, ihre Entwicklung aber nicht nachdrücklich anstößt, weil die Förderung einer vollen Übertragungsneurose den Rahmen einer tiefenpsychologisch fundierten Psychotherapie sprengen würde.

Trotzdem kann es in speziellen Situationen in der Therapie so sein, dass negative Gegenübertragungsreaktionen des Therapeuten mit seiner positiv wohlwollenden Grundhaltung so kollidieren, dass es dem Therapeuten schwerfällt, seinen Ärger, seine Ablehnung nicht zu zeigen.

Wir möchten einige Gegenübertragungsreaktionen von Therapeuten aufführen, die die gemeinsame

Arbeit stören können. Es handelt sich bevorzugt um folgende Reaktionen:

- Ärger, z. B. über die Abwehr des Patienten, über – aus Sicht des Therapeuten – zu geringe Fortschritte in der Therapie, über masochistische Fixierungen des Patienten, über neurotische Wiederholungszwänge im jetzigen Leben des Patienten, über eine zu geringe Wertschätzung des Patienten gegenüber dem Therapeuten und der Therapie.
- Ablehnung/Zurückweisung, z. B. als Reaktion des Therapeuten auf seinen Ärger über den Patienten. Eventuell auch als Folge von Defiziten des Patienten, die anfangs vom Therapeuten nicht so gesehen wurden (z. B. eine stärkere Ich-Schwäche als ursprünglich vermutet, weniger Fähigkeit zur Mitarbeit in der therapeutischen Situation).
- Angst des Therapeuten, z. B. vor den symbiotischen, verschlingenden Wünschen des Patienten; oder auch vor dessen Aggressivität/Destruktivität/Sexualität.
- Depressivität/Hoffnungslosigkeit des Therapeuten, z. B. resultierend aus dem Gefühl, dass er dem Patienten nicht wirksam genug helfen kann oder dass dieser zu gestört ist, um mit Hilfe der Therapie ein einigermaßen befriedigendes Leben führen zu können.

Jede dieser hier genannten Gegenübertragungsreaktionen sollte vom Therapeuten gründlich reflektiert werden, ggf. auch in seiner Selbsterfahrung, da die Wahrscheinlichkeit groß ist, dass der Patient sie zumindest andeutungsweise bemerkt. Die beschriebenen Affekte/Reaktionen vermitteln sich ja häufig auch durch den Blickkontakt, der Angst oder Ablehnung oder auch Ärger vermitteln kann. Gerade die negativen Gegenübertragungsreaktionen bilden oft auch die *Enttäuschung des Therapeuten* ab, seine Unzufriedenheit mit dem Patienten, seine Ungehaltenheit. Der Patient entwickelt sich nicht so wie wir denken, dass er sich entwickeln könnte, wenn er die Therapie optimal für sich nutzen würde. *Aber wer kann das schon?*

Wir empfehlen den ungeduldigen, unzufriedenen Therapeuten in der Supervision immer, für sich selbst noch einmal in Ruhe darüber nachzudenken, wie Veränderungen von ihnen im Prozess ihrer Selbsterfahrung realisiert werden konnten. Die meisten erinnern sich dann verblüfft daran, dass sie es selbst sehr schwer damit haben oder hatten, all die schönen mentalen Erkenntnisse, die sie über sich gewonnen hatten, in *veränderndes Handeln* zu übersetzen. Diese Selbsterkenntnis kann eine liberalere, gewährendere und geduldigere Haltung gegenüber den eigenen Patienten ermöglichen.

2.3.9
Modifizierter Umgang mit Regression, Übertragung, Gegenübertragung in der tiefenpsychologisch fundierten Psychotherapie (Vorteile vs. Nachteile)

Wir möchten den Unterpunkt „modifizierter (begrenzter) Umgang mit Regression, Übertragung, Gegenübertragung" der inhaltlichen Rahmenbedingungen noch einmal zusammenfassen, indem wir Vorteile und Nachteile eines solchen Vorgehens gegenüberstellen.

Mögliche Vorteile eines modifizierten Umgangs mit Regression, Übertragung, Gegenübertragung in der tiefenpsychologisch fundierten Psychotherapie
- Entängstigung des Patienten, der eher als erwachsenes Gegenüber akzeptiert wird.
- Die optische Verfügbarkeit des Therapeuten begrenzt Übertragungsphantasien; dadurch kann sich der Patient auch besser abgrenzen.
- Geringere Förderung von Abhängigkeit vom Therapeuten.
- Die Begrenzung der Übertragung labilisiert nicht, sondern stabilisiert eher; die sekundärprozesshafte Organisation wird weniger tangiert.
- Keine so hohen Anforderungen an Angst- und Frustrationstoleranz beim Patienten.
- Insgesamt eher Abmilderung der Beziehungsasymmetrie.

Mögliche Nachteile
- Evtl. Verlust an Spontaneität.
- Die Begrenzung des Übertragungsprozesses kann die Entstehung von Nebenübertragungen außerhalb der Therapie begünstigen.
- Kontrolle durch Blickkontakt (z. B. zur Abwehr schuld- und schambesetzter Themen).
- Strukturelle Änderungen können nur begrenzt erreicht werden.
- Insgesamt *können* Widerstands- und andere Abwehrphänomene stärker sein (ob dies immer nachteilig für das Ergebnis/Ziel der Therapie sein muss, sei dahingestellt).

2.3.10
Zusammenfassung

Generell gilt in der tiefenpsychologisch fundierten Psychotherapie im Vergleich zur analytischen Psychotherapie, dass

- der Patient mehr Kontrollmöglichkeiten hat,
- das Ausmaß regressiver Entwicklungsmöglichkeiten begrenzt ist und
- Übertragungsphänomene in geringerem Umfang oder gar nicht stimuliert werden.

Trotzdem wird sich in der Einzelsituation mit dem Patienten auch bei Beachtung dieser Prinzipien seitens des Therapeuten ein jeweils neues Spektrum entfalten. Das ist es ja gerade, was unseren Beruf, unsere Arbeit so spannend und abwechslungsreich macht: Kein Patient ist mit einem anderen identisch! Es kann also sein, dass ein Patient sehr viel „übertragungsbereiter" ist als ein anderer, während wieder ein anderer die Beziehung zu uns regressiver und symbiotischer gestaltet, so dass wir mehr begrenzen und „kontrollieren" müssen. Hierfür feste therapeutische Verhaltensnormen aufzustellen wäre wenig sinnvoll, um den Gestaltungsmöglichkeiten im Einzelfall genügend Raum zu lassen.

2.3.11
Einige Regeln

Trotzdem lassen sich einige *Regeln* nennen, die den Umgang mit den hier diskutierten Phänomenen erleichtern können und dem tiefenpsychologisch arbeitenden Psychotherapeuten eine Art Grundgerüst bieten können, das Raum für viel subjektive Ausgestaltung lässt.

> **Einige Regeln zum Umgang mit Regression, Übertragung und Gegenübertragung in der tiefenpsychologisch fundierten Psychotherapie**
>
> - Unser Gegenüber ist ein *erwachsener Patient* und sollte es auch bleiben, so viele infantile Konflikte er im einzelnen auch haben mag, d.h., dass ihn diese Therapiemethode eher stabilisieren als labilisieren soll.
> - Regressive Wünsche werden wahrgenommen und können punktuell bearbeitet werden, werden aber nicht gefördert.
> - Von einer Übertragungsbereitschaft des Patienten ist auszugehen, so unterschiedlich ausgeprägt diese im Einzelfall auch sein mag. Übertragungsphänomene werden aber nicht gefördert/stimuliert, um die Konzentrierung auf die aktuellen neurotischen Konflikte im Hier und Jetzt nicht zu behindern.
> - Wenn Übertragungsbereitschaften beim Patienten den therapeutischen Raum dominieren, können sie fokussiert und zeitlich begrenzt angesprochen werden, insbesondere dann, wenn sichtbar wird, dass negative Übertragungsreaktionen den therapeutischen Prozess blockieren.
> - Der Therapeut nimmt seine Gegenübertragungsreaktionen wahr und reflektiert sie vor sich selbst, ohne sie dem Patienten mitzuteilen.
> - Allerdings entwickelt sich oft zwischen Therapeut und Patient eine den Aktualkonflikten des Patienten entsprechende „Beziehungs-Gestalt", also z.B. eine besonders unterwürfige, latent aggressive, oral-fordernde oder depotenzierende Beziehung zum Therapeuten. Diese Formen der „Übertragung" aller aktuellen pathologischen Beziehungsmuster in die therapeutische Beziehung sind durchaus anzusprechen und für den therapeutischen Prozess nutzbar zu machen.

Generell gilt, dass die tiefenpsychologisch fundierte Psychotherapie Übertragungsphänomene durchaus berücksichtigt und bearbeitet; sie fördert aber nicht über einen regressiven Prozess die Entstehung *infantiler* Übertragungsmuster!

2.3.12
Mögliche Komplikationen während der Therapie

In der tiefenpsychologisch fundierten Psychotherapie können während der Behandlung verschiedene Komplikationen auftreten, die mit Problemen des therapeutischen Prozesses selbst bzw. mit Problemen der daran unmittelbar beteiligten Personen (Patient und Therapeut) zusammenhängen. Es können aber auch bestimmte Konstellationen außerhalb der dyadischen Beziehung komplizierend in die Therapie eingreifen. Wir geben im Folgenden eine Übersicht über die häufigsten Komplikationen.

> **Häufige Komplikationen während der tiefenpsychologisch fundierten Psychotherapie**
>
> - Entwicklung von akuten Krisen (mit oder ohne Suizidalität),
> - akute psychosoziale Veränderungen des Patienten,
> - akute psychosoziale Veränderungen des Therapeuten,
> - Agieren des Patienten,
> - Agieren von Angehörigen,
> - Agieren des Therapeuten,
> - Persistenz spezifischer Übertragungs-/Gegenübertragungsreaktionen,
> - spezifische zwischenmenschliche Aspekte,
> - Drohung mit Therapieabbruch,
> - Therapieabbruch.

Im Verlauf einer Behandlung können sich akute Krisen bei Patienten entwickeln. Auf den speziellen Umgang damit wird in Kap. 6 „Krisen und Krisenintervention" in diesem Buch näher eingegangen.

Es sollen jetzt Komplikationen genannt werden, die zu Krisen in der Behandlung führen können und die durch die Behandlung selbst oder durch Einflussgrößen von außerhalb induziert werden.

Akute psychosoziale Veränderungen des Patienten und Therapeuten

Akute psychosoziale Veränderungen des Patienten können komplizierend für den Fortgang der Therapie sein, ebenso aber auch klärend, erleichternd, für den Therapieprozess förderlich. Gemeint sind z.B. Scheidung/Trennung, Todesfälle, akute berufliche Probleme wie Verlust oder drohender Verlust des Arbeitsplatzes sowie plötzliche Bedrohung durch eigene Krankheit oder Erkrankungen signifikanter Bezugspersonen.

Aber auch akute psychosoziale Veränderungen des Therapeuten können Komplikationen hervorrufen. Zu denken ist beispielsweise an eine plötzliche Erkrankung des Therapeuten, die zum vorübergehenden Ausfall von Sitzungen oder auch zu längeren Unterbrechungen führen und für den Patienten ein Verlust an Halt und Sicherheit bedeuten kann. Besonders früh gestörte Patienten mit Unsicherheiten in der Objektkonstanz-Erfahrung und mit Ich-Schwächen können besonders empfindlich darauf reagieren. Der Therapeut sollte versuchen, für solche Patienten ein Krisenmanagement bei einem anderen Fachkollegen anzubieten oder zu verabreden.

Ein besonderes Problem kann entstehen, wenn sich der Therapeut dahingehend verändert, dass eine Fortführung der Therapie praktisch nicht mehr möglich ist, z.B. durch Fortzug. Der Patient sollte so früh wie möglich auf einen sich so abzeichnenden Abbruch der Therapie vorbereitet werden, um die affektive Reaktion darauf sowie weitere mögliche Verarbeitungsmodi noch gemeinsam bearbeiten zu können. Hier würde auch zu prüfen sein, ob eine Fortführung der Therapie bei einem anderen Therapeuten indiziert ist und gewünscht wird. Bei der Suche nach einem geeigneten Folgetherapeuten sollte der Patient aktiv unterstützt werden.

Auch der Therapeut kann natürlich in seinem Privatbereich den gleichen Entwicklungen unterworfen sein wie sein Patient. Auch er kann Trennungen und Scheidung erleben und seine affektive Betroffenheit nur schwer verbergen. Wenn der Patient unsere Depressivität, Unzufriedenheit, Gereiztheit merkt – das wird bei der Sensibilität vieler unserer Patienten häufig der Fall sein, kann auch dies komplizierend für den weiteren Therapieverlauf sein. Der Patient kann sich unbewusst gehindert fühlen, sich „rücksichtslos" zu äußern, er kann den Therapeuten beschützen und trösten, den Part des starken Anderen übernehmen, sich als Partnersubstitut anbieten wollen und damit also eine Rolle ausfüllen, die er häufig genug schon aus seiner frühen Vorgeschichte kennt. Es kann sein, dass der verletzte, einsame Therapeut dieses gut gebrauchen kann und dass man sich in einer solchen Kollusion stillschweigend entgegenkommt.

Mögliche Komplikationen während der Therapie durch Agieren

Agieren gilt als unfein, unseriös, einfach schlecht und ist damit ein weitgehend negativ besetzter Begriff. Sieht man von diesen Wertungen einmal ab, könnte Agieren so definiert werden:

> **!** Der agierende Patient hält sich in der Therapie nicht diszipliniert und stetig am Prozess von Erinnern und Durcharbeiten auf, sondern er *handelt* statt dessen. Die Handlungen werden häufig von unbewussten, verdrängten Gefühlen geleitet und können den Charakter von Wiederholungen haben. Solche Handlungen/Inszenierungen geschehen meist außerhalb der therapeutischen Situation im persönlichen Umfeld des Patienten.

Woran bemerkt der Therapeut, dass sein Patient agieren könnte? Zum Beispiel daran, dass der Patient in seiner äußeren Realität neue Akzente setzt, z.B. einen neuen Arbeitsplatz sucht, eine alte Bindung auflöst, evtl. eine neue Bindung eingeht, ohne dass diese Aktionen in der Therapie genügend besprochen und reflektiert werden konnten. Der Therapeut kann das Gefühl haben, dass sein Patient etwas ausleben muss. Die damit im Zusammenhang stehenden Affekte können sehr stark sein, ausgesprochen vital wirken, wie man es von Abreaktionen ja auch kennt. Das Handeln des Patienten kann quasi „blind" wirken, so dass beim Therapeuten der Eindruck entsteht, dass mit dem unüberlegten Handeln etwas anderes ausgedrückt, gelöst werden soll.

Der tiefenpsychologische Psychotherapeut kann, wie schon angedeutet, das Agieren seines Patienten als ärgerlich und wenig hilfreich für den weiteren Gang der Therapie erleben. Dies ist ihm möglicherweise in seiner Weiterbildung so vermittelt worden, und es ist ja auch unbestreitbar, dass Agieren hinderlich sein kann, wenn es vom Patienten über einen längeren Zeitraum dafür eingesetzt wird, sich der gemeinsamen erinnernden, konfliktklärenden Arbeit zu entziehen. Hier wäre es dann Aufgabe des Therapeuten, den Patienten mit diesem Eindruck zu konfrontieren und eine Suche nach dem Auslöser eines so verstandenen negativen Agierens vorzuschlagen. Es kann bestimmte Punkte in Behandlungen geben, die Agieren auslösen, wobei man Agieren auch als einen handlungsfundierten Abwehrmechanismus ansehen könnte.

Mögliche auslösende Situationen für Agieren

Agieren kann sich z. B. als „Alternative" an Punkten in der Behandlung anbieten, an denen sich der Patient durch die Erinnerungsarbeit und das Konfrontieren des Therapeuten überfordert fühlt, den Arbeitsrahmen – vorübergehend – verlässt und sich mit akzentuierten Handlungen zu schützen versucht. Der tiefenpsychologisch orientiert arbeitende Therapeut sollte bei seiner Arbeit stets bedenken, was er seinem Patienten zumuten kann, da diese Form von Arbeit emotional oft sehr belastend ist. Wenn Grenzen berührt oder überschritten werden, kann der Patient ins Agieren fliehen.

Ein weiterer Anlass für Agieren kann durch den Veränderungsdruck gegeben werden, unter dem Therapien manchmal ablaufen. Dieser Druck kann primär vom Patienten selbst, aber auch vom Therapeuten ausgehen, dem der Patient dann etwas beweisen will: Er macht ja etwas, er handelt, und der Forderung des Therapeuten ist damit quasi Genüge getan, auch wenn dieses Handeln nicht oder zu wenig reflektiert wurde.

Beispiel

▶ Eine unglücklich verheiratete Frau wird von ihrem Therapeuten immer wieder damit konfrontiert, dass sie in ihrem Leiden verharre; in diesem Zusammenhang benutzt er ihr gegenüber mehrmals das Wort „masochistisch". Er vermittelt ihr indirekt, dass sie so weiterleiden werde, wenn sie nichts ändere. Die Patientin geriet dadurch, wie ich später von ihr erfuhr, derart unter Druck, dass sie in einer „Nacht-und-Nebel-Aktion" die gemeinsame Wohnung verließ und mit ihrer Tochter bei den Eltern unterkam. Dem Therapeuten berichtete sie kurz danach stolz von diesem „Erfolg". Er lobte sie entsprechend und bezeichnete ihr Handeln als den entscheidenden Durchbruch in der Therapie. Wenig später wurde die Patientin schwer depressiv und musste stationär behandelt werden. ◀

Der tiefenpsychologisch arbeitende Therapeut sollte versuchen, die ausschließlich negative Bewertung agierenden Verhaltens aufzugeben, indem er sich auch mögliche *positive* Aspekte vor Augen hält. Agieren im Sinne von Handeln kann, auch wenn es nicht immer ausreichend reflektiert wurde, Ausdruck einer kreativen Lösungsmöglichkeit sein. Ein altes Verhaltensmuster, eine alte Abhängigkeit kann spontan aufgegeben werden, eine bessere Veränderung kann hergestellt werden, ein alter Abwehrkonflikt kann u. U. dadurch gelöst werden. Zu bedenken ist auch, dass das Erleben, über die Fähigkeit zu veränderndem Handeln zu verfügen, für den Patienten sehr entlastend sein kann. Es kann ein Schritt nach vorn sein, mit dem alten Muster von Hilflosigkeits- und Ohnmachtserleben verlassen werden. Damit würde diesen häufig krankmachenden Prozessen Besetzung entzogen zugunsten einer autonomeren Neuorientierung. Ein solches „positives" Agieren lässt sich häufig bei Ablösungskrisen beobachten, z. B. in der Adoleszenz oder auch bei anderen Trennungserlebnissen. Natürlich gibt es gerade dabei aber auch viele Beispiele für negatives Agieren: Alles tun, um in der alten Abhängigkeit zu bleiben, weil man das Neue, sich selbst allein und in einer autonomeren Position, fürchtet.

Agieren von Angehörigen. Auch Angehörige können natürlich agieren. Sie sind ja, wie wir schon ausgeführt haben, in einer besonders schwierigen Situation, wenn sie mit der Tatsache und den möglichen Folgen der Therapie konfrontiert werden. Die dadurch ausgelösten Ängste können z. B. so agiert werden, dass der Therapeut vor den Patienten und vor anderen schlechtgemacht, als unqualifiziert bezeichnet wird. Als Agieren wäre auch die Handlung zu verstehen, die ein Ehemann mit der Weigerung, die Therapie seiner Frau weiter zu finanzieren, ausführte. Die Patientin hatte ihm berichtet, dass der Therapeut sich kritisierend über ihn geäußert habe. Erst später in der Therapie konnte sie sehen, dass sie selbst agiert und dafür ihren Mann vorgeschoben hatte. Sie war nämlich damals an einem Punkt in ihrer Therapie angelangt, an dem sie sich selbstkritisch hätte fragen müssen, warum sie in ein derartiges Abhängigkeitsverhältnis (nicht berufstätig, kein eigener Verdienst) von ihrem Mann überhaupt eingewilligt hatte.

Wir würden empfehlen, beim Umgang mit Agieren von Angehörigen zunächst immer mit dem Patienten zu überlegen, inwieweit dessen *eigenes* Verhalten und dessen Umgang mit der Therapie und dem Therapeuten Agieren ausgelöst haben könnte, z. B. durch die Art und Weise, wie von der Therapie und dem Therapeuten und dessen vermeintlichen Äußerungen gegenüber Dritten berichtet wird. Es kommt ja nicht selten vor, dass Patienten ihre Affekte gegenüber Dritten über den Therapeuten artikulieren lassen. Dann sind sie es nicht gewesen, die den Partner kritisiert haben, sondern der Therapeut, über den man sich dann, evtl. gemeinsam, empören kann.

Bei massivem Agieren eines Angehörigen kann der Therapeut aber auch daran denken, eine oder mehrere Sitzungen zu dritt vorzuschlagen, um den Versuch zu machen, das Agieren zu mildern oder bestenfalls aufzulösen. Allein schon der Vorschlag an den Dritten, einmal zum Therapeuten mitzukommen, kann Agieren nach unserer Erfahrung eindämmen. Solche Sitzungen zu dritt können schwierig sein. Wir empfehlen, Schuldzuweisungen gerade gegenüber dem Dritten als dem offiziellen „Störfaktor" zu vermeiden. Vielmehr könnte sich der Therapeut ruhig und nüchtern ansehen, was den Angehörigen zzt. derartig aufbringt. Dabei kommen dann gelegentlich Aktionen des Patienten heraus, die uns eher gegen diesen aufbringen können, wenn wir z. B. merken müssen, wie und in welchem Ausmaß unser Patient Feindseligkeit, die eigentlich uns gilt, über seinen Partner ausdrücken lässt, während er in den Sitzungen vielleicht eher motiviert arbeitend und konstruktiv um gemeinsame Lösungen bemüht erscheint.

Agieren von Therapeuten. Auch Therapeuten können agieren! Das gilt grundsätzlich auch für reflektierte, selbsterfahrene tiefenpsychologische Psychotherapeuten.

Wie könnte das z. B. aussehen, woran könnte der Therapeut sein eigenes Agieren bemerken?

Es kann vorkommen, dass er vereinbarte Stunden „vergisst" oder doppelt vergibt, so dass dann zwei Patienten zum gleichen Termin erscheinen. Diese Art von Vergesslichkeit kann damit zusammenhängen, dass der betroffene Patient im Therapeuten Ärger ausgelöst hat, der zu Gefühlen von Ablehnung und Wünschen nach Bestrafung, Abschiebung geführt haben kann. Es sind besonders oft als schwierig erlebte Patienten, die ihren Therapeuten zum Agieren veranlassen können.

Agieren des Therapeuten liegt auch dann vor, wenn die therapeutische Arbeit durch Handeln des Therapeuten gestört, manchmal auch zerstört wird. Gemeint sind damit vorrangig missbräuchliche Kontakte des Therapeuten zum Patienten, wie sie sich beispielhaft im sexuellen Missbrauch äußern können.

Auch die Drohung mit Abbruch der Therapie oder die vom Therapeuten selbst induzierte Beendigung der Therapie kann Aspekte des Agierens enthalten. Solche Beendigungs-/Abbruchwünsche oder -aktionen können Ausdruck massiver Affekte des Therapeuten gegenüber seinem Patienten sein, die dazu führen, dass der Therapeut mit einem bestimmten Patienten nichts mehr zu tun haben will. So verständlich solche Affekte im Einzelfall auch sein mögen, wird sich der Therapeut, wenn er Wünsche bei sich bemerkt, den Patienten „rauszuschmeißen", doch auch selbstkritisch einige Fragen stellen müssen, wie z. B.:

- Warum will ich den Patienten nicht mehr sehen?
- In welcher Übertragungs-/Gegenübertragungssituation befinde ich mich mit meinem Patienten?
- Könnte es sein, dass der Patient mich in seinem Verhalten an etwas Unangenehmes/Widerwärtiges aus meiner eigenen Lebensgeschichte erinnert?
- Könnte es sein, dass ich die Indikation zur tiefenpsychologisch fundierten Psychotherapie falsch gestellt habe, dass also mein Patient unter diesem Verfahren dekompensiert und viel weniger belastbar ist, als ich ursprünglich vermutet habe?

2.3.13
Beendigung der Therapie

Die Beendigung der tiefenpsychologisch fundierten Therapie kann zu den schwersten Übungen gehören, die Patient und Therapeut bewältigen müssen. Wenn die Therapie regulär verlaufen ist, also weder vom Patienten noch vom Therapeuten abgebrochen wurde, haben die am Prozess beteiligten Personen eine mittelfristige Zeitstrecke gemeinsam zurückgelegt, in der Nähe und Annäherung, Vertrauen, Empathie und die Bemühung um Verstehen und Verändern wichtig waren. Die darüber entstandene Beziehung kann für beide Seiten wichtig und wertvoll geworden sein, so dass der Gedanke an Trennung schwerfällt.

Schwierigkeiten mit dem Therapieende bei Patienten

Auf Seiten des Patienten kann eine Schwierigkeit, das Therapieende zu akzeptieren, dadurch bedingt sein, dass der Therapeut ihm zur wichtigsten Person in seinem derzeitigen Leben geworden ist. Dies ist bei all den Patienten der Fall, die außerhalb der therapeutischen keine signifikante wichtige persönliche Beziehung mehr haben, so dass die bevorstehende Trennung vom Therapeuten Gefühle von Angst, Panik, Depressivität und Leere auslösen kann. Diese momentane Außenvereinsamung des Patienten könnte in der Abschlussphase vom Therapeuten besonders fokussiert werden.

Ebenso kann es sein, dass Patienten mit einer anamnestischen Trennungsängstlichkeit und -traumatisierung zum Ende der Therapie hin noch einmal eine Aktualisierung/Reaktivierung dieses Traumas wiedererleben.

Auch für Patienten, die zu eher symbiotischer Beziehungsgestaltung in der Therapie neigten, kann das „drohende Ende" angsterzeugend sein, weil sie nicht loslassen und nicht auf den Therapeuten als haltgebende und Geborgenheit vermittelnde Instanz verzichten können.

Obwohl dieses alles in der tiefenpsychologisch fundierten Psychotherapie soweit bearbeitet worden sein sollte, dass der Patient besser damit umgehen kann, ist dennoch in der Beendigungsphase einer solchen Psychotherapie damit zu rechnen, dass alte Konflikte/Traumatisierungen noch einmal wiederbelebt werden, so dass der Therapeut, der nicht damit rechnet, den Eindruck haben kann, dass alle Arbeit fast umsonst gewesen ist, weil der Patient wieder so leidet wie zu Beginn.

> **!** Der tiefenpsychologische Psychotherapeut muss sich vergegenwärtigen, dass ruhige, eher freundliche Abschiede von Patienten erst dann möglich sind, wenn *Abschiedsaggression* und *Abschiedsschmerz* ausgedrückt und durchlebt werden konnten. Gerade trennungstraumatisierte Patienten sind lebensgeschichtlich mit diesen Themen und Gefühlen oft allein gelassen worden, so dass Ausdruck und Annehmen von Schmerz des Patienten noch einmal eine wichtige therapeutische und kathartische Funktion haben kann.

Wenn die Endphase einer tiefenpsychologisch fundierten Psychotherapie nur ruhig verläuft, muss der Therapeut sich und den Patienten fragen, woran das liegen könnte:

- Versucht der Patient, Trauer und Wut über das Ende zu verleugnen?
- Traut er sich nicht, seinen Therapeuten zum Ende hin mit diesen Gefühlen zu konfrontieren, weil er ein dankbarer Patient sein will, der seinen Therapeuten nicht enttäuschen möchte?
- Möchte der Therapeut vielleicht selber ein ruhiges, freundliches Ende haben und nicht noch von latenten Vorwürfen des Patienten, von dessen Trauer und Panik belästigt werden?
- Wäre eine nur positive gemeinsame Bilanz nicht für beide Seiten eine gute gemeinsame narzisstische Gratifikation?

Der Therapeut hat zu bedenken, dass die *Fähigkeit zum Abschied* beim Patienten, aber auch bei ihm selbst, vermindert bzw. gestört sein kann. Ein Hintergrund für solche Störungen kann das Schicksal der frühkindlichen Symbiose und der dann folgenden Separationsschritte sein. Patienten, die bereits in diesen frühen, sensiblen Phasen der Entwicklung von Selbst- und Objektrepräsentanzen bzw. von Symbiose, Separation und Individuation massiven Beeinträchtigungen ausgesetzt waren, entwickeln im späteren Leben u. a. eine enorme Trennungsängstlichkeit und haben dann natürlich gravierende Probleme damit, sich zu verabschieden und eine untraumatische Trennung zu vollziehen.

Auch Erfahrungen früher Ablehnung durch die Primärobjekte (z. B. die Problematik unerwünschter Kinder und daraus resultierender Affekte der Eltern) kann dazu führen, dass Abschied und Trennung nur schwer zu bewältigen sind.

Trennungs- und Verlusterfahrungen. Von weiteren vorstellbaren realen Gegebenheiten in der Kindheit, deren Folgen für die Fähigkeit zum Abschied im späteren Leben evident sind, soll hier nur das Erleben von *Trennungen und Trennungsdrohungen* herausgegriffen werden. Es ist das besondere Verdienst von Bowlby (1975, 1976, 1983), in jahrzehntelangen Forschungen bemerkenswerte Ergebnisse zum Problem der Herstellung und Lösung affektiver Bindungen vorgelegt zu haben. Seine drei entscheidenden Bücher über Bindung (1975), Trennung (1976) und Verlust (1983) sollten Pflichtlektüre für alle sein, die sich in engerem oder weiterem Sinne psychotherapeutisch mit Menschen beschäftigen.

Bowlby und seine Schüler belegen eindrucksvoll, dass frühe Trennungs- und Verlusterlebnisse bis in das Erwachsenenleben hinein virulent bleiben. Die Folgen sind hinsichtlich ihrer Phänomenologie aber sicher nicht einheitlich. Am verbreitetsten ist eine erhöhte Trennungsängstlichkeit, die häufig z. B. das Erleben von Glücklichsein, sich Geborgen fühlen und Wohlbefinden in einer Partnerschaft massiv beeinträchtigen kann, bis hin zu Übertragungsphänomenen, in denen der Partner antizipatorisch zu dem verletzenden Objekt gemacht wird, das eine Trennung wolle oder demnächst zufügen werde. Werden solche Ängste agiert, kann dann in der Tat im Sinne eines Wiederholungszwanges das eintreten, was befürchtet wird, dass nämlich der Partner (bzw. der Therapeut) mit dieser Projektion des bösen Anderen nicht leben kann und sich wirklich trennt.

Atmosphärische Trennungs- und Verlusterlebnisse. Häufiger als reale Trennungs- und Verlusterlebnisse sind vermutlich *atmosphärische* Trennungs- und Verlusterlebnisse, die traumatischer wirken können als ein einmaliger Verlust. Erinnert sei nur an die Wirkung von langjährigen Konflikten zwischen Eltern, die viel streiten und sich dabei wechselseitig in Anwesenheit ihrer Kinder mit Trennung bzw. Scheidung drohen. Ein Kind mit einem solchen Erfahrungshintergrund wird mit der Prämisse in sein Erwachsenenleben hineingehen, dass Beziehungen ständig von Trennungen bedroht sind und daraus möglicherweise den Schluss ziehen, Beziehungen lieber erst gar nicht einzugehen.

> All diese frühen Erfahrungen und Verunsicherungen können bei Patienten dazu führen, dass ihnen ein Abschied im Sinne einer definitiven Getrenntheit nicht oder nur sehr erschwert möglich ist. Die Fähigkeit zum Abschied würde darüber hinaus auch bedeuten, dass Patienten ihren Abschiedsschmerz ertragen können; dies setzt aber relative psychische Gesundheit und Stabilität voraus. Wenn man einen Abschied als verdichtete und kurzgefasste Wiederholung des Separationsprozesses auffasst, dann ist evident, dass sich in einem solchen Abschied auch alle möglichen Störungen wiederfinden lassen, die sich im Separationsprozess ergeben haben. Ein Abschied ist aber letztlich erst möglich, wenn man sich aus den kindlichen Abhängigkeiten gelöst hat.

Der tiefenpsychologische Psychotherapeut, der in der Abschlussszene der Therapie diese frühen Störungsanteile seines Patienten noch einmal aktualisiert sieht, wird angesichts der Zeitbegrenzung keine Möglichkeit mehr haben, darauf detailliert einzugehen.

Was kann er tun? Er kann auf dem Hintergrund seines Wissens um die Traumatisierung seines Patienten in diesem Bereich ein zusammenfassendes Verständnisangebot machen, indem er dem Patienten sagt, was seines Erachtens den Abschied so schwer macht. Er verknüpft also das aktuelle Abschiedserleben seines Patienten mit früheren Erlebnissen, soweit solche in der Therapie bekannt geworden sind und ermöglicht damit dem Patienten zu verstehen, warum der Abschied, die Trennung für ihn so schwer wird.

Unaufgelöste Übertragungen. Ein weiterer dynamischer Hintergrund für Probleme bei der Beendigung einer tiefenpsychologischen Psychotherapie kann darin zu sehen sein, *dass Übertragungen bzw. Übertragungsreste unaufgelöst sind* und sich spezifische Übertragungskonstellationen gerade zum Ende hin deutlich abbilden.

Der Patient kann z. B. auf den Therapeuten übertragen – und damit einen Teil seiner frühen Separationsproblematik wiederholen – dass er sich nicht lösen darf, weil der Therapeut dann böse ist, ihn fallen lässt, ihn mit Liebesentzug bestraft usw. Separation – so die unbewusste Angst des Patienten – sei also unerwünscht.

Eine andere Übertragungskonstellation kann darin bestehen, dass der Patient unbewusst meint, den Therapeuten nicht verlassen zu dürfen, weil dieser ihn brauche und ohne ihn nicht lebensfähig sei. An einer solchen Übertragungsmanifestation würde die alte Erfahrung des Patienten deutlich, von einem Elternteil als Partnersubstitut missbraucht zu werden; übertragen würde auch die depressiv-abhängige Seite eines Primärobjektes. Der Patient würde dann die Entfernung vom Therapeuten schuldhaft erleben und diesem nicht glauben, dass er *wirklich* (also im Guten) gehen darf. Diese negativen Übertragungsreste müssen vom Therapeuten angesprochen werden, wenn ersichtlich ist, dass sie die Beendigungsphase nachhaltig störend beeinflussen.

Schwierigkeiten mit dem Therapieende bei Therapeuten

Aber auch auf seiten des Therapeuten kann es Gründe geben, die Beendigung der Therapie nicht zu wünschen bzw. nicht zu fördern. In Supervisionen lässt sich immer wieder beobachten, welche Schwierigkeiten manche Therapeuten damit haben, ihren Patienten einen adäquaten Abschied zu ermöglichen. Nicht nur Patienten haben also Probleme mit Ablösung, sondern auch Therapeuten.

Aus der Supervision der Behandlungen von Patienten mit abnormen oder auch normalen Trauerprozessen, z. B. nach dem Tod des Lebenspartners, wird deutlich, wie schwer es für manche Kollegen sein kann, die Patienten durch die bekannten Phasen der Trauer zu begleiten. Statt dessen unternimmt man viel zu schnell Versuche, den Patienten zum In-die-Zukunft-schauen zu verführen, vielleicht schon mit Gedanken an eine neue Partnerschaft, während der Patient noch voll in seiner Trauer und seinem Abschied steckt.

Uns scheint eine große Gefahr darin zu liegen, dass manche Therapeuten ihr Quantum an Glück und Zufriedenheit in überproportional großem Ausmaß aus dem Gebrauchtwerden durch Patienten beziehen. Dementsprechend nimmt der Aufwand für Hilfe einen unnatürlich großen Raum ein. Das Privatleben wird häufig chronisch unterdrückt oder an den Rand gedrängt. Die Literatur über „Doctors' Marriages" (u. a. Myers 1988) gibt ein beredtes Zeugnis davon. So verschieben sich die Wünsche an ein glückliches, erfülltes Leben auf die Berufsebene. Der Patient wird ihr Erfüllungsgehilfe. Wer also Patienten braucht und missbraucht, um lebensfähig, zufrieden oder auch glücklich zu sein, wird es dann folgerichtig schwer damit haben, sie auch wieder gehen zu lassen. Damit wird der Abschied in ähnlicher Weise wieder erschwert, wie es schon in der Kindheit vieler Patienten der Fall war. Wir wissen aus verschiedenen Studien, dass Missbrauchstendenzen von Therapeuten zu

Zeiten begünstigt wurden, in denen sie selbst privates Unglück aushalten mussten, z. B. durch Trennungen oder Scheidungen. Hier besteht die Gefahr, dass man sich mittels des Patienten eine Art „Leben aus zweiter Hand" besorgt oder dass das passiert, was man „rent a friend" nennt.

Aus diesen Gründen können beim Therapeuten Wünsche nach Privatisierung der therapeutischen Beziehung nach der Beendigung der Therapie auftauchen.

Aber auch abstinente, gut abgegrenzte Therapeuten können sich zum Ende der Therapie hin mit Wünschen ihrer Patienten nach Privatisierung der Beziehung konfrontiert sehen. Dies kann Ausdruck von Liebeswünschen sein, aber auch darauf hindeuten, dass die Trennungs- und Trauerarbeit umgangen werden soll. Ohne den Patienten durch Abweisung/Ablehnung zu kränken, muss dieser *Vermeidungscharakter* offen ausgesprochen werden. Dies ist noch einmal auch eine Chance, dem Patienten deutlich zu machen, dass man ihn in dem für ihn offensichtlich so schwierigen Prozess der Ablösung und Verabschiedung begleiten werde.

Das Ansprechen des Therapieendes

Die Zeitbegrenzung der vereinbarten tiefenpsychologischen Psychotherapie wird mit dem Patienten von Anfang an klar vereinbart, so dass er es weiß. Aber trotz dieses Wissens kann es im Verlauf des Therapieprozesses immer wieder dazu kommen, dass der Patient (manchmal auch der Therapeut) den zeitlichen Rahmen „vergisst". So kann es z. B. sein, dass die Qualität der therapeutischen Beziehung und die Vertiefung in die Problematik des Patienten das Ende noch so relativ weit erscheinen lassen, dass es aus dem Blick gerät.

Der zeitbegrenzt arbeitende Psychotherapeut sollte sich der Zeitgrenzen immer bewusst sein und das in der Therapie vom Patienten angebotene Material auch immer daraufhin prüfen, ob die Zeit reicht, vertieft darauf einzugehen. Vielmehr wird er selektieren müssen, was angesichts des Zeitrahmens realistisch bearbeitbar ist und was nicht. Die Konzentrierung auf den aktuell wirksamen neurotischen Konflikt kann hierbei hilfreich sein.

Die Begrenztheit muss während der gesamten Therapie immer wieder auch vom Therapeuten angesprochen werden, also nicht erst kurz vor der realen Beendigung. Dieses muss geschehen, um den Patienten rechtzeitig für die damit einhergehenden Probleme und Gefühle zu sensibilisieren. Einen Abschied und damit die Lösung aus einer Abhängigkeit zu ermöglichen, ist eines der wichtigen Ziele der tiefenpsychologisch fundierten Psychotherapie: Der Patient muss gehen können und dürfen in der Gewissheit, dass sein Therapeut auch den Abschied als Bestandteil der Entwicklungsförderung ansieht.

Gegen Ende der Therapie empfiehlt es sich, gemeinsam mit dem Patienten ein Resümee im Sinne einer gemeinsamen Supervision der bisherigen Arbeit zu versuchen.

Empfehlungen für die Beendigungsphase

- Wie wurde die Zeit der Therapie vom Patienten erlebt und wie vom Therapeuten? Wie hat sich die therapeutische Beziehung entwickelt, wie wurde sie erlebt, was war gut, was war schwierig und welche Gründe gibt es dafür?
- Wie hat sich die aktuelle neurotische Konfliktsituation im Verlauf der Therapie lösen lassen?
- Welche der anfänglichen gemeinsam formulierten Ziele sind erreicht worden, welche nicht?
- Sind die Erwartungen des Patienten an die Therapie in Erfüllung gegangen, gibt es Enttäuschungen?
- Welche Pläne und Wünsche hat der Patient im Hinblick auf die Zeit nach der Beendigung? Sind weitere therapeutische Hilfen dafür notwendig, wenn ja: welche?
- Ist der Abschied endgültig oder kann es ein (professionelles) Wiedersehen, z. B. in Krisensituationen geben?

Gerade zum letzten Punkt empfehlen wir, dem Patienten nicht das Gefühl zu vermitteln, dass es grundsätzlich kein Wiedersehen geben könne. Der Therapeut muss nicht für seinen Patienten „gestorben" sein, nur weil das Ende der Therapie erreicht ist. Gerade wenn die therapeutische Beziehung als hilfreich erlebt wurde, kann es eine auch nach Abschluss der Behandlung stabilisierende Hilfe sein, dem Patienten ein Signal zu geben, dass er sich notfalls später wieder einmal an seinen Therapeuten wenden könne. Vielen Patienten wird schon diese Zusicherung reichen, ohne dass sie jemals davon Gebrauch machen würden. Es ist die symbolische Repräsentanz des im Prinzip erreichbaren guten Objektes, die hier hilfreich wirkt.

Einsicht und Veränderung?

Zum Ende der Therapie gehört auch eine abschließende gemeinsame kritische Würdigung, inwieweit in der Therapie erarbeitete Einsichten in Veränderungsschritte umgesetzt werden konnten. Eine Gefahr in tiefenpsychologischen Psychotherapien kann darin bestehen, dass Therapeut und Patient sich in Historisierungen verlieren.

Gemeint ist, dass die aktuellen Lebenskonflikte immer nur auf das lebensgeschichtliche Schicksal des Patienten zurückgeführt werden, so dass man am Ende zwar viel darüber weiß, warum ein Patient der geworden ist, der er ist, warum er diese und jene Defizite bzw. Symptome hat. Darüber wird aber immer wieder vergessen, dass Einsicht oder vermeintliche Einsicht allein wenig hilft und dass das Historisieren auch als Abwehr gegenüber der Notwendigkeit benutzt werden kann, aus Erkenntnissen Veränderungen werden zu lassen.

> ! Diese Veränderungsschritte machen bekanntlich Patienten viel Angst, werden aber oft auch von Therapeuten zuwenig unterstützt. Veränderung kommt wesentlich mit Hilfe der gesunden *Ressourcen* des Patienten zustande und die Ressourcenorientierung – also die Orientierung am Gesunden und an den positiven Fähigkeiten eines Patienten – gerät auch gerade den Therapeuten aus dem Blick, die in ihrer psychotraumatologischen Betrachtungsweise von Patientenproblemen verhaftet bleiben.

Wenn man tiefenpsychologische Psychotherapie als Entwicklungsförderung betrachtet (Fürstenau 1992), ist auch der tiefenpsychologisch arbeitende Psychotherapeut gut beraten, sich Entwicklung nicht nur von Einsichten in den lebensgeschichtlichen Kontext von Symptomatik zu erhoffen. Der Blick nach vorn in Gegenwart und Zukunft ist nicht nur am Ende der Therapie angezeigt. Konfliktlösungen, Relativierung von neurotischer Einengung, Verbesserung von Selbsterleben und Objektbeziehungen und die Erarbeitung realistischer Lebensziele sind zwar nicht zu trennen von der individuellen Vorgeschichte, aber auch im *Hier und Jetzt* des Lebens des Patienten zu sehen und auch prospektiv zu diskutieren; Kognitionen und Phantasien sind hilfreiche Methoden dazu.

Am Ende der Behandlung soll das gegenwärtige erwachsene Leben des Patienten ganz im Brennpunkt der gemeinsamen abschließenden Überlegungen stehen. Der Faktor „Lebenszufriedenheit" könnte thematischer Mittelpunkt dieser Überlegungen sein.

„Probe"-Trennungen

Gerade für Patienten mit Trennungsängstlichkeit bzw. -traumatisierung kann es hilfreich sein, die endgültige Beendigung der Therapie vorher in einigen Probeschritten erfahrbar zu machen, zu „üben". Der tiefenpsychologisch arbeitende Psychotherapeut ist ja nicht darauf festgelegt, die Therapie im gewohnten Zeitrahmen – z.B. eine Stunde pro Woche – zu Ende gehen zu lassen, sondern er kann sich auch gemeinsam mit seinem Patienten überlegen, wie die Trennung am besten für den Patienten gestaltet werden kann.

Eine Möglichkeit besteht darin, zum Ende der Therapie hin die Abstände zwischen den Sitzungen zu vergrößern, also z.B. alle 2 Wochen eine Stunde oder in noch größeren Abständen. Vorteilhaft für den Patienten kann dabei sein zu erleben, wie er die sukzessive Entwöhnung vom Therapeuten verträgt:

- Wie gestaltet sich sein Autonomie-Abhängigkeitserleben?
- Wie verträgt er die Entfernung vom Therapeuten?

Eine andere Möglichkeit wäre, die Beendigung der Therapie in Tranchen vorzunehmen. Der Therapeut kann z.B. vereinbaren, die letzten 4–6 Sitzungen in noch größeren Zeitabschnitten stattfinden zu lassen, die man quasi als katamnestische Intervalle ansehen könnte. Der Patient hätte damit etwas mehr Zeit und Raum, sich an ein Leben weitgehend ohne Therapie zu gewöhnen.

Wir schlagen unseren Patienten meist 2 Nachgespräche nach der offiziellen Beendigung in einem Zeitabstand von 6 und 12 Monaten vor, um noch einmal ein verdichtetes Resümee des Erreichten und der noch offenen Probleme ziehen zu können. Diese Aussicht auf die Nachgespräche erleichtert manchmal die Beendigung.

2.3.14 Kasuistik einer tiefenpsychologisch fundierten Psychotherapie

Anamnese

▶ Eine 23-jährige Studentin sucht psychotherapeutische Hilfe bei einer Psychotherapeutin. Sie klagt über Ängste und depressive Stimmungszustände, mangelnde Lebensfreude, Perspektivlosigkeit und Hoffnungslosigkeit. Ferner fühle sie sich nicht mehr leistungsfähig, habe erhebliche Konzentrationsstörungen, leide unter Ein- und Durchschlafstörungen und habe Alpträume, v.a. im Hinblick auf Männer. Sich selbst erlebe sie als negativ und minderwertig, ohne Selbstvertrauen, mit erheblichen Scham- und Schuldgefühlen.

Sie berichtet eine *aktuelle Konfliktsituation*, die etwa ein halbes Jahr vor dem Aufsuchen der Therapeutin begonnen habe und bis jetzt anhalte: Sie habe in dieser Zeit mit mehreren Männern sehr enttäuschende und sie demütigende Erfahrungen gemacht, v. a. auch hinsichtlich sexueller Gewaltanwendung. Dabei sehe sie, in welchem Ausmaß sie selbst daran beteiligt sei, was sie zunehmend erschrocken habe. Sie habe, selbst unter erheblicher Alkoholeinwirkung stehend, mehrere Männer mit zu sich genommen und ungeschützten Sexualverkehr quasi provoziert, wobei die jeweilgen Partner brutal mit ihr umgegangen seien. Am folgenden Morgen sei sie allein ernüchtert und tief beschämt aufgewacht. Deswegen habe sie zunehmend an Selbstachtung verloren und habe Angst vor Neuinszenierungen solcher Erlebnisse.

Biographie

Aus der biographischen Anamnese ist erwähnenswert, dass die Patientin als zweites von insgesamt 4 Kindern geboren wurde. Der Vater (Oberstudienrat) sei sehr dominant und reglementierend gewesen und konnte keine warmherzige, liebevolle Atmosphäre verbreiten. Er sei eher distanziert und sehr autoritär gewesen. Die Patientin hat in ihrer Kindheit häufige Bestrafungen seitens ihres Vaters über sich ergehen lassen müssen, und zwar in Form von Schlägen, die jedesmal massiv ausgefallen seien. Die Patientin kann angeben, dass sie solche Schläge manchmal auch regelrecht provoziert habe, um auf diesem Wege überhaupt irgendeine Form von Annäherung und Zuwendung seitens ihres Vaters zu erhalten. Die Mutter wird als ebenfalls distanziert, aber auch sehr nervös und überlastet durch den Haushalt geschildert. Auch sie sei sehr bestimmend und reglementierend gewesen. Insofern hätten die Eltern von der Atmosphäre, die sie verbreitet hätten, wie eine Einheit gewirkt. Zuwendung durch die Mutter konnte die Patientin nur erfahren, wenn sie krank war, was in ihrer Kindheit sehr häufig der Fall gewesen sei. Sie berichtete außerdem Alpträume während ihrer Kindheit, und zwar des Inhalts, dass „böse" Männer ihr etwas antun wollten und ihr Vater sie nicht vor ihnen beschützen konnte. Während der Schulzeit war es ihr wichtig, zu funktionieren und gute Leistungen zu bringen, weil sie es allen recht machen wollte. In der Pubertät traten dann zunehmend Konflikte, v. a. mit dem Vater auf, der ihr viele Freizeitaktivitäten verboten, sie oft gekränkt und auch als Hure beschimpft habe. Teilweise habe er monatelang nicht mit ihr gesprochen. Sexualität vor der Ehe sei von den Eltern als verwerflich betrachtet worden.

Die erste Freundschaft, die 4 Jahre anhielt, war dadurch belastet, dass der Freund oft gegen ihren Willen und unter Schmerzen ihrerseits mit ihr verkehrt habe. Sie habe sich oft von ihm quasi vergewaltigt gefühlt. Während der Studienzeit folgten zwei weitere enttäuschende Männerbeziehungen, in denen sie wiederum ihr Vertrauen missbraucht und sich sexuell genötigt fühlte. Nachdem sie sich als Resultat aus diesen Enttäuschungen vorgenommen hatte, eine Weile zu Männern Abstand zu halten, sei sie über ihr jetziges Verhalten besonders geängstigt.

Aus der biographischen Anamnese wurde deutlich, dass die psychische Entwicklung der Patientin dominierend geprägt war von einem autoritären, rigiden und ablehnenden familiären Klima mit ausgeprägtem Mangel an Wärme, Geborgenheit und Verständnis, ohne stabile positive emotionale Beziehung weder zur Mutter noch zum Vater. Eine frühe depressive Disposition kann vermutet werden, ferner eine Verstärkung durch das fortdauernde Erleben von Hilflosigkeit, Ausgeliefertsein und Demütigungen.

Dominiert von der überwertigen Suche nach Geborgenheit, Schutz und Anerkennung und der großen Angst vor Zurückweisung und Ablehnung meint sie, sich für andere aufopfern zu müssen, um letztendlich geachtet und geliebt zu werden. In ihren enttäuschenden Partnerbeziehungen fühlte sie sich sexuell genötigt, aber nicht liebevoll angenommen. In den darauf folgenden flüchtigen Männerkontakten unter Alkoholeinfluss (eine krankheitswertige Alkoholproblematik bestand aber nicht), agierte sie unbewusst ihre Erlebnisse mit ihrem Vater, indem sie sich Gewalt antun ließ und wieder nicht das fand, was sie eigentlich suchte. Dabei wiederholte sich ihre infantile Konfliktsituation. Durch die Wiederbegegnung alter traumatischer Erfahrungen von Demütigungen und Entwertungen entwickelte sich der aktuelle neurotische Konflikt mit Dekompensation der depressiven Strukturanteile.

Therapieverlauf

Im Lauf der insgesamt 46 Stunden andauernden tiefenpsychologisch fundierten Psychotherapie sprach die Therapeutin zunächst die Alkoholproblematik der Patientin an: Sie trank nur Alkohol, wenn sie Männerbekanntschaften suchte, darüber hinaus nicht. Die Therapeutin forderte die Patientin auf, den Versuch zu machen, auf Alkohol ganz zu verzichten. Die Patientin fühlte sich dadurch sehr entlastet und konnte dieser Aufforderung auch nachkommen. Die Therapeutin hatte damit anfangs eine behütende, mütterliche Funktion im Sinne eines Hilfs-Ichs für die Patientin übernommen und konnte ihr damit Schutz und Sorge vermitteln. Nach dieser Anfangsphase ging es in der Therapie darum, dass die Patientin das Verständnis ihrer Therapeutin für die destruktiven Inszenierungen in dem Ausmaß spüren konnte, wie diese Gegenstand der therapeutischen Gespräche werden konnten. Das Verständnis der Therapeutin entlastete die Patientin von Scham- und

Schuldgefühlen, und es entwickelte sich zunehmend eine positiv-mütterlich getönte Übertragung.

Im weiteren Verlauf der Stunden wurde in den Gesprächen der Fokus auf das autodestruktive Potenzial und die Hintergründe gelegt. Dabei konnte die Patientin sehen, dass sie eigentlich Wünsche nach Nähe und Geborgenheit hat, diese aber nur auf den ihr bekannten Wegen meint finden zu können. In diesem Zusammenhang wurden die letzten 4 Partnerschaften genauer analysiert, wobei Ähnlichkeiten der jeweiligen kurzfristigen Partner mit dem Vater deutlich wurden. Es hatte sich nie um liebevolle, wohlwollende, sondern immer um dominante und fordernde Männer gehandelt.

Ein weiterer inhaltlicher, wenn auch nicht zeitaufwendiger Themenkomplex bezog sich auf die Kompensation der Patientin durch Leistung. In diesem Zusammenhang wurde über die Bedeutung ihres Studiums auch für ihre Autonomiebestrebungen gesprochen.

Im letzten Drittel der Therapie ging es thematisch überwiegend um ihre eigenen Wünsche und Bedürfnisse an sich und an ihr Leben und um das Bedürfnis, sich emotional von ihrem Elternhaus distanzieren zu können. Dabei erlebte sie bei entsprechenden Besuchen, dass sie nach wie vor zwar Wünsche an ihre Eltern hatte und dann immer wieder enttäuscht war, wenn sie erleben musste, dass die Eltern sich nicht anders verhalten konnten. Aber sie konnte sich zunehmend sowohl von den Wünschen als auch von den Enttäuschungen distanzieren.

Es kam im Verlauf dieser Therapie zu verschiedenen Veränderungen: Einmal pflegte sich die Patientin äußerlich sichtbar mehr, kümmerte sich verstärkt um ihre Gesundheit und ihr Wohlbefinden. Darüber hinaus suchte sie mehr Kontakt im Freundeskreis, wurde aktiver und lernte auch, dort ihre Wünsche mehr zu äußern. Sie zog dann auch in eine andere Wohngemeinschaft, in der sie sich nicht mehr ausgenutzt fühlen musste. Gegen Ende der Therapie lernte sie einen Mann kennen, ebenfalls Student, der anders war als die Männerkontakte, die sie beschrieben hatte. Sie schilderte ihn als eher weich, aber auch liebevoll und traute sich eine vorsichtige Annäherung an ihn zu. Es zeigte sich, dass sie sich bei ihm geborgen fühlen konnte, so dass sich zwischen beiden eine feste Partnerschaft entwickelte. Sie zogen nach ihrem beidseits bestandenen Examen dann in eine andere, weit entfernt gelegene Stadt, was auch zum Ende der Therapie führte.

Es kam dann im Abstand von einem Jahr nach Beendigung der Therapie noch zu 3 Einzelkontakten mit der Therapeutin, in denen die Patientin wie eine stolze Tochter ihrer Therapeutin (Mutter) berichtete, was sie geleistet und geschafft habe und wie wohl sie sich in ihrer jetzigen Partnerschaft fühle.

Die beschriebenen positiven Veränderungen waren natürlich nicht so glatt, sondern streckenweise immer wieder auch von Abwehr- bzw. Widerstandsphänomenen begleitet. So war es der Patientin nicht ganz leicht, die Opferrolle aufzugeben und zu lernen, Verantwortung für sich selbst zu übernehmen. Sie sah sich dieser Opferrolle quasi ausgesetzt, so als ob sie gar keinen Einfluss darauf hätte. Auf die Therapeutin wurde gelegentlich ein kontrollierend-strafender mütterlicher/väterlicher Anteil projiziert, so als ob die Therapeutin es ihr verbieten solle, autodestruktiv zu sein. Die Patientin wollte gelegentlich auch, dass die Therapeutin mit ihr schimpfe. Diese Übertragungsanteile waren aber in der jeweiligen Situation gut anzusprechen, so dass die Patientin sie auch erkennen konnte. Dominierend waren aber nicht solche Anteile, sondern die Tatsache, dass eine positive Grundübertragung zur Therapeutin während der ganzen Therapiezeit bestand und wohl die Veränderungen, die die Patientin dann selbst vornehmen konnte, ganz wesentlich angestoßen hat. ◄

2.4 Indikation und Kontraindikation

Nach Schneider (1990) sind für den Prozess der Indikationsstellung vier unterschiedliche Aspekte bedeutsam:

- Der Patient
- Die Störung
- Die Therapieform
- Der Therapeut

Wendet man diese eher allgemeinen Faktoren auf die Indikation zur tiefenpsychologisch fundierten Psychotherapie an, wäre folgendes zu überlegen:

Der Therapeut sollte im Hinblick auf die Indikation zu dieser Therapieform v.a. über die Art und Weise nachdenken, in der der Patient sich und die Beziehung zum Interviewer während der tiefenpsychologischen Anamnese erlebt hat. Hieraus können sich Hinweise darauf ergeben, ob und wie der Patient mit dem spezifischen Angebot einer eher reflektierenden Form von Gespräch wird umgehen können und ob sich ein Kontakt zwischen beiden angebahnt hat, der hoffen lässt, dass sich eine konstruktive, tragende Beziehung aufbauen lässt.

2.4.1 Prüfung der Motivation

Die Motivation des Patienten sollte sehr eingehend geprüft werden. Diese Prüfung kann nicht nur darauf beschränkt werden, ob der Patient genügend Leidensdruck hat und ob er deswegen Psychotherapie wünscht, sondern sie sollte sich auch darauf beziehen zu klären, ob sich der Patient eine Psychotherapie beim Interviewer als erstrebenswert und hilfreich vorstellen kann – vorausgesetzt natürlich, dass der Interviewer ihm signalisiert hat, dass Therapie bei ihm möglich wäre.

Die Prüfung der Motivation ist aus mehreren Quellen möglich:

- Dem Eindruck des Interviewers von der Art und Weise, in der sich der Patient ihm vorgestellt hat;
- aus eindeutigen diesbezüglichen spontanen Äußerungen des Patienten,
- aus Fragen beider Seiten, die gezielter auf Motivation abzielen.

Der Therapeut muss weiter überlegen, ob seiner Ansicht nach die Wahrscheinlichkeit, dass der Patient von der angebotenen tiefenpsychologischen Therapiemethode profitieren kann, eher groß ist. Hilfreich für solche Überlegungen sind z. B. folgende Fragen des Therapeuten an sich selbst:

- Wie schätze ich das Ausmaß der Reflexionsfähigkeit des Patienten ein?
- Verfügt er über die Fähigkeit, Konflikte und Emotionen zu verbalisieren, „einzubringen", hat er gelernt, schwierige Lebensumstände und -situationen hinsichtlich ihrer Einflussvariablen zu hinterfragen und dabei auch selbstkritisch zu sein?
- Ist Sprache ein ihm geläufiges, vertrautes Mittel zum Transport von Emotionalität?
- Ist der Patient soweit beziehungsfähig, kann er soweit vertrauen, dass die therapeutische Beziehung (im Sinne der „hilfreichen Beziehung" nach Luborsky 1988) ein wesentlicher Wirkfaktor sein könnte?
- Passt der Patient zu mir, passe ich zu ihm?
- Ist die Therapie, die ich anbieten kann, die meiner Meinung nach erfolgversprechendste für den Patienten, oder könnte es sein, dass eine andere Therapiemethode rascher und/oder wirksamer für den Patienten hilfreich sein könnte?

Die letzte Frage stellen sich schulengebundene Psychotherapeuten meist gar nicht, weil sie – ihrer Identität und ihren meist sehr persönlichen Vorstellungen der Wirksamkeit von Psychotherapie folgend – ihre eigene Therapierichtung für am meisten erfolgversprechend halten, wenn der Patient ihnen zusagt und sie selbst ihn gern behandeln würden. Dies kann ein gravierendes *ethisches Problem* sein: Der Therapeut stellt keine Überlegungen mehr darüber an, wie dem Patienten am wirkungsvollsten geholfen werden könnte. Er übersieht dabei auch die Ergebnisse von Therapieevaluationsstudien zur Wirksamkeit einzelner Psychotherapieverfahren bei bestimmten Störungen.

Beispiel

▶ Ein Ausbildungskandidat sieht eine junge Patientin mit einer schweren Angstneurose, die es ihr kaum noch möglich macht, das Haus zu verlassen. Ihren Arbeitsplatz hat sie aus diesem Grund bereits verloren. „Begeistert" von der Massivität und Schwere der Symptomatik, stellt der Interviewer nach einem Gespräch die Indikation zu einer langdauernden psychoanalytischen Behandlung und macht der Patientin ein entsprechendes Angebot.

Die Frage, ob Psychoanalyse hier primär wirksam sei oder ob nicht zunächst eine stationäre verhaltenstherapeutische Behandlung erfolgversprechender wäre, stellt sich dem Ausbildungskandidaten nicht. ◀

2.4.2
Indikation und die Realität des Therapeuten

Die Indikation zur tiefenpsychologisch fundierten Psychotherapie hängt natürlich auch von vielen weiteren subjektiven Faktoren ab. Die Person des Psychotherapeuten stellt selbst ein solches „Faktorenbündel" dar.

Die äußere und innere Realität des Therapeuten

Der Therapeut sollte möglichst schon zu Beginn eines Erstgesprächs Klarheit darüber haben, ob er überhaupt einen Behandlungsplatz zur Verfügung stellen kann. Falls dies nicht der Fall ist und er das Interview nur macht, um Stundenlücken aufzufüllen oder besser zu verdienen, sollte er seinem Patienten fairerweise von vornherein die Mitteilung machen, dass nur Zeit für ein oder zwei beratende Gespräche, aber nicht für eine Psychotherapie vorhanden sei.

Es ist eine bei Psychotherapeuten verbreitete und ethisch sehr bedenkliche Vorgehensweise, Patienten am Ende eines oder mehrerer Erstgespräche zu eröffnen, dass man keinen Platz habe und sie dann an weitere Therapeuten zu verweisen, die nicht selten das Ganze noch einmal wiederholen. Eine Variante stellt noch die „tröstende" Aufnahme auf eine mehr oder weniger imaginäre Warteliste dar mit dem Hinweis, dass der Patient Bescheid erhalte, wenn ein Platz frei würde.

Wir haben viele Patienten erlebt, mit denen so verfahren wurde und die neben tiefer Enttäuschung Misstrauen gegenüber Psychotherapie und Psychotherapeuten entwickelten und/oder deren Behandlungsmotivation dadurch stark beeinträchtigt wurde. Es soll hier nicht unterstellt werden, dass Therapeuten generell so verfahren, aber die Tendenz, Patienten nach Abschöpfung der Erstinterviewziffer in dieser Art und Weise abzuschieben, ist deutlich. Dies ist als unethisches Verhalten zu kennzeichnen.

Die Frage, ob ein Behandlungsplatz zur Verfügung steht oder nicht, ist aber nicht immer nur als Aspekt der äußeren Realität des Therapeuten zu sehen. Ein Behandlungsplatz wird oft auch während der Anamneseerhebung, also in der Kennenlernphase von Therapeut und Patient, geschaffen oder „gestrichen". Dies hängt eher mit der *inneren Realität* des Therapeuten zusammen, also mit Fragen von Sympathie, Antipathie, Empathie/Intuition, „Passung". Zu diesen Fragen lassen sich unterschiedliche Standpunkte einnehmen.

Es kann hier kein ausführlicher Exkurs zur Frage unternommen werden, welche Einflussvariablen für die Entstehung von Sympathie- bzw. Antipathiegefühlen gegenüber Patienten verantwortlich sind, obwohl dies eine sehr interessante Frage ist. Von mehreren Autoren wird aber darauf hingewiesen, dass Sympathie und Passung zwischen Therapeut und Patient sehr wohl einen wichtigen, positiven Einfluss auf den Therapieprozess und dessen Ergebnis haben können (z. B. Kächele u. Kordy 1996).

Natürlich sollte ein Therapeut gründlich reflektieren, nach welchen Kriterien Sympathie- oder Antipathiegefühle gegenüber Patienten entstehen. Sind es ähnliche Kriterien, wie sie auch sonst in seinem Kontakt zu anderen Menschen bestehen, oder gelten hier andere Maßstäbe? Wenn andere Maßstäbe gelten, muss sich der Therapeut fragen, ob und wofür er seinen Patienten braucht und welche internalisierte Hierarchie hinsichtlich der Beliebtheit vs. Unbeliebtheit von Patienten er hat.

Diese selbstkritischen Fragen sind besonders dann angebracht, wenn im Therapeuten während oder nach dem Erstgespräch Gefühle von Abneigung und Ablehnung gegenüber dem Patienten auftauchen.

2.4.3
Aufklärungspflicht des Psychotherapeuten

Wenn eine Indikation zu einer tiefenpsychologisch fundierten Psychotherapie gestellt und ein Behandlungsplatz angeboten wird, sollte der Therapeut seiner Aufklärungspflicht gegenüber dem Patienten nachkommen. Diese bezieht sich auf folgende inhaltliche Punkte:

- Die Begründung der Indikation zur Psychotherapie.

- Die Begründung der vorgeschlagenen Methode. Hierzu gehört, dass der Therapeut die verschiedenen Zugangsmöglichkeiten zur Behandlung des Konflikts/der Störung nennt und dem Patienten begründet, warum gerade die tiefenpsychologisch fundierte besonders erfolgversprechend erscheint.
- Die Begründung des *inhaltlichen Vorgehens*. Hierzu gehört, dass der Therapeut die Mittel und Methoden nennt und transparent macht, die für den therapeutischen Prozess hilfreich eingesetzt werden können:
- Die Verbalisierung im Sinne der sprachlichen Mitteilung von Assoziation, Emotion, Erinnerung.
- Die weitgehende Fokussierung auf den gemeinsam formulierten Hauptkonflikt.
- Klärung, Konfrontation und Interpretation als Hilfsmittel zur Konfliktlösung.
- Die Mitteilung von Phantasien, Tagträumen, Träumen, soweit sie für den gegenwärtigen neurotischen Konflikt und seine Vorgeschichte wichtig erscheinen.
- Die Bedeutsamkeit der Beziehung zwischen Therapeut und Patient für den therapeutischen Prozess und das mögliche Auftreten von Übertragungsreaktionen und Projektionen sowie anderer bedeutsamer Faktoren, wie z. B. Widerstand, Verdrängung usw. Diese Begriffe können dem Patienten mit einfachen, klaren Worten erklärt werden.
- Die Begründung der *Abstinenz* als ein therapeutischer Wirkfaktor. Der Patient soll wissen, dass eine persönliche Beziehung, wie er sie sonst aus seinem Leben kennt, aufgrund der spezifischen Konstellation bzw. Rolle der am Prozess beteiligten Partner nicht entstehen wird und dass der Therapeut weder private Mitteilungen noch Wünsche gegenüber dem Patienten äußern wird. Der Patient wird so ahnen, dass er sich in einem geschützten Rahmen bewegen kann, in dem es ausschließlich um ihn selbst geht (Vermittlung von Schutz und Sicherheit).
- Die Begründung der *zeitlich limitierenden Faktoren* und der dadurch entstehenden *Grenzen* im Hinblick auf die geplante Therapie (Vermittlung von Klarheit).

2.4.4
Indikations- und Kontraindikationskriterien für eine tiefenpsychologisch fundierte Psychotherapie

In der folgenden Übersicht werden die wichtigsten Indikations- und Kontraindikationskriterien für eine tiefenpsychologisch fundierte Psychotherapie noch einmal zusammengefasst.

2.4 Indikation und Kontraindikation

Indikationskriterien für eine tiefenpsychologisch fundierte Psychotherapie

Eine tiefenpsychologisch fundierte Psychotherapie ist dann indiziert, wenn

1. die Störung eindeutig psychogen ist und ein aktuell wirksamer neurotischer Konflikt eruiert werden konnte,
2. der Patient die Fähigkeit hat, konflikthaft erlebtes Material zu verbalisieren und darüber – auch kritisch – zu reflektieren,
3. Bezüge zwischen dem aktuellen neurotischen Konflikt und der Lebensgeschichte des Patienten herstellbar sind,
4. zu erwarten ist, dass der Patient von den Mitteln und Methoden dieser Therapieform weder intellektuell noch emotional überfordert ist, sondern
5. mit einiger Wahrscheinlichkeit davon auszugehen ist, dass der Patient von dieser Therapieform optimaler profitieren kann als von anderen,
6. darüber hinaus Leidensdruck und Veränderungswünsche des Patienten so deutlich geworden sind, dass die Motivation zu dieser Therapie eindeutig ist, und
7. aus den ersten Kontakten abgeleitet werden kann, dass der Patient mit dem Faktor „Beziehung" hilfreich wird arbeiten können,
8. der Therapeut seinerseits eindeutig motiviert ist, mit dem Patienten diese Therapie zu beginnen („Passung").

Kontraindikationskriterien für eine tiefenpsychologisch fundierte Psychotherapie

Eine tiefenpsychologisch fundierte Psychotherapie ist kontraindiziert, wenn

1. die oben genannten Indikationskriterien nicht erfüllt sind; darüber hinaus
2. der Patient von einer anderen Psychotherapiemethode aller Voraussicht nach besser und evtl. auch schneller profitieren kann,
3. der Patient zwar von der tiefenpsychologischen Methode profitieren kann, die zeitlichen Grenzen aber nicht ausreichend sind, um seine Störung wirksam zu behandeln (in einem solchen Fall würde der Patient z. B. mit einer analytischen Psychotherapie optimal zu behandeln sein),
4. eine für den Erfolg der Therapie notwendige Frequenz nicht eingehalten wird, die gewährleisten würde, dass der „rote" Faden zwischen den einzelnen Terminen gehalten werden kann,
5. der Patient zwar vom tiefenpsychologischen Ansatz profitieren kann, aber ein anderes Setting erfolgversprechender wäre (z. B. tiefenpsychologische Gruppenpsychotherapie oder tiefenpsychologisch fundierte Familientherapie),
6. der Patient zwar prinzipiell vom tiefenpsychologischen Ansatz profitieren könnte, das Ausmaß der Chronifizierung seiner Störung aber einen erfolgreichen Behandlungsverlauf eher unwahrscheinlich macht.

Generell ist abschließend zu sagen, dass – bei Berücksichtigung der einzelnen hier dargestellten Indikationskriterien – eine tiefenpsychologisch fundierte Psychotherapie für all jene Patienten indiziert ist, für die eine langjährige Psychoanalyse zu belastend wäre und die mit den inhaltlichen Anforderungen des analytischen Settings überfordert wären.

2.4.5 Mögliche Fehler bei der Indikationsstellung

Bei der Indikationsstellung zur tiefenpsychologisch fundierten Psychotherapie können dem Therapeuten Fehler unterlaufen.

Falsche Einschätzung der Therapiemotivation des Patienten

Beispiel

▶ Eine offensichtlich sehr stark unter Leidensdruck stehende Patientin kommt in einer Trennungssituation von ihrem Partner zum Erstgespräch. Der Therapeut, beeindruckt von ihrer Verzweiflung und deren Verbalisierung, schlägt am Ende des Interviews eine tiefenpsychologische Psychotherapie vor, nachdem er erfahren konnte, dass die Patientin seit ihrer Kindheit immer wieder Trennungstraumata ausgesetzt war. Er beginnt die Therapie rasch, ohne eine gemeinsame Zielformulierung bzw. die Beschreibung eines Hauptkonfliktes. Für sich selbst hatte er die Trennungsanamnese und die daraus resultierenden Belastungen der Patientin als Fokus formuliert.

Die Patientin ist in den ersten 3 Stunden der Therapie sichtlich erleichtert, den Therapeuten gefunden zu haben, kann aber sonst mit den Stunden wenig anfangen, indem sie kaum berichtet und reflektiert. Als der Freund Versöhnung signalisiert, gibt die Patientin die Therapie nach 5 Stunden abrupt auf. Der Therapeut ist verärgert und fühlt sich missbraucht („Ich sollte hier wohl nur Lückenbüßer sein"). Es kann mit ihm in der Supervision besprochen werden, was seinerseits gefehlt hat, um zu einer exakten Indikationsstellung zu kommen. Im Fall dieser Patientin wäre zunächst eine Krisenintervention indiziert gewesen. ◄

Falsche Einschätzung der Therapiemotivation des Therapeuten

Beispiel

► Eine ungewöhnlich attraktive, langhaarige Studentin sucht einen Psychotherapeuten auf, der knapp 20 Jahre älter ist als sie. Im Erstinterview berichtet sie, dass es ihr schwer falle, Beziehungen zu Männern einzugehen, aus denen sich eine Bindung entwickeln könnte. In der Familiengeschichte der Patientin gibt es eine Tradition mit Männern, die ihre Frauen chronisch mit anderen Frauen hintergehen. Die Patientin hat dieses Schicksal auch an ihrer Mutter erlebt, die – aggressiv gehemmt und narzisstisch gestört – schließlich in eine Sucht auswich.

Der Psychotherapeut gibt der Patientin zu verstehen, dass er glaube, dass sie sich aufgrund der Enttäuschung am Vater nicht an einen Mann binden bzw. auf einen Mann verlassen könne. Er schlage ihr vor, diesen Konflikt in einer tiefenpsychologisch fundierten Psychotherapie eingehender zu bearbeiten. Die Patientin stimmt zögernd zu und beginnt die Behandlung. Sehr bald danach versetzt sie immer häufiger ihren Therapeuten, indem sie Stunden ausfallen lässt oder deutlich zu spät kommt. Der Therapeut entwickelt eine massive negative Gegenübertragung, aus der er nicht mehr herausfindet. So beendet er die Therapie nach 18 Stunden, indem er der Patientin eine schriftliche Mitteilung macht, in der er ihr Agieren verantwortlich macht für das Scheitern.

Hier war im nachhinein zu klären, dass der Therapeut die begehrenswerte Patientin an sich binden wollte in der Annahme, dass er ihr eine andere, bessere Form von Vater- und Mann-Sein anbieten und dass sie über diesen Lern- und Identifikationsprozess ihre Beziehungsproblematik überwinden könne. Es war deutlich, dass er eine positiv getönte, liebevolle, nicht enttäuschende, verlässliche, aber auch latent erotische Beziehung herstellen und pflegen wollte. Seine Motivation erlosch, als die Patientin ihm ihr Problem im Agieren vorstellte, sicher auch, um ihn und seine Enttäuschbarkeit zu testen. Diesen Test bestand er nicht. ◄

Falsche Einschätzung der Prognose

Beispiel

► Ein Jurist, angestellt bei einem Gericht, berichtet im Erstgespräch über Arbeitsstörungen. So wird er mit der Aktenbearbeitung nicht termingerecht fertig und hat deswegen bereits disziplinarische Konsequenzen angedroht bekommen.

Der Therapeut bemerkt in den Erstgesprächen den auf die Situation bezogenen Leidensdruck des Patienten und erfährt eine Lebensentwicklung, die ganz von einem preußisch strengen, ordentlich-autoritären Elternhaus geprägt war. Von der tiefenpsychologischen Psychotherapie erhofft er sich eine Lockerung des Patienten und dass dieser in die Lage versetzt würde, seinen unbewussten Protest gegen den Vater, wie er sich in der beschriebenen Arbeitsstörung zeige, zu überwinden.

Im Lauf der etwa ersten 25 Sitzungen bemerkt der Therapeut, dass der Patient nicht das „mitbringen" kann, was für die inhaltliche Arbeit in der tiefenpsychologisch fundierten Psychotherapie nötig ist (reflektieren, klären, Ausdruck von Erleben und Emotionalität usw.). Der Therapeut bemerkt enttäuscht, dass er die Prognose im Rahmen der Indikationsstellung falsch eingeschätzt hat, weil er die Ausgangsbedingungen des Patienten zu wenig exploriert hat. ◄

Falsche Einschätzung der „Passung"

Beispiel

► Eine Ausbildungskandidatin berichtet über die Therapie eines jungen Behördenangestellten. Dieser habe sie wegen Hemmungen gegenüber Frauen und einer daraus resultierenden Vereinsamung mit latenter Suizidalität aufgesucht. Sie habe in den Erstgesprächen einen sehr guten Kontakt zum Patienten bekommen und als ihr eigenes Ziel erkannt, diesen schüchternen „Knaben" zu einem selbstbewussteren, kontakt- und liebesfähigen Mann machen zu wollen.

Am Beginn der Therapie hätte eine idealisierende Übertragung so lange die therapeutische Szene beherrscht, bis der Patient ihr eine Neigung gestand: Er besuchte von Zeit zu Zeit das Studio einer Domina, um sich dort demütigen und auspeitschen zu lassen. Die Therapeutin verlor daraufhin in für sie erschreckendem Ausmaß alle Sympathiegefühle für den Patienten und musste darauf achten, ihre Abscheu nicht allzu deutlich werden zu lassen. Sie hatte das Gefühl, dass der Patient nicht mehr zu ihr passte und dass sie die Therapie wohl nicht zu einem guten Ende bringen könnte. Es kam dann schließlich auch zum Abbruch.

Die Frage, warum bei der Therapeutin das Gefühl der Passung so abrupt verlorenging, als sie von einer spezifischen Sexualpräferenz ihres Patienten erfuhr, konnte in der Supervision wegen des damit verbundenen Selbsterfahrungsanteils nicht geklärt werden. ◄

Falsche Einschätzung der Ressourcen des Patienten

Beispiel

► Eine 36-jährige Patientin schildert im Erstgespräch und bei der weiteren tiefenpsychologischen Anamneseerhebung ihren Ehekonflikt und ihr Leiden daran. Ein besonderes Problem scheint für sie zu sein, dass sie sich aus Angst, verlassen zu werden, nicht traut, eigene Wünsche in der Beziehung zu benennen und auch durchzusetzen. Die etwa gleichaltrige Therapeutin verspürt bei sich eine starke Motivation, der Patientin in einer Therapie zu ermöglichen, ihre Verlassenheitsangst soweit zu bearbeiten, dass Autonomiebestrebungen nicht mehr so bedrohlich sein müssen und dass damit auch die innere Unabhängigkeit vom Ehemann wachsen könnte.

Im Lauf der tiefenpsychologischen Psychotherapie bemerkt die Therapeutin erschrocken, dass die Abhängigkeitsproblematik der Patientin viel massiver ist, als sie geahnt hatte: Die Patientin möchte in symbiotischer Weise eins sein mit dem Ehemann und auch mit der Therapeutin und versucht, alles zu tun, was der Verwirklichung dieses Ziels dienlich erscheint. Beim Erleben von Scheitern und bei massiveren Enttäuschungen trinkt sie und wird depressiv und suizidal.

Eine entwicklungsfördernde, progressionsfundierte Psychotherapie ist mit dieser Patientin nicht möglich. Sie verfügt aufgrund ihrer frühen, tiefen Störung auch nicht über genügend Ressourcen, um von der angebotenen Therapieform profitieren zu können. Die Therapeutin wandelt die Therapie schließlich in eine eher weitmaschige supportive Psychotherapie um, mit der die Patientin besser zurechtkommt. ◄

2.5
Evaluation

Über die Wirksamkeit tiefenpsychologisch fundierter Einzeltherapie im von uns hier beschriebenen engeren Sinn gibt es kaum wissenschaftlich gesicherte Aussagen. Es gibt sie eher für einzelne Verfahren, die sich dem Oberbegriff der tiefenpsychologisch fundierten Psychotherapie zuordnen lassen, wie z. B. die dynamische Psychotherapie (vgl. Kap. 3 mit Literaturhinweisen in diesem Buch).

 Generell kann man aber sagen, dass die Wirksamkeit tiefenpsychologischer Verfahren, ähnlich wie z. B. die von kognitiv-behavioralen Verfahren oder der Gesprächspsychotherapie, nachgewiesen ist.

Jenseits der Tatsache, dass generell die Wirksamkeit von Psychotherapie gut belegt ist, ist die Psychotherapieforschung dabei, diesen „Uniformitätsmythos" (Kiesler 1966) zu überwinden, indem sie sich in den letzten Jahren verstärkt mit dem beschäftigt, was A. E. Meyer (1990) als „differentielle Psychotherapie-Effizienz-Forschung" bezeichnet hat. Diese meint letztlich eine Verbindung von Psychotherapie-Ergebnisforschung mit der Psychotherapie-Prozessforschung.

In der Metaanalyse von Grawe et al. (1994) wird die tiefenpsychologisch fundierte Psychotherapie als solche nicht genannt, sondern die Autoren nennen u. a. psychoanalytisch orientierte Psychotherapie und psychodynamische Therapie ohne nähere Spezifizierung. Diese beiden Kategorien würden vermutlich der tiefenpsychologisch fundierten Psychotherapie am ehesten entsprechen.

 Aus den analysierten Studien ergibt sich hinsichtlich der Wirksamkeit insgesamt, dass besonders Patienten mit verschiedenen neurotischen Störungsbildern und mit Persönlichkeitsstörungen von dieser Therapieform profitieren können.

2.6
Perspektiven des Verfahrens

Tiefenpsychologisch fundierte Psychotherapien gehören zu den häufigsten beantragten Verfahren innerhalb der Richtlinien-Psychotherapie und werden nach den Angaben der Kassenärztlichen Bundesvereinigung (1995) etwa viermal so häufig beantragt wie analytische Psychotherapie.

Dabei ist allerdings, wie von uns schon erwähnt, zu bedenken, dass sich unter dem „Dach"-Begriff der tiefenpsychologisch fundierten Psychotherapie eine Reihe von Verfahren subsumieren lassen, die enger- oder weitergefasst tiefenpsychologische Therapieelemente verwenden, z. T. in Verbindung mit therapeutischen Anleihen aus ganz anderen Theoriebereichen. Nicht wenige Psychotherapeuten dürften möglicherweise auch eklektisch arbeiten, selbst wenn sie offiziell tiefenpsychologisch fundierte Psychotherapien durchführen.

Tiefenpsychologisch fundierte Psychotherapien spielen im Rahmen der fachärztlichen Psychotherapie eine herausragende Rolle und dürften auch durch die Umsetzung des psychologischen Psychotherapeutengesetzes eine zusätzliche Bedeutung erhalten.

Ein Dilemma, das weiterer Diskussion in den zuständigen Gremien bedarf, besteht u. E. darin, dass sich kaum kontrollieren lässt, in welcher Nähe oder Ferne ein Therapeut tiefenpsychologisch fundiert arbeitet. Dies gilt sicherlich aber auch für andere Psychotherapieverfahren.

Die Auseinandersetzung mit der vorliegenden Literatur zeigt auch, dass es eine einheitliche Theorie und Behandlungstechnik einer tiefenpsychologisch fundierten Psychotherapie im engeren Sinne bisher nicht gibt. Die entsprechende Literatur dazu ist – im Gegensatz zur analytischen Psychotherapie – eher spärlich. Hier besteht erheblicher Nachholbedarf.

2.7
Weiterbildungsmöglichkeiten

Innerhalb der *ärztlichen* Weiterbildung ist tiefenpsychologisch fundierte Psychotherapie in drei Facharzt-Weiterbildungsgängen verankert:

- im Facharzt für Psychotherapeutische Medizin
- im Facharzt für Psychiatrie und Psychotherapie und
- im Facharzt für Kinder- und Jugendpsychiatrie und -psychotherapie.

Ferner wird tiefenpsychologisch fundierte Psychotherapie im Rahmen der Curricula zur Erlangung der Zusatzbezeichnung „Psychotherapie" vermittelt.

Innerhalb der Weiterbildungsmöglichkeiten für *Psychologen* kann tiefenpsychologisch fundierte Psychotherapie über die von der KBV anerkannten Institute vermittelt werden, darüber hinaus aber auch durch Weiterbildungen bei Berufs- bzw. Fachverbänden und in entsprechenden Fachkliniken, falls Psychologen dort als Mitarbeiter tätig sind.

Durch das psychologische Psychotherapeutengesetz müssen für psychologische Psychotherapeuten Weiterbildungsstätten geschaffen werden, die ein strukturiertes und fundiertes Weiterbildungscurriculum in tiefenpsychologisch fundierter Psychotherapie anbieten. Wie die Situation sich im Einzelnen diesbezüglich gestalten wird, ist derzeit noch nicht überschaubar.

Im Hinblick auf nähere Einzelheiten zu Weiterbildungsgängen sei auf unser gemeinsames Kapitel über Weiterbildung (Kap. 17) in Teil IV dieses Buches verwiesen.

WEITERFÜHRENDE LITERATUR

Heigl-Evers A, Heigl, F, Ott J, Rüger U (1997) Lehrbuch der Psychotherapie, 3. Aufl. Fischer, Lübeck Stuttgart Jena Ulm

Strotzka H (1982) Psychotherapie und Tiefenpsychologie – Ein Kurzlehrbuch. Springer, Wien New York

Wyss D (1991) Die tiefenpsychologischen Schulen von den Anfängen bis zur Gegenwart – Entwicklung, Probleme, Krisen, 6. Aufl. Vandenhoeck & Ruprecht, Göttingen

Dynamische Psychotherapie

U. Rüger und C. Reimer

3.1 Historische Entwicklung und Abgrenzung 61
3.2 Der therapeutische Prozess 62
3.2.1 Äußerer Rahmen 62
3.2.2 Behandlungsablauf 62
3.2.3 Der therapeutische Dialog 63
3.3 Fallbeispiel 65
3.4 Indikationen und Kontraindikationen 79
3.5 Evaluation 81
3.6 Perspektiven des Verfahrens 82
3.7 Weiterbildungsmöglichkeiten 82
Weiterführende Literatur 82

> ❗ Bei der dynamischen Psychotherapie handelt es sich „um eine dialogische Therapie, bei der das pathogen bedeutungsvolle Erlebnismaterial des Patienten sowohl im freien Einfall wie durch stimulierende und klärende Fragen der therapeutischen Bearbeitung zugänglich gemacht wird. Bei sehr flexiblen Arrangements hinsichtlich der Dichte der angesetzten Behandlungsstunden werden den Patienten – trotz begrenzter Stundenzahl – die notwendigen Zeiten für Reifung und Umstellung bis zum Abschluss der Therapie gelassen. Kurzfristige regressive Vorgänge und aufkommende Übertragungsreaktionen werden dabei gleichermaßen genutzt" (1995, S. 10).

3.1 Historische Entwicklung und Abgrenzung

Die dynamische Psychotherapie zählt zu den häufig angewandten psychoanalytisch orientierten Behandlungsverfahren. Im Rahmen der allgemeinen kassenärztlichen Versorgung ist sie als eine Sonderform der tiefenpsychologisch fundierten Psychotherapie eingeführt. Das Verfahren wurde von Annemarie Dührssen entwickelt und von der Autorin erstmals 1972 in konzeptualisierter Form vorgestellt. 1988 erfolgte eine erste monographische Darstellung. Nach Dührssen berücksichtigt die dynamische Psychotherapie „die pathogen wirksamen, unbewussten seelischen Vorgänge des erkrankten Patienten im Zusammenhang mit der zugehörigen lebensgeschichtlichen Entwicklung und den sekundären neurotischen Reaktionsmustern, die in ihrem Zusammenwirken zu klinischen Krankheitszeichen, zu Schädigung von zwischenmenschlichen Beziehungen und zu krankhaften Handlungsabläufen geführt haben" (1995, S. 10).

In diesem ersten Teil der Beschreibung wird der enge Bezug auf die Psychoanalyse unschwer erkennbar. Die Besonderheiten des Verfahrens, die im Stil des therapeutischen Umgangs mit dem Patienten liegen, werden erst im folgenden Absatz der Kurzbeschreibung deutlich:

Abgrenzung zur analytischen Psychotherapie. Im Vergleich zur analytischen Psychotherapie mit ihren mehrmaligen festen wöchentlichen Terminen ist die dynamische Psychotherapie von ihrer Konzeption her flexibel, kann sich den Lebensumständen des Patienten und seiner jeweiligen Innenbefindlichkeit sehr anpassen. Sie kann darüber hinaus auch Patienten mit eingeschränkten Terminmöglichkeiten (z. B. Schichtdienst) berücksichtigen; umgekehrt können aber auch Krisensituationen durch häufigere Termine aufgefangen werden. Schließlich können Verselbständigungsschritte des Patienten durch eine abgesenkte Behandlungsfrequenz oder kürzere Therapiepausen berücksichtigt werden.

Abgrenzung zur Kurz-Therapie und tiefenpsychologisch fundierten Psychotherapie. Im Gegensatz zur Kurz-Therapie geht es bei dieser Konzeption allerdings nicht um eine Abkürzung der Behandlungsdauer, sondern vielmehr um eine Beschränkung des Sitzungsumfanges. Damit wird dem Patienten – trotz einer begrenzten Stundenzahl – der für seine innere Entwicklung und Umstellung notwendige Zeitraum zur Verfügung gestellt.

Die dynamische Psychotherapie unterscheidet sich auch von der tiefenpsychologisch fundierten Psychotherapie im engeren Sinne. Hier steht eine fokale Orientierung im Vordergrund, die sich an einem aktuellen neurotischen Konflikt orientiert.

> **!** Damit hat die dynamische Psychotherapie zwar in ihrem äußeren Setting mit der tiefenpsychologisch fundierten Psychotherapie im engeren Sinne große Ähnlichkeit (vgl. Kap. 2), im Hinblick auf ihre breite Zielsetzung und nicht ausschließlich fokale Zentrierung hat sie aber mehr Berührungspunkte mit der analytischen Psychotherapie. Allerdings orientiert sie sich dabei stärker an den gegenwärtigen Lebensumständen des Patienten mit besonderer Beachtung seiner Beziehungsschwierigkeiten und neurotischen Behinderungen. Dabei ist die dynamische Psychotherapie nicht ausschließlich fokal orientiert. Vielmehr entwickeln sich über den längeren Zeitraum der Behandlung hin unterschiedliche Behandlungsschwerpunkte. In diesem Sinne hat die dynamische Psychotherapie mit ihrer sequenziellen Ausrichtung an wechselnden Foci Ähnlichkeit mit der analytischen Psychotherapie im Verständnis von Thomä u. Kächele (1989), auch wenn sie sich im Hinblick auf die Frequenz und andere wesentliche Merkmale wiederum von dieser deutlich unterscheidet.

Abgrenzung zur Gesprächspsychotherapie. Gegenüber der Gesprächspsychotherapie unterscheidet sich die dynamische Psychotherapie dadurch, „dass sie sich nicht damit begnügt, die Aussagen des Patienten widerzuspiegeln und die Selbstexploration des Patienten durch empathische Anteilnahme zu fördern. Durch analytische Interpretationen soll das vertiefte Selbstverständnis des Patienten deutlich über jene Grenze hinaus gefördert werden, die mit Hilfe seiner Selbstexploration erreichbar ist. Zudem werden im Verlauf der Behandlung genetische Deutungen eingesetzt, damit dem Patienten deutlich wird, wie sich der Aufbau seiner inneren Welt gestaltet hat und dass seine gegenwärtige neurotische Problematik mit allen ihren Hintergründen am besten im Zusammenhang mit dem Ablauf seiner lebensgeschichtlichen Entwicklung zu verstehen ist" (Dührssen 1995, S. 33).

In ihrer besonderen Betonung der aktuellen Lebensumstände, des sog. Rezenten, sieht sich Dührssen dabei insbesondere in der Tradition von Schultz-Hencke (1927, 1931) und Alexander (1946).

3.2
Der therapeutische Prozess

3.2.1
Äußerer Rahmen

Die Behandlung findet im Einzelsetting und im Gegenübersitzen statt. Der äußere Rahmen entspricht damit einer für den Patienten vertrauten ärztlichen Beratungssituation. Da die Termine flexibel gehandhabt werden können, ist, falls erforderlich, der Beginn der Behandlung unmittelbar im Anschluss an die diagnostischen Vorgespräche möglich. Soweit die Behandlung mit einer festen Frequenz durchgeführt wird, ist ein gleichbleibender Termin empfehlenswert. Aufgrund der im Vergleich zur analytischen Psychotherapie niedrigeren Behandlungsfrequenz ist aber – falls z. B. aus beruflichen Gründen auf seiten des Patienten erforderlich – durchaus eine flexible Termingestaltung möglich.

3.2.2
Behandlungsablauf

Einleitungsphase

Die Einleitungsphase ist nach Dührssen oszillierend zu handhaben. Um Vorbehalte, Misstrauen oder eine Bindungsscheu des Patienten zu berücksichtigen, kann hier eine flexible Termingestaltung sinnvoll sein. Umgekehrt gibt es ängstlich-bindungsbedürftige Patienten, die sofort feste und kontinuierliche Termine benötigen.

Therapeutisches Bündnis

Das therapeutische Bündnis bildet sich erst nach der Einleitungsphase aus. Grundlage ist die Verlässlichkeit der persönlichen Therapeut-Patient-Beziehung, die sich auf wechselseitiges Vertrauen gründet und nicht durch fixierte Termine gewährleistet sein muss.

Zeitlicher Rahmen

Im Hinblick auf den zeitlichen Rahmen der Behandlung kann es zweckmäßig sein, von vornherein eine zeitliche Begrenzung vorzugeben. Häufiger wird aber eine längerfristige beständige Beziehung nötig sein, um die notwendige Zeit für eine innere Umstellung zu gewährleisten und den Patienten auch in neuen Lebensabschnitten begleiten zu können. Bisweilen kann sogar ein therapiefreies Intervall empfehlenswert sein; hier kann der Patient in eigener Regie neu erfahrene Möglichkeiten erproben mit der Sicherheit, notfalls auch in einer Krise relativ rasch eine Gesprächsmöglichkeit zu erhalten.

Behandlungsabschluss

Die Abschlussphase der Behandlung wird in weitmaschig angesetzten Kontakten durchgeführt, um den Patienten noch eine zeitlang in seiner neuen Lebensorientierung begleiten zu können. Dieser Behandlungsabschnitt hat damit den Charakter eines verlängerten und abschließenden Durcharbeitens. Hier können Probleme und Schwierigkeiten im Hinblick auf neue (progressive) oder alte (regressive) Lösungsversuche des Patienten durchgearbeitet werden („Wie hätten Sie es früher gemacht"? – „Wie sehen Sie es heute"?).

Sowohl in dieser Abschlussphase als auch bei kürzeren Konsultationen nach Abschluss einer Behandlung kann es sinnvoll sein, mehrere Sitzungen in kürzeren Abständen durchzuführen, um den Hintergrund eines aktuellen Lebensproblems vertieft durcharbeiten zu können. In der Regel reichen hier 4–5 zeitlich nicht zu weit auseinanderliegende Sitzungen. Ein solches Vorgehen empfiehlt sich auch dann, wenn Patienten längere Zeit nach Abschluss einer Behandlung ihren alten Therapeuten erneut konsultieren. Grundphilosophie bei diesem Vorgehen ist, ein neues aktuelles Lebensproblem vor dem Hintergrund einer längerjährigen gemeinsamen therapeutischen Arbeit (vertraute Beziehung!) und der in diesem Rahmen gemachten Einsichten erörtern zu können.

3.2.3
Der therapeutische Dialog

Das therapeutische Gespräch ist durch sehr unterschiedliche Elemente bestimmt. Wir unterscheiden im einzelnen relativ unspezifische, den Dialog fördernde Elemente, daneben Interventionen, die das affektive Klima sehr bestimmen, klarifizierende Interventionen sowie psychoanalytische/psychodynamische Interventionen im engeren Sinne und schließlich auch Interventionen, die mehr pädagogischen Charakter haben. Die folgende Übersicht soll dies noch einmal verdeutlichen.

Die Besonderheiten im therapeutischen Dialog werden später an dem ausführlicheren Fallbeispiel noch einmal eingehender beschrieben. Zunächst sollen sie in der folgenden Übersicht vorgestellt werden.

Elemente im therapeutischen Dialog
(Mod. nach Dührssen 1988)

- Den Dialog fördernde Interventionen
  - Neutrale Kommentare
  - Verstehende Zustimmung
  - Klärende Fragen (Rückfragen)
  - Anteilnehmende Bestätigung
  - Weiterführende Stichworte
  - Zielgerichteter Themenwechsel
  - Das affektive Klima bestimmende Interventionen
  - Trost/Aufmunterung
  - Anerkennung
  - Verständnis
  - Verstehende Zustimmung
  - Reserve und Skepsis („Nanu!")
  - Ggf. auch Kritik und Missbilligung
  - Klarifizierung
  - „Verwörtern", d. h. dem Patienten die passenden Worte für dumpf Erlebtes anbieten
  - Aufzeigen von Vorgängen, Zusammenhängen, Wahrnehmungstäuschungen, Haltungen etc.
- Psychoanalytische Interventionen i. e. S.
  - Deutungen
  - Aufzeigen von Zusammenhängen zwischen Vergangenem und Gegenwärtigem
  - Erinnern an schon bekannte, gleichsinnige frühere Thematik
- Pädagogisch-verhaltensorientierte Interventionen
  - Anregen von Lernprozessen im weitesten Sinn (etwa durch Information, Vorschlagen eines Verhaltens, Empfehlen, Ratschläge)

Wie aus der Übersicht ersichtlich wird, misst Dührssen in der dynamischen Psychotherapie insbesondere auch nicht-analytischen Interventionen eine nicht unerhebliche Rolle zu. Diese dürften im übrigen bei allen psychoanalytisch orientierten Verfahren von Bedeutung sein, werden aber wahrscheinlich häufig als zweitrangig betrachtet und fehlen demzufolge in entsprechenden Lehrbüchern. Dabei wissen wir inzwischen, dass die spezifisch psychoanalytischen Interventionen für den Behandlungserfolg nicht unbedingt „die wirksamsten und wichtigsten" sind, sondern wirksam und wichtig neben und mit den anderen unspezifischen Bestandteilen einer Behandlung (vgl. Fürstenau 1993, S. 229).

Das affektive Klima bestimmende Interventionen

Bei ihrer Kategorisierung von Interventionen misst Dührssen insbesondere solchen ein großes Gewicht zu, die das *affektive Klima* einer therapeutischen Beziehung sehr bestimmen. Dazu zählen z. B.:

- Trost und Aufmunterung,
- Anerkennung,
- Verständnis,
- verstehende Zustimmung,
- Reserve und Skepsis,
- Kritik,
- Missbilligung.

Pädagogisch-verhaltensorientierte Interventionen

Interventionen mit mehr *pädagogischem* Charakter sind besonders wichtig im Hinblick auf Wissens- und Lerndefizite eines Patienten. Dazu zählen z. B.:

- Informationen,
- Vorschläge,
- Ratschläge,
- Aufforderungen,
- Verbote.

Auf den ersten Blick wirken diese pädagogischen Interventionen ausgesprochen unanalytisch. Sie haben aber ihre große Bedeutung im Hinblick auf Konfrontation mit „Handicaps", die sekundäre Folge chronisch neurotischer Entwicklung sind. Werden diese nicht vom Therapeuten angesprochen, besteht die große Gefahr, dass sie vom Patienten – schlimmstenfalls auch vom Therapeuten – nach Art und Ausmaß weiterhin verleugnet werden.

> ! Der Patient muss es auch lernen, sich mit den im Verlaufe seiner (neurotischen) Lebensentwicklung „erworbenen" Defiziten und Einschränkungen ebenso auseinanderzusetzen wie mit vermiedenen Entscheidungen und nicht aufgegriffenen Chancen. Eine solche Auseinandersetzung mit den eigenen Anteilen des Erwachsenenlebens ist nicht immer einfach, zumal hier Schuldzuweisungen an Dritte schwerer fallen müssen als bei der Beschäftigung mit der Kindheit. Der Gewinn eines solchen Prozesses ist meist ein Zuwachs an Realitätssinn und ein verbesserter Umgang mit der Lebenswirklichkeit.

Psychoanalytische Interventionen

Die im engeren Sinne psychoanalytischen Interventionen befassen sich mit der unbewussten Dynamik des Patienten. Dabei handelt es sich u. a. um

- klärende Fragen oder Kommentare (zur Verdeutlichung der sich anmeldenden unbewussten Problematik),
- themenbestimmende Fragen und Kommentare (zur zielgerichteten Sammlung des psychodynamisch wichtigen Materials und zur Vorbereitung von Deutungen),
- Deutungen oder Interpretationen (zur Erweiterung des Bewusstseinsumfangs),
- Rückgriffe auf frühere Interpretationen, Themen oder Probleme (im Sinne des Durcharbeitens und um den Prozess des Umlernens in Gang zu halten).

Entscheidungshilfen bei Konflikten

Schließlich sind Kommentare und Interventionen von großer Bedeutung, die als Entscheidungshilfe in unterschiedlichen Konfliktsituationen dienen können. Dabei ist es nach Dührssen zweckmäßig, zwischen verschiedenen Konfliktformen zu unterscheiden:

- Normale Konflikte, denen jeder Mensch in vielfältigen alltäglichen Auseinandersetzungen unterworfen ist.
- Neurotische Konflikte, deren realer Hintergrund für die Betreffenden nicht voll erfasst werden kann oder wo den Betreffenden nur eingegrenzte neurotische Reaktionsmuster zur Verfügung stehen (z. B. nur unterwürfig, nur aggressiv, nur harmonisierend etc.).
- Antinomische Konflikte, die nur durch Verzicht einer Lösungsmöglichkeit einen glücklichen Ausgang finden können.
- Tragische Konflikte, die gleichgültig, für welche Lösung sich der Einzelne entscheidet, nie einen glücklichen Ausgang haben können. Damit werden insbesondere auch tragisch-schicksalhafte Seiten menschlicher Existenz berücksichtigt.

Wichtige Themen in der dynamischen Psychotherapie

Gegenstand der Behandlung sind insbesondere die neurotischen Reaktionsweisen eines Patienten. Besondere Aufmerksamkeit ist dabei jeweils auch dem Identitätsgefühl eines Menschen zu widmen; hier kommt es insbesondere auch darauf an, wieweit dies in einer inneren Übereinstimmung mit den jeweiligen Lebensschwerpunkten steht oder mit diesen in Konflikt gerät.

> ! In der dynamischen Psychotherapie wird dabei zunächst den bewusstseinsnahen alltäglichen Konflikten nachgegangen (Beruf, Familie, Partnerschaft etc.), um die bei deren Lösungsversuchen deutlich werdenden neurotischen Einengungen und „irrationalen" Verhaltensmuster

bearbeiten zu können. Wie bei allen psychodynamischen Psychotherapien steht hier die Arbeit am „Gegenwarts-Unbewussten" im Vordergrund. Dieses repräsentiert u. a. internalisierte soziale Ängste und ist vornehmlich auf die Vermeidung von Beschämung, Verlegenheit und Demütigung ausgerichtet (vgl. Heigl-Evers et al. 1997). Demzufolge steht therapeutisch das Bemühen im Vordergrund, das Spektrum der bewusstseinsfähigen Gefühle und Impulse zu verbreitern und die biographischen Hintergründe ihrer bisherigen Unzugänglichkeiten nachzuzeichnen.

Die „Inneren Formeln"

Schließlich spielen im Konzept der dynamischen Psychotherapie die sog. Inneren Formeln eine herausgehobene Rolle. Unter „Inneren Formeln" versteht Dührssen „jene Innenbefindlichkeiten der Patienten ..., die in oft erstarrter und stereotyper Form zum Ausdruck von Selbstgefühl und Selbsteinschätzung werden ..." (1995, S. 81). Dabei geht die Autorin in ihrem Konzept über das der „irrationalen Gedanken" von A. Ellis (1962) hinaus, insofern die „Inneren Formeln" nicht nur die Selbsteinschätzung eines Menschen, sondern auch seine Erwartungen an die Umwelt und an die Zukunft prägen, letzteres häufig im Sinne sich selbst erfüllender Prophezeiungen. Diese „Inneren Formeln" sind meist nur auf den ersten Blick sehr einfach und einlinig („Ich bin sowieso dumm" oder „Ohne mich geht gar nichts"). Erst bei der tieferen Ergründung der begleitenden Gefühle und Assoziationen wird ihre untergründige Ambivalenz deutlich, so beispielsweise eine starke innere Verunsicherung bei zunächst ins Auge tretenden stark narzisstisch getönten positiven Selbstbewertungen („Ich bin einer, der jedes Problem meistert!" oder „Mir ist noch nichts misslungen!").

Therapeutisch unsinnig wäre es, diese „Inneren Formeln" dem Patienten im Hinblick auf ihre aktuelle Irrationalität vor Augen zu halten. Vielmehr geht es darum, die biographische Verwobenheit solcher innerer Formeln nachzuzeichnen und sie als kondensiertes Ergebnis einer abgelaufenen Lebensentwicklung zu verstehen.

In diesem Sinne sind die „Inneren Formeln" auch Ausdruck des emotionalen Langzeitgedächtnisses eines Menschen. Dieses bestimmt maßgeblich seine kognitiven Erfahrungen und Entwicklungsschritte, gleichzeitig aber auch die Art und Weise, wie der einzelne Mensch seine Lebensrealität wahrnimmt und sie „versteht", d. h. wie Wirklichkeit sich in ihm subjektiv gestaltet. Offensichtlich wird gerade in dem Konzept von den Inneren Formeln eine konzeptuelle Brücke zwischen Psychoanalyse und kognitiv-behavioralen Behandlungsansätzen deutlich (vgl. Dührssen 1985).

3.3 Fallbeispiel

Bei dem nachfolgenden Fallbeispiel handelt es sich um eine dynamische Psychotherapie mit einem Gesamtumfang von 80 Sitzungen und mit einer Behandlungsdauer von etwa 2,5 Jahren. Die Behandlung wurde in wöchentlichen Sitzungen durchgeführt, in der Abschlussphase zunächst mit 14-täglichen und dann deutlich selteneren Terminen. Der Patient wurde mit seinem Urlaub nicht auf die Ferienzeiten des Therapeuten festgelegt. Umfang und Dauer der Behandlung entsprechen damit dem üblichen Rahmen einer dynamischen Psychotherapie.

Anamnese

▶ Der 48-jährige, noch verheiratete und getrennt lebende Verwaltungsbeamte stellte sich bei mir (U. R.) auf Anraten seines Hausarztes vor. In mein Behandlungszimmer kam ein schlanker, sportlich wirkender Mann mit festem Händedruck, der mich betont forsch begrüßte. Erst als er Platz genommen und seine Brille abgesetzt hatte, trat sein depressiver Gesichtsausdruck zutage. Er berichtete dann seine Geschichte:

Vor 14 Tagen habe er sich von seiner Frau getrennt, alles sei sehr schnell gegangen, er habe es nicht mehr ausgehalten. Sie habe sich seit einem Jahr sehr verändert – seit sie im Anschluss an eine kurze psychotherapeutische Beratung regelmäßig eine Frauengruppe aufgesucht habe. Sie sei völlig anders geworden! Als er sie schließlich gefragt habe, ob sie ihn denn noch liebe, habe sie mit Nein geantwortet!

Bei dem Patienten bestand eine akute depressive Krise mit deutlich herabgesetzter Stimmung, Einschlafstörungen und Durchschlafstörungen sowie einer starken inneren Unruhe; gleichzeitig war der Antrieb deutlich reduziert. Auf entsprechendes Nachfragen in einer der nächsten Stunden stellten sich noch eine Reihe bereits länger bestehender chronischer Beschwerden heraus: ein labiler Hypertonus sowie eine noch nicht sehr generalisierte Agoraphobie, die der Patient nicht als behandlungsbedürftig ansah; er vermied entsprechende Situationen. Der Hypertonus wurde von seinem Hausarzt mit Beta-Blockern behandelt.

Das therapeutische Anliegen des Patienten ging allerdings von Anfang an über eine Krisenintervention hinaus. Er müsse einfach dahinter kommen, was mit ihm nicht stimmt, dass sich seine Frau so von ihm entfremdet habe. Der Patient wirkte dabei völlig ratlos, fast verzweifelt, er „verstehe die Welt nicht mehr", gleichzeitig äußerte er eine „Mordswut" auf seine Frau, fühlte sich von ihr „beschissen", zeigte allerdings zunächst sehr wenig das Bedürfnis, die Veränderungen seiner Frau verstehen zu wollen. Vielmehr hatte er die Vorstellung, sie müsse sich rechtfertigen! Ansonsten ein durchaus geselliger Mensch, neigte er allerdings zu cholerischen Durchbrüchen, was ihm manche Verstimmung der davon jeweils Betroffenen eingebrockt hatte.

Aus dem bisherigen Bericht lässt sich bereits andeutungsweise erkennen, dass der Patient seine Ehefrau wie ein Selbst-Objekt behandelt hatte. Diese hatte diese Funktion auch bereitwillig viele Jahre ausgefüllt, mit mehreren durch berufliche Veränderungen des Ehemannes bedingten Umzügen und Gestaltung der sonstigen sozialen Beziehungen ganz nach den Vorstellungen ihres Mannes. Mit den Veränderungen der Ehefrau war dieses Arrangement nachhaltig gestört worden, der Patient fühlte sich von ihr „nicht mehr geliebt" und wurde krank. Er konnte sich aber überhaupt nicht in seine Ehefrau hineinversetzen und in ihre Motive, in ihrem Leben etwas ändern zu wollen. Er fühlte sich gekränkt, „nicht mehr geliebt", „beschissen". Letzteres konnte er selbstverständlich zum Zeitpunkt seiner akuten depressiven Erkrankung so nicht äußern – diese Kennzeichnung seines Befindens war ihm erst einige Monate später möglich. Der Patient hatte sicherlich einerseits Recht damit, dass es in seinem Fall mit einer ausschließlichen „Wiederherstellung des alten Zustandes" nicht getan sein könnte. Andererseits wirkte er vom Auftreten her wie eine kleiner Junge, der trotzig etwas ihm Weggenommenes wieder fordert!

Wir verzichten an dieser Stelle auf die breite Darstellung der Lebensgeschichte und kommen zum Beginn der eigentlichen Behandlung. Diese war durch einen eigentümlichen Verlauf gekennzeichnet, dessen Hintergründe erst zu einem späteren Zeitpunkt für Patient und Therapeut klar werden konnten.

Behandlungsbeginn

Der Patient war von seinem Hausarzt zu mir überwiesen worden in der Annahme, er würde bei mir eine Gruppenbehandlung machen können. Dies war zu dem damaligen Zeitpunkt nicht möglich, und ich sah bei dem Patienten durchaus gute Ansatzmöglichkeiten im Rahmen einer Einzelbehandlung – auch wenn der Hausarzt aufgrund der (cholerischen) Haltungsstruktur des Patienten durchaus auch zu Recht an eine Behandlung im Gruppensetting gedacht hatte. Als der Patient dann von seiner Krankenkasse die Kostenzusage für seine Einzelbehandlung erhielt, war er überrascht, fast etwas befremdet. Dass wir zuvor eine Einzelbehandlung vereinbart hatten und der Patient auch die entsprechenden Formulare unterschrieben hatte, hatte er „vergessen".

Dieses Missverständnis führte bei mir zu einer nachhaltigen Irritation, ob ich „wohl der Richtige" für ihn wäre, ob ich ihm nicht doch „etwas Besseres" vorenthalten würde etc. Diese immer wieder auftauchende Irritation ließ sich aber erst später mit dem Patienten durcharbeiten. Zu Beginn der Behandlung standen seine aktuellen Klagen über die abrupten Veränderungen seiner Frau und seine neue Lebenssituation ganz im Vordergrund. Es wurde dann deutlich, dass er „keine drei Sätze mit seiner Frau reden" konnte, „ohne auszurasten". Als er dann begann, sich über das veränderte Verhalten seiner beiden Kinder, insbesondere des 11-jährigen Sohnes, zu beschweren – seit der Trennung schwankte der Sohn ihm gegenüber zwischen Annäherungsversuchen und Distanzierung – schien mir ein erster Fokus (bzw. Thema) sich herauszuschälen: Die sehr uneinfühlsame Art, mit der er die Verhaltensänderung der Kinder nach seiner Trennung nicht „begreifen" konnte. Offensichtlich nahm er die Trauer seines Sohnes überhaupt nicht wahr, während er sich von der 17-jährigen Tochter, die sich ganz mit ihrer Mutter identifizierte, „missachtet" fühlte. Der Patient selbst sah sich wieder nur als der „Betrogene" – zu den inneren Nöten seiner beiden Kinder in dieser Situation hatte er keinen Zugang.

Die vorsichtige Nachfrage des Therapeuten (30. Stunde), ob er schon einmal daran gedacht habe, dass es den Kindern vielleicht auch schlecht gehen könnte in der jetzigen Situation, beantwortete er zunächst mit Unverständnis. Der konfrontierend-informative Hinweis des Therapeuten, dass die Trennung der Eltern von Kindern doch nicht gleichmütig hingenommen werden könne, ließ ihn stutzig werden. Er beschwerte sich dann aber zunächst noch einmal wegen der „Uneindeutigkeit" seines Sohnes. Die deutlich erstaunte Rückfrage des Therapeuten: „Ja verstehen Sie denn das nicht?" ließ ihn fast zusammenzucken, und mit Erschrecken kam er dann darauf, dass er sich von seinem eigenen Vater – wenn auch in gänzlich anderem Zusammenhang – genauso zurückweisend und wenig einfühlsam behandelt gefühlt hatte!

Ein zufälliges Treffen mit der Tochter an einer roten Verkehrsampel einige Tage später brachte dann weiteres ins Rollen: Er verspürte den Impuls, die Tochter in ein Café einzuladen, konnte dies aber nicht ausdrücken, beide trennten sich nach kurzem Gruß, und er erlebte innerlich nur mehr Vorwürfe der Tochter gegenüber, die nichts von ihm wissen wolle – außer Geld zu bekommen! Der Hinweis des Therapeuten, dass die Tochter ja vielleicht auch gewartet habe und von ihm ihrerseits enttäuscht sein könnte, wird mit großem Erstaunen aufgenommen. Ich lasse ihn phantasieren, wie es auch hätte ablaufen können. Er gewinnt dann doch zunehmend Zugang zu seinen inneren begleitenden Gefühlen in dieser Situation, seinem Abwarten, seinem Wunsch nach Nähe zu seiner Tochter, nach Gemeinsamkeit – und dann plötzlich: „Aber sie hätte den ersten Schritt tun sollen!" Die Antwort des Therapeuten: „Meinen Sie?" (An dieser Stelle wären jetzt zwei verschiedene Interventionen möglich gewesen: Die Vertiefung der interaktionellen Störung zwischen Tochter und Vater oder eine Klärung des emotionalen Prozesses, der dem Patienten den ersten Schritt verunmöglichte. Da die erste Möglichkeit einen Aufschub duldete, entschloss der Therapeut sich zur zweiten): „Können Sie noch einmal schildern, welches Gefühl Sie an dieser Stelle eigentlich dort befallen hat, als Sie kurz mit Ihrer Tochter sprachen und zunächst einmal den Impuls hatten, gemeinsam in ein Café zu gehen, was lag da zwischen diesem Wunsch, der Erwartung an Ihre Tochter und Ihrer Reaktion, „es dann zu lassen"? Der Patient ließ sich etwas Zeit und kam dann sehr dicht an die Situation heran: „Ich wollte ihr ganz nahe sein, einfach wie ein Vater, sie sagte nichts – und dann war da plötzlich eine große Enttäuschung und eine Wut bei mir, und plötzlich wirkte sie ganz anders auf mich, böse und abweisend!" Der Therapeut: „Und dann haben Sie sich wieder betrogen gefühlt?" Patient: „Ja".

Unter Assistenz des Therapeuten war es ihm das erste Mal gelungen, die Abfolge seiner Gefühle nachzuerleben, die immer wieder zum Gefühl, „der Betrogene" zu sein, führten.

An dieser Stelle wird eine ganz wesentliche Zielsetzung der dynamischen Psychotherapie deutlich: Bis dahin nicht voll bewusste, komplexe und in sich widersprüchliche Gefühle und Gefühlsabläufe sollen für den Patienten bewusst werden. Dies geschieht durch Innehalten und Verweilen am Detail („Vielleicht können Sie versuchen, nochmal in sich zu schauen, um zu sehen, ob Sie hier nicht noch weitere Gefühle spüren, wenn Sie sich die Situation noch einmal vergegenwärtigen"). Dabei geht der Therapeut von aktuellen Konflikten auf der psychosozialen Ebene aus und nähert sich dann den damit korrespondierenden innerpsychischen Abläufen an. Denn nur durch die Erfassung dieser kann letztendlich verstanden werden, warum sich die zwischenmenschlichen Beziehungen immer wieder nach einem ähnlichen Muster gestalten. Dieses bestimmt dann im Sinne eines Wiederholungszwanges ganz wesentlich die jeweiligen zwischenmenschlichen Beziehungen und Konfliktthemen.

Für den Patienten bedeutete die Konfrontation mit seinem Empathiemangel zunächst eine starke narzisstische Kränkung, dann aber den zentralen Dreh- und Angelpunkt seiner Behandlung, bei dessen Bearbeitung eine insgesamt sehr förderliche Entwicklung in Gang kam. (Um keine Missverständnisse aufkommen zu lassen: In diesem Fall war der Empathiemangel nicht Ausdruck einer strukturellen Störung, sondern Folge der ständig virulenten neurotischen Konfliktdynamik des „Zukurzgekommenen".) Um dies noch einmal zu verdeutlichen, soll das Stundentranskript der nachfolgenden 41. Stunde auszugsweise dargestellt werden:

Auszugsweises Transkript der 41. Stunde
(13 Monate nach Behandlungsbeginn)

Der Patient griff das Thema der vorangegangenen Stunden auf. Es ging vornehmlich darum, dass er sich in die Wünsche und Interessen anderer schwer hineinversetzen konnte. Er beginnt sofort und ohne große Überleitung (d.h. die vorangegangenen Stunden sind trotz der geringen Frequenz – 1 Stunde/Woche – für ihn sehr präsent!):

Patient:

Ich weiß nicht, ob ich es aus Verärgerung oder aus Bosheit tue! Weiß jetzt nicht, ob ich das jetzt so klar ausgedrückt habe, oder ob das so rübergekommen ist, wie ich das meine. So letztendlich, die letzten Auseinandersetzungen, die ich hier mit ihr habe, die sind ja im Grunde genommen fast immer so um irgendwelche Überweisungen oder ums Geld oder um was zu bezahlen. Das ist so der letzte Rest, der da noch geblieben ist. Und dann denke ich immer, wenn sie sich über was beschwert, dann rege ich mich herzlich drüber auf und dann, „das ist ein Unding, wie kann man sich darüber aufregen", und wenn ich mich dann so neben mich stelle, dann denke ich: „Eigentlich hat sie vielleicht recht".

Therapeut:
Mit der Beschwerde?

Patient:
Ja. Aber ich habe sofort eine Möglichkeit für mich dabei und sage: „Das ist es aber ja eigentlich! Denn selbst wenn sie in diesem Punkt recht hat, aber in drei, vier anderen Punkten hat sie dann nicht recht gehabt, und deswegen kann ich ja in diesem Falle ihr auch nicht recht geben!" – oder ich gebe ihr in die-

sem Falle auch nicht recht. Ich weiß nicht, ich rede ein bisschen diffus im Augenblick sicherlich.

Therapeut:
Vielleicht hilft hier ja ein Beispiel weiter?

Patient:
Ja, genauso. Beispiel vom, vom letzten Mal. Sie (gemeint ist die „Noch-Ehefrau"), wir haben uns geteilt in der, in der Bezahlung dieser des Zahnersatzes für meine Tochter, beim letzten Mal. Nun war das sowieso schon so ein Thema, weil ich da in einigen Beziehungen, einigen Punkten anderer Meinung war und das auch nicht so und weil sowieso viel verkehrt gelaufen war, aber letztendlich kam noch und dann noch die Bezahlung. Ich hatte ja hingeschrieben, das und das ist als Rechnung dabei herausgekommen, und sie möchte sich ausrechnen und dann ihren Teil überweisen. Habe extra geschrieben „ihren Teil" und nicht „die Hälfte", sondern weil ich denke, wenn man ganz gerecht sein will, dann müsste man eigentlich sogar nach dieser Aufteilung von 50 % … Jetzt werde ich auch kleinkariert, das ist eigentlich gar nicht meine Art, aber es ist wirklich so. Die ganze Beziehung zu ihr ist alles kleinkariert geworden. Dann müsste man eigentlich 54 zu 45 % rechnen, weil sie mehr verdient als ich. Ja, das ist ja nun mal. Bitte, nun, was soll es, es ist egal. Weil bei 1000 Mark sind 5 % auch … wieviel sind es? 50 Mark. Immerhin. Da kann man abends schön für Essen gehen, denke ich mir. Da schrieb sie das letzte Mal, dass sie sich versichern muss für 50 %, und ich wäre nur für 20 % versichert … 30 % versichert, und das macht eine Differenz von 20 % und trotzdem müsste sie die Hälfte … trotzdem würde ich, würde sie die Hälfte der Krankenversicherung der Kinder mittragen. Das würde sie eigentlich als ungerecht empfinden. So, das ist das Beispiel. Das stimmt ja eigentlich. Das ist ja eigentlich richtig.

Therapeut:
Also, eigentlich hat sie recht?

Patient:
Ja, weiß nicht. Ihnen gegenüber kann ich es vielleicht recht geben oder zugeben.

Therapeut:
Also, mir können Sie es ja sagen.

Patient:
Ihnen kann ich es ja sagen.

Therapeut:
Ich sag es nicht weiter.

Patient:
Naja. Ja, eigentlich hat sie in dem Punkt recht. Das ist richtig, ja. „Aber" sage ich mir sofort und habe mir schon gedacht, jetzt müsste, eigentlich müsste ich, müsste ich ihr mal alles aufrechnen, wo ich dieses nicht so auf den Pfennig ausgerechnet habe, und wo ich da nicht so darauf geguckt habe. Ich habe, wir haben zwei Kfz-Versicherungen gehabt, und ich habe die eine Versicherung genommen, die, die neue, von dem Zweitwagen. Wieso eigentlich frage ich mich heute? Ich habe es genommen …

Therapeut:
… War die teurer?

Patient:
… Ja, wesentlich teurer. Die andere ist auf 35 % damals gewesen und diese auf … auf? … Ich weiß jetzt gar nicht wie sie damals war, 85 % oder so was, und das braucht man bloß gegeneinander aufzurechnen, dann kommt dann auch. Und wenn ich das so mache wie meine Verflossene, die macht das immer zwei Stellen nach dem Komma noch, dann würde ich gleich ausrechnen können, aber im Monat sind das so und soviel Mark, die ich damit aufbringe und dem könnte ich so weitererzählen. Und das ist es, was mich eigentlich …, ja, warum ich das eigentlich nicht mache? Warum ich nicht alles sage? „Du hast ja recht mit der Versicherung, stimmt. Wenn man es so sieht wie du, müsste man das eigentlich schon machen. Du bist zu 20 %, du bis zu 50 % versichert, du musst dich selber …".

Therapeut:
… Diese Gespräche finden ja eigentlich gar nicht statt, sondern sie sind so innere Dialoge bei Ihnen, nicht? So wie ich das vermute?

Patient:
Nee, die finden nicht statt. Nee. Weil, wenn so ein Gespräch stattfinden würde, dann würde ich im Nu vom „Hölzchen aufs Stöckchen" kommen. Das wäre also sofort, … hätte ich dann das und dann hätte ich und so und was da alles so nachträglich (es folgen weitere ausführliche Erklärungen) … Und ich denke, da ist ganz viel verkehrt gelaufen, so aus Wut oder in dieser Verärgerung oder in diesem Chaos, was ich damals gehabt habe, als ich aus … weggezogen bin. Da wollte ich mit vielen Sachen nichts mehr zu tun haben. Und hab dann gesagt „Ok, das ist in Ordnung", und das Haus. Und dann hat sie mir geschrieben noch mal mit dem Haus, das habe ich ihr gesagt. „Das Haus wird, ich möchte, dass das Haus verkauft wird, dass du mich auszahlst oder dass du selber was machst, oder wir teilen uns das oder was immer wir auch damit machen". Und dann hat sie selber einen Kaufpreis vorgeschlagen, und das war damals wie gesagt so, naja, ja. Ich wollte auch nichts weiter haben. Und wenn ich das beim Tage betrachte oder so, ich denke, das der lag wesentlich unter dem, was er wirklich als Wert hätte. So, das sind so Sachen, die so mitschwingen heute noch. Das kann ich natürlich heute

nicht mehr sagen, aus Verärgerung, was ich früher verkehrt gemacht habe, oder so, nee? Das oder das Auto, was sie mir aus dem, aus dem Arm geleiert hat. Da hat sie mich vor die Alternative gestellt. Ich hab gesagt: „Dann müssen wir das, den anderen Wagen teilen"... Also auf gut deutsch gesagt: Die Verärgerung darüber, dass eigentlich in dieser Erstphase viel, ich denke so, zu meinem Nachteil gelaufen ist. Was ich mir vielleicht auch selbst eingebrockt habe. Sowohl die ganze Situation auch, ich hätte das alles nicht machen brauchen, ich hätte ja auch da wohnen bleiben können, ich hätte ja auch sagen können, hätte ja auch sagen können „Bitte sieh zu, dass Du die Kurve kriegst hier, ich möchte in dem Haus bleiben hier". Das ist die Voraussetzung zu dem was ich dann möchte. Oder so. Und ich habe im Grunde genommen überall, ich sage mal, die Arschkarte freiwillig gezogen.

Therapeut:
Den schwarzen Peter, oder?

Patient:
Ja, auf gut deutsch. Ja, ich weiß nicht, die, die schlechte Karte.

Therapeut:
Aber wenn Sie dann so diese inneren Dialoge mit Ihrer Frau führen, der Ton ist dann ja immer so ein kleines Stück so vorwurfsvoll, ja?

Patient:
Ja, klar.

Therapeut:
Ja?

Patient:
Klar, sag ich, ja, ja.

Therapeut:
Also, das hört sich so unterm Strich an, sie ist Ihnen eigentlich noch was schuldig, ehe sie auseinandergehen könnten?

Patient:
Ja, das geht ja nun alles nicht mehr, was alles falsch gelaufen ist. Ich kann ja nicht nachträglich noch mehr für das Haus verlangen oder für das Auto oder für das ganze Mobiliar, was in dem Hause stehen geblieben ist (längere Ausführungen...) Aber jedenfalls ist da viel zu meinem, habe ich den Eindruck, zu meinem Nachteil geschehen.

Therapeut:
Und irgendwie gelingt es Ihnen ja, innerlich da keinen Schlussstrich zu ziehen, ja?

Patient:
Vielleicht ist das ja natürlich wieder diese gewisse Hinterpfurzigkeit, denke ich jetzt, oder diese Nöligkeit, über die wir hier auch schon mal drüber geredet haben, die so in mir noch schlummert oder immer drin ist. Dass ich jetzt auf diese Art und Weise über solche, solche ..., ob es nun 38,22 Mark sind oder so was ähnliches. Das ist mir eigentlich so scheißegal, aber es kommt mir nicht in den Kopf zu sagen: „Nee, nix da, hast du ja recht. Deine Krankenversicherung das sind 20% Unterschied, macht im Monat 30 DM. Das sind zwar 30 Mark weniger". Das ist unsinnig, aber es ist so. – Denn eigentlich, ich sag ja, denn eigentlich hat sie recht.

Therapeut:
Was meinen Sie da so mit Ihrer Hinterpfurzigkeit in dem Fall?

Patient:
Naja, so sich, später eben, das zu verschaffen, das Anrecht zu verschaffen, das man meint, sich verschaffen zu müssen, aber auf eine Weise, die dabei nicht so passt. Und das der andere gar nicht durchschauen kann, so, das ist so, ja. Das ist hinterpfurzig. Ich weiß nicht.

Therapeut:
Also, Sie hatten ja vorhin auch gesagt: sehr nachträglich, ja, also, es ist zeitlich sehr nachträglich.

Patient:
Na klar.

Therapeut:
Aber auch im wörtlichen Sinn, so, wie wir letztes Mal, wir es überlegt haben, ein Stück, dass dann immer so was Nachtragendes dann darein kommt, nicht. Das ist ja jetzt schon alles über ein Jahr her, nicht?

Patient:
Fast zwei Jahre.

Therapeut:
Zwei Jahre, zwei Jahre! Aber die Dinge beschäftigen Sie immer noch so, dass Sie diese sogar bei der Beziehung zu Ihrer Freundin dann stören, nicht? Ja, in Ihrem letzten Urlaub?
(Anmerkung: Der erste Urlaub mit der neuen Freundin war dem Patienten völlig „missraten", da ihm ständig nur Dialoge mit seiner „Ex-Frau" durch den Kopf gegangen waren!)

Patient:
Sie kann gar nicht recht haben. Und dabei habe ich so auch schon oft so für mich auch selbst überlegt in solchen Beziehungen, weil das in der letzten Zeit ja nur diese Auseinandersetzung da um Geld noch geht. Das ist ja der einzige so, so Faden, wo wir uns überhaupt noch auseinandersetzen. Das ist, das hat nie eine Rolle für mich gespielt. Weil ich da überhaupt gar keine ... Das ist mir völlig gleichgültig, ganz oft völlig gleichgültig gewesen, die Rolle des Geldes. – Und was ich da einspare an den 32 oder 38

oder 45 %. Ich weiß es überhaupt nicht, wieviel das sind. Das hat sie bestimmt schon geschrieben, und ich vergesse das dann. Das, das gebe ich zwei-, dreimal im Monat wieder dafür aus, dass ich was, weiß ich was, mit meinem Sohn oder irgendwas mit meinem Sohn mache oder ihm zusätzlich mal was gebe oder meiner Tochter zusätzlich Geld schicke. Das mach ich also auch noch zusätzlich. Also das ist nicht das Geld. – Ja.

Therapeut:
Wir hatten ja letztes Mal überlegt, ob das nicht sogar direkt, eine fast so eine Grundhaltung bei Ihnen sein könnte, die sogar von Ihrer Frau unabhängig da ist, und Ihre Frau ist jetzt sozusagen das Objekt, ja? Wo Sie bei ihr leicht nachtragend sein können? Also, was vielleicht nachtragend ist.

Patient:
Leicht, . . . leicht ist nett ausgedrückt.

Therapeut:
Sie finden es schon nicht mehr leicht?

Patient:
Nee, nein, naja, das ist ja nun klar, nach 2 Jahren müsste man irgendwo mal was sagen können. Das kann man ja vergessen.

Therapeut:
Ja, man müsste nach 2 Jahren sagen können, wenn es von der Person, wenn es nur an der Person hängen würde, aber es scheint ja von der Person vielleicht sogar unabhängig zu sein. Weil Sie hatten ja auch, wenn ich andere Beispiele nenne, auch bei Ihrer Tochter die Situation an der Ampel, wo Sie, wo ja wirklich unklar war, wer spricht wen an, und ich hatte so am Anfang das Gefühl, zunächst, dann haben Sie es ihr fast auch ein bisschen innerlich vorgeworfen, dass sie dann weitergegangen ist. Ja? Oder?

Patient:
Ja, doch. Klar. – Ich denke, das hat auch schon was damit zu tun, so, mit so für mich recht haben und nicht recht haben dabei. Und ich könnte jetzt, ich weiß es nicht, oder was. Das wurmt mich irgendwo, wenn ich so sehe, dass sie, dass sie es nun ggf. besser haben könnte als ich. Vielleicht auch finanziell besser hat. – So in ähnlicher Form wie ... wie das jetzt abgelaufen ist hier, ist das schon mal passiert. Habe ich das schon mal gehabt, als mein Vater letztendlich gestorben ist. Als mein Vater gestorben ist und dann seine Hinterlassenschaft hatte.

Therapeut:
Wie war das da?

Patient:
Da, er hat eine Wohnung hinterlassen in ..., eine Eigentumswohnung, und wir sind vier Kinder, ... eine ganze Wohnung voll von Mobiliar und was da sonst noch drin steht, von Silber über Schreibtisch und sonst was, was da alles drin war. Und ich habe dann relativ schnell gesagt: Ich möchte, dass diese Wohnung verkauft wird und dass wir uns das Geld teilen. So kann keiner was damit anfangen, denn im Moment ... dann kann keiner was mit machen. Ich könne das auch so gut gebrauchen. Könnte man gut was mit anfangen. Würde ich mich stark mitmachen. Und deshalb meine älteste Schwester, mit der ich halt schon wie lange nur im Zoff liege dort, die meinte nun, das wäre ja wohl, ja ein Frevel größten Ranges, und ...

Therapeut:
Frevel?

Patient:
Ja, und das wäre, diese Wohnung wäre gebaut worden für die Kinder und wenn, und wenn dann mal einer – so hätte es der Vater mal gesagt – in Not wäre, dann könnte der da einziehen mal, und deswegen sollte man die immer behalten und nicht verkaufen und was sie sich alles hat einfallen lassen. Meine zweite Schwester, die hatte dann nichts zu ihr gesagt und die dritte ja, hmm, und hier hin und her. Ich hab gesagt, denke schon, dass wir das verkaufen. Ja und dann letztendlich waren sie sich dann einig, es sollte verkauft werden. Und dann ging es darum eben, dass wir durch die Wohnung durchgegangen sind, dann fingen sie an, da was zu teilen und hier müsste dies und der müsste das und das war mir dann so ätzend, da habe ich in ähnlicher Form reagiert, wie ich hier in ... reagiert habe mit meinem eigenen Haus. Ich interessiere mich überhaupt nicht, das kann alles hier bleiben. Ihr könnt das alles unter Euch aufteilen. Ich will halt ein Ding von meinem Vater, dass ich mich daran erinnern kann, und einige von meiner Mutter als Erinnerung und den Rest, was hier als Mobiliar drin ist, das interessiert mich nicht. Das könnt Ihr haben. Könnt Ihr alles unter Euch aufteilen. Und das ist letztendlich auch so gewesen. Dass ich dann gedacht habe, eigentlich ist, ... war es voll bescheuert, wenn ich so gucke, was ich vielleicht, diese Stücke hätte man gut gebrauchen können für das, oder so, aber sehr viel später erst. – So aus einer Situation so rausgegangen, aus einer Verärgerung heraus und dann darauf verzichtet oder gesagt: „Will ich gar nicht", obwohl man innerlich vielleicht gar nicht davon überzeugt war, nicht zu wollen. Vielleicht so.

Therapeut:
Sie vergleichen das jetzt mit ...

Patient:
Ich versuch das so, ja, weil das so ähnlich ist ...

Therapeut:
Mit der Situation, wie Sie dann plötzlich ausgezogen sind zu Hause ...

Patient:
Ja doch, ja.

Therapeut:
Bei Ihrer Frau.

Patient:
Ja. Da hätte man letztendlich dann in ähnlicher Form auch so. Das war mir so. Sie stellte sich das so vor, das war mir so eine Wahnsinnsvorstellung. Sie stellte sich das so vor, man gehe von Schrank zu Schrank, Hälfte da, Hälfte das und so. Ich hab das angefangen, dann habe ich gesagt: „Ich denke, ich ticke aus, hier. Die ganzen Klamotten, die Du da sortiert hast, Du kannst den ganzen Scheiß behalten!" Bin rausgegangen, bin weggefahren, sie stellte sich vor, dass man wirklich so alles Teil für Teil teilen könnte.

Therapeut:
Ja, aber das, Ihnen war das ja eingefallen, mit der Situation nach dem Tode Ihres Vaters ...

Patient:
Ja.

Therapeut:
Jetzt auch, weil irgendein Gefühl anscheinend so ähnlich da war, nicht?

Patient:
Ja.

Therapeut:
Vielleicht können Sie das nochmal beschreiben. Was war da so ähnlich.

Patient:
Das ist jetzt kein Gefühl in dem Moment, in dem Sie es sagten, ging mir sofort spontan das Wort „angeschissen" durch den Kopf. Das ist jetzt kein Gefühl gewesen, sondern das Wort stand so ... im Raum!

Bisheriger Gesprächsverlauf im ersten Drittel der Stunde

Ausgehend von einer aktuellen Alltagssituation mit entsprechenden Konflikten erfolgt seitens des Therapeuten ein interessiertes Nachfragen, ein Klären der begleitenden Gefühle, über die dann die innere Formel als verdichteter Ausdruck eines Grundgefühls deutlich wird (im vorliegenden Fall wird dies außerordentlich verdichtet deutlich durch ein Wort, das „einfach im Raum steht": „Angeschissen!"

Vom Sprachduktus sind die langen (z.T. hier gekürzten) Rede-Passagen des Patienten und die nur kurzen Interventionen des Therapeuten charakteristisch für das erste Drittel einer Stunde.

Weiterer Stundenverlauf

Therapeut:
Im Raum?

Patient:
Ja, aber, na sicher, ja. Es passt natürlich da vorne nicht, nee, passt da so nicht hin.

Therapeut:
Und warum passt es nicht?

Patient:
Wer hat mich da angeschissen, mein Gott noch mal! Keiner! Das hab ich mich ja selber. Letztendlich bin ich es ja selber gewesen. Letztendlich habe ich mich so um den reellen Teil selbst gebracht, wenn ich dann sage: „Hier, will ich nicht. Ich will davon nichts haben".

Therapeut:
Ist es denn so, dass Sie denn häufiger das Gefühl haben, Sie sind angeschissen?

Patient:
Ja, wenn ich nicht frühzeitig meine Wünsche oder Bedürfnisse an mir, sondern mich an bestimmter Stelle nicht traue so was, dann zieht sich das irgendwo so weiter, und irgendwann kann man das dann vielleicht auch so. Und dann sage ich das auch nicht mehr. Und dann lasse ich es auch so. Dann fühle ich mich in ähnlicher Form, ja.

Therapeut:
Aber in dem Fall, nach dem Tod Ihres Vaters, war es ja so. Sie haben Ihre Wünsche angemeldet. Nur Ihre ...

Patient:
Hausverkauf, Hausverkauf. Entschuldigung, Wohnung verkaufen, ja richtig, um mit dem Geld was anfangen zu können.

Therapeut:
Und als das sich nicht so durchsetzen ließ, dann haben Sie gesagt: „Da mach ich gar nicht mehr mit!" – also mit anderen Worten.

Patient:
Nee, nee. Das wurde ja dann verkauft. Sie wurde ja verkauft.

Therapeut:
Ach ja.

Patient:
Ja, ja. Nee, so nicht. Da war dann auch so. Die (andere) Schwester ... Die hat dann auch gesagt, ja, finde sie auch in Ordnung so! Naja, und letztendlich

ist es ja auch wohl tatsächlich so, wenn einer von den Damen seinen Anteil da aus der Wohnung ausgezahlt haben will, entweder wir zahlen sie aus, oder man muss sie wirklich verkaufen. Oder wenn es dann zwei sind.

Therapeut:
Und dann sind Sie dann regulär ausgezahlt worden?

Patient:
Ja, ja.

Therapeut:
Aber eben kam das atmosphärisch hier so rüber, als seien Sie betrogen worden!? – Oder zu kurz gekommen!

Patient:
Ernsthaft?

Therapeut:
Angeschissen, ja.

Patient:
Naja, ich sagte, das ist mir so durch den Kopf gekommen, und ich habe dann auch gleich gesagt, das ist aber, das habe, das passt dazu nicht. Das passt nicht zu dem Ganzen …

Therapeut:
Ja, ja, aber das Gefühl war da?

Patient:
Ja, das kann ich doch aber gar nicht begründen. Das ist doch. Das passt doch nicht …

Therapeut:
Das müssen Sie auch nicht – das müssen Sie auch nicht begründen! … müssen Sie auch nicht. Wir wollen hier nur klären, was für ein Gefühl Sie haben.

Patient:
Ja, ja.

Therapeut:
Es fällt Ihnen schon auch selber auf, ja, dass das nicht so passt, aber es ist ja so …

Patient:
Ja, es stimmt, es stimmt.

Therapeut:
Tja, ich könnte mir sehr gut vorstellen, wenn man sich dann so angeschissen fühlt, dass man dann auch vorwurfsvoll wird, ja also? Oder nachtragend, oder.

Patient:
Ja, ja, gut, klar.

Therapeut:
Darum habe ich das ja anscheinend auch nur missverstanden, weil es sich so anhörte, als seien Sie wirklich beschissen worden, ja?

Patient:
Das hat mich, weiß ich nicht. Das hat mich nicht gewundert eben, das hat mich fast unangenehm berührt oder peinlich berührt. Peinlich berührt so, dass ich was überbringe, was ja gar nicht stimmen kann oder was ja gar nicht so ist. Was der Tatsache gar nicht entspricht. Denn Sie haben das offensichtlich so rüberbekommen, als wenn ich das Gefühl hätte, ich wäre damals angeschissen worden. Das stimmt ja überhaupt gar nicht. Sondern angeschissen war es ja wirklich nicht, das passt ja höchstens, wenn, dann habe ich mich da selber um meinen eigenen Teil angeschissen, dass ich mich zurückgezogen habe und gesagt habe, von dem Mobiliar und Silber und Bildern will ich nichts haben. Ich mag das nicht, diese Streiterei darum. Naja, o.k., das ist im Grunde genommen, im Grunde genommen ist es genau das gleiche dann gewesen mit meiner Frau. Die hat das ja angeboten. Ich hätte das ja alles in der Tat so kriegen können und alles. Sie hat ja zu allem immer die, ich sag jetzt mal so aus ihrer Sicht heraus, „gerechten Angebote" gemacht, nee. „So, wir nehmen die Möbel. Du, können wir alle teilen die Möbel, können wir alle unterm Arm nehmen und irgendwo hinstellen und woanders verkaufen". Das hat sie mir alles angeboten. Und auf dem Papier gesehen ist auch die, der Verkauf des … des Autos so in Ordnung gewesen, auf dem Papier gesehen, war auch das mit dem Haus so in Ordnung, das hätte ich genauso sagen können: „Da lass ich mich nicht darauf ein, was Du vorgeschlagen hast, ich möchte gerne einen amtlichen Schätzer haben, dann könnte der Schätzer ja, der Schätzer, das Haus dann teilen, das, was er gesagt hat". Peng, aus. Das hätte man alles machen können.

Therapeut:
Aber Sie haben dann nicht mehr mitgespielt?

Patient:
Das denke ich ist eine Art, das geht mir heute noch so, auch so, wenn sie eine Quittung für irgendwas verlangt, was sie dann nun irgendwo bezahlen soll, für Belege, für die beim, beim Zahnarzt. Das geht mir heute noch so, dass wir, dass ich denke, man, wie geht man hier mit mir um oder wie, wie gehen wir miteinander um, so wie schlechte Geschäftspartner oder so was ähnliches oder. Und ich denke, – so ein Ding hätte ich eingeholt, Schätzpreis, wenn ich, ja, weiß ich weswegen, ich ein Haus hätte kaufen wollen für jemanden, den ich nicht kenne oder so. Aber nicht von einer Frau, mit der ich … Jahre zusammengelebt habe. Da hätte man sich so einigen können. Denke ich zumindest, dachte, dachte ich zumindest, weiß ich nicht. War ja aber nicht so. Aber wenn das nun auch alles schon so gelaufen ist, dann hätte ich aus dem ersten schon mal lernen können, nee? Das ist ja nun offensichtlich schon so ähnlich mal gewesen.

Dann hätte ich ja nun schon mal meinen Schluss daraus ziehen können und sagen können: „Das passiert dir so nicht wieder, das musst du irgendwo sachlich anders machen".

Therapeut:
Sie meinen, Sie haben daraus nicht gelernt, aber Sie hätten es müssen? ... Aber es ging ja offensichtlich nicht.

Patient:
Die Erfahrung dort oder dieses Gefühl, aus dem Grunde, was wir eben gerade gesagt haben, beim ersten Mal, dann bei der Aufteilung der Wohnung so angeschissen zu sein, wo es kein geschissen ist. Das war mir doch bekannt, das wusste ich doch. Daraus hätte ich doch dann für mich schließen können, müssen eigentlich, das kannst du so nicht wieder machen, sondern da kannst du nicht alles wegdonnern und dann kannst du jetzt einfach nicht. Das musst du einfach anders machen, dann musst du ja wirklich, dann musst du jemanden hinschicken, der dann Möbel für Möbel teilt. Oder, ich weiß nicht, vielleicht hätte ich da irgend jemand finden können, wenn ich es nicht kann.

Therapeut:
Ich denke, das wäre dann eine äußere Lösung gewesen, die also sozusagen ein neutraler dritter Schiedsrichter oder wer auch immer hätte treffen ...

Patient:
Ja ...

Therapeut:
Sollen. Aber es geht ja hier, hier gar nicht darum, weil das steht ja heute gar nicht mehr an. Es geht ja eher darum, was Sie dazu bringt, dann doch offensichtlich häufiger in so eine Situation reinzugeraten, die objektiv nicht so ist, aber Sie fühlen sich angeschissen und nachher dann werden Sie vorwurfsvoll, ja oder sozusagen die Sache kommt nicht zu Ende, weil Sie es dann nachtragen, ja?

Patient:
Das Muster passt.

Therapeut:
Ja?

Patient:
Das kommt mir vor, so wie Sie das eben so formuliert haben. Ich habe das so nicht mehr vor Augen gehabt. Das passt, das kenne ich so.

Therapeut:
Dies Muster kennen Sie so?

Patient:
Ja, das Muster kenne ich so. Das ist eine Situation, eingefangen zu sein und dann hinterher festgestellt zu haben, man ... man ändert nichts so oder macht nichts so und sich fühlen hinterher, sich angeschissen fühlen ...

Therapeut:
Das Gefühl kommt Ihnen sehr bekannt vor, ja?

Patient:
Ja, das kenne ich so ... (nach einer Pause) Das kommt mir sehr bekannt vor. ... Damals, als wir das Haus gekauft haben, einen Zweitwagen, als sie wieder anfing zu arbeiten, dann haben wir so ein Billigauto gekauft. So einen alten Käfer. Und den wollte sie fahren dann. Und das war so eine alte Gurke, und dann hab ich gesagt: „Irgendwann müssen wir sowieso ein neues ...", dann habe ich gesagt: „Nee, eigentlich ist das nicht nötig". „Doch" hat sie gesagt, wir wollten keinen anderen haben, und das ist in Ordnung mit der Gurke hier und wollen auch keinen anderen und können auch momentan keinen bezahlen. Ist gut. Und dann habe ich irgendwann zu einem Punkt gesagt: „Nee, es ist gut. Nun können wir mal tauschen. Jetzt fahre ich mit dem Wagen. Ich will das so machen. Und Du bist dann genug mit der Gurke gefahren. Und wenn Dir mitten unterwegs was passiert, ich weiß besser, wie ich mit so einem alten Wagen umgehen kann als Du". ... Und dann habe ich das, das Ding, gefahren mit dem Gefühl, wie Sie eben gesagt haben. Angeschissen zu sein, mit so einer alten Gurke durch die Gegend zu fahren.

Therapeut:
Ja, aber Sie haben es selber ...

Patient:
Ja, das habe ich so gesagt. Verstehen Sie? ...

Therapeut:
Ja, aber vielleicht war es so, Sie haben es sich so gewünscht, dass Sie wieder der Angeschissene sind?

Patient:
Ach, was! Ach, das ist ja witzig, nee, das habe ich mir eigentlich nicht gewünscht ...

Therapeut:
(Korrigiert seine etwas zu direkte auf eine unbewusste Intention des Patienten abgestellte Intervention): Nee, so direkt glaube ich das auch nicht, aber es fühlt sich ja fast so an, ja? Also, Sie opfern sich und begründen das Ihrer Frau auch noch gegenüber. Die Begründung kann man auch nachvollziehen. Aber dann haben Sie das Gefühl, Sie sind der Angeschissene.

Patient:
Da passt was nicht, nee?

Therapeut:
Doch das passt genau.

Patient:
Verstehe ich nicht.

Therapeut:
Also, es passt in dies Muster wieder rein ...

Patient:
Ja, ja in das Muster passt das, aber das ... das ist doch irgendwo. Da ist doch was nicht in Ordnung!

Therapeut:
Ja, intellektuell vielleicht nicht, aber es ist doch zunächst ein Gefühl, was offensichtlich sich immer wieder seine Situationen sucht, ja? Ein sehr starkes Gefühl. So hatten wir es ja auch letztes Mal versucht ...

Patient:
Ja, ja ...

Therapeut:
Zu erklären.

Patient:
Also, ich denke, es gibt da bestimmt, bestimmt x Beispiele dafür, nee, was ich eben so gesagt habe. Das kommt mir so bekannt vor, das Gefühl da. Und das Muster, das ist so. Aber das geht nur so, wenn ich so detailliert nach irgendwas suche, verbohrt, dann kriege ich das nicht hin ...

Therapeut:
Also, nein! ...

Patient:
Aus dem Berufsbereich kommt mir das so bekannt vor, so wie ... so wenn in einer Abteilung etwas total verschlampt ist, und es wird einer gesucht, der es wieder in Ordnung bringt, dann sage ich oft: „Ach ja, das mache ich schon. Dann gehe ich da rein und so. Wir tauschen damit. Ich kriege das schon auf die Reihe". Mach dann auch so weiter und dann übernehme ich das und denke so ... und hinterher ärgere ich mich darüber und fühle mich hinterher als Angeschissener, statt vorher zu sagen ...

Therapeut:
Also, Sie nehmen freiwillig jemandem eine schwierige Sache ab und ...

Patient:
Ja, ja.

Therapeut:
Ach, und dann danach?

Patient:
Sage ich mir: „Das könntest du viel einfacher haben".

Therapeut:
Und Sie haben Ihren Bereich gut aufgebaut, oder?

Patient:
Ja, ja so ungefähr, so in der Art.

Therapeut:
Aber das ist ja fast dann so, als könnten Sie sich nicht wohl fühlen, wenn Sie dann mal sozusagen Ihren Erfolg auch genießen könnten oder die Ernte einfahren könnten, wenn Sie Ihren Bereich gut geführt haben, also?

Patient:
Ja, ja ...

Bisheriger Gesprächsverlauf im mittleren Drittel der Stunde

Im mittleren Drittel der Stunde wird der thematische Fokus durch weitere dem Patienten einfallende Beispiele verdichtet. Dabei wird das Irrationale an den entsprechenden Gefühlen verdeutlicht, wobei weniger dessen intellektuelles Verständnis im Vordergrund stehen darf, sondern die Dynamik der sich immer wieder durchsetzenden Gefühle, die sich ihre „passenden" Situationen suchen.

Danach greift der Therapeut noch einmal auf einen dazu passenden und sehr bedeutsamen Konflikt aus der unmittelbaren Gegenwart zurück.

Therapeut:
Irgendwie hat das alles Ähnlichkeit miteinander, wie das so abläuft ... (zögernd) Ja, und ich war ja eigentlich von diesem Beispiel mit Ihrer Tochter auch noch nicht so ganz losgekommen, weil mich das auch sehr berührt hatte. Weil das ja traurig wäre, wenn, Sie haben ja jetzt geschildert, beim letzten Mal, dass sie Ihnen doch ganz nett irgendwie geschrieben hatte, nicht? ... (Bezug auf die Vorstunde!)

Patient:
Einen Brief hat sie mir geschrieben. Einen richtigen langen. Einen richtigen Brief.

Therapeut:
Ja ?!

Patient:
Ja, das war toll. Ja, habe ich überhaupt noch nicht gehabt von ihr. – Tja.

Therapeut:
Das hätten Sie ja beinahe gestört. Aber Sie wollten doch dann auch wieder irgendwie so, na vorwurfsvoll reagieren ...

Patient:
Ja, mit dem Telefon. (Pat. trägt die Telefonkosten für seine studierende Tochter, die ihn aber nie anruft!)

Therapeut:
Und dann hätten Sie sicherlich auf lange Zeit hinaus diesen Brief nicht bekommen, ja?

Patient:
Das ist richtig. Ja, so wird es wohl sein. Nur aber, es wäre ja eigentlich ...

Therapeut:
Ja, jetzt sagen Sie es!

Patient:
Es wäre ja eigentlich rechtens gewesen, ihr diesen Vorwurf zu machen. Verstehen Sie das. Das ist es doch. Ja, das ist rechtens, und Recht, und weiß ich nicht, aber, aber es stimmt. Sie sagen genau, es ist richtig so. Ich habe mich da zurückgehalten und habe dann zwar so erwähnt, dass es unglücklich gelaufen ist.
(Anmerkung: Es handelt sich um die oben erwähnte Situation an der roten Verkehrsampel, an der der Patient seine Tochter getroffen hatte, den Impuls hatte, sie ins Café einzuladen, dann aber gezögert hatte, sich dann plötzlich abgelehnt gefühlt hatte und dann gekränkt war. Mit „unglücklich gelaufen" konnte er jetzt sein Bedauern ausdrücken und vermied seine bis dahin für ihn so typische vorwurfsvolle Ansprache.)
Und was ist dabei rausgekommen? Tatsächlich, sie hat mir einmal eine Postkarte aus ... hat sie mir von der Demo eine Postkarte geschickt, eine Ansichtskarte. Also es ist Kommunikation ins Rollen gekommen, in der Tat.

Therapeut:
Also dadurch, dass Sie einmal so aufgepasst haben, wie Sie eigentlich fast wieder reagiert hätten, und haben sich klar gemacht, ach, das wäre das alte Muster gewesen ...

Patient:
Richtig, ja,

Therapeut:
Und es wäre ja im Grunde genommen, in Anführungsstrichen „schön" gewesen. Sie hätten dann die endgültige Bestätigung, also dass die Welt und Ihre Tochter undankbar sind, ja? Also, ich sag es mal etwas ... deutlich ...

Patient:
Ja, ja ...

Therapeut:
Es wäre doch sehr traurig gewesen, weil die Ihnen doch zunehmend weiter entglitten wäre, ja?

Patient:
Tja. – Aber da werde ich mal darüber nachdenken noch, länger, über diese Muster. Und dies muss ich mir einfach mal, weiß ich nicht, vielleicht ist das auch ganz wichtig, dass ich mir die mal aufschreibe. Wie oft mir die schon untergekommen sind, diese gleichen Muster. Was zu erbringen und dann, das zu machen und dann zu fühlen, man ist angeschissen, obwohl man es selber war. Und ich selber daran schuld bin, weil ich das selber so in die Hand genommen habe.

Therapeut:
Das wirkt ja fast so, als würden Sie dann sehr häufig, wie von ungefähr so in eine Situation kommen, wo Sie nachher dann der Angeschissene sind, ja, sich angeschissen fühlen. Also dieses vertraute Gefühl kommt dann immer wieder in Ihnen hoch?

Patient:
Hmm ...

Therapeut:
Mir scheint aber, Sie haben bei dem Gespräch mit Ihrer Tochter den entscheidenden Kick anders gedreht. Sie haben ja gesagt: „Es ist unglücklich gelaufen an der Ampel". Ja?

Patient:
Ja, jetzt gebe ich Ihnen den Ball mal zurück. Den Tip haben Sie mir gegeben. (Anmerkung: Hierbei handelte es sich natürlich nicht um einen „Tip" im Sinne eines Verhaltensvorschlages. Vielmehr hatten wir in der betreffenden Stunde ausarbeiten können, dass das vertraute Gefühl des „Angeschissenseins" dem Patienten zunächst den Zugang zu seiner großen Traurigkeit verbaut hatte. Er fühlte sich sehr unglücklich, dass die Tochter nichts mehr von ihm wissen wollte und jedes Gespräch mit Missverständnissen endete. Er hatte dabei auch begriffen, dass „beleidigter Rückzug" eine Beziehung unterbricht, eine bedauernde Anmerkung „unglücklich gelaufen" aber ein Beziehungsangebot darstellt. Sehr betroffen hatte er dabei festgestellt, wieviel er sich in seinem Leben bis dahin über dieses alte Muster „zerstört" hatte, wie unglücklich er mit sich selbst war!)

Therapeut:
Ach so? So haben Sie das in Erinnerung ... ein Trick? – Ich selber erinnere mich, dass Sie doch in der letzten Stunde an Ihr eigenes „Unglücklichsein" herangekommen sind, dass Sie über sich selbst unglücklich waren – wie alles immer so läuft – gelaufen ist.

Patient:
(sichtlich betroffen) Ja, ja ...

Therapeut:
Mit der Formulierung „unglücklich gelaufen" haben Sie doch auch Ihr eigenes Unglücklichsein angesprochen, und ... es ist ja wohl bei Ihrer Tochter irgendwie angekommen ...

Patient:
Stimmt, so ist es ...

Therapeut:
Ja ... sehen Sie es so?

Patient:
Ja, bisher war ich dann immer so sprachlos in einer solchen Situation oder so. Man wird immer ruhiger, und dann weiß ich, Scheiße, jetzt hast du wieder irgendwas kaputt gehauen damit. Das kenne ich selber so. Und diesmal ist das, das war so, nee, das kam angenehm. Das wusste ich. Das, das war mir nicht mal so, dass ich gedacht habe, jetzt hast du aber nicht gesagt, das musst du unbedingt noch, sondern, das, das war erledigt. Das war gut. Und das beschäftigt mich seitdem auch nicht mehr so. Also, ich habe jetzt nicht im Kopfe, dass ich jetzt denke, das mit dem Telefon (Anmerkung: Patient zahlt Telefonkosten/Tochter ruft nicht an!), sie hat damals, das ist weg. Obwohl ...

Therapeut:
Haben Sie das abgeschlossen?

Patient:
Ja, das ist wirklich abgeschlossen, obwohl wir ja damals. Sie hat ja nicht angerufen. Sie hat zuerst bei meiner Verflossenen angerufen. Und eigentlich müsste ich mich da immer noch darüber ärgern. Nee, das, das tue ich echt nicht mehr. Das ist, das ist wirklich abgeschlossen.

Therapeut:
Ich denke, wenn Sie sagen: „Das war ja auch unglücklich", dann geben Sie ja auch zu bedenken, dass Sie es bedauern, ja? Und, dass Sie es schade finden, oder?

Patient:
Darüber, ja, natürlich.

Therapeut:
Und dass Ihnen an ihr gelegen ist, ja? – Tja, und jetzt schreibt sie Ihnen von der Demo.

Patient:
Tja.

Therapeut:
Na, Sie hatten doch berichtet, dass sie doch da so auch von ihren Gefühlen so indirekt geschrieben hat, nicht? Wie sie sich da fühlt. Und dass sie sich da wohl fühlt und dass das für sie auch Nähe bedeutet mit Kommilitonen, und. Da teilt sie Ihnen doch sehr viel mehr mit als sie Ihnen früher mitgeteilt hat? Oder sie fängt an damit, ja?

Patient:
Ja, das stimmt, das stimmt. Ja.

Therapeut:
Ja?

Patient:
Naja. Ich ja auch. Ich ja auch. Ich hab ihr ja auch wieder geantwortet.

Therapeut:
Ja, richtig.

Patient:
Das ist auch klar, das ist auch gut so. Ja, ja.

Therapeut:
Und, sind Sie ein bisschen stolz auf sich?

Patient:
Auf mich? Weiß ich nicht, kann ich nicht sagen.

Therapeut:
Na, bei Ihnen hat sich das doch dann ganz gut gewendet, so, ja? Sie haben das anders in die Hand genommen als früher, hmm?

Patient:
Ja, offensichtlich wirklich. Das ist zumindest. Das ist es, was gelaufen. Ja, das stimmt. Positiv gelaufen, auch ja. Und da kann ich auch zufrieden sein, wie das mit meinem Sohn läuft, da kann ich auch zufrieden sein. Da, zu meinen Kindern habe ich da wirklich ein Verhältnis, was, was in Ordnung ist.

Therapeut:
Aber das konnte man von dem Verhältnis zwischen Ihnen und Ihrer Tochter noch nicht so lange sagen?

Patient:
Nee, eigentlich nicht.

Therapeut:
Das ist sehr frisch, ja?

Patient:
Ja, das stimmt. Das ist richtig.

Therapeut:
Ja, wir müssen heute schließen.

Bisheriger Gesprächsverlauf im letzten Drittel der Stunde

Das letzte Drittel der Stunde verdichtet die Thematik durch den Rückgriff auf das Thema der vorangegangenen Stunde.

Dabei wird insbesondere auf die innerseelischen Gefühlsabläufe fokussiert, aber auch auf Gefühle, zu denen der Patient gerade neu Zugang gewonnen hat und die ggf. drohen, wieder verschüttet zu werden. Erst danach (wenn auch gleichrangig!) wird dann auf die durch die innerpsychischen Prozesse strukturierte Beziehungsebene fokussiert.

Die positiven Veränderungen des Patienten werden hervorgehoben und bestätigt, insbesondere, wenn es ihm gelungen ist, ein inneres Thema zum Abschluss zu bringen. Dies ist in der Regel nicht in jeder Stunde möglich/sinnvoll, sondern steht oft am Ende einer Stundensequenz, in der eine innere Thematik abgeschlossen werden konnte.

Seine zentrale innere Thematik wurde dem Patienten deutlich und zunehmend besser in der Behandlung bearbeitbar: Das Bild des „Betrogenen" (innere Formel!) komplettierte sich: Er war eben der Betrogene, der zurecht sauer ist, der immer „nölig" unzufrieden sein musste, der zwar vordergründig schnell „Ja" sagt, dann aber immer ein „aber" hinterhersetzt. Und das Wichtigste war: Es wurde ihm deutlich, dass diese nachtragende Grundhaltung gar nichts mit den aktuellen Personen zu tun hatte, sondern ein inneres Muster war, das er aus der Vergangenheit mitgebracht hatte: Anlässlich des ersten Urlaubs mit seiner neuen Freundin, die er ein halbes Jahr nach der Trennung kennengelernt hatte, fiel ihm auf, dass er – obwohl alles „eigentlich" wunderschön war – in Gedanken oft „woanders" war: Ständig beschäftigte er sich mit seiner Ex-Frau, führte rechthaberische Dialoge mit ihr, ähnlich wie es auch in der zitierten Stunde abgelaufen war. Wir konnten schließlich erarbeiten, dass dieses innere Grollen und Hadern wenig mit seinen jeweils aktuellen Beziehungspartnern zu tun hatte, sondern ein altes Muster war, nach dem er unbewusst jede Beziehung zu gestalten trachtete. Betroffen und zugleich befriedigt stellte er fest: „Wir kommen ans Eingemachte!"

Dieses Gefühl verstärkte sich noch, als ich ihn dann auf dasselbe, auch im Verhältnis zu seinem Therapeuten, auftretende Beziehungsmuster aufmerksam machte: Seine regelmäßigen Nachfragen, wie ich denn über eine Gruppentherapie dächte und wann diese beginnen könnte. (Auf der Arbeitsbündnis-Ebene bestanden klare Abmachungen: Wir machen eine Einzelbehandlung; man kann nicht beides auf einmal machen; wir haben uns für eine der beiden Möglichkeiten entschieden!) Ich konfrontierte ihn mit dem Gefühl, das er durch seine Nachfragen bei mir immer wieder auslöste: Eigentlich wäre er unzufrieden mit mir, würde bei mir nicht „das Richtige" gefunden haben, sich nicht so ganz Zuhause fühlen? Der Patient war sehr betroffen. Er hatte auf der einen Seite eine durchaus wohlwollende Haltung meinerseits gespürt; „dazwischen schiebt sich aber immer ein anderes Gefühl, fast automatisch: so ein „ja, aber ... es ist wie bei uns zu Hause früher: äußerlich war alles richtig, aber irgend etwas hat mir gefehlt, richtig zu Hause habe ich mich nicht gefühlt." Innere Bindungen hatten in seiner Familie – das wurde ihm jetzt deutlich – hauptsächlich über ständige Auseinandersetzungen darüber bestanden, was richtig und falsch ist, wem was zusteht, wer was erbt etc. Erschrocken stellte er fest: „Wenn diese Streitereien nicht gewesen wären, hätte ich kaum eine Erinnerung an die Familie. Ich kenne überhaupt die sonstige Geschichte der Familie nicht!" Dies war etwa in der 45. Stunde, und er verfiel danach in eine tiefe Traurigkeit („Es heult in mir!"). „Es war gut, dass Sie das angesprochen haben, was da zwischen uns stand! Bei meinem Vater konnte ich das nie, auch wenn ich da immer zu meinem gequälten „ja, aber" angehoben habe".

Weitere Behandlungsschwerpunkte

Die weitere Behandlung war durch zwei vordergründig nicht zueinander passende Themen gekennzeichnet: Einmal die vertiefte Auseinandersetzung mit seiner Ursprungsfamilie, insbesondere dem Vater; der fehlende innere Halt in dieser Familie fiel ihm auf, seine durchgehende Ängstlichkeit als Heranwachsender, bis er dann ähnlich cholerisch-unduldsam wurde wie sein Vater – ganz erschrocken stellte er dies fest. Neben diesem biographischen Rückbezug, der sich auch noch einmal in der Übertragungskonstellation zum Therapeuten verstärkt hatte, traten dann aber die aktuellen Konflikte mit seiner neuen Freundin mit in den Vordergrund. Unbewusst suchte er wiederum ein ähnliches Beziehungsmuster wie in seiner Ehe zu konstellieren. Als dies bei der Freundin „nicht ankam", nahm er, ohne es zu bemerken, zu den oben geschilderten inneren Dialogen mit seiner Ehefrau Zuflucht, um sich dieses Muster zu erhalten. Bevor es zu einem nachhaltigen Konflikt und möglicherweise zu einer raschen Trennung gekommen wäre, war dann aber glücklicherweise die zentrale Konfliktthematik des Patienten so weit bearbeitet, dass er das oben geschilderte alte Beziehungsmuster nicht mehr in seine neue Beziehung hineintragen musste. „Es geht auch anders!", stellte er ganz überrascht fest. ◄

Neue Partnerbeziehungen während einer psychotherapeutischen Behandlung

Damit wird ein wesentliches Moment der dynamischen Psychotherapie deutlich: Während der Behandlung entstehende „Außenbeziehungen" werden nicht als „störender Nebenkriegsschauplatz" betrachtet, der möglicherweise von der eigentlichen therapeutischen Beziehung nur ablenkt; vielmehr wird eine neue Partnerschaft mit ihren Chancen als durchaus förderlich für die Entwicklung eines Menschen angesehen – es sei denn, sie sei im hohen Maße pathologisch! Demzufolge erlebt der Therapeut sich nicht in Konkurrenz mit diesem neuen Partner, sondern konfrontiert den Patienten möglichst frühzeitig mit ungünstigen Beziehungsmustern, die eine beginnende Freundschaft nachhaltig gefährden können.

Hierzu gehören insbesondere informativ-konfrontative Hinweise und Fragen wie z. B.: „Meinen Sie denn, dass eine selbständige Frau das gerne hat?"

(über ihren Kopf hinweg Entscheidungen treffen), oder: „Ist es nicht das gute Recht, dass ein Partner zunächst einmal seine eigenen Vorstellungen hat – bevor man dann vielleicht einen Kompromiss findet?"

Die neue Partnerbeziehung ist während einer psychotherapeutischen Behandlung ein durchaus nicht seltenes Thema, wird aber in der Literatur relativ stiefmütterlich behandelt. Darum sollen an dieser Stelle noch einmal wichtige Grundhaltungen des Therapeuten in einer solchen Situation zusammengestellt werden. Grundregel ist wie in allen psychotherapeutischen Behandlungen: Psychotherapeuten klären und überlassen dem Patienten die Entscheidung.

Wenn der Patient während einer Psychotherapie eine neue Partnerbeziehung eingeht

1. Frage: Wie erlebt der Therapeut eine neue Partnerbeziehung seines Patienten: Störend und als Konkurrenz? Zurückhaltend und mit Skepsis? Oder als mögliche Bereicherung für den Patienten, aber auch für die Entwicklung des therapeutischen Prozesses?
2. Frage: Bringt der Therapeut einer neuen Partnerbeziehung seines Patienten vornehmlich deshalb ein besonderes Interesse entgegen, weil er im Rahmen der sich neu konstellierenden Beziehung innerpsychische Veränderungen seines Patienten überprüfen kann? Die Partnerschaft während der Therapie als Diagnostikum oder Belastungsprobe?
3. Frage: Erlebt der Therapeut diese Partnerschaft auch als etwas in sich Erfreuliches und Wertvolles? Eine der neuen Partnerschaft zunächst einmal wohlwollend gegenüberstehende Haltung erlaubt dem Therapeuten, mit den unvermeidlichen ersten Krisen einer neuen Beziehung ganz anders umzugehen. Der Therapeut wird eher bereit sein, seinen auf intrapsychische Konflikte zentrierten Fokus auch gleichrangig auf aktuelle psychosoziale Konflikte hin auszuweiten.
4. Frage: Ist der Therapeut dafür hinreichend gerüstet? Versteht er z. B. zu unterscheiden zwischen Realkonflikten und neurotischen Konflikten? Ist er in der Lage zu einer passageren Identifikation mit beiden Partnern, auch mit dem „unbekannten Dritten"? Dies setzt auch für den ansonsten im Einzelsetting Tätigen eine Offenheit für interpersonelles und systemisches Denken voraus, aber auch hinreichende Erfahrung in unterschiedlichsten Lebenskonstellationen.

Fortsetzung des Beispiels: Weiterer Behandlungsverlauf

▶ Wir kehren noch einmal zu unserem Patienten zurück und kommen zum weiteren Behandlungsverlauf: Dieser war zunächst durch eine trauernde Auseinandersetzung mit der „Heimatlosigkeit" in seiner Ursprungsfamilie gekennzeichnet, in der er sich um ein „Zuhause" betrogen fühlte. Vor diesem Hintergrund ließ sich dann seine innere Formel „Ich bin betrogen" an wechselnden psychosozialen Konflikten in seiner aktuellen Situation bearbeiten. Der Patient wurde jetzt zunehmend sensibler für seine unbewussten Arrangements, in denen er es immer wieder erreichte, dass er am Schluss der Zukurzgekommene und „Beschissene" war. Ähnliche Konflikte an seinem neuen Arbeitsplatz wurden jetzt für ihn rascher erkennbar: Er hatte bereitwillig die Arbeit aus dem Funktionsbereich eines Kollegen übernommen; dieser glänzte dann aber mit seinen Ergebnissen. Die Beziehung zu seinen Kindern gestaltete sich zunehmend väterlicher und nicht mehr nach der ursprünglichen rechthaberischen oralen Erwartungshaltung („Es steht mir zu!"). Schließlich konnte er sogar anlässlich der Scheidung seine „Ex-Frau" gelassener sehen; sie war nicht mehr nur die Person, die ihn „beschissen" hatte und ihm auch noch eine Erklärung dafür vorenthielt.

In den Auseinandersetzungen mit seiner Freundin entdeckte er zunehmend abgelehnte Anteile seines Vaters in sich; insbesondere seine Rechthaberei und „Unfehlbarkeit", die keinerlei Diskussion zuließ! Er war sehr betroffen, konnte dann aber auch eine tiefe Unsicherheit und Selbstwertzweifel als Hintergrund dieses nach außen hin sehr dominierenden Auftretens erkennen. Auch hier wurde in den einzelnen Sitzungen mit der Technik der „Gefühlsverbreiterung" gearbeitet; d. h., von ihm bei konflikthaften Auseinandersetzungen wahrgenommene Gefühle wurden im Hinblick auf weitere, zunächst nicht voll zugängliche Gefühlsnuancen, widersprüchliche „Gegengefühle" etc. hinterfragt.

Gegenüber dem Therapeuten konnte er äußern, dass er doch auch Glück gehabt habe, ihn als Gesprächspartner gewonnen zu haben (die alten Zweifel, ob die Therapie und der Therapeut das Richtige sein würden, waren gewichen). Ganz anders als bei seinem Vater, mit dem er nie habe richtig reden können, bei dem er nur Befehlsempfänger gewesen sei! Er fand dann aber auch Bedauern seinem Vater gegenüber, der letztlich ein doch sehr einsamer Mensch gewesen sei. Er war im Rückblick noch einmal betroffen über den Tod des Vaters. Dieser war in seinen letzten Jahren nach einem schweren apoplektischen Insult (jahrelang unbehandelter Hypertonus!) zu einem Gespräch nicht mehr fähig gewesen und letztlich sehr einsam gestorben. Er versetzte sich ganz in den Vater hinein und betrauerte dessen einsames Sterben – Jahre nach dessen Tod, den er seinerzeit sehr gleichmütig aufgenommen hatte. Der Empathiegewinn des Patienten wird deutlich! Es war ihm erstmals möglich, eigene Anteile des Vaters in sich selbst zu sehen und sich damit auseinanderzusetzen.

Diese Entwicklung ging einher mit einem Zuwachs an reifer Väterlichkeit: Er konnte erstmals ermessen, wie wichtig für den heranwachsenden Sohn eine gemeinsame Bergtour war, und wurde für die Tochter zum Gesprächspartner über sie bewegende neue Erfahrungen an ihrem Studienort. Mit der Freundin konnte er schließlich ein Jahr später eine gemeinsame Wohnung beziehen, ohne immer die Frage stellen zu müssen: „Wer ist denn hier der Herr im Haus?" Und er begann zu akzeptieren, dass Kompromisse in einer Partnerschaft kein Zeichen von Schwäche, sondern vielleicht auch von Stärke sein können.

Die letzten, über ein gutes halbes Jahr gestreckten 10 Stunden dienten dann eher der Begleitung dieser Entwicklung.

Resümee zum Behandlungsende

Und die Symptomatik des Patienten? Die depressive Störung, die den Patienten in die Behandlung geführt hatte, hatte sich nach etwa einem Jahr aufgelöst. Plötzlich hatte er auch bemerkt, dass er seine phobischen Symptome verloren hatte – „Ich kann wieder überall hingehen!" Sein Blutdruck hatte sich – inzwischen ohne medikamentöse Behandlungsnotwendigkeit – am oberen Rand der Norm eingespielt.

Bei Abschluss der Behandlung hatte er das Gefühl, noch einmal ein neues Leben anfangen zu dürfen; er habe eben Glück gehabt, sowohl mit seinem Therapeuten als auch mit seiner Freundin. Dabei war er sich im Rückblick bewusst, dass er mit seinem ursprünglichen Verhalten in beiden Fällen die Entwicklung einer guten Beziehung auf der einen Seite schwer gemacht hatte. Andererseits wurde die Bearbeitung dieser Beziehungskonflikte erst durch die Inszenierungen innerhalb und außerhalb der therapeutischen Situation möglich. ◀

Besonderheiten des therapeutischen Dialogs bei der dynamischen Psychotherapie

Unter Berücksichtigung dieses Fallbeispiels und des Klartext-Transkripts lassen sich die Besonderheiten des therapeutischen Dialogs, insbesondere im Vergleich zur analytischen Psychotherapie, noch einmal hervorheben: Das Gespräch hat deutlich mehr dialogischen Charakter und insgesamt eine höhere Sprechfrequenz. Der Patient spricht etwa doppelt soviel wie in der analytischen Psychotherapie, der Therapeut fast dreimal so häufig (Dührssen et al. 1974). Die angesprochenen Themen bewegen sich weitaus mehr in der Gegenwart und berühren auf den ersten Blick hin alltägliche Konflikte – allerdings unter Rückbezug auf die Biographie und persönlichkeitstypische Reaktionsmuster sowie „repetitive" Beziehungskonflikte, die sich als roter Faden durch die Lebensgeschichte ziehen. Dabei stellt auch die Gestaltung der Beziehung zwischen Patient und Therapeut einen wesentlichen Fokus der therapeutischen Arbeit dar.

3.4
Indikation und Kontraindikation

Grundsätzlich kommt eine dynamische Psychotherapie bei allen psychischen Erkrankungen in Frage, deren Entstehung einen psychodynamischen Hintergrund haben oder deren Verlauf durch psychodynamische Faktoren mitbestimmt wird. Da sich die jeweilige therapeutische Vorgehensweise sehr an die psychische und soziale Gesamtsituation des Patienten anpassen kann, gibt es keine Kontraindikation im engeren Sinne. Allerdings kann in bestimmten Fällen die Indikation einer dynamischen Psychotherapie unzweckmäßig sein, insbesondere dann, wenn der zentrale, dem Krankheitsbild zugrunde liegende pathogene Hintergrund eher in einem anderen Setting bearbeitbar erscheint, z. B. im Gruppensetting oder im Rahmen einer analytischen Psychotherapie. Darum sollen im folgenden noch einmal insbesondere diese beiden alternativen Indikationsbereiche erörtert werden.

Bezüglich einer Alternativindikation einer analytischen Psychotherapie ist dabei folgendes festzustellen:

> ! Mit einigen wichtigen Ausnahmen deckt eine dynamische Psychotherapie fast das gesamte Indikationsspektrum einer analytischen Psychotherapie ab. Dies konnte inzwischen auch empirisch belegt werden. Da die dynamische Psychotherapie im Vergleich zu einer analytischen Psychotherapie in der Regel deutlich weniger aufwendig ist, muss demzufolge immer dann, wenn die ökonomische Seite einer Behandlung auch eine Rolle spielt, das eher aufwendige Verfahren begründet werden.

Der dynamischen Psychotherapie ist damit insbesondere dann der Vorzug zu geben, wenn

> eine analytische Psychotherapie zur Erreichung vergleichbarer Zielsetzungen nicht nötig ist. Das betrifft insbesondere Störungen, bei denen die Behandlung des „Gegenwarts-Unbewussten" ganz im Vordergrund steht, bei welchen, wenn auch mit biographischem Rückbezug überwiegend auf gegenwärtige (pathologische) Kompromissbildungen des Patienten fokussiert werden kann.

Selbstverständlich haben diese Kompromissbildungen immer ihre infantile Vorentwicklung, so wie diese auch bei jedem Gesunden festzustellen ist. Diese Tatsache allein würde aber noch nicht die Indikation einer analytischen Psychotherapie begründen. Vielmehr muss für diese Indikation plausibel aufgewiesen werden, dass die entsprechenden infantilen Wurzeln der jetzt gegenwärtigen Kompromissbildungen noch so virulent sind, dass eine erfolgreiche Bearbeitung der aktuellen pathogenen Kompromissbildungen und Beziehungsmuster (und nur auf die kommt es an!) nur in einem regressiven Behandlungssetting möglich ist. Nach unserem Eindruck werden hier häufig die Möglichkeiten einer dynamischen Psychotherapie unterschätzt und die ausschließliche Indikation einer analytischen Psychotherapie mit dem Vorhandensein schwerer infantiler Traumatisierungen begründet. Selbstverständlich kann dann eine analytische Psychotherapie durchaus erfolgreich sein; es fragt sich nur, ob der entsprechende Aufwand in jedem Fall nötig ist.

Dieses Vorurteil auf seiten mancher Psychoanalytiker ist aus unserer Sicht im folgenden Missverständnis begründet: Bei einem im erwachsenen Leben erkrankten Patienten kommt es auf die erfolgreiche Bearbeitung der gegenwärtigen (pathologischen) Kompromissbildungen und Beziehungsmuster des Patienten an, da diese für seine derzeitige Erkrankung verantwortlich sind. Eine Bearbeitung der infantilen Determinanten dieser Entwicklung lässt sich nicht mit der nurmehr anamnestisch schwer erfassbaren Schwere frühkindlicher Traumatisierungen begründen. Vielmehr muss aufgewiesen werden, dass ohne deren Bearbeitung in einem regressiven Prozess die gegenwärtige Pathologie nicht hinreichend zu verändern ist.

Wie es sich in der Berliner Psychotherapiestudie (Rudolf 1991) gezeigt hat, erfolgt in der Praxis die Indikation für eine dynamische Psychotherapie allerdings meist bei Patienten mit einer ungünstigeren psychosozialen Gesamtsituation. Die entsprechenden Patienten haben eine schlechtere berufliche Qualifikation und sind häufiger sozial desintegriert. Psychotherapeutische Ansätze, die insbesondere die gegenwärtigen psychosozialen Probleme von Patienten berücksichtigen, scheinen hier gegenüber einer analytischen Psychotherapie im Vorteil zu sein. Jedenfalls sind die entsprechenden Behandlungsergebnisse durchaus zufriedenstellend.

Eine wichtige Voraussetzung für die erfolgreiche Durchführung einer dynamischen Psychotherapie hängt allerdings mit ihrer gegenüber der analytischen Psychotherapie niedrigeren Behandlungsfrequenz zusammen: Die Patienten müssen zumindest nach der Initialphase fähig sein – sei es auch unter Assistenz des Therapeuten – den „roten Faden" zwischen den einzelnen Behandlungsstunden zu behalten. Zwar wird in der Regel die einzelne Stunde mit einem aktuellen Ereignis begonnen, auch wird zu Beginn einer Behandlung der Therapeut hier versuchen, Beziehungen zu früheren Themen herzustellen. Zumindest im fortgeschrittenen Behandlungsverlauf muss der Patient aber in der Lage sein, den Faden auch selber wieder aufzugreifen. Selbstverständlich ist dies auch ein Lernprozess in der Therapie selbst. Er soll dem Patienten dazu verhelfen, einen Zugang zu seinen eigenen inneren Erlebens- und Reaktionsmustern zu bekommen und damit auch die Gesetzmäßigkeit seines eigenen Geworden-Seins zu verstehen. Soweit dies auch längere Zeit nach Behandlungsbeginn noch nicht möglich ist, muss die Indikation noch einmal überdacht werden. Liegt die Ursache eher in der Fülle des zutage tretenden Materials und sind die sonstigen Voraussetzungen erfüllt, wäre hier wahrscheinlich eher ein frequenteres Vorgehen im Rahmen einer analytischen Psychotherapie indiziert. In Einzelfällen ist es allerdings auch möglich, dass der Patient aufgrund einer strukturellen Schwäche keinen inneren Bezug zwischen den einzelnen Stunden herstellen kann. Sollte sich herausstellen, dass er eher auf Dauer auf eine hilfreiche Außenstrukturierung angewiesen ist, so ist das therapeutische Vorgehen zu ändern. In solchen Fällen kommt ggf. eine unspezifische psychiatrische Therapie oder eine sozialpsychiatrische Betreuung in Frage.

Auch wenn der breite Anwendungsbereich der dynamischen Psychotherapie, insbesondere auch gegenüber der analytischen Psychotherapie, noch einmal hervorgehoben worden ist, so hat doch die letztere ein bestimmtes Indikationsspektrum: Immer dann, wenn pathogen wichtige Erlebnisformen des Patienten nur in einem regressiven Prozess (Couch) und im Rahmen regelmäßiger Sitzungen bearbeitet werden können, ist eine analytische Psychotherapie indiziert. Allerdings sollte dieser Entscheidung auch eine hinreichende differenzialindikatorische Erörterung vorausgehen. Schließlich muss bei bestehender Psychotherapiebedürftigkeit das aufwendigere Verfahren gegenüber dem unaufwendigeren begründet sein.

Da eine dynamische Psychotherapie in vielen Fällen als die ökonomischere Alternative zu den aufwendigeren analytischen Psychotherapien zu sehen ist, sollen im folgenden noch einmal die jeweiligen Charakteristika der beiden Verfahren gegenübergestellt werden. Wir benutzen dabei eine für unsere Zwecke nur wenig modifizierte Übersicht (Tabelle 3.1) von Dührssen (1972).

3.5 Evaluation

Die Wirksamkeit der dynamischen Psychotherapie ist inzwischen auch im Vergleich zu anderen Behandlungsverfahren eindeutig belegt. Im Rahmen der Berliner Psychotherapiestudie (Rudolf 1991; Rudolf et al. 1994) konnten in einem sehr aufwendigen und methodisch sehr anspruchsvollen Design nicht nur die Wirksamkeit des Verfahrens, sondern auch

Tabelle 3.1. Analytische Psychotherapie und dynamische Psychotherapie – eine Gegenüberstellung. (Mod. nach Dührssen 1972)

	Analytische Psychotherapie	Dynamische Psychotherapie
Therapeutische Instruktionen	Der Patient erhält Instruktionen hinsichtlich Traumarbeit, freiem Einfall und Grundregel.	Der Patient erhält keine umschriebenen Instruktionen über die Art, wie er seine Mitteilungen zu gestalten hat.
Therapeutische Abmachungen	Der Patient geht auf die entsprechenden Abmachungen ein und sichert zu, dass er sich nach bestem Vermögen um die Einhaltung dieser Verabredungen bemühen wird.	Der Patient braucht sich auf keine Regelungen, Abmachungen und Verabredungen einzustellen, die seine eigenen Mitteilungen angehen.
Frequenz	Es wird eine feste Zahl von wöchentlichen Behandlungsstunden abgemacht.	Frequenz und Zeitpunkt der Behandlungsstunden liegen nicht fest, sondern werden sehr variabel den Erfordernissen der Therapie angepasst.
Setting	Der Patient nimmt eine vom Therapeuten abgewandte Ruhelage ein.	Die Behandlung vollzieht sich im persönlichen Gegenüber.
Technisches Vorgehen	Der Therapeut stellt sich auf das nach bestimmten Regeln beigebrachte Material des Patienten ein. Er versteht, klärt, zeigt auf, interpretiert und assistiert beim Durcharbeiten.	Der Therapeut stellt sich zunächst auf das Material ein, das der Patient spontan berichtet, und regt dann im Patienten durch themenbestimmende oder klärende Fragen den weiteren Bericht über psychodynamisch wichtiges Erlebnismaterial an. Mit diesem – auf jeweilige neue Anregung – gewonnenen Material geht der Therapeut ebenfalls verstehend, klärend, aufzeigend, interpretierend und durcharbeitend um.
Deutungen	Das beigebrachte Material wird sowohl in der Realität wie in der Übertragung gedeutet.	Das beigebrachte Material wird sowohl in der Realität wie in der Übertragung gedeutet.
Umgang mit Regression	Die analytische Situation fördert sowohl regressive Tendenzen wie auch Berichte über Übertragungsgefühle.	Regressive Tendenzen werden durch die Situation nicht gefördert. Übertragungsgefühle werden selten spontan berichtet und müssen zu therapeutischen Zwecken vom Analytiker zur Sprache gebracht werden.
Risiken und Nachteile des Verfahrens	Risiken und Nachteile des Verfahrens, die sich unter bestimmten Bedingungen einstellen: a) Die Situation kann die Angsttoleranz des Patienten überfordern. b) Der Patient führt in der Analyse eine Art „Ersatzleben" und baut mit seinem Analytiker eine symbiotische Einheit auf. Durch zu viele Übertragungsdeutungen wird der Patient zu stark an die Person des Analytikers gebunden. Die Therapien verlängern sich unangemessen, bleiben aber trotzdem ergebnislos.	Risiken und Nachteile des Verfahrens, die sich unter bestimmten Bedingungen einstellen: a) Die Behandlung bleibt zu flach, und wichtige Erlebnisformen des Patienten werden nicht erfasst. b) Die Therapie wird zu dirigistisch. Der Patient bleibt auf Rat, Trost und Stütze durch den Therapeuten angewiesen.

wesentliche Ergebnisse über den Prozess der Indikationsentscheidung und den Behandlungsverlauf gewonnen werden.

> **!** Wie bereits angemerkt, wird in der Praxis die Indikation zu einer dynamischen Psychotherapie im Vergleich zur analytischen Psychotherapie deutlich häufiger bei Patienten mit einer ungünstigeren Prognose und einem relativ höheren (biographischen) Risikoindex (Dührssen u. Lieberz 1999) gestellt. Dem gegenüber scheint die analytische Psychotherapie deutlich häufiger bei Patienten mit geringerem Risikoindex und Angehörigen der höheren Bildungsschicht durchgeführt zu werden (Rüger u. Leibing 1999).

3.6
Perspektiven des Verfahrens

Breite Anwendbarkeit und nachgewiesene Wirksamkeit lassen die dynamische Psychotherapie als ein Verfahren der Zukunft erscheinen. In jedem Fall handelt es sich im Vergleich zur analytischen Psychotherapie um ein ökonomischeres Verfahren bei in vielen (nicht in allen!) Fällen vergleichbaren Behandlungsergebnissen.

3.7
Weiterbildungsmöglichkeiten

Die dynamische Psychotherapie ist im Rahmen der bisherigen Psychotherapie-Richtlinien als eine Unterform der tiefenpsychologisch fundierten Psychotherapie anerkannt. Demzufolge bestand auch im Rahmen der Psychotherapie-Vereinbarungen eine entsprechende Weiterbildungsverpflichtung der betreffenden Institute. Wie weit diese jeweils umgesetzt worden sind, kann an dieser Stelle nicht erörtert werden.

Mit dem neuen psychologischen Psychotherapeutengesetz und der damit verbundenen Umstrukturierung der Aus- und Weiterbildungsgänge wird es wahrscheinlich auch zu Weiterbildungseinrichtungen mit ausschließlicher tiefenpsychologisch fundierter (d. h. psychodynamischer) Orientierung kommen. In diesem Rahmen dürfte die dynamische Psychotherapie eine wichtige Rolle spielen. Die weitere Entwicklung der psychoanalytischen Institute wird zeigen, ob diese sich dann ausschließlich auf die Weiterbildung in analytischer Psychotherapie beschränken werden, oder ob sie sich auch weiterhin und mehr als bisher für die Weiterbildung in psychoanalytisch orientierten Verfahren und damit für die Breitenanwendung der Psychoanalyse zuständig und verantwortlich fühlen werden.

Im Rahmen der Facharztweiterbildung für Psychotherapeutische Medizin ist die dynamische Psychotherapie als eine Unterform der tiefenpsychologisch fundierten Psychotherapie ein fester Bestandteil des Curriculums.

WEITERFÜHRENDE LITERATUR

Dührssen A (1972) Analytische Therapie in Theorie, Praxis und Ergebnissen. Vandenhoeck & Ruprecht, Göttingen

Dührssen A (1988) Dynamische Psychotherapie. Springer, Berlin Heidelberg New York (2. Aufl. 1995. Vandenhoeck & Ruprecht, Göttingen)

Dührssen A (1986) Dynamische Psychotherapie, Psychoanalyse und analytische Gruppenpsychotherapie im Vergleich. Z Psychosom Med 32:161–180

Rudolf G (1974) Vergleich des analytischen Standardverfahrens mit der dynamischen Psychotherapie. Z Psychosom Med 20:12–18

Rudolf G (2002) Konfliktaufdeckende und strukturfördernde Zielsetzungen in der tiefenpsychologisch fundierten Psychotherapie. Z Psychosom Med Psychother 48:164–174

Rüger U (2002) Tiefenpsychologisch fundierte Psychotherapie. Z Psychosom Med Psychother 48:117–138

Interaktionelle Psychotherapie

H. Staats und U. Rüger

4.1 Einleitung und historische Entwicklung 83
4.2 Definition und Abgrenzung 85
4.3 Der therapeutische Prozess 85
4.3.1 Interventionsformen
 der psychoanalytisch-interaktionellen Methode 87
4.3.2 Risiken interaktionellen Vorgehens 88
4.4 Indikationen und Kontraindikationen 88
4.5 Evaluation 90
4.6 Perspektiven des Verfahrens 90
4.7 Weiterbildungsmöglichkeiten 90
Weiterführende Literatur 91

4.1
Einleitung und historische Entwicklung

Mit „interaktioneller Psychotherapie" ist in Deutschland in der Regel die von Heigl-Evers und Heigl (z. B. 1973) zunächst für die Anwendung in Gruppen entwickelte „psychoanalytisch-interaktionelle Methode" gemeint. Sie entstand in den 70er-Jahren als eine Antwort auf die Herausforderungen, die eine zunehmend weitere Verbreitung der Psychotherapie in der Krankenversorgung mit sich brachte. In psychosomatischen Kliniken wurden in größerer Zahl Patienten behandelt, bei denen Deutungen ihres Verhaltens in ihren Beziehungen zu anderen Menschen oder auch in der Beziehung zum Therapeuten nicht zu einer Verbesserung des Krankheitsbildes führten. Therapien mit diesen Patienten, deren Krankheiten später teilweise als „Ich-strukturelle Störungen" oder „Frühstörungen" benannt wurden, stellten die psychodynamische Praxis und Theorie vor eine neue Aufgabe. Über die Wiederaufnahme psychoanalytischer Traditionen, die sich früh mit der Behandlung von Patienten mit diesen Störungen befasst hatten (repräsentiert z. B. durch Ferenczi, Balint, Winnicott), die Integration neuer Erfahrungen und Theorien (z. B. aus der Sozialpsychologie und Entwicklungstheorie) und durch die Schaffung von Verbindungen zu anderen Therapieverfahren entstand eine Fülle neuer Konzepte und Vorstellungen. Diese Überlegungen wurden im Niedersächsischen Landeskrankenhaus Tiefenbrunn zu einem Verfahren weiterentwickelt, welches das „reine Gold der Psychoanalyse" (Freud 1918, S. 192) mit dem „Kupfer der direkten Suggestion" und anderen Einflüssen verband, um Patienten mit Ich-strukturellen Störungen wirksam helfen zu können. Einige die Entwicklung der psychoanalytisch-interaktionellen Methode prägende Vorstellungen und die mit ihnen verbundenen Veränderungen im Konzept der interaktionellen Therapie sollen hier skizziert werden.

> **Konzepte
> der psychoanalytisch-interaktionellen Methode**
>
> - Die topische Einteilung Freuds in bewusstes, vorbewusstes und unbewusstes Erleben,
> - die Analyse von handlungsleitenden Regeln und Normen, um Über-Ich-Pathologien bearbeiten zu können,
> - interpersonelles Lernen, das vom Therapeuten durch die Übernahme von Hilfs-Ich-Funktionen gefördert wird, um mangelhaft ausgebildete Ich-Funktionen, insbesondere die Affektwahrnehmung und Affektdifferenzierung, nachzuentwickeln,
> - das „Prinzip Antwort" als eine Sonderform der Übernahme von Hilfs-Ich-Funktionen und
> - antwortende Interventionen, die über ein Erleben von „Alterität" den Übergang von dyadischen auf triadische Beziehungsmuster fördern.

Die interaktionelle Psychotherapie versteht sich als ein psychoanalytisches Verfahren. In ihren ersten Konzeptualisierungen nimmt sie Bezug auf Freuds Konzepte einer „Topik" unbewusster, vorbewusster und bewusster Erlebensanteile. Dieser Einteilung folgend beschrieben – zunächst für die Arbeit mit Gruppen – Heigl-Evers und Heigl (1973) drei unterschiedliche therapeutische Vorgehensweisen. Die Beschäftigung mit unbewussten Inhalten wurde als ein im engeren Sinne „psychoanalytisches" Vorgehen konzeptualisiert. Das tiefenpsychologisch fundierte Vorgehen wurde vorbewussten Inhalten zugeordnet und die Auseinandersetzung mit bewussten Normen und Regeln und deren entwicklungsfördernden und hemmenden Folgen als „psychoanalytisch interaktionelle" Methode beschrieben.

Entwicklungsphasen der interaktionellen Methode

Betonung bewusster Konflikte

Die Betonung bewusster Konflikte in der interaktionellen Therapie geschah zunächst auf dem Hintergrund der Überlegung, dass Patienten mit Ich-strukturellen Störungen bereits durch ihre manifesten, bewussten Konflikte an den Grenzen ihrer Belastbarkeit stehen. In dieser Situation überfordere eine Beschäftigung mit unbewussten Konflikten die Fähigkeit dieser Patienten, mit dem, was in der Behandlung passiert, produktiv umzugehen. Hier schien – zumindest zu Beginn einer Psychotherapie – eine Arbeit an den bewussten Konflikten und an den Bewältigungsmöglichkeiten der Patienten erforderlich. Auf diese Weise können Grundlagen geschaffen werden, die es den Patienten ermöglichen, später auch ein Verständnis unbewusster Anteile innerer Konflikte für sich zu nutzen. Da die psychoanalytisch-interaktionelle Methode überwiegend in Gruppen angewandt wurde, stellte sie in dieser Konzeptualisierung eine Verbindung von sozialpsychologischen und psychoanalytischen Konzepten dar (z. B. Streeck 1980). In der therapeutischen Arbeit ging es um manifeste Regeln, „Normen", die das Verhalten der Gruppenteilnehmer leiteten. Therapeuten sprachen diese Regeln an und wirkten auf Veränderungen hin, um Pathologien im Bereich des Ich-Ideals und des Über-Ichs zu beeinflussen. In der therapeutischen Beziehung waren dann häufig Über-Ich-Übertragungen auf die Therapeuten zu bearbeiten (Heigl-Evers u. Heigl 1973, 1979; Heigl-Evers et al. 1976).

Auseinandersetzung mit der themenzentrierten Interaktion

Ein wichtiger Anstoß in dieser Entwicklungsphase der interaktionellen Methode war die Auseinandersetzung mit der „themenzentrierten Interaktion" (TZI) Ruth Cohns (1975). Cohn beschrieb ihr Verfahren als eine „Weiterentwicklung" der Psychoanalyse und stellte es in den 70er-Jahren im Niedersächsischen Landeskrankenhaus Tiefenbrunn bei Göttingen vor. Sowohl über Verbindungen zur TZI-Methode, die ein „lebendiges Lernen" förderte, als auch über die Erprobung verhaltenstherapeutischer Vorgehensweisen (z. B. Heigl u. Triebel 1976) wurde in der interaktionellen Methode der Aspekt des Lernens zunehmend stärker betont. Diese Einflüsse wurden auf dem Hintergrund der psychoanalytischen Ich-Psychologie integriert. Patienten sollten ihre „Ich-Funktionen" verbessern, indem sie am Therapeuten lernten. Aufgabe des Therapeuten wurde es, dieses interaktionelle Lernen zu fördern. Besondere Aufmerksamkeit wurde auf die Ich-Funktionen der Wahrnehmung und der Differenzierung von Affekten gerichtet. Hier wurde es notwendig, dass die Therapeuten sich als Personen deutlicher zu erkennen gaben und eine rezeptive Zurückhaltung, wie sie gegenüber unbewusstem Material zunächst angebracht ist, veränderten. Sie wurden aktiver, sagten Patienten „selektiv-authentisch", was sie im Kontakt mit ihnen empfanden, und sprachen direkt an, was das Verhalten eines Patienten bei ihnen und vielleicht auch bei anderen Menschen für Auswirkungen hatte. Diese Form der therapeutischen Intervention wurde als „Antwort" dem „Deuten" gegenübergestellt (Heigl-Evers u. Heigl 1983).

Betonung des entwicklungspsychologischen Aspekts in der interaktionellen Methode

Mit der Betonung des Lernens in der Psychotherapie etablierte sich der immer schon vorhandene entwicklungspsychologische Gesichtspunkt in der interaktionellen Methode zunehmend stärker. Heigl-Evers u. Heigl schrieben 1983, dass sie die psychoanalytisch-interaktionelle Therapie nach Beobachtungen entwickelt hätten, wie sie Anna Freud bei der Beobachtung schwer gestörter Jugendlicher gemacht habe. Unter diesem Gesichtspunkt wird die interaktionelle Methode nicht mehr zwei anderen Verfahren (der tiefenpsychologischen Methode, die sich mit dem Vorbewussten, und der analytischen, die sich mit dem Unbewussten beschäftigt) gegenübergestellt. Sie steht als ein Modell für Entwicklungsstörung im Bereich der Dyade (z. B. narzisstische Störungen) den Störungen gegenüber, die in einem triadischen Bereich entstanden sind (die klassischen neurotischen Störungen). Hinter dieser Einteilung steht die Überlegung, dass Deutung nur dann etwas bewirken kann, wenn „das Dritte" in der frühen Triangulierung und der ödipalen Phase bereits eingeführt ist. Um von Deutungen profitieren zu können, muss der Patient in der Lage sein, die Position des Beobachters einer Interaktion einzunehmen. Er muss die Interaktion zwischen sich und einem wichtigen anderen Menschen oder zwischen zwei emotional bedeutsamen anderen reflektieren können und dabei zu beiden gleichzeitig in affektivem Kontakt bleiben. Die Fähigkeit, eine solche Position einzunehmen, kann nicht selbstverständlich vorausgesetzt werden: Deutungen nutzen zu können, setzt Triangulierung voraus.

Einführung des Begriffs der „Alterität"

In einer dyadischen Pathologie, wie sie für die psychoanalytisch-interaktionelle Methode als Indikationsbereich vorgesehen wird, ist die Wahrnehmung des anderen als „anders" nicht selbstverständlich. Heigl-Evers u. Heigl (1994) führten daher den Begriff „Alterität" als wesentliches Element der interaktionellen Methode ein. Die Ausrichtung auf ein interpersonelles Lernen blieb in der Praxis weitgehend unverändert. Es verschob sich aber das theoretische Konzept, da Ergebnisse der Säuglingsbeobachtung (Übersicht z. B. bei Dornes 1993) der bis dahin geltenden Vorstellung widersprachen, Affekte würden in dyadischen Beziehungen der frühen Kindheit gelernt. Mit der Aufnahme dieser Forschungsergebnisse konnte die interaktionelle Methode nicht mehr über das Nachholen von Entwicklungsschritten im Bereich der „Affektwahrnehmung" und „Affektdifferenzierung" konzeptualisiert werden; die theoretische Begründung für ein „antwortendes" Verhalten des Therapeuten ruht jetzt auf einer Förderung der „Alterität".

> ! Als Haltung gegenüber einem Patienten in interaktioneller Therapie werden die aufmerksame Präsenz des Therapeuten, das Akzeptieren des Patienten und der Respekt vor ihm und seiner Lebensgeschichte hervorgehoben. Ebenso wie in den Interventionen des Therapeuten (Staats 1992a) zeigen sich Ähnlichkeiten mit dem Verhalten einer „Mutter" gegenüber ihrem – kleinen – Kind, das in seiner Entwicklung gefördert wird.

Die interaktionelle Methode hat Einflüsse aus unterschiedlichen Wissensfeldern aufgenommen. Sie hat ihre Theorie bei Fortschritten auf diesen Feldern angepasst und ihre Konzepte entsprechend verändert. Die ursprünglichen Überlegungen – wie etwa die zur Bedeutung von Normen und zur Über-Ich Pathologie – stehen damit neben neueren Auffassungen. Für die Praxis hat diese Entwicklung zu einem breiten Spektrum unterschiedlicher Betrachtungsweisen und Interventionsmöglichkeiten in der interaktionellen Methode geführt.

4.2
Definition und Abgrenzung

Behandlungstechnische Probleme in der stationären, psychoanalytisch geprägten Psychotherapie mit schwer erkrankten Patienten führten zur Entwicklung der interaktionellen Methode. Psychodynamisches Wissen konnte daher bei der Konzeptualisierung und Vermittlung der Methode zunächst als selbstverständlich vorausgesetzt werden. In den Darstellungen charakteristischer Merkmale interaktioneller Therapie werden – auf didaktische Wirksamkeit angelegt – bestimmte Aspekte der therapeutischen Arbeit besonders betont. In der Praxis aber sind diese charakteristischen Vorgehensweisen natürlich eingebettet in ein Gefüge weiterer Wirkfaktoren. So wird für die interaktionelle Methode ein „antwortendes" Verhalten des Therapeuten hervorgehoben; in der praktischen Arbeit kommen aber daneben auch deutende Interventionen vor. Antwortendes Verhalten ist auch nicht grundsätzlich auf die interaktionelle Methode beschränkt; es tritt, weniger häufig, auch in Behandlungen auf, die als im engeren Sinn psychoanalytisch beschrieben werden. Eine Definition der interaktionellen Methode kann daher nicht über eine klare Abgrenzung von anderen Verfahren erfolgen.

> ! **Charakteristisch für die interaktionelle Methode sind**
> - bestimmte, konzeptuell begründete Interventionsformen (z. B. „antwortende" Interventionen), die
> - auf dem Hintergrund einer besonderen Haltung, die Aspekte eines „mütterlichen" Verhaltens zeigt, eingesetzt werden
> - mit dem Ziel, Ich-strukturell gestörten Patienten wirksame therapeutische Hilfe zu bieten.

Das Zusammenwirken dieser Faktoren scheint zu einem charakteristischen Therapeutenverhalten zu führen, das sich von anderen Vorgehensweisen auch empirisch abgrenzen lässt (Davis-Osterkamp et al. 1987; Davis-Osterkamp et al. 1992). Grundlage der Interventionen ist dabei eine therapeutische Haltung, in der Präsenz, Akzeptanz und Respekt betont werden. Im Vergleich etwa zu einem tiefenpsychologisch fundierten Vorgehen ergibt sich damit eine deutlicher wahrnehmbare Aktivität des Therapeuten in der interaktionellen Psychotherapie.

4.3
Der therapeutische Prozess

Wir beschreiben zunächst einen Ausschnitt aus der Behandlung von Herrn Z., eine Krise in der stationären Psychotherapie eines Ich-strukturell gestörten Patienten. Einige Konzepte der interaktionellen Methode verdeutlichen wir an diesem Beispiel und gehen dann auf weitere, für die interaktionelle

Methode charakteristische Interventionsmöglichkeiten ein.

Fallbeispiel: Vorgeschichte

▶ Herr Z., ein 45-jähriger, kräftiger Mann, meldete sich beim Klinikchef Prof. R. mit dem dringenden Wunsch nach einem sofortigen Termin. Er habe eine Beschwerde vorzubringen. Er vermittelte der Sekretärin etwas von der Dringlichkeit seines Wunsches, so dass er tatsächlich ohne eine sonst übliche Rücksprache mit dem Oberarzt oder dem Team einen Termin bekam.

Herr Z. war überrascht, einen Termin zu erhalten, und berichtete mit leiser, aber aggressiv gespannter Stimme, es sei etwas „Unglaubliches" passiert. Eine Krankenschwester müsse zur Rechenschaft gezogen und bestraft werden. Da diese Schwester „für die Patientenbehandlung ungeeignet" sei, forderte er von seinem Gegenüber, „umgehend die Konsequenzen zu ziehen".

Was war passiert? Die betreffende Krankenschwester hatte an der Bilderleiste des Patienten ein Hitlerbild entdeckt und den Patienten aufgefordert, dieses umgehend zu entfernen. Herr Z. sagte: „Ich habe es dann vorgezogen, mein Bild selbst von der Wand abzunehmen, sonst wäre es zerstört worden!"

Prof. R. wusste, dass Herr Z. mehrfach eine stationäre psychotherapeutische Behandlung begonnen hatte, diese dann aber immer vorzeitig und unter massiver Abwertung der Klinik und seiner Therapeuten und Therapeutinnen abbrach. In ähnlicher Weise hatte er ambulante Psychotherapieversuche begonnen und abgebrochen. Sollte es hier wieder ein ähnliches Muster sein? „Suchte" Herr Z., der bisher von seinem Aufenthalt durchaus profitiert hatte, einen Grund, die Behandlung zu entwerten und zu verlassen?

Prof. R. erinnerte sich, dass es sich um einen Patienten mit einer narzisstischen Persönlichkeitsstörung handelte, der trotz guter Begabungen in Schule, Beruf und Partnerschaften gescheitert war. Zeitweise hatte er seine schwer steuerbaren Impulse, die sich u. a. in einer Spielsucht und Diebstählen äußerten, durch die Mitgliedschaft in einer strengen Sekte kontrollieren können. Bei der Aufnahme hatte er destruktive Sexualphantasien mit Wut, Hass- und Rachegefühlen gegenüber Frauen geschildert, von seinen Mordgelüsten und Vergewaltigungsimpulsen gesprochen. Nun saß Herr Z. vor ihm und erwartete ein strenges Gericht über eine weibliche Mitarbeiterin. Noch hätte Prof. R. Zeit gehabt, Herrn Z. an seine Therapeutin zurück zu verweisen. Er war aber neugierig und forderte ihn auf: „Zeigen Sie mir doch einmal das Bild!" Herr Z. zeigte ein Bild, das Hitler im Augenblick eines großen Triumphes vor dem Pariser Eifelturm zeigte.

Beispiel für eine Gesprächssequenz

Prof. R.: Sie haben Hitler in einem Augenblick seines größten Triumphes gemalt! Aber er scheint sich nicht sehr wohl zu fühlen!
Herr Z.: Er war ein kleines Würstchen – und er ist so groß herausgekommen!

Herr Z. sprach dann von seinem Traumziel, Geschichte zu studieren, obwohl er – wie sich Prof. R. erinnerte – gerade erst mit Hilfe einer Psychotherapie eine kaufmännische Lehre abgeschlossen hatte. Als Prof. R. das Gespräch beenden wollte, fuhr Herr Z. fort: „Aber sie muss doch bestraft werden!"

Prof. R.: Wer?
Herr Z.: Frau B.
Prof. R.: Nun, ich muss doch zuerst einmal mit Frau B. sprechen, aber – selbst, wenn sie da einen Fehler gemacht haben sollte – meinen Sie nicht, man könnte da etwas nachsichtig sein? Muss man alles immer streng bestrafen?
Herr Z.: Es gibt Dinge, da kann es keine Nachsicht geben! Sie wollte das Bild herunterreißen!
Prof. R.: Vielleicht hatte sie ihre Gründe, sie hat ja auch ihre Geschichte!

Herr Z. schien zu stutzen und wirkte dann unwirsch. Er schlug Prof. R. vor, ihm noch einmal seine anderen Bilder zu zeigen, um klar zu machen, dass er sich vom Faschismus distanziere. Im Anschluss an dieses Treffen malte Herr Z. ein weiteres Bild. Zu sehen war der Präsident des Volksgerichtshof des Dritten Reiches, Freisler, in ungnädig geifernder Pose und vor ihm, den Kopf geneigt, das anmutige Gesicht von Sophie Scholl. Herr Z. hatte das erste Mal ein Bild mit zwei Personen gemalt: „Das ist Sophie Scholl! Kennen Sie die?" Er sprach von ihr in einem Ton, als hätte er eine innere Beziehung zu ihr, als einem Opfer und als einer Frau.

Weiterer Verlauf

Wie sich aus der Besprechung im Gesamtteam ergab, hatte Herr Z. ähnliche Gespräche bereits mit seiner Therapeutin und dem Oberarzt geführt. Keiner der erwähnten beteiligten Personen hatte eine ideale Antwort; jeden hatte Herr Z. dazu verführt, zumindest etwas aus der Rolle zu fallen und damit in einem Gesamtszenario sein Thema darzustellen. Solche „Fehler" in Behandlungen (Rüger et al. 1999) können sich in verschiedener Weise als günstig für den Behandlungsverlauf erweisen. Im Rahmen seiner Inszenierung einer Opfer-Schuld-Thematik war mit dem Thema „Nachsicht" für Herrn Z. ein neuer Akzent hinzugekommen, der entlastend wirkte. Herr Z. brach die stationäre Behandlung diesmal nicht vorzeitig ab und setzte sie auch wie vorgesehen noch ein halbes Jahr ambulant bei seiner Stationsärztin fort. Um diese ambulante Weiterbetreuungsmöglichkeit hatte er sehr gekämpft. ◀

Es scheint so, als habe Herr Z. durch unterschiedliche Antworten auf dem Hintergrund einer gemeinsamen Haltung von Präsenz, Akzeptanz und Respekt für den Umgang mit sich profitieren können:

- Wut- und Hassgefühle, Racheimpulse und Ohnmachtserfahrung konnten im Rahmen einer stationären Psychotherapie erlebt und ohne Beziehungsabbruch ertragen werden. Innerhalb des Teams kam es bei wechselnden Identifizierungen mit dem Erleben des Patienten nicht zu Entwertungen oder zur Spaltung.
- Herr Z. konnte dabei über seine Erfahrungen mit dem Team einen für ihn ungewohnten Umgang mit eigener Unvollkommenheit kennenlernen und Neugier darauf entwickeln. Enttäuschungen an seinen Therapeuten wurden, da sie tragbar blieben, Entwicklungsreize für die eigene Einfühlung in einen anderen, der in seiner Andersartigkeit anerkannt wurde.

4.3.1
Interventionsformen der psychoanalytisch-interaktionellen Methode

Einige Interventionsmodi (Sachsse 1994) der psychoanalytisch-interaktionellen Methode können anhand des Fallbeispiels (s. oben) betrachtet werden.

> **Interventionsmodi der psychoanalytisch-interaktionellen Methode**
>
> - Hinterfragen von Normen (Modifikation von Über-Ich-Anforderungen),
> - spiegelndes Antworten,
> - die Übernahme von Hilfs-Ich-Funktionen,
> - selektiv-authentische Verbalisierung von Gegenübertragungsgefühlen.

Hinterfragen von Normen. Ein Hinterfragen von Normen („Aber sie muss doch bestraft werden!") hat das Ziel einer Modifikation von Über-Ich-Anforderungen. Auf dem Hintergrund einer respektvollen Haltung des Therapeuten kann die herausfordernde Präsenz einer anderen Einstellung eine neue Sichtweise eröffnen und zu einem Rückgang von Verurteilung und Selbstverurteilung in der inneren Welt des Patienten führen.

Spiegelndes Antworten. Spiegelndes Antworten zeigt sich am oben dargestellten Fallbeispiel im Umgang mit der Zeichnung („Aber er scheint sich nicht sehr wohl zu fühlen"). Häufig beginnen diese Interventionen mit einem Interesse vermittelnden: „Auf mich wirken Sie jetzt ..." Ein bei Patienten wahrgenommener Affekt wird differenzierend verbalisiert und dadurch für den Patienten nutzbar, um z. B. das eigene Verhalten klarer beurteilen oder besser kontrollieren zu können.

Übernahme von Hilfs-Ich-Funktionen. Diese Interventionen („Meinen Sie nicht, man könnte da etwas nachsichtig sein?") können beginnen mit einem „Wenn ich mir das vorstelle, was Sie erzählt haben, ..." und die erwarteten Folgen aus der Perspektive des Therapeuten schildern: „... hätte ich Angst, ich kriege einen auf den Deckel (bzw. wäre ich enttäuscht, verärgert, unglücklich gewesen)". Diese Form der Intervention ist dann besonders wirksam, wenn ein Patient zunächst – z. B. über spiegelnde Interventionen – erfahren hat, dass in seiner Schilderung der Situation etwas fehlt. Findet sich dann in der Art der Erzählung oder in nonverbalen Signalen zumindest ein Ansatz des vom Therapeuten vorgeschlagenen Affektes, kann daran angeknüpft werden. Auf diese Weise kann vermieden werden, dass lediglich „verbalsprachliche Etiketten und kognitives Lernen" (Krause 1988) die strukturellen Ausdrucks- und Erlebensfähigkeiten eines Patienten in seinen Beziehungen überdecken.

Selektiv-authentische Verbalisierung von Gegenübertragungsgefühlen. Möglich wäre in unserem Fallbeispiel auch ein Antworten durch selektiv-authentisches Verbalisieren von Gegenübertragungsgefühlen („Wenn Sie mir das so sagen, dann fühle ich mich auch ein bisschen ..."). Mit dem in diesen Interventionen häufig verwendeten „ein bisschen" wird das Problem einer direkten Verbalisierung von Gegenübertragungsgefühlen deutlich: Die Dosierung und das Timing sind entscheidend dafür, ob ein Patient sich vom Therapeuten als ein Gegenüber („Alterität") wahrgenommen und mit seinem Verhalten nicht verurteilt fühlt. Manchmal gelingt eine solche Intervention dann, wenn zunächst ein positiver Aspekt des angesprochenen Verhaltens benannt werden kann, hier etwa: „Ich glaube, es ist gut, dass Sie kommen und sich beschweren, wenn Sie sich ungerecht behandelt sehen. Da können Sie für sich eintreten. Wenn ich von Ihnen jetzt höre, dass ich Frau B. bestrafen soll, dann fühle ich mich aber auch überrollt".

4.3.2
Risiken interaktionellen Vorgehens

Ein in Frage stellen von Normen (im Beispiel anhand der „Nachsicht", s. o.), ein Aufnehmen von Beziehung durch Antwort in ihren verschiedenen Formen, die Übernahme von Hilfs-Ich-Funktionen und das Erleben von Alterität wirken zusammen und prägen ein therapeutisches Vorgehen, das intuitivem elterlichen Verhalten ähnelt. Manche dieser Interventionsformen können den Charakter von „Ritualen" annehmen (Staats 1992a). Solche Rituale können, wie in der Entwicklung von Kindern, einen fördernden Charakter haben: Affektives Erleben und normative Ansprüche werden handelnd miteinander verbunden. Wirksam werden können diese Interventionen allerdings nur dann, wenn sie auf dem Hintergrund einer therapeutischen Beziehung entwickelt werden und nicht den Charakter von Stereotypien annehmen.

Viele Formen von Psychotherapie lassen sich anhand regelmäßig wiederkehrenden Verhaltens der Therapeuten (z.B. das Schweigen des Psychoanalytikers, das Bestätigen des Gesprächspsychotherapeuten usw.) ironisch persiflieren. Die Gefahr, dass therapeutische Interventionen als stereotyp erlebt werden, ist auch in der interaktionellen Therapie gegeben. Interventionen von Therapeuten sind eben nicht in erster Linie affektgeleitet – wie es in der Art einer „antwortenden" Intervention erscheinen mag –, sondern sie sind Ausdruck eines überlegten therapeutischen Rollenverhaltens. Ein regelmäßiges Verbalisieren eigener Affekte kommt unter Erwachsenen kaum vor und kann unnatürlich wirken, besonders dann, wenn ein Gefühl „ohne Gefühl", d. h. ohne die vielgestaltige und differenzierte zugehörige körperliche Reaktion (Ausdrucksverhalten, Hormonausschüttung, Skelettmuskelinnervation im Sinne einer Handlungsbereitschaft) verbalisiert wird. Wird „über Gefühl" geredet statt „mit Gefühl", kann einer Verbesserung von Affektwahrnehmung und Affektdifferenzierung, erklärten Zielen der analytisch-interaktionellen Therapie, gerade entgegengearbeitet werden. Manche Patienten übernehmen die Verbalisierungsmuster ihrer Therapeuten – manchmal auch mit ironischer Distanzierung: *„Das interessiert mich aber sehr* – ob Frau M. heute wieder gelbe Strümpfe anhat –" oder „Das macht mich jetzt ein *bisschen* – wütend auf Dich, lieber P.".

> ! Wenn gelernte affektive Verhaltensmuster ohne Bezug zum eigenen Erleben und ohne eine ironische Distanzierung übernommen werden, kann es dazu kommen, dass sie stereotyp und sogar entgegen der tatsächlichen Affektlage ausgeführt werden.

Die ausgeprägte affektive Präsenz des Therapeuten in der interaktionellen Therapie, seine häufigen Beziehungsangebote, das Verbalisieren von Affekten – mit diesem Verhalten bietet der Therapeut seinen Patienten per Konzept eine frühe Eltern-Kind Beziehung an. Heigl-Evers et al. (1986, S. 167) schreiben, dass sich der Therapeut dem Patienten als primär schuldlosem Kind „erbarmend" zuwendet, indem er sich „durch die Verstrickungen seines individuellen frühkindlichen Schicksals ... bewegen lässt". Ein solches mütterliches therapeutisches Vorgehen kann die Gefahr einer Infantilisierung der Patienten mit sich bringen. Diese Gefahr ist gegenüber den Vorzügen eines ritualisierten elterlichen Verhaltens abzuwiegen. Ein solches förderndes elterliches Verhalten und die therapeutische Beeinflussung Ich-struktureller Störungen scheinen wesentliche Gemeinsamkeiten aufzuweisen (vergleiche dazu u. a. Balint 1937; Ermann 1985; A. Freud 1968; Heigl-Evers u. Heigl 1983; Winnicott 1953, 1961).

4.4
Indikationen und Kontraindikationen

> ! Die interaktionelle Methode ist für die Behandlung von Erkrankungen mit einer dyadischen Beziehungspathologie entwickelt worden, sie ist eine Modifikation der Psychoanalyse für Patienten mit sog. präödipalen oder Ich-strukturellen Störungen (Heigl u. Reister 1994). Interpersonelle Konflikte stehen hier stärker im Vordergrund als bei ödipalen, triadischen Störungen, für die intrapsychische Konflikte charakteristisch sind.
>
> Von der Symptomatik ausgehend, erscheint die interaktionelle Methode daher besonders dann indiziert, wenn chronifizierte Symptome ganz oder in Teilen ich-synton erlebt werden und die Entwicklungsmöglichkeiten des Patienten in mehreren Bereichen seines Lebens einschränken. Dies gilt z. B. für viele Abhängigkeitserkrankungen und Persönlichkeitsstörungen.

Das aktive Verhalten des Therapeuten, der auch Information über sich gibt, sorgt dafür, dass in der therapeutischen Situation wenig zusätzliche Regression eintritt. Übertragungsbedingte Verzerrungen des Therapeuten werden in interaktioneller Therapie nicht – wie in der analytischen Situation – als Zuschreibungen angenommen, um sie dann mit den zugehörigen Erinnerungen und Konflikten bearbeiten zu können, sondern auf der Ebene der aktuellen Interaktion direkt bearbeitet. Der Therapeut bietet sich hier als reales und wohlwollendes Beziehungsobjekt an.

Eingeschränkte Ich-Funktionen. Ich-strukturelle Störungen lassen sich auch als Einschränkungen von „Ich-Funktionen" beschreiben: Die Fähigkeit zur Antizipation des eigenen oder fremden Verhaltens, zum differenzierten Wahrnehmen von Affekten, die Fähigkeit, ein inneres Bild anderer Menschen als Quelle von Sicherheit in sich zu tragen, die Fähigkeit, unangenehme oder ängstigende Situationen zu ertragen – stärkere Einschränkungen dieser Funktionen erschweren Patienten zunächst die Nutzung von Psychotherapie. So sehen sich Therapeuten oft vor der Aufgabe, eine therapeutische Arbeitsbeziehung zu erhalten oder überhaupt erst herzustellen. Ist die Frustrationstoleranz sehr gering, werden Situationen rasch als so schwer erträglich erlebt, dass mit Selbstdestruktivität oder selbstschädigendem, aggressivem Verhalten reagiert werden muss. Die therapeutische Arbeit mit solchen Patienten erfordert daher die Fähigkeit, Einschränkungen der Ich-Funktionen in den sozialen Bezügen des Patienten und in der therapeutischen Situation zu erkennen und frühzeitig und taktvoll zu substituieren, bis der Patient sie sich selbst angeeignet hat. Hier bietet die interaktionelle Methode Konzepte und Interventionsmöglichkeiten an.

Geringe innere Konfliktfähigkeit und Impulsdurchbrüche. Eine relativ gering ausgeprägte innere Konfliktfähigkeit geht bei Patienten mit Ich-strukturellen Störungen in der Regel einher mit heftigen interpersonellen Konflikten, die psychoanalytisch unter dem Gesichtspunkt der *Abwehr* verstanden werden können. So kommen beispielsweise in den Erzählungen der Patienten über ihre Beziehungen zu anderen Menschen häufig ausgesprochen idealisiert geschilderte und daneben ganz entwertete Personen vor. Über diesen Abwehrvorgang der „Spaltung" schützen Patienten gute Erfahrungen mit anderen Menschen vor einer Zerstörung durch das, was sie an Traumata erlebt haben. Als Therapeut wird man über den Mechanismus der projektiven Identifikation in solche interpersonale Abwehrvorgänge hineingezogen und kann – z. B. durch ein Wechselspiel von Idealisierung und Entwertung – in der therapeutischen Beziehung heftig „durchgeschüttelt" werden.

Überstrenge Über-Ich-Anforderungen existieren bei Patienten mit Ich-strukturellen Störungen häufig neben Impulsdurchbrüchen. Eine Bearbeitung und Modifizierung dieser – oft kaum erreichbaren – Normen kann daher zu dem Erleben von Erfolgen und einem Gefühl höherer Kompetenz führen und damit zu einer Verbesserung der Impulskontrolle beitragen.

Die hier skizzierten Störungen machen es Patienten schwer, einen dritten, beobachtenden Punkt gegenüber ihren eigenen Interaktionen mit anderen Menschen einzunehmen. Als Therapeut ist man daher in der Übernahme dieser Ich-Funktion in besonderem Maße gefordert. Theoretisches Wissen über primitive Abwehrmechanismen wie den der projektiven Identifikation (z. B. bei Porder 1991) können dabei helfen, heftige, auch aversive Gefühle, die im Kontakt mit diesen Patienten entstehen, auszuhalten und therapeutisch zu nutzen. Dies geschieht z. B. dadurch, dass der Therapeut sich dann, wenn er vom Patienten beschimpft oder bedroht wird, auch in der Rolle des Patienten sieht, der ähnliche Beziehungsmuster zunächst aus der Perspektive eines Opfers (z. B. als Kind) erlebte. Diese Sichtweise ermöglicht es oft, sich dem Patienten emotional zuzuwenden und gleichzeitig klare Grenzen zu setzen. Dennoch muss bei der Frage nach der Indikation für das Verfahren die Belastbarkeit des Therapeuten und seine Persönlichkeit berücksichtigt werden. Von der individuellen Belastbarkeit hängt natürlich auch die Zahl der Patienten mit diesen Störungen ab, die von einem Therapeuten gleichzeitig behandelt werden können.

In einer Gruppentherapie ist es für Therapeuten oft leichter, immer wieder zwischen einer aktiven Präsenz und einer beobachtenden, die eigenen Interaktionen reflektierenden Haltung zu wechseln und so beide Positionen zur Verfügung zu haben. Darüber hinaus bietet eine Gruppe die natürliche Möglichkeit, Beziehungen sowohl als Beteiligter als auch als Beobachter zu erleben. Eine Gruppe stellt damit einen Reiz zur Überwindung dyadischer Interaktionsmuster dar. Diese zwei Aspekte mögen dazu beigetragen haben, dass die interaktionelle Methode häufiger in Gruppen als im Einzelsetting angewandt wird.

Kontraindikation

Nicht indiziert ist die interaktionelle Methode bei Patienten, deren Krankheitsbild überwiegend durch eine unbewusste Konfliktdynamik gekennzeichnet ist. Hier würde ein rein interaktionelles Vorgehen nicht schaden, aber dem Patienten auch nicht helfen. Allerdings erscheint es schwer vorstellbar, dass ein Therapeut, der gelernt hat, mit unbewussten Konflikten umzugehen, sich bei einer solchen Behandlung auf ein rein interaktionelles Vorgehen beschränkt. Geschieht dies doch, z. B. in Selbsterfahrungsgruppen, die den didaktischen Zweck haben, das interaktionelle Verfahren an zukünfig damit arbeitende Therapeuten zu vermitteln, so werden von diesen – gesunden – Gruppenteilnehmern gerade die für die interaktionelle Methode charakteristischen Vorgehensweisen als weniger nützlich erlebt (Davies-Osterkamp et al. 1989).

4.5
Evaluation

Es liegen zahlreiche Untersuchungen zum Ansatz der interaktionellen Methode bei verschiedenen Krankeitsbildern und unterschiedlichen Settings vor (Übersicht bei Heigl-Evers et al. 1997). Überwiegend beschrieben wird die Anwendung der Methode in Gruppen. Hier sind für eine Evaluation des Verfahrens schneller ausreichend große Patientenzahlen erreichbar. Zur Behandlung von Patienten mit somatoformen Schmerzstörungen in Gruppen haben Nickel u. Egle (1999) ein Manual entwickelt.

Eine vergleichende Untersuchung der interaktionellen Methode mit anderen Verfahren bei definierten Krankheitsbildern existiert jedoch erst in Ansätzen. Untersuchungen zur differenziellen Evaluation verschiedener Methoden in der Behandlung Ich-strukturell gestörter Patienten sind wünschenswert und – am ehesten über die Untersuchung von therapeutischen Gruppen – auch möglich.

4.6
Perspektiven des Verfahrens

> ! Die interaktionelle Methode hat sich als Gruppenverfahren v. a. im stationären Rahmen psychotherapeutischer Kliniken etabliert. Auch in der Arbeit mit alkoholabhängigen Patienten (z. B. Heigl-Evers et al. 1991), Patienten mit somatoformen Schmerzstörungen (Nickel u. Egle 2001) und im Rahmen der Versorgung von Patienten mit psychotischen Erkrankungen (z. B. Staats 1992b) wird sie eingesetzt. Für die Behandlung Ich-strukureller Störungen sind aus gesprächspsychotherapeutischer und verhaltenstherapeutischer Sicht Vorgehensweisen entwickelt worden, die Gemeinsamkeiten mit der interaktionellen Methode aufweisen. Die geschilderten Techniken stoßen damit auf eine breite Akzeptanz, die erst in letzter Zeit durch die Entwicklung spezieller Vorgehensweisen für die stationäre Behandlung „traumatisierter" Patienten teilweise in Frage gestellt wird (z. B. Reddemann u. Sachsse 1998).

In der ambulanten Therapie und im Einzelsetting ist die interaktionelle Methode als offiziell angewandtes Verfahren weniger verbreitet; wahrscheinlich werden aber ihre wirksamen Bestandteile vielfach im Rahmen psychodynamischer und verhaltenstherapeutischer ambulanter Behandlungen angewendet. Durch das Psychotherapeutengesetz könnte die Bedeutung der Methode steigen. Da sie ein Arbeiten in tiefer Regression ausschließt, scheint sie zunächst „griffiger" und leichter erlernbar als psychoanalytische Psychotherapie. Interaktionelle Psychotherapie mit Ich-strukturell gestörten Patienten ist aber nicht einfach durchzuführen. Ein fundierter psychoanalytischer Hintergrund scheint für ein Verständnis primitiver Abwehrstrukturen und für die Einordnung manifester Konflikte von Vorteil zu sein, auch dann, wenn ein so gewonnenes Verständnis vom Therapeuten nicht direkt verbalisiert wird. Klinische Erfahrung mit psychotischen Patienten ist wesentlich, um die Gefahren einer Dekompensation während der Behandlung einschätzen zu lernen und die Auswirkungen der eigenen Interventionen in solchen kritischen Situationen zu beurteilen.

> ! Es ist noch offen, ob sich die interaktionelle Methode als eine Form ambulanter Einzeltherapie durchsetzen wird, oder ob ihre Vorgehensweisen als zusätzliche Parameter für die Behandlung schwerer gestörter Patienten in andere Behandlungsverfahren integriert werden.

4.7
Weiterbildungsmöglichkeiten

Die interaktionelle Methode wird überwiegend als Fortbildung oder als dreijährige Weiterbildung in psychoanalytisch-interaktioneller Gruppentherapie angeboten. Jährlich finden Seminare zentral im Landeskrankenhaus Tiefenbrunn bei Göttingen statt. Fortlaufende Ausbildungen werden dezentral in Großstädten und psychotherapeutischen Kliniken angeboten.

So werden die zunächst für die Anwendung in Gruppen erlernten Techniken meist erst in einem zweiten Schritt auf Einzelsitzungen übertragen. Therapeuten finden das zunächst in der Gruppe erworbene Wissen auch für Einzeltherapien hilfreich und sammeln dort damit Erfahrung. Im Vergleich mit anderen Psychotherapieverfahren ist dieser Entwicklungsgang ganz ungewöhnlich. In der Regel werden psychotherapeutische Methoden zunächst in der Einzeltherapie entwickelt und dann später für Gruppentherapien modifiziert. Auch wird eine Methode meist zunächst im Einzelsetting erlernt und dann – vielleicht – später zusätzlich in ihrer Anwendung in Gruppen.

Interaktionelle Psychotherapie, wie sie in Deutschland zunächst durch Heigl-Evers, Heigl und König etabliert wurde, baut auf Interventionstechniken, Theoriekenntnissen und Aspekten der persönlichen Haltung des Therapeuten aus dem Bereich der Psychoanalyse auf. Die für die interaktionelle Methode charakteristischen Vorgehensweisen werden dann als bereichernde Ergänzungen verstanden, die zu einer Erweiterung des Behandlungsspektrums beitragen. Als Techniken und konzeptuelle Erweiterung des eigenen Verständnisses sind die Elemente der interaktionellen Psychotherapie aber auch mit anderen therapeutischen Konzepten, wie z. B. der Gesprächspsychotherapie oder der Verhaltenstherapie, vereinbar.

Die Fort- und Weiterbildungen sind daher so angelegt, dass ein für die interaktionelle Methode notwendiges psychodynamisches Denken und eine auf das Verfahren bezogene Selbsterfahrung mit vermittelt werden.

WEITERFÜHRENDE LITERATUR

Heigl-Evers A, Ott J (1994) Die psychoanalytisch-interaktionelle Methode. Vandenhoeck & Ruprecht, Göttingen

Heigl-Evers A, Heigl F, Ott J, Rüger U (1997) Lehrbuch der Psychotherapie, 3. Aufl. Gustav Fischer, Lübeck

König K (1993) Einzeltherapie außerhalb des klassischen Settings. Vandenhoeck & Ruprecht, Göttingen

Kurz- und Kurzzeit-Psychotherapie

C. Reimer und U. Rüger

5.1 Historische Entwicklung 92
5.2 Definition und Eingrenzung 92
5.2.1 Kurzzeit-Therapie 92
5.2.2 Kurz-Therapie 93
5.3 Die therapeutische Praxis 93
5.3.1 Mögliche Probleme bei der Durchführung von Kurz-Psychotherapien 96
5.3.2 Voraussetzungen beim Therapeuten 97
5.3.3 Voraussetzungen beim Patienten 98
5.4 Indikation und Kontraindikation 99
5.5 Evaluation 99
5.6 Perspektiven des Verfahrens 100
5.7 Weiterbildungsmöglichkeiten 100
Weiterführende Literatur 100

5.1 Historische Entwicklung

Das relative Desinteresse derjenigen Psychoanalytiker, die vom besten Nutzen hochfrequenter, langdauernder Analysen für ihre Patienten überzeugt sind, kontrastiert in manchem mit der historischen Entwicklung und sogar den Anfängen der Psychoanalyse.

Freud hat bekanntlich selbst Kurz-Therapien durchgeführt und darüber berichtet. Unter seinen frühen Schülern war es v.a. Stekel, der seine langjährigen Erfahrungen mit Kurz-Therapien in einem Buch publizierte (1938). 1946 veröffentlichten Alexander u. French das erste systematische Buch zur psychoanalytischen Therapie, in dem auch von Experimenten mit der Sitzungsfrequenz im Sinne einer kürzeren Behandlung berichtet wird.

In den folgenden Jahrzehnten wuchs das Interesse an der Kurz-Therapie, was z.T. auch mit der wissenschaftlichen und öffentlichen Kritik an der Langzeit-Analyse zu tun gehabt haben mag.

Die Psychoanalytiker, die Interesse an Kurz-Therapie hatten und darüber publizierten, hatten häufig Erfahrungen an Polikliniken gemacht bzw. solche selbst initiiert und dabei eine vielfältige Patientenklientel angetroffen, der mit Langzeit-Analyse wenig oder gar nicht geholfen werden konnte, so dass Modifikationen erprobt werden mussten. In der frühen Berliner Gruppe der 20er-Jahre waren es u.a. Alexander, Karen Horney und Schultz-Hencke, die sich mit Kurzzeit-Behandlungen auseinandergesetzt hatten. Nach dem 2. Weltkrieg entwickelten u.a. Balint (1975), Beck (1974), Davanloo (1980), Malan (1965), Mann (1978) und Sifneos (1979) Kurz-Pychotherapiekonzepte. Im deutschsprachigen Raum publizierten u.a. Klüwer (1971), Leuzinger-Bohleber (1985) und Meyer (1981). 1991 erschien dann die Übersetzung des Buches von Strupp u. Binder („Kurzpsychotherapie").

Obwohl es also inzwischen genügend fundierte Literatur über Kurz-Psychotherapiekonzepte gibt, werden sie in den psychoanalytischen Instituten kaum oder gar nicht rezipiert, so dass Psychoanalytiker in ihrer Weiterbildung vielfach auch heute noch ganz überwiegend ausschließlich auf die frequente psychoanalytische Langzeit-Behandlung vorbereitet werden. Der schmale prozentuale Anteil der Patienten, die sie damit erreichen, markiert das Problem.

5.2 Definitionen und Eingrenzung

Wir beschränken uns im Folgenden auf die Beschreibung von Kurz- bzw. Kurzzeit-Psychotherapien, die konzeptuell einen eindeutig psychodynamischen Hintergrund haben, so dass andere theoretische Konzepte hier nicht berücksichtigt werden.

Zu unterscheiden ist zunächst zwischen Kurzzeit-Therapie und Kurz-Therapie.

5.2.1 Kurzzeit-Therapie

 Nach den Psychotherapie-Richtlinien (Faber u. Haarstrick 1996) bezieht sich eine Kurzzeit-Therapie auf einen zeitlichen Rahmen bis zu 25 Sitzungen. Mit dieser Therapieform soll einmal

> die psychotherapeutische Intervention in einer akuten Krise ermöglicht werden. Darüber hinaus sind Psychotherapien gemeint, bei denen die Durchführung der Therapie *gezielt* erfolgt, z. B. unter Bearbeitung eines Fokus bzw. unter Verfolgung bestimmter Therapieziele. Denkbar ist aber auch die Anwendung als niederfrequente Therapie im Sinne einer haltgebenden therapeutischen Beziehung bis zu maximal 50 Leistungen à 25 Minuten. Die Kurzzeit-Therapie kann als Einzel- oder Gruppentherapie zur Anwendung kommen.

5.2.2
Kurz-Therapie

Kurz-Therapie ist nicht mit einer Kurzzeit-Therapie zu verwechseln. Theoretischer Hintergrund für diese Therapieform ist die Psychoanalyse bzw. die Tiefenpsychologie. Gegenstand der analytischen Kurz-Therapie – wie auch der tiefenpsychologisch fundierten Kurz-Therapie – ist nach Faber u. Haarstrick

„… ein abgrenzbarer, aktueller neurotischer Konflikt mit einer definierbaren neurotischen Psychodynamik. Das behandlungstechnische Konzept erfordert eine Vereinbarung mit dem Patienten über ein begrenztes Therapieziel und einen begrenzten Therapieumfang, die sowohl vom Patienten wie auch vom Therapeuten als verbindlich angesehen wird. Der Patient entwickelt auf diese Weise eine den kurztherapeutischen Therapieansatz fördernde Mitverantwortung für den gewählten Rahmen der in Aussicht genommenen Therapie. In der Regel ist ein Therapievolumen von 40 Sitzungen … ausreichend" (S. 45f).

Die klassische Form der analytischen Kurz-Therapie ist die *Fokal-Therapie* (Balint et al. 1973). Voraussetzung für die Anwendung dieser Therapieform ist die vom Patienten und Therapeuten gemeinsam zu erarbeitende und zu findende Definition eines bewusstseinsfähigen „Fokus". Damit ist ein neurotischer Konfliktkern gemeint, der erkannt und gedeutet werden muss. Psychoanalytische Kurz-Therapie und Fokal-Therapie erfordern gründliche analytische Kenntnisse und umfassende therapeutische Erfahrungen.

Hier sollen einige Konzepte und Anwendungsmöglichkeiten von kurzdauernder Psychotherapie erwähnt werden. Die Beschränkung liegt dabei auf den psychodynamischen Kurz-Psychotherapien, mit denen zumindest die tiefenpsychologischen Psychotherapeuten auch überwiegend arbeiten.

5.3
Die therapeutische Praxis

Psychodynamische Kurz-Therapien fußen wie alle psychodynamischen Behandlungsverfahren auf der psychoanalytischen Theorie. Das bedeutet, dass Phänomene wie Übertragung, Gegenübertragung und Widerstand in die Arbeit einbezogen werden.

Wie dies im Einzelnen umgesetzt werden soll, wird unterschiedlich beschrieben, z. B. hinsichtlich des Ansprechens von Übertragung und Widerstand. Wichtig ist aber, dass der Psychotherapeut sich auf die gegenwärtigen Probleme des Patienten und sein aktuelles Erleben konzentriert und lebensgeschichtliche Zusammenhänge nur da aufgreift, wo ein sinnvoller Bezug zum momentanen Erleben, der aktuellen Thematik, hergestellt werden kann.

Unabhängig von der jeweils von einzelnen Autoren beschriebenen Form psychodynamischer Kurz-Therapie lassen sich einige generelle technische Probleme bei Anwendung dieser Therapieform beschreiben.

> **Einige technische Probleme bei der Anwendung von Kurz-Psychotherapie**
> - Zeitbegrenzung,
> - Aktivität des Therapeuten,
> - „Neutralität" des Therapeuten,
> - Handhabung der Übertragung,
> - Bedeutung des Hier und Jetzt,
> - Fokus-Suche und Ziele.

Zeitbegrenzung

Angesichts der zeitlichen Begrenzung der Kurz-Therapie ist zumindest der tiefenpsychologisch arbeitende Psychotherapeut gezwungen, seine Haltung des ruhigen, geduldigen Abwartens erheblich zu modifizieren in dem Sinne, dass er sich aktiver als in längeren Behandlungen verhält. Dieser Haltungswandel kann für Therapeuten auch deshalb schwierig sein, weil man die psychodynamische Kurz-Therapie als sehr anstrengend erleben kann: Der Therapeut soll alles hören, auch unbewusste Vorgänge, die sich in der Beziehung abbilden, rasch wahrnehmen, sich Hypothesen dazu bilden und verbale Interventionen geben, für die ihm normalerweise mehr Zeit zur Verfügung steht.

Aktivität und Neutralität des Therapeuten

Durch den Zwang zu mehr Aktivität kann auch die Neutralität des Therapeuten in dem Sinne verändert werden, dass seine gewohnte, gleichmäßige Distanz zum Patienten modifiziert wird. Dies spielt insbesondere dann eine Rolle, wenn supportive, ich-stützende Vorgehensweisen, z. B. in Krisenzeiten des Patienten, zusätzlich angezeigt sind.

Umgang mit Übertragung

Welche Bedeutung Übertragungsphänomenen in der Kurz-Therapie zukommt, wird unterschiedlich gesehen und diskutiert. Einigkeit besteht darüber, dass die Entwicklung einer Übertragungsneurose, wie sie z. B. in psychoanalytischen Behandlungen stattfindet, in der Kurz-Therapie nicht möglich ist. Trotzdem kommt es natürlich zu Übertragungsphänomenen, deren Handhabung teilweise ähnlich beschrieben wurde wie die unter tiefenpsychologischer Psychotherapie: Förderung einer eher positiven Übertragung und Ansprechen negativer Übertragungsanteile nur dann, wenn sie den therapeutischen Prozess nachhaltig stören. Andere Autoren (z. B. Malan 1965) betonen dagegen die Bedeutung des frühzeitigen Ansprechens der negativen Übertragung.

Da sich aus der einschlägigen Literatur keine übereinstimmende Anleitung zum Umgang mit Übertragungsaspekten in der psychodynamischen Kurz-Therapie ableiten lässt, kann sich der Psychotherapeut, der mit Kurz-Therapie arbeitet, die Freiheit nehmen, selbst zu entscheiden, wie er diesbezüglich, auf den jeweiligen Patienten bezogen, therapeutisch damit umgehen will.

Folgende Möglichkeiten sind denkbar:

- Übertragung ist auch in der Kurz-Therapie generell bedeutsam und sollte in jedem Fall beachtet und bearbeitet werden.
- Übertragung ist generell bedeutsam und sollte beachtet werden; sie muss aber nur angesprochen und bearbeitet werden, wenn sie die therapeutische Beziehung oder das Therapieziel nachhaltig beeinträchtigt.
- Übertragungsphänomene finden in allen Therapien statt, müssen vom Therapeuten beachtet und bedacht, aber nicht angesprochen werden, da andere Ziele wichtiger sind (z. B. das Erleben einer positiven, wohlwollenden, fördernden Beziehung oder die Zentrierung auf das Erreichen des gemeinsam formulierten Therapieziels).

Der Psychotherapeut sollte auch bedenken, dass es in allen Psychotherapien sog. übertragungsfreie Räume gibt. In solchen Phasen lassen sich auch äußere Realitäten des Patienten gut ansprechen. In der Kurz-Therapie wäre es optimal, die inneren und äußeren Realitäten des Patienten zu sehen und anzusprechen, ohne dass alles Übertragung sein oder als solche gesehen werden muss.

Bedeutung des Hier und Jetzt

Die Bedeutung der Realität als Thema in der Therapie wird von manchen Therapeuten relativ gering geschätzt. Orthodoxe Psychoanalytiker lassen sich am liebsten gar nicht darauf ein oder betrachten das Einbringen von realen Aspekten als Widerstandsphänome.

Aber in der Kurz-Therapie spielt – ebenso wie in der Krisenintervention – die Realität im Sinne des Hier und Jetzt eine viel größere Rolle als in längeren Therapien, in denen für die Entwicklung der Beziehung und für das Verstehen lebensgeschichtlicher Entwicklungen sowie aktueller Konflikte sehr viel mehr Zeit zur Verfügung steht.

Fokus-Suche und Therapieziele

Für einen Erfolg kurzpsychotherapeutischer Behandlung ist mit entscheidend, dass sich Therapeut und Patient zu Beginn über Therapieziele verständigen können. Hierzu müssen die Erwartungen und Vorstellungen beider Seiten genannt und ein gemeinsamer Nenner gefunden werden. Verfolgen beide Seiten unterschiedliche Ziele, ist ein Scheitern der Therapie vorprogrammiert.

Die gemeinsame Benennung eines zentralen Konfliktthemas bzw. eines Fokus zwingt den Therapeuten zu Disziplin und Konzentration. Er ist dafür verantwortlich, dass der Fokus nicht verlorengeht, z. B. durch neues Material, neue Themenbereiche des Patienten oder aber auch durch Abwehrvorgänge (Umleiten auf Nebenschauplätze). Andererseits kann ein zu rigides Festhalten am Fokus dazu führen, dass der Therapeut Material vernachlässigt, das für dessen Verständnis bedeutsam ist.

Die *Fokus-Suche und -formulierung*, die Benennung des Hauptthemas für die nachfolgende Therapie kann schwierig sein. Der Therapeut muss aus den vielfältigen Angeboten des Patienten einen Fokus benennen und diesen dem Patienten zur Bearbeitung vorschlagen. Dabei kann es sein, dass der Therapeut unter Berücksichtigung der Wahrnehmung unbewussten Materials und der Abwehr des Patienten zu einer Fokusformulierung kommt, die der Patient nicht nachvollziehen kann. Es empfiehlt sich daher, einen Fokus zu suchen und zu benennen, der sich aus einem dem Patienten bewusstseinsnahen, emotional fühlbaren Konflikt in der gegenwärtigen Zeit herauskristallisieren lässt und der lebensgeschichtlich relevante Vorläufer hat.

Beispiel

▶ Ein 36-jähriger Mann suchte psychotherapeutische Hilfe, nachdem ihm seine Partnerin, mit der er seit 6 Jahren zusammenlebte, von ihren Trennungsgedanken berichtet hatte. Sie hatte dies damit begründet, dass er zu stark klammere, ihr keine „Luft" mehr lasse für sich selbst und dass er selbst offenbar nicht genügend Vertrauen in den Bestand und die Stabilität ihrer Gefühle zu ihm habe. Als Beispiel dafür hatte sie ihm vorgehalten, dass er sie fast täglich mindestens einmal frage, ob sie ihn noch lieb habe. Sie fände das ausgesprochen nervig und auch infantil. Von einem Partner, den sie achten könne, erwarte sie mehr Sicherheit und Selbstvertrauen.

Der Patient unternahm daraufhin einen Suizidversuch mit Tabletten und wurde nach einer kurzen Entgiftung im Krankenhaus in die psychosomatische Ambulanz überwiesen. Im Erstgespräch thematisierte er seine Verzweiflung wegen der drohenden Trennung von der Freundin. Er könne zwar verstehen, was sie kritisiere, aber er könne sich nicht anders verhalten.

Biographische Anamnese

Bei der Erhebung der biographischen Anamnese ergab sich, dass der Patient von klein auf mit einer besonderen Dynamik zwischen den Eltern konfrontiert worden war: Die Eltern hatten häufig gestritten, wobei die Mutter in solchen Episoden dem Vater und den Kindern stets mit Trennung, z. T. auch mit Suizid gedroht hatte. In diesem Kontext war es auch zweimal zu Suizidversuchen gekommen, und die Mutter war einige Male im Affekt von zu Hause weggelaufen und musste gesucht werden. Als der Therapeut den Patienten daraufhin fragte, was er aus diesem Erleben für sich geschlossen habe, sagte der Patient: „Man kann sich nie sicher sein, dass jemand, den man liebt, bei einem bleibt".

Therapiefokus

An dieser Thematik und der emotionalen Reaktion darauf war sehr gut der Fokus „Verlustängstlichkeit" herauszuarbeiten. In der dann folgenden 28 Stunden umfassenden Therapie konnte u. a. bearbeitet werden, wie der Patient seine Verlustängste nicht nur auf die Beziehungen in seinem Erwachsenenalter übertrug, so als ob sich seine Partnerinnen so wie seine Mutter verhalten würden, sondern auch, was er aktiv, wenn auch unbewusst, betrieb, um die Berechtigung seiner Verlustangst letztlich auch immer wieder bestätigt zu bekommen, wie sich an der momentanen Partnerschaft gut zeigen ließ. ◀

Beenden einer Kurz-Psychotherapie

Das Ende einer Kurz-Psychotherapie kann dadurch erleichtert werden, dass die an der Therapie beteiligten Personen über die Ziele Konsens gefunden hatten. Trotzdem kann die Beendigung gerade dieser zeitbegrenzten Psychotherapie auch sehr problematisch sein: Man muss sich verabschieden, wenn man eigentlich gerade erst eine gute, hilfreiche Beziehung hergestellt hat. Patienten mit Trennungstraumata und frühen Störungen in der Selbst- und Objektkonstanz werden hier besonders empfindlich reagieren.

Auch für diese Therapieform möchten wir daher empfehlen, ein bis zwei Nachkontakte in zeitlich größerem Abstand anzubieten, und zwar im Sinne katamnestischer Nachgespräche. Allein schon dieses Angebot mildert bzw. relativiert oft den Trennungsschmerz.

Mit diesem Angebot signalisiert der Therapeut auch sein Interesse an der weiteren Entwicklung des Patienten, so wie auch Eltern an der Weiterentwicklung ihrer erwachsenen Töchter und Söhne Anteil nehmen – auch wenn diese sich von den Eltern längst „freigeschwommen" haben.

Beispiel

▶ Ein 42-jähriger Beamter war bei einer Beförderung, die für ihn absehbar war und die er erhofft hatte, übergangen worden, indem ein 2 Jahre jüngerer Arbeitskollege die in Aussicht gestellte Position eines stellvertretenden Schulleiters erhielt. Er entwickelte daraufhin ein Symptomgemisch aus Unruhezuständen, Schlafstörungen, Obstipation und dysphorischen Verstimmungen mit dem Leitsymptom einer latent-gereizten Verstimmtheit. Der Hausarzt, der ihn krank schrieb, ahnte psychodynamische Hintergründe und überwies ihn zu einem Psychotherapeuten.

Hier erschien der Patient mit seiner beschriebenen Symptomatik, aber wenig Motivation zu einer längeren Behandlung. Als aktueller Konflikt war die Kränkung durch die Bevorzugung seines Arbeitskollegen deutlich sichtbar und konnte dementsprechend von Therapeut und Patient als aktueller Konflikt benannt werden.

Vorgeschichte

Bei der Erhebung der Vorgeschichte fiel auf, dass der Patient in einer Geschwisterkonstellation mit einem 4 Jahre jüngeren Bruder aufgewachsen war, der vom Vater offensichtlich bevorzugt wahrgenommen und gefördert wurde. Deswegen hatten die Brüder vielfältige Konflikte gehabt, die sich bis in das jetzige Erwachsenenalter hindurch fortgesetzt hatten: Der Kontakt war abgebrochen und der Neid des Patienten auf seinen offensichtlich sehr erfolgreichen Arzt-Bruder war unverkennbar. Da offen aggressive Auseinandersetzungen in der Familie stark tabuisiert waren, hatte unser Patient schon früh einige Symptome entwickelt, wie z. B. Bettnässen, Nägelkauen und eine Neigung zur Obstipation.

Hinzu kam, dass die Mutter aufgrund einer Lungenerkrankung während der ersten Lebensjahre des Patienten zweimal zu längeren Aufenthalten in eine Heilstätte musste, ohne dass eine Ersatzperson für sie gestellt werden konnte. Der Patient war in diesen Zeiten mit Vater und Bruder allein und fühlte sich „massiv im Stich gelassen".

Die lebensgeschichtlichen Zusammenhänge waren in der Kurz-Therapie, die innerhalb von 8 Monaten mit insgesamt 22 Stunden durchgeführt wurde, gut sicht- und erlebbar, wobei es inhaltlich v. a. um die Thematisierung von Neid und Aggression ging. In dem Ausmaß, in dem diese lebensgeschichtlichen Tabuthemen offen angesprochen wurden, ging die anfängliche Symptomatik eindrucksvoll zurück.

Behandlungsverlauf

Zu einer Krise mit erneuter Zuspitzung der Symptomatik kam es allerdings wenige Stunden vor dem Ende der beidseits vereinbarten Therapiezeit, als der Therapeut das Ende thematisierte. Beim Durcharbeiten dieser Beendigungskrise wurde deutlich, dass der Patient sich unbewusst an das Verlassenwerden durch seine Mutter erinnert fühlte und mit dem Wiederaufblühen seiner Symptome gegen das Im-Stich-gelassen-Werden protestieren und damit seinen Trennungsschmerz ausdrücken wollte. Andererseits spitzte sich seine Neid- und Aggressionsproblematik noch einmal zu, als er außerhalb der Therapie von einem Patienten erfuhr, der eine längere Therapie beim Therapeuten erhielt. An diesem Punkt war abschließend noch einmal die Vater-Bruder-Rivalität ansprechbar. Eine spürbare Erleichterung bei der Beendigung ergab sich dann durch die vom Therapeuten angebotenen drei Nachgespräche in größeren Zeitintervallen. ◄

5.3.1
Mögliche Probleme bei der Durchführung von Kurz-Psychotherapien

Wie schon an einem Beispiel kurz angedeutet (s. oben) kann es bei der Durchführung kurzer Psychotherapien einige Probleme geben, die bedacht werden müssen.

So kann es z. B. sein, dass sich *der ursprünglich vereinbarte Zeitrahmen* als zu knapp bemessen erweist, um einen aktuellen neurotischen Konflikt bzw. eine akute Krise ausreichend zu klären. Dies wird besonders dann der Fall sein, wenn die gewachsene neurotische Grundproblematik im Verlauf der Behandlung so an Dominanz gewinnt, dass die Indikation zu einer längerfristigen Behandlung gestellt werden muss. In der – antragsfreien – Kurzzeit-Therapie müsste ein entsprechender Antrag (Überführung in eine Langzeit-Therapie) bis zur 20. Sitzung gestellt werden. Eine so beantragte Langzeit-Therapie unterliegt dann dem Gutachterverfahren.

> ! Zu beachten ist seitens des Therapeuten, dass nach einer abgeschlossenen Kurzzeit-Therapie eine Langzeit-Therapie nicht angeschlossen werden kann.

Gerade in Kurzzeit-Therapien, die der Bewältigung akuter Krisen dienen, kann es erforderlich sein, *die psychodynamische Therapie mit anderen hilfreichen Therapieelementen zu kombinieren*, wenn die vorherrschende Symptomatik dies erforderlich macht. Gemeint ist v. a. die Kombination mit supportiven Therapieansätzen, aber auch eine vorübergehende Kombination mit Psychopharmaka. Verfügt der Therapeut im letzteren Fall über keine eigene diesbezügliche Kompetenz, sollte er z. B. den Hausarzt oder einen Psychiater zur Verordnung der Medikation hinzuziehen und die Indikation dafür begründen.

Zwei kurze Beispiele belegen die Notwendigkeit zu einer kombinierten Behandlung.

Beispiele für die Notwendigkeit von Kombinationsbehandlungen

▶ Eine 64-jährige Frau hat nach 32-jähriger Ehe ihren Mann durch Herzinfarkt verloren. Eine massive Trauerreaktion führt sie auf Empfehlung des Hausarztes in die psychosomatische Poliklinik. Zu Beginn der angebotenen Kurzzeit-Therapie ist die Schlafstörung bei der Patientin so quälend, dass eine Schlafmedikation über einen Zeitraum von 6 Wochen verordnet werden muss. Die Patientin macht die Erfahrung, dass sie wieder durchschlafen kann und ist dadurch soweit entlastet, dass sie mit Hilfe ihrer Therapeutin allmählich ihre Trauer bearbeiten kann.

Im Rahmen einer Kurz-Therapie wegen eines aktuellen Partnerkonfliktes wird einer Patientin bekannt, dass ihr Mann schon seit längerem ein Verhältnis mit einer Frau aus ihrem gemeinsamen Bekanntenkreis hat. Die Kränkung dadurch wird so massiv, dass die Patientin angedeutet depersonalisiert und derealisiert und eine massive Schlafstörung entwickelt. In dieser Situation wird die Arbeit an den Hintergründen des Partnerkonfliktes vorübergehend unterbrochen. Die Patientin erhält eine niedrigdosierte neuroleptische Medikation in Verbindung mit einem Tranquilizer. Der Therapeut unterstützt und berät sie und versucht, die brisante psychologische Situation zu deeskalieren, indem er überwiegend stützend und tröstend arbeitet und sich dabei der Patientin aktiver zuwendet als zuvor. Mit dieser Technik gelingt es innerhalb von 3 Wochen, die Dekompensation soweit aufzufangen, dass die ursprünglich begonnene psychodynamische Arbeit fortgesetzt werden kann. ◀

5.3.2
Voraussetzungen beim Therapeuten

Welche Qualifikationen muss ein Therapeut haben, um Kurz-Psychotherapien/Krisenintervention durchführen zu können? Fraglos gehört die Durchführung von Kurz-Psychotherapie zu den anspruchsvollsten therapeutischen Aufgaben. Dies auch deshalb, weil Kurz-Therapieverfahren häufig integrativ sind und dabei Anleihen aus verschiedenen Therapieschulen machen. Je kürzer die zur Verfügung stehende Zeit ist, um so höher ist das Ausmaß an Verantwortung und therapeutischer Lenkung und damit verbunden die Gefahr der Manipulation. Insgesamt laufen also in kurzer Zeit eine Vielfalt hochverdichteter emotionaler und kognitiver Prozesse ab, die der Therapeut wahrnehmen und berücksichtigen muss und bei denen er ständig auswählend vorgehen muss.

Qualifikationsanforderungen an Therapeuten zur Durchführung von Kurz-Psychotherapien

- Kenntnis der wichtigsten Literatur über die verschiedenen Verfahren von Krisenintervention und Kurz-Psychotherapie.
- Klinische bzw. ambulante Erfahrungen mit entsprechenden Patienten und deren spezifischen Eigenheiten.
- Neben einer psychotherapeutischen Basisausbildung in einem anerkannten Psychotherapieverfahren Weiterbildung in den speziellen Techniken der Kurz-Psychotherapie.
- Tiefenpsychologische Selbsterfahrung.
- Fähigkeit, sich für eine kurze, begrenzte Zeit auf einen Patienten einzulassen und ihn dann auch wieder loslassen zu können.

- Bereitschaft, schwerpunktmäßig im „Hier und Jetzt", also der unmittelbaren Gegenwart, zu arbeiten.
- Kenntnisse über benachbarte Disziplinen, z. B. Paartherapie/Familientherapie.
- Bereitschaft zur Supervision bzw. Intervision.

Als weitere Therapeutenvariablen, die hilfreich bei der Durchführung von Kurz-Therapien sind, nennt Dührssen (1969)

- einen leicht zuversichtlich getönten Realismus,
- ein hohes Maß an innerer Präsenz,
- Reichtum an Einfällen und Überblick über sehr variable Lebenssituationen und
- gründliches psychoanalytisches Wissen.

Dührssen plädiert in ihrer lesenswerten Arbeit über „Möglichkeiten und Probleme der Kurz-Therapie" für eine realistische Grundhaltung des Therapeuten in der Kurz-Therapie, die u. a. das Wissen darum einschließt, „wie groß – wie ganz außerordentlich groß – die Tragfähigkeit der menschlichen Natur ist. Ein Wissen, dass der Mensch auch sehr verzichtsreiche und sehr belastende Lebenssituationen hinnehmen kann und dass es nur sehr wenige Schicksalsschläge gibt, zermürbende Dauerbelastungen, die nicht mehr ertragen werden" (1969, S. 232).

Widerstände des Psychotherapeuten

Psychotherapeuten, die eklektisch arbeiten und sich nicht einer bestimmten Therapieschule und deren Regularien verpflichtet fühlen, werden mit der Akzeptanz und Durchführung von Kurz-Psychotherapie weniger Probleme haben als z. B. analytische bzw. tiefenpsychologisch identifizierte Kollegen, denen nicht nur der Faktor der Zeitbegrenzung, sondern auch der modifizierte Umgang mit Übertragungsphänomenen suspekt ist. Manche Psychoanalytiker haben den Eindruck, hier werde psychoanalytische Substanz einem eher behandlungspraktischen Anliegen der Versorgung geopfert. Kupfer sei eben nicht Gold.

Diejenigen Psychotherapeuten, die in Kliniken gearbeitet haben, waren immer der Tatsache ausgesetzt, dass kürzere Interventionsmethoden nötig sind, um sinnvoll arbeiten zu können und dass man dafür psychoanalytisches Gedankengut keineswegs verraten muss.

Hinzu kommt, dass diese Form zeitlich limitierter Psychotherapie in den Ausbildungsinstituten in der Regel aus den genannten und anderen Gründen gar nicht oder nur nachrangig vermittelt wird. So bleibt es den so ausgebildeten Therapeuten dann selbst überlassen, sich mehr oder weniger ungeschult an Kurz-Psychotherapie heranzuwagen. Die Risiken für die Patienten liegen auf der Hand.

Nicht jeder Patient kann das sog. Gold der Analyse für sich nutzen, für manche ist es einfach auch nicht gut. Für die vielen anderen müssen geeignete Verfahren angeboten werden, die keineswegs als bloße Legierungen anzusehen sind. Krisenintervention und Kurz-Psychotherapie sind gute Beispiele dafür.

Gegenübertragungsphänomene

Bei der Durchführung von kurzdauernden Psychotherapien können sich Gegenübertragungsphänomene entwickeln, die den therapeutischen Prozess stören oder ernsthaft behindern können. Es handelt sich dabei vorzugsweise um folgende Reaktionen:

- Die Ungeduld des Therapeuten und der daraus resultierende Druck auf den Patienten.
- Latente Aggressionen, die aus Kollisionen mit der erlernten Therapeutenhaltung entstehen.
- „Oral-ausbeuterische" Gegenübertragungen.

Der in einer Kurz-Therapie psychodynamisch arbeitende Therapeut hat während seiner psychoanalytischen oder auch tiefenpsychologisch fundierten Weiterbildung gelernt, dass für die psychotherapeutische Behandlung in der Regel ein recht komfortabler Zeitrahmen zur Verfügung steht. Dies ermöglicht ihm, im Hinblick auf Entwicklungen und Veränderungen beim Patienten eine eher abwartende Haltung einzunehmen, während er in der Kurz-Therapie nicht nur aktiver und weniger neutral sein muss, sondern auch deutlich weniger Zeit hat, um dem Patienten zu helfen und positive Behandlungsergebnisse zu erleben. Daher kann es sein, dass er aus Ungeduld z. B. zu früh und zu oft in den Therapieprozess eingreift, den Patienten damit überfordert und eigene Lösungsmöglichkeiten des Patienten behindert.

Ebenso kann es sein, dass der Druck, in der beschriebenen Weise modifiziert arbeiten zu müssen, ohne es gelernt zu haben, zu latenten Aggressionen gegenüber dem Patienten führt, der – aus welchen Gründen auch immer – keine Langzeit-Behandlung in Anspruch nehmen kann oder will. Die daraus resultierende Aggressivierung der Therapeut-Patient-Beziehung würde die leicht positive Übertragungsbeziehung stören und könnte dem Patienten Schuldgefühle vermitteln, z. B. dahingehend, dass er etwas nicht richtig mache, kein guter Patient oder nicht gut und interessant genug für seinen Therapeuten sei.

Eine weitere Form von Gegenübertragung in der Kurz-Psychotherapie wurde 1969 von Dührssen als „oral-ausbeuterische" Gegenübertragung beschrieben. Dührssen sieht diese Gegenübertragung nicht im Sinne bewusster Ausbeutung bzw. Korruption, wie sie sich dann abspielt, wenn Therapeuten mit hohen Honoraren die letzten finanziellen Reserven ihrer Patienten abschöpfen, obwohl ersichtlich ist, dass angesichts zeitlicher Begrenzung der Therapie kein grundlegender therapeutischer Effekt mehr erzielt werden kann.

Sie meint vielmehr eine „aus unbewussten neurotischen Quellen stammende, orale Tendenz im Therapeuten, die die Therapie von jenen gut zahlenden Patienten verlängert, die in einer friedlichen, positiv getönten Übertragung mitarbeiten. Patienten, die der Therapeut schon lange kennt und die er nicht nur aus libidinösen, sondern eben auch aus oralen Gründen nicht gern verlieren möchte" (1969, S. 233).

Diese neurotische orale Gegenübertragung führe zusätzlich noch dazu, „dass der Therapeut allzu lange und hartnäckig auf neues Erlebnis-Material vom Patienten wartet, bevor er sich endlich dazu entschließt, seinen eigenen, längst fälligen hilfreichen Beitrag und Kommentar zu liefern".

Die „oral-ausbeuterische" Gegenübertragung mag auch Hintergrund mancher finanzieller Restriktionen sein, denen Patienten seitens ihrer Behandler ausgesetzt sein können (vgl. dazu auch unser Kapitel über Ethik).

5.3.3
Voraussetzungen beim Patienten

Ebenso wie für Therapeuten lassen sich auch Variablen für Patienten beschreiben, die für das Gelingen einer Kurz-Psychotherapie hilfreich sein können.

> ! Abgesehen von den bereits beschriebenen Voraussetzungen (Vorliegen einer akuten Krise bzw. eines aktuellen neurotischen Konfliktes) sollte der Patient – soweit absehbar – fähig sein, von einem zeitlich begrenzten Therapieprozess profitieren zu können. Dazu gehört neben dem Leidensdruck und einer hohen Motivation auch der Wunsch, etwas lösen/verändern/bewältigen zu wollen und auf dem Weg dazu mit begleitender Unterstützung durch den Therapeuten aktiv mitzumachen, sich seinen momentanen Gefühlen zu stellen, sie eher erlebbar zu machen als zu verdrängen, Denkanstöße des Therapeuten kreativ aufzunehmen und zu überprüfen und vieles andere mehr.

Diese Anforderungen werden eher von Patienten erfüllt werden, die sich eine gute innere Flexibilität bzw. Mobilität bewahrt haben, die also nicht in ihren neurotischen Strukturen erstarrt sind oder starke passive Wünsche an den Therapeuten haben (z. B. „Ich möchte geholfen werden").

5.4
Indikation und Kontraindikation

Kurztherapeutische Interventionen sind nicht primär als Methoden der zweiten oder gar dritten Wahl im Sinne eines Notbehelfs anzusehen, sondern sie können in vielen Fällen auch als die Methode der Wahl angesehen werden. Dies bezieht sich z. B. auf diejenigen Fälle, in denen

- eine Langzeit-Behandlung überflüssig erscheint,
- eine Langzeit-Behandlung kontraindiziert ist,
- verschiedene andere (z. B. lebenspraktische) Umstände eine Kurz-Therapie nahelegen.

So benötigt ein Patient in einer akuten Lebenskrise in der Regel keine lange psychotherapeutische Behandlung; insbesondere auch dann nicht, wenn jenseits der momentanen Krise keine massive neurotische behandlungsbedürftige Grundproblematik sichtbar ist.

Davon abgesehen ist die Frage, ob eine Langzeit-Behandlung, nur weil sie über mehr Zeit verfügt, auch automatisch zu besseren Behandlungsergebnissen führen muss. Kontraindiziert wäre eine Langzeit-Behandlung ohnehin bei den Patienten, für die das damit einhergehende regressionsfördernde Klima nicht förderlich ist (z. B. für Patienten mit psychotischen Dekompensationsneigungen oder mit stark ausgeprägten passiv-oralen Wünschen).

Schließlich können verschiedene andere auch mit äußeren Realfaktoren zusammenhängende Umstände dazu führen, dass primär an die Indikation zu einer Kurz-Therapie zu denken ist. Als Beispiel sei genannt, dass einem Patienten aus verschiedenen Gründen nur eine begrenzte Zeit für Therapie zur Verfügung steht.

Beispiel

▶ Ein Student mit einer Prüfungsangst, die zum Nichtbestehen eines Vorexamens geführt hatte, kam in die psychosomatische Ambulanz. Da er einen Studienplatz im Ausland hatte, der von dem Bestehen dieser Prüfung abhing, war es sein Wunsch, dass seine Prüfungsängste gezielt behandelt werden könnten. Dies war in einer 18-stündigen Kurzzeit-Therapie dann auch soweit möglich, dass er die Wiederholungsprüfung schaffte und danach im Ausland weiterstudieren konnte. ◀

Andere Patienten möchten wirklich nichts anderes als die Behandlung ihres Aktualkonfliktes im Hier und Jetzt ohne tieferes und anhaltendes Nachschürfen in der frühen Biographie. Wie immer dies dann im einzelnen jeweils gedeutet werden könnte, ist der Therapeut gut beraten, sich auf das einzulassen, was der Patient will und dessen Grenzen zu respektieren. Sollte sich die Motivation zu einer weiterführenden Therapie im Laufe der Kurz-Therapie ändern, kann man immer noch neue anschließende Perspektiven diskutieren.

Denkt man mehr störungsspezifisch, lassen sich die bevorzugten Indikationen zur Durchführung kurztherapeutischer Behandlungen wie folgt nennen.

Indikationen zur Kurz-Psychotherapie

- Akute Lebenskrisen,
- akute situative Krisen (z. B. Prüfung, Examen),
- akute Traumata (z. B. nach Verlusten, Vergewaltigung),
- aktuelle neurotische Konflikte.

An diesem Indikationsspektrum wird deutlich, dass es insbesondere *akute Störungen* sind, die kurztherapeutisch behandelt werden können. Wird während der Kurz-Therapie eine umfassender zu behandelnde Störung deutlich, kann eine Überführung in eine Langzeit-Therapie erwogen und beantragt werden.

Bei neurotischen Störungen ist an eine Kurz-Psychotherapie dann zu denken, wenn ein momentan dominanter, abgrenzbarer Lebenskonflikt eruierbar ist und der Patient oder auch der Therapeut sich aus unterschiedlichen Gründen eine längerfristige Therapie nicht vorstellen können. Zeitbegrenzung wirkt auf manche Patienten beruhigend und entängstigend.

Kontraindikationen

Kontraindikationen für Kurz-Psychotherapien stellen die Störungsbilder dar, bei denen schon in der Phase von Diagnostik und Erstgespräch deutlich wird, dass eine enge Zeitbegrenzung keinen therapeutischen Erfolg bringen wird. Es kann auch sein, dass eine Fokussierung auf einen Hauptkonflikt nicht möglich ist, weil der Patient insgesamt zu krank ist.

5.5
Evaluation

Wirksamkeitsnachweise kurztherapeutischer Interventionen liegen aus unterschiedlichen Studien vor.

Grawe et al. konstatieren (1994), dass es sich bei der psychoanalytischen Kurz-Therapie um die am besten untersuchte psychodynamische Therapieform handele. Die überwiegend amerikanischen Untersuchungen beziehen sich hauptsächlich auf ambulant durchgeführte Einzeltherapien. Im Vergleich zu medikamentöser Behandlung erwies sich die psychodynamische Kurz-Therapie als überlegen. Im Vergleich mit der Gesprächstherapie ergaben sich keine signifikanten Unterschiede.

> ! Die relativ besten Ergebnisse der psychodynamischen Kurz-Therapie wurden bei Patienten mit neurotischen und Persönlichkeitsstörungen erreicht. Bei psychosomatischen Patienten scheint diese Methode eher weniger wirksam zu sein.

5.6
Perspektiven des Verfahrens

Kurzzeit-Therapien und Kurz-Therapien werden außerordentlich häufig durchgeführt. Unter den tiefenpsychologisch fundierten Psychotherapieverfahren werden Kurzzeit-Therapien etwa doppelt so häufig durchgeführt wie Langzeit-Therapien (Mitteilung der Kassenärztlichen Bundesvereinigung 1995).

Möglicherweise wird die Weiterentwicklung der Psychotherapie und insbesondere der Psychotherapieforschung dazu führen, dass Langzeit-Behandlungen eher Ausnahmen und Kurz-Therapien die Regel werden. Das behandlungstechnische Vorgehen wird auch weiterhin von den jeweiligen theoretischen Grundannahmen bestimmt werden, obwohl auch hier eine gemeinsame technische Vorgehensweise wünschenswert wäre. Die psychodynamischen Kurz-Therapiemodelle könnten einem Integrationsversuch unterzogen werden, was für die Weiterbildung von Vorteil wäre. Es könnte z. B. möglich sein, aus dynamischer Psychotherapie und tiefenpsychologisch fundierter Psychotherapie ein gemeinsames Kurz-Therapieverfahren mit entsprechender Technik im Sinne einer psychodynamischen Kurz-Psychotherapie zu entwickeln.

Gegenwärtige Praxis ist eher, dass jeder psychodynamisch arbeitende Therapeut seinen theoretischen Hintergrund für die Kurz-Therapie benutzt und andere gar nicht weit entfernt formulierte Modelle erst gar nicht zur Kenntnis nimmt.

5.7
Weiterbildungsmöglichkeiten

Wie in diesem Kapitel schon mehrfach angedeutet, halten wir es für unbedingt notwendig, dass Theorien und Techniken kurztherapeutischer Interventionen regelhaft in die Weiterbildungscurricula der Psychotherapie und Psychoanalyse vermittelnden Institutionen aufgenommen werden. Dies ist aus versorgungspolitischen Gegebenheiten notwendig, bietet aber auch eine Erweiterung des therapeutischen Horizonts für die Ausbildungskandidaten selbst an.

> ! Für die Mediziner unter den Psychotherapeuten ist dieser Forderung in den Weiterbildungsinhalten für den Facharzt für Psychotherapeutische Medizin schon Rechnung getragen worden: Wer in seiner diesbezüglichen Facharztweiterbildung einen tiefenpsychologischen Psychotherapieschwerpunkt wählt, muss 6 Einzeltherapien über 25–50 Stunden pro Behandlungsfall und 4 Kurzzeit-Therapien über 5–25 Stunden pro Behandlungsfall durchgeführt haben. Wer seinen Schwerpunkt im Bereich der Verhaltenstherapie wählt, muss 10 Kurzzeit-Verhaltenstherapien mit insgesamt 200 Stunden durchgeführt haben.

Die Situation an den noch neu zu gründenden Weiterbildungsstätten für psychologische Psychotherapeuten ist im Hinblick auf eine strukturierte und hinreichend breite Weiterbildung in tiefenpsychologisch fundierten Psychotherapien noch unklar. An den bisher seitens der KBV anerkannten psychoanalytischen Weiterbildungsinstituten spielen, gemessen an ihrer großen Bedeutung in der allgemeinen Versorgung, die Kurzzeit-Therapien gegenüber den Langzeit-Therapien eine mehr oder weniger nachgeordnete Rolle.

WEITERFÜHRENDE LITERATUR

Bellak L, Small L (1972) Kurzpsychotherapie und Notfallpsychotherapie. Suhrkamp, Frankfurt/Main
Strupp HH, Binder JL (1991) Kurzpsychotherapie. Klett-Cotta, Stuttgart

Krisen und Krisenintervention

C. Reimer und U. Rüger

6.1 Einleitung 101
6.2 Historische Entwicklung 102
6.3 Krisen 102
6.3.1 Definitionen 102
6.3.2 Symptomatik 103
6.3.3 Krisenstadien und Verlauf 103
6.3.4 Krisen-Typologie 103
6.3.5 Risikogruppen 104
6.3.6 Krisen bei Patienten im Krankenhaus 104
6.3.7 Typische Krisen 104
6.4 Techniken der Krisenintervention 104
6.4.1 Allgemeine Prinzipien 104
6.4.2 Psychodynamische Zugänge 106
6.4.3 Psychoanalytisch orientierte Krisenintervention 108
6.5 Indikation und Kontraindikation 110
6.6 Evaluation 110
6.7 Weiterbildungsmöglichkeiten 111
Weiterführende Literatur 111

6.1 Einleitung

Warum ist es uns wichtig, in diesem Buch über psychodynamische Psychotherapien ein Kapitel über Krisenintervention aufzunehmen? Dies geschieht einmal, weil Krisen im Leben allgegenwärtig sind und nicht immer mit den der jeweils betroffenen Person eigenen Ressourcen adäquat bewältigt werden können. Zum anderen werden in akuten Krisenzuständen häufig zugespitzt und aktuell auch vielfältige psychodynamische Prozesse sichtbar und erlebbar, z. B. Trauer, Verzweiflung, Wut, Ängste und vieles andere mehr. Bei der Auseinandersetzung mit solchen Gefühlsqualitäten wird teilweise auch ein lebensgeschichtlich bedeutsamer Zusammenhang oder auch ein neurotischer Konflikt bzw. ein neurotisches Grundmuster sichtbar.

Beispiel

▶ Eine 34-jährige Lehrerin kommt mit einer akuten Krise nach Trennung von ihrem Freund, der sich ihrer besten Freundin zugewandt hatte, in die psychosomatische Ambulanz. Sie ist depressiv, gequält durch Schlaflosigkeit, latent aggressiv, vorwurfsvoll und suizidal. Im Erstgespräch mit ihr wird eine lebensgeschichtlich bedingte Verlustproblematik deutlich, die mit dem Unfalltod ihres Vaters begann, als sie $2^1/_2$ Jahre alt war, und die sich später durch verschiedene Umstände fortsetzte. Sie sagte mir in diesem Zusammenhang: Was man liebt, verliert man. ◀

Dieses kurze Beispiel kann u. a. belegen, welche Zusammenhänge es zwischen einer akuten Krisensituation und lebensgeschichtlichem Hintergrund geben kann. Patienten sind in einer akuten Krise in der Regel gefühlsoffen und dadurch für Interventionen gut erreichbar. Von daher bieten sich gute psychotherapeutische Zugänge an.

Erstaunlich ist aber, dass sich Psychotherapeuten häufig nicht besonders für solche Patienten interessieren. Das lässt sich schon damit belegen, dass Krisenintervention in Psychotherapielehrbüchern entweder gar nicht oder nur am Rand erwähnt wird. In den Weiterbildungscurricula von Psychotherapie- und Psychoanalyseinstituten tauchen die Begriffe Krisentheorie, Krisenintervention, Notfälle in der Regel nicht auf. Dies mag damit zusammenhängen, dass bei Krisenintervention ein kürzeres und rascheres Handeln erforderlich ist (s. Abschn. 6.8), das meist nicht nach einer spielreinen Psychotherapiemethode erfolgen kann. Ein so eklektisches Vorgehen wird aber in den diversen Psychotherapie-Weiterbildungen nicht vermittelt. Es bleibt dann den persönlichen Fähigkeiten bzw. einer evtl. guten klinischen Kompetenz des Psychotherapeuten überlassen, Krisenpatienten anzunehmen und undogmatisch und zeitbegrenzt mit ihnen zu arbeiten. Psychotherapeuten mit psychiatrischer Vorerfahrung werden hier weniger Schwierigkeiten haben, mit Patienten in Krisensituationen angemessen umzugehen. Auf Konsequenzen der mangelnden Weiterbildung in Krisenintervention wird weiter unten eingegangen.

6.2
Historische Entwicklung

Erste theoretische Hinweise zu Krisen und Krisenintervention sind inzwischen gut 50 Jahre alt. Als wichtigster Beitrag gilt die Untersuchung von Lindemann (1944). Er hatte die Hinterbliebenen von Todesopfern einer Brandkatastrophe in Boston untersucht und konnte zeigen, dass die seelischen Reaktionen auf schwere Verlustereignisse in bestimmten Stadien ablaufen und dass es sich dabei in der Regel um einen zeitlich begrenzten Prozess handelt.

Für die Differenzierung der Krisentheorie und die Praxis der Krisenintervention waren auch andere Konzepte hilfreich, wie z. B. das von Erikson (1970), der die Bedeutung „normaler Lebenskrisen" für das Wachstum der gesunden Persönlichkeit herausgearbeitet hat.

Die Krisentheorie wurde v. a. vertieft und ergänzt durch die Arbeiten von Caplan (1961, 1964), der dadurch als eigentlicher Begründer der Krisentheorie gilt. Nach ihm führen extreme Bedrohungen oder menschliche Verluste durch Unglücksfälle zu typischen Verläufen (s. unten). Die betroffene Person gerät durch eine Krise aus der „Homöostase" in einen Labilisierungszustand, der neben den subjektiv als bedrohlich erlebten Symptomen und Gefahren auch Entwicklungschancen im Sinne von Bewältigung und Veränderung beinhaltet.

Inzwischen ist die Literatur über Krisenintervention umfangreicher geworden. Sie ist aber sehr heterogen und vielfach unübersichtlich, weil sich verschiedene Disziplinen, wie z. B. die Psychiatrie, die Sozialpädagogik und unterschiedliche Richtungen der Psychotherapie mit ihren jeweiligen Teilzuständigkeiten mit diesem Thema auseinandergesetzt haben. Eine Literaturrecherche für die Jahre 1986 bis 1996 hat zu den Stichworten „crisis" und „intervention" allein 3.157 Publikationen erbracht (Simmich u. Reimer 1998).

Wir beschränken uns hier auf eine Darstellung der wichtigsten Definitionen und Ergebnisse der Krisenintervention, soweit sie für psychotherapeutisches Arbeiten hilfreich sein können, und auf die beispielhafte Darstellung einiger Kriseninterventionstechniken auf psychodynamischem Hintergrund.

> ! Festzustellen bleibt zunächst, dass ein Konzept für eine psychotherapeutische Krisenintervention bislang nur in Anfängen besteht. Das mag auch damit begründbar sein, dass psychosoziale Krisen nicht einseitig als nur psychogen bedingt anzusehen sind, sondern dass sie – in unterschiedlichem Ausmaß – auch durch soziale oder auch organmedizinische Aspekte determiniert werden können, die vom Therapeuten gewichtet und berücksichtigt werden müssen. Dies wiederum kann Psychotherapeuten an die Grenzen der erlernten Fähigkeiten bringen.

In der heutigen psychotherapeutischen Versorgung ist die Krisenintervention unterrepräsentiert, wie z. B. ein Blick in den Kommentar zu den Psychotherapie-Richtlinien zeigt (Faber u. Haarstrick 1996): Krisenintervention findet sich nicht als Stichwort. Die akute seelische Krise wird bei der psychosomatischen Grundversorgung erwähnt. Hier solle die verbale Interaktion über einen kürzeren Zeitraum Anwendung finden, d. h. für die Dauer der Krise und deren Bewältigung. An anderer Stelle im Kommentar (Kapitel Kurzzeittherapie) wird knapp erwähnt, dass Kurzzeittherapie auch die psychotherapeutische Intervention in einer akuten Krise ermögliche (mit einem Rahmen bis zu 25 Sitzungen à 50 Minuten). Letztlich wird also von den Richtlinien für Krisenbehandlung ein klarer Rahmen geschaffen, allerdings ohne dass angedeutet wird, nach welchen Prinzipien dabei inhaltlich vorzugehen ist.

Den beschriebenen Desiderata Rechnung tragend, versuchen wir im Folgenden zunächst die wichtigsten Ergebnisse der Krisentheorie darzustellen.

6.3
Krisen

6.3.1
Definitionen

> ! Caplan (1961) hat eine Definition des Begriffes „Krise" gegeben, aus der ersichtlich wird, dass der Betroffene einen Konflikt hat, der darin besteht, dass er ein wichtiges Lebensziel nicht erreichen kann und über diese Behinderung zumindest vorübergehend auch mit eigenen Lösungsmitteln nicht hinwegkommt.

Andere Autoren, die versucht haben zu definieren, was eine Krise ist, weisen v. a. auf akute Belastungen hin, die für den Betroffenen die Grenze seiner Belastungsfähigkeit überschreiten oder zu überschreiten drohen. Danach kommt es zur Symptombildung, wenn die verfügbaren Abwehrmechanismen nicht ausreichen. Wieder andere Autoren weisen darauf hin, dass die Entwicklung einer Krise auch im Zusammenhang mit einer psychischen Störung bzw. Krankheit stehen kann.

6.3.2 Symptomatik

Woran macht sich für den Betroffenen, aber auch für den Helfer, eine Krise bemerkbar, welche Krisensymptome gibt es?

> **Krisensymptome**
> - Spannungsanstieg, zunehmender innerer Druck,
> - Zustand der Verletzlichkeit,
> - Spannungshöhepunkt: *akute Krise:*
>   v. a. Angst, Unruhe, Depressivität,
>   - Trauer, Protest/Wut, Suizidalität,
>   - Schlafstörungen, Somatisierungen,
>   - Gefühle von Ohnmacht und Überforderung.

Zunächst kommt es in Krisen zu einem Spannungsanstieg im Sinne eines zunehmenden inneren Drucks. Der Betroffene befindet sich außerdem in einem Zustand erhöhter Verletzlichkeit und Verunsicherbarkeit. Schließlich kommt es im Bild der akuten Krise zu verschiedenen Symptomen wie z. B. Angst, Unruhe, Depressivität, Suizidalität, Schlafstörungen, Trauer und verschiedenen Somatisierungen, aber auch zu Gefühlen von Ohnmacht und Überforderung.

Es ist üblich, „Lebensänderungskrisen", die durch bestimmte Ereignisse wie etwa Heirat, Berentung oder Verlassen des Elternhauses ausgelöst werden, von „traumatischen" Krisen zu unterscheiden, die durch plötzliche einschneidende Ereignisse wie z. B. Verluste/Todesfälle, Konfrontation mit einer schweren Erkrankung oder Bedrohung der sozialen Identität und Sicherheit auftreten können.

6.3.3 Krisenstadien und Verlauf

In der folgenden Tabelle 6.1 sind in Anlehnung an Cullberg (1978) die Stadien aufgeführt, in denen traumatische Krisen bzw. Veränderungskrisen (nach Caplan 1964) in der Regel ablaufen.

Auf das traumatische Ereignis wird zunächst schockartig reagiert, danach kommt es zu verschiedenen Reaktionen wie z. B. Angst/Panik, Flucht, Depressivität, dann nach einem nicht genau festzulegenden zeitlichen Abstand zu einem Bearbeitungsversuch, in dem der Betroffene sich mit den Krisenanlässen auseinandersetzt, und schließlich zu einer Neuorientierung und damit zu einer Distanzierung von der Krise. Komplikationen bei traumatischen Krisen können sein: Krankheiten, Suchtverhalten, Suizidalität, aber auch Chronifizierung, nämlich

Tabelle 6.1. Krisenstadien: Traumatische Krisen (nach Cullberg 1978) und Veränderungskrisen (nach Caplan 1964)

Krisenstadien	
Traumatische Krisen	**Veränderungskrisen**
Schock	Konfrontation
Reaktion	Versagen
Bearbeitung	Mobilisierung
Neuorientierung	Vollbild der Krise
Komplikationen:	Ausgänge:
Krankheiten	Bewältigung
Suchtverhalten	Rückzug/Resignation
Suizidales Verhalten	Chronifizierung
Chronifizierung	

dann, wenn der Betroffene keine Möglichkeiten hat, die traumatische Krise zu überwinden. Dies wird besonders für Personen zu gelten haben, die keine adäquate Hilfsmöglichkeit haben und die sozial sehr vereinsamt sind.

Die Krisenstadien in den Veränderungskrisen laufen nach Caplan (1964) wie folgt ab: Es kommt zunächst zu einer Konfrontation mit der Situation der Veränderung im jeweiligen Lebensabschnitt des Betroffenen. Angesichts dieser Veränderung kann es zu Gefühlen von Versagen kommen. Schließlich werden noch einmal alle Energien mobilisiert, um mit der Situation doch noch fertig werden zu können und, wenn das nicht gelingt, kommt es zum Vollbild der Krise. Auch bei den Veränderungskrisen gibt es bestimmte Ausgänge bzw. Komplikationen. Die bestmögliche Form ist die Bewältigung. Es kann aber auch zu Rückzug/Resignation und auch hier zur Chronifizierung kommen.

6.3.4 Krisen-Typologie

Typische traumatische Krisen ergeben sich sehr häufig durch Verluste, aber auch durch Konfrontation mit schweren Erkrankungen sowohl bei dem Betroffenen oder auch bei Personen seiner unmittelbaren sozialen Umgebung. Ferner auch bei Bedrohung von Existenzsicherheit und sozialer Identität und bei plötzlichen Beziehungsbedrohungen, z. B. durch Untreue oder Verlassenwerden.

Typische Lebensänderungskrisen können sich entwickeln beim Verlassen des Elternhauses, in der Zeit des Abschlusses einer Berufsausbildung bzw. des Berufseintritts, bei Heirat bzw. häufiger bei Trennung und Scheidung sowie bei Berentung und v. a. bei Vereinsamung – angesichts eines zunehmenden Anteils alter Menschen sicher ein in Zukunft noch bedeutsameres Problem, als es das jetzt bereits schon ist.

6.3.5 Risikogruppen

Als besonders krisenanfällig sind Menschen mit gravierenden psychischen Störungen, wie z. B. Psychosen, aber auch Menschen mit Sucht und mit Neurosen anzusehen. Ferner Menschen, die suizidgefährdet sind (aktuell oder auch schon anamnestisch), die als dissozial zu gelten haben, die Opfer von Gewalttaten sind und die arbeitslos geworden sind. Die letztere Gruppe nimmt als Krisenrisikogruppe zu.

6.3.6 Krisen bei Patienten im Krankenhaus

Im Folgenden sind einige typische Krisensituationen dargestellt, die bei Patienten im Krankenhaus auftreten können:

- Schwere Ängste vor Narkose und/oder Operationen,
- Krisen nach verstümmelnden Operationen,
- Krankheitsbewältigungskrisen,
- suizidale Krisen.

Es finden sich immer wieder Patienten, die unangemessen erscheinende schwere Ängste vor Narkose und/oder operativen Eingriffen haben. Ferner gibt es Krisen nach verstümmelnden Operationen (z.B. Mammaablatio bei Mammakarzinom), dann natürlich alle Patienten, die in suizidalen Krisen im Krankenhaus sind, entweder in der primärversorgenden Institution oder aber bereits in der Psychiatrischen Klinik. Am häufigsten sind sicher Krankheitsbewältigungskrisen, die um die Aufklärung oder auch um Operationen herum auftreten können und häufig eine Krisenintervention erfordern.

6.3.7 Typische Krisen

In der folgenden Übersicht sind einige typische Krisen aufgeführt:

- Depressive Krisen,
- narzisstische Krisen,
- suizidale Krisen,
- Beziehungskrisen,
- Krankheitsbewältigungskrisen,
- altersspezifische Krisen,
- kollektive Krisen,
- Krisen bei Helfern.

Generell finden sich in Krisensituationen unabhängig vom Anlass und unabhängig von der Art der Krise bestimmte Gefühle/Stimmungen wieder, wie z. B. Depressivität und Suizidalität, aber auch massivere Störungen des Selbsterlebens und des Selbstwertes (narzisstische Krisen). Schaut man mehr auf die Krisenanlässe, finden sich am häufigsten Beziehungskrisen, dann Krankheitsbewältigungskrisen und auch altersspezifische Krisen, auf die noch näher eingegangen werden wird. Auch ganze Gemeinschaften (z. B. Sekten) können in bedrohliche Krisenstimmungen geraten.

Auch Angehörige aller psychosozialen Berufsgruppen sind natürlich nicht unanfällig gegenüber Krisen. Die Stressoren der helfenden Berufe führen nicht nur zu genereller Arbeitsüberlastung, die häufig Bestandteil des Lebensstils wird, sondern dann auch konsekutiv zu chronischen Partnerschaftsproblemen oder auch gefährlichen Lösungsversuchen, um dem Stress zu entkommen bzw. ihn besser zu ertragen. Dazu gehört z. B. der Missbrauch von Alkohol und/oder Medikamenten. Es sei hier nur kurz angemerkt, dass Suizidalität bei Helfern nach einer Reihe entsprechender Untersuchungen offensichtlich gegenüber vergleichbaren Berufsgruppen erhöht ist. Die psychohygienischen Probleme von Helfern sind ein Thema für sich, auf das hier nicht näher eingegangen werden kann (s. aber auch Kap. Ethik in diesem Buch).

Auf suizidale Krisen wird im Abschnitt Krisenintervention weiter unten gesondert eingegangen.

6.4 Techniken der Krisenintervention

6.4.1 Allgemeine Prinzipien

In Lebenskrisen, seien sie nun traumatisch oder durch Veränderungen bedingt, ist der Therapeut dazu aufgerufen, Hilfestellungen zu geben. Dafür bietet sich die Krisenintervention an (s. Übersicht).

> **Krisenintervention**
>
> - Ziel:
>   Unterstützung der eigenen Fähigkeiten des Betroffenen und seiner Umgebung, sich selbst zu helfen („Hilfe zur Selbsthilfe")
> - Wesentliche Charakteristika:
>   - Arbeiten an der Beziehung
>   - Auseinandersetzung mit den Inhalten der Krise
>   - Konzentrierung auf aktuelle Situationen („Hier und Jetzt")
>   - Einbeziehung der Umwelt („Konfliktpartner")

Ziel jeder Krisenintervention ist es, den Betroffenen und seine Umgebung dabei zu unterstützen, seine eigenen Fähigkeiten, die Krise zu bewältigen, zu entdecken. Dies wäre im Sinne einer Hilfe zur Selbsthilfe zu verstehen. Wesentliches inhaltliches Charakteristikum ist das Arbeiten an der Beziehung. Dies bezieht sich auf diejenigen Krisensituationen, in denen Beziehungskonflikte maßgeblich sind für die Auslösung der Krise.

In jedem Fall, also auch unabhängig davon, ob eine Beziehung krisenauslösend war, muss der Therapeut versuchen, dem Patienten eine Auseinandersetzung mit den Inhalten der Krise zu ermöglichen. Dazu gehört nicht nur die genaue Exploration der Umstände und des Erlebens des Patienten, sondern auch die Ermutigung, die mit der Krise und ihren Anlässen verbundenen Gefühle auszudrücken.

Für die Krisenintervention gilt ganz allgemein, dass man sich wegen der Akutität auf das Hier und Jetzt beschränken sollte. Dies bedeutet, dass lediglich die aktuelle Situation und allenfalls die in diese Situation hineinführenden Faktoren im Sinne eines Fokus zentriert gesehen und bearbeitet werden. In der Regel ist es wenig hilfreich, die gesamte Lebensgeschichte in einer Krisenintervention aufarbeiten zu wollen, weil hierdurch sowohl der Therapeut wie der Patient überfordert werden. Sehr hilfreich kann es dagegen sein, die unmittelbar mitbetroffene soziale Umwelt des Patienten, so z. B. den Partner oder an der Krise beteiligte Familienmitglieder, in die Intervention mit einzubeziehen.

Welche Kriseninterventionsstrategien stehen dem ärztlichen oder psychologischen Psychotherapeuten zur Verfügung? Zunächst ist das Gespräch die wesentliche Basis auch in der Krisenintervention. Der Gesprächskontakt hat eine Haltefunktion („holding function") für den Krisenbetroffenen. Daneben sind auch Elemente der supportiven Psychotherapie bedeutsam: stützen, ermutigen, beraten.

Es kann hilfreich sein, innerhalb der Krisenintervention neben den verbalen und praktischen Hilfen auch eine vorübergehende medikamentöse Stützung anzubieten (z. B. mit einem leicht sedierenden oder auch schlafanstoßenden Antidepressivum). Der psychologische Psychotherapeut sollte gerade bei Krisenpatienten die Zusammenarbeit mit einem ärztlichen Kollegen suchen, um eine angemessene medikamentöse Begleitbehandlung zu gewährleisten. Eine medikamentöse Unterstützung kann wesentlich dazu beitragen, einem Patienten in einer akuten Krise Spannung zu nehmen; außerdem kann sie das psychotherapeutische Gespräch erleichtern.

Schließlich ist auch die Zusammenarbeit mit anderen Helfern bzw. Institutionen der Gesundheitsversorgung gerade in Kriseninterventionen hilfreich, z. B. wenn sich doch gravierendere Familienkonflikte zeigen und die Überweisung an eine Beratungsstelle zur Familientherapie sinnvoll erscheint, oder aber wenn ein Suchtverhalten eines Familienmitgliedes zur Krise beim Partner geführt hat und es darum geht, eine Suchtbehandlung zu organisieren.

In der folgenden Übersicht sind die technischen Aspekte der Krisenintervention noch einmal zusammengefasst (nach Strotzka 1982).

Technik der Krisenintervention
(Nach Strotzka 1982)
1. Sie muss sehr *schnell* erfolgen.
2. Sie muss dem Patienten *einsehbare Hilfe* bringen, *ohne ihn weiter regredieren zu lassen*, d. h. mit anderen Worten, dass
3. eine erhebliche Ermutigung angezeigt ist, auch in bezug auf die
4. *Äußerung* und das *Ausleben von Gefühlen*.
5. Das *soziale Netzwerk* (Verwandte, Freunde, Nachbarn, Kollegen) soll voll eingesetzt werden.
6. Sie muss (poly)*pragmatisch* sein. Unter Umständen ist auch
7. eine *Konfrontation* mit verdrängten und v. a. verleugneten Inhalten notwendig.
8. *Kurzdauernde Medikation* ist unter Aufklärung über den stützenden Charakter dieser Hilfe legitim.
9. Die *Zeitbegrenzung* der Intervention muss dem Patienten klar sein.

Generell gilt, dass die Hilfe bei einer akuten Krise schnell organisiert werden muss, dass sie dem Patienten einsehbare Hilfe bringen muss, dass er vom Therapeuten ermutigt werden sollte, die aktuellen Gefühle, die ihn bedrängen, zu äußern und zu erleben. Über den in der Übersicht unter 7. genannten Punkt der Konfrontation mit verdrängten oder v. a. verleugneten Inhalten kann man sehr unterschiedlicher Meinung sein. Solche Konfrontationen sollten ohne psychotherapeutische Ausbildung nicht vorgenommen werden. Außerdem sollte bedacht werden, dass die Konfrontation mit unbewussten Anteilen bzw. Abwehrmechanismen eine weitere Labilisierung nach sich ziehen kann. Abgesehen davon müsste sie auch verarbeitet werden, und dafür steht in der Krisenintervention zu wenig Zeit zur Verfügung.

Die Zeitbegrenzung der Intervention sollte mit dem Patienten von vornherein verabredet werden, wobei der Therapeut flexibel sein sollte, je nach der Situation, in der ein Patient sich innerhalb der Krise befindet. Im allgemeinen reichen 1 bis etwa 5 Gespräche, um Patienten aus einer akuten Krise zumindest soweit herauszuführen, dass sie, falls dieses indiziert ist, einer weiterführenden psychotherapeutischen Behandlung zugeführt werden können.

Der psychotherapeutisch weitergebildete Arzt/Psychologe sollte sich darüber im Klaren sein, dass Krisenintervention sehr wohl eine im weitesten Sinne auch psychotherapeutisch wirksame Methode ist, die in der Praxis bei vielen Patienten angewendet werden kann, ohne dass es notwendigerweise einer speziellen Psychotherapie bedürfte. Wenn der Therapeut sieht, dass Krisen ausgelöst wurden, weil doch grundlegendere lebensgeschichtlich gewachsene Probleme existieren, sollte natürlich an die Indikation zu einer mittel- bis längerfristigen Behandlung gedacht werden. Häufig kann es aber auch durchaus humaner sein, die lebensgeschichtlichen Traumatisierungen von Patienten nicht weiter zu hinterfragen, sondern sie mit einer Krisenintervention aus einer akuten Dekompensation hinauszubegleiten und es mit der Verwirklichung dieses Zieles dann auch gut sein zu lassen.

Beispiel

▶ Eine 36-jährige Pharmazeutin wurde auf eine für sie sehr kränkende Weise von ihrem langjährigen Freund verlassen, der ihr seine Trennungsabsicht telefonisch offeriert hatte. Zuvor hatte er wegen längerer Arbeitslosigkeit weitgehend von ihren Einkünften gelebt. Unmittelbar nach seiner telefonischen Verabschiedung hatte die Patientin verschiedene akute Krisensymptome entwickelt (Schlafstörungen, Appetitlosigkeit, Unruhezustände, latente Suizidalität). Über eine Kollegin kam sie in die psychosomatische Ambulanz, wo zunächst 3 Krisensitzungen stattfanden, in denen es um die aktuelle Situation, ihre Auslöser und die Gefühle ging, die sich parallel dazu entwickelt hatten. Bei der Erhebung der biographischen Anamnese kam die Sprache auch auf den frühen Verlust des Vaters, der mit Scheidungsabsicht das Haus verlassen hatte, als sie 5 Jahre alt war. An diesem Punkt exazerbierte die Krisensymptomatik im Sinne akuter Suizidalität, so dass eine kurzfristige stationäre Behandlung auf der Kriseninterventionseinheit der Psychotherapiestation notwendig wurde. Die engmaschige Betreuung dort in Verbindung mit medikamentöser Unterstützung konnte die Verschlechterung der Symptomatik beenden. Die betreuenden Therapeuten vermieden es zunächst, die traumatischen biographischen Verlusterlebnisse weiter zu thematisieren, um keine erneute Dekompensation zu provozieren.

Nach Abklingen der Krise wurde in einem Nachgespräch die Motivation zu einer weiterführenden Psychotherapie geprüft. Es zeigte sich dabei, dass die Patientin vor weiterer möglicher Labilisierung durch die Auseinandersetzung mit für sie relevanten biographischen Details soviel Angst hatte, dass sie sich nicht für eine Therapie entscheiden konnte. Zudem wurde deutlich, dass sie gegenüber dem auslösenden Ereignis der Krise aus Gründen des Selbstschutzes eine massive Abwehr errichtet hatte, so dass nur die Wiederherstellung des relativen Gleichgewichtes vor der Krise mit Hilfe der Krisenintervention möglich war. Aus psychotherapeutischer Sicht wäre natürlich eine Bearbeitung der zugrundeliegenden Problematik (Verarbeitung eines Trennungstraumas und Konsequenzen für die Beziehungen der Patientin zu Männern und zu sich selbst) sinnvoll gewesen; dem konnte sie aber – wie beschrieben – nicht folgen. ◀

Grundsätzlich bestimmt der Patient das Behandlungsziel, und dieses liegt bei einer Krisenintervention zunächst einmal immer in einer Restabilisierung des Patienten.

6.4.2
Psychodynamische Zugänge

Mit den allgemeinen Prinzipien der Krisenintervention konnten mögliche und sinnvolle Therapieschritte beschrieben werden, deren psychodynamischer Kontext entweder offen bleibt oder die darauf angelegt sind, ohne tiefere Konfrontationen die Labilisierung des Ichs zu beheben und die Abwehrfunktionen und Copingstrategien des Krisenpatienten zu stärken.

Teilweise sind die Positionen der Krisenstrategen sehr kontrovers: Während in der Literatur einerseits vertreten wird, psychodynamische Prozesse während der Krisenintervention nicht zu fördern und erst recht nicht zu deuten, weil das dem Ziel der Stabilisierung entgegenwirken könnte, sind andere Autoren (z. B. Strotzka 1982) der Auffassung, dass u. U. auch eine Konfrontation mit verdrängten und/oder verleugneten Inhalten bei der Krisenintervention sinnvoll und hilfreich sein könnte.

Wir würden hierzu keine generelle Position vertreten wollen, sondern im jeweiligen Einzelfall entscheiden wollen, wie weit eine Krisenintervention unter Einbeziehung psychodynamischer Gesichtspunkte gehen kann und darf. Diese Entscheidung würde jeweils davon abhängen, wie zwingend es ist, die betreffende Person in ihrer Krise primär supportiv, stabilisierend zu behandeln bzw. wie weit es angesichts des krisenhaften Zustandes darüber hinaus möglich ist, psychodynamische Gesichtspunkte auch über die momentan sichtbaren hinaus zu berücksichtigen und behutsam zu verbalisieren.

Solche Gesichtspunkte könnten z. B. sein:

- Aufforderung an den Patienten, sein Verständnis der momentanen Krise und ihrer Auslösung zu benennen (subjektive Psychodynamik),

- Erinnerung des Patienten an frühere Krisen, deren Auslöser und mögliche Gemeinsamkeiten mit der bestehenden Krise,
- Überlegungen zu Zusammenhängen zwischen aktueller Krise, früheren Krisen und relevanten lebensgeschichtlichen Zusammenhängen (z. B. Verluste, schwere Niederlagen/Kränkungen/Enttäuschungen, Existenzbedrohungen etc.).

Folgt uns ein Krisenpatient in diesen Punkten, ist seitens des psychodynamisch arbeitenden Therapeuten sehr genau darauf zu achten, dass keine massivere Schwächung der Abwehr, z. B. durch Regression, gefördert wird. Andererseits lässt sich immer wieder in der klinischen und ambulanten Praxis beobachten, dass manche Krisenpatienten deutlich erleichtert reagieren können, wenn ihnen die Hintergründe ihrer Krise bewusst und damit verstehbar werden.

Krisenintervention bei Patienten in suizidalen Krisen

Wir haben gerade diese Krisenpatienten-Gruppe ausgewählt, weil sie einerseits eine Klientel darstellen, für die Krisenintervention wesentlich auch konzipiert wurde, was sich in vielen Beiträgen der Suizidforschung zur Krisenintervention niederschlägt. Andererseits ist der Umgang mit suizidalen Patienten auch für viele Psychotherapeuten ein Schreckgespenst. Es knüpfen sich daran vielfältige und ganz unterschiedliche Ängste, z. B. in der Behandlung solcher Patienten etwas falsch zu machen, die Suizidalität falsch einzuschätzen, was zum Suizid führen könnte etc. Es herrscht also gerade beim Umgang mit suizidalen Patienten vielfach ein bestimmtes *emotionales Klima*, das häufig durch eine latente oder auch manifeste Ablehnung gegenüber dem Patienten gekennzeichnet ist. Aus diesen Affekten resultiert nicht nur ein spezifisches Interaktionsklima zwischen Behandlern und Suizidpatienten, sondern auch eine mangelhafte psychotherapeutische Versorgung dieser Patienten. Erschwerend kommt hinzu, dass viele Therapeuten nur ein geringes Wissen über die Möglichkeiten und Chancen einer psychotherapeutischen Krisenintervention bei Patienten nach Suizidversuch haben.

Sieht man die therapeutischen Empfehlungen zum Vorgehen bei der Krisenintervention mit Patienten bei Suizidversuchen durch, so fällt auf, dass eine Fülle verschiedener Anweisungen gegeben wird, die häufig mehr den Charakter von Ratschlägen als den von Konzepten haben. Diese therapeutisch eher verschwommenen Vorstellungen sind ein Charakteristikum der Literatur über Krisenintervention bei Suizidpatienten. Es ist auffällig, dass sich viele entsprechende Publikationen in der Darstellung technisch-organisatorischer Details zur Krisenintervention erschöpfen. Dieses veranlasste Henseler (1981) zu der zutreffenden Bemerkung: „Alle reden von Krisenintervention, vom Wie aber nicht" (S. 136).

In Kenntnis dieses therapeutischen Dilemmas und als ein Resultat der Erfahrungen der Autoren aus Supervisionen mit Kollegen, die suizidale Patienten behandeln, werden im folgenden gezieltere psychotherapeutische Interventionsmöglichkeiten bei Suizidpatienten innerhalb der akuten suizidalen Krise dargestellt. Dieses kann besonders für diejenigen Therapeuten hilfreich sein, die in einem institutionellen Rahmen arbeiten und innerhalb dieses Rahmens entsprechende Patienten behandeln. Die Ausführungen beziehen sich auf Patienten mit psychodynamischen Grundstörungen wie z. B. Neurosen (insbesondere solche mit neurotischen Depressionen), aber auch auf Patienten mit Persönlichkeitsstörungen, mit psychogenen Reaktionen im Sinne von akuten Belastungsreaktionen und Anpassungsstörungen (besonders depressiven Reaktionen). Da die meisten Suizidpatienten dieses Indikationsbereiches in der Regel ein Kränkungs- oder Verlusterlebnis hinter sich haben, das schließlich auch zur suizidalen Handlung geführt hat, kann der Schwerpunkt bei dem inhaltlichen psychotherapeutischen Vorgehen auf drei Phasen gelegt werden, die im Folgenden näher beschrieben werden.

> **Krisenintervention nach Suizidversuch: Phasen emotionaler Prozesse**
> (Nach Reimer u. Arentewicz 1993)
>
> 1. Trauer/Verzweiflung
> 2. Protest/Wut
> 3. Distanzierung/Neuorientierung

Nach der Erhebung der Anamnese sollte zu Beginn der Intervention besonderer Wert auf die emotionalen Qualitäten Trauer und Verzweiflung gelegt werden, die selektiv herausgegriffen und vorsichtig provoziert werden können. In der Mittelphase der Intervention geht es überwiegend um die Artikulation und Bearbeitung von aggressiven bzw. wütenden Affekten und Protest, z. B. gegen den Verursacher der Kränkung. Erst nach Abschluss dieser Phase tritt erwartungsgemäß bei den Patienten eine gewisse emotionale Distanzierung gegenüber dem auslösenden Konflikt ein, so dass nun eine eher kognitiv betonte Neuorientierung begonnen werden kann. Dabei geht es u. a. darum, wie der Patient in späteren Krisen Signale frühzeitiger wahrnehmen und entsprechend auch eher Hilfe aufsuchen kann, ohne erneut zu dekompensieren.

Da viele suizidale Patienten nur unmittelbar um ihre akute Krise herum psychotherapeutisch relativ gut erreichbar sind, müssen diese 6 vorgeschlagenen Sitzungen in einem Zeitraum von 3–5 Tagen durchgeführt werden, was natürlich einer nicht unerheblichen zeitlichen Belastung gleichkommt. Eine Alternative bietet sich aber hierfür nicht an, wenn man die spezifischen Abwehrvorgänge in Suizidanten berücksichtigt.

Es konnte gezeigt werden (Reimer u. Arentewicz 1993), dass eine so strukturierte Krisenintervention mit den geschilderten drei zentralen Bereichen von Emotion und Verhalten zumindest bezüglich der Compliance-Verbesserung des Suizidpatienten deutlich positive Effekte gebracht hat. Der bisherige Pessimismus in Bezug auf die beklagte geringe Motivation der Patienten, nach Suizidversuch weiter Therapie in Anspruch zu nehmen, kann nach diesen Ergebnissen nicht bestätigt werden.

6.4.3
Psychoanalytisch orientierte Krisenintervention

Für Psychotherapeuten mit einem tiefenpsychologischen bzw. psychoanalytischen Hintergrund bietet sich noch eine andere Form von Krisenintervention an: Henseler hat 1981 ein sehr dezidiertes Konzept zur Krisenintervention bei Suizidpatienten auf dem Hintergrund einer psychoanalytischen Theoriebildung vorgelegt. Er kritisiert die von bestimmten Laienorganisationen, wie z.B. den Samaritans, vertretene Meinung, Mitarbeiter nicht theoretisch zu schulen, um den spontanen Prozess des „befriending" nicht zu stören. Henseler vertritt die Meinung, dass ohne Theorie bzw. Konzeptbildung eine Arbeit mit Suizidpatienten nicht erfolgen sollte und weist noch einmal auf Gaupp (1905) hin, der auf die Unterscheidung zwischen den bewusst angegebenen Suizidmotiven und den eigentlichen Ursachen aufmerksam gemacht hatte. Auch Henseler fand in seiner Arbeit mit Suizidpatienten immer wieder bestätigt, „dass die bewusste Konfliktsituation in aller Regel einen Anlass darstellt, an dem sich eine längst vorhandene, aber unbewusste Konfliktthematik neu entzündet". Diese unbewusste Grundproblematik gelte es nun zu erschließen, wenn die suizidale Krise verständlich werden solle.

Henseler schlägt die im folgenden aufgeführten therapeutischen Schritte vor, die sich in der psychoanalytisch orientierten Psychotherapie mit Suizidpatienten bewährt haben.

Analytisch-psychotherapeutische Krisenintervention bei Suizidpatienten
(Nach Henseler, in Henseler u. Reimer 1981)
1. Die Suche nach dem kränkenden Anlass
2. Die Suche nach dem Hauptgrund
3. Die Suche nach dem gemeinsamen Nenner

Dazu ist zu sagen, dass es sich keineswegs um längerfristige Therapien handelt, sondern um psychotherapeutische Krisenintervention von meist nur wenigen Sitzungen, die auch von einem klinisch oder ambulant tätigen Psychotherapeuten durchgeführt werden können.

Die Suche nach dem kränkenden Anlass

Der Psychotherapeut würde zunächst versuchen, einen Anlass zu finden, der zur Kränkung des suizidalen Patienten geführt hat. Die Suche nach solchen Anlässen kann schwierig sein, weil häufig verschiedene Erklärungsmöglichkeiten angegeben werden. So kann es vorkommen, dass Suizidpatienten den eigentlichen Anlass bewusst oder unbewusst verschweigen und dass dies bereits Ausdruck einer einsetzenden Abwehr gegenüber der Kränkung ist. Nicht selten liegt dann also eine Vielzahl von Erklärungen über die Bedingungen bzw. Gründe des Suizidversuchs vor.

Die Suche nach dem Hauptgrund

Die mitunter nicht ganz einfache Aufgabe des Psychotherapeuten würde dann darin bestehen, die verschiedenen angegebenen Faktoren bzw. Gründe zu gewichten und zu überlegen, ob es ein Hauptproblem geben könnte, hinter dem die anderen Faktoren nebensächlich würden und das für die Entstehung der akuten Suizidalität maßgeblich sei.

Die Suche nach dem gemeinsamen Nenner

Schließlich muss überlegt werden, ob es zwischen dem kränkenden Anlass bzw. dem Hauptgrund und anderen unbewussten, z.B. aus der Lebensgeschichte des Patienten herkommenden Gründen einen gemeinsamen Nenner geben könnte, der für die psychotherapeutische Krisenintervention hilfreich ist.

Die von Henseler beschriebenen einzelnen Schritte in der psychoanalytisch orientierten Psychotherapie mit Suizidpatienten sollen im folgenden anhand einer Kasuistik (von C.R.) verdeutlicht werden.

Fallbeispiel:
Die Suche nach den unbewussten Gründen

▶ Eine 43-jährige Frau wurde nach einem Suizidversuch mit Psychopharmaka von der internistischen

Intensivstation in die psychiatrische Klinik verlegt. Der Ehemann hatte zuvor telefonisch mitgeteilt, seine Frau sei „neurotisch deformiert".

Im Erstgespräch sah ich eine um ihre Fassung sehr bemühte Patientin, die auf meine erste Frage nach den Gründen Probleme mit ihren Kindern angab: Ihre 16-jährige Tochter sei, wie die ganze Familie ihres Mannes, laufend aggressiv und habe sie enttäuscht, weil sie trotz vorheriger Versprechungen nicht mit ihr in das städtische Tierheim gehen wollte, um Katzen anzusehen. Sie selbst würde Wut immer schlucken und habe daraufhin Cognac getrunken. Danach sei es ihr zunächst besser gegangen, bis der 13-jährige Sohn aus der Schule kam, dem sie von ihrem Ärger und anderen Tagesereignissen berichten wollte, der sie aber ebenfalls abwies, indem er kommentarlos den Fernseher anstellte. Da sei es bei ihr ausgerastet, sie habe Wut auf alle und alles bekommen und dann unter weiterem Cognactrinken versucht, sich durch Wäschelegen zu beruhigen. Bei dieser Tätigkeit fand sie die von ihr offenbar verlegte Packung mit Psychopharmaka und nahm dann in einem Gefühl von Traurigkeit und Wut nach und nach eine Reihe von Kapseln, bis sie von ihrem Sohn dabei überrascht und schließlich in die Klinik eingeliefert wurde.

Interpretiert man die beschriebenen Ereignisse nach der Aggressionsumkehr-Hypothese, würde man folgern können, dass die Kränkungen durch die Abweisungen ihrer Tochter und das Verhalten ihres Sohnes zu Gefühlen von Enttäuschung und v. a. Wut geführt hatten, die die Patientin bei der von ihr beschriebenen Aggressionshemmung nun im Suizidversuch gegen sich wenden musste. Folgt man den therapeutischen Konsequenzen, die die Vertreter der Aggressionshypothese anbieten, wäre es nun richtig gewesen, der Patientin den Vorgang ihrer Aggressionsumkehr bewusst vor Augen zu führen und gemeinsam mit ihr zu überlegen, wie sie in Zukunft ihre berechtigte Wut in weniger selbstschädigender Weise äußern könnte. Diese kurzschlüssige Technik verkennt aber, dass die vom Patienten angegebenen bewussten Motive und Affekte oft bereits Ausdruck einer erfolgten Abwehr sind, so dass nach dem *Hauptgrund* zu suchen ist, der gelegentlich im beiläufig erwähnten Detail zu finden ist.

Ich hatte den Wunsch der Patientin genannt, im Tierheim nach Katzen Ausschau zu halten. Mir war das aufgefallen, ohne dass ich es zunächst irgendwie hätte verstehen können, und so fragte ich hier nach. Die Patientin antwortete mir betont forsch, Katzen seien halt ihre Lieblingstiere, die seien nicht zu dressieren und sehr selbständig. Parallel zu diesen Worten bekam die Patientin Tränen in die Augen, was mir die Frage nahelegte, ob sie denn wohl selbst eine Katze zu Hause habe. Daraufhin fing sie heftig an zu weinen und erzählte dann, dass ihre Katze seit mehreren Tagen vermisst und schließlich von einer Nachbarin vor deren Garage tot aufgefunden worden sei. Die Nachbarin hatte sich auf eine entsprechende Vermisstenanzeige gemeldet, die unsere Patientin in die Zeitung gesetzt hatte. Der Sohn der Nachbarin, so sei ihr gesagt worden, habe die Katze dann im Garten unter einer Birke vergraben.

Was sich daraufhin abspielte, erschien mit sehr ungewöhnlich: Die Patientin nahm nämlich einen Spaten und grub über eine Stunde lang im Garten der Nachbarin nach ihrer toten Katze. Sie war dabei sehr verzweifelt und wühlte auch teilweise mit den Händen den Boden auf, fand aber die Katze nicht. Als ich sie fragte, warum ihr denn wohl diese intensive Suche so wichtig gewesen sei, fing sie wieder an zu weinen und meinte, sie habe die Katze zum Tierarzt bringen wollen, um Gewissheit über die Todesursache zu erhalten. Wenige Stunden nach Abbruch dieser Suchaktion machte die Patientin dann ihren Suizidversuch, nachdem die vorher beschriebenen Kränkungen hinzu gekommen waren und sie alkoholisiert war. Für mich stand damit der Hauptgrund fest, und ihre affektiven Reaktionen bestärkten mich auch darin: Der Tod der Katze musste in der Patientin etwas Gravierendes ausgelöst haben. Ihre intensive Suche nach ihr war mir ebenso aufgefallen wie ihre Verzweiflung, dass sie sie nicht finden und mit eigenen Augen Gewissheit von ihrem Tod erhalten konnte.

Ich überlegte nun, ob in der Biographie der Patientin evtl. ein Schlüssel zum Verständnis dieses Verhaltens gefunden werden könnte, und suchte nach dem *gemeinsamen Nenner*, d.h. nach einer möglichen Verbindung zwischen dem kränkenden Anlass bzw. dem erarbeiteten Hauptgrund und anderen, der Patientin evtl. unbewussten Gründen. Dabei kam folgendes heraus: Die Patientin war als einziges Kind eines Arztes aufgewachsen. Ihren Vater hatte sie lange sehr geliebt und idealisiert, obwohl er real eher autoritär und sehr verbietend gewesen sei. Die Mutter wurde von ihm als Haushälterin behandelt und erschien unserer Patientin unbedeutend und schwach. In diesem ödipalen Familienklima war es dazu gekommen, dass die Patientin im Dorf die Legende aufstellte, ihre leibliche Mutter sei am Kindbettfieber gestorben, was auch lange geglaubt worden sei. Am Ende der Pubertät bekam der Vater eine Trigeminusneuralgie und wurde allmählich süchtig, war zuletzt morphiumabhängig. Einmal habe sie ihn kalt und ohne Herzschlag im Bett vorgefunden, daraufhin eine Herzmassage gemacht und ihn mit kaltem Wasser übergossen. Als der Vater dann wieder zu sich gekommen sei, habe er sich bei ihr wegen der selbstverschuldeten Überdosis entschuldigt. Daraufhin versteckte sie alle ihr zugänglichen Medikamente, die von ihm benutzt wurden.

Wenige Tage später kam der Vater nicht nach Hause und blieb eine Woche lang vermisst, ähnlich wie später die Katze der Patientin, bis er schließlich am Strand gefunden wurde, Morphiumampulle und Kanüle neben sich, offensichtlich ein Suizid. Die genaue Todesursache blieb ihr aber unklar, sie wollte ihren toten Vater auch nicht mehr sehen. Auf meine Frage, wie sie denn seinen Tod erlebt und verarbeitet habe, antwortete die Patientin, sie habe es als angenehm empfunden, dass er weg war. Mir fiel diese Verleugnung sehr auf; dazu passte auch, dass sie sich nicht getraut hatte und es in den folgenden Jahren bis zu ihrem jetzigen Lebensalter immer vermieden hatte, zum Friedhof zu gehen, um sein Grab zu besuchen. Allerdings hatte sie seit seinem Tod in regelmäßigen Abständen einen immer wiederkehrenden Traum, dessen wesentlicher Inhalt war, dass sie den Vater wiederfand und er ganz heruntergekommen war – „Tippelbruder" wie sie sagte, der sich versteckt gehalten hätte.

Bei dem Wort „versteckt" stockte die Patientin und meinte: „Das ist ja wie bei meiner Katze, die auch nicht wieder aufgetaucht ist". Der Traum endete dann immer mit der Angst, der Vater könne wieder Morphium nehmen und dann wirklich sterben.

Für mich und dann auch für die Patientin war deutlich geworden, welches der gemeinsame Nenner war: Der Tod des Vaters als des wesentlich geliebten Menschen in ihrer Kindheit und Jugend war von der Patientin unbewusst verleugnet worden. Dementsprechend hatte sie keine Trauerarbeit leisten können, wie sich auch an immer wiederkehrenden Träumen zeigen ließ. Als nun ihre geliebte Katze vermisst war, fühlte sie sich unbewusst an die Ereignisse um den Tod des Vaters erinnert, den sie ebensowenig tot gesehen hatte wie die Katze. Die fieberhafte Suche nach diesem Tier zeigte mir, wie wenig die Patientin den Tod ihres Vaters gefühlsmäßig wirklich realisiert hatte. Diese möglichen Zusammenhänge waren mit der Patientin sehr gut zu besprechen und brachten ihr nach einer kurzen Phase tiefer Traurigkeit deutliche Erleichterung. Zehn Tage nach der Aufnahme konnte die Patientin wieder entlassen werden. ◀

Die *Suche nach den unbewussten Gründen* von Suizidversuchen bzw. Suizidalität ist oft kompliziert, besonders ohne eine tiefenpsychologische bzw. psychoanalytische Weiterbildung. Das von Henseler beschriebene Vorgehen empfiehlt sich daher zur Anwendung nur für diejenigen Psychotherapeuten, die über eine entsprechende Weiterbildung verfügen.

6.5
Indikation und Kontraindikation

Psychotherapeutische Krisenintervention ist indiziert

- bei psychisch Gesunden in subjektiv bedrohlichen Belastungen bis hin zu Extrembelastungen unterschiedlicher Art (Verluste, Trennungen, Beziehungskonflikte, bedrohliche Ereignisse wie schwere körperliche Erkrankungen, Unfälle, Naturkatastrophen, Gewalterfahrung) und
- bei Patienten mit akut dekompensierten neurotischen und somatoformen Störungen sowie Patienten mit akut dekompensierten Persönlichkeits- oder Verhaltensstörungen, darunter fallen auch Patienten in Behandlungskrisen während laufender Psychotherapie.

Krisen im Verlauf von psychotischen Erkrankungen sollten in der Psychiatrie behandelt werden. Notfälle mit akuter Selbst- und/oder Fremdgefährdung, die eine Zwangseinweisung notwendig machen, gelten als Ausschlusskriterium für eine psychotherapeutische Krisenintervention (Simmich et al. 1999).

6.6
Evaluation

Eine Arbeitsgruppe, die sich im Auftrag der Konferenz der Leitenden Fachvertreter für Psychosomatische Medizin und Psychotherapie an den Universitäten der Bundesrepublik Deutschland mit der Erstellung von Leitlinien für psychotherapeutische Krisenintervention beschäftigt hat, kommt hinsichtlich des Forschungsstands zu folgendem Ergebnis (Simmich et al. 1999):

Die psychotherapeutische Krisenintervention ist der empirischen Forschung gut zugänglich. Dennoch gibt es, gemessen an der Häufigkeit der Behandlungen, überraschend wenig methodisch fundierte Untersuchungen.

Als gut validiert kann die Aussage gelten, dass nach Ablauf einer Krisenintervention günstigere Verläufe in Gang gesetzt werden, an deren Zustandekommen insgesamt jedoch mehrere Faktoren, wie etwa die Weitervermittlung in eine längerfristige ambulante Einzelpsychotherapie oder eine zusätzliche Familientherapie, beteiligt sind, die in ihrer Effektstärke im einzelnen noch nicht kontrolliert wurden. Die Schwere des Störungsbildes zum Krisenzeitpunkt scheint dabei von untergeordneter Bedeutung zu sein. Nach einem Katamneseintervall von etwa 2 Jahren sind eine stabile Symptombesserung und eine Besserung im sozialen Funktionsniveau auch dann möglich, wenn keine ausgeprägten Verbesserungen in den internalisierten Beziehungsmustern nachweisbar sind. Von einer zusätzlichen ambulanten Langzeitpsychotherapie scheinen depressive Patienten im Katamneseintervall von 2 Jahren nach einer Krisenintervention nur bei Vorliegen einer zusätzlichen Persönlichkeitsstörung zu profitieren.

Weitere Studien widmeten sich u. a. der Bedarfsplanung von Kriseninterventionskapazitäten, der Beschreibung der Inanspruchnahmeklientel bei Kriseninterventionen, der suizidpräventiven Wirksamkeit, der Effektivität von Telefonseelsorgeeinrichtungen, der subjektiven Einschätzung behandlungwirksamer Faktoren nach einer Krisenintervention durch die Patienten und dem Expertenurteil über die Differenzialindikation zwischen Krisenintervention und Langzeitpsychotherapie bei verschiedenen Formen von Persönlichkeitsstörungen.

Bei der Planung zukünftiger empirischer Studien sollte u. a. der Frage nach der präventiven Wirksamkeit einer Krisenintervention hinsichtlich möglicher neurotischer Folgeerkrankungen verstärkte Aufmerksamkeit gewidmet werden. Forschungsinteresse besteht an der Klärung von Effektstärken einzelner Wirkvariablen während einer psychotherapeutischen Krisenintervention und an der Ermittlung von Begleitfaktoren, die Aussagen über einen zusätzlichen Psychotherapiebedarf machen können. Außerdem fehlen weitere gut kontrollierte Gruppenvergleichsstudien mit qualifizierten Katamnesen und spezielle Qualitätssicherungsinstrumente für die Krisenintervention.

6.7
Weiterbildungsmöglichkeiten

Auf die Defizite hinsichtlich der Vermittlung von Krisentheorie und Kriseninterventionstechniken wurde eingangs schon hingewiesen. Die Psychotherapie vermittelnden Weiterbildungseinrichtungen wären gut beraten, wenn sie ihre Curricula entsprechend erweitern bzw. ergänzen würden. Leider besteht aber bisher v. a. in den analytischen bzw. tiefenpsychologisch fundierten Weiterbildungsrichtungen wenig Interesse an der Vermittlung sehr zeitbegrenzter Interventionstechniken (nicht lange genug, nicht tief genug usw.). Das ist umso bedauerlicher, als es eine breite Klientel dafür gibt, die von Therapeuten profitieren könnte, die neben den Methoden des Krisenmanagements im Hier und Jetzt geschult sind in der Wahrnehmung psychodynamischer Prozesse, um so auch von Fall zu Fall eine fundiertere Krisenintervention durchführen zu können.

Wünschenswert erschiene uns auch eine fundiertere klinisch-psychiatrische Weiterbildung künftiger Psychotherapeuten, weil gerade dabei Patienten in akuten Krisen unterschiedlichster Art, v. a. aber auch Patienten in suizidalen Krisen, gesehen werden und unterschiedliche Kriseninterventionsstrategien erlernt werden können. Eine solche psychiatrische Kompetenz stellt eine gute Grundlage für die Durchführung von Kriseninterventionen dar.

Hilfreich ist aber auch das Kennenlernen von und der Umgang mit Krisensituationen im Rahmen von Konsiliar- und Liaisontätigkeit innerhalb verschiedener Abteilungen eines Klinikums. Hier würde der angehende Psychotherapeut ein breiteres Krisenspektrum kennenlernen, wie z. B. Krisen im Rahmen von Krankheitsbewältigungsprozessen, nach Mitteilung gravierender Diagnosen, Krisen in der Auseinandersetzung mit Tod und Sterben und vieles andere mehr.

Die Weiterbildungsordnung für den Facharzt für Psychotherapeutische Medizin hat diesen Gesichtspunkten Rechnung getragen, indem theoretische Grundlagen der Krisenintervention und Suizidprophylaxe vermittelt werden müssen und darüber hinaus die Durchführung von mindestens 10 psychotherapeutischen Interventionen bei akuten psychisch bedingten Krisen unter Supervision. Ferner die Durchführung von supportiver Psychotherapie und Notfallpsychotherapie sowie ein Jahr klinisch-psychiatrischer Tätigkeit.

Damit besteht Anlass zur Hoffnung, dass zumindest die künftigen Fachärzte für Psychotherapeutische Medizin in Kriseninterventionstechniken besser ausgebildet sind.

WEITERFÜHRENDE LITERATUR

Everstine DS, Everstine L (1985) Krisentherapie. Klett-Cotta, Stuttgart

Golan N (1983) Krisenintervention – Strategien psychosozialer Hilfen. Lambertus, Freiburg

Rupp M (1996) Notfall Seele – Methodik und Praxis der ambulanten psychiatrisch-psychotherapeutischen Notfall- und Krisenintervention. Thieme, Stuttgart New York

KAPITEL 7

Psychodynamische Familien- und Paartherapie

G. REICH

7.1 Historische Entwicklung   112
7.2 Definition und Abgrenzung   113
7.3 Der therapeutische Prozess   114
7.3.1 Grundkonzepte   114
7.3.2 Formen psychodynamischer Familien- und Paartherapie   116
7.3.3 Techniken   116
7.3.4 Ko-Therapie   117
7.3.5 Behandlungsverläufe   117
7.4 Indikationen und Kontraindikationen   123
7.5 Evaluation   124
7.6 Perspektiven des Verfahrens   125
7.7 Weiterbildungsmöglichkeiten   125
Weiterführende Literatur   125

7.1
Historische Entwicklung

Bereits die frühe Psychoanalyse erkannte die Bedeutung familiärer Konflikte für die Entstehung seelischer Störungen. Gleichzeitig wurden die Angehörigen der Patienten eher als Störenfriede des therapeutischen Prozesses angesehen und nicht als Personen, die zu einer Verbesserung der Behandlungsmöglichkeiten in die Therapie einbezogen werden sollten. Freud und mit ihm die meisten Psychoanalytiker seiner und der folgenden Generationen bemühten sich dementsprechend darum, die Angehörigen aus der Behandlung herauszuhalten. Eine Ausnahme war die Therapie des „Kleinen Hans", die Freud wesentlich über den Vater durchführte.

Auf diesem Hintergrund entwickelte sich die psychoanalytisch orientierte Familien- und Paartherapie bis in die 50er Jahre hinein erst allmählich. 1921 legte Flugel seine Arbeit „The Psychoanalytic Study of the Family" vor, in der er die Ergebnisse bisheriger psychoanalytischer Forschung über die Lebensentwicklung und das Familienleben darstellte. In der therapeutischen Praxis wurden psychodynamisches Verstehen und psychodynamische Behandlung von Mehrpersonensystemen ab den 20er-Jahren, verstärkt ab den 40er-Jahren in folgenden Bereichen entwickelt (vgl. hierzu Massing et al. 1999):

- in der Kindertherapie, in die die Eltern miteinbezogen und in der auch parallele Behandlungen von Mutter und Kind durchgeführt wurden,
- in der Behandlung von Paaren, die ebenfalls zunächst in parallelen psychoanalytischen Therapien einzeln, später in gemeinsamen Sitzungen behandelt wurden,
- in der Behandlung schwergestörter Patientinnen und Patienten, z. B. Anorektikerinnen oder schizophrener Jugendlicher.

In all diesen Bereichen wurde deutlich, wie sehr die Krankheit einzelner Patienten und das familiäre bzw. Paarbeziehungssystem sich gegenseitig aufrechterhielten und therapeutische Veränderungen verhinderten bzw. erschwerten. In der 50er- und 60er-Jahren kam es dann zu bedeutenden Konzeptualisierungen der klinischen Beobachtungen in paar- und familientherapeutischen Settings. In England formulierte der objektbeziehungstheoretisch orientierte Psychoanalytiker Henry Dicks das Konzept der Kollusion, das später im deutschen Sprachraum von Willi weiter ausgebaut und popularisiert wurde. In den USA formulierten James Framo und Ivan Boszormenyi-Nagy, ebenfalls auf objektbeziehungstheoretischer Grundlage, Theorien der Individuation in der Familie, wobei die unbewussten Beziehungen über mehrere Generationen berücksichtigt wurden. In Deutschland veröffentlichte Horst-Eberhard Richter 1963 sein Buch „Eltern, Kind und Neurose", in dem er Modi der unbewussten Rollenzuschreibungen in Familien darstellte. Eckhard Sperling behandelte und beschrieb Familien magersüchtiger Patientinnen, in denen ein asketisches Ideal über drei Generationen weitergegeben wurde, und entwickelte hieraus das Konzept einer Mehrgenerationen-Familientherapie. Auch außerhalb der eigentlichen Familientherapie wurden familiendynamische Zusammenhänge bei psychischen Störungen zunehmend beachtet, z. B. im Drei-Generationen-Konzept von Dührssen (1982).

7.2 Definition und Abgrenzung

> Psychodynamische Familien- und Paartherapie sind Anwendungsformen der Psychoanalyse. In ihrem Zentrum steht die Bearbeitung der unbewussten und vorbewussten interpersonellen Konflikte und Transaktionsmuster in familiären und Paarbeziehungen. Hierbei wird davon ausgegangen, dass diese zu der Entstehung seelischer Erkrankungen und deren Aufrechterhaltung beitragen, und dass Veränderungen der unbewussten und vorbewussten Transaktionsmuster die Besserung dieser Störungen fördern.

Die psychodynamische Familientherapie bezieht sich neben der psychoanalytischen Theorie des unbewussten Konfliktes sowie Aspekten der Selbst- und Objektbeziehungspsychologie auf die systemtheoretische Perspektive, insbesondere die der „Kybernetik zweiter Ordnung". In dieser wird statt der bis dahin vorherrschenden technomorphen Metaphern zur Beschreibung menschlicher Systeme (Homöostase-Modell) auf die Darstellung von Struktur- und Entwicklungsprinzipien biologischer Systeme, z. B. das Konzept der „Autopoiese", und auf die Bedeutung der Vorstellungswelt von Familien rekurriert (vgl. hierzu Reich 1990). Zudem wird die zeitgeschichtlich-soziologische Dimension familiären Lebens und Erlebens in den Verstehens- und Behandlungsansatz einbezogen.

Die Mehrgenerationenperspektive

Wesentlich zum Verständnis der familiären Konflikte und der tieferen Beziehungsstruktur ist die Mehrgenerationenperspektive. Schwere familiäre Konflikte und hiermit zusammmenhängend schwere seelische Störungen entwickeln sich in der Regel über mehrere Generationen, wobei Paare in ihren wechselseitigen Beziehungen und Eltern in der Beziehung zu ihren Kindern unverarbeitete Konflikte mit ihren eigenen Eltern unbewusst wiederholen (vgl. Massing et al. 1999). Diese intrafamiliären Übertragungen setzen sich in dem Maße durch, wie keine Unterbrechungen in dieser generationenübergreifenden Kontinuität auftreten.

Psychische Störungen entstehen, wenn Familien sich aufgrund abgewehrter, unverarbeiteter Konflikte und daraus resultierender sich wiederholender Phantasien, Erlebens- und Verhaltensmuster nicht mehr mit zeit- und lebensgeschichtlichen Veränderungen allo- und autoplastisch auseinandersetzen können. Die Familien oder einzelne ihrer Mitglieder bleiben dann an bestimmten Zeitpunkten ihrer Entwicklung stehen.

„Ihre „innere Zeit", die „Familienzeit" entwickelt sich nicht weiter, obwohl die äußere, die historische Zeit und damit auch der Lebenszyklus fortschreiten. Die Familie bleibt in bestimmten Mustern stecken, kann ihre Beziehungsmuster nicht reorganisieren und weiterentwickeln" (Reich et al. 2003, S. 290).

Ausgangspunkt der Entwicklung starrer, dysfunktionaler Konfliktlösungsversuche sind häufig unverarbeitete traumatisierende Erfahrungen der Familien oder in den Familien, die zu Konflikten führen oder aber aus Konflikten resultieren. Zudem bilden sich durch generationenübergreifende Prozesse von Identifikationen und Gegen-Identifikationen unbewusste Beziehungs- und Erlebensmuster heraus, die an wesentlichen Knotenpunkten der Biographie der Familienmitglieder zu einer „Rückkehr des Verdrängten" führen können. Die hiermit verbundenen Spannungen können in dysfunktionalen Familiensystemen oft nicht zu einer Synthese mit neuen Erfahrungen und zur Herausbildung neuer Muster konstruktiv genutzt werden.

In der familienhistorischen Perspektive wird der Blick darauf gerichtet, wie die Kernfamilie und die einzelnen Familienmitglieder in den Zusammenhang des erweiterten familiären Beziehungsnetzes und dessen Evolution einbezogen sind. Mit der Einführung der zeitgeschichtlichen Dimension wird zudem die Wechselwirkung zwischen makrosozialen und mikrosozialen Prozessen deutlich, in der die Familienmitglieder stehen.

„In der Mehrgenerationenperspektive werden die Familien in ihrer Abhängigkeit von historischen Ereignissen, sozio-ökonomischen Veränderungen, der jeweiligen subkulturellen Bezugsgruppe und hier vorherrschenden und sich verändernden Werteinstellungen, Idealen und Ideologien gesehen (…). Der Blick auf den erweiterten sozialen Kontext relativiert und korrigiert zudem normative klinische Einschätzungen" (Reich et al. 2003, S. 290).

Auf der Basis dieser Perspektive werden die aktuell wirksamen unbewussten und vorbewussten Konflikte und die Übertragungen innerhalb der Familie (Stierlin 1977), d. h. die Aktualisierungen der früheren, internalisierten Objektbeziehungen, bearbeitet. Diese werden in der Übertragungs-Gegenübertragungsdynamik sowie szenisch im therapeutischen Raum erfahrbar.

> **!** Ziel ist es, die familiären Konflikte und unbewussten Beziehungsmuster so zu bearbeiten, dass für die einzelnen Familienmitglieder, insbesondere für die unter Symptomen leidenden Patienten, mehr Freiheitsgrade für die individuelle Entwicklung geschaffen werden, so dass seelische Erkrankungen als Mittel der Konfliktlösung nicht mehr nötig sind.

Abgrenzung der psychodynamischen Familien- und Paartherapie von anderen Ansätzen

Von anderen Ansätzen der Familien- und Paartherapie, etwa den systemischen und behavioralen Methoden, unterscheidet sich der psychodynamische Ansatz durch das Konzept des Unbewussten, durch die skizzierte familien- und sozialhistorische Perspektive, zudem durch die systematische Arbeit in der Patienten-Therapeuten-Beziehung, der sich hier entwickelnden Übertragungs- und Gegenübertragungsdynamik und die Berücksichtigung der eigenen Übertragungsbereitschaften von Therapeuten, die aufgrund ihrer Familiengeschichte im familien- und paartherapeutischen Setting in besonderem Maße aktiviert werden können (Reich 1984; Reich u. Cierpka 2003). Als Interventionsformen werden die Klärung, die Konfrontation und die Deutung genutzt, wobei Klärung und Konfrontation häufig im Vordergrund stehen.

Gegenüber analytischer und tiefenpsychologischer Einzeltherapie erfordert psychodynamische Familien- und Paartherapie in der Regel ein höheres Maß an aktiver Beziehungsgestaltung und Lenkung des therapeutischen Prozesses, z. B. durch die Gestaltung des Settings der jeweiligen Sitzung (Massing et al. 1999; Reich 1990).

7.3
Der therapeutische Prozess

7.3.1
Grundkonzepte

Der therapeutische Prozess in der psychodynamischen Familientherapie ist ohne die Kenntnis der beobachtungs- und handlungsleitenden Basiskonzepte, die über das auf die individuelle Psychodynamik bezogene Begriffsrepertoire weit hinausgehen, nur unzureichend zu verstehen. Daher seien einige dieser Konzepte im folgenden skizziert.

Die Dynamik von Verdienst, Vermächtnis und Loyalität

Entscheidend ist zunächst die von Boszormenyi-Nagy et al. (1981) eingeführte Perspektive der *Dynamik von Verdienst, Vermächtnis und Loyalität*. Hier wird davon ausgegangen, dass in familiären Systemen eine Art Buchführung über die „Verdienste" und „Schulden" der einzelnen Mitglieder den anderen und der Gesamtgruppe gegenüber existiert. Die Balance von Geben und Nehmen muss immer wieder entsprechend den sich wandelnden Normen und Lebensumständen hergestellt werden. Das Bedürfnis nach Gerechtigkeit und damit verbunden das nach Loyalität wird als eine menschliche Basismotivation angesehen. Dauernde Imbalance in den wechselseitigen Verpflichtungen führt zu destruktiven und autodestruktiven Prozessen. Unbewusste Loyalität und hiermit zusammenhängend unbewusstes Ressentiment erweisen sich bei schweren Störungen oft als stärker als die Tendenzen zur Individuation und zur Verbesserung der Lebensumstände.

> **!** Therapeutisch folgt hieraus, dass in Behandlungen zunächst das Loyalitätssystem herausgearbeitet und verstanden sein muss, bevor Veränderungen stattfinden können, und dass therapeutische Bemühungen oft wenig fruchtbar sind, wenn sie das System der familiären Loyalitäten nicht zureichend berücksichtigen oder sich dagegen richten. Dies kann z. B. geschehen, wenn die Ablösung von der Familie zu sehr forciert wird.

Bezogene Individuation

Das Konzept der bezogenen Individuation (Stierlin et al. 1985) beschreibt die Fähigkeit von Familien und Paaren, die Selbstdifferenzierung und Selbstabgrenzung der Mitglieder zuzulassen, ohne dass das Familiengefühl (Cierpka 1992) und das Selbstbild der Gruppe (Sperling 1988) gefährdet wird. Individuation steht in einem dialektischen Gegensatz zur Loyalität und muss ständig in einer Balance mit dieser gehalten werden. In gestörten Familiensystemen gelingt dies in der Regel nicht.

Rollenzuschreibung, Delegation und Parentifizierung

Mit *Rollenzuschreibung* (Richter 1963), *Delegation* (Stierlin 1978) und *Parentifizierung* (Boszormenyi-Nagy u. Spark 1981) werden Prozesse beschrieben, durch die Kinder von ihren Eltern mit „Aufträgen" versehen werden. Hierbei können sie Selbstanteile der Eltern oder aber für die Eltern wichtige Objekte repräsentieren, etwa indem sie die im Leben der Eltern unerfüllten Wünsche stellvertretend für diese realisieren sollen, oder indem sie als Partner- oder Elternersatz fungieren und in der Parentifizierung sog. Sorgerollen übernehmen. Kinder, Jugendliche oder auch junge Erwachsene in Sorgerollen sind häufig die Symptomträger, die sich innerlich sehr für den Zusammenhalt der Familie verantwortlich fühlen und dies auch in ihrer Problematik zum Ausdruck bringen.

Abgewehrte Trauerprozesse

Abgewehrte Trauerprozesse sind ein häufig zu findendes dynamisches Moment, das zu der Herausbildung dysfunktionaler Beziehungsmuster und zur Entwicklungsstagnation in Familien beiträgt, indem die Fähigkeit und Bereitschaft zum Eingehen neuer Beziehungen und zur Aufnahme und Herausbildung neuer Erfahrungen eingeschränkt wird. Psychodynamisch arbeitende Familientherapeuten bemühen sich darum, die Abwehr von Traueraffekten zu bearbeiten, damit Trauerprozesse im therapeutischen Raum nachgeholt werden können.

Familienmythen

Familienmythen sind Geschichten, die Familien über sich selbst, über Untergruppen oder einzelne Mitglieder erzählen. Über diese Mythen werden die Selbstbilder der Familie (Sperling 1988), die Ideale und Wertvorstellungen und das gemeinsame Identitätsgefühl vermittelt. Mythen stabilisieren Familien. Sie dienen zudem der Abwehr unangenehmer Wahrnehmungen und Ereignisse, etwa, indem Versagen von Familienmitgliedern äußeren Umständen zugeschoben oder aber einzelne Familienmitglieder zum Sündenbock für durch andere verursachte Fehlentwicklungen gemacht werden (Reich 2001).

Familiengeheimnisse

Familiengeheimnisse können die interpersonellen Beziehungen und das familiäre Klima nachhaltig beeinflussen und zur Herausbildung von Störungen erheblich beitragen, ohne dass die Quelle dieses Einflusses bemerkt wird. Familiengeheimnisse beziehen sich auf Handlungen von Familienmitgliedern oder Ereignisse der Famliengeschichte, die vor anderen oder vor der Außenwelt verborgen werden. Sie haben einen großen Einfluss auf die interpersonellen Grenzen, die Machtstrukturen sowie die Loyalitätsdynamik in Familien. Der Ausschluss aus dem Kreis der Mitwisser von Geheimnissen kann Gefühle der Scham und der Demütigung hervorrufen. Ein Familiengeheimnis muss von der Privatsphäre, etwa der Intimität zwischen den Eltern, unterschieden werden. Wie diese Unterscheidung gemacht wird, ist in der Regel kontextabhängig. Im klinischen Kontext beggnen wir häufig Familien, die in wesentlichen Teilbereichen des Zusammenlebens zuwenig Privatheit zulassen. Bei schweren Störungen ist dies andererseits oft gekoppelt mit destruktiv wirkenden Familiengeheimnissen (Reich 2001).

Beispiel

▶ So entwickelte ein 12-jähriges Mädchen eine Depersonalisationssymptomatik, nachdem es von seiner Mutter und deren Schwester dazu angehalten worden war, dem Vater gegenüber zu verleugnen, dass die Mutter sich mit ihrem Liebhaber traf. Die Eltern lebten noch zusammen. Die Patientin hatte zum Vater eine gute Beziehung und stand nun in einem tiefen Loyalitätskonflikt zwischen beiden Eltern, zu denen sie eine Sorgerolle einnahm. ◀

Das Konzept der Kollusion

Zum Verständnis von Paarbeziehungen ist zudem das bereits oben erwähnte Konzept der *Kollusion* wesentlich. „Kollusion" bezeichnet ein unbewusstes Zusammenspiel beider Partner auf der Basis eines gemeinsamen Grundkonfliktes in polarisierten Positionen. Sie steht für beide Partner als gemeinsamer Selbstheilungsversuch im Dienste der „Wiederherstellung der ganzen Persönlichkeit" (Dicks 1967). Aufgrund der Interaktionen mit den Eltern abgewehrte eigene Persönlichkeitsanteile werden nun im anderen gesucht. Die „Heilung des Abgespaltenen" findet statt, indem im anderen durch Projektion oder projektive Identifikation abgewehrte eigene Persönlichkeitsanteile oder Ängste „entdeckt" oder induziert werden.

„Die konfliktbesetzten, nicht zur bewussten Verfügung stehenden Persönlichkeitsanteile und Potenziale beider Partner werden komplementär so untereinander ‚verteilt', dass der eine im manifesten Verhalten den ‚Gegenpol' des anderen bildet. Aus diesem Grunde stellt Kollusion eine Form der interpersonellen Abwehr dar. Sind die progressiven und regressiven Muster starr verteilt, kommt es in wesentlichen Bereichen der Beziehung nicht mehr zu einem flexiblen Wechsel dieser Positionen. Hierdurch wird individuelles Wachstum und Differenzierung vermieden. Die Selbst-Objekt-Grenzen und die Identitäten bleiben fließend. Werden die abgewehrten Anteile nicht reintegriert, kommt es zu Konflikten" (Reich u. Cierpka 1996, S. 291; vgl. auch Reich 1993).

Dieses Konzept der Kollusion wurde von Willi (1975) erweitert, indem er Beziehungsmuster entlang der klassischen psychoanalytischen Phasenlehre beschrieb. Inzwischen hat es sich darüber hinaus eingebürgert, Beziehungen auch unter anderen Aspekten als Kollusion zu beschreiben. Rollenzuweisungen zwischen Eltern und Kindern können ebenfalls als Formen der Kollusion verstanden werden. Bauriedl (1980) beschrieb mit ihrem Konzept der *Ambivalenzspaltung* ähnliche Vorgänge wie die dargestellten.

7.3.2
Formen psychodynamischer Familien- und Paartherapie

Psychodynamische Familien- und Paartherapie wird

- als Kurzpsychotherapie,
- als tiefenpsychologisch fundierte und
- als analytische Langzeittherapie durchgeführt.

Sie kann als durchgängige Therapieform, als Auftaktverfahren, das in eine längere Einzelpsychotherapie des Patienten mündet, oder während einer Einzelpsychotherapie intermittierend durchgeführt werden. Weiterhin sind familien- und paartherapeutische Gespräche oft bei stationären Psychotherapien indiziert (vgl. Reich u. Rüger 1994).

Paar- und Familientherapie als Kurzzeittherapie. Als Kurzzeittherapie dient Paar- und Familientherapie v. a. der Krisenintervention, etwa bei eskalierenden familiären Auseinandersetzungen, bei akuten Trennungsschritten oder bei Suizidversuchen. Sie kann zudem bei der Bewältigung aktueller Krisen, die bei lebenszyklischen Übergängen auftreten, hilfreich sein.

Paar- und Familientherapie als tiefenpsychologisch fundierte Psychotherapie. Als tiefenpsychologisch fundierte Psychotherapie dient sie der längerfristigen Bearbeitung aktuell wirksamer unbewusster interpersoneller Konflikte, Beziehungsphantasien und Abwehrstrukturen in einem aktiven, die Regression begrenzenden konfliktzentrierten Vorgehen. Die hier stattfindenden therapeutischen Prozesse erstrecken sich in der Regel über einen Zeitraum von 1–2 Jahren und sollen ein Durcharbeiten der unbewussten Konflikte ermöglichen. In der Kurzzeittherapie und in der tiefenpsychologisch fundierten Familien- und Paartherapie werden die Gespräche häufig in Doppelstunden durchgeführt.

Paar- und Familientherapie als analytische Langzeittherapie. Analytische Langzeittherapie wird in der Regel mit Paaren durchgeführt, in der einer oder beide Partner schwerere neurotische Störungen bzw. Persönlichkeitsstörungen haben. Hier werden zum Verstehen und Durcharbeiten der Konflikte intensivere regressive Prozesse angestrebt.

7.3.3
Techniken

Die in der psychodynamischen Familien- und Paartherapie verwendeten therapeutischen Techniken sind v. a. Klärung, Konfrontation und Deutung.

> Mit *Klärung (Klarifizierung)* ist die genaue Exploration von Erlebens- und Verhaltensweisen von Familienmitgliedern und Partnern im Umgang miteinander in der therapeutischen Situation sowie im Alltag gemeint. Klärung fragt hierbei nach dem „Wie". Durch Klärung werden für die Beteiligten bedeutsame Interaktions- und Erlebenssequenzen in ihrer äußeren Abfolge sowie in der inneren Bedeutung für die Beteiligten herausgearbeitet.

Klärung fördert das Verständnis von Familienmitgliedern/ Partnern für eigene Verhaltensweisen und deren Wirkung auf andere sowie wechselseitig für das eigene Erleben, die eigenen Motive und die der anderen. Hierdurch wirkt es oft bereits konfliktentlastend und lösungsfördernd. Es bereitet zudem ein tieferes Verstehen familien- und paardynamischer Prozesse vor.

> Durch *Konfrontation* werden Familienmitglieder und Partner auf abgewehrte, verleugnete Verhaltens- und Erlebensweisen sowie deren Wirkung auf andere aufmerksam gemacht. Auch dies kann sowohl auf die therapeutische Situation als auch auf Alltagssituationen bezogen sein. Wie die Klärung dient auch die Konfrontation der Verdeutlichung familiärer Transaktionsmuster.

Oft stellt das familien- oder paartherapeutische Setting selbst eine Konfrontation mit bisher verleugneten interpersonellen Konflikten dar. Die Konfrontation wurde von Boszormenyi-Nagy zur wesentlichen Technik in der psychodynamisch orientierten Familientherapie erhoben.

> *Deutungen* zeigen den unbewussten Zusammenhang der Erlebens- bzw. Verhaltensmuster zwischen Familienmitgliedern auf. Sie beziehen dies zudem auf abgewehrte vergangene Erfahrungen, z. B. der Eltern oder der Partner in ihren Ursprungsfamilien. Sie werden nur bei einer spürbaren emotionalen Beteiligung der Familienmitglieder/Partner am therapeutischen Prozess wirksam.
>
> Deutungen werden durch Klärung und Konfrontation so vorbereitet, dass die Familien mit ihnen arbeiten können. Nicht selten werden dann wesentliche Schritte der Deutung von Familienmitgliedern oder Partnern selbst gemacht.

In einer Reihe von Fällen sind die skizzierten Techniken mit Beratung oder ich-stützenden Maßnahmen zu kombinieren. Sie können bei entsprechenden Indikationen auch mit Techniken aus der systemischen oder strukturalistischen Familientherapie verbunden werden (vgl. Massing et al. 1999; Reich 1990).

7.3.4 Ko-Therapie

Familien- und Paarbehandlungen werden oft in Ko-Therapie durchgeführt. Ko-Therapie hat den Vorteil, dass die Therapeuten sich in unterschiedlicher Weise mit den Familienmitgliedern identifizieren können. Insbesondere können sich heterosexuelle Ko-Therapeuten-Paare mit den unterschiedlichen Geschlechterperspektiven identifizieren, Ko-Therapeuten, die verschiedenen Generationen angehören, mit den unterschiedlichen Generationen einer Familie.

> So bietet Ko-Therapie die Chance, dass in den Gegenübertragungsreaktionen, den Hypothesen und Interventionen der Therapeuten mehr Perspektiven berücksichtigt werden, als wenn ein Therapeut die Gespräche allein führt. Auch einseitige Verwicklungen und Parteinahmen können so eher erkannt und vermieden werden. Auf der anderen Seite kann Ko-Therapie eine Bremse im therapeutischen Prozess sein, wenn sich die Therapeuten nicht aufeinander einstimmen können, sehr unterschiedliche Einstellungen haben oder miteinander in einem Konkurrenzverhältnis stehen. Zudem kann es in schwierigen Therapiephasen zu einem Problem werden, die Übertragungen beider Therapeuten auf die Familie und aufeinander zu entwirren, wenn sie aus unverarbeiteten eigenen Konflikten heraus heftig reagieren.

7.3.5 Behandlungsverläufe

Kontaktaufnahme und Erstgespräch

Bereits die Kontaktaufnahme mit Paaren, mehr noch mit Familien, unterscheidet sich von der zu Einzelpatienten. Häufig ist nicht der Patient, also der Symptomträger, der Anmeldende, sondern die Partnerin oder ein Elternteil. Dies liegt nicht selten daran, dass sich die Angehörigen durch die Symptomatik beeinträchtigt fühlen, etwa bei einer Bulimie, oder besorgt sind, etwa bei einer Anorexie, oder von dritter Seite, etwa der Schule, wegen Verhaltensauffälligkeiten eines Kindes therapeutische Schritte empfohlen wurden. Auch in Paartherapien melden nicht selten die symptomfreien oder sich für symptomfrei haltenden Partner zur Behandlung an. Um einen sinnvollen Vorschlag für das Setting im Erstgespräch machen zu können, müssen daher z. B. Informationen über alle Familienmitglieder, aber auch über evtl. mit im Hause lebende Großeltern oder andere Verwandte eingeholt werden. Zudem ist es sinnvoll, bereits an dieser Stelle den Überweisungskontext zu erfassen, z. B. um die Motivation der Familienmitglieder einschätzen zu können. Bereits hier sind Widerstände und Ängste der Familie gegenüber einem gemeinsamen psychotherapeutischen Prozess zu erspüren und die Anmeldenden im Vorkontakt zu ermutigen, die anderen Familienmitglieder zum Erstgespräch mitzubringen.

Auch wenn heute nicht mehr darauf bestanden wird, dass alle Familienmitglieder zum Erstgespräch kommen, wie es in der Anfangsphase der Familien- und Paartherapie der Fall war, ist dies oft doch der leichtere Weg zum Einstieg in die Behandlung. Dies hat mehrere Gründe.

> **Vorteile eines Erstgespräches mit allen Familienmitgliedern**
>
> - Wenn alle Familienmitglieder anwesend sind, erhält der Therapeut durch die Berichte der Familienmitglieder und seine Gegenübertragungsgefühle und -phantasien schneller einen Gesamteindruck der wechselseitigen Beziehungen und der familiären Atmosphäre, als wenn nur Teile der Familie kommen.
> - Oft ist gerade die Perspektive der Geschwister des Patienten hilfreich zum Verständnis der Problematik.
> - Es ist therapeutisch oft leichter, mit Subgruppen der Familie zu arbeiten, wenn man vorher alle Familienmitglieder kennengelernt hat und diese sich mit der therapeutischen Situation

> und den Therapeuten vertraut machen konnten.
> - Zudem gibt es in der Anfangssituation dann keine Informations- und Beziehungsvorsprünge einzelner Familienmitglieder, was die Unsicherheit bei den anderen noch erhöhen kann.
> - Das Arbeitsbündnis wird so insgesamt gestärkt.
> - Auch in Paartherapien ist es aus den genannten Gründen leichter, die Zusammenarbeit gleich mit beiden Partnern zu beginnen.

Therapeutenverhalten im Erstgespräch

Die Erstgesprächssituation und die Anfangsphase der Familien- und Paartherapie sind häufig mit starken Ängsten der Beteiligten verbunden. Da die Motivationslage der einzelnen Familienmitglieder zudem oft recht unterschiedlich ist, muss sich der Therapeut sehr aktiv um ein Arbeitsbündnis mit allen Beteiligten bemühen. In der anfänglichen Motivationsphase sollten daher alle Familienmitglieder das Gefühl haben, dass der Therapeut sie und ihre Position ernst nimmt und eine „vielgerichtete Parteilichkeit" (Boszormenyi-Nagy u. Krasner 1986) entwickelt. Eine sehr distanzierte neutrale Haltung der Familie gegenüber führt häufig dazu, dass keine Behandlung zustande kommt. Durch sie können auch nicht die Stärken und positiven Seiten der Beziehungen, die sog. Ressourcen, ins Gespräch kommen und für den therapeutischen Prozess genutzt werden.

Aufgaben des Erstgesprächs

Da Familien oft durch Anregungen, Empfehlungen oder gar Druck von dritter Seite in Behandlung kommen und nicht selten bereits Helfer oder Therapeuten in den Behandlungsprozess involviert sind, steht, ebenfalls mehr als in anderen Formen psychoanalytisch fundierter Psychotherapie, die Klärung des Behandlungskontextes im Erstgespräch und in der Anfangsphase im Vordergrund.

In der Anfangsphase sind darüber hinaus der „Auftrag" für weitere Gespräche und die Formulierungen möglicher Therapieziele abzuklären. Häufig hat dies vorläufigen Charakter, da im Rahmen weiterer Gespräche neue, für die Erkrankung wesentliche dynamische Zusammenhänge deutlich werden, die u. U. auch Veränderungen des Settings erfordern.

Übertragungen und Widerstände in der Anfangsphase

Familien- und Paartherapien werden nicht selten in der Anfangsphase abgebrochen. Dies liegt in der Regel an spezifischen Übertragungsmustern und entsprechenden Widerständen der therapeutischen Situation gegenüber. Diese bedürfen daher besonderer Beachtung (Reich 1990; Reich u. Cierpka 2003).

Familientherapeutische Gespräche können abgewehrte Trennungskonflikte und -phantasien mobilisieren, insbesondere in Familien mit engen, fusionierten Beziehungen, in denen Differenzen oder aggressive Konflikte stark abgewehrt werden.

Familientherapie kann bereits durch das Setting eine familiäre Schuldproblematik virulent machen. Insbesondere die Eltern fragen sich oft, ob sie am Symptom eines Kindes schuld seien, fühlen sich evtl. indirekt angeklagt. Der Therapeut kann hier zur verurteilenden Instanz, zum Detektiv, Staatsanwalt, Richter oder Priester, der Therapieraum zum Beichtstuhl, zum Gerichtssaal, zum Verhörraum werden.

Die familientherapeutische Situation kann zudem heftige Schamaffekte hervorrufen. Familien haben häufig das Gefühl, in den Gesprächen Außenstehenden gleichsam Zutritt in ihr Wohnzimmer und in ihre Küche, manchmal auch in das Bad und die Schlafzimmer zu gewähren bzw. gewähren zu müssen. Sie fürchten, dass nun der „Makel", das „Fehlerhafte", der „Defekt" bloßgelegt werden muss, und prüfen die Äußerungen der Therapeuten auf Bloßstellungen oder Abwertungen hin.

Familien- oder Paartherapie kann zudem als Verführungssituation, und die Therapeuten können entsprechend als im ödipalen Sinne mächtiger und potenter, als das bessere, attraktivere Paar, als ideale Elternfiguren erlebt werden, um die die Partner werben und von denen sie umworben werden möchten. Auch im adoleszenten Sinne können sie als Vertreter des „Zeitgeistes" gesehen werden, die die Jugend den Eltern oder den familiären Moralvorstellungen entfremden wollen.

Daneben und mit den genannten typischen Mustern verbunden spielen die Übertragung von Abwehrmustern und von idealisierenden Rettungsphantasien durch einzelne Familienmitglieder oder die gesamte Familie bzw. das Paar eine zentrale Rolle (vgl. Reich u. Cierpka 2003).

Anforderungen an Therapeuten in der Anfangsphase der Therapie

Die besondere Anforderung an die Therapeuten besteht gerade in der Anfangsphase darin, diese Widerstände zu umgehen oder so zu bearbeiten, dass alle Familienmitglieder weiterhin motiviert sind, am therapeutischen Prozess teilzunehmen. Wegen ihrer existentiellen Verbundenheit miteinander und der starken Involviertheit der Familienmitglieder in ihre wechselseitigen Beziehungen, kann es immer wieder schwierig werden, eine „therapeutische Ich-Spaltung" aufrechtzuerhalten, also nicht nur das erlebende, sondern auch das beobachtende Ich der Familienmitglieder anzusprechen bzw. zu aktivieren. Daher kommt es sehr darauf an, die Balance im Gespräch so zu erhalten, dass emotionale Bewegungen stattfinden können, aber nicht zum Abbruch der Therapie führen.

Familien- und Paartherapien können zudem nicht nur starke Gegenübertragungsreaktionen, sondern auch heftige, aus der Familiengeschichte der Therapeuten stammende Übertragungsreaktionen hervorrufen, so dass es in der Anfangsphase oder im weiteren Prozess durch die Identifizierungen und Gegenidentifizierungen sowie durch mobilisierte Beziehungswünsche und deren Abwehr nahezu immer zu heftigen Gefühlsbewegungen im Therapeuten, zwischen den Ko-Therapeuten oder im therapeutischen Team kommt (Bauriedl 1994, Reich 1984). Die eigene „Bereitschaft zur Rollenübernahme" (Sandler 1976) bedarf dabei ständiger Klärung. Die Chancen des Familiensettings sind auch hier eng mit ihren Schwierigkeiten verknüpft.

**Die mittlere Phase:
Konfliktklärungen – Konfliktlösungen**

Die Anfangsphase beinhaltet in der Regel schon die Einleitung der Konfliktklärungsphase. Dies geschieht dadurch, dass relevante Stationen der familiären Entwicklung, in der Regel ausgehend vom Symptom und dessen Entwicklung, erarbeitet werden. Dabei ist oft das Genogramm, ein familiendynamisch orientierter Stammbaum, eine wesentliche Hilfe (Massing et al. 1999; Reich et al. 2003). Da diese „Anamneseerhebung" bereits in der Gruppe der primären Beziehungspersonen stattfindet, ist sie oft von erheblicher dynamischer und therapeutischer Brisanz. Häufig werden bereits hier unverarbeitete Ereignisse und Konflikte der Familiengeschichte deutlich, z. B. stagnierende Trauerprozesse oder das Vorhandensein von Familiengeheimnissen.

Diese Arbeit bringt zugleich Aufschluss darüber, welche Settings für den weiteren therapeutischen Prozess sinnvoll sind.

**Unterschiedliche Settingbedingungen und
deren Auswirkungen auf den therapeutischen Prozess**

Stellt sich in den ersten Gesprächen z. B. heraus, dass die die Störung verursachenden Konflikte hauptsächlich zwischen den Ehepartnern liegen, dann geht Familientherapie in der Regel für eine längere Strecke oder insgesamt in eine Paartherapie über. Bestehen die Konflikte hauptsächlich zwischen einem Elternteil und einem Kind, so kann es sinnvoll sein, auf die Biographie dieses Elternteiles zu fokussieren, um seine Übertragungen ungelöster Konflikte auf die nächste Generation besser zu verstehen. Dies kann im Familiensetting geschehen. Diese Art der Fokussierung auf ein einzelnes Familienmitglied im Beisein der anderen hat sich oft als nützlich erwiesen, um gegenseitige Verstehens- und Verständigungsprozesse anzuregen und die Beziehung zwischen dem Symptomträger und dem jeweiligen Elternteil zu entlasten. Die Gegenwart der anderen Familienmitglieder verhilft hier oft zu einer Multiperspektivität, die die Auflösung eingefahrener Interaktions- und Abwehrmuster erleichtert. Wenn aber die Widerstände hiergegen hoch sind, z. B. durch Schamaffekte oder rechthaberische Auseinandersetzungen, oder sehr intime, z. B. sexuelle Erlebensdetails oder Phantasien angesprochen sind, ist es günstiger, diese im Einzelsetting zu klären. Dabei muss in der Gesamtgruppe deutlich gemacht werden, weshalb jetzt ein Settingwechsel stattfindet.

Arbeit mit Subsystemen. Die Arbeit mit gleichgeschlechtlichen Subgruppen, z. B. Vätern und Söhnen oder Müttern und Töchtern, kann dabei helfen, Ähnlichkeiten und Unterschiede in den Erfahrungen in bestimmten Lebensbereichen (z. B. Schule, Studium, Freundschaften) herauszuarbeiten und Identifizierungen und Übertragungen, die zu Schwierigkeiten führen, besser zu verstehen. Die Arbeit mit dem Geschwistersubsystem oder mit Geschwistersubsystemen, z. B. den Brüdern oder Schwestern, kann zu einem besseren Verstehen, z. B. von Ablösungsschwierigkeiten, von partnerschaftlichen oder sexuellen Problemen führen oder die Bearbeitung von Rivalitätskonflikten erleichtern. Durch die Arbeit mit Subgruppen können die Ressourcen familiärer Beziehungen oft sehr konstruktiv für den therapeutischen Prozess genutzt werden. Geschwisterbeziehungen können hier ein besonderes Hilfspotenzial darstellen (Reich et al. 2003; Reich 1998b; Sohni 1998).

Mehrgenerationen-Therapie. Die Einbeziehung der Großeltern im Sinne der Mehrgenerationen-Therapie (Sperling u. Sperling 1976; Reich 2002) erscheint immer dann sinnvoll, wenn die Kernfamilie eng mit einer der Ursprungsfamilien zusammenlebt, diese in den Prozess der Krankheitsentstehung und -aufrechterhaltung involviert ist oder von der Erkrankung eines oder mehrerer Enkelkinder betroffen ist. In Familien mit seelisch erkrankten Mitgliedern finden wir häufig auch generationsübergreifende Koalitionen und Loyalitätsbindungen bzw. Loyalitätskonflikte. Es ist auch dann günstig, die Großeltern oder Mitglieder der Ursprungsfamilien der Eltern in den therapeutischen Prozess einzubeziehen, wenn Übertragungen von Eltern auf Kinder unverständlich bleiben oder wenn der therapeutische Prozess aufgrund unbearbeiteter Konflikte zwischen Elternteilen und Großeltern stagniert.

Fallbeispiel

▶ Ein 10-jähriger Junge litt unter starken nächtlichen Ängsten und nässte und kotete zudem nachts, bisweilen auch tagsüber, ein. Er hatte noch nie in seinem eigenen Bett geschlafen, übernachtete auch nie bei Freunden. In den Familiengesprächen war stets eine angespannte, hauptsächlich vom Vater ausgehende misstrauische Atmosphäre spürbar. Bald stellte sich heraus, dass dieser sein Studium de facto schon vor Jahren abgebrochen hatte, seine Eltern aber immer noch in dem Glauben ließ, er habe bereits seine Diplomprüfung bestanden und stehe nun bald vor dem Abschluss seiner Dissertation. Die Eltern finanzierten den Unterhalt der Familie zum Teil. Als die Angst des Vaters, seinem Vater, dem Großvater des Patienten, reinen Wein einzuschenken, und seine Dauerspannung (auch er litt seit Jahren unter Schlafstörungen) deutlich geworden war, schlugen wir vor, den wahren Sachverhalt in unserem Beisein seinen Eltern zu erläutern. Die Großeltern reagierten hierauf gefasster, als der Vater vermutet hatte. Es kam auch weder zu der gefürchteten Verstoßung noch zum befürchteten Herzinfarkt des Großvaters. Die Klärung erlaubte dem Vater eine wirkliche Neuorientierung und entspannte das familiäre Klima. Erst an diesem Punkt erfolgte die innere Ablösung des Vaters von seiner Ursprungsfamilie und deren Erwartungen bzw. vermeintlichen Erwartungen. Die Symptome des Sohnes besserten sich in der anschließenden Kinderpsychotherapie rasch und nachhaltig. ◀

Die Einbeziehung der Großeltern wird häufig von den Eltern gefürchtet, da dies bisherige und oftmals auch prekäre Beziehungsarrangements in Frage stellt und der Bruch in den Beziehungen oder aber eine Schädigung der Angehörigen gefürchtet wird. Es besteht die Angst, die Angehörigen könnten gleichsam „blutend auf dem Operationstisch liegengelassen werden". Bereits das Durcharbeiten dieser Angst kann in den Eltern und ihrem Verhalten den Großeltern wie den Kindern gegenüber Veränderungen bewirken. Der Vorschlag der Einbeziehung intensiviert dabei das affektive Erleben erheblich stärker als das ausschließliche Reden über die Beziehung zu den Großeltern. Auch hier ist eine Ermutigung zum Einbeziehen der Ursprungsfamilie hilfreich. Im therapeutischen Setting kommt es darauf an, auch den Großeltern gegenüber die vielgerichtete Parteilichkeit beizubehalten. Die Erweiterung des Settings bringt immer auch eine Erweiterung der Verantwortung mit sich (Framo 1992). Wenn dies von der Therapeutenseite aus deutlich wird, gelingen am ehesten Beziehungsveränderungen auf der Eltern-Großeltern-Ebene und der Ebene der gesamten familiären Beziehungen, ohne dass eine Generation für die andere ausgebeutet wird (Reich 2002).

Beispiel eines Behandlungsverlaufs

An einem Fallbeispiel soll nun ein Behandlungsverlauf skizziert werden.

Fallbeispiel: Anorexie

▶ Familie D. kommt wegen der 20-jährigen Vera, die seit Beginn ihres Studiums vor einem halben Jahr an einer Anorexie leidet, sich zudem unter einem ständigen Arbeits- und Verpflichtungsdruck fühlt. Die Überweisung erfolgt durch einen niedergelassenen psychosomatisch orientierten Internisten, der einige Vorgespräche mit der Patientin geführt hat. Diese meldet sich auf dessen Drängen hin selbst an.

Erste und zweite Sitzung

Zum Erstgespräch erscheint die Kernfamilie vollständig. Die 50-jährige Mutter ist Hausfrau, arbeitet stundenweise in dem Hotelbetrieb ihrer Schwester, der Tante der Patientin, mit. Der 54-jährige Vater ist als Klempner in einem Handwerksbetrieb beschäftigt, die 28-jährige Schwester ist Industriekauffrau, lebt in einer eigenen Wohnung im benachbarten Ort. Infolge der Anorexie war Vera wieder ins Elternhaus zurückgekehrt, musste zeitweise stationär internistisch behandelt werden.

Die Kernfamilie hält engen Kontakt zur Ursprungsfamilie der Mutter, die seit mehreren Generationen einen Hotel- und Restaurantbetrieb im Heimatort der Patientin besitzt, der nun von der Schwester der Mutter geleitet wird. Das Familienleben war in der Kindheit und Adoleszenz der Patientin sehr stark um den Hotelbetrieb zentriert, in dem die Mutter und der Vater häufig aushalfen. Die nach der Hochzeit bezogene eigene Wohnung diente nur als Schlafquartier. Die Großmutter kochte für die gesamte Familie, bestand auf festen Essenszeiten, teilte die Portionen zu und wachte streng darüber, dass jedes Familienmitglied „aufaß". Auch jetzt noch bestand ein enger Kontakt zur mütterlichen Ursprungsfamilie. Sonntags aß man in der Regel zusammen. Nicht nur die Patientin hat Essprobleme. Der hager wirkende Vater kann wegen einer Magenoperation nur noch „kleine Portionen" zu sich nehmen. Der Schwester sitzt die Forderung im Hinterkopf: „Du darfst auf keinen Fall zu dick werden", und die etwas füllig wirkende Mutter tue oft „des Guten zuviel". Die Familie lebt nach festen Regeln, hat kaum Außenkontakte. Die Patientin schildert, dass sie nach dem Studienbeginn sofort ein schlechtes Gewissen bekommen habe, „vom sauer verdienten Geld der Eltern einen brotlosen Beruf zu studieren", zudem sie nicht so fleißig gewesen sei, wie sie eigentlich wollte, da sie sich verliebt hatte. Sie arbeitete immer härter, aß immer weniger und brach schließlich zusammen.

All dies erfahren wir während der ersten beiden Gespräche. Die Stimmung ist gedrückt. Die Eltern wirken schuldbewusst und selbstanklagend, meinen, „vieles falsch gemacht zu haben", was jetzt in Erfahrung gebracht und festgehalten werden müsse. Die familientherapeutische Situation wird wie eine Art Gerichtsverhandlung erlebt, in der die Therapeuten die Rolle von Richtern oder Staatsanwälten zugewiesen bekommen. Auch die Therapeuten lassen sich von der depressiven Stimmung einfangen, bemühen sich, die Eltern nicht anzugreifen, insbesondere mit der Mutter betont vorsichtig umzugehen.

Dritte und vierte Sitzung

Da die Verbindung der Kernfamilie zur Ursprungsfamilie der Mutter sehr eng ist, die Mutter zudem berichtet, wie besorgt die Großmutter um die Patientin sei, werden zur dritten und vierten Sitzung die Großmutter und die Tante mit eingeladen. Statt einer mächtigen, harten Großmutterfigur erscheint eine eher hilflos wirkende, durch mehrere Schlaganfälle stark beeinträchtigte Greisin und die durch harte Arbeit verhärmt wirkende Tante. Insbesondere die Großmutter äußert große Besorgnis um ihre Enkelin. In den Gesprächen wird deutlich, wie sehr ihre eigene Lebensgeschichte durch Krankheit und Tod insbesondere der Männer gekennzeichnet ist. Ihr jüngerer Bruder, der eigentlich den Betrieb hätte erben sollen, verstarb früh. Ihr Mann kam als Invalide aus dem ersten Weltkrieg zurück, konnte nur noch stundenweise im Büro mithelfen. Ihr einziger Sohn, der Bruder von Mutter und Tante, wurde noch in den letzten Kriegstagen eingezogen, gilt seither als vermisst. Er wurde erst vor kurzem – 50 Jahre nach Kriegsende – für tot erklärt. Er hätte den Hotelbetrieb übernehmen sollen. Über zwei Generationen hatten die Frauen den Besitz der Familie nur durch Tod bzw. Invalidität der Männer erhalten und führen können. Hieraus resultieren schwere Schuldgefühle und, als Reaktionsbildung, eine hohe Bereitschaft zu Aufopferung und Verzicht. Dass der Bruder der Großmutter an einer Durchfallerkrankung verstarb, machte zudem verständlicher, dass die Großmutter in den nächsten Generationen so sehr auf das Essen achtete: „Wer gut isst, überlebt eher". Im Familienmythos ist zudem das Weggehen von der Familie mit Unglück verbunden. Die gilt nicht nur für die Männer, sondern auch für die Frauen. Die Schwester der Großmutter gebar ein behindertes Kind, als sie gegen den Willen der Eltern heiratete und die Familie verließ. Am Ende der beiden Gespräche wurde zudem die besonders enge Verbindung zwischen Vera und der Großmutter deutlich. In der Zeit, als Vera geboren wurde, hatte die Großmutter gerade eine Krebsoperation hinter sich. Sie habe sich besonders um das Neugeborene gekümmert. Deren Geburt habe ihr „Mut zum Weiterleben" gegeben. Wir arbeiteten heraus, wie sehr sich Vera durch diese enge Bindung der Großmutter besonders verpflichtet fühlte.

Alle genannten Bezüge werden nicht nur als Hypothesen für die Therapeuten formuliert, sondern explizit im Familiengespräch geäußert. Der Familie erscheinen diese Klarifizierungen und Deutungen plausibel. Die Patientin äußert am Ende dieses Behandlungsabschnittes, dass nach ihrem Eindruck in ihrer Familie die Zeit stehengeblieben sei und die mütterliche Familie mehr im Früher als im Heute lebe, dass sie sich auch immer in das Früher zurückgezogen fühle.

Weiterer Behandlungsverlauf

Die nächsten Gespräche finden wieder im Rahmen der Kernfamilie statt. Thema ist das schlechte Gewissen, das insbesondere die Töchter spüren, wenn sie sich etwas gönnen. Die Schwester beschreibt z.B., dass sie den Eltern oft verschweige, wenn sie sich etwas gekauft habe, obwohl sie doch schon lange selbst ihr Geld verdiene. Beide Schwestern, insbesondere die Patientin, können das Ausmaß ihrer Verstrickung in Schuldgefühle anerkennen und sich deren Zusammenhänge näher ansehen. Dies macht es der Patientin möglich, Unterschiede zwischen den Familienmitgliedern wahrzunehmen und zu definieren. Sie zieht deutlichere Grenzen: „Mir ist jetzt klargeworden, dass meine Mutter ihre eigenen Probleme hat. Was sie denkt und tut, ist unabhängig von mir. Ich habe immer versucht, mich in meine Mutter hineinzuversetzen, die Welt mit ihren Augen zu sehen. Jetzt fange ich an, es anders zu machen, die Welt mehr mit meinen eigenen Augen zu sehen". Hierauf reagiert die Mutter mit „inneren Blutungen". Ein Krebsverdacht löst bei allen Familienmitgliedern schwere Besorgnis und bei der Patientin Schuldgefühle aus, dies durch ihre Veränderung und Abgrenzung bewirkt zu haben. Auch die Therapeuten empfinden Schuldgefühle, fragen sich, ob nicht sie mit der Therapie, die die Individuationsschritte der Patientin bewirkte, die Mutter geschädigt haben.

Im Anschluss an diesen Behandlungsabschnitt unternimmt die Patientin eine Urlaubsreise – die erste, die sie überhaupt allein macht. Sie kommt danach erstmals in einem Kleid in die Therapie und hat etwas zugenommen. Hierauf reagieren v. a. die Mutter und die Schwester abwertend: „Eine Schwalbe macht noch keinen Sommer". Sofort breitet sich wieder eine depressive Stimmung aus. Die vertraute Situation ist wieder hergestellt. Wir deuten diesen Widerstand so, dass Veränderungen, wie sie Vera vorgenommen hat, einerseits als positiv, andererseits als ängstigend erlebt werden. Unglück und bedrückte Stimmung seien in der Familie das Vertraute. Das Vertraute biete Sicherheit. Die Frage sei nun, inwieweit die Familienmitglieder die alte Sicherheit aufgeben wollen und ob Skepsis aufgrund der bisherigen Erfahrungen nicht angemessen sei.

Bedeutung der Anorexie

In den folgenden Sitzungen wird die bisher verleugnete Rivalität zwischen den Schwestern thematisiert. Zudem wird deutlich, dass in der Familie derjenige der moralisch Bessere ist, der klagt und dem es schlecht geht. Magersucht erscheint nun als ein Mittel, durch Leiden Einfluss und Bestätigung zu bekommen.

Nachdem dies deutlich herausgearbeitet wurde, zentrieren wir auf Veras Gewicht und ihr Körpererleben. Die Patientin fürchtet, weiter zuzunehmen, da sie dann dem Frauenbild des Vaters entsprechen könnte, das auch ihre Schwester energisch ablehnt: „Fraulich, rund und bloß nicht zu kompliziert". In der sich nun entfaltenden heftigen Auseinandersetzung schwingen deutlich ödipale Konflikte und Konflikte um Grenzen mit. Um den Intimbereich der Generationen zu schützen, laden wir nun Töchter und Eltern zu getrennten Sitzungen ein. Beide Töchter sind innerlich immer noch sehr stark mit der familiären Verknüpfung von Schuld und Sexualität identifiziert. Die Patientin weint heftig, als sie den Wunsch nach einer sexuellen Beziehung und ihre gleichzeitig bestehende tiefe Angst hiervor beschreibt. Mit den Eltern wird über ihr Kennenlernen, ihre Paarbeziehung und insbesondere über ihre Pläne für die Zeit gesprochen, in der sich beide Töch-

ter stärker vom Elternhaus entfernen und Partnerschaften eingehen.

In den folgenden Sitzungen geht es der Patientin deutlich besser. Sie nimmt so weit zu, dass die Menstruationsblutung wieder einsetzt, ist voll in ihr Studium integriert und hat dort eine Reihe von Kontakten geknüpft.

Abschlussgespräch

Im Abschlussgespräch nach einer 3-monatigen Pause wirkt sie weiterhin stabil und zuversichtlich. Die Schwester hat sich stärker in ihrem Sportverein, in dem sie bereits vorher aktiv war, engagiert. Die Mutter pflegt die Großmutter, deren baldiger Tod nun erwartet wird. Sie hat sich zudem neue Aufgaben in der Kirchengemeinde gesucht. Der Vater ist froh, sich wieder ganz seiner Arbeit und dem Garten widmen zu können. Beide Eltern sind das erste Mal seit Jahren gemeinsam in Urlaub gefahren. Die depressive Grundstimmung der Mutter ist allerdings geblieben. Wir erfahren später, dass die Patientin bald nach Beendigung der Therapie ihre erste heterosexuelle Beziehung eingegangen ist. ◄

Die skizzierte Behandlung erstreckte sich über 24 Doppelstunden à 100 Minuten und über einen Zeitraum von 2 Jahren. Die ersten 6 Sitzungen fanden in 14-tägigem Abstand statt, die folgenden in der Regel in 4- bis 6-wöchigen Abständen. Bei schwereren Störungen ist dies ein mittlerer Zeitraum, um nachhaltige Veränderungen in den familiären Transaktionsmustern und die für eine Besserung der Symptomatik notwendigen Individuationsschritte der Patientin zu erreichen. In dieser Behandlung wurden insbesondere die familiär tradierte Schuldproblematik und die Trennungsangst, die sich über mehrere Generationen entwickelt hatte, bearbeitet. Die Therapie ging bis zu einem Punkt, an dem für die Patientin in der Familie genügend Freiheitsgrade für deren eigenständige Entwicklung geschaffen waren. Mehr war in diesem Fall nicht notwendig und nicht gewünscht. In anderen ähnlich gelagerten Fällen folgt manchmal noch ein Stück Einzelbehandlung zur Begleitung der weiteren Entwicklung der Patientinnen und Patienten.

Abschluss der Behandlungen

Publikationen zur Familientherapie legen manchmal die Vorstellung nahe, dass durch eine derartige Behandlung eine Art „Beziehungsrevolution" stattfindet. Dies ist in der Regel nicht der Fall. Die Eltern und Geschwister sowie deren Beziehungen miteinander verändern sich auch in erfolgreichen Behandlungen oft nur in Teilbereichen, in Beziehung zur Patientin allerdings oftmals stärker. Wenn diese Veränderungen neurotische Kompromissbildungen und entsprechende Symptombildungen deutlich vermindern sowie damit zusammenhängend die Lebensperspektiven der Patientinnen erweitern, ist die Aufgabe in der Regel erfüllt. Manchmal können Familientherapien dazu verhelfen, den Weg für eine Einzelbehandlung der Patientin freizumachen. Manchmal ergeben sich aus Familientherapien Paarbehandlungen für die Eltern oder Einzelbehandlungen für andere Mitglieder als den ursprünglichen Patienten. Letzteres kann auch das Ergebnis von Paartherapien sein.

7.4 Indikationen und Kontraindikationen

Wie bei vielen Psychotherapieverfahren ist die Entscheidung, ob eine Indikation für Familientherapie oder eine Kontraindikation vorliegt, eine relative Entscheidung, bei der mehrere Parameter zu berücksichtigen sind. Die Indikationsstellung ist zudem bei schwereren Störungen in der Regel ein dynamischer Prozess, bei dem an verschiedenen Abschnitten des Behandlungsprozesses neue Entscheidungen zu treffen sind (Abb. 7.1).

Die beiden Achsen in Abb. 7.1, an denen sich die Indikationsentscheidung orientiert, sind die familiären Bindungen und Vernetzungen und die individuelle Störung, hier insbesondere das Ausmaß der inneren Konflikte und die Verfestigung der Symptomatik, aber auch Ich-Einschränkungen, Probleme mit der Affektregulierung und ähnliches. Sind auf beiden Achsen starke Ausprägungen zu verzeichnen, so empfiehlt sich eine kombinierte Therapie, die entweder sequentiell oder parallel durchgeführt wird. Z.B. können bei einer Phobie eines Partners zunächst Paargespräche zur Klärung der interaktionellen Probleme stattfinden, dann eine Strecke Einzelpsychotherapie für den Patienten, dann wiederum eine weitere Strecke Paartherapie zur Auflösung tiefergehender Kollusionen. Sind die Probleme vorwiegend interaktionellen Ursprungs oder durch unaufgelöste Loyalitätsbindungen bedingt, dann ist Familien- oder Paartherapie in der Regel das Hauptverfahren. Ist der Patient von seiner Familie weitgehend abgelöst und stehen innere Konflikte und/oder eine stark verfestigte Symptomatik im Vordergrund, so ist Einzelpsychotherapie für den Patienten das Verfahren der Wahl. Hier können Paar- und Familiengespräche aber ebenfalls als zusätzliche Behandlungsmodi die Prognose erheblich verbessern, etwa bei Suchtproblemen, Essstörungen oder Phobien.

Die genannten Kriterien sollen nun noch weiter differenziert werden.

> **Indikationen zur Familien- bzw. Paartherapie**
>
> Familien- bzw. Paartherapie erscheinen in folgenden Situationen und Konstellationen indiziert:
>
> - Wenn die Symptome von Patienten durch ungelöste interpersonelle Konflikte in Familie oder Partnerschaft bedingt sind,
> - wenn starke äußere Bindungen an die Ursprungsfamilien bestehen, z.B. bei Kindern, Jugendlichen und jungen Erwachsenen, bzw. wenn die Partner stark in die Problematik oder Symptomatik der Patienten einbezogen sind,
> - wenn bei räumlicher Trennung starke Loyalitätsbindungen an die Ursprungsfamilien durch Delegationen bestehen und
> - wenn bei mehreren Familienmitgliedern psychische Störungen bestehen („Multiproblemfamilien").

Hier ist der interaktionelle Anteil dieser Störungen in ihrer Entstehung, ihrer Aufrechterhaltung und in ihren Folgen abzuklären, bevor evtl. einzeltherapeutische Maßnahmen ergriffen werden. Auch wenn bereits Einzelpsychotherapien durchgeführt werden, sollten in familientherapeutischen Gesprächen die interaktionellen Zusammenhänge und Auswirkungen der Symptome wie der Behandlungen geklärt werden, um ein Gegeneinander-Arbeiten der involvierten Helfersysteme zu vermeiden.

In all diesen Fällen ist Familien- oder Paartherapie zunächst oft das Hauptverfahren.

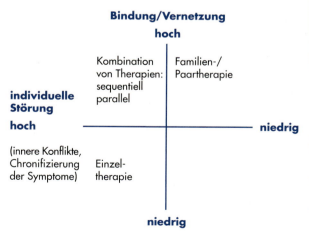

Abb. 7.1. Indikation und Kontraindikation zur Paar- und Familientherapie

Als Zusatzverfahren sollten familien- bzw. paartherapeutische Gespräche dann stattfinden,

- wenn es durch Einzelpsychotherapie zu einer starken Labilisierung des Familien-/Paarsystems kommt, die sich in psychischen und körperlichen Symptomen bei Partnern, Kindern und anderen Angehörigen äußern können,
- wenn Familien bzw. Partner bei einer Einzelpsychotherapie „gegensteuern" und so Fortschritte eingeschränkt oder unmöglich gemacht werden,
- wenn für Einzelpsychotherapien wichtige Informationen zum Verständnis von Konflikten fehlen, z. B. durch Familiengeheimnisse oder durch Ereignisse, die das Familienklima vor der Geburt oder in frühester Kindheit der Patienten bestimmten,
- wenn Patienten in Einzelbehandlungen mit ihren Familien bzw. Partnern offene Fragen klären wollen oder wenn die Angehörigen dies wollen, z. B. bei stationären Therapien,
- wenn Abbrüche in Einzelbehandlungen drohen. Hier kann es sinnvoll sein, in Paar- oder Familiengesprächen zu klären, inwieweit diese durch Loyalitätskonflikte bedingt sind.

Natürlich sind die in den letzten Punkten genannten Entscheidungen in starkem Maße von der Klärung der Übertragungs-Gegenübertragungsdynamik in den jeweiligen Einzelbehandlungen abhängig (Cierpka 2003; Massing 1994; Reich u. Rüger 1994).

Kontraindikationen

Nicht indiziert ist Familien- oder Paartherapie als Therapie der Wahl dann, wenn die Symptome des Patienten überwiegend durch intrapsychische Konflikte bedingt und die Patienten von der Familie abgelöst sind. Familien- oder Paartherapie ist zudem dann nicht indiziert, wenn der Patient oder die Angehörigen gemeinsame Gespräche ablehnen. Hierbei ist natürlich soweit wie möglich zu klären, inwieweit es sich um ein Vermeiden einer notwendigen Auseinandersetzung handelt oder inwieweit durch Paar- oder Familiengespräche lediglich destruktive Prozesse und die Verschlechterung eines mühsam aufrechterhaltenen Status Quo zu erwarten sind.

Unproduktiv sind Paar- oder Familiengespräche in der Regel dann, wenn sie lediglich als Anklagetribunal gegen die Angehörigen genutzt werden oder wenn hauptsächlich Bloßstellungen entweder der Angehörigen oder der Patienten durch Abwertung, Verachtung, Angriffe oder Missachtung der Intimitätsgrenzen zu erwarten sind. Zudem sind Paar- oder Familientherapien oft unfruchtbar, wenn sie vorwiegend durch passive Erwartungen motiviert sind („Wenn meine Familie/meine Partnerin sich ändert, ist alles in Ordnung"). In den zuletzt genannten Konstellationen sollte die Motivation zur Familien- oder Paartherapie sorgfältig geprüft werden. Dies kann natürlich auch in *diagnostischen* Paar- oder Familiengesprächen geschehen.

Weiterhin ist Familien- oder Paartherapie nicht indiziert

- bei einer möglichen Überlastung der Familie durch die Therapie, z. B. bei schweren körperlichen Erkrankungen oder schwierigen sozialen und Arbeitsbedingungen der Familienangehörigen,
- bei sexuellem Missbrauch und Gewalttätigkeit dann, wenn diese durch die Täter und andere Familienmitglieder verleugnet oder bagatellisiert werden. In solchen Situationen kommt es oft zu einer Re-Traumatisierung der Opfer,
- wenn der Therapeut sich hierdurch überfordert sieht; denn mit der Einbeziehung der Familienangehörigen und der Partner in die Behandlung übernimmt er auch Verantwortung für diese. Bei Krisen, die hier durch Konfrontation mit eigenen ungelösten Konflikten entstehen, z. B. bei Suizidalität, müssen ausreichende Behandlungsmöglichkeiten für die Familienmitglieder bzw. Partner bereitgestellt werden können.

Gegenüber anderen Formen der Paar- und Familientherapie ist in der Differenzialindikation insbesondere abzuwägen, ob nicht eher eine behaviorale Therapie angezeigt ist. Dies kann bei Familien der Fall sein, die eine starke Handlungsorientierung in der therapeutischen Arbeit erwarten. Bei verschiedenen Störungen scheint sich zudem die Kombination von familientherapeutischen und einzeltherapeutischen Maßnahmen, die behaviorale Elemente enthalten, zu bewähren, z. B. bei Essstörungen (vgl. Reich u. Cierpka 2001).

7.5
Evaluation

Familien- und Paartherapie ist insgesamt besser untersucht, als es Darstellungen wie die von Grawe et al. (1994) vermuten lassen. Über 163 Studien zeigen für Paar- und Familientherapie eine mittlere statistisch signifikante Wirksamkeit. Dabei ist keine der verschiedenen familientherapeutischen Orientierungen einer anderen überlegen. Familientherapie zeigte sich bislang aber auch nicht der Einzeltherapie in Hinblick auf die Behandlung bestimmter Symptome wie Angst, Phobien oder affektiven Störungen überlegen (vgl. Shaddish et al. 1997). Die eben zitierte Studie deutet darauf hin, dass Paar- oder Familientherapie bei der Behandlung von Paar- und Familienproblemen effektiv ist, wenn diagnostisch sichergestellt ist, dass die zu behandelnden Erkrankungen hiermit in der oben beschriebenen Weise zusammenhängen. Psychodynamische Paar- und Familientherapie bedarf zudem weiterer intensiver Evaluation, da bisher nur sehr wenige kontrollierte Untersuchungen zu dieser Methode der Familien- und Paartherapie vorliegen.

7.6
Perspektiven des Verfahrens

Die theoretischen Konzepte psychodynamischer Paar- und Familientherapie sind weitgehend ausgearbeitet, ebenso die hauptsächlich zum Einsatz kommenden Interventionsmethoden. Neue Impulse sind von Interventionsansätzen zu erwarten, die bereits in der frühen Eltern-Kind-Beziehung Übertragungen von unverarbeiteten Konflikten aus der Eltern-Großeltern-Beziehung auf den Säugling oder das Kleinkind bearbeiten (vgl. hierzu Cramer 1994). Zudem sind weitere Anstöße aus Längsschnittuntersuchungen der Lebenslaufforschung zu erwarten. Hierdurch kann zum einen das Konzept des Lebenszyklus und lebenszyklischer Krisen differenziert werden. Zum anderen eröffnet die lebenszyklische Perspektive den Blick für phasenspezifische intrafamiliäre Konflikte und deren Aktivierung in bestimmten Stadien des Lebenszyklus (Reich 1998a, b). Durch diese Perspektive können Behandlungen eher auf den aktuellen Konflikt konzentriert werden, ohne dabei an Tiefe zu verlieren.

Ein dritter Bereich ist die zunehmend an Bedeutung gewinnende Familienmedizin, in der gerade die Verbindung von verstehens- und bewältigungsorientierter Perspektive hilfreich sein kann (vgl. Cierpka u. Sandholzer 1995).

1996 und 2002 wurden Erweiterungen der Psychotherapie-Richtlinien erarbeitet, die es stärker als bisher möglich macht, Angehörige in die tiefenpsychologisch fundierte Einzeltherapie einzubeziehen und dabei auch Doppelstunden durchführen und abrechnen zu können. Hierdurch können tiefenpsychologisch fundierte Behandlungen auch in Form einer Settingvariante als Paar- oder Familienbehandlungen durchgeführt werden (vgl. u.a. Cierpka et al. 1997).

7.7
Weiterbildungsmöglichkeiten

Weiterbildungsmöglichkeiten in psychodynamisch orientierter Familien- und Paartherapie bestehen bei mehreren psychoanalytischen Weiterbildungsinstituten. In der Weiterbildung zum Gebietsarzt für Psychotherapeutische Medizin sind paar- bzw. familientherapeutische Behandlungen Bestandteil des Curriculums. Zudem bestehen Weiterbildungsmöglichkeiten in den regionalen Arbeitskreisen für Beziehungsanalyse, die sich hierbei an den Konzeptionen von Bauriedl (1980, 1994) orientieren. Eine bundesweite Vereinigung für psychoanalytische Familien- und Paartherapie ist 1999 gegründet worden.

WEITERFÜHRENDE LITERATUR

Boszormenyi-Nagy I, Spark G (1981) Unsichtbare Bindungen. Klett-Cotta, Stuttgart
Cierpka M (Hrsg) (2003) Handbuch der Familiendiagnostik, 2. Aufl. Springer, Berlin Heidelberg New York
Massing A, Reich G, Sperling E (1999) Die Mehrgenerationen-Familientherapie, 4. Aufl. Vandenhoeck & Ruprecht, Göttingen
Massing A (Hrsg) (1990) Psychoanalytische Wege der Familientherapie. Springer, Berlin Heidelberg New York
Reich G (1993) Partnerwahl und Ehekrisen, 4. Aufl. Asanger, Heidelberg
Richter HE (1963) Eltern, Kind und Neurose. Rowohlt, Reinbek
Stierlin H, Rücker-Embden I, Wetzel N, Wirsching M (1985) Das erste Familiengespräch, 3. Aufl. Klett Cotta, Stuttgart

Psychodynamische Gruppenpsychotherapien

H. Staats und U. Rüger

8.1 Einleitung mit historischer Entwicklung 126
8.2 Definition und Abgrenzung 128
8.2.1 Theoretische Grundlagen 128
8.2.2 Rahmenbedingungen von Gruppentherapien 130
8.3 Der therapeutische Prozess 131
8.3.1 Beispiele für Gruppenpsychotherapien 132
8.3.2 Verlaufsgestalt von Gruppen 138
8.4 Indikationen und Kontraindikationen 139
8.5 Evaluation 141
8.6 Perspektiven des Verfahrens 142
8.7 Weiterbildungsmöglichkeiten 143
Weiterführende Literatur 143

8.1 Einleitung mit historischer Entwicklung

Die meisten Menschen fühlen sich unterschiedlichen Gruppen zugehörig und erwarten die Bestätigung dieser Gruppenzugehörigkeit von anderen Menschen. Familie, Schulklasse, politische Partei, Nachbarschaft, Arbeitsfeld oder Sportverein – Bindungen eines Einzelnen an seine Gruppen prägen das Bild, das andere sich von ihm machen und das er selbst im Umgang mit diesen anderen von sich entwickelt.

Zugehörigkeit zu einer Gruppe kann *Sicherheit* vor konkreten Gefahren bieten, die gemeinsam besser als allein durchgestanden werden – z.B. in der Familie. Über einen solchen *Schutz* hinaus sichern Gruppen aber auch die psychische Beständigkeit eines Einzelnen. Werte und Normen einer Gruppe helfen ihren Mitgliedern bei Entscheidungen, die damit nicht immer wieder neu bedacht werden müssen. Die *Identität* des Einzelnen ist abhängig von seiner Zugehörigkeit zu Gruppen, die über seine individuelle Lebensgeschichte hinausreichen, wie z.B. einer Glaubensgemeinschaft oder Partei.

„Grundsätzliche" Einstellungen sind daher stark durch eine Zugehörigkeit zu solchen Gruppen und den zu diesen Gruppen bestehenden Loyalitäten geprägt. Der Einfluss von Gruppenzugehörigkeiten auf die Haltungen des Einzelnen wird dadurch verstärkt, dass Gruppen *regressives Verhalten und Erleben* ermöglichen, das – besonders deutlich etwa bei großen Sportveranstaltungen und Konzerten – Gemeinsamkeiten innerhalb einer Gruppe betont. Gruppen können den Einzelnen einladen, bestimmte sonst vorhandene individuelle Fähigkeiten vorübergehend ruhen zu lassen, sie bieten und fordern ein vertieftes Erleben von Affekten in der Gruppe und können mit ihrer die Kräfte eines Einzelnen übersteigenden Macht Träger von Projektionen, Hoffnungen und Heilserwartungen sein.

Die besonderen Eigenschaften von Gruppen werden in der Behandlung kranker Menschen vielseitig genutzt. Yalom (1995) erwähnt aus der *Vielfalt der Gruppentherapien* Nachsorgegruppen für chronisch Kranke, Krebshilfegruppen, Gruppen für Menschen mit Essstörungen, Aussprachegruppen für Kriegsveteranen, Gruppen für Herzinfarktpatienten, für Patienten mit verschiedenen Behinderungen, diabetischer Erblindung, Nierenversagen – sie alle sind ebenso Ansprechpartner der Gruppentherapie wie chronisch oder akut hospitalisierte Patienten mit psychiatrischen Erkrankungen und relativ gut angepasste Menschen, die neurotisch oder charakterlich gestört sind und die Praxis eines Psychotherapeuten aufsuchen.

Diese Vielfalt der Gruppentherapien zeigt sich auch in zahlreichen unterschiedlichen Traditionen, die mit wenig gegenseitiger Beeinflussung nebeneinander existieren.

Beginn moderner Gruppenpsychotherapie

Der Beginn moderner Gruppenpsychotherapie wird häufig auf das Jahr 1906 mit der Arbeit von J. Pratt (1906) angesetzt (z.B. Schulte-Herbrüggen 1984). Pratt arbeitete mit stationär behandelten Tuberkulosekranken. Er versuchte, für den Genesungsprozess günstiges Verhalten durch die Arbeit in großen Gruppen (80 bis 100 Patienten) zu fördern, denen er sich als eine idealisierte Leitfigur anbot. In Deutschland entwickelte I. H. Schulz (1979) ab etwa 1910 mit internistischen Patienten das autogene Training als ein gruppentherapeutisches Verfahren, das die Beziehungen innerhalb der Trainingsgruppe ausnutzt, ohne sie als solche zu verbalisieren. Marsh (1931) entwickelte für psychotisch erkrankte Patienten Gruppen, in denen die Beziehungen der Gruppenmitglieder ganz im Vordergrund standen und die Bedeutung des Leiters zurücktrat. Dieses Konzept hat sich z. B. in der Struktur der „Anonymen Alkoholiker" weiter bewährt.

In dieser frühen Phase lassen sich die unterschiedlichen Gruppenkonzepte anhand der *Rolle des Leiters* unterscheiden. Er kann ganz im Vordergrund stehen oder – in anderen Konzepten – fast völlig zurücktreten. In den jeweiligen Konzepten ist seine Rolle aber weitgehend festgelegt. Die meisten der heute angewandten psychodynamischen Gruppenverfahren weisen dem Gruppenleiter eine zwischen diesen Extremen stehende Rolle zu, aus der heraus flexibel unterschiedliche Positionen (Heigl-Evers 1967; Heigl-Evers u. Heigl 1968) bezogen werden können. In diesen Konzepten reagieren Therapeuten auf das, was ihnen die Gruppe als ihre augenblickliche Rolle zuweist, und können je nach „Spielstellung" etwa die Position des Führers der Gruppe, des Fachmanns, des Mitglieds einer (Sub)gruppe, eines Außenseiters oder auch Gegners einnehmen.

Konzept der „Psychoanalyse der Gruppe"

Innerhalb dieser Gruppenverfahren, die eine Position des Leiters anerkennen, ohne die Gruppe ganz auf den Leiter auszurichten, haben sich unterschiedliche Konzepte für das *Verhalten des Leiters* in der Gruppe entwickelt. In den Konzepten von Bion (1961), Argelander (1968) und Ohlmeier (1976) achtet der Gruppenleiter in erster Linie auf das Gesamtgeschehen in der Gruppe und richtet seine Interventionen darauf aus, den Verlauf der *„Gruppe als Ganzes"* zu fördern. Die Gruppe wird etwa wie ein einziges Objekt gesehen, das dem Leiter gegenübertritt. Das, was einzelne Gruppenmitglieder von sich erzählen, wird als Beitrag zum Verlauf der Gruppe gelesen. Die Reduktion der Komplexität des Geschehens in der Gruppe auf eine Beziehung zwischen „Gruppe als Ganzem" und dem Gruppenleiter ermöglicht die Übertragung von Konzepten aus der dyadischen Situation in der Psychoanalyse auf Gruppen. In diesen Gruppen berichten Patienten weniger aus ihrem Leben außerhalb der Gruppe (Firneburg u. Klein 1993). Es besteht die Gefahr, dass sich einzelne Patienten mit ihren aktuellen Sorgen in der Gruppe wenig aufgehoben fühlen, wenn auf ihre Erzählungen nur als Ausdruck des Geschehens in der Gruppe Bezug genommen wird. Andererseits kann die Betonung der aktuellen Situation und des Miteinanders der Gruppenmitglieder im „Hier und Jetzt"

der Gruppe bei dieser Form der Leitung die Emotionalität und die spielerische Freiheit der Gruppenmitglieder fördern. Das Verhalten des Leiters wird als *„Psychoanalyse der Gruppe"* zusammengefasst.

Konzept der „Psychoanalyse in der Gruppe"

Dem gegenüber steht ein Konzept der Gruppentherapie, das als *„Psychoanalyse in der Gruppe"* bezeichnet wird (z. B. Sandner 1990). Der Leiter richtet Aufmerksamkeit und Interventionen überwiegend auf die individuelle Geschichte eines Gruppenmitglieds. Die anderen Gruppenmitglieder hören zu, nehmen Anteil und können ihre eigenen Auffassungen beitragen. Ein anderes Gruppenmitglied kann sich mit Ereignissen aus seinem Leben anschließen. Auch hier wird die Komplexität des Geschehens in der Gruppe vereinfacht. Interventionstechniken aus der Einzeltherapie können mit geringen Modifizierungen übernommen werden. In diesem Konzept nehmen Gruppenmitglieder über ein Erproben unterschiedlicher Identifizierungen an den Geschichten anderer teil und ziehen aus diesen Erfahrungen für sich Nutzen. Die relative Vernachlässigung der Beziehungen innerhalb der Gruppe und der aktuellen Situation der Gruppe kann allerdings zu einer geringeren emotionalen Beteiligung der Gruppenmitglieder führen.

Konzept der „Psychoanalyse durch die Gruppe"

In einer mittleren Position werden psychoanalytische und sozialpsychologische Konzepte miteinander verbunden. Der Therapeut achtet auf die individuellen Anliegen der Gruppenmitglieder und kennt ihre Lebensgeschichten, richtet seine Aufmerksamkeit aber gleichzeitig auf die Beziehungen innerhalb der Gruppe und zu ihm. Er fördert die Verbindungen zwischen den unterschiedlichen Bereichen und lässt damit Aspekte der Vergangenheit im aktuellen Geschehen der Gruppe wieder erlebbar werden. Foulkes (1992) sprach von einer *„Analyse durch die Gruppe"*. Diese Konzepte ermöglichen die Nutzung der besonderen Möglichkeiten von Psychotherapie in Gruppen (s. Abschn. 8.4 „Indikationen") da, wo sie über die von Einzelbehandlungen hinausgehen. Innerhalb des „Göttinger Modells" der Gruppenpsychotherapie, auf das wir im Rahmen dieses Kapitels ausführlich eingehen, werden die Auffassungen von „Psychoanalyse der Gruppe", „Psychoanalyse in der Gruppe" und „Psychoanalyse durch die Gruppe" als unterschiedliche Perspektiven gesehen, aus denen der Gruppenprozess betrachtet und genutzt werden kann (König u. Lindner 1992, S. 10). Die verschiedenen

Perspektiven ergänzen sich und bieten dem Therapeuten unterschiedliche Interventionsmöglichkeiten.

In der Entwicklung der Psychotherapie ordnen sich die psychodynamischen Gruppenkonzepte unterschiedlichen Orten zu. Sehr verschieden vorgehende Verfahren wie die „Gruppenanalyse" nach Foulkes und die „Themenzentrierte Interaktion" von Cohn (1975) betrachten sich beide als Weiterentwicklungen der Psychoanalyse. Dagegen verstehen sich die verschiedenen Verfahren des „Göttinger Modells" nüchterner als „Anwendungen" der Psychoanalyse in Gruppen. Andere psychodynamische Gruppentherapieverfahren beziehen sich auf Traditionen, die sich weiter von der Psychoanalyse gelöst haben. Im deutschsprachigen Bereich nimmt hier die „Intendierte Dynamische Gruppenpsychotherapie" (Höck 1981; Sommer 1997a) eine Sonderstellung ein, die sich in der DDR aus neoanalytischen und sozialpsychologischen Konzepten entwickelte.

Das „Göttinger Modell"

Eine Differenzierung der psychodynamischen Gruppentherapien innerhalb eines umfassenden Konzeptes bietet das „Göttinger Modell" (Heigl-Evers u. Heigl 1994). Hier werden für unterschiedliche Behandlungsziele und Erkrankungen der Patienten eine „psychoanalytische", eine „psychoanalytisch orientierte" (d.h. tiefenpsychologisch fundierte) und eine „psychoanalytisch-interaktionelle" Gruppenpsychotherapie (ebenfalls ein „tiefenpsychologisch fundiertes" Verfahren im Sinne der Kassenrichtlinien) angeboten. Die Verfahren unterscheiden sich in Hinsicht auf die *Regressionstiefe*, mit der gearbeitet wird. Wir gehen auf die mit diesem Modell verbundenen Konzepte in diesem Beitrag wiederholt ein. Auf ihrem Hintergrund lassen sich andere psychodynamische Gruppentherapieverfahren, wie etwa das von Yalom (1995) beschriebene (s. auch Eckert u. Biermann-Ratjen 1985; Elliot 1996), und auch verhaltenstherapeutisch orientierte Gruppentherapiekonzepte (Fiedler 1995, 1996) innerhalb eines Gesamtbildes der Gruppentherapien darstellen.

Weitere Entwicklung der Gruppenpsychotherapie

Nach einer Zeit ruhigerer Entwicklung nahm in den 70er-Jahren das Interesse an Gruppentherapie erheblich zu. Selbsterfahrungs- oder „Encountergruppen" wurden als Möglichkeit zur persönlichen Entwicklung auch ohne krankheitsbedingten Leidensdruck aufgesucht. Auf dem Hintergrund der politischen Ideen dieser Zeit wurden Gruppen in ihrer Mittlerrolle zwischen Gesellschaftlichem und Privatem von vielen Menschen mit großen Hoffnungen begrüßt, die sich nur teilweise erfüllten. Eine verstärkte empirische Forschung bestätigte die gute Wirksamkeit vieler Formen von Gruppenpsychotherapie (Bednar u. Kaul 1994), wies aber auch auf Schädigungen der Teilnehmer in unstrukturierten Selbsterfahrungsgruppen hin (Yalom 1974, S. 188).

Möglicherweise wiederum als Spiegelung der Entwicklung gesellschaftlicher Überzeugungen hin zu einer betonten Individualisierung des Einzelnen nahm die Gruppenpsychotherapie an der zunehmenden Verbreitung von Psychotherapie in der ambulanten Versorgung von Patienten in eher geringem Ausmaß teil. Patienten und Therapeuten schienen trotz vergleichbarer Effektivität Einzeltherapie gegenüber einer Behandlung in Gruppen zu bevorzugen. Im Bereich stationärer Psychotherapie dagegen setzten sich gruppentherapeutische Konzepte durch. Eine große Anzahl von Gruppenpsychotherapeuten wurde ausgebildet.

Inzwischen wird international wieder vermehrt auf die Möglichkeiten der Gruppentherapie hingewiesen (z.B. Rosenberg u. Zimet 1995; Gans et al. 1995). Dabei spielt auch die Möglichkeit einer Einsparung von Kosten im Gesundheitswesen eine Rolle (z. B. Heinzel u. Breyer 1995, 1998). Forschung im Bereich der Gruppentherapie trifft auf zunehmendes Interesse. Mit Zusammenstellungen empirischer Befunde (z.B. Bednar u. Kaul 1994) und der Instrumente zur Forschung an Gruppen (englisch: Fuhriman u. Burlingame 1994; deutsch: Strauß et al. 1996) sowie Lehrbüchern, die empirische Forschung und klinische Praxis verbinden (Tschuschke 2001), liegen Werkzeuge vor, die zu einer Prüfung klinisch-theoretischer Konzepte beitragen werden.

8.2
Definition und Abgrenzung

Die verschiedenen psychodynamischen Gruppenpsychotherapieverfahren unterscheiden sich in ihren theoretischen Konzepten und ihrer Behandlungspraxis deutlich. Gegenüber Einzelbehandlungen haben sie aber eine Reihe gemeinsamer Besonderheiten (weiterführende Literatur dazu: Foulkes 1958, Heigl-Evers u. Heigl 1968; König u. Lindner 1992; Tschuschke 2001). In diesem Abschnitt werden zunächst theoretische Grundlagen der Gruppentherapien dargestellt, dann unterschiedliche Rahmenbedingungen in der Anwendung.

8.2.1
Theoretische Grundlagen

Die Situation in einer Gruppe ist durch *Pluralität* gekennzeichnet. Als Mitglied einer Gruppe bin ich stets einer von mehreren, bin mit meinen persönlichen Eigenschaften und Auffassungen einzigartiges Individuum und gleichzeitig Teil eines größeren „Organismus", der Eigendynamik und Eigenleben entwickelt. Als Mitglied der Gruppe habe ich an diesem Leben teil, nehme darauf Einfluss, habe aber nur eine eingeschränkte Kontrolle über das, was sich entwickeln wird. Folgen des eigenen Handelns sind in einer Gruppe weniger absehbar, als dies in einer Einzeltherapie der Fall ist.

Gruppen bieten sich auf diesem Hintergrund als eine Art Spielfeld an, auf dem Neues oder Unvertrautes im eigenen Erleben und im Umgang mit anderen Menschen ausprobiert und geübt werden kann. Neben der Introspektion bietet die *Interaktion* zwischen den Gruppenmitgliedern und dem Therapeuten einen psychotherapeutischen Zugang. Damit können von Gruppentherapie auch Patienten profitieren, denen ein Zugang zu inneren Konflikten allein durch Introspektion nicht ausreicht, z.B. weil sie in ihrer familiären oder beruflichen Sozialisation überwiegend auf interpersonelle Interaktion hin orientiert sind (vgl. Roggemann 1978; Rüger 1981).

Neben der Autorität des Gruppenleiters erleben die Teilnehmer an einer therapeutischen Gruppe auch die Autorität der Gesamtgruppe, die häufig als eine Art „mütterliches Objekt" wahrgenommen wird. *Regression* in der Gruppe fördert die Übertragung früherer Erlebens- und Verhaltensweisen auf die aktuelle Situation mit den anderen Teilnehmern der Gruppe. Da sich die Gruppe nach Beendigung der Sitzung wieder auflöst und dann erst zum nächsten Termin wieder trifft, wird Regression meist weniger bedrohlich erlebt als in einer Einzeltherapie und tritt häufig rasch auf. Ein Wechsel zwischen progressivem und regressivem Erleben ist durch den Rahmen vorgegeben und wird von den meisten Patienten als selbstverständlich erlebt. Aus diesen Besonderheiten einer Therapie in Gruppen ergeben sich ihre spezifischen Indikationen (s. unten).

Der Therapeut hat über eine Einflussnahme auf die Regression in der Gruppe die Möglichkeit, unterschiedliche Ebenen zu betonen, auf denen gearbeitet wird:

- die bewusste Ebene,
- die Ebene ödipaler Übertragungen und
- präödipale Übertragungen (Horwitz 1994).

Manche Patienten profitieren v.a. von der Arbeit auf einer bewussten Ebene, andere von gleichzeitigen Übertragungen auf mehrere Personen, wie sie auf der ödipalen Ebene stattfinden. Wieder andere Patienten können tiefere Regression und damit einhergehende intensive präödipale Übertragungen am besten für sich nutzen.

Psychoanalytische Gruppen

Innerhalb des „Göttinger Modells" liegen Konzepte für die Arbeit mit unterschiedlich tiefer Regression in Gruppen vor.

> ! In den im engeren Sinn *psychoanalytischen Gruppen* wird Regression vom Therapeuten gefördert: Er zeigt wenig von sich als Person, bemüht sich, die Gruppe wenig zu strukturieren, greift bevorzugt Gemeinsames der Patienten auf, nimmt die Zuschreibungen der Gruppenmitglieder an und deutet sie. Dies gibt der Gruppe Freiraum für gemeinsame Phantasien und Interaktionen, in denen z.B. die Gruppe wie ein mütterliches Objekt der frühen Kindheit wahrgenommen wird. Auf diesem Hintergrund stellen sich präödipale Verhaltensmuster deutlich dar. Wird der Leiter getrennt von der Gruppe wahrgenommen, ist eine Bearbeitung ödipaler Konflikte in der Übertragung von „Vater" Leiter und „Mutter" Gruppe möglich.

Die meisten psychodynamischen Verfahren dagegen begrenzen die Regression in Gruppen. Begrenzungen können, wie z.B. in der „Themenzentrierten Interaktion (TZI)", als feste Bestandteile in das Konzept eingebaut sein. So wird eine tiefere Regression in der Gruppe z.B. durch die Bezugnahme auf die rationalen Fähigkeiten der Gruppenteilnehmer eingeschränkt, wenn diese durch die Bearbeitung eines Themas in der Gruppe aktiviert werden. Die TZI-Methode stellt damit stets einen Bezug zur Welt außerhalb der Gruppe her.

Im „Göttinger Modell" können Therapeuten ihr Vorgehen innerhalb eines Variationen begründenden Gesamtkonzeptes variieren und sich in ihrer Wahrnehmungseinstellung und der Art ihrer Interventionen auf unterschiedliche Patienten und unterschiedliche Situationen in der Gruppe einstellen. Prototypisch sind aber zwei psychodynamische Verfahren, die mit eingeschränkter Regression arbeiten, zu unterscheiden: die „analytisch orientierte Gruppenpsychotherapie" und die „interaktionelle Gruppentherapie".

Analytisch orientierte Gruppenpsychotherapie

In der *analytisch orientierten Gruppenpsychotherapie* wird Regression in der Gruppe wenig gefördert. Die Arbeit erfolgt dann an Konflikten, wie sie ähnlich auch in den Alltagsbeziehungen der Gruppenmitglieder auftreten.

> Diese Form der Gruppentherapie eignet sich gut für die Veränderung von habituellen Beziehungsmustern, die Teil des Charakters geworden sind und von Patienten zunächst nicht unbedingt als ein eigenes „Problem" empfunden werden. Chronische Schwierigkeiten in Partnerschaften oder mit anderen Menschen am Arbeitsplatz stellen sich für viele Patienten überraschenderweise auch innerhalb der Gruppe dar. Wenn sie dort erkannt und als eigenes Problem akzeptiert werden, haben die Gruppenmitglieder die Gelegenheit, zunächst im Umfeld der Gruppe für sie neue Verhaltensweisen zu erproben und damit Erfahrungen zu sammeln.

Psychoanalytisch-interaktionelle Methode

Die *psychoanalytisch-interaktionelle* Methode (Heigl-Evers u. Ott 1994) betont den interpersonellen Aspekt der Gruppenarbeit noch stärker. Der Therapeut richtet seine Aufmerksamkeit auf die in der Gruppe unter den Teilnehmern sich entwickelnden Normen, wie sie das Verhalten in der Gruppe bestimmen. Er fördert „Ich-Funktionen" der Gruppenteilnehmer, z.B. eine differenzierte Wahrnehmung von Affekten, und „antwortet" auf das Verhalten der Gruppenmitglieder statt es zu „deuten". Therapeuten in dieser Form der Gruppentherapie sind damit für die Gruppenmitglieder deutlicher als Personen wahrnehmbar, „transparenter". Dies schränkt die Regression in der Gruppe ein und ermöglicht die Förderung der eigenen Subjektivität an der Andersartigkeit, „Alterität" (Heigl-Evers u. Ott 1996) der anderen Gruppenmitglieder und des Therapeuten. Unbewusstes Material wird in dieser Form der Gruppentherapie nicht gedeutet, vom Therapeuten aber in der Art seiner „Antwort" berücksichtigt.

> Mit der Betonung auf der Verbesserung von „Ich-Funktionen", dem „Antworten" des Therapeuten und dem Eingehen auf Lernschritte innerhalb der Gruppe zeigen sich Verbindungen zu Gruppenverfahren der humanistischen Psychologie und der Verhaltenstherapie. Die interaktionelle Form der Gruppenpsychotherapie hat ein weites Indikationsspektrum, das auch Patienten mit strukturellen Störungen, z.B. mit Suchterkrankungen, Borderlinestörungen und Psychosen (im Intervall) einschließt.

Die hier dargestellten Konzepte und die aus ihnen abgeleiteten Indikationen sind aus klinischen Erfahrungen heraus entwickelt worden und haben sich zu einem großen Teil in Untersuchungen der Ergebnisse als wirksam erwiesen. Für eine empirisch-statistische Prüfung theoretischer Konzepte fehlen aber bisher Kriterien, mit denen das komplexe Geschehen in einer Gruppe ausreichend gut beschrieben werden kann. Gruppenpsychotherapieforschung wird daher von den Autoren des „Handbook of Psychotherapy and Behavior Change" als eine Wissenschaft am Anfang ihrer Entwicklung angesehen (Bednar u. Kaul 1994). Bei der Vielfalt der Gruppentherapieverfahren bleibt die Abgrenzung einzelner Formen der Gruppenpsychotherapie daher unscharf, auch wenn sich einzelne Interventionsformen als typisch abgrenzen lassen (z.B. Davies-Osterkamp et al. 1992).

8.2.2
Rahmenbedingungen von Gruppentherapien

Bis hierhin haben wir die psychodynamischen Gruppenpsychotherapien über die besondere Situation der Arbeit in einer Gruppe, die Form der therapeutischen Interventionen und den Umgang des Therapeuten mit der Regression dargestellt. Unterschiedliche Vorgehensweisen konnten auf diese Weise differenziert werden. Gruppen lassen sich aber auch in Hinsicht auf *Setting* und *Rahmen* unterscheiden.

Unterschiedliche Settingbedingungen bei Gruppentherapien

- Gruppen können „*geschlossen*" durchgeführt werden, d.h. alle Gruppenmitglieder beginnen die Gruppe gemeinsam und beenden sie auch gleichzeitig. Ein pointierter Standpunkt für ambulante Behandlungen wäre hier etwa die Äußerung des Therapeuten zu Beginn der Gruppe: „Wenn ein Gruppenmitglied die Gruppe verlässt, stirbt die Gruppe". Solche Vereinbarungen erfordern eine hohe Verlässlichkeit der Teilnehmer. Geschlossene Gruppen findet man daher häufiger in der Weiterbildung von Psychotherapeuten als in der Versorgung von Patienten.
- In „*halboffen*" geleiteten Gruppen kommt dagegen mit dem Ausscheiden eines Mitglieds ein neues Mitglied dazu. Neue Mitglieder haben dadurch die Gelegenheit, die Arbeit in der Gruppe rasch von den bereits erfahrenen Gruppenmitgliedern zu lernen. Bestimmte Gruppenthemen, wie Abschiede und Neuaufnahmen, wiederholen sich; die Gruppenteilnehmer sehen sie dabei allerdings im Verlauf ihrer Teilnahme aus unterschiedlichen Perspektiven – etwa wie beim Heranwachsen in einer Familie mit vielen Kindern.

- Gruppen können „*homogen*" zusammengesetzt sein, d. h. die Gruppenmitglieder haben von Anfang an ein gemeinsames Anliegen, wie ein gemeinsames Symptom oder eine gemeinsame Lebenssituation. Homogene Gruppen erreichen über ein Teilen gemeinsamer Erfahrungen meist rasch eine gute Gruppenkohäsion und damit früh eine Arbeitsfähigkeit. Sie sind damit für kurz dauernde Behandlungen besonders geeignet und werden als „krankheitsorientierte Gruppentherapie" für unterschiedliche Störungsbilder angeboten (Keller et al. 2001; Nickel u. Egle 2001).
- „*Heterogen*" zusammengesetzte Gruppen nutzen dagegen gerade die Unterschiedlichkeit der Teilnehmer, die zu einer größeren Fülle verschiedenartiger Interaktionen führt und den Mitgliedern der Gruppe auch bisher unvertraute Identifikationsmöglichkeiten bietet. Eine gewisse Heterogenität scheint erforderlich, damit in einer Gruppe dauerhaft psychodynamisches Arbeiten möglich ist.
- In „*zeitoffenen*" Gruppen wird die Dauer der Behandlung von den Bedürfnissen der einzelnen Teilnehmer bestimmt. Im Idealfall scheiden sie dann aus der Gruppe aus, wenn sie selbst nach Überlegungen mit den anderen Gruppenmitgliedern und dem Therapeuten ihre Ziele als erreicht ansehen oder das Verhältnis zwischen weiterem Ertrag der Arbeit und dem mit ihr verbundenen Aufwand die Fortführung der Therapie nicht mehr lohnt. Andere Lebensaufgaben können dann an die Stelle der Arbeit in einer Gruppe rücken.
- In „*zeitlich beschränkten*" Gruppen richten sich die Gruppenteilnehmer auf die zur Verfügung stehende Zeit ein. Der Umgang mit beschränkt zur Verfügung stehender Zeit wird ein Teil dessen, was in der Gruppe bearbeitet werden kann. In dieser Situation werden die Möglichkeiten zur Regression eingeschränkt; zugleich kann der Therapeut besser als in zeitoffenen Gruppen dafür sorgen, dass eine Behandlung auch einen Abschluss findet und Gruppenteilnehmer die Gruppe nicht mit einer Art „Bauruine" verlassen. Viele Therapien sind dadurch zeitlich beschränkt, dass von den Krankenkassen ein begrenztes Kontingent an Sitzungen übernommen wird. Gerade Gruppentherapien werden aber häufig über diese Zeit hinaus fortgeführt, da die Teilnehmer die im Verhältnis zu einer Einzeltherapie geringeren Kosten selbst tragen können.
- *Ambulante* Gruppentherapien stellen höhere Ansprüche in Bezug auf die Zuverlässigkeit der Teilnehmer als Gruppen, die *stationär* oder *teilstationär* durchgeführt werden. Stationäre psychotherapeutische Behandlung ist – im wesentlichen – immer Gruppentherapie, da die Patienten in einer Stationsgemeinschaft mit ihren verschiedenen Untergruppen (z. B. der Gruppe der Bewohner eines Zimmers oder der Gruppe der Raucher) leben. Auf die Kultur dieser informellen Gruppen und den Austausch dort wirkt sich Gruppentherapie aus.
- In Form einer *kombinierten Gruppentherapie* werden in der Regel Gruppen mit Einzelgesprächen und anderen Therapieangeboten verbunden. Während unter diesen Bedingungen auch Patienten mit niedrigem Strukturniveau gruppenpsychotherapeutisch zu behandeln sind, verlangt eine Gruppenpsychotherapie mit nur einem Treffen der Gruppe in der Woche ein hohes Maß an Fähigkeit, die äußere Realität selbständig zu bewältigen, eigene Bedürfnisse aufschieben sowie antizipieren und synthetisieren zu können.

Ein besonderer Rahmen der Gruppentherapie findet sich in der intendierten dynamischen Gruppenpsychotherapie (Höck 1981), auf die am Ende des nächsten Abschnitts zum „therapeutischen Prozess" ausführlicher eingegangen wird.

8.3 Der therapeutische Prozess

Darstellungen und Fallbeispiele zur Gruppenpsychotherapie sind für Verfasser und Leser häufig unbefriedigend. Dazu trägt die Komplexität des Geschehens in einer Gruppe bei, die oft Vorwissen über die aktuelle Situation und die Geschichte sowohl der Gruppe an sich als auch ihrer verschiedenen Mitglieder erfordert. Konzepte, die eine Beschreibung dessen, was in Gruppen geschieht, ermöglichen, liegen häufig auf einem unanschaulich hohen Abstraktionsniveau. Beschreibt man einen Gruppenverlauf, kommt man daher nicht umhin, die Aufmerksamkeit auf einen Teilbereich des Geschehens zu beschränken. Was man sieht, worauf man sich in der Darstellung beschränkt, ist in hohem Maß von den theoretischen Konzepten abhängig, mit denen die Beobachter vertraut sind. Für Patienten zeigt sich diese Komplexität auch daran, dass ein und dieselbe Gruppensitzung von den verschiedenen Teilnehmern sehr unterschiedlich erlebt und erinnert werden kann – oft ist dies eine Überraschung, manchmal schon eine psychotherapeutisch wertvolle Erfahrung, die einen Raum zum Erleben eigener Subjekthaftigkeit öffnen kann.

Wir versuchen, den Schwierigkeiten der Darstellung zu begegnen, indem wir zunächst eine ganze Gruppensitzung schildern. Aus dieser Perspektive kann sich am besten ein Eindruck von dem entwickeln, was in Gruppen passiert. Nicht so deutlich wird bei dieser Sichtweise, wie die einzelnen Gruppenmitglieder aus dem Geschehen in der Gruppe für sich und ihre individuell unterschiedlichen Erkrankungen Nutzen ziehen.

In Form einer Kasuistik stellen wir daher den Verlauf einer in sich abgeschlossenen, kurzen psychoanalytisch-interaktionellen Gruppentherapie dar. Mit dem Blick auf die Veränderungen eines individuellen Patienten in einer Gruppenpsychotherapie rückt dafür das, was in den einzelnen Gruppensitzungen geschehen ist, in den Hintergrund der Darstellung.

Ein Ausschnitt aus dem Transkript einer Gruppenstunde zeigt die Arbeit in der Gruppe dann detailliert. Überlegungen zur Verlaufsgestalt von Gruppen und zur intendierten dynamischen Gruppenpsychotherapie beschließen diesen Abschnitt.

8.3.1
Beispiele für Gruppenpsychotherapien

Beschrieben wird eine Sitzung einer ambulanten halboffenen Gruppe, die sich einmal wöchentlich für 100 Minuten trifft. In dieser Sitzung sind alle Teilnehmer – drei Männer, drei Frauen und ein männlicher Therapeut – anwesend. Die Mitglieder der Gruppe kennen sich gut und nehmen schon 1–2 Jahre an den abendlichen Gruppensitzungen teil.

Verlauf der Sitzung

▶ Die Gruppe beginnt mit der Schilderung eines Streites. Frau W., eine 40-jährige Lehrerin, erzählt, wie sie sich über ihren Mann geärgert habe, der es immer wieder „besser wissen wolle" als sie. Frau B. schließt sich mit einer Streitsituation mit ihrem Mann an, akzentuiert die Situation aber anders: So „gemein" wie zu ihrem Mann sei sie sonst zu niemandem – sie habe aber auch den Eindruck, ihr Mann sei sonst zwar oft sehr nett, aber gerade zu ihr „besonders gemein".

Andere Gruppenteilnehmer tragen eigene Erfahrungen bei. Es geht um Bedürfnisse nach Kontrolle, die sich aus einem engen Zusammenleben und der damit einhergehenden Abhängigkeit von dem Verhalten eines anderen Menschen ergeben. Dann entwickeln sich Spannungen in der Gruppe: Frau B. versucht, ihre Schwierigkeiten mit ihrem Mann darzustellen, und wird dabei immer wieder von zwei männlichen Gruppenmitgliedern, Herrn A., einem 30-jährigen Angestellten, und Herrn S. gestoppt, die Frau B. konkrete Hilfsangebote und Lösungsvorschläge anbieten. Der Therapeut beschreibt, dass Frau B. nicht dazu komme, ihre Situation ausführlich zu erzählen, sie „auszumalen". Herr A., der Frau B. wiederholt Verbesserungsvorschläge gemacht hatte, fühlt sich durch den Therapeuten angegriffen und wehrt sich: Er bemühe sich doch zu helfen, wie solle das falsch sein?

Männer und Frauen in der Gruppe beschreiben daraufhin die Situation aus ihrer Sicht. Während es den Männern um die Frage geht, welches Verhalten nun „richtig" und welches „falsch" sei, geht es den Frauen um die Frage, wie man gemeinsam an etwas arbeiten könne, ein „Bild malen", ohne dem anderen dadurch, dass man ihm helfe, den „Pinsel wegzunehmen".

Zwischen Herrn A., Herrn S. und dem Therapeuten entwickelt sich dann ein sportlich-spielerisch anmutender Streit, der nach einer Weile von Frau C. mit dem Bild versehen wird: „Drei Hähne kratzen im Sand und schauen, ob die Hennen auch zugucken". Frau C. fühlt sich in dieser Situation ganz wohl, während Frau W. verlangt, die Hähne sollten sofort damit aufhören. Der Therapeut denkt über seine Verwicklung in das Gruppengeschehen nach. Er weist darauf hin, dass er dadurch, dass er mit seiner Intervention „zu Hilfe geeilt" sei, den Streit zwischen den Männern ausgelöst habe. Herr A., der sonst stets zu Hilfe eilt und sich damit Ärger einfängt, lacht herzhaft, und die Gruppensitzung endet in einer gemeinsamen fröhlich-ausgelassenen Stimmung. ◀

Wir konzentrieren unsere Anmerkungen zu diesem Beispiel auf die Interventionen des Therapeuten und deren Wirkung auf das Geschehen in der Gruppe.

Therapeutische Interventionen und deren Auswirkungen auf die Gruppe

Wie in einer Einzeltherapie überlässt der Therapeut den Patienten den Beginn der Sitzung und wartet ab, wie sich die Interaktionen in der Gruppe entwickeln. Diese Art der *„Minimalstrukturierung"* (Heigl-Evers et al. 1976) führt in der Regel zu einem gemeinsamen Schweigen zu Beginn der Sitzung. Aus dem Schweigen heraus entwickelt sich eine *Szene*, die psychodynamisch unter dem Aspekt einer gemeinsamen interpersonalen Abwehrleistung der Gruppe verstanden werden kann. In unserem Beispiel wird zunächst ein Problem bei einem Menschen außerhalb der Gruppe beschrieben, dem Ehemann von Frau W., der alles besser wisse und damit Streit provoziere. Die damit verbundenen Konflikte tauchen aber rasch auch innerhalb der Gruppe auf – Frau B. ergänzt, dass sie selbst auch manchmal „gemein" sei – insbesondere zu ihrem Mann.

Die Angst, sich mit eigenem aggressiven Verhalten und dessen Auslösern in der Gruppe zu beschäftigen ist nicht sehr groß, die Gruppe arbeitet schon eine Weile zusammen. Das Thema wird zunächst inhaltlich vertieft und verbreitet. Fast alle Gruppenteilnehmer tragen etwas dazu bei, was die Offenheit in der Gruppe weiter fördert. Auf diesem Hintergrund stellt sich das Thema dann deutlicher in der Interaktion zwischen den Teilnehmern dar: Männer wollen helfen, sie „wissen es besser", wie sich Frau B. verhalten könne, und machen ihr Vorschläge.

Im Konzept der tiefenpsychologisch fundierten Gruppenpsychotherapie wird ein solches Arrangement der Gruppe als eine *„psychosoziale Kompromissbildung"* (Heigl-Evers u. Heigl 1973) aufgefasst. Konflikte drücken sich interpersonell in Form einer länger bestehenden Interaktionsfigur aus. Nicht bewusste Motive tragen zur Ausbildung dieser Interaktionsmuster bei – hier etwa ein Wunsch, selbst nicht „gemein" zu sein oder zu scheinen, sondern durch Helfen den eigenen guten Willen zu zeigen.

Der Therapeut beschreibt dieses Verhalten, er konfrontiert die Gruppe damit. Bei dieser *„Konfrontation"* steht ihm die Eingangsszene vor Augen, die Schilderung von Frau W. über den Streit mit ihrem Mann. Er deutet zwar nicht – dennoch wird er mit seiner konfrontierenden Intervention in den Augen der Männer ebenfalls zu einem „Besserwisser". Auch diese Situation wird zunächst inhaltlich vertieft. Eine Sichtweise, in der es um „richtig" oder „falsch" geht, wird ergänzt durch eine zweite, in der es um die Frage geht, wie man jemandem bei dem Entwerfen eines Bildes helfen könne, ohne ihm den „Pinsel wegzunehmen" und das Bild nach eigenen Maßstäben fertigzustellen. Hier wird auch der zunächst an Partnerschaften außerhalb der Gruppe diskutierte Konflikt zwischen Freiheit/Autonomie und Bindungswünschen – das *„Gruppenthema"* – in die Gruppe hereingeholt.

Dieser Faden wird aber vom Therapeuten nicht aufgegriffen. Dieser ist in die Rivalität mit zwei anderen Männern verstrickt, denen er als eine Art „Sparringspartner" für Auseinandersetzungen zur Verfügung steht. Dieses Vorgehen könnte in einer psychoanalytisch-interaktionellen Gruppe eine *„Antwort"* als Intervention des Therapeuten vorbereiten. Frau C. deutet diese Situation mit einem Bild, das die lustvolle, eher sportliche Seite des Rivalisierens betont – drei Hähne produzieren sich vor den Hennen. Diese *„Deutung"* verbindet unterschiedliche Ebenen der Arbeit in der Gruppe: Frau W. mag dieses männliche „Gehabe" nicht; es ist denkbar, dass sie auch Wünsche ihres Ehemannes, ihr zu imponieren, streng unterbindet. Möglicherweise ist sie erstaunt, dass sich Frau C. wohl damit fühlt.

Der Therapeut fasst das szenische Geschehen mit seinem eigenen Anteil daran zusammen. Nicht nur Herr A. verstrickt sich, auch dem Therapeuten passiert so etwas. Die Akzeptanz dieses – fehlerhaften – Verhaltens stellt eigene strengere Über-Ich-Anforderungen der Gruppenteilnehmer in Frage – die Gruppe lacht, auch über die eigene Unvollkommenheit. Eine solche Verringerung von Über-Ich-Ansprüchen ist die Voraussetzung für die weitere Arbeit an eigenen schuldhaft oder beschämend erlebten Vorstellungen.

Diese Beschreibung der Gruppe ist eine unter mehreren möglichen. Sie betont die Aspekte, die der Therapeut für seine Interventionen berücksichtigte. Mit den Konzepten der analytisch orientierten Gruppenform des „Göttinger Modells" im Hintergrund stellen sich v. a. die interpersonellen Probleme der Gruppenteilnehmer in Erzählungen, aber auch in den Interaktionen in der Gruppe dar. Befürchtungen, z. B. die einer Kränkung oder Überwältigung in Rivalitätssituationen, werden durch die Erfahrung in der Gruppe in Frage gestellt. Die Gruppenteilnehmer wissen das und lassen sich auf zunächst ängstigendes Verhalten, wie ein Rivalisieren mit dem Gruppenleiter, ein. Bei Herrn A. und Herrn S. ist ein solches Rivalisieren aufgrund ihrer Erfahrungen mit den Vätern besonders konflikthaft. In der Gruppe darf ein lustvoller, spielerischer Umgang mit Aggression vorkommen. Frau W. übernimmt hier eine strenge, verpönende Rolle, sie setzt sich damit aber nicht durch.

In einer Gruppe, in der eine tiefere Regression angestrebt wird, wäre der Therapeut mit seiner ersten Intervention eher auf den Konflikt der Gesamtgruppe eingegangen, vielleicht mit einem Bezug auf den Text eines Chansons, in dem es um den Wunsch geht, „frei und doch nicht allein" zu sein. Dieser Konflikt hätte dann möglicherweise mehr Raum innerhalb der Gruppe eingenommen und wäre dort als erlebte Abhängigkeit von dem, wie sich die anderen Gruppenmitglieder verhalten, bearbeitet worden. In tieferer Regression kommt es vor, dass die Gruppenteilnehmer die Gruppe wie ein „mütterliches" Objekt erleben und auch der Therapeut zu einem Teil der „Mutter Gruppe" wird (König u. Lindner 1992, S. 67). Das Gruppenthema – etwa: „Umgang mit den eigenen Bindungswünschen und Autonomiestrebungen" – kann auf diesem Hintergrund „live" erlebt werden.

In einer solchen Gruppe könnte das Bild des „Pinsels", der einem vom Helfer weggenomen wird, direkt als Ausdruck „phallischer" Beziehungsaufnahme und Rivalität gedeutet werden – in der oben dargestellten analytisch orientierten Gruppe werden statt dessen die sozialen Auswirkungen eines „phallischen Rivalisierens" thematisiert.

Anders würde ein die Gruppe psychoanalytisch-interaktionell leitender Therapeut vorgehen. Er könnte die Erzählung von Frau W. aufnehmen, indem er sich mit seiner eigenen Reaktion darauf zu Frau W. „selektiv-authentisch" (Heigl-Evers u. Heigl 1983; Staats 1992a) in Beziehung setzt, etwa so: „Sie wissen viel. Wenn ich Ihnen zuhöre, fühle ich mich manchmal ein bisschen hilflos. Sie sind mit dem, was ich Ihnen sage, nicht zu beeindrucken". Die Fähigkeit der Patientin zur Perspektivübernahme in Bezug auf ihren Mann und die Bereitschaft, sich mit eigener erlebter Hilflosigkeit in ihrem Leben auseinanderzusetzen, könnte so gefördert werden. Mit der Verbalisierung von Normen in der Gruppe kann der Therapeut versuchen, deren Strenge zu mindern – bezogen auf Frau W. etwa: „Als Mann soll man sich nicht zeigen, mit dem, was man kann". Dysfunktionale, die ganze Gruppe erfassende Normen fallen in dem oben beschriebenen Beispiel aber nicht deutlich auf – für diese Patienten in diesem Stadium der Gruppe wäre ein rein interaktionelles Vorgehen vermutlich nicht angemessen.

Verlauf einer stationären Gruppenpsychotherapie

Bei der Schilderung von Herrn G. steht seine individuelle Entwicklung während einer gruppentherapeutischen Behandlung im Mittelpunkt der Darstellung. Diese individuelle Entwicklung wird angestoßen durch Gruppensitzungen, deren Themen Herrn G. auf eigene aktuelle Schwierigkeiten hinweisen und an frühere Erlebnisse erinnern.

Fallbeispiel Herr G.

▶ Herr G. ist ein 35-jähriger Angstellter mit einer manisch-depressiven Erkrankung. Er nahm über einen Zeitraum von 12 Wochen an einer 3-mal wöchentlich für 60 Minuten stattfindenden analytisch-interaktionell geleiteten Gruppe teil. Über seine Erfahrungen im Laufe der Psychotherapie entwickelte Herr G. mehrere Erklärungsmodelle seiner Erkrankung. Spezifische Verletzlichkeiten wurden in den Gruppensitzungen deutlich, die als Einschränkungen von Ich-Funktionen beschrieben werden können. Wir gingen davon aus, dass, zusammen mit anderen, weiter unten aufgeführten Faktoren, das realistischere Einschätzen von eingeschränkten Ich-Funktionen zu einem Schutz gegenüber dem erneuten Auftreten einer psychotischen Symptomatik beitragen kann.

Herr G. kam nach seiner dritten manischen Phase in eine psychotherapeutische Klinik. An seine Manien hatten sich jeweils langanhaltende Depressionen angeschlossen. Im Vorgespräch äußerte er, dass seine „Flüge" bei Ortswechseln aufträten, woraufhin wir die Aufnahme in die Klinik auch unter dem Gesichtspunkt des damit verbundenen Wechsels von Ort und Beziehungspersonen sorgfältig vorüberlegten. Herr G. selbst sah in den vielen neuen Eindrücken eine Gefährdung, so dass wir die Ich-Funktion des Reizschutzes (Bellak et al. 1973) nach Innen und Außen zu substituieren versuchten. Wir zeigten ihm Rückzugsmöglichkeiten im Stationsleben auf und unterstützten die Funktion der Reizbarriere medikamentös, als Herr G. auf die Aufnahme tatsächlich mit einer deutlichen Antriebssteigerung reagierte. In dem gemeinsamen Vorphantasieren von Gefährdungen und Hilfen stärkten wir die Fähigkeit zur Antizipation und Urteilsfindung. Für Herrn G. ergab sich ein erster Zusammenhang zwischen einer Gruppensitzung, bei der es um die Auswirkungen von Veränderungen ging, der Ich-Funktion „Reizschutz" und seiner Furcht vor Ortsveränderungen. Den später auftauchenden Aspekt der mit einer Ortsveränderung verbundenen Trennung enthielt dieses Erklärungsmodell noch nicht.

Therapieverlauf

Im Zusammenhang mit Antriebs- und Stimmungsveränderungen wurde die Funktion der Affektwahrnehmung und -differenzierung in Gruppensitzungen angesprochen, in denen es um „Spannungen" ging, um Wut, Ärger auf den Therapeuten, Neid und Solidarität. Mit zunehmenden Fähigkeiten in der differenzierten Wahrnehmung eigener Reaktionen entwickelte Herr G. ein neues Erklärungsmodell seiner Erkrankung. Er formulierte für sich die Überzeugung, „Wenn man mich wirklich kennen würde, würde man mich nicht akzeptieren". Er berichtete, dass er sich vor Beginn seiner Manie bei einer Kur verliebt und dann heftige Angst bekommen habe, seine Freundin zu Hause zu verlieren, die er als Halt brauche. Herrn G. stellt sich die auslösende Situation nun nicht mehr in erster Linie als Ortsveränderung dar, sondern als ein Zusammentreffen seiner Verliebtheit mit der Überzeugung, nicht liebenswert zu sein.

Im Zusammenleben mit anderen Patienten auf der Station und in der Gruppe erlebte und übte Herr G. Affekttoleranz und Impulskontrolle. An Erwartungen von Mitpatienten, wie etwa der, etwas zu bekommen, ohne dies als eigenen Wunsch äußern zu müssen, wurde die individuelle Frustrationstoleranz Thema. Im Zusammenhang mit Befürchtungen in der Gruppe, durch ein Zeigen von Enttäuschung und Wut wichtige Beziehungen zu verlieren, erinnerte Herr G. im Zusammenhang mit der auslösenden Situation für seine manische Phase (Kuraufenthalt und sexueller Kontakt dort), wie er bei seinem ersten Geschlechtsverkehr von der eigenen Mutter aus dem

Bett der Freundin gezogen und von dieser vor den Augen der Freundin verprügelt worden sei. Heftige Gefühle von Scham, Wut und Trotz konnten differenziert wahrgenommen, gesteuert und toleriert werden. Im Zusammenhang mit den häufig wiederkehrenden Trennungssituationen durch den Weggang von Patienten und deren Bearbeitung in der Gruppe erinnerte Herr G. seine heftige Angst, von seiner Freundin verlassen zu werden und daran anschließend die Erfahrung, als unehelicher Sohn im 4. Lebensjahr von der sich verheiratenden Mutter bei den Großeltern zurückgelassen worden zu sein.

Beendigung der Therapie

Hier schien nun ein vorläufiger Abschluss möglich. Die Beziehung zu seiner Freundin hatte sich gefestigt, nachdem Herr G. seine Enttäuschung und seine eigenen feindseligen Gefühle gegenüber seiner Mutter besser verstand und sich diese nicht mehr so stark gegenüber seiner Freundin bemerkbar machten.

Mit der sich abzeichnenden Trennung von der Station stellte sich die Erinnerung des Patienten an das Verlassenwerden durch die Mutter und die damit verbundene Wut auch in der Übertragung dar. Wünsche an den wenig bekannten Vater und den diesen vertretenden Großvater wurden deutlicher. Hinter aus Enttäuschung stammendem Hass entdeckte Herr G. Wünsche nach der Liebe seines Großvaters. Der Umgang mit Gefühlen von Schuld stand jetzt für Herrn G. im Mittelpunkt, ohne dass er auf die von M. Klein (1935) als für die Manie spezifisch beschriebenen Allmachtsgefühle zurückgreifen musste. ◄

Der oben dargestellte Therapieverlauf ist hier noch einmal schematisch aufgeführt, um die Verbindungen zwischen Gruppenthemen, der Arbeit an Ich-Funktionen und deren Verarbeitung durch Herrn G. in seinem Erklärungsmodell der Erkrankung zu verdeutlichen:

1. Gruppenthema: „Veränderungen"
   - Ich-Funktionen: Reizschutz; Hinweis auf Rückzugsmöglichkeiten,
   - Medikamente
   - Krankheitsverständnis: auslösend sind Ortswechsel
2. Gruppenthema: „Wenn man mich wirklich kennen würde, würde man mich nicht akzeptieren!"
   - Ich-Funktionen: Introspektions- und Antizipationsfähigkeit; eigene Affekte werden wahrgenommen und vorausplanend berücksichtigt
   - Krankheitsverständnis: Auslösend war die Verliebtheit in der Kur mit Angst vor einem Verlust der Freundin
3. Gruppenthema: „Wut und Angst, damit die Beziehung zu zerstören"
   - Ich-Funktionen: Affektsteuerung und Frustrationstoleranz; Wut auf Menschen seiner Geschichte und Mitpatienten wird erlebt und gesteuert
   - Krankheitsverständnis: Ein Grund der Störung ist das Erlebnis beim ersten Geschlechtsverkehr mit einer die Beziehung zur Mutter gefährdenden Wut und Scham (psychoanalytisch als Deckerinnerung für ähnliche Erfahrungen auffassbar)
4. Gruppenthema: „Trennungen"
   - Ich-Funktionen: Affekttoleranz, adaptive Regression im Dienst des Ich; Erinnern früherer schmerzlicher Erfahrungen, die im Schutz der Gruppe – wie in dem Schutz durch eine „Mutter" – ausgehalten werden
   - Krankheitsverständnis: Verlassenwerden durch die Mutter im 4. Lebensjahr.

In den Erklärungsmodellen des Patienten finden sich neben dem allgemeineren Konzept eines brüchigen Reizschutzes die von Mentzos (1991, S. 71 ff) für die Psychodynamik der manisch-depressiven Erkrankung beschriebenen Faktoren: Der Objektverlust unter den Bedingungen einer narzisstischen Objektwahl und damit einhergehendem Verlust an Selbstanteilen (2); die Selbstwertproblematik durch Introjektion des Über-Ich der Eltern (3) und die heftigen Schuldgefühle als Ausdruck intensiver aggressiver Impulse in der Folge der im Objektverlust oder in der Selbstwerterniedrigung entstandenen Frustration (3 und 4). Herr G. wünschte nun, noch lebende Verwandte aufzusuchen, um seine Geschichte besser verstehen zu können: „Die Steinchen habe ich nun, das Mosaik kann ich noch nicht zusammensetzen". In einer Phase der Integration der gesammelten Erfahrungen kam er jedoch zu einem ihn befriedigenden Bild der eigenen Geschichte und konnte von der Station Abschied nehmen: „Ich bin sonst dem Abschied immer davon gelaufen, das sind ganz neue Gefühle, die kannte ich nicht".

In dieser Gruppentherapie findet sich ein Oszillieren zwischen einer konfliktbezogenen Betrachtungsweise und einer Ausrichtung der Aufmerksamkeit auf die beobachtbaren Ich-Funktionsdefizite. Die Situation eines Patienten kann damit sowohl unter dem Gesichtspunkt der Konflikte als auch unter dem der Ich-Funktionen beschrieben werden, wobei jeweils verschiedene Aspekte besonders gut erfassbar werden (mehr zu dieser Sichtweise bei Patienten mit manisch-depressiven Erkrankungen findet sich bei Mentzos 1988). Durch die zwischenzeitlichen Entlassungen von Mitpatienten wird die Bedeutung von Trennungen immer wieder aktualisiert. Solange diese eine bestimmte Häufigkeit nicht überschreiten und die Gruppe gleichzeitig als kontinuierlich präsent erlebt wird, scheint das bei der Bearbeitung von Konflikten in diesem Bereich hilfreich zu sein.

Ein wirksamer Effekt der analytisch-interaktionellen Gruppentherapie scheint in der Aufmerksamkeit für die jeweils in der Gruppe das Verhalten bestimmenden Regeln zu liegen. Hier eröffnen sich für Patienten zuweilen erstmals Wahlmöglichkeiten zwischen eigenen, bisher als zwingend erlebten Verhaltensschemata, und anderen Möglichkeiten, wie sie von anderen Patienten gewählt werden. Ein bisher vom Patienten als an „objektiven" Anforderungen orientiert empfundenes Leben wird „subjektiviert".

Stolorow et al. (1987) vermuten bei psychotischen Zuständen eine spezifische strukturelle Schwäche, eine Unfähigkeit, eine Überzeugung mit der Gültigkeit der eigenen subjektiven Realität aufrechtzuerhalten. Der Beginn des Prozesses einer „Subjektivierung" war oft die Entdeckung des Patienten, dass der Anlass seiner Erkrankung als Wiederholung eines kindlichen Traumas verstanden werden konnte, mit dem er sich von anderen Menschen unterscheidet. Für solche Patienten kann daher ein Betonen der Unterschiede zwischen den Gruppenmitgliedern sinnvoll sein, wenn es damit verbunden ist, jeden Patienten in seiner Verschiedenheit von den anderen anzunehmen. Gelingt es Patienten in der Gruppe, Verhaltensschemata als prinzipiell veränderbare Normen zu betrachten und zu verbalisieren, so können sie sich auch Anforderungen des eigenen Über-Ich analog verhalten und Abweichungen ihres Verhaltens von diesen Normen besser akzeptieren.

Transkript eines Ausschnitts aus einer Gruppentherapiesitzung

Das folgende Transkript ist ein Ausschnitt einer ambulanten psychoanalytisch-interaktionellen Gruppentherapie, der im Interesse besserer Lesbarkeit leicht modifiziert wurde. Er stammt aus einer ersten Gruppensitzung nach der Sommerpause. Drei Gruppenmitglieder sind ausgeschieden, in der nächsten Sitzung werden drei neue Gruppenmitglieder hinzukommen. Die erste Reaktion in der Gruppe ist ein Bedauern über die Veränderung.

Ausschnitt aus einer ambulanten psychoanalytisch-interaktionellen Gruppentherapie

▶ *Frau A.:*
Also, ich verbinde damit hauptsächlich das Gefühl von Anstrengung, irgendwie: Wieder was in Gang zu bringen, wieder den Leuten nahe zu kommen, wieder sich drauf einzulassen und wieder den Stand zu erreichen, den wir jetzt miteinander schon haben. ... Ich fand es lief so eigentlich ganz schön. ... Wohingegen das jetzt für mich erstmal abgebrochen ist.

Herr Y.:
Ich glaube, meine ganze Energie und Interesse wäre auf diese drei Neuen gerichtet ... anstrengend.

Die Gruppe bildet eine erste gemeinsame Norm als Reaktion auf die Ankündigung neuer Gruppenmitglieder: „Wir müssen uns bemühen, die Neuen zu integrieren!" Die Übernahme dieser als anstrengend phantasierten Aufgabe führt zur Ablehnung der Neuen, zu einem Stöhnen über die mit deren Ankunft verbundenen Mühen.

Etwa 10 Minuten später erinnert sich Herr Y., das „jüngste" Mitglied der Gruppe, an seine erste Sitzung vor etwa einem halben Jahr:

Herr Y.:
... Ich find's so ein bisschen aufregend. Das wird denen ja genauso gehen. ... Die kommen da rein. ... Du kannst dir vorher überlegen, bist du früher da oder bist du später da, kommst du pünktlich oder zu früh usw. ... Als ich hierher gekommen bin, war ich 5 Minuten zu früh. Ich saß da, ich dachte, „Was machst du denn jetzt?"

Herr R.:
Stell Dir mal vor, Du würdest reinkommen und alle würden so sitzen.

Herr Y.:
Ja, klar. Alle gucken. Und sind genau in der gleichen Situation, weißt Du. Die sind in der Situation und hier ist es dann so: wir zusammen, ne? ...

Frau A.:
Wieviel kommen denn da überhaupt?

Therapeut:
Nächste Woche kommen zwei Männer und die Woche drauf, äh, 'ne Frau.

Frau A.:
Oh Gott, das wird ja fast 'ne Männerrunde hier. (Lachen)

Frau N.:
Hmm.

Herr R.:
Ja, die Männer werden Dich alle unterdrücken. (Anspielung auf eine Aussage von Frau N. aus einer früheren Sitzung)

Frau A:
Dann wird's ja noch anstrengender. (Lachen)

Herr R.:
Dann musst Du Dir noch mehr Mühe geben. (Schweigen etwa 30 Sekunden)

Herr R.:
Nö, ich, ich weiß gar nicht genau. Also, ich hab da gar keine Vorstellungen, wie das ablaufen soll. Ich denke so, ich komm hier rein und setz mich hierhin, und die Leute werden sich ja auch hinsetzen, und dann würde ich das also auf mich wirken lassen. Und wenn's dann in mir sprudelt, dann werde ich mich mit einbringen und wenn nicht, dann sitz ich hier halt so und guck mir das an.

Frau A.:
Bequeme Haltung. Muss ich auch mal ausprobieren.

Frau N.:
Machst Du das immer so, wenn immer irgendwelche neuen Situationen sind, dass Du da echt sagst, mach ich mir jetzt keine Gedanken drüber; lass ich voll auf mich zukommen.

Frau A.:
Die anderen machen das schon. Wenn die was machen wollen, sollen die das mal tun. Ich lehn mich zurück und guck mal.

Herr R.:
Das mach ich öfters, ja.

Frau N.:
Und fährst auch ganz gut damit. (Lachen von Fr. A.)

Herr R.:
Ja. (Lachen)

Herr R.:
Also, ich mein, da gibt es auch Sachen, wo ich mich dann hinsetze, und ich schalte ab. Wie ich am Anfang herkam, ich hab manchmal einfach nur zugesehen oder war dann stellenweise woanders, ne? Aber an sich, wenn ich mir so sage, ich guck mir das erstmal an, ich lass das so auf mich wirken, da fahre ich ganz gut mit, ja.

Frau N.:
Finde ich aber beneidenswert.

Herr Y.:
Das ist auch das, was Du eigentlich willst.

Frau N.:
Das ist das, was ich gern möchte.

Herr Y.:
Dann mach das doch.

Frau. A.:
Wir probieren das nächste Woche mal. Wir sagen kein Wort, egal, die ganzen 100 Minuten. Null.

Herr R.:
Die armen Leute.

Frau A.:
Sitzt Du da und sagst nichts; wir sitzen da und sagen nichts.

Mit Beginn des Textes stellt sich eine Gegenbewegung zum anfänglichen Anspruch dar, die Neuen integrieren zu müssen. Die Fähigkeit, sich abgrenzen zu können, rückt in den Mittelpunkt. Die Gruppe bietet die Gelegenheit, gemeinsam eine Situation auszuphantasieren, in der sich die Gruppenmitglieder einzeln vermutlich als „böse" verurteilen würden. Lachen und Heiterkeit entsteht mit der Vorstellung, die Neuen auflaufen zu lassen. Das individuell Verbotene wird kollektiv möglich gemacht.

Herr Y.:
Das ist dann eher so ein Problem der Durchhaltetaktik, ne? Die Gewöhnung, dass man sich auch längere Zeit anschweigen kann, was ja so dem Normalverbraucher schwerfällt. Da kommen so zwei, drei Neue, die womöglich schon wochenlang auf so einen Platz hier in so'ner Gruppe warten. ...

Frau A.:
Und dann Schweigen. Herr R. sitzt da und wartet, sagt kein Wort. ...

Herr Y.:
Was los ist. Und dann braucht man eigentlich ja nur eine entsprechend lange Zeit zu warten, ne? Was man ja dann auch schon gelernt hat.

Frau N.:
Da sind wir denen ja um einiges voraus.

Herr J.:
Willst Du sagen, Du hast das hier gelernt? (Immer wieder dazwischen heftiges Lachen)

Herr Y.:
Mit einigen Schwierigkeiten – schon. Aber so eine Minute halte ich es schon länger aus.

Herr R.:
Ja, ist ein herbes Ding, ne? (Lachen)

Frau A.:
Ha, vielleicht gehen die dann wieder.

Herr Y.:
Und Ihr sitzt dann so relaxed hier.

Therapeut:
Das wäre die Hoffnung, dass Sie die rechtzeitig verprellen können? (Lachen)

Frau A.:
Wir schweigen nur lang genug.

Herr Y.:
Ich glaub schon, die Erwartung ist ganz verschieden. Und jetzt ein „Wir" zu benutzen oder von „Uns" zu reden, das ist falsch. ... Es ist zu jedem eine andere Beziehung da, ein anderer Draht. Und genauso ist es auch bei der Erwartung der Neuen. Ich glaub schon, dass da jeder eine andere Erwartung hat. Ist ja auch so ein bisschen rausgekommen, ne? ...

Herr Y. wirkt am Ende des Ausschnittes der Regression in der Gruppe entgegen, indem er zwischen den einzelnen Gruppenmitgliedern differenziert. Die Gruppe als Gesamtheit tritt damit in den Hintergrund. Der Einzelne übernimmt wieder Verantwortung für „seine" Erwartungen an die Neuen und „seine" Beziehung zu ihnen, ein Impuls, wie der zu „verprellen", könnte nicht mehr lustvoll ausgemalt werden. Die Intervention des Therapeuten, die die Hoffnung aufgreift, zukünftige Gruppenmitgieder zu „verprellen", mag zu dieser Entwicklung beigetragen haben. ◀

Theoretische Erklärungsmöglichkeiten für den Gruppentherapieverlauf

Wir beschreiben diesen Verlauf mit etwas Theorie: Da von seiten des Leiters zu Beginn der Gruppe keine Regeln für das Verhalten angesichts einer neuen Situation angeboten werden, entsteht eine verunsichernde Situation. Die Gruppenmitglieder versuchen, eine eigene Verhaltensregulierung zu entwickeln, d. h. Normen zu finden, an denen sich alle Gruppenmitglieder orientieren können (Heigl-Evers et al. 1976). Damit kann die *Internalisierung* einer bestätigenden und beurteilenden Instanz („Über-Ich") in einer Gruppe partiell rückgängig gemacht werden – ein Phänomen, das sich an gesellschaftlichen Gruppierungen allgemein, deutlicher noch an gewaltbereiten politischen Gruppen zeigt. Etwas, was individuell verboten ist, wird kollektiv möglich gemacht. Über-Ich-Anteile werden dann der Gruppe zugeschrieben. Diese *Externalisierung* wird in der psychoanalytisch-interaktionellen Therapie durch die Ausrichtung der Aufmerksamkeit auf die Normen der Gruppe gefördert (Staats 1992b). Die Gruppenteilnehmer können unter diesen Bedingungen die Auswirkungen dysfunktionaler normativer Regelungen in der Gruppe erleben. Gefördert werden soll die Auflösung und Modifikation solcher restriktiver Regeln in der Gruppe zugunsten der Entwicklung von *Gruppennormen*, die allmählich ein breiteres Spektrum von Verhaltensmöglichkeiten in der Gruppe erlauben (Streeck 1980).

An den Therapeuten stellt dieses Verfahren besondere Ansprüche. Er soll seine Außen- und Innenwahrnehmung diagnostisch unter Ich-strukturellen Gesichtspunkten verarbeiten und dabei die Auswirkungen der pathogenen inneren Objekte auf die betreffenden eingeschränkten Ich-Funktionen berücksichtigen. Seine emotional „antwortende" Intervention soll das Angebot einer neuen Objektbeziehung machen. Während der Gesamtheit Gruppe gegenüber eher Erfahrungen gemacht werden, die einer Übertragung von Aspekten der „Mutter" entsprechen, werden auf den Therapeuten in der Gruppe meist „väterliche" Aspekte übertragen. Er begrenzt das Erleben der Gruppe zeitlich und in der Regression und vertritt als Gruppenleiter äußere Realitäten, die auf das Leben der Gruppe Einfluss haben. Es ist möglich, dass ein Patient in einer Gruppe so – in Anwesenheit des „Vaters" – das Erleben einer symbiotischen Übertragungsbeziehung zur „Mutter" wieder erproben kann.

8.3.2
Verlaufsgestalt von Gruppen

Gruppen haben eine eigene Gestalt, die von den unterschiedlichen Schulrichtungen auf dem Hintergrund der jeweils besonders hervorgehobenen Konzepte unterschiedlich beschrieben wird. Phänomenologisch und ohne einen starken Bezug auf spezifische Theorien geben Dies u. Dies (1993) ein Bild der verschiedenen Phasen einer Gruppe.

> **Verschiedene Phasen einer Gruppe**
> (Nach Dies u. Dies 1993)
>
> - Mit dem Beginn einer Gruppe entwickelt sich in der Regel zunächst eine Phase der Verhandlungen, in der Erwartungen und Ängste der Gruppenmitglieder im Vordergrund stehen. Die Erarbeitung oder Verdeutlichung von Therapiezielen in dieser Phase begründet eine therapeutische Beziehung oder festigt sie über das in den Vorgesprächen schon erreichte hinaus weiter.
> - Die dann folgende Phase des „Haltens" umfasst die Motivation der Gruppenteilnehmer für die Arbeit miteinander. Es geht darum, Abbruchstendenzen einzelner Gruppenmitglieder frühzeitig zu erkennen und zu bearbeiten.
> - Mit der Etablierung festerer Beziehungen untereinander entwickelt sich eine Phase der Vertiefung und Verbreiterung, in der die Gruppe an Konflikten arbeitet und die Gruppenmitglieder erste Erfolge ihrer Arbeit feststellen.
> - Rückblick und Beurteilung der Behandlung kennzeichnen die Schlussphase des Verlaufs. Therapeuten können hier berücksichtigen, dass katamnestisch bei konfliktmobilisierenden Gruppenbehandlungen oft in der Zeit nach Beendigung der Gruppentherapie der stärkste Rückgang der Symptomatik zu sehen ist (Strauss u. Burgmeier-Lohse 1994; Kreische 1995).

Viele Faktoren beeinflussen die Gestalt einer Gruppe. Als einige Beispiele seien hier die Zusammensetzung der Teilnehmer, die angesetzte Zeitdauer, die theoretischen Konzepte und die Persönlichkeit des Therapeuten genannt. In den meisten Verfahren nehmen die Therapeuten eine beobachtende Haltung gegenüber der Entwicklung der Gruppe, dem „Prozess" ein. Sie versuchen zwar, den Prozess als solchen zu fördern und Fehlentwicklungen, die zu Schaden führen könnten, zu verhindern. Sie orientieren sich mit ihren Interventionen an der Phase, in der sich die Gruppe befindet. Wie sich eine Gruppe im einzelnen entwickelt, ist aber meist wenig festgelegt.

Die Methode der intendierten dynamischen Gruppenpsychotherapie (Höck 1981; Sommer 1997a) macht hier eine Ausnahme. Sie betont in ihrem Konzept der Gruppe besonders die Verlaufsgestalt, auf die von den Therapeuten direktiv Einfluss genommen wird. Die einzelnen Gruppenphasen sind detailliert beschrieben und zeitlich genau strukturiert:

- Orientierungsphase
- Abhängigkeitsphase
- Aktivierungsphase
- Kipp-Prozess
- Arbeitsphase
- Abschlussphase

Jede dieser Phasen stellt die Therapeuten vor andere Aufgaben, die auch in Form einer „Handlungsorientierung" operationalisiert sind. Die Therapeuten ändern von Phase zu Phase aktiv ihr Verhalten und gestalten so den Verlauf der Gruppe – dies ist eine Besonderheit der intendierten dynamischen Gruppen.

Zunächst dient eine kurze Orientierungsphase, in der die Therapeuten Sicherheit und Geborgenheit vermitteln sollen, der Integration der Gruppenmitglieder. Nach 4 Stunden ändern die Therapeuten dann ihr Verhalten ohne Erklärung für die Patienten und ziehen sich aus der Leitung der Gruppe und ihrer bisherigen Aktivität zurück: Die Gruppe reagiert darauf mit einer Regression, die als „Abhängigkeitsphase" beschrieben wird. Über eine „Aktivierungsphase", in der sich aggressives Verhalten auf die Therapeuten richten soll, kommt es zu einem „Kipp-Prozess", in dem die Therapeuten „entthront" werden. Da die Entmachtung der Therapeuten im Konzept der Ausdruck des Erfolgs der Gruppe ist, reagieren die Therapeuten eher erleichtert auf dieses Ereignis. Jetzt kann die Gruppe miteinander arbeiten – „Arbeitsphase" – und im letzten Teil der Behandlung schließlich in einer „Abschlussphase" voneinander Abschied nehmen.

Ein als idealtypisch konzeptualisierter Gruppenverlauf wird in diesem Verfahren aktiv von den Therapeuten strukturiert. Dies verlangt eine große Rollenflexibilität. Patienten und Therapeuten stehen dabei vor dem Dilemma einer im Konzept verordneten „Revolte", die zugleich als Ausdruck eines spontanen Geschehens aufgefasst wird. Sommer (1997a) und Seidler u. Kneschke (1992) beschreiben, wie Forderungen des gesellschaftlichen Systems innerhalb der DDR und die mit ihnen verbundenen Ideologien sich auf die Entwicklung der intendierten Gruppenpsychotherapie auswirkten. Andererseits ermöglichte die intendierte Gruppenpsychotherapie gerade über die explizite Abgrenzung von in der DDR verpönten psychoanalytischen Konzepten deren Tradierung – Wissen konnte unter dem Deckmantel einer Abgrenzung getarnt (Szönyi 1991) weitergegeben werden. Ein so entstehender Freiraum wurde individuell unterschiedlich genutzt. Der oben bereits an der Entwicklung der Gruppenpsychotherapie in der BRD aufgegriffene Einfluss gesellschaftlicher Faktoren auf die Arbeit in und mit Gruppen ist an der Geschichte der intendierten Gruppenpsychotherapie besonders deutlich erkennbar.

8.4
Indikationen und Kontraindikationen

> Gruppentherapie eignet sich v. a. für solche Patienten, deren innere Konflikte sich in interpersonellen Konflikten äußern; sie eignet sich aber auch zur Behandlung von Psychoneurosen, bei denen dies nicht der Fall ist oder zu sein scheint (König u. Lindner 1992, S. 203). *Indikationen* für psychoanalytische Einzel- und Gruppentherapie überlappen sich damit weitgehend.

Gruppen ermöglichen stärker als das Einzelsetting über direkte Interaktionen mit anderen Menschen ein Erfahren und Üben sozioemotionaler Fähigkeiten (Lemche 2000). Ihre spezifischeren Wirkungen sind durch die Situation der Pluralität gegeben. Multilaterale Übertragungen, wie sie sich in Gruppen ausbilden, ermöglichen recht stabile Spaltungen in gute und böse Objekte. Patienten, die solche Spaltungen für den Erhalt ihrer guten Objekte notwendig brauchen, können Wünsche und Phantasien daher in einer Gruppe vielfach mit geringerer Angst entwickeln und äußern als gegenüber einer einzelnen Person. Idealisierungen und Entwertungen auf dem Hintergrund einer Borderlinestörung und bei manchen narzisstischen Haltungen sind deshalb häufig in Gruppen gut zu verdeutlichen und zu bearbeiten. Schizoide Patienten profitieren von den vielfältigen emotionalen Identifikationsmöglichkeiten in einer Gruppe und können auch von einer längeren Mitgliedschaft als „Schweiger" oft in erstaunlicher Weise für sich Nutzen ziehen. Menschen mit starken zwanghaften Charakteranteilen können im Gruppensetting oft besser ihre Kontrollbemühungen erleben und Situationen mit Gewinn durchstehen, in denen sie aus ihrer „Fassung gebracht" wurden.

Auch viele Konflikte, die nicht in dyadischen Frühbeziehungen ihren Ursprung haben, lassen sich gut in einer Mehrpersonensituation behandeln, in der Rivalitäts- und Autoritätskonflikte beobachtet und erprobt werden können. Regression tritt rasch ein, weil die gesamte Gruppe einen potenten Übertragungsauslöser darstellt. Sie ist aber am Ende der Gruppensitzung besser reversibel als in der Einzeltherapie, weil der Übertragungsauslöser Gesamtgruppe sich am Ende der Gruppensitzungen in Einzelindividuen auflöst.

Persönlichkeitsstörungen (Leszcz 1989) oder ausgesprochene „Haltungsstrukturen" im Sinne von Schultz-Hencke (1951) und Schwidder (1959) sind in Gruppen häufig besser behandelbar als im Einzelsetting. Haltungen sind Ich-synton und manifestieren sich eher in der sozialen Situation der Gruppe, wo sie gut in ihren interpersonellen Auswirkungen deutlich gemacht und bearbeitet werden können. Die Gruppe bietet sich dabei zugleich als Probierfeld für versuchsweise Änderungen im Denken und v. a. in der Vorstellung und im Handeln an (Heigl-Evers u. Heigl 1968). Ein Transfer der gemachten Erfahrungen auf die Situation außerhalb der Therapie ist aus Erfahrungen in der Gruppe heraus leichter möglich als aus der Situation in einer Einzeltherapie, wo es dazu kommen kann, dass neu erworbene Interaktionsmöglichkeiten später in den Alltag übertragen werden, als es den (therapeutisch bewirkten) veränderten Objektrepräsentanzen entsprechen würde.

> **!** Eine Differenzierung des Gruppenangebotes erweitert den Indikationsbereich. Das breite Spektrum der Indikation bei psychoanalytisch-interaktioneller Gruppentherapie umfasst Patienten mit psychotischen Erkrankungen, schizoide Patienten, Borderlinepatienten, Patienten mit Abhängigkeitserkrankungen und Patienten mit mangelnder Affektdifferenzierung. Es gibt damit kaum absolute *Kontraindikationen* für eine psychotherapeutische Behandlung in Gruppen, wohl aber Kontraindikationen für bestimmte Formen der Gruppenpsychotherapie.

Mögliche Kontraindikationen

Theoretisch kann ein Therapeut eine Gruppe entsprechend den Bedürfnissen eines Patienten gestalten – Gruppen können an unterschiedliche Bedürfnisse unterschiedlicher Patienten angepasst werden. Daher sind Kontraindikationen und Schäden durch Gruppentherapie abhängig von der Zusammensetzung der Gruppe, Eigenschaften des Leiters und Wechselwirkungen, Interaktionseffekten einzelner Wirkfaktoren (Strauß u. Eckert 2001). So ist es z. B. in der Regel ungünstig, wenn an einer Gruppe von Frauen ein einzelner Mann oder in einer Gruppe von Akademikern ein einzelner Arbeiter teilnimmt – die Gefahr, in eine Außenseiterrolle zu geraten und mit Rollenstereotypien kämpfen zu müssen, ist hoch. Eine relative Kontraindikation ist auch die Gefahr einer psychotischen Entgleisung bei zu tiefer Regression – hier braucht der Therapeut Kenntnisse in der Steuerung von Regression in Gruppen und muss Warnzeichen solcher Entwicklungen kennen.

Die Indikation für eine Behandlung in einer Gruppe hängt dabei auch von dem Umfeld ab, in dem die Gruppe stattfindet. So ist die Aufnahme von ein bis zwei Borderlinepatienten in eine therapeutische Gruppe, die ambulant geleitet wird, durchaus möglich. Gruppentherapie mit zahlreichen strukturell gestörten Patienten braucht aber in der Regel einen stationären oder teilstationären Rahmen, da die Therapeuten sonst zu sehr mit Kriseninterventionen beschäftigt sind und nicht dazu kommen, an längerfristigen Zielen zu arbeiten (König u. Lindner 1992).

Zwei Modelle stationärer Psychotherapie

Verbunden mit Fragen nach der Indikation für Gruppentherapie sind die Indikationen für eine stationäre Psychotherapie. Stationäre psychotherapeutische Behandlung ist – im wesentlichen – immer Gruppentherapie, da die Patienten in einer Stationsgemeinschaft mit ihren verschiedenen Untergruppen (z. B. der Gruppe der Bewohner eines Zimmers oder der Gruppe der Raucher) leben. Die Patienten verbringen einen großen Teil ihrer Zeit miteinander und sprechen über ihre Erlebnisse und Erfahrungen innerhalb und außerhalb der Therapie. Auf die Kultur dieser informellen Gruppen und den Austausch dort wirkt sich Gruppentherapie aus. Was die Patienten in der Gruppe mitteilen, schafft dort zugleich „reale" Beziehungen, in die wechselseitige Übertragungen eingehen. Die therapeutische Situation in Gruppen ähnelt in dieser Hinsicht sozialen Alltagsbeziehungen (vgl. Streeck 1983).

Gruppentherapie innerhalb einer Klinik nimmt Einfluss darauf, wie Patienten in den zahlreichen informellen Gruppensituationen ihrer freien Zeit miteinander umgehen. Auf diesem Hintergrund haben sich zwei Modelle stationärer Psychotherapie entwickelt, die als Pole eines Kontinuums (König 1995) aufgefasst werden können:

- Das bipolare Modell mit einer Unterscheidung von „Therapieraum" und „Realraum" (Enke 1965, 1988) und
- ein beide Bereiche integrierendes Modell (Janssen 1987).

Das bipolare Modell bietet einen „Therapieraum", in dem „therapeutische" Normen gelten, die sich von denen des Alltags unterscheiden. So ist beispielsweise ein offenes Mitteilen des eigenen Erlebens in der therapeutischen Kleingruppe erwünscht und wird gefördert.

Im „Realraum" der Klinik machen Patienten mit ihren Mitpatienten, Schwestern und Pflegern, der Verwaltung und der Hausordnung Erfahrungen, die stärker der Realität entsprechen, wie sie in ihrem Alltag vorgefunden wird. Erfahrungen aus dem „Realraum" können im geschützteren Raum der Therapie bearbeitet werden. Das integrative Modell fasst Therapieraum und Realraum zusammen, um die häufig bei strukturell gestörten Patienten zu beobachtenden Spaltungsvorgänge und Übertragungsspaltungen innerhalb einer Station sichtbar zu machen und zu bearbeiten.

Stationär können Patienten mit niedrigem Strukturniveau gut gruppenpsychotherapeutisch behandelt werden; im ambulanten Setting erfordert dagegen eine Gruppenpsychotherapie mit nur einem Treffen in der Woche oft Fähigkeiten, die meist nur bei einem hohen Strukturniveau ausreichend verlässlich zur Verfügung stehen.

Gruppen, die eine deutliche Verbindung über ein gemeinsames Problem haben, z.B. ein Symptom (Weight-Watchers, Gruppen mit Angstpatienten) oder ein besonders belastendes Erlebnis (Verlust von Angehörigen, sexueller Missbrauch), arbeiten mit einem niedrigeren Anspruch als langfristige analytische Gruppenpsychotherapien. Aufgrund einiger rasch gegebener Wirkfaktoren (z.B. der „Universalität des Leidens", der Gruppenkohäsion, die sich rasch bildet, und dem Austausch von Informationen) sind hier Erfolge mit kurzen Behandlungen in Gruppen möglich (z.B. McCallum u. Piper 1990; Gruen 1993, Rosenberg u. Zimet 1995).

8.5 Evaluation

Empirische Forschung über Gruppenpsychotherapie befindet sich in einer besonderen Situation. Es liegt eine nicht mehr zu überblickende Fülle von Untersuchungen vor, die belegen, dass Gruppenpsychotherapie unter sehr unterschiedlichen Bedingungen und mit sehr verschiedenen Patienten „wirkt", d.h. effektiver ist als keine Behandlung, unspezifische Behandlungen oder auch – zumindest manchmal – als andere anerkannte psychotherapeutische Verfahren (Bednar u. Kaul 1994). Gleichzeitig ist weitgehend unklar, warum das so ist. Zwar sind therapeutische Faktoren beschrieben, doch zu deren Erfassung fehlen sorgfältige Beobachtungen, Beschreibungen und Messungen. Gruppenpsychotherapieforschung wird von den Autoren im „Handbook of Psychotherapy and Behavior Change" als eine Wissenschaft am Anfang ihrer Entwicklung angesehen, in der es auf Beobachten, Beschreiben und Messen ankommt, um zentrale Konzepte (wie z.B. die therapeutischen Faktoren Yaloms) und Instrumente zu deren Erfassung entwickeln zu können. Ohne eine solche Entwicklung seien empirische Untersuchungen zur Überprüfung von Hypothesen verfrüht (Bednar u. Kaul 1994). Schritte in diese Richtung erfolgen z.B. in der Untersuchung stationärer Gruppentherapie (Tschuschke 1993) oder mit der Entwicklung von Handbüchern über empirische Forschung in der Gruppenpsychotherapie (Fuhriman u. Burlingame 1994; Strauß et al. 1996).

Methodische Schwierigkeiten in der Ergebnis- und Prozessforschung der Gruppenpsychotherapie sind höher als die in der Einzelpsychotherapie (Rüger 1981, S. 23). Die untersuchten Verfahren sind ausgesprochen heterogen. Theoretische Konzepte, nach denen Gruppen geleitet werden, spiegeln nur einen kleinen Teil von dem wider, wie sich Therapeuten tatsächlich in Gruppen verhalten (Liebermann et al. 1973; Davies-Osterkamp et al. 1987). Auf diesem Hintergrund beurteilen Bednar u. Kaul die Fortschritte gruppenpsychotherapeutischer Forschung in den letzten Jahrzehnten trotz vieler Arbeiten als eher gering. Mit der Beschreibung von Minimalforderungen für die Veröffentlichung gruppentherapiebezogener Forschungsergebnisse (Strauß et al. 2001) wird versucht, Untersuchungsergebnisse besser vergleichbar zu machen.

Methodische Gemeinsamkeiten in unterschiedlichen Gruppenpsychotherapiekonzepten

Yalom (1970, 1995) suchte nach Gemeinsamkeiten in sehr unterschiedlichen Konzepten der Gruppenpsychotherapie und erfasste „therapeutische Faktoren", die er empirisch überprüfte.

Er unterscheidet 11 therapeutische Faktoren einer Gruppentherapie: Das Einflößen von Hoffnung; das Erleben der Universalität des Leidens; ein Mitteilen von Informationen, z.B. durch den Therapeuten, aber auch durch andere Gruppenmitglieder; das Erleben von Altruismus und dessen Nutzen; eine korrigierende Rekapitulation der primären Familiengruppe; die Entwicklung von Techniken des mitmenschlichen Umgangs; nachahmendes Verhalten; interpersonales Lernen; das Erleben von Gruppenkohäsion, d. h. von Beziehung in der Gruppe; Kartharsis; und als letzten Faktor sog. existentielle Faktoren, z. B. Erfahrungen, dass das Leben manchmal unfair und ungerecht ist, dass man sterben und dem Leben allein gegenübertreten muss, dass die letzte Verantwortung für die Art, wie das eigene Leben gelebt wird, von einem selbst übernommen werden muss.

Die Bedeutung dieser einzelnen Wirkfaktoren in verschiedenen Formen von Gruppentherapie ist schwer abschätzbar. Die Ergebnisse von Befragungen der Patienten, was für sie in einer Psychotherapie wichtig war, differieren mit Fremdbeurteilungen und mit den Ergebnissen komplexer empirischer Untersuchungen (Tschuschke 1990). Wie soll ein Mensch angesichts des vielschichtigen und komplexen Erlebens einer Gruppentherapie beurteilen können, welche dieser überlappenden Faktoren tatsächlich zu einer Besserung seiner Symptome beigetragen hat?

Untersuchungen zu Zusammenhängen zwischen den in Gruppenpsychotherapien als wirksam erwarteten Faktoren (Stone et al. 1994) führten zu einer Isolierung von drei grundlegenden Elementen. Klinisch wichtige Faktoren wie

- „Feedback",
- „Katharsis" und
- das „Erleben existentieller Faktoren"
  kamen jedoch in zwei oder allen drei dieser Elemente vor.

Offensichtlich suchen sich Patienten aus dem breiten Angebot von Wirkvariablen ihre Heilfaktoren aus (Rüger 1981). Auch hier stimmen Beurteilungen durch Patienten und Therapeuten zwar teilweise miteinander (Vostanis u. Sullivan 1992), nicht aber mit anderen empirisch erfassten Kriterien überein. So fand sich (Soldz et al. 1990) kein Zusammenhang zwischen Sprechaktivität und therapeutischem Erfolg. Sowohl in den Einschätzungen der Patienten als auch in den Einschätzungen der Therapeuten war dagegen ein solcher Zusammenhang gesehen worden.

Ergebnisse zur Effektivität der Gruppenpsychotherapie

Auf Ergebnisse von Untersuchungen zur Effektivität der Gruppenpsychotherapie kann hier nur beispielhaft eingegangen werden.

 Auswirkungen von Gruppentherapie zeigten sich in einer Reduktion von Arztbesuchen, Krankenhaustagen, Krankschreibungen und der Einnahme von Medikamenten nach ambulanter (z. B. Heinzel u. Breyer 1995, 1998; Weiner 1992) und stationärer (z. B. Schmidt et al. 1989) Behandlung. Die Erfolge scheinen über längere Zeiträume der Nachuntersuchung stabil, Ersparnisse der Krankenkassen und ein Rückgang der Krankschreibungstage übersteigen die Kosten der Behandlung bereits ein Jahr nach Therapieende (z. B. Heinzel u. Breyer 1995 für gemischte Gruppen; Deter 1989 für Gruppen mit Asthmapatienten). Günstige Ergebnisse im Vergleich zu stationärer Therapie und ambulanter analytischer und tiefenpsychologisch fundierter Einzeltherapie fanden sich auch in der Heidelberger Katamnesestudie (v. Rad et al. 1998).

Mit Selbstbeurteilungsbögen wurden Effekte von Gruppentherapien in einem weiten Anwendungsbereich und unter sehr unterschiedlichen Bedingungen nachgewiesen. Manche Patienten in konfliktmobilisierenden Therapien zeigen dabei erst in der Zeit nach dem Ende der Behandlung deutliche Besserungen (vgl. Kreische 1992; Strauß u. Hess 1993). Geschlechtsunterschiede finden sich im Verlauf der Symptomatik (Kreische 1995) und in dem, was Männer und Frauen erzählen (Staats 1996).

Unterschiedliche Vorgehensweisen, mit denen der Erfolg einer Behandlung erfasst werden soll, führen dabei zu unterschiedlichen Ergebnissen: Die Beurteilung des Erfolgs einer stationären Gruppentherapie durch Patienten am Ende der Behandlung stimmt beispielsweise nicht mit katamnestischen Untersuchungen nach 5 Jahren (Lewandowski et al. 1994) überein; Einschätzungen der Therapeuten über das, was in ambulanter 2- bis 3-jähriger Gruppentherapie erreicht wurde, zeigten lediglich tendenziell eine Übereinstimmung mit den Ergebnissen einer sorgfältigen katamnestischen Untersuchung 13 Jahre nach Therapieende (Sigrell 1992). Weitere empirische Untersuchungen zu Aspekten der Gruppentherapie finden sich bei Pohlen (1972), Rüger (1976, 1981, 1991), Eckert u. Biermann-Ratjen (1985), Janssen (1987), Senf (1995), Tschuschke (1993), Kreische (1992), Tschuschke u. Mattke (1997) sowie Liedtke u. Geiser (2001).

8.6
Perspektiven des Verfahrens

Das Interesse an den Ergebnissen wissenschaftlicher Untersuchungen an Gruppen scheint in den letzten Jahren zu steigen und mit einer aktiven Beteiligung von Gruppentherapeuten an empirischer Forschung einherzugehen. In Deutschland trägt die im internationalen Vergleich besondere Weiterbildungssituation zu dieser Entwicklung bei. Viele Gruppentherapeuten erwerben ihre Weiterbildung im Rahmen einer Ausbildung an einer Klinik. Forschung im Bereich stationärer Psychotherapie ist mit Forschung über Gruppen verbunden. Die Existenz eines stationären psychotherapeutischen Versorgungssystems fördert damit das Wachsen unseres Wissens über Gruppen.

Ein langfristiges Ziel dieser Arbeit ist die Überprüfung schulspezifischer Konzepte, die als Teil der gruppenanalytischen Identität (Salvendy 1995) verstanden werden und den Charakter von Ideologien annehmen können. Die Entwicklung operationalisierter Konzepte zur Leitung von Gruppen steht noch weitgehend aus. Solche Konzepte, wie sie in der Einzeltherapie z. B. mit dem „Zentralen Beziehungskonfliktthema" (Luborsky u. Crits-Christoph 1990) vorliegen, wären ein wichtiges Werkzeug für die Überprüfung klinischer Überzeugungen. Vielfach hängt die Arbeit, die sich z. B. in der angestrebten Tiefe der Regression in der Gruppe zeigt, wesentlich von den Vorlieben und Erfahrungen des Therapeuten und von seiner „Schulrichtung" ab (Horwitz 1994). Als ein weiterer Zugangsweg zur Klärung theoretischer Fragen könnte sich die Adaptation bestehender psychodynamischer Verfahren für bestimmte Störungsbilder und die Entwicklung störungsspezifischer Behandlungsmodelle herausstellen.

Trotz der weiten Verbreitung von Gruppen in der stationären Psychotherapie spielt sie in der ambulanten Versorgung nur eine geringere Rolle. Hier geht der Wunsch von Patienten nach direkter Hilfe durch einen Therapeuten einher mit einer relativ geringen Honorierung der Arbeit mit Gruppen durch die Krankenkassen. Die Indikation für eine Gruppentherapie wird daher eher selten gestellt; viele für Gruppentherapie ausgebildete Therapeuten setzen Gruppen nur in geringem Umfang ein. Möglicherweise wird sich das ändern. Vorerst v. a. in Amerika wird unter Hinweis auf Kosteneinsparungen im Gesundheitswesen wieder vermehrt auf die Möglichkeiten der Gruppentherapie hingewiesen (z. B. Rosenberg u. Zimet 1995).

Außerhalb der Krankenversorgung werden Selbsterfahrungsgruppen in Ausbildungen für nichtklinische Beratertätigkeiten zum Erlernen der „Gesprächsführung", in der Weiterbildung zur Zusatzbezeichnung Psychotherapie, zum psychologischen Psychotherapeuten, Arzt für Psychotherapeutische Medizin und zum Psychiater eingesetzt. Firmen setzen gruppentherapeutische Konzepte in der Personalentwicklung und Organisationsberatung ein, um Konflikt- und „Teamfähigkeiten" zu trainieren und Mitarbeiter für Führungspositionen auszuwählen.

8.7 Weiterbildungsmöglichkeiten

Die Ausbildung zum psychodynamischen Gruppentherapeuten wird oft in Ergänzung zur Ausbildung als Psychotherapeut absolviert und umfasst wie die Einzelausbildung

- eine theoretische Weiterbildung,
- kontrollierte eigene Gruppenbehandlungen und
- eine Selbsterfahrung in Gruppen.

Sie kann auch unabhängig von einer Einzeltherapieausbildung erfolgen; dies geschieht häufig in der Ausbildung in psychoanalytisch-interaktioneller Gruppentherapie, die sich besonders für die Arbeit im stationären Rahmen eignet.

In Deutschland haben sich v. a. das hier dargestellte „Göttinger Modell" und die Gruppenanalyse nach Foulkes durchgesetzt. Beide Modelle bieten eigene Ausbildungsgänge an und arbeiten zusammen im „Deutschen Arbeitskreis für Gruppenpsychotherapie und Gruppendynamik (DAGG)". Ihre Konzepte sind miteinander „kompatibel" (König u. Lindner 1992). Ob sich die intendierte dynamische Gruppenpsychotherapie längerfristig als eigenes Verfahren erhalten wird und in welcher Form sie Anregungen aus anderen Verfahren aufnimmt oder diese selbst beeinflusst, ist noch offen.

Neben einer Ausbildung an Instituten, die ein eigenes umfassendes Curriculum anbieten, gibt es die Weiterbildung an Kliniken, die durch individuell ausgesuchte Seminare ergänzt wird. Hier sind die Weiterbildungen heterogen und schließen oft Erfahrungen mit anderen Verfahren ein, z. B. mit Psychodrama, der themenzentrierten Interaktion, imaginativen Verfahren und Gesprächspsychotherapie. Mit der Etablierung des „Arzt für Psychotherapeutische Medizin", für den weiterbildungsberechtigte Kliniken, oft in einem Verbund, ein eigenes Curriculum anbieten müssen, werden vermutlich lokale Weiterbildungsmöglichkeiten an weiteren Orten entstehen.

WEITERFÜHRENDE LITERATUR

Foulkes SH (1992) Gruppenanalytische Psychotherapie. Pfeiffer, München
König K, Lindner WV (1992) Psychoanalytische Gruppentherapie, 2. Aufl. Vandenhoeck & Ruprecht, Göttingen
Tschuschke V (2001) Praxis der Gruppenpsychotherapie. Thieme, Stuttgart New York
Yalom ID (1995, 1. Aufl. 1970) The theory and practice of group psychotherapy. Basic Books, New York. Dt.: (1989) Theorie und Praxis der Gruppenpsychotherapie. Pfeiffer, München

Supportives Vorgehen im Rahmen psychodynamischer Psychotherapieverfahren

C. Reimer und U. Rüger

9.1 Was ist supportive Psychotherapie? 144
9.2 Indikationen 144
9.2.1 Differenzielle Indikationskriterien 146
9.2.2 Therapeutenverhalten und Behandlungstechnik in der supportiven Psychotherapie 146
9.3 Mögliche Probleme 147
Weiterführende Literatur 147

> **Andere „eklektische" Interventionsmöglichkeiten im Rahmen der tiefenpsychologisch fundierten Psychotherapie**
>
> - Elemente psychologischer Beratung,
> - Elemente supportiver Therapie,
> - Anleihen aus anderen Therapierichtungen, bevorzugt aus der Verhaltenstherapie (Ermutigung, Verstärkung, Belohnung, Nichtbeachtung etc.),
> - pädagogische Elemente und
> - Krisenmanagementelemente.

9.1 Was ist supportive Psychotherapie?

> ! Supportive Psychotherapie ist eine Sammelbezeichnung für unterschiedliche Techniken und Vorgehensweisen, die zum Ziel haben, akute psychische Dekompensationen zu beheben bzw. zu mildern. Mit diesem Vorgehen werden nicht primär Einsicht und Erkenntnis gefördert bzw. Reifungsschritte initiiert.

In der nicht sehr umfangreichen Literatur über tiefenpsychologisch orientierte bzw. fundierte Psychotherapie werden immer wieder verschiedene therapiewirksame Elemente genannt, die zur Anwendung kommen können.

Neben den Modifizierungen im Umgang mit Regression, Übertragung und Gegenübertragung werden als Interventionsmöglichkeiten häufig genannt:

- Beratung,
- Entlastung,
- Ermutigung,
- Grenzsetzung und
- Stützung.

Diese verschiedenen Elemente entstammen z. T. den Prinzipien allgemeiner psychologischer Beratungen/Interventionen, z. T. repräsentieren sie Anleihen aus anderen Therapierichtungen, wie z. B. der Verhaltenstherapie.

9.2 Indikationen

Zunächst einmal sollte sich der tiefenpsychologisch arbeitende Psychotherapeut fragen, ob er überhaupt mit zusätzlichen, nicht tiefenpsychologischen Ansätzen arbeiten möchte oder nicht und falls ja, *wann und wie* diese eingesetzt bzw. angewandt werden könnten. Er muss also reflektieren, in welchen Situationen der tiefenpsychologisch fundierten Psychotherapie er den Einsatz zusätzlicher Elemente als hilfreich und sinnvoll für den Patienten ansieht. Werdende Psychotherapeuten, die sich in Ausbildung in einer Therapie-Hauptmethode befinden, werden möglicherweise Abneigungen oder auch Skrupel haben, eine „Mixtur" überhaupt erst zu erwägen. Hier könnte an eine „Verunreinigung von Stilreinheit" gedacht werden. Es könnte sich aber auch die Ignoranz gegenüber den anderen „Schulen" daran bemerkbar machen, dass man erst gar nicht daran denkt, dass auch deren Interventionsmöglichkeiten manchmal hilfreich, geschweige denn in bestimmten Situationen evtl. sogar überlegen sein könnten.

Wir unterstellen dem Leser aber eine größere Toleranz sowie Grundkenntnisse der anderen Therapierichtungen, so dass Überlegungen zum streckenweisen oder aktuellen Einsatz nicht „stilreiner" Therapieelemente nicht angstmachend wirken müssen.

Statt nach Art eines Kochbuches aufzuzählen, in welchen Situationen welches zusätzliche Element wie hilfreich verwendet werden könnte, soll beispielhaft die Einbeziehung supportiver Elemente in die tiefenpsychologisch fundierte Psychotherapie beschrieben werden.

Supportive, also ich-stützende Interventionen sind immer dann angebracht, wenn ein Patient aus verschiedenen Gründen nicht kontinuierlich mit den angebotenen tiefenpsychologischen Mitteln und Methoden an seinen aktuellen Konflikten und deren Wurzeln weiterarbeiten kann.

Solche Gründe können z. B. sein:

- akute Krisen unterschiedlicher Art, Auslösung und Ausprägung,
- akute andere psychosoziale Probleme,
- Behandlungskrisen, Dekompensationen während der laufenden Therapie.

Während der Therapie kann es z. B. vorkommen, dass der Tod eines Elternteils oder die Trennung vom Lebenspartner den Patienten akut krisenhaft dekompensieren lässt, so dass vorübergehend Modifikationen des therapeutischen Vorgehens angebracht sind. In akuten Krisen ist es besonders bedeutsam, die die Krise begleitenden Gefühle fokussiert ausdrücken zu lassen (z. B. Trauer, Verzweiflung, aber auch Wut), auf Begleitsymptome der Krise zu achten (z. B. Schlafstörungen, Suizidalität) und ggf. auch eine psychopharmakologische Mitbehandlung zu erwägen (s. auch Kap. 18 „Psychotherapie und Psychopharmaka" in diesem Buch).

Der Psychotherapeut verlässt vorübergehend seine bewährten tiefenpsychologischen Arbeitsmethoden, um als Krisenmanager tätig zu werden. Wie er dies tun kann, wird ausführlicher in Kap. 6 „Krisen und Krisenintervention" in diesem Buch beschrieben.

Hier nur der Hinweis, dass Krisenmanagement bedeutet, dass die Fokussierung auf das Hier und Jetzt noch einmal eine Verdichtung erfährt, die durch die momentane Krise bestimmt ist. Ziel des Therapeuten muss es sein, mit stützenden und die Situation klarifizierenden Interventionen zu erreichen, dass der Patient eine allmähliche Stabilisierung im Sinne einer Distanzierung von den die Krise auslösenden Reizen und sie begleitenden Affekten erreicht. Hierzu kann es hilfreich sein, vorübergehend an der Krise signifikant beteiligte Personen einzubeziehen, sofern diese dazu motiviert/motivierbar sind und Patient und Therapeut eine solche Einbeziehung von Dritten als sinnvoll und hilfreich empfinden. Besonders hilfreich ist in der Regel die Einbeziehung solcher Dritter dann, wenn sie zum sozialen Netz („social support") des Patienten gehören und die supportive therapeutische Zielsetzung dadurch noch verstärken können.

Beispiel

▶ Ein 45-jähriger Lehrer sucht psychotherapeutische Behandlung, weil er in seinem Lehrerkollegium Probleme damit hat, akzeptiert und anerkannt zu werden. Auch gegen Hänseleien von Schülern kann er sich kaum wehren. Der ledige Mann lebt bei seiner 72-jährigen Mutter, die Kriegerwitwe ist und nach dem frühen Verlust des Mannes den einzigen Sohn als Partnersubstitut benutzt.

In der tiefenpsychologisch fundierten Psychotherapie wird hauptsächlich an einem Konfliktfokus gearbeitet, der die aktuelle Selbstwertproblematik des Patienten und deren lebensgeschichtliche Hintergründe betrifft. Ein zusätzlicher Leidensdruck resultiert für den Patienten daraus, dass er viele sexuelle Wünsche hat, diese aber noch nie mit einer Frau realisieren konnte, weil er Kontaktängste hat. Die Problematik seiner Mutterbindung ist ihm andeutungsweise bewusst. Einerseits lähmt sie ihn, andererseits gewährt sie Sicherheit und Versorgung und schützt vor dem feindlichen Außenleben mit seinen vermeintlich gefährlichen Verlockungen.

Etwa um die 45. Therapiestunde herum verstirbt die Mutter plötzlich: Der Patient findet sie beim Nachhausekommen von der Schule in der gemeinsamen Wohnung tot vor. Er ruft mich (C. R.) panisch an und bittet um einen kurzfristigen Termin. Am Abend des gleichen Tages sehe ich den Patienten in einer akuten Dekompensation: Er weint fast ununterbrochen, ist depressiv, unruhig, äußert Suizidgedanken. Er habe niemanden mehr, der für ihn da sei.

Ich benutze in den folgenden Tagen und Wochen in den vorübergehend engmaschiger anberaumten Sitzungen Elemente der supportiven Psychotherapie, indem ich auf den positiven Charakter unserer Beziehung verweise, auf deren Tragfähigkeit und auf die gesicherte Zeit weiterer Begleitung durch mich. Daneben fließen tröstende und beratende, eher lebenspraktische Elemente ein (Fragen der Regelung von Beerdigung, Erbschaft, evtl. Wohnungswechsel usw.). Vorübergehend verschreibe ich dem Patienten ein schlafanstoßendes Medikament.

Nach etwa 3 Wochen ist die akute Krise des Patienten soweit gebessert, dass wir mit tiefenpsychologischen Mitteln weiterarbeiten und die supportiven Techniken verlassen können. Der Patient ist affektiv immer noch depressiv, kann aber mit mir seine aktuelle Situation reflektieren und bearbeiten, wobei ein neuer Fokus auftaucht und in den folgenden Wochen und Monaten bevorzugt thematisiert und bearbeitet wird: Die Geschichte seiner Abhängigkeit von seiner Mutter, seine Angst, diese zu verlassen und autonom zu leben und v. a.: sich zu trauen, die Frauen zu lieben, also seine Sehnsüchte in Handlungen umzusetzen. Dazu gehört die Bearbeitung seiner männlichen Identitätsprobleme (vaterloser Sohn) und der daraus resultierenden Selbstwertproblematik. ◀

In den 50er-Jahren wurde die Bezeichnung supportiv erstmals von amerikanischen Autoren verwendet, und zwar im Rahmen der Diskussion um Modifizierungen der psychoanalytischen Therapie. Im deutschsprachigen Raum haben besonders Freyberger u. Speidel (1976) über den Einsatz supportiver Psychotherapie berichtet und ihre Bedeutung für die Behandlung psychosomatisch Kranker betont.

9.2.1
Differenzielle Indikationskriterien

Indiziert ist diese Therapieform primär aber für eine andere Klientel als die, die für tiefenpsychologisch fundierte Psychotherapie in Frage kommt, so z. B. für Patienten mit chronischen und infausten Erkrankungen oder auch chronischen, kaum lösbaren Lebenskonstellationen bzw. Lebenskrisen. Ferner auch in Belastungssituationen bei eher undifferenzierten Menschen, die von anderen Therapieformen nicht profitieren können.

Wir wollen hier nur auf Indikation und Vorgehen bei der Anwendung supportiver Behandlungselemente im Rahmen einer laufenden tiefenpsychologischen Psychotherapie eingehen.

Zur Indikation hatten wir schon Stellung genommen:

> ! In der Regel sind supportive Elemente bei allen krisenhaften Zuspitzungen unterschiedlicher Auslöser/Störungen zu verwenden, so z. B. bei
> - akuten Konflikt- und Stressreaktionen,
> - Neurosen (besonders chronifizierten Neurosen) und psychosomatischen Erkrankungen sowie
> - Persönlichkeitsstörungen.
>
> Eine Ausnahme stellen psychotische Dekompensationen dar, bei denen allenfalls zusätzlich supportiv gearbeitet werden kann. Primär sind hier aber psychiatrische bzw. psychopharmakologische Interventionen angebracht.

Der tiefenpsychologisch arbeitende Therapeut mit psychoanalytischem Hintergrund im Hinblick auf Theorie und Behandlungstechnik lernt in seiner Ausbildung nichts über supportive Psychotherapie. Da diese vom Therapeuten aber eine andere Haltung, eine andere Beziehungsform zum Patienten und auch ein anderes Vorgehen erfordert, wollen wir darauf im Folgenden eingehen.

9.2.2
Therapeutenverhalten und Behandlungstechnik in der supportiven Psychotherapie

Der supportiv arbeitende Psychotherapeut bietet dem Patienten Hilfe bei aktuellen Problemen/Konflikten an, indem er

- eine nicht überfordernde, positiv getönte Beziehungsform bevorzugt und
- Handlungsanweisungen und Hilfen zur Abreaktion (Katharsis) gibt.

Hierzu benutzt er Beziehungselemente, die direktiver sind, als in der tiefenpsychologisch fundierten Psychotherapie sonst üblich ist. Solche Elemente sind z. B.: stützend/unterstützend, tragend, beratend, beistehend, tröstend, ermutigend, führend, suggestiv, induzierte Anregungen zur Klärung von Konflikten gebend usw.

Mit einem solchen Vorgehen wird beabsichtigt, die akuten Symptome, Konflikte oder Dekompensationen abzumildern, bestenfalls zu beseitigen und die Abwehr zu stabilisieren, weil in Zuständen akuter Dekompensation eine kausale konfliktbearbeitende Therapie häufig nicht möglich ist.

Ergänzend hierzu können Entspannungsübungen, z. B. im Sinne des autogenen Trainings, hilfreich sein; ebenso aber auch hypnotische Verfahren zur Entspannung, Ruhigstellung und Symptombekämpfung. Auch kurzfristige medikamentöse Hilfen können angezeigt sein.

Der tiefenpsychologisch arbeitende Psychotherapeut mag sich hiermit überfordert fühlen, denn der Spannungsbogen zwischen empathisch-deutender tiefenpsychologischer Arbeit und dem direktiven, sehr aktiven Vorgehen in der supportiven Psychotherapie ist groß. Trotzdem kann ein solcher Wechsel in der therapeutischen Haltung und Technik indiziert sein, wie wir an der Kasuistik beispielhaft belegt haben.

Zu bedenken ist auch, dass es unethisch und letztlich auch untherapeutisch und unverantwortlich sein kann, Patienten in akuten Krisen bzw. Zuständen von Dekompensation mit der gleichen Technik wie bisher weiterzubehandeln: Der Patient soll Leiden aushalten und durcharbeiten. Solche Devisen haben z. T. sadistische Züge.

> ! Wir empfehlen Therapeuten in Ausbildung immer, wenn sie mit Modifikationen ihres Therapieansatzes, z. B. anlässlich der akuten Krise eines Patienten, Schwierigkeiten haben, sich zu überlegen, wie sie selbst behandelt werden wollten, wenn sie in dieser oder einen ähnlichen Situation wären. Dabei stellt sich dann

> oft heraus, dass eine stützende, tröstende, aktivere Haltung durchaus als hilfreich und wünschenswert angesehen würde.

9.3 Mögliche Probleme

Die Hemmung des tiefenpsychologisch arbeitenden Psychotherapeuten, vorübergehend eine andere Rolle gegenüber seinem Patienten einzunehmen, mag auch mit der Schwierigkeit zu tun haben, die gewohnte Abstinenz und Neutralität zu verlassen, indem man zum Berater wird und Funktionen ausübt (z. B. trösten, beruhigen, ermuntern), deren Anwendung sonst für eher obsolet gehalten wird.

Der Einsatz supportiver Elemente in der tiefenpsychologisch fundierten Psychotherapie kann auch andere, durchaus berechtigte Fragen nach sich ziehen, über die der Therapeut nachdenken muss:

- Greifen wir mit solchen Therapieelementen nicht zu sehr ein?
- Stülpen wir dem Patienten damit nicht unsere Meinungen, Wertungen, Lösungen über?
- Könnte dies nicht die Auflösung/Korrektur des falschen Selbst und die Entwicklung der Autonomie des Patienten stören?

Berechtigte Fragen, die im Einzelfall zu entscheiden und zu beantworten sind. Unsere Wertehierarchie im Hinblick auf Patienten ist so, dass es vorrangiges Ziel ist, einen Patienten aus einer akuten, ihn äußerst bedrängenden Krise/Dekompensation so rasch wie möglich herauszuführen. Dazu geeignete Mittel und Methoden sind zweitrangig. Pädagogische, suggestive Haltungen können hierbei hilfreich sein. Wir denken, dass der als Krisenmanager arbeitende Psychotherapeut eher pragmatisch-lebenspraktisch als puristisch denken und handeln sollte. Zudem besteht immer noch die Möglichkeit, den „Stilbruch" während der akuten Krise später mit dem Patienten anzusprechen, wenn dieser wieder im ruhigeren Fahrwasser seiner Grundproblematik ist. Sollte wirklich etwas an der in der Krise veränderten Haltung des Therapeuten gestört oder nachhaltig irritiert haben, wird der Patient dies zeigen und der Therapeut wird es aufnehmen. Nach unserer Erfahrung sind Patienten vorrangig erleichtert, aus der Krise heraus zu sein. Manche sind auch froh, einen anderen hilfreichen Aspekt vom Therapeuten gesehen zu haben – eine Haltung nämlich, in der möglicherweise mehr von der Menschlichkeit und dem So-Sein, also der Person des Therapeuten selbst, sichtbar werden konnte.

WEITERFÜHRENDE LITERATUR

Freyberger H, Speidel H (1976) Die supportive Psychotherapie in der klinischen Medizin. Voraussetzungen, Anzeigebereiche, Technik, Ergebnisse. Bibl Psychiatr 152:141–169

Teil III
Psychodynamisch orientierte Psychotherapieverfahren

Katathym-imaginative Psychotherapie

L. Kottje-Birnbacher

10.1 Historische Entwicklung 151
10.2 Definition und Abgrenzung 153
10.3 Der therapeutische Prozess 154
10.3.1 Grundhaltung und Setting 154
10.3.2 Auswirkungen des Settings 158
10.3.3 Vorgabe von Motiven 159
10.3.4 Therapeutischer Umgang mit Imaginationen 166
10.3.5 Allgemeine therapeutische Strategien 172
10.3.6 Settingvarianten 173
10.4 Indikation und Kontraindikation 174
10.5 Evaluation 175
10.6 Perspektiven des Verfahrens hinsichtlich Theorie, Behandlungstechnik, Weiterbildungsmöglichkeiten und Abrechnungsfragen 176
10.7 Weiterbildungsmöglichkeiten 176

Weiterführende Literatur 177

10.1 Historische Entwicklung

Die katathym-imaginative Psychotherapie (KiP) nutzt als Medium der Veränderung und Heilung imaginative Prozesse, sog. katathyme Bilder (KB). Damit knüpft sie an vermutlich uralte und weit verbreitete Heiltraditionen an; denn die Fähigkeit des Menschen, seine eigene Situation in Bildern auszudrücken und neue Sichtweisen über Bilder und Metaphern aufzunehmen, wird schon in der Antike und in allen bekannten schamanistischen Ritualen genutzt. Heilende Imaginationen sind darin stets ein zentraler Bestandteil. Die Deutung von Träumen war schon im alten Ägypten bekannt (vgl. den Bericht im alten Testament von dem Traum Pharaos über die fetten und mageren Kühe, der von Josef gedeutet wurde); auch im griechischen Epidaurus spielte der Heilschlaf und die Verarbeitung des dort Erlebten eine große Rolle, und im Mittelalter entwickelte Ignatius von Loyola um 1550 in seinem Exerzitienprogramm einen spirituellen Heilungs- und Entwicklungsweg auf imaginativer Basis.

In unserem Jahrhundert hat sich die Psychoanalyse schon früh für die Interpretierbarkeit und therapeutische Nutzung von Nachtträumen interessiert (Freud, Traumdeutung), allerdings kaum für andere imaginative Prozesse. Da blieb es bei episodischen Entdeckungen. So experimentierte etwa der Psychoanalytiker Silberer um 1909 mit absichtlich evozierten Träumen auf der Schwelle des Einschlafens oder Erwachsens und stellte fest, dass auch sie zutreffende symbolische Darstellungen vorbewusster emotionaler Spannungen und Gestimmtheiten enthielten. C.G. Jung empfahl seinen Patienten, sich zu Hause imaginativ mit ihrem Unbewussten in Beziehung zu setzen, er nannte dies „aktive Imaginationen" (1916). I.H. Schultz (1932) entdeckte, dass beim autogenen Training in tief entspanntem Zustand spontan Imaginationen von Farben und Bildern entstanden, und Happich beschrieb 1932, wie er Patienten in einen leichten Entspannungszustand versetzte, ihnen dann Vorstellungsmotive anbot und sie bei ihren Imaginationen verbal begleitete.

Enstehung des katathymen Bilderlebens als klinisches Verfahren der Psychotherapie durch Leuner

An diese Anregungen knüpfte H. Leuner 1948 an, der damals 29 Jahre alt war. Die Ebene des „Bildbewusstseins" schien ihm große therapeutische Potenz zu enthalten, und er begann, die Gesetzmäßigkeiten dieser Bewusstseinsebene systematisch zu untersuchen, indem er gesunde Versuchspersonen und neurotische Patienten unter experimentell variierten Bedingungen imaginieren ließ. Er wollte herausfinden, ob Tagtraumbilder verlässliche und reproduzierbare Spiegelungen der innerseelischen Situation waren und ob sie sich therapeutisch beeinflussen ließen. Die Ergebnisse seiner Untersuchungen veröffentlichte Leuner 1955 in der Arbeit „Experimentelles Katathymes Bilderleben als klinisches Verfahren der Psychotherapie". Er beschreibt darin das Vorgehen in einer noch heute gültigen Form und gibt gute technische Anregungen, wie man mit auftauchenden Schwierigkeiten beim Imaginieren umgehen kann. Es sind dort schon viele der später in den Kanon der

„Standardmotive" aufgenommen Motive zu finden (Wiese, Bach, Berg, Haus, Vorname, Bezugspersonen, Autostop, Sumpfloch und Höhleneingang) und wichtige Grundlagen der therapeutischen Wirksamkeit experimentell erarbeitet. So entdeckte Leuner z. B. Bilder, die sich bei mehrmaliger Imagination zu demselben Motiv immer wieder genauso entwickelten und von ihrer Symbolik her Ausdruck eines Problems zu sein schienen (sog. „fixierte Bilder"). Wenn man den Versuchspersonen den Symbolgehalt ihrer Bilder erklärte und dann das entsprechende Motiv in der Imagination wieder einstellte, ergab sich ein neues Bild (sog. „Wandlungsphänomen"), allerdings nur nach einleuchtenden Deutungen. Absichtlich gegebene falsche Deutungen bewirkten keine Veränderungen, die Bilder konnten auch nicht hypnotisch-suggestiv beeinflusst werden, sie schienen überhaupt vom Willen der Versuchspersonen unabhängig zu sein, denn sie konnten weder absichtlich hervorgerufen noch willentlich verhindert werden. Jede Person konnte nur ihre eigene Art von Bildern entwickeln.

Entwicklung der Grundzüge des therapeutischen Umgangs mit Imaginationen

Ebenfalls 1955 veröffentlichte Leuner „Symbolkonfrontation, ein nicht interpretierendes Vorgehen in der Psychotherapie" und 1957 „Symboldrama, ein aktives nicht analysierendes Vorgehen in der Psychotherapie". In diesen beiden Aufsätzen hat er die Grundzüge eines wirksamen therapeutischen Umgangs mit Symbolgestalten beschrieben: Durch die Aufforderung, sich ein Sumpfloch oder einen Höhleneingang vorzustellen und eine Weile zu betrachten, und der zusätzlichen Suggestion, es werde bald etwas aus dem Sumpf bzw. aus der Höhle herauskommen, regte er die Imagination archaischer Symbolwesen an. Oft waren diese Gestalten für den Probanden sehr ängstigend (Leuner spricht von „gorgonischem Grauen", das sich bisweilen einstellte). Er verlangte von den Probanden dann, dass sie trotz ihrer Angst das Wesen permanent beobachten und in allen Einzelheiten beschreiben sollten. Nach maximal 30 Minuten waren die Wesen freundlicher und/oder schwächer geworden, und er forderte die Probanden dann auf, sich ihnen langsam zu nähern und sie wenn möglich zu streicheln. Leuner interpretierte diese Vorgänge als Aufspüren wichtiger Symbole mit kathartischem Abfließen affektiver Erregung und Assimilation abgespaltener Komplexe und vermutete, dass dadurch Therapien sehr abgekürzt werden könnten.

1957 hatte er diese Konfrontationstechnik durch die Entdeckung weiterer therapeutischer „Regieprinzipien" zum „Symboldrama" weiterentwickelt. Es waren Anleitungen zum „Vernichten und Mindern", „Nähren und Anreichern" (z. B. durch Füttern), „Versöhnen und Umfangen" (z. B. durch Streicheln), zur „Konjunktion und Einverleibung" (durch Verschmelzung oder Aufessen) und Nutzung „magisch wirkender Flüssigkeiten" (besonders Blut, Sperma, Wein, Gift, aber auch Wasser) und „innerer Führer" (schon bekannte freundliche Symbolwesen) als Hilfsmittel. Man sieht hier deutlich die Nähe zur Jungianischen Psychologie und zur Welt der Märchen und Mythen. Aus diesen Quellen bezog Leuner offenbar seine Anregungen zum Umgang mit Symbolen. Durch die in den Regieprinzipien vorgeschlagene direktive Aktivität des Therapeuten konnten erstaunliche Wandlungen der Symbolwesen erreicht werden, die auch unmittelbare klinische Besserungen nach sich zogen, während das einfache wiederholte Aufsuchen von schwierigen Situationen in der Imagination keine Veränderungen bewirkte. Die Bilder spiegelten offenbar die psychische Situation, und ihre Veränderung konnte auf zwei Wegen erreicht werden, einmal durch Einsicht und innere Neuentscheidung des Probanden nach einer einleuchtenden Deutung oder durch ein vom Therapeuten angeregtes anderes Verhalten des Probanden auf der Symbolebene.

Leuner betonte zwar, dass die Symbolkonfrontation einen erfahrenen Therapeuten voraussetze, da man immer mit Überraschungen rechnen müsse, trotzdem wirkt sein Vorgehen atemberaubend mutig, v. a. wenn man bedenkt, wie vieles von dem heute bekannten Wissen damals noch nicht bekannt war. Das erfolgreiche Durchstehen von ängstigenden Situationen mit dichter therapeutischer Begleitung ist z. B. im Rahmen von Verhaltenstherapien heute durchaus üblich. Mitte der 50er-Jahre gab es das aber noch nicht, da erschienen gerade in England und USA die ersten Veröffentlichungen von Skinner, Wolpe und Eysenck. Die übliche therapeutische Haltung in Deutschland war damals die freischwebende Aufmerksamkeit. Aber nach den Wirren der Nazizeit und des Kriegs bestand eben auch das Bedürfnis, neue Wege zu suchen, das Hergebrachte war nicht mehr unhinterfragt gültig.

In der 1959 veröffentlichten Arbeit „Das Landschaftsbild als Metapher dynamischer Strukturen" wird das Verständnis der Symbolik der Bilder vertieft. Leuner beschreibt diagnostisch wesentliche strukturelle Merkmale des Landschaftspanoramas, die zwischen Neurotikern und Normalen differenzieren (Einförmigkeit, Unwirtlichkeit und Unfruchtbarkeit, unvereinbare Kontraste, Einengung des Blickfeldes), er zeigt therapeutische Entwicklungslinien im Bild auf (Ausdehnung und Ausdifferenzierung gesunder Bereiche, Abgrenzung und Verkleinerung neurotischer Bereiche) und ihre mögliche Förderung durch den Therapeuten. 1964 schließlich erschien „Das assoziative Vorgehen im Symboldrama", worin Leuner die Förderung assoziativer Prozesse auf der Bildebene schilderte. Er konnte damit emotional dichte bildhafte Erinnerungen auslösen, die z. T. mit Altersregressionen verbunden waren.

Mit diesen Arbeiten war die Methode des katathymen Bilderlebens mit seiner direkten therapeutischen Arbeit auf der Symbolebene begründet, in den Folgejahren wurde sie im ständigen Austausch mit der Weiterentwicklung der tiefenpsychologisch fundierten Psychotherapie gründlicher theoretisch durchdacht, behandlungstechnisch ausdifferenziert und an verschiedenen Patientengruppen erprobt. Es wurden Indikationskriterien und Behandlungsbesonderheiten ausgearbeitet, neue Motive für bestimmte Problemstellungen entwickelt und das Verfahren auf verschiedene Settinggegebenheiten (ambulante und stationäre Einzeltherapie, Gruppentherapie, Paartherapie) adaptiert. 1970 veröffentlichte Leuner eine erste systematische Einführung in die KiP als Buch, 1985 ein ausführliches Lehrbuch. 1974 wurde die Arbeitsgemeinschaft für katathymes Bilderleben (AGKB) gegründet, die dann den institutionellen Rahmen bot für die Förderung der wissenschaftlichen Bearbeitung imaginativer Prozesse und für die Entwicklung einer systematischen curricularen Weiterbildung zum KB-Therapeuten. Einige Jahre später folgte die Gründung von KB-Gesellschaften in anderen europäischen Ländern (besonders Schweiz, Österreich, Schweden, Holland). Seit 1978 finden alle 2–3 Jahre Kongresse über KiP statt und es gibt die Zeitschrift „Imagination".

10.2 Definition und Abgrenzung

Bis etwa 1970 nannte Leuner sein Verfahren manchmal katathymes Bilderleben, manchmal Symboldrama. Danach setzte sich die Bezeichnung katathymes Bilderleben durch, bis 1994 das Gesamtverfahren „katathym-imaginative Psychotherapie" genannt wurde, um deutlich zu machen, dass es sich hierbei um ein ganzheitliches therapeutisches Angebot handelt. In Holland und Schweden firmiert die KiP als „Symboldrama", im angelsächsischen Sprachraum als „guided affective imagery".

Das Wort „katathym" kommt aus dem Griechischen, „kata" bedeutet gemäß, „thymos" das Wallende, Stürmische, das Herz, das Blut, die Seele, die Lebenskraft, die Gemütsbewegung; als „katathymios" werden Dinge bezeichnet, die einem im Sinn, in den Gedanken oder auf dem Herzen liegen. Diese sollen sich in den Bildern spiegeln unabhängig vom bewussten Wollen.

> ! Die katathym-imaginative Psychotherapie (KiP) ist eine psychodynamische Psychotherapie, die unbewusste Motivationen, Konflikte und Abwehrmechanismen mit Hilfe katathymer Bilder sichtbar macht und bearbeitet.

Die Verdeutlichung und Bearbeitung von Konflikten ist die erste Wirkdimension der KiP. Daneben werden in den Imaginationen aber weitere Prozesse gefördert, die sich inzwischen auch als therapeutisch relevant erwiesen haben. Die zweite Wirkdimension ist die Auffüllung affektiver Lücken: Im Rahmen einer kontrollierten Regression im Dienste des Ichs im Sinne Balints, die durch Entspannung und Sich-den-Bildern-Überlassen ausgelöst wird, können sonst verdrängte Impulse aus dem zu wenig gelebten primärnarzisstischen, oralen, analen oder ödipalen Bereich auftauchen und in imaginativen Handlungsvollzügen befriedigt werden. Die dritte Wirkdimension schließlich ist die spontane Entfaltung der Kreativität auf der Ebene der Imagination, wodurch eine Ausweitung der Ich-Struktur stattfindet. Die Patienten entdecken von sich aus kreative neue Lösungen für Problemsituationen und probieren neue Erlebnismöglichkeiten aus.

Zur Abgrenzung von anderen Verfahren, die ebenfalls mit Imaginationen arbeiten, seien die Besonderheiten der KiP genannt:

- Imaginationen sind nicht dasselbe wie Visualisierungen. Visualisierungen sind willentlich erzeugte und gesteuerte Vorstellungen, die in der Hypnotherapie eine große Rolle spielen (Revenstorf 1985). Es werden dabei optische Vorstellungen und verbale Kommunikationen angeregt, nicht aber das Spüren in anderen Sinnesmodalitäten und auch keine Handlungsvollzüge, während beim Imaginieren ein „katathymes", eben nicht willentlich gesteuertes Erleben in allen Sinnesmodalitäten entsteht.
- Die KiP arbeitet auf einem psychodynamischen Verständnishintergrund, die Symbole werden als Darstellung innerer Objektbeziehungen verstanden. Es wird in der KiP aber nicht nur das im KB Erlebte im nachhinein verstanden und aufgearbeitet (entsprechend der klassischen Bearbeitung von Träumen), sondern die wichtigste Arbeitsebene ist die Symbolebene selbst. Hier entstehen im Dialog mit dem Therapeuten wesentliche Veränderungen des Erlebens und Verhaltens.
- Die Imaginationen sollen sich individuell kreativ entfalten, sie werden nicht systematisch und realistisch geplant. Das unterscheidet die KiP etwa von der Verhaltenstherapie, die z. B. bei der systematischen Desensibilisierung erst eine Reizhier-

archie konstruiert und dann in Entspannung eine schrittweise Konfrontation durchführt. In der KiP sorgt der Therapeut innerhalb der sich spontan entwickelnden symbolisch verschlüsselten Imagination für eine angemessene Reizdosierung.
- Das dialogische Prinzip, dass der Therapeut jederzeit mit dem Patienten in Kontakt ist, ihn unterstützen und anregen kann, unterscheidet die KiP von der Oberstufe des autogenen Trainings und der aktiven Imagination nach C. G. Jung.

10.3 Der therapeutische Prozess

10.3.1 Grundhaltung und Setting

> Die therapeutische Grundhaltung und das allgemeine therapeutische Setting entsprechen dem in der psychodynamischen Psychotherapie üblichen. Das Ziel der Therapie ist die Bearbeitung des aktuellen Konflikts und die gesündere Weiterentwicklung der Persönlichkeit des Patienten in einem selbstreflexiven Prozess. Die Frequenz der Stunden liegt meist bei einer Stunde pro Woche, KiP ist aber auch bei dichteren oder lockereren Frequenzen einsetzbar.

Die meisten Behandlungen umfassen 25–50 Stunden, bei der Behandlung schwerer Persönlichkeitsstörungen sind aber Therapien von 80–100 oder mehr Stunden notwendig. Die Therapie findet im Gegenübersitzen statt. Manche Patienten legen sich für die Dauer der Imaginationsphasen gern hin, um sich besser entspannen zu können, manche nicht. Diese Regelungen können individuell vereinbart werden, so dass sich der Patient wohl fühlt.

Die Therapiestunde beginnt immer mit einer Gesprächsphase, um die momentane Situation des Patienten zu erfassen, bevor man ihn imaginieren lässt, und endet auch mit einem Gespräch, in dem man den Patienten zumindest fragt, wie es ihm nun geht und was jetzt nachklingt von den Bildern, bevor man ihn entlässt. Die Imaginationsphasen können unterschiedlich lang dauern (zwischen etwa 10 und 40 Minuten, meist 15–25 Minuten) und unterschiedlich häufig eingesetzt werden (etwa jede 2. oder 3. Sitzung oder auch nur gelegentlich), je nachdem, welche Funktion sie im therapeutischen Prozess übernehmen sollen. Auf diese Differenzierungen soll später eingegangen werden.

Beginn der KiP-Therapie

Als erstes wird der Therapeut sich bemühen, einen Überblick über die aktuelle Lebenssituation und die Anamnese zu gewinnen und dabei gemäß den OPD-Kriterien (Operationalisierte psychodynamische Diagnostik-Kriterien) das Strukturniveau, den dominanten Konflikt und die Beziehungsgestaltung des Patienten einschätzen. Daneben ist eine sorgfältige Exploration der Ressourcen und inneren Ziele des Patienten wichtig. Im Rahmen dieser Anfangsdiagnostik kann der Therapeut auch die Eignung des Patienten für die KiP überprüfen. Dafür führt er eine kurze Tagtraumübung durch, bei den meisten Patienten den sog. *„Blumentest"*: Er bittet den Patienten, bei einer kleinen Übung mitzumachen, nämlich sich zu entspannen, evtl. die Augen zu schließen und sich irgendeine Blume vorzustellen, die gerade vor seinem inneren Auge auftaucht. Diese soll er dann beschreiben, und der Therapeut wird nachfragen, wodurch sich das Bild meist weiter konkretisiert und ausgestaltet. Nach Beendigung der Imagination stellen die Patienten oft ganz verwundert fest, dass die Blume etwas mit ihnen selbst zu tun hat. Es gibt ja große und kleine Blumen, strahlende und unscheinbare, Blumen mit stabilem oder mit schwachem, stützungsbedürftigen Stiel, verwurzelte und unverwurzelte, vital-üppige und halb vertrocknete, alleinstehende oder in Gesellschaft wachsende. Was für eine Blume aus der Vielfalt der Möglichkeiten erscheint, ist kein Zufall. Neben „Tagesresten" bestimmen innere Affinitäten die strukturellen Eigenschaften der Blume, und indem der Patient die Blume auf sich selbst und seine aktuelle Situation bezieht, wird ihm das Prinzip der Symbolisierung, von dem das KB Gebrauch macht, deutlich. Dadurch wird er motiviert, weiterhin mit Bildern zu arbeiten, und man kann mit ihm diese Arbeit als Teil des therapeutischen Settings vereinbaren: Alle 2 oder 3 Sitzungen wird ein Tagtraum von 15–25 Minuten Dauer stattfinden, um die innere Situation des Patienten zu verdeutlichen. Der Patient kann sich während des KB hinlegen oder auch im Sessel sitzen bleiben. Wichtig ist nur, dass er sich entspannt und sich auf seine inneren Bilder einstellt.

Beispiel

▶ Eine etwa 30-jährige, beruflich tüchtige, massig wirkende Bauingenieurin, die bisher den privaten und erotischen Kontakt zu Männern vermieden und nun nach einem „Nervenzusammenbruch" einen etwa 50-jährigen männlichen Therapeuten aufgesucht hat, soll in der 3. Sitzung eine Blume imaginieren.

Es erscheint eine große *Sonnenblume*, die wie ein Gemälde aussieht. Die Blume hat einen langen, dicken Stiel und auffallend kleine Blütenblätter, die unproportional wirken. Sie hängt irgendwie in der Luft. Dann wandelt sich das Bild zu einem kleinen umhegten Garten, ringsherum ist Gestrüpp. In dem kultivierten Viereck steht eine zierliche Pflanze auf dunkelbraunem, lockeren Boden. Es ist auch eine Sonnenblume, eine Knospe mit dünnem Stengel.

Die Patientin steigt über den niedrigen Zaun und berührt die Pflanze. Sie fühlt sich zart und biegsam an, man muss sehr vorsichtig sein, damit sie nicht durch die Berührung abknickt. Die Patientin spürt die weichen Härchen am Stiel, die Blätter sind rauh und kühl. Sie mag diese Blume, möchte sie dort stehen lassen und ist am Ende des Bildes positiv berührt. ◄

Das Bild spiegelt sehr schön die Lebenssituation und Therapieerwartung der Patientin: Die berufliche persona wirkt stabil, ist aber nur ein Bild, das in der Luft schwebt, sie ist nicht geerdet. Die wirkliche, sorgfältig umhegte, innere Blume ist sehr zart und als Knospe noch unberührt, nicht defloriert. Die Patientin hat Angst, bei einer Berührung verletzt zu werden, die Blume könnte dadurch einknicken und dann nicht mehr imstande sein zu blühen. Das undurchdringliche Gestrüpp außerhalb des kleinen kultivierten Beetes ist wohl eine Metapher für die unbekannten wilden Triebe. Die Patientin signalisiert dem Therapeuten ihre Angst und ihre Hoffnung, dass die Blume in der Therapie vorsichtig gepflegt wird und sich ihr Lebensraum erweitern kann.

Weitere Beispiele

► Ein 26-jähriger Student, innerlich noch nicht abgelöst von den Eltern, bildet einen Rosenstrauch, der im Vorgarten des elterlichen Hauses steht.

Eine 35-jährige Hausfrau, die wegen multiplen Ängsten in Therapie kommt, sieht eine Art Polster aus kleinen blauen Blümchen, die sie nicht benennen kann. Sie wachsen im Halbschatten, duften nicht, fühlen sich zart und verletzlich an. Daneben wächst eine größere rote Blume, eine Art Gerbera mit großer Blüte und schwachem Stiel. Der Stiel wird durch einen Stock gestützt, damit er nicht umknickt. Hier sieht sich die Frau selbst in den namenlosen bescheidenen kleinen Blümchen gespiegelt, und ihren ebenfalls selbstunsicheren aber kontraphobisch kompensierenden Ehemann in der größeren, strahlenderen Blume, die aber auch allein nicht stehen kann, sondern ein stützendes Objekt benötigt. ◄

Das Auftauchen mehrerer Blumen im KB ist relativ häufig, meist als Ausdruck widerstreitender Ich-Anteile, oder als Darstellung wichtiger Beziehungen (meist symbiotischer Selbstobjekt-Beziehungen). Besonders bei Anorektikerinnen erscheinen oft zwei Blumen (Kessmann u. Klessmann 1988, 1990), z. B. eine strahlende, faszinierende Orchidee und eine Wiesenblume, die ganz bescheiden existieren kann, aber auch nichts Besonderes ist. Die emotionale Bewertung dieser Blumen kann von einer Sekunde zur andern kippen, und die Patientinnen können sich nicht für eine Blume entscheiden, sondern pendeln lange hin und her, ehe sie das rechte Maß für sich selbst finden können.

Durchführung der Imaginationen: Entspannung und Einleitung

Wenn innerhalb der Therapiestunde der richtige Zeitpunkt gekommen zu sein scheint, nachdem die aktuelle Situation besprochen ist und Raum für eine emotionale Vertiefung des Erlebens ist, fragt man den Patienten, ob er jetzt ein KB machen möchte, und bittet ihn, sich zu entspannen. Beim ersten Mal sollte man ihn fragen, ob er lieber sitzen oder liegen möchte, wie er sich am besten entspannen kann, und nach dem KB besprechen, was gut war und was er lieber anders machen möchte. Später kann man dann auf das Vorgehen, das sich bewährt hat, zurückkommen.

Patienten, die sich nicht gut einem anderen anvertrauen können, bevorzugen meist, im Sessel sitzen zu bleiben, wollen evtl. auch nicht die Augen schließen, sondern starren vor sich hin. Andere Patienten, die es genießen, versorgt und verwöhnt zu werden, legen sich lieber hin. Bei körperlich sehr angespannten Patienten und Psychosomatikern ist eine gründliche Entspannung therapeutisch wichtig, so dass man sich dafür genug Zeit nehmen sollte. Je nach Vorliebe und Vorerfahrungen des Patienten kann sie durch Entspannungssuggestionen des Therapeuten eingeleitet werden oder durch den Patienten selbst mit Grundübungen des autogenen Trainings. Sehr angespannte Patienten bevorzugen oft die Jacobson-Technik (progressive Muskelrelaxation nach Jacobson) mit dem abwechselnden Spüren von Anspannung und Entspannung. Bei den Patienten, wo die Entspannung nicht ein eigenes therapeutisches Ziel ist, genügen meist einige leichte Ruhesuggestionen des Therapeuten, etwa derart: „Bitte setzen/legen Sie sich möglichst bequem und entspannt hin und versuchen, langsam zur Ruhe kommen und Ihre Aufmerksamkeit nach innen zu wenden, … Ihren Körper zu spüren … und Ihren Atem, wie er kommt und geht, … und vielleicht können Sie nun allmählich wieder vor Ihrem inneren Auge Bilder entstehen lassen, etwa eine Wiese, oder was sonst kommen will, ... es ist alles recht, ... und wenn ein Bild auftaucht, dann beschreiben Sie es bitte". Die Instruktion spricht bewusst die Eigenaktivität des Patienten an, der Patient soll sich seiner Innenwelt zuwenden, der Therapeut unterstützt ihn dabei.

Mögliche Anfangsschwierigkeiten

Sofern der Patient nicht innerhalb der nächsten 10–20 Sekunden auf die Instruktion reagiert, wird der Therapeut etwas tun, um den Kontakt aufrechtzuhalten. Es ist nicht empfehlenswert, den Patienten zu lange allein zu lassen, denn man weiß nicht, wie es ihm geht, was in der Zeit der Entspannung an Körpergefühlen, Bildern oder Gedanken aufgetaucht ist. Der Therapeut kann sich mit einem „Hm" bemerkbar machen, um zu zeigen, dass er da ist und auf Nachricht wartet, oder er kann nachfragen: „Was ist jetzt?" oder noch expliziter: „Wie geht es Ihnen im Moment?" Damit signalisiert er, dass er Kontakt möchte, es müssen keine Bilder sein, nur irgendetwas zur Befindlichkeit, womit man weitermachen kann. Die meisten Patienten, die nicht gleich spontan etwas sagen, haben noch kein klares Bild, und haben deshalb nichts gesagt. Hier gilt es als erstes, die gegenwärtige Befindlichkeit deutlich zu spüren und daraus vielleicht ein Bild zu entwickeln.

Beispiel

▶ *Patient:*
Es ist alles dunkel, ich kann nichts sehen.

Therapeut:
O.k. ... Wie geht es Ihnen denn?

Patient:
Och, gut. Ich fühle mich frei und ruhig.

Therapeut:
Ah ja, gut. ... Möchten Sie irgendetwas?

Patient:
Nein, nur so daliegen. Das ist gut so.

Therapeut:
Was spüren Sie im Moment?

Patient:
Die Couch fühlt sich warm und fest an, es geht mir gut da.

Therapeut:
Was können Sie noch wahrnehmen?

Patient:
Ich weiß nicht, ich habe keine weiteren Gedanken, fühle mich einfach gut und tanke Kraft. ...

Therapeut:
Hm. ... Wie sieht das Dunkel eigentlich genau aus, könnten Sie es etwas genauer beschreiben?

Patient:
Es ist einfach dunkel um mich her, ... ist aber gut. ....

Therapeut:
Hm, ist das eher ein warmes oder ein kaltes Dunkel, ein hartes oder ein weiches?

Patient:
Eher weich und kühl. ◀

Das Dunkel lässt sich durch die Versuche des Therapeuten, es zu konkretisieren, nicht auflockern, die Patientin fühlt sich aber anscheinend wohl darin, sie atmet gleichmäßig und hat ein entspanntes Gesicht. Obwohl sie nichts Konkretes sieht, spiegelt diese Sequenz ihren inneren Zustand (nach einer Kränkung durch ihren Mann hatte sie sich depressiv zurückgezogen), weist aber mit dem guten Körpergefühl auch auf eine gute therapeutische Beziehung hin. Offenbar fühlt sie sich bei dem Therapeuten aufgehoben.

Im Nachgespräch fällt der Patientin ein, dass sie sich in ihrer Kindheit oft in eine kleine Nische unter dem Treppenabsatz zurückgezogen hätte, dort hätte sie dann in Ruhe vor sich hin geweint. In diesen „altbewährten" spannungslindernden Zustand hat sie sich in dem für sie unbewältigbaren Konflikt mit ihrem Mann wieder zurückgezogen. Hier muss sie therapeutisch abgeholt werden.

Beispiel

▶ *Patient:*
Ich sehe zwei ganz verschiedene Wiesen und kann mich nicht entscheiden, das Bild springt so hin und her.

Therapeut:
Können Sie denn vielleicht beide mal beschreiben?

Patient:
Ja, die eine ist so eine saftige Frühsommerwiese mit Blumen, so etwa 25 cm hohes Gras ... die andere ist viel dürrer, so steppenartig, ein paar dürre Sträucher stehen da, sonst nichts.

Therapeut:
Hm.

Patient:
Es geht unendlich so weiter ....

Therapeut:
Hm.

Patient:
Die erste Wiese ist hinten durch einen Tannenwald begrenzt.

Therapeut:
Ah ja, die eine ist also schön saftig und mit einem Wald am Rand und die andere so ganz groß und ziemlich trocken.

Patient:
Ja. Und ich kann da gar nichts dran machen, sie springen so hin und her ...

Therapeut:
Hm. Welche Wiese mögen Sie denn lieber?

Patient:
Die saftige, ganz klar. Die andere macht mir eher Angst.

Therapeut:
Hätten Sie denn vielleicht Lust, mal auf die saftige Wiese zu gehen und dort zu beginnen, vielleicht dort ein bisschen entlangzugehen oder sich erst einmal genauer umzuschauen?

Patient:
Ja gut ... ◄

Dem Patienten war es hier ohne weiteres möglich, mit Erlaubnis des Therapeuten erst einmal mit der angenehmeren Wiese zu beginnen und sich die andere für später aufzuheben. Im Nachgespräch fiel ihm zu den zwei Wiesen ein, wie unterschiedlich er sich im beruflichen und im privaten Bereich fühle. Beruflich hatte sich für den 25-jährigen seine erste Stelle nach dem Studium gut angelassen, die Arbeit machte ihm Spaß. Privat aber hatte er wenig Kontakte, keine Freundin und litt an seiner Einsamkeit.

Beispiel

▶ *Patient:*
Es ist alles dunkel.

Therapeut:
Hm. Können Sie dieses Dunkel ein bisschen genauer beschreiben?

Patient:
Im linken Auge ist so eine Art Farbschatten, Flimmern, Pulsieren, im rechten Auge ist es gleichmäßig dunkel.

Therapeut:
Hm. Also links ist irgendetwas los. Da pulsiert etwas. Warten Sie einfach einmal ab, wie es sich weiter entwickelt.

Patient:
Jetzt kommt es mir vor, als sei da ein kleines Steinmäuerchen, und als ob ich da drauf säße als kleines Mädchen, und da geht so ein Weg zum Haus. ◄

Die Patientin kann ab hier ihr Bild weiterentwickeln. Der Beginn war für sie vermutlich deshalb schwierig, weil sie immer denkt, sie mache sowieso alles falsch. Die Mutter traute ihr nie etwas zu, machte stundenlang mit ihr Schularbeiten, verzweifelte an ihrer Langsamkeit. Die Aufforderung, ein Bild zu schildern, wirkt auf sie zunächst als Leistungsdruck, sie wird unruhig, möchte etwas mitteilen, traut sich aber nicht. Erst die Aufforderung, einfach zu warten, mit der Implikation, es werde schon irgendwie gut weitergehen, beruhigt sie so weit, dass sie sich mit einem Bild exponieren kann.

Beendigung der Bilder

Nach 15–25 Minuten sollten die Bilder i. Allg. zurückgenommen werden. Der Patient hat Zeit gehabt, seine innere Szene zu entwickeln, sich alles genau anzuschauen und auf sich wirken zu lassen, zu spüren, was ihm im Moment wichtig ist, dieses umzusetzen, und wieder zu spüren, wie es ihm damit geht. Der Therapeut wird ihn dann fragen, ob er allmählich das Bild beenden könnte oder was er noch möchte, und ihn dann bitten, noch einmal alles in sich aufzunehmen und sich dann von dem Bild zu verabschieden und die Entspannung zurückzunehmen.

Je nach Tiefe des inneren Abtauchens braucht der Patient einige Momente oder auch einige Minuten, um wieder ganz in der Realität zu sein. Die Bilder klingen allmählich aus, man kann sie noch einmal Revue passieren lassen und sich erkundigen, was ihm besonders wichtig war oder was ihn in irgendeiner Weise besonders berührt hat. Es kommen Nachträge, z. B. während des KB nicht geäußerte Bilder, Gefühle oder Einfälle, die ihm kurz durch den Kopf gingen, oder ein Sich-Wundern über etwas oder eine andere nachträgliche Bewertung. Der Therapeut kann dem Patienten auch selektiv seine Eindrücke mitteilen, was ihn in bestimmter Weise berührt hat, wo er sich gewundert hat, was er als neu empfand. Deutungen sind zu diesem Zeitpunkt nicht förderlich, weil sie das Geschehen zu schnell kognitiv einordnen und durch diese Festlegung den Prozess der Erkenntnisgewinnung durch Bewegung und Anreicherung abschneiden. Nach aufwühlenden Bildern sollte er noch eine Weile spazierengehen und das Bild abklingen lassen, bevor er sich ins Auto setzt und nach Hause fährt.

Das eigentliche Nachgespräch mit Verarbeitung der Bilder findet sinnvollerweise erst in der folgenden Stunde statt, damit der Patient Zeit hat, die Bilder nachwirken zu lassen, sich noch einmal mit ihnen zu beschäftigen, z. B. beim Malen oder Protokollieren, und Einfälle zu sammeln. Zu diesem späteren Zeitpunkt kann es sinnvoll sein, wenn der Therapeut akzentuiert und versucht, Zusammenhänge herzustellen.

10.3.2
Auswirkungen des Settings

Etablierung von Erlebnisraum und Verarbeitungsraum

Durch die Einführung des KB in den Rahmen der psychodynamischen Therapie werden zwei Kommunikationsebenen etabliert: Die *Ebene der Imagination* wird von der *Ebene des Gesprächs* abgehoben. Auf der Ebene der Imagination dominiert das Erleben, auf der des Gesprächs die kognitive Verarbeitung. Dies Arrangement hat eine Reihe von Konsequenzen:

- Zum einen wird der *Wechsel zwischen Erleben und Verarbeiten* als etwas Selbstverständliches etabliert und eingeübt. Jeder Bereich erhält seinen Raum und wird durch den anderen begrenzt. Diese Struktur wird im Laufe der Zeit internalisiert und steht dann als entängstigendes inneres Schema für den Umgang mit progressiven und regressiven Tendenzen zur Verfügung.
- Zweitens werden die beiden Ebenen durch ihre explizite Abgrenzung und durch unterschiedliches Verhalten des Therapeuten in ihrer *Unterschiedlichkeit* akzentuiert: Der Raum der Imagination wird durch Entspannung und intensive emotionale Begleitung zu einem *geschützten Erlebnis- und Entwicklungsraum*. Hier soll der Patient einfach schildern, welche Situationen sich vor seinem inneren Auge entwickeln, ohne sekundärprozesshaft zu abstrahieren. Die Entspannung dient dem Sich-Versenken und Auf-sich-selbst-Konzentrieren, und dann wird der Patient aufgefordert, seine innere Welt bildhaft darzustellen, seine sonst vielleicht nur diffus gespürten Körpergefühle, Bedürfnisse, Ängste, Erwartungen und Verhaltensschemata aus sich heraus in die Bilder hineinzuprojizieren, sie anzuschauen und dem Therapeuten mitzuteilen. Die Bilder reihen sich assoziativ aneinander, der Patient kann sie auf sich wirken lassen, kann sich in ihnen bewegen und mittels metaphorischer Handlungsvollzüge an seinen Konflikten arbeiten.

Dabei kann der Raum der Imaginationen zu einer Art *Übergangsraum* im Sinne Winnicotts werden: Der Patient erschafft seine Bilder, kann omnipotent über sie verfügen, sie kreativ gestalten und sie mit einem anderen Menschen teilen. Durch den Kontakt zwischen Innenwelt und Außenwelt entsteht ein Gefühl von innerer Realität und Lebendigkeit. Die Settingbedingungen im KB fördern die Entstehung eines bergenden und tröstenden Raums, denn der Patient ist in entspanntem Zustand und ist nie allein, sondern hat in der Person des Therapeuten einen unaufdringlichen und verlässlichen Begleiter, der ihm Anregungen gibt und ihm beisteht. Diese Art der Begleitung ist eine neue Erfahrung für den Patienten, die als spannungslindernde Struktur erlebt und internalisiert wird (Ullmann 1988; Lippmann 1990) und die Kohärenz der Ich-Strukturen des Patienten stärkt.

Die Gesprächsebene erhält komplementäre Akzente: Auf ihr dominiert die *Metakommunikation*. Patient und Therapeut arbeiten hier erwachsen und kognitiv orientiert zusammen, um die Affekte und Beziehungskonstellationen, die sich in den Imaginationen (und realen Lebensbezügen) herstellen, zu verstehen. Natürlich wird durch das Erkennen eines neuen Zusammenhangs wiederum ein Gefühl ausgelöst. Wirklich trennen lassen sich Erleben und Reflektieren nicht. Aber die Art der Zusammenarbeit zwischen Patient und Therapeut ist auf den beiden Ebenen doch deutlich verschieden.

Therapeutische Beziehung

Während sich in den Bildern die inneren Konflikte des Patienten darstellen, fungiert der Therapeut als Begleiter. Leuner (1989) vergleicht die *therapeutische Beziehung im KB* mit einer Expedition, bei der der Patient als Taucher auf dem Meeresgrund seine Forschungen anstellt, während der Therapeut als Expeditionsleiter auf dem Schiff die Sauerstoffzufuhr überwacht und per Funk Hinweise geben kann.

> **!** Dies ist das Grundmodell: Die Bilder ermöglichen ein Wiedererleben der urprünglichen Objektbeziehungen im haltgebenden Rahmen einer schützenden therapeutischen Beziehung, die durch die Bildebene von affektivem Druck entlastet wird (Leuner 1985; Lang 1982; Dieter 1996). Dabei ist die Beziehung zum Therapeuten natürlich nicht ständig vertrauensvoll-kooperativ, sondern wird durch Übertragungsauslöser des Therapeuten und Übertragungserwartungen des Patienten mitgestaltet, wie es in allen Beziehungen unvermeidlich ist. In der Interaktion miteinander entwickeln sich notgedrungen „Verhakungen" (Pahl 1982), d. h. Missverständnisse aufgrund von Übertragungs- und Gegenübertragungsentwicklungen. Der Therapeut bemüht sich aber darum, Eigenheiten des Patienten zu verstehen und anzusprechen und Entgleisungen des Dialogs aufzufangen, um die positive Arbeitsbeziehung aufrecht zu erhalten.

Während in der Psychoanalyse primär die Übertragung auf den Therapeuten als Manifestationsebene für die Neurose dient, nutzt das KB zur Darstellung der neurotischen Konfliktbereitschaften des Patienten zusätzlich die Ebene der Imaginationen. Die Bilder ermöglichen ein Wiedererleben der ursprünglichen Objektbeziehungen im haltgebenden Rahmen der symbolisierenden Imagination und der schützenden therapeutischen Beziehung. Die mit dem Therapeuten geteilte Bildebene übernimmt sozusagen eine Containerfunktion, die die therapeutische Beziehung von affektivem Druck entlastet (Dieter 1996), so dass – zumindest bei der Therapie von Patienten mit neurotischem Strukturniveau und bei angemessen empathischem Verhalten des Therapeuten – eine stille, positiv getönte Eltern-Übertragung über weite Strecken uninterpretiert als Hintergrund der Entwicklung dienen kann, bei der sich Therapeut und Patient gemeinsam um das Verständnis der inneren Strukturen des Patienten bemühen (Leuner 1985). Allerdings sollte die Beziehung zum Therapeuten immer dann explizit bearbeitet werden, wenn Anzeichen für spezifische Übertragungen wahrnehmbar sind, entweder in der Symbolik der Bilder oder im Umgang miteinander in den Gesprächen oder in einer Diskrepanz zwischen der Beziehung im KB und auf der Realebene. Das „Mitlesen" der Übertragung und die Reflexion aller therapeutischer Entscheidungen innerhalb des komplexen Beziehungsgeflechts zwischen Therapeut und Patient ist für eine gelingende Therapie von entscheidender Bedeutung (Rosner 1998; Rosendahl 1999; Dieter 2000). Die Wahrnehmung wird durch die zusätzliche Informationsquelle der Bilder erleichtert, setzt aber auch eine gründliche tiefenpsychologische Ausbildung der Therapeuten voraus.

> **!** Bei der Behandlung von Patienten mit strukturellen Ich-Störungen ist eine beständige Reflexion der Übertragungs-Gegenübertragungs-Beziehung unbedingt notwendig. Da hier projektive und introjektive Vorgänge die Beziehung ständig erheblich kontaminieren, deckt das Leunersche Tauchermodell mit seiner Kooperationsimplikation diese Konstellationen nicht ab. Allerdings ist auch hier das KB eine Hilfe, denn auf der imaginativen Ebene sind Beziehungsstörungen meist sofort sichtbar, z. B. wenn eine Enttäuschungswut über ein Nichtverstandenwerden sich plötzlich auf der Bildebene darstellt, indem ein bisher harmloser Bach sich plötzlich in eine zerstörerische Sturzflut verwandelt. Insofern wird auch hier die Wahrnehmung der aktuellen Gefühle durch die zusätzliche Informationsquelle der Bilder mit ihrer emotionalen Prägnanz erleichtert. – Gerade diese Patienten können von dem durch die KiP geschaffenen Übergangsraum profitieren, in dem sie die Fähigkeit des Therapeuten, Angst zu ertragen, nutzen können und in dem eine direkte übende Arbeit am symbolischen Substrat möglich ist (Dieter 1996).

10.3.3
Vorgabe von Motiven

Standardmotive

Als Ausgangspunkt für die Imaginationen werden den Patienten Motive vorgegeben, zu Beginn der Therapie meist als erstes die von Leuner entwickelten sog. Grundmotive des KB.

> **Die Grundmotive des katathymen Bilderlebens**
>
> - Wiese,
> - Bach,
> - Berg,
> - Haus und
> - Waldrand.

Durch die Vorgabe dieser Motive erhält der Therapeut – wegen der Breite der Themen, die sich in ihnen entfalten können – einen vielschichtigen Eindruck von der Persönlichkeit des Patienten. Besonders Wiese und Bach implizieren in unserem kulturellen assoziativen Kontext normalerweise angenehm-wohltuende Erlebnisse, was als Anfangserfahrung mit dem neuen Medium erwünscht ist, es können sich aber auch Konflikte in symbolisch verschlüsselter und damit meist gut erträglicher Form darstellen.

Das symbolische Mitlesen der Bilder ist bei diesen Motiven relativ einfach, weil jeder Therapeut im Lauf seiner Ausbildung und seiner Arbeit mit Patienten viele verschiedene Wiesen, Bäche, Berge und Häuser gesehen hat und aufgrund dieser Erfahrung die individuelle Ausgestaltung des neuen Patienten gut diagnostisch einordnen kann. So kann er seine Aufmerksamkeit in den ersten KB-Sequenzen primär auf den sich entwickelnden Dialog mit dem Patienten richten und anhand der averbalen Signale und der Veränderungen der Bildinhalte herausfinden, auf welche Art der Patient im KB begleitet werden will, ob Fragen auf ihn ermunternd oder fordernd-bedrängend wirken; ob er Zeit braucht, um sich zu orientieren, und solange in Ruhe gelassen werden will, oder ob er sich schnell alleingelassen fühlt; ob er die Szene weitgehend selbständig entwickelt und aktiv an die Welt herangeht, oder ob er eher passiv verharrt oder abwartet. Bei jedem neuen Patienten muss der Therapeut eine für ihn passende, hilfreiche Art des Dialogs finden – so wie eine Mutter jedes neue Baby in seinen Eigenarten kennenlernen muss und sich aus der Wechselwirkung beider ein „attunement", eine Abstimmung des Umgangs miteinander, entwickelt.

Die Standardmotive sollen nun im einzelnen dargestellt werden, um einen konkreten Eindruck von der Spannbreite der möglichen Symbolisierungen zu geben.

Wiese

Auf der Wiese kann sich die gegenwärtige Gestimmtheit in Form von Üppigkeit oder Kargheit, Weite oder Begrenztheit, Art des Wetters und der Jahreszeit darstellen. Der Patient zeigt dabei seine momentane Stimmung und seine übliche Art des Herangehens an die Welt (manche Menschen möchten es sich gemütlich machen, manche möchten sich nützlich machen, manche etwas erleben, manche wissen nicht, was sie wollen, können sich nicht so recht entscheiden). Auf der Wiese können auch Symbolgestalten, Selbst- oder Objektrepräsentanzen, in Form von Bäumen, Tieren oder Menschen auftauchen, mit denen der Patient in Kontakt treten kann. Es kann auch zu spontanen Altersregressionen kommen, in denen sich der Patient wie früher als Kind fühlt und sich plastische Erinnerungsszenen oder lang vergessene Gefühle wiederbeleben.

Beispiele zum Wiesenmotiv

▶ Eine 40-jährige Kolitispatientin findet sich auf einer schönen Sommerwiese mit blauen und gelben Blumen. Sie legt sich hin und genießt die Situation, wird aber bald unruhig und meint, sie müsse nun nach Hause, die Hausarbeit warte.

Diese Patientin hat die Formel „erst die Arbeit und dann das Vergnügen" so weit verinnerlicht, dass für das Vergnügen nie Zeit übrig bleibt. Zu Hause und im Beruf erledigt sie in stummem Groll einen großen Teil der anfallenden Arbeit, findet, die anderen könnten eigentlich ruhig auch ein bisschen tun, statt alles ihr zu überlassen, wehrt sich aber nie und bittet nie um Unterstützung. Durch dieses KB wird ihr sehr deutlich, was sie selbst zu diesem Muster beiträgt, denn hier wartete eigentlich keine Arbeit auf sie und niemand außer ihr selbst hat sie von der schönen Wiese weggeholt.

Eine 35-jährige recht gesunde Frau, die seit 14 Jahren verheiratet ist und 2 Kinder hat, kommt in Therapie, weil sie sich heftig in einen anderen Mann verliebt hat. Beim Thema Wiese erscheint eine schöne sommerliche Landschaft. Sie möchte einen Spaziergang machen. Bald gabelt sich der Weg, sie kann abbiegen in einen lichten, schönen Wald oder auf der sommerlichen Wiese bleiben. Sie geht in den Wald hinein und kommt zu einer alten Hütte mit einer Sonnenbank davor. Man kann die Tür aufklinken. Drinnen steht ein Tisch mit 2 Stühlen. Zuerst wirkte die Hütte alt und etwas vergammelt, nachdem sie aber die Fensterläden geöffnet hat, wirkt sie, als sei sie eben erst verlassen worden. Die Teekanne steht noch auf dem Tisch. Im Hintergrund sieht sie einen Herd und ein breites Bett. Die Patientin geht schnell wieder hinaus.

Im Nachgespräch meint sie, die Hütte sei ihr wie ein heimliches Liebesnest vorgekommen. Dieser Bereich hat lange brachgelegen (vergammelt), indem sie aber von dem geraden sonnigen, etwas eintönigen Weg über die Wiesen abgewichen ist, hat sie ihn wiedergefunden.

Bei einer Frau mit struktureller Ich-Störung erscheint eine Erinnerungswiese aus der frühen Kindheit. Dort gibt es schöne Plätze zum Verkriechen in einem Gebüsch. Aber drinnen im danebenliegenden Haus sei nur Horror, ganz viele Verwandte leben dort in der Nachkriegszeit eng zusammengepfercht, es herrscht Armut, Gekeife und Gezänk, wer wem was weggenommen hat. Es gibt nichts Schönes da. Sie sieht die Küche, die sich alle teilen mussten, und das Zimmer ihrer Familie mit 3 Betten für die Eltern und den älteren Bruder. Für sich selbst kann sie kein Bett entdecken. Sie fühlt sich recht klein, etwa 5 Jahre alt. Es erscheinen Gestalten in der Küche, die wirken wie Zombies, bleich, grau und lautlos. Die Patientin ist starr vor Angst und will dort weg. Die Therapeutin bittet sie, wieder hinaus auf die Wiese zu gehen und sich dort einen geschützten Ort zu suchen. Die Patientin verkriecht sich in der hintersten Ecke im Gebüsch, dichtet ihre Nische mit Zweigen ab, rollt sich in eine Decke und kann dort erst einmal bleiben.

Die Patientin fühlt sich bei der Therapeutin relativ geborgen: Es gelingt ihr, bei der Motivvorgabe eine ihrer wenigen guten Erinnerungen zu aktivieren, und auf die Anregung der Therapeutin, sich einen geschützten Ort zu suchen, einzugehen. Aber die negativen Introjekte üben einen regelrechten Sog aus, die Patientin kann nicht auf der Wiese bleiben, sondern gerät wider Willen in das bedrohliche Haus. Sie braucht Hilfestellung, um vorübergehend zur Ruhe kommen und auftanken zu können. Die Therapeutin übernimmt die Rolle einer sich kümmernden Mutter, die die Patientin früher nicht hatte. ◀

Es ist sinnvoll, die ersten katathymen Bilder ressourcenfördernd zu begleiten, d. h. gute Stimmungen unhinterfragt zu teilen und in schwierigen Situationen Halt und Unterstützung zu bieten, da dadurch die therapeutische Beziehung gestärkt wird und wohltuende Erlebnisse im Imaginationsraum auch eine beruhigende, heilende Wirkung haben, die sich z. B. bei psychosomatischen Patienten sofort in einer Besserung der Symptomatik auswirkt.

Bach

Das zweite Motiv, der Bach, ist ein Symbol für den Fluss des Lebens, für die Entfaltung der seelischen Entwicklung. Menge, Strömungsgeschwindigkeit und Qualität des Wassers sagen etwas aus über die Einschätzung der eigenen Vitalität und Affektivität, und der Verlauf des Baches durch seine Umgebung ist eine Metapher für das weitere Schicksal der Triebentwicklung (abwechslungsreiche natürliche Ufer, Kanalisierung, Wasserfälle und Stromschnellen, Versickern, Versumpfen). Das Trinken aus der Quelle als einem mütterlichen Symbol des Ursprungs und Genährtwerdens kann gut tun, auch das Sich-Erfrischen und Waschen am Wasser. Der Weg Richtung Quelle kann ein Weg in die Vergangenheit sein, der Weg Richtung Mündung eine Phantasie über die zukünftige Entwicklung.

Beispiele zum Bachmotiv

▶ Ein 47-jähriger Patient sieht sich zunächst an einem reißenden Gebirgsbach, das Rauschen nimmt ihn gefangen, der Weg zwischen glitschigen Felsen ist gefährlich. Er möchte lieber bachabwärts gehen, dort wird es ruhiger. Nach einer Zeit weitet sich der Bach zu einem kleinen Fluss, Schilf und alte Bäume wachsen am Ufer, ein Boot mit einem Paddlerpaar gleitet mühelos dahin, die beiden winken. Er setzt sich unter eine Trauerweide, sieht ein älteres Ehepaar kommen mit einem Dackel, der immer wieder zu den Kühen rennt und bellt. Spielende Kinder lassen Schiffchen schwimmen, flussabwärts liegt eine kleine Stadt, eine Barockbrücke mit Broncenymphen führt über den Bach zum Marktplatz. Der Platz ist ganz rund, es gibt dort ein Rathaus, eine Kirche und in der Mitte zwischen 4 alten Bäumen einen schönen Brunnen.

Der Patient schien von dem letzten Bild ganz ergriffen zu sein, meint aber im Nachgespräch, da hätte er sich ja eine Spitzweg-Idylle zusammengebildet. Er kam in Therapie wegen einer ihm wichtigen, aber schwierigen Beziehung zu einer Frau, der ersten in seinem Leben, die eine gute Zukunftsperspektive enthalten könnte. Er war in engem, katholischen Milieu aufgewachsen, wollte eigentlich gemäß dem Wunsch der Mutter Priester werden, hatte sich also mühevoll mit seinen unerlaubten Trieben herumgeschlagen (glitschiger Weg am Wasserfall entlang), hatte dann aber doch die Ausbildung abgebrochen, weil er sich in eine 20 Jahre ältere Frau verliebt hatte. Diese ganzen Irrungen und Wirrungen seiner Jugend möchte er im KB nicht noch einmal erleben, sondern lieber in die Zukunft wandern bachabwärts. Hier zeigt sich mehrfach seine Faszination durch das Paar-Sein, im Paddler-Paar und in dem geruhsamen älteren Paar, und auch seine Faszination durch das Weibliche: Der Dackel rennt immer wieder aufgeregt zu den Kühen, die Nymphen der Brücke schaut er gern an, und der Brunnen, der mitten auf dem Marktplatz steht – wie in einem Mandala umgeben von Bäumen und Häusern – berührt ihn tief. Im KB kann er sich auf solche Gefühle einlassen, die er dann zu diesem frühen Zeitpunkt der Therapie im Gespräch sofort wieder zurücknehmen muss.

Eine 32-jährige depressive Patientin, die bisher kein eigenes Lebenskonzept entworfen hat, sondern innerlich noch sehr mit ihren Eltern verbunden ist, obwohl sie seit Jahren entfernt von ihnen lebt, sieht sich beim Thema Bach auf einem Weg, der an einem matschigen Acker entlangführt. Von links stößt ein Graben mit Wasser auf den Weg, rechts ist das Wasser allerdings nicht weiter zu sehen, fließt offenbar unterirdisch durch ein Rohr weiter. An der Überquerungsstelle liegen alte Flaschen und anderer Müll in dem Graben.

Dieser Lebensbach ist früh in enge Bahnen kanalisiert worden, die Patientin musste von klein auf den Eltern helfen, für eigene Wünsche war kein Raum. Sie missachtet sich selbst (Müll) und kann noch keine Richtung für ihr zukünftiges Leben entdecken, ihr Bach ist auf der rechten Seite nicht mehr zu sehen, vielleicht muss sie eigene Impulse noch verbergen. ◀

Berg

Den Berg kann man zunächst aus der Ferne betrachten, seine Höhe und Form sagt etwas aus über das Anspruchsniveau des Patienten. Narzisstisch strukturierte Menschen pflegen eindrucksvolle Hochgebirgsberge zu imaginieren, die manchmal völlig unbesteigbar wirken (z. B. in der Form eines glatten steilen Zuckerhuts), umgekehrt äußern sich depressive Kleinheitsgefühle in uninteressanten kleinen Hügelbergen. Bei dem Aufstieg auf den Berg zeigt sich der Umgang mit einer Leistungsaufgabe: Akzeptiert der Patient die Aufgabe oder versucht er auszuweichen, indem er sich z. B. gleich auf dem Gipfel sieht, ohne den Weg bewältigt zu haben, oder indem er es nicht als lohnend erachtet hochzusteigen? Glaubt er, dass er seinen Weg leicht bewältigen kann oder dass er ihn Mühe kostet? Gibt er bei Hindernissen leicht auf und kann sich nicht vorstellen, erfolgreich eine schwierige Aufgabe zu bewältigen, oder ist er ehrgeizig, liebt die Herausforderung, tendiert vielleicht auch dazu, seine Kräfte zu überfordern oder erachtet nur die schwierigsten Weg als lohnend? Schließlich ist noch der Gipfel interessant: Wie geht es dem Patienten, wenn er sein Ziel erreicht hat, ist er dann befriedigt, oder fühlt er sich einsam und fern von anderen, oder völlig erschöpft von der Anstrengung? Wie ist der Rundblick, was für andere Berge gibt es noch (Konkurrenzthematik)?

Beispiele zum Bergmotiv

▶ Eine 36-jährige Patientin, die ihre Eltern inzwischen als verunsichert und durch ihr mühseliges und wenig erfolgreiches Leben gebrochen wahrnimmt, sieht einen künstlich wirkenden Berg, wie von einer großen elektrischen Eisenbahnanlage. An der linken Seite ist eine Stelle herausgebrochen, da kann man sehen, dass er hohl ist. Sie will aus dem Raum mit dieser Modelleisenbahn herausgehen. Draußen ist schönes Wetter, sie setzt sich an das Ufer eines kleinen Sees.

Die Werte der Eltern kann sie nicht mehr als für sich naturgegeben und maßgeblich akzeptieren. In der bizarren Künstlichkeit der Situation zeigt sich indirekt eine sonst noch nicht spürbare Wut auf die Eltern. Der dominante Impuls ist aber im Moment das Weggehen und Auftanken, die Auseinandersetzung mit den Eltern ist erst später möglich.

Eine 28-jährige Patientin, die sich wegen einer engen ödipalen Vaterbeziehung bisher nicht auf eine intime Beziehung zu einem gleichaltrigen Mann einlassen konnte, sieht in der 33. Sitzung, nachdem sie diese Beziehung ein Stück bearbeitet hat, im KB den früheren „Hausberg", den sie in der Kindheit sonntags immer hochwanderten. Sie wandert im KB wieder den Berg hinauf, findet oben aber nicht die dort real stehende Burg mit ihrem mächtigen Turm, sondern eine teilweise mit Efeu überwachsene Ruine. Sie begreift sofort, was das symbolisch bedeutet, ist betroffen und traurig, findet es aber auch gut, dass das mächtige Gebäude ihr nicht den Rundblick verstellt. Sie setzt sich auf der Sonnenseite in einen geschützten Winkel, sieht unten einen Wanderer zu sich hochsteigen und hofft, dass das ihr neuer Freund ist.

Ein 35-jähriger Mann, der immer noch eingeschüchtert wirkt, nachdem seine Mutter ihn wohl laufend kritisierte und der Vater unerreichbar fern erschien, sieht einerseits eine karge Bergwiese, andererseits eine schneebedeckte Bergspitze über den Wolken ohne jeden Bodenkontakt. Er geht über die Wiese, die Therapeutin fordert ihn auf, alles in Ruhe zu betrachten und sich einen guten Weg zu suchen, daraufhin findet er bald eine kleine Mulde mit einem Stein, der sich von der Form her gut zum Draufsitzen eignet, und macht dort Rast. Die Therapeutin fragt, ob er etwas zum Picknicken bei sich hat. Er hat einen Apfel.

In der kargen Wiese und der fernen Bergspitze sieht der Patient Verkörperungen seiner Eltern. Im Nachgespräch sagt er dann noch spontan, dass er die ruhige gewährende Haltung der Therapeutin und ihr Zutrauen in ihn, dass er seinen Weg schon finden werde, als sehr wohltuend empfand. Die Mulde mit dem Sitzstein und dem Apfel ist also wohl ein Übertragungsbild. ◀

Haus

Im Haus können sich unterschiedliche Persönlichkeitsanteile und Lebensbereiche darstellen, es wird sowohl durch die aktuelle Selbstrepräsentanz beeinflusst als auch durch alte Erfahrungen von Geborgenheit oder Ungeborgenheit (s. dazu Klessmann u. Eibach 1993). Es gibt wohnliche, gemütliche Häuser, ebenso gestylte oder brüchige. Ein Haus kann von außen zunächst ganz anders wirken als von innen, oder die Vorderfront kann gepflegt sein, während die Rückseite verschmutzt und vernachlässigt wirkt. Ein Haus kann wie eine Person leicht zugänglich oder verschlossen sein, hell oder düster, es kann allein stehen oder gesellig in einer Straße neben andern Häusern. Manche Menschen betreten ihr KB-Haus ganz selbstverständlich, während andere zögern, ob sie es betreten dürfen, ob sie willkommen sind. In der Küche zeigt sich der Bereich der Oralität; die Einrichtung der Schlafzimmer gibt Aufschluss über sexuelle Wünsche und Phantasien; Bad und WC zeigen Einstellungen gegenüber der Körperpflege und Analität; auf dem Speicher kann man alte Gegenstände finden (Möbel, Kleider, Spielsachen, alte Briefe und Fotoalben), zu denen Erinnerungen aufsteigen; im Keller können Vorräte lagern, es können sich auch unheimliche Gewölbe auftun, in denen halbverhungerte, vom Leben ausgeschlossene, abgewehrte Gestalten hausen. Bei jugendlichen Patienten erscheint oft noch das Elternhaus, was ein Zeichen für noch nicht geleistete innere Ablösung von den Eltern sein kann. Es kann auch ein anderes Haus aus der Kindheit auftauchen, das mit Erinnerungen an Geborgenheit und Gemütlichkeit besetzt ist und sich eignet, entsprechende Sehnsüchte und Übertragungsgefühle auszudrücken.

Beispiele zum Hausmotiv

▶ Eine 42-jährige Patientin kommt nach der vierten zerbrochenen Partnerbeziehung und der vierten abgeschlossenen Berufsausbildung in Therapie, weil sie ihr dauerndes Bedürfnis nach Bewegung und Herausforderung in Frage stellt. Ob es mit ihrer Kindheit zusammenhängen könnte, ihre Mutter sei manisch depressiv gewesen und habe mehrfach Suizidversuche gemacht, der Vater habe sich aber enorm um die Familie gekümmert und die Mutter kompensiert.

Beim Thema „Haus" sieht sie ein merkwürdig unharmonisches Haus, es wirkt wie halbiert, statt eines Giebels hat es nur eine nach rechts geneigte Dachschräge. Sie geht zögernd hinein, in dem Vorbau vorn ist ein kleiner Raum, wo man sich mal hinsetzen kann, dahinter ein großer düsterer Raum, fast ohne Möbel. Sie mag das Haus nicht, will weg, geht nach rechts in einen Wald hinein, wo sie ein gemütliches kleines Haus findet, in dem sie bleiben möchte.

Ihr selbst fällt zu dem Haus nichts ein, es war ihr nur unangenehm. Aber als die Therapeutin fragt, ob das Halbiertsein etwas mit der fehlenden Mutter zu tun haben könnte, die doch wegen ihrer Krankheit den Kindern kein schützendes Dach bieten konnte, ist sie wie erschlagen. Sie weint in den folgenden Wochen sehr viel und erzählt, wie furchtbar es immer war, die Mutter in der Klinik so einsam zurücklassen zu müssen, und wieviel Düsternis von dem asketisch-pflichtbewussten, bisher idealisierten Vater ausging.

Eine Frau, die als 8-jähriges Kind mit den Eltern in ein anderes Land auswandern musste, sieht beim Thema „Haus" ein verlassenes Haus mit geschlossenen Schlagläden. Die Tür ist nur zugeklinkt, sie kann leicht hineingehen. Drinnen ist es verstaubt, dunkel und muffig, aber von gediegener Eleganz. Im Wohnzimmer hängen große Portraits an der Wand. Sie öffnet alle Fenster und findet das Haus sehr schön, überlegt, ob sie es vielleicht mieten könnte. Im Arbeitszimmer sieht sie einen Schreibtisch, Bücher und eine alte Truhe. Darin sind alte Zettel und ein Schädel wie in dem Arbeitszimmer ihres Opas in ihrem ersten Heimatland. Sie geht die Treppe hoch, da steht plötzlich die Oma vor ihr, weiß wie ein Gespenst, aber nicht bedrohlich. Die Therapeutin regt die Patientin an, mit ihr zu sprechen. Daraufhin wird die Patientin ganz traurig, fragt, wieso das wohl alles so hat kommen müssen. Sie weint sehr, die Oma sieht auch ganz traurig aus. Sie gehen zusammen hinunter in das Wohnzimmer und reden miteinander.

Im Nachgespräch erzählt sie, dass sie als Kind eine gute Beziehung zu ihrer Oma hatte. Durch die Auswanderung änderte sich ihr Leben radikal und brach der Kontakt zur Oma ab. Von den Eltern hörte sie immer nur Schlechtes über die Oma. Sie konnte das mit ihren eigenen Erinnerungen nicht recht vereinbaren, äußerte sich aber nicht dazu, sondern schob ihre Gefühle beiseite, weil sowieso keiner Zeit hatte, sich darum zu kümmern. In dem KB werden die alten Gefühle wieder wach, die Trauer, Verlorenheit und Verunsicherung des kleinen Mädchens werden wieder zugänglich, und die erwachsene Frau kann den Gefühlen nachspüren und sie einordnen.

Eine 34-jährige Patientin konnte zunächst überhaupt kein Haus finden, als ihr in der 7. Sitzung dies Motiv vorgegeben wurde. Es erschien einfach kein Haus, sondern sie fand sich auf einem Weg zwischen Feldern und Weiden, und wenn sie ihn entlang ging, ging es immer so weiter, auch in der Ferne konnte sie kein Haus entdecken.

In der 10. Sitzung begegnet ihr unterwegs eine stillgelegte Baustelle: An einem soliden Fundament mit einer massiven Beschädigung auf der linken Seite ist nicht mehr weitergebaut worden. Sie fragt sich im Nachgespräch, was wohl ihr Fundament so beschädigt hat. In Gesprächen mit ihren älteren Geschwistern über ihre Kindheit erfährt sie, dass sie im Alter von 5 Jahren während einer Risikoschwangerschaft der Mutter für ein halbes Jahr zu Verwandten gegeben worden und ganz still und verändert zurückgekommen sei. Bei weiteren Recherchen über diese Verwandten, zu denen seither kaum noch Kontakt bestanden hatte, kann sie einen sexuellen Missbrauch nicht nur an ihr, sondern auch noch an 2 anderen Kindern rekonstruieren. Das frühere Erleben konstelliert sich wiederholt in KB-Sequenzen und lässt sich hier dosiert verarbeiten.

In der 38. Sitzung taucht im KB zum ersten Mal wieder spontan ein Haus auf, diesmal ein Gasthaus. Die Therapeutin bittet sie, hineinzugehen und sich umzuschauen. Es hat eine große, etwas ungemütliche Gaststube mit viel Kommen und Gehen, einige Gastzimmer und einen sehr kleinen, wenig persönlich wirkenden Privattrakt im Hinterhaus für die Wirtin und ihren Mann. Die Patientin findet, dass das Haus gut zu ihr passe, sie versorge schließlich auch viele Menschen, effektiv und schnell, ohne Mätzchen, und habe wenig Privatleben.

In der 53. Sitzung wird ihr das Thema Haus noch einmal vorgeschlagen. Inzwischen hat sie sich erstmals in ihrem Leben richtig verliebt. Sie sieht ein strohgedecktes kleines weißes Haus, das in den Dünen liegt mit einem kleinen umhegten Garten drumherum. Innen findet sie eine Küche, ein Wohnzimmer mit einem großen Kuschelfell auf dem Boden, oben im Giebel ein schönes Schlafzimmer mit einem breiten Bett und einem Bad daneben. Dies Haus ist sicher zu diesem Zeitpunkt noch ein Wunschhaus, aber es kann sich innerlich schon einmal konkretisieren, was vorher nicht möglich war. ◄

Waldrand

Das Motiv des Waldrandes schließlich eignet sich als Bühne für das Auftauchen von Symbolgestalten: Sie treten aus dem Dunkel des Waldes auf die offene Wiese hinaus, der Träumer kann sie genau anschauen und mit ihnen in Kontakt treten. Dabei unterstützt ihn der Therapeut durch Anteilnahme und Nachfragen, bei Bedarf auch durch Anregungen. Es können sehr unterschiedliche Gestalten aus dem Wald heraustreten, je nach Persönlichkeitsstruktur und aktueller Situation können ängstliche und zarte oder bedrohlich-aggressive Aspekte dominieren. Auf die im Umgang mit Symbolgestalten eingesetzten Interventionstechniken soll später genauer eingegangen werden.

Beispiele zum Waldrandmotiv

▶ Ein schizoider junger Mann sieht zunächst ein scheues Reh aus dem Wald kommen, das aber wegläuft, als es ihn sieht. Eine Kontaktaufnahme ist nicht möglich. Dann tritt seine Freundin aus dem Wald heraus, beide freuen sich, sich zu treffen. Sie legen sich nebeneinander in die warme Wiese und genießen die Situation. Bald fürchtet er aber, die Freundin könnte ungeduldig werden und weitergehen wollen. Die Therapeutin fordert ihn auf, Kontakt zu halten, etwa ihre Hand zu nehmen, um zu spüren, wie es ihr geht. Das gelingt, er beruhigt sich wieder, es entwickelt sich ein zartes Spiel der Hände.

Eine Patientin, die gerade an der Beziehung zu ihrer Mutter arbeitet, von der sie sich zu wenig geliebt fühlte (die Mutter habe die Schwester immer massiv vorgezogen), sieht ein riesiges Wildschwein aus dem Wald stürzen. Es könnte sie niedertrampeln. Der Therapeut bittet sie, hinter einem großen Baum Schutz zu suchen, aber das Tier nicht aus den Augen zu lassen, sondern genau zu beschreiben. Es tobt auf der Wiese herum, hinterlässt tiefe Spuren, guckt wütend-erregt, beruhigt sich dann aber allmählich etwas. Der Therapeut fragt, ob die Patientin ihm etwas zu fressen hinwerfen könnte. Sie will erst nicht, tut es dann aber, gibt ihm Fleischbrocken, besonders Stücke von Leber und Herz. Das Tier frisst alles auf, guckt immer noch hungrig, bekommt mehr. Schließlich trottet es in den Wald zurück. Die Patientin fühlt sich nach dieser Szene erschöpft, aber ruhig. Im Nachgespräch sagt sie, sie fühle sich auch manchmal so, wie dieses Wildschwein, das sei ganz erschreckend, sie könne dann über Leichen gehen. Sie stellt sich damit einem sehr unangenehmen Selbstaspekt, ihren bisher abgewehrten heftigen Neid-, Wut- und Hassgefühlen. ◀

Bedeutung der Motivvorgabe

Die Vorgabe eines Motivs erleichtert dem Patienten den Einstieg in Imaginationen, die Motive wirken als Kristallisationskerne, mit ihnen ist etwas Konkretes vorgegeben, mit dem der Patient beginnen kann, das sich dann gemäß seiner inneren Dynamik ausgestaltet. Die Motivvorgabe bedeutet eine Strukturierung der inneren Situation und damit eine Entlastung: Aus der kaum überblickbaren Fülle der Möglichkeiten wird ein Bild abgerufen. Dabei sollte das Motiv von seiner Symbolik her zur Darstellung der Situation des Patienten anregen oder zumindest ihr nicht widersprechen. Es wäre wenig passend, wenn man einem Patienten als erstes Motiv in einer Therapie ein Sumpfloch oder einen Vulkan anbieten würde; es wäre auch wenig einfühlsam, einem Patienten in depressiver Stimmung einen Biergarten anzubieten.

Übertragungs-Gegenübertragungsdynamik

Das Angebot des Therapeuten entspringt immer seinen eigenen Gegenübertragungen, seinen Vorstellungen davon, wo der Patient gerade steht und was ihm guttun könnte. Diese müssen immer wieder reflektiert werden (Lang 1998; Rosendahl 1999; Dieter 2000). Neben der inhaltlichen Passung sollte der Therapeut die Dosierung der Regression und der Affekte bedenken, die durch die Art des angebotenen Motivs beeinflusst werden kann, und dementsprechend eher ein realeres oder verschlüsseltes, oberflächlicheres oder archaischeres Motiv vorschlagen.

Der Therapeut setzt also seine diagnostische Einschätzung der Situation in ein seiner Meinung nach geeignetes Motiv um. Wenn der Patient das Motiv als passend empfindet, fühlt er sich verstanden und wird mit der Ausgestaltung des Bildes beginnen. Wenn er aber das Motiv als nicht passend empfindet, wird er Mühe haben mit der Umsetzung. Je nach Ich-Stärke und Persönlichkeitsstruktur und nach dem Grad der Unangemessenheit kann der Patient massiv irritiert reagieren, nichts sehen, Kopfschmerzen, Schwindelgefühle, Anspannung und Angst entwickeln, also Anzeichen von Verlassensein. Am entgegengesetzten Pol der Reaktionsmöglichkeiten kann ein Patient sein eigenes Bild entwickeln, ohne sich weiter um die Anregung des Therapeuten zu kümmern. Dazwischen liegen viele mögliche Varianten von „Widerstand", besonders häufig sind Anfangsirritationen, z. B. anfänglicher Nebel, oder anfänglich rasende Bilder, die sich dann allmählich verlangsamen, bis der Patient bei einem Bild bleiben kann, oder eine Verfremdung der Situation, etwa indem es dem Patienten scheint, er sitze im Kino und sehe einen Film; es können auch Bilder auftauchen, die die momentane Übertragungssituation spiegeln, im Extremfall etwa als einen bizarren, künstlich wirkenden Eisberg. Am schwersten zu erkennen ist die Entgleisung des Dialogs, wenn der Patient Bilder produziert, die irrelevant sind: Der Patient kommt damit brav seiner Aufgabe nach, ohne dass er irgendetwas Wesentliches erlebt – Langweiligkeit und geringe innere Kohärenz sind Indikatoren für die im Nachgespräch notwendige Frage, was hier los ist und was vermieden wird.

Weitere Motive

Neben den oben besprochenen Grundmotiven gibt es noch 7 Motive, die als *Mittel- und Oberstufenmotive* zum Kanon der sog. Standardmotive gehören und damit innerhalb der Weiterbildung zum KB-Therapeuten besonders geübt werden. Diese sind weniger breitbandartig konzipiert, sondern sprechen gezielt bestimmte Konfliktbereiche an.

Konfliktbereich Aggression und Expansion

Leuner schlug das Motiv „*Löwe*" vor, um aggressive und expansive Tendenzen anzusprechen. Ein Löwe kann töten, wenn es notwendig ist; er ist nicht notwendig aggressiv, aber er verfügt souverän über aggressive Möglichkeiten. Der Patient wird gebeten, sich einen Löwen vorzustellen. Die sich dabei ergebenden Bilder sind höchst unterschiedlich: Der Löwe kann in freier Wildbahn leben oder auch hinter Gittern im Zoo oder im Zirkus. Er kann faul und träge daliegen und schlafen, er kann auch hungrig eine Beute reißen oder einen Menschen angreifen. Manchmal wird er auch eher wie eine große Katze gesehen mit schönem weichen Fell, der Patient will ihn dann vielleicht streicheln oder auf ihm reiten. Wenn man die Begegnung mit der Aggression konfrontativer gestalten will (etwa bei angstneurotischen Patienten, die bei weniger eindeutiger Motivvorgabe das Thema lieber vermeiden), kann man „*ein aggressives Tier*" vorschlagen. Das auftauchende Tier muss dann mit Hilfe der Technik der Symbolkonfrontation bearbeitet werden.

Konfliktbereich Sexualität

Den Bereich der Sexualität versuchte Leuner durch die Motive „*Rosenbusch*" und „*Autostop*" oder „*Kutsche*" anzusprechen. Die Männer sollen sich am Rand einer Wiese einen Rosenbusch vorstellen und werden dann angeregt, eine Rose zu pflücken und zu Hause auf den Tisch zu stellen. Dabei können Schwierigkeiten auftauchen, die mit sexuellen Schwierigkeiten korrelieren: Manche Männer haben z. B. Hemmungen, eine Rose zu brechen; manche sehen verwelkte Blüten als Sinnbild verwelkter Möglichkeiten; manche wollen die Blüte ihrer Mutter schenken.

Die Frauen dagegen sollen sich vorstellen, sie gingen nach einer langen Wanderung ermüdet an einer Straße entlang nach Hause, anschließend wird suggeriert, es werde gleich ein Auto (oder etwas romantischer: eine Kutsche) vorbeikommen und der Fahrer werde anhalten und fragen, ob sie mitfahren wolle. Interessant ist dann, was für ein Mensch der Fahrer ist, ob die Frau mitfährt und wie sich die Szene weiter entwickelt.

Diese Motive werden inzwischen kontrovers diskutiert, weil sie an traditionellen, geschlechtspezifischen Rollen ausgerichtet sind, die heute so nicht mehr gelten (Ebermann 1999). Daher sind diese Motive inzwischen z. T. durch andere ersetzt oder ergänzt worden. Um spezifisch weibliche Aspekte des Selbstbilds zu erfragen, eignen sich z. B. ein *Rosengarten* oder ein *Früchtebaum*, auch Phantasien über *Amazonen* oder *Hexen* können wesentliche Anregungen erbringen. Männer kann man anregen, sich einen *Ritter* oder einen *Motorradfahrer* vorzustellen, oder auch einen *Minnesänger*. In der zärtlichen Variante des Löwenbildes zeigen sich erotische Phantasien. Die Hingabebereitschaft und Eroberungslust beider Geschlechter lässt sich mit einer *Bootsfahrt* ansprechen, die Kontaktfreudigkeit mit dem Motiv eines *Biergartens* oder ähnlichem. In der Ausgestaltung des Hausmotivs sind immer auch Hinweise auf die Sexualität zu finden (besonders aus der Atmosphäre des Schlafzimmers).

Konfliktbereich Selbstbild

Selbstanteile, besonders Ich-Idealvorstellungen, können sich prägnant zeigen, wenn man den Patienten bittet, ohne nachzudenken einen *gleichgeschlechtlichen Vornamen* zu nennen und sich dann eine Person vorzustellen, die so heißen könnte. In der Regel wird eine Person imaginiert, die Eigenschaften hat, die der Patient gern hätte und bei sich selbst vermisst. Die Bearbeitung kann zur Klärung von Identitäts-, Konkurrenz- und Neidproblemen anregen.

Konfliktbereich Bezugspersonen

Objektrepräsentanzen kann man direkt oder indirekt einstellen. Man kann wichtige Bezugspersonen (Vater, Mutter, Geschwister, Vorgesetzte u. ä.) direkt als *reale* Personen auftreten lassen und dann zu einer Begegnung oder Auseinandersetzung mit ihnen anregen. Man kann sie auch erst einmal *in eingekleideter Form* erscheinen lassen, etwa als Baum, Elefant, Kuh o. ä., wenn die Gefühle, um die es geht, noch nicht so deutlich spürbar sind und erst einmal in verschlüsselter Form klarer wahrnehmbar werden sollten, ehe sie weiter bearbeitet werden können. Dabei entsprechen Mimik und Verhalten der imaginierten Gestalten manchmal dem der symbolisierten Bezugsperson, manchmal der inneren Einstellung des Patienten. Um dabei aus dem evtl. sehr raschen Wechsel von Projektion und projektiver Identifikation heraustreten zu können, ist es wichtig, dass der Patient zunächst nur beobachtet und nicht agiert.

Wenn man dem Patienten eine direkte Begegnung mit seinen inneren Objekten noch nicht zumuten mag, aber nicht nur die Beziehung zu einem anderen, sondern auch die Beziehungen der anderen untereinander im Bild erfassen möchte, kann man den Patienten auch bitten, sich eine *Waldlichtung* mit einem Hochsitz vorzustellen, von wo aus er in Ruhe beobachten kann, was für Interaktionsszenen sich zwischen verschiedenen dort auftauchenden Tieren entwickeln. Noch vorsichtiger ist die Einstellung von *drei Bäumen*, um die Darstellung der emotionalen Beziehungen in einer Familie anzuregen (Klessmann 1982) oder die Imagination der Familienmitglieder als katathyme Gegenstände (Klessmann).

Als sog. *Oberstufenmotive*, die viel KB-Erfahrung voraussetzen, da es zu heftigen emotionalen Reaktionen kommen kann, werden *Höhle, Sumpfloch* und *Vulkan* bezeichnet. Aus der Höhle und aus dem Sumpfloch können archaische Gestalten auftauchen, der Vulkan ist selbst ein Symbol archaisch-undifferenzierter Eruptivität. Schließlich kann man auch *Nachtträume* im KB noch einmal einstellen, um unter dem Schutz des Therapeuten noch einmal genau hinzuschauen und evtl. eine befriedigendere Lösung zu finden.

Zu diesen Motiven sind inzwischen bei der Ausarbeitung therapeutisch wirksamer KB-Strategien zur Bewältigung spezifischer Schwierigkeiten viele weitere Motive hinzugekommen:

- Einige sind *ressourcenfördernd* (z.B. Vorstellung eines geschützten Raums oder einer Situation, in der man sich wohlfühlt; Vorstellung einer hilfreichen Gestalt, wobei Menschen, Tiere oder Märchengestalten auftreten können; eine Wolke; eine Insel; ein Schlammbad),
- andere *klärungsorientiert* (z.B. ein Gang als Däumling ins Innere des eigenen Körpers; oder die Personifikation von verschiedenen Ich-Anteilen).

! Zusammenfassend lässt sich sagen,
- dass sich Imaginationen eignen, die aktuelle innerseelische Situation mit ihren Bedürfnissen, Ängsten, Konfliktspannungen und Gestimmtheiten zu spiegeln,
- dass man durch die Art der Ausgestaltung diagnostische Hinweise auf Strukturniveau, Ich-Funktionen, habitualisierte Haltungen, Handlungsbereitschaften und Konflikte des Patienten erhält (Klessmann 1990),
- dass sich in den Symbolen Darstellungen von Selbstrepräsentanzen, Objektrepräsentanzen und der therapeutischen Beziehung finden lassen,
- dass der Therapeut durch die Vorgabe von bestimmten Motiven dem Patienten implizite Anregungen gibt, z.B. sich eine gute Basis zu suchen oder sich mit einem bestimmten Thema genauer zu beschäftigen, Anregungen, die mehr oder weniger gut passen können und die genauso wie Deutungen Auswirkungen auf die Qualität der therapeutischen Beziehung und auf die weitere Entwicklung der Therapie haben, die also gut überlegt werden müssen.

10.3.4
Therapeutischer Umgang mit Imaginationen

Wie kann man nun mit den Bildern therapeutisch umgehen und was können sie im Gesamtkonzept der Therapie leisten? Dies möchte ich wieder vom Konkreten ausgehend diskutieren. Zunächst sollen die Möglichkeiten der Begleitung der Bilder, also die verfügbaren technischen Mittel dargestellt werden, dann ihre Auswirkungen in der Therapie.

Der Therapeut bemüht sich während eines KB, den symbolischen Gehalt der Bilder mitzulesen und als Mitteilung über die Selbstsicht des Patienten, über seine Beziehung zu Objekten und über sein gegenwärtiges Erleben der Beziehung zum Therapeuten zu verstehen. Dabei sollte er sich des hypothetischen Charakters seiner versuchten Interpretation und der möglichen Mehrfachdeterminierung der Bilder bewusst sein, aber auch der Tatsache, dass sein Verständnis der Situation sein eigenes Verhalten steuert. Fehleinschätzungen der Situation werden sich also in einer inadäquaten Begleitung auswirken. Sofern der Therapeut wach und empathisch genug ist, wird er Anzeichen von Irritation beim Patienten bemerken und versuchen, sich zu korrigieren.

Begleitung der Bilder

Die Art der Begleitung, bei der der Therapeut am wenigsten falsch machen kann, die deshalb in den Grundkursen als Basisverhalten vermittelt wird, ist das sog. *übende Vorgehen* (Leuner 1989). Der Therapeut soll dabei in Kontakt mit dem Patienten bleiben, für ausreichende Orientierung sorgen und selbstschädigendes Verhalten verhindern. Durch den Dialog, der sich auf das Hier und Jetzt des Bildes bezieht, werden regressive Tendenzen und Affekte moderiert. Vor allem wird der Patient durch das Nachfragen des Therapeuten zum genaueren Wahrnehmen und Spüren veranlasst und zu mehr Eigenverantwortung und Aktivität. Indem etwa der Therapeut den Patienten immer wieder auffordert, sich umzuschauen, Einzelheiten wahrzunehmen, zu hören, zu riechen, zu fühlen und auf Körpersensationen zu achten, lernt dieser, seine Wahrnehmungen und Gefühle differenzierter zu verknüpfen. Er lernt auch, Dinge, die Überraschung oder Angst oder Frustration auslösen, erst einmal genau zu betrachten und zu beschreiben statt die Flucht zu ergreifen. Der Therapeut kann ihn anregen, durch näheres Herangehen oder Sich-ein-Stück-Entfernen den Abstand zu ihnen zu regulieren und den Unterschied zu spüren. Bei dieser *vorsichtig-strukturierenden Art der Begleitung* kann der Patient die Welt seiner inneren Bilder kennenlernen und zur *Nachentwicklung von Strukturdefiziten* nutzen. Während des KB reichert sich die innere Welt des Patienten im Dialog mit dem Therapeuten an mit differenzierteren und angemesseneren kognitiv-affektiven Schemata, die dann zur Bewältigung der äußeren Welt zur Verfügung stehen. Diese Ausdifferenzierung und Einübung defizitärer Ich-Funktionen ist bei strukturell ich-gestörten Patienten ein wesentlicher Bestandteil der Therapie, der nicht über Einsicht geleistet werden kann, sondern primär über *Handlungsvollzüge* (Fürstenau 1992).

Beispiele für eine therapeutische Begleitung der Bilder

▶ *Patient:*
Ich sehe eine Wiese. Der Himmel ist grau. Es ist windig und regnet.

Therapeut:
Hm.

Patient:
Es regnet sogar ziemlich. Und es ist kalt.

Therapeut:
Ah ja. Was können Sie denn so sehen?

Patient:
Die Wiese scheint groß zu sein, es ist nirgends ein Ende zu sehen.

Therapeut:
Gibt es denn irgendwelche Bäume oder Büsche?

Patient:
Ja, da weiter links ist eine Baumgruppe.

Therapeut:
Ah ja. – Und sind irgendwelche Tiere zu sehen?

Patient:
Nee, nichts.

Therapeut:
Vermutlich haben die sich in irgendwelche geschützten Winkel zurückgezogen.

Patient:
Ja vermutlich.

Therapeut:
Wie ist es denn für Sie, wie geht es Ihnen da, wonach ist Ihnen jetzt?

Patient:
Es ist hier nicht toll, ich friere. ... Das ist alles ziemlich trostlos. ... Ich glaube, ich sollte mir auch einen geschützten Winkel suchen.

Therapeut:
Das ist eine gute Idee. ... Was käme denn in Frage? Wo könnten Sie hin?

Patient:
Tja, das einzige, was ich sehe, sind diese Bäume da links.

Erst stellt sich die emotionale Situation als Bild dar, wird genau betrachtet und gespürt und dann benannt. ◀

Weiteres Beispiel

▶ *Patient:*
Ich bin auf einem Weg, rechts ist vertrocknete Steppe, viele Felsbrocken liegen herum, ein bisschen vertrocknetes Gebüsch, ein paar Kakteen. Links sehe ich eine hohe Mauer, sicher 5 m hoch.

Therapeut:
Ah ja. – Könnten Sie die Mauer noch etwas genauer beschreiben?

Patient:
Sie ist aus Ziegeln ... das ist eigentlich merkwürdig in dieser Gegend. Ganz solide mit Mörtel.

Therapeut:
Was da wohl hinter ist?

Patient:
Das weiß ich nicht, ... ich vermute aber, dass da ein blühender Garten hinter ist.

Therapeut:
Ah ja. – Und wie weit erstreckt sich die Mauer? Geht die irgendwann mal um die Ecke?

Patient:
Das kann ich nicht sehen. Sie scheint ganz weit geradeaus zu gehen.

Therapeut:
Hm. ... Und ist irgendwo ein Tor oder so etwas?

Patient:
Nein.

Therapeut:
Hm. – Wie geht es Ihnen denn da so auf diesem Weg mit der trockenen offenen Steppe rechts und der Mauer links?

Wieder äußert sich die emotionale Situation zuerst als Bild, emotionale Blockierungen oder Erlebnislücken stellen sich auch bildhaft dar, so dass eine genauere Betrachtung und Konfrontation mit dem Ausgesparten möglich ist. ◄

Sobald sich Therapeut und Patient sicherer miteinander fühlen und jeder die Sprache des anderen zu verstehen gelernt hat, kann sich die Begleitung elastischer den Erfordernissen der jeweiligen Situation anpassen:

- In angstauslösenden Situationen muss der Therapeut dicht beim Patienten sein und ihn stützen, damit er die Situation aushält,
- in entspannten Situationen kann er zurücktreten und weiterführende Assoziationen zulassen,
- in anrührenden Momenten wird er mitschwingen, ohne zu stören,
- bei aktiven Erkundungen zuschauen mit gelegentlichen Signalen der Anwesenheit und Beteiligung.

So können auf der einen Seite durch eine sehr *offene, gewährende Art* der Begleitung assoziative und kreative Prozesse angeregt werden. Das KB verläuft dann wie ein bildhafter assoziativer Prozess, in dem sich auch Körpergefühle, Erinnerungen, Einfälle ausbreiten dürfen und die Aufmerksamkeit nicht so schnell wieder auf die Bildebene zurückgeführt wird. Dabei kommt es leicht zu sog. *Altersregressionen*, in denen der Patient sich jünger und kleiner fühlt. Es können einerseits konflikthafte, ängstigende Kindheitsszenen auftauchen, deren Affekte dann erneut durchlebt und in Begleitung des Therapeuten ausgehalten und weiterverarbeitet werden sollten, aber genauso angenehme, konfliktfreie Bereiche, wo längst verschüttete schöne Erinnerungen wieder präsent werden. Diese „Regressionen vor den Konflikt" (Balint) sind besonders bei Ich-strukturell und psychosomatisch gestörten Patienten wichtig, um an vorhandenen Ressourcen neu anknüpfen zu können. Diese Situationen können sich ausweiten zu tiefen Versenkungszuständen, in denen dann die sog. *Befriedigung archaischer Bedürfnisse* möglich ist, d. h. wo in einem Gefühl des intensiven Wohlbehagens, des Einsseins mit der Umgebung, der Entspannung, Sättigung, Sicherheit und Zeitvergessenheit ein inneres Auftanken stattfindet, das eine Ich-Stärkung und bei psychosomatischen Patienten eine oft erstaunliche Besserung der körperlichen Krankheitssymptome nach sich zieht.

Beispiel Haus-KB

▶ *Patient:*
Ich gehe die Treppe zum Speicher hoch, sie ist steil und ziemlich schmutzig. Offenbar ist hier lange niemand mehr gewesen. ... Oben ist so ein richtiger Dachboden, ein Spitzgiebel, ein kleines Fenster für den Schornsteinfeger, viel herumstehendes Gerümpel.

Therapeut:
Ah ja. Was gibt es denn da alles?

Patient:
Ein großer Schrank, eine Truhe, ein paar alte geschnitzte Stühle, ...

Therapeut:
Ah ja. Möchten Sie sich irgendetwas genauer anschauen?

Patient:
Ich mache die Kiste in der Ecke mal auf. ...

Therapeut:
Hm.

Patient:
Darin sind einige Kasperlepuppen. ... Ich glaube, mit denen habe ich früher gespielt ... der König, die Prinzessin, der Teufel. ...

Therapeut:
Hm.

Patient:
... Da drunter sind Märchenbücher. Die kenne ich auch noch von früher, Grimms Märchen, Hauf und Andersen. ...

Therapeut:
Hm.

Patient:
... Und da kommt die Brille meiner Großmutter zum Vorschein in dem alten Brillenetui aus Metall. Und das kleine Kissen, das sie immer im Lehnstuhl hinter ihren Kopf legte. ...

Therapeut:
Ja. ... Was ist jetzt?

Patient:
Oh je, ich sehe mich jetzt wieder, wie ich als kleines Mädchen auf dem Boden herumspielte, während sie in ihrem Lehnstuhl saß. ... Oh, was ist das lange her. ... Das waren die besten Stunden in meiner Kindheit (weint leise vor sich hin) ... Meine Mutter konnte man ja vergessen ... aber die Oma war lieb.

Therapeut:
Hm.

Patient:
Und bei ihr gab es so gutes Essen, Vanillepudding mit Himbeersaft oder saure Milch mit Zucker und Zimt.

Therapeut:
Ja, vielleicht können Sie in diese Situation von damals noch einmal hineingehen?

Patient:
Ja, das ist gut. ... Ich sitze da auf dem Boden neben dem Lehnstuhl, und meine Oma liest mir vor. ...

Therapeut:
Hm.

Patient:
Das ist gut so. (Ca. 5 Minuten Schweigen, die Patientin hat einen glücklichen Gesichtsausdruck.)

Therapeut:
Möchten Sie noch irgendetwas?

Patient:
Ich möchte da noch ganz lange bleiben. ◀

Der offenen Begleitung entgegengesetzt ist das gezielte *Fokussieren und Konfrontieren*, das sinnvoll ist, wenn konfliktträchtige Symbole auftauchen und eine Durcharbeitung auf der Symbolebene erfolgen soll. In dieser Situation braucht der Patient Halt und Entängstigung, der Therapeut wird also in dichtem Kontakt mit ihm bleiben und ihn bitten, genau zu beschreiben, was er sieht, wie es auf ihn wirkt und was sich verändert. Er wird ihn bitten, möglichst ruhig zu bleiben, die Angst auszuhalten, nur zu schauen und seinen Platz zu behaupten. Dadurch macht der Patient die Erfahrung, standhalten zu können, und die Gestalt verliert allmählich ihre Bedrohlichkeit: Sie wird kleiner oder fällt in sich zusammen und zieht sich schließlich in den Wald oder in ihre Höhle zurück. In nachfolgenden Sitzungen ist dann oft eine freundliche Annäherung an zunächst abweisende oder feindselige Symbolgestalten möglich. Dabei kann der Therapeut den Patienten dazu anregen, ihnen reichlich Nahrung anzubieten und sie zu streicheln. Dieses „Nähren und Versöhnen" ermöglicht eine Auflockerung der starren Abgrenzung gegenüber der in diesen Gestalten symbolisierten abgespaltenen Selbstanteile oder ambivalent besetzten Objektrepräsentanzen.

Beispiel

▶ Eine Patientin hat gerade erzählt, wie schwer es ihr fällt, ihrer Schwester zu sagen, dass sie nicht laufend für sie den Babysitter spielen will. Sie fühlt sich wütend und hilflos.

Therapeut:
Kennen Sie dies Gefühl auch aus anderen Situationen?

Patient:
Ja, das kenne ich gut.

Therapeut:
Mögen Sie mal verschiedene Erinnerungssituationen, die Ihnen dazu kommen, Revue passieren lassen und langsam in der Zeit zurückgehen, bis Sie eine Situation finden, bei der Sie bleiben möchten.

Patient:
... Es kommen verschiedene Erinnerungen ... besonders aus der Zeit, als meine Mutter weggegangen war und wir nicht traurig sein durften. ... Jetzt sehe ich meine Oma, wie sie die Tür öffnet. Der Postbote steht da mit einem Paket, einem Weihnachtspaket von meiner Mutter, und die Oma nimmt es nicht an. Sie lässt es zurückgehen. ... (Die Patientin weint heftig.)

Therapeut:
Könnten Sie etwas tun?

Patient:
Nein, ich bin noch zu klein. (Sie war damals 8 Jahre, als die Mutter die Familie verließ.)

Therapeut:
Meinen Sie?

Patient:
... (weint) ... Nein. ... Ich finde das schlimm, was die da tut. ... Ich gehe jetzt auf sie los und schiebe sie zur Tür hinaus. ... Aber jetzt erscheint riesengroß mein Vater hinter der Oma.

Therapeut:
Wie sieht er aus?

Patient:
Er hat ein wutverzerrtes Gesicht und ist riesig.

Therapeut:
Schauen Sie ihn fest an und beschreiben Sie ihn weiter!

Patient:
Er brüllt mich an und schüttelt drohend die Faust.

Therapeut:
Wie sind seine Augen?

Patient:
Sie sind blau, blitzen zornig ... wütend ... verletzt.

Therapeut:
Schauen Sie ihn fest an und bleiben auf Ihrem Platz! ... Wie finden Sie das, was er mit Ihnen macht, dass die Post von Ihrer Mutter nicht angenommen werden darf?

Patient:
(weint auf) Ich finde das ganz schlimm, ... richtig brutal ...

Therapeut:
Könnten Sie ihm das sagen?

Patient:
Ja. Ich brülle ihn an, dass ich das ganz unmöglich finde, wie er uns behandelt, dass er seine Verletztheit so an uns auslässt.

Therapeut:
Schauen Sie ihn weiter an. Wie ist sein Gesicht jetzt?

Patient:
Gerötet, wütend ... auch irritiert ...

Therapeut:
Sagt er etwas?

Patient:
Nein.

Therapeut:
Wie guckt er?

Patient:
Immer noch wütend.

Therapeut:
Schauen Sie ihn weiter fest an!

Patient:
Das ist hart ... Er wird jetzt irgendwie kleiner.

Therapeut:
Ja. Und jetzt?

Patient:
Er fällt irgendwie in sich zusammen und verschwindet im Wohnzimmer.

Diese Szene mit dem Vater dauert etwa 5 Minuten. Die Patientin fühlt sich danach sehr erschöpft, erleichtert, dass sie sich behauptet hat, betroffen von der Situation, die sich so heftig wieder konstellierte. Im Nachgespräch eine Woche später kann sie sehen, dass ihre heutige Scheu, sich mit anderen auseinanderzusetzen, ihre Wurzeln in ihrer damaligen kindlichen Hilflosigkeit hat. Als 8-jähriges Kind war sie dem Vater und der Oma wirklich ausgeliefert. Aber inzwischen ist sie eine erwachsene Frau und kann sich behaupten, wenn sie es wagt. In der Symbolkonfrontation hat sie einerseits ihre Kindheitsgefühle wiedererlebt, gleichzeitig ist aber als inzwischen verfügbare Ressource (verstärkt durch das Hilfs-Ich des Therapeuten) das erwachsene Ich präsent, das die Situation überschauen und neu bewerten kann. ◀

Regieprinzipien

Im Umgang mit der Symbolwelt des KB sind die sog. Regieprinzipien eine wichtige Hilfe. Mit diesen empirisch bewährten Verhaltensanweisungen kann das Entwicklungspotenzial, das in häufig vorkommenden konflikthaften emotionalen Konstellationen steckt, aktiviert werden.

> **Wichtige Regieprinzipien**
> (Nach Leuner 1985)
> - Nähren und Versöhnen,
> - Konfrontation,
> - Befriedigung archaischer Bedürfnisse,
> - Gewinnung von Helfern und
> - Verfolgen und Mindern.

Nähren und Versöhnen

Abweisende Symbolgestalten symbolisieren i. Allg. abgespaltene Persönlichkeitsanteile und ambivalent besetzte Objektrepräsentanzen. Es hat sich therapeutisch bewährt, sich diesen Gestalten betont freundlich zu nähern, um die Integration zu fördern. Mit dem Prinzip des Nährens und Versöhnens regt daher der Therapeut den Patienten dazu an, den Gestalten reichlich Nahrung anzubieten und sie zu streicheln. Die unmittelbare Konsequenz dieses Vorgehens ist oft eine erhebliche affektive Entlastung und Verbesserung der Beziehung zu den primären Bezugspersonen.

Konfrontation

Gegenüber stark bedrohlichen Symbolgestalten greift das Prinzip des Nährens und Versöhnens nicht, sondern hier ist zunächst eine Konfrontation notwendig, wie oben beschrieben, wobei der Patient aufgefordert wird, die Gestalt zu fixieren, sie nicht aus den Augen zu lassen, sondern zu versuchen, sie mit seinem Blick zu bannen, und dem Therapeuten permanent zu berichten, was sie tut, wie sie aussieht, und was sich in Haltung und Mimik verändert. Auf diese Weise wird der Patient dazu gebracht, die aufkommende Angst auszuhalten statt wegzulaufen und macht die Erfahrung, standhalten zu können. Durch diese Erfahrungen gerät die erstarrte innere Welt des Patienten in Bewegung: Er spürt, dass er nicht so klein und ausgeliefert und das Gegenüber nicht so machtvoll und bedrohlich ist, wie er dachte. Illusionäre Omnipotenz- und Ohnmachtsphantasien relativieren sich, und schizoid-paranoide Mechanismen im Sinne von M. Klein mit ihrem selbstverstärkenden Wechselspiel von Angst und Aggression werden abgeschwächt.

Befriedigung archaischer Bedürfnisse

Bei der auch oben schon beschriebenen Befriedigung archaischer Bedürfnisse geht es darum, durch Regression in einen positiv erlebten Zustand der Selbst-Objekt-Einheit gute Erfahrungen mit einem primären Objekt oder Partialobjekt wiederzufinden und so eine narzisstische Persönlichkeitsstärkung im Sinne Balints zu erreichen (Leuner 1985). Kennzeichnend für diesen Zustand ist ein „ozeanisches" Wohlgefühl. Es entwickelt sich v. a. im Kontakt mit archaisch-positiven Substanzen, z. B. beim Baden in einem See oder beim Trinken aus einer Quelle oder beim Liegen im warmen Sand oder in einer Sommerwiese. Der Therapeut fördert diesen Zustand durch eine gewährende, mitschwingende Haltung.

Gewinnung von Helfern

Im KB kann man Symbolgestalten als innere Helfer gewinnen. Das entspricht einer gezielten Förderung innerer Ressourcen und ist besonders in der Anfangsphase der Therapie von Ich-strukturell gestörten Patienten indiziert. Manchmal treten spontan Gestalten auf, die als Helfer und Führer in Frage kommen (Menschen, Tiere, Riesen, Zwerge o. ä., vgl. Lang 1982). Durch Motive wie z. B. „Begegnung mit einer wohltuenden Gestalt" (Seithe 1989) oder Vorstellung eines „Tieres, das mich fasziniert", kann man nach solchen möglichen Helfern suchen, auch durch die Imagination von Ich-Anteilen: Die einzelnen als Aspekte des eigenen Ichs imaginierten Gestalten mögen z. T. erschreckend hilflos oder bedrohlich sein (z. B. ein eng geschnürtes hungriges Baby, eine wütend herumtanzende Hexe oder eine eiskalt-streng blickende Gottesgestalt), immerhin verfügen sie über sehr unterschiedliche Fähigkeiten, mit denen die Patienten in Beziehung treten können. Außerdem sind häufig auch direkt als Helfer in Frage kommende Anteile dabei, etwa muntere Kinder, aufmüpfige Jugendliche und vielfältige Tiergestalten (z. B. vitale Frösche, verschmuste Katzen, treue Schäferhunde, diebische Elstern etc.). Eine m. E. besonders wichtige Variante des Einsatzes von Hilfsgestalten ist die Möglichkeit, auf das kompetente erwachsene Ich des Patienten zurückzugreifen in Situationen, wo der Patient in einer Altersregression mit seinem Kind-Ich identifiziert ist und Hilfe braucht.

Beispiel

▶ Bei der Imagination eines Hauses sieht sich eine Patientin als kleines Mädchen vor einem verkommenen Haus stehen, das ihrem Vater gehört. Es ist dunkel und es gewittert. Sie will nicht in das Haus hineingehen, weiß aber auch nicht, wo sie sonst hingehen könnte. Die Therapeutin fragt sie, ob sie als Erwachsene, so wie sie jetzt ist, zu dem kleinen Mädchen gehen könnte. Das kann sie gut. Sie nimmt es mit in ihre Wohnung, legt es ins Bett, setzt sich zu ihm und gibt ihm einen warmen Kakao.

Indem die Therapeutin die Patientin bittet, sich als Erwachsene um das verängstigte, alleingelassene Kind zu kümmern, signalisiert sie Verständnis für die Hilfsbedürftigkeit des Kindes, fordert aber auch aktive Verantwortungsübernahme und Selbstfürsorge. Die Patientin soll ihre eigenen Stärken aktivieren, um sich selbst Halt und Schutz zu geben. Das ist ein wichtiger Zwischenschritt in die Selbständigkeit. ◀

Verfolgen und Mindern

Das Prinzip des Verfolgens und Minderns regt als einziges das direkte Ausleben von Hass-, Wut- und Rachegefühlen an: Sehr bedrohlich erlebte Symbolgestalten werden verfolgt und geschwächt, evtl. auch getötet (Leuner 1985; Lang 1982). Dies Prinzip kann bei der Behandlung narzisstischer Persönlichkeiten mit schwer kontrollierbaren aggressiven Impulsen und bei traumatisierten Patienten indiziert sein, muss aber wegen der Gefahr versteckter Autoaggressionen und möglicherweise entstehenden massiven Schuldgefühlen sehr vorsichtig angewendet werden. Weniger erfahrenen Therapeuten wird empfohlen, sich darauf zu beschränken, Aggressionen durch Konfrontationen einzugrenzen und durch Stellvertreter, z. B. einen Löwen, statt durch das Traum-Ich des Patienten ausleben zu lassen.

Beispiel

▶ Eine Patientin hat mehrfach von Elefanten geträumt und möchte nun ein KB mit Elefanten machen. Ein Elefant tritt aus einem Palmenwald heraus an den Strand. Er ist schon sehr alt, hat schwarze Haut, und wird von einem merkwürdigen, zirkusmäßig gekleideten Mann geführt. Der zerrt ihn grob am Rüssel. Die Patientin soll sich den Mann genauer ansehen. Der hat statt einem Kopf einen Penis oder eine Pistole und droht, die Patientin zu erschießen. Sie wirft sich erschrocken auf den Boden und ruft laut die Elefantenherde zu Hilfe. Der Mann schimpft auf die Weiber und will weggehen. Die Therapeutin fragt, ob sie ihn weggehen lassen will, er schiene doch ziemlich gefährlich zu sein. Ja, er sei sehr gefährlich, er murmele vor sich hin: „Ich krieg dich noch". Der alte Elefant empfiehlt, den Mann am Kopf zu drehen. Die Patientin dreht und dreht, gerät dabei zunehmend in Erregung (verzerrtes Gesicht, drehende Gestik der Hände), hat ihm plötzlich den Penis-Kopf abgedreht. Sie schluchzt auf, das könne man doch nicht machen. Die Therapeutin meint, ehe man sich erschießen ließe, könne man das vielleicht doch. Nun ist die Frage, was mit den Teilen des Mannes geschehen soll. Die Patientin will sie im Meer versenken. Sie steigt mit ihrer Schwester (die mit 15 Jahren psychotisch wurde und sich mit 18 Jahren suizidierte) in ein Boot. Die Schwester singt leise vor sich hin und weiß genau, wo sie hinfahren müssen. Die Patientin meint, sie müssten dem Mann noch verzeihen. Sie fahren dann zurück, die Elefanten tragen sie nach Hause.

Nach Ende der Sitzung geht die Patientin noch eine Weile spazieren, muss sich dabei übergeben und erkrankt unmittelbar anschließend an einer heftigen Infektion, die intravenöse Gabe von Antibiotika im Krankenhaus notwendig macht. Danach geht es ihr wieder gut, aber sie wundert sich über ihre massive körperliche Reaktion und fragt sich, ob ihr Vater ihre Schwester missbraucht hat. Sie erzählt nun Einzelheiten, die das wahrscheinlich erscheinen lassen: Die Schwester hatte ihr Zimmer neben dem Elternschlafzimmer, der Vater ging häufig zu ihr, prügelte sie auch oft. Ab dem 12. Lebensjahr zog sich die Schwester immer stärker zurück, wurde dann psychotisch, der Vater holte sie immer wieder schnell aus der Klinik zurück, konnte ihre Abwesenheit offenbar schlecht ertragen. Nach ihrem Suizid erkrankte der Vater und starb ein Jahr nach ihr. Die Beziehung zwischen Vater und Schwester war ein völlig tabuiertes Thema in der Familie, so sehr, dass die Patientin bis heute nie darüber nachgedacht hat.

In dem KB sieht man eine Spaltung des Vaterbildes in den guten alten Elefanten und den bösen, verfolgenden Penis-Pistolen-Mann. Den Elefanten kann die Patientin als Helfer nutzen. Die Heftigkeit der körperlichen Reaktion zeigt, was für emotionale Abgründe sich beim Bildern auftun können. Hier ist unbedingt Vorsicht geboten. ◄

Die Regieprinzipien zielen alle auf die Stärkung positiver Selbst-Objekt-Aspekte, das Eingrenzen negativer Aspekte und die Überwindung von Spaltungen durch Integration abgespaltener Anteile. Durch metaphorischen Handlungsvollzug sollen positive Ressourcen aktiviert und Destruktivität kontrolliert oder eingeschmolzen werden.

> **!** Das KB setzt damit bei der Nachentwicklung basaler innerer Strukturen auf einer bildhaft-analogen Ebene der Informationsverarbeitung an, auf der sich vermutlich auch die ursprüngliche Entwicklung der frühen Selbst- und Objektbilder vollzog. Damit eröffnet es strukturell ich-gestörten Patienten, die zunächst wenig Zugang zu ihren Konflikten haben, die Möglichkeit, individuelle Metaphern für ihren Zustand zu finden und damit in einen fortschreitenden Symbolisierungs- und Wandlungsprozess einzutreten.

10.3.5
Allgemeine therapeutische Strategien

Durch die Settinggestaltung, die vorgegebenen Motive, die Art der Begleitung und die spezifischen Handlungsanregungen nimmt der Therapeut Einfluss auf die Entwicklung der Bilder und die stattfindenden Verarbeitungsprozesse von Konflikten auf der Symbolebene (Seithe 1997). Dabei sollte er ein Gleichgewicht halten zwischen beruhigenden und strukturbildenden Momenten. Beruhigend ist das konstante zugewandte Dabeisein, strukturbildend wirken Anregungen, z.B. sich auf bestimmte Erfahrungen einzulassen oder mit Symbolgestalten in bestimmter Weise umzugehen. Diese Anregungen stellen implizite Entwicklungsimpulse dar, die die Entstehung von reiferem, integrierterem Verhalten stimulieren sollen. Sie ergeben sich aus der klinischen Einschätzung der Situation: Statt sein Verständnis der Situation in Form einer Deutung des Ist-Zustands zu äußern (wie sich der Patient verhält, was er vermeidet, welche früheren Erfahrungen aktuell nachklingen), setzt der Therapeut es in die Formulierung einer Entwicklungsaufgabe um, aus deren Bewältigung dem Patienten neue Erfahrungen und innere Funktionsschemata erwachsen.

Wichtig ist dabei, dem Patienten durch eine sorgfältige *Dosierung der Affekte* eine kontinuierliche produktive Verarbeitung seiner Konflike zu ermöglichen (Bahrke 1999), wobei mangelhafte Ich-Funktionen durch allmähliche Einübung nachentwickelt und rigide Abwehrmechanismen auf der spielerisch-kreativen Ebene der Bilder aufgelockert werden können. Wichtig ist auch, die *Ressourcen* des Patienten immer wieder zu stärken, d.h. durch Vorgabe entsprechender Motive auf der Symbolebene für genügend „Auftanken" zu sorgen, damit der Patient die anstehende Konfliktarbeit erfolgreich bewältigen kann. Besonders zu Beginn der Therapie ist einiges an stützender Vorarbeit notwendig, bevor eine Bearbeitung von Konflikten sinnvoll in Angriff genommen werden kann, besonders bei strukturell ich-gestörten Patienten, die meist Schwierigkeiten haben, ihre Grenzen zu wahren, ihre eigene Befindlichkeit wahrzunehmen, ihre Affekte zu steuern, ihr Selbstwertgefühl halbwegs stabil zu halten und mit anderen in einigermaßen realitätsangepassten Kontakt zu treten.

Therapeutische Techniken

Die beim KB eingesetzten Techniken sind implizite Einladungen, die sich aber nicht auf die Veränderung der Inhalte der Imaginationen richten, sondern auf eine Erweiterung des Spielraums, mit den Inhalten umzugehen. Sie reichen von

- Fokussierung der Aufmerksamkeit,
- Anregung zu genauerem Wahrnehmen,
- Veränderung der Trancetiefe (durch strukturierendes Nachfragen oder empathisches Mitschwingen) über
- Veränderung der Perspektive innerhalb von Zeit und Raum (Fokussieren von Gegenwart, Vergangenheit oder Zukunft; Sich-Entfernen, Sich-Annähern) zu
- Ermutigungen, etwas noch nicht ganz Gewagtes ruhig zu tun und
- Anregungen, etwas Neues auszuprobieren, z.B. mit Symbolwesen auf eine bestimmte Weise umzugehen.

Insgesamt haben die Aktivitäten des Therapeuten während der Imaginationen eine primär psychosynthetische Funktion. Sie helfen, neue, gesündere Strukturen aufzubauen, die die dysfunktionalen, in schwierigen alten Beziehungsszenarien aufgebauten inneren Strukturen überdecken oder erweitern. Diese psychosynthetische Tätigkeit wird ergänzt durch die eher analysierende, im-nachhinein-verstehen-wollende Haltung der Gesprächsphasen, so dass sich Strukturaufbau und Strukturanalyse miteinander verschränken.

Verlauf von KB-Therapien

Im Verlauf von KB-Therapien kann man meist eine allmähliche Verlagerung des Arbeitsschwerpunktes beobachten (Sachsse u. Wilke 1987): Zu Anfang der Therapie dienen die Imaginationen primär dazu, einen bergenden Raum herzustellen, wobei der Therapeut eine mütterlich-haltende, spiegelnde und integrierende Funktion hat. Später wird dieser Raum dann zunehmend für die Darstellung innerer Konflikte und für kreatives Probehandeln genutzt, wobei der Therapeut dann die Funktion eines Begleiters übernimmt, der Hinweise und Anregungen gibt und auf die Angemessenheit der Affekte und des Verhaltens achtet.

Für eine nachentwickelnde therapeutische Arbeit scheinen Imaginationen ein besonders geeignetes Medium zu sein, denn die unbewussten Erlebnisstrukturen, die Wahrnehmungs-, Gefühls- und Motorikkomponenten umfassen, sind nicht begrifflich-verbal gespeichert, können aber in Form von Szenen und Bildern ausgedrückt werden. Durch das Verstehen dieser Bilder kann eine Brücke zwischen verbalem und averbalem Bereich geschlagen werden und ein Symbolisierungsprozess in Gang kommen (Dieter 1996), in dem sich die inneren Bilder und das Erleben synchron verändern. Dieses Phänomen haben verschiedene therapeutische Verfahren unabhängig voneinander entdeckt (z.B. auch Hypnotherapie, Gestalttherapie und Psychodrama) und Leuner (1955, 1985) hat schon in den 50er-Jahren experimentelle Belege zur *funktionalen Äquivalenz zwischen den aktuellen innerseelischen Zuständen und den produzierten Imaginationen* erbracht.

Auch im klinischen Bereich sieht man immer wieder, dass Veränderungen der innerseelischen Situation kovariierend entsprechende Veränderungen auf der Bildebene hervorrufen, und umgekehrt Veränderungen der imaginierten Bildkonstellation entsprechende Veränderungen des Fühlens und Handelns ermöglichen. So wandeln sich z.B. imaginierte Häuser regelhaft, wenn sich die Patienten verliebt haben, die Häuser werden dann gemütlicher und romantischer. Und nach geglückten Symbolkonfrontationen und Versöhnungen sind plötzlich reale Leistungen möglich, die vorher nicht bewältigt werden konnten. Offenbar ändert sich mit der Veränderung des inneren Bildes der Welt auch das Erleben der Realität. Die Arbeit auf der Symbolebene bietet viel Schutz, sie ermöglicht einen Zugang zu primärprozesshaft organisierten affektiven Strukturen und deren relativ angstfreie Symbolisierung und Bearbeitung.

10.3.6
Settingvarianten

Mit der KiP kann man nicht nur in einzeltherapeutischem Setting arbeiten, sondern auch in Gruppen (Kottje-Birnbacher u. Sachsse 1986; Gerber 1990) und in der Paar- und Familientherapie (Klessmann 1980, 1982; Kottje-Birnbacher 1981, 1990, 1993). Das KB wird hier genauso wie in der Einzeltherapie als Projektionsfläche für Bedürfnisse, Ängste und Konflikte benutzt, nur dass der Schwerpunkt hier stärker auf der interaktionellen Dimension liegt.

Gruppentherapie mit der katathym-imaginativen Psychotherapie

Die Gruppentherapie mit der KiP basiert auf der tiefenpsychologisch fundierten Gruppenpsychotherapie. In diesen Rahmen werden Imaginationsphasen integriert, wobei es verschiedene Möglichkeiten gibt, nämlich stille *Einzelimaginationen* der Teilnehmer, die von dem Therapeuten durch Vorschlag eines Motivs und anreichernde Fragen begleitet werden, oder *Gruppenimaginationen*, in denen die Teilnehmer gemeinsam imaginieren: Die Gruppe einigt sich zunächst auf irgendein Thema, wie z. B. „Erforschung einer Insel" oder „Jeder verwandelt sich in ein Tier, wir treffen uns als Tiere", danach legen sich die Teilnehmer sternförmig auf den Boden und der Therapeut gibt eine Entspannungsinstruktion als Einleitung der Imagination. Jeder äußert dann die Bilder, die sich in ihm entwickeln (und die er zeigen will), sodass sich in einer Quasirealität eine gemeinsame Gruppenaktion entwickelt, die im Nachgespräch aufgearbeitet wird. Die Gruppennormen, die basalen Gruppenphantasien und Kompromissbildungen und die individuellen Rollenübernahmen mit dem zugehörigen biographischen Hintergrund sollten dabei verständlich werden. In den Gruppenimaginationen entwickelt sich eine sehr dichte emotionale Interaktion zwischen den Gruppenteilnehmern, die die latenten Wünsche, Ängste und Abwehrstrukturen der Teilnehmer plastisch abbildet, insofern sehr wertvolles Arbeitsmaterial verfügbar macht und zusätzlich die Gruppenkohäsion stärkt. Allerdings setzt dies Vorgehen eine gewisse Ich-Stärke der Teilnehmer voraus. Im klinischen Rahmen kann der Therapeut die Gruppenimagination nicht einfach beobachten, sondern muss gelegentlich unterstützend eingreifen (Rust 1986), man kann hier aber auch gut mit Einzelimaginationen arbeiten, die auch individuell wesentliches Material erbringen, nur eher zu einer Therapie des Einzelnen in der Gruppe beitragen und die Vorteile der Gruppe weniger nutzen.

Paartherapie mit der katathym-imaginativen Psychotherapie

In der Paartherapie schlägt der Therapeut ein seiner Einschätzung nach passendes Thema für eine gemeinsame Imagination vor, z. B. ein Haus (jeder kann dem anderen sozusagen sein inneres Haus zeigen), Bäume (jeder imaginiert einen Baum, dann sollen beide zusammen für die Bäume einen Platz finden und die Umgebung gemeinsam gestalten) oder Tiere (die beiden Tiere sollen sich begegnen, man schaut, was sie miteinander anfangen können), eine gemeinsame Bootsfahrt (damit wird Nähe vorgegeben, die Frage ist, wie das Paar damit umgeht), eine Kleiderkammer, wo man verschiedene Kostüme finden und anprobieren kann (die darin verkörperten inneren Tendenzen können dem anderen in einer geschützten Situation vorgeführt werden), eine Begegnung als Kinder (dabei wird die emotionale Tiefenstruktur der Beziehung oft sehr plastisch) oder eine gemeinsame Bergwanderung (dabei zeigt sich der Umgang mit Leistungsanforderungen, Unterschiede in der Belastbarkeit, im Rhythmus von Anstrengung und Ausruhen und wie die Partner damit umgehen).

Es gibt viele Möglichkeiten, Selbstsymbole miteinander in Kontakt zu bringen oder Szenerien vorzuschlagen, die die Entwicklung unterschiedlicher gemeinsamer Aktionen nahelegen, wobei man dann beobachten kann, wer welche Bedürfnisse hat, wie er sie äußert, wie der andere darauf reagiert, wo es zu Missverständnissen kommt, wie jeder mit Enttäuschungen umgeht etc. Der Therapeut fungiert bei diesen gemeinsamen Imaginationen als Begleiter, er sorgt dafür, dass jeder Partner sich äußert und genug Raum erhält, fragt nach, wenn Äußerungen unklar oder unvollständig sind, fordert den anderen zur Stellungnahme auf, wenn ein Partner einen Wunsch oder eine Zuschreibung geäußert hat, und achtet darauf, dass die emotionalen Toleranzgrenzen beider Partner nicht überschritten werden. Er sollte die emotionale Verschränkung der Partner genau wahrnehmen, um sie im Nachgespräch bearbeiten zu können, gleichzeitig aber auch schon auf der KB-Ebene für eine gewisse Normalisierung der Kommunikation sorgen, nach guten Lösungen suchen lassen und kreatives neues Probehandeln fördern.

10.4 Indikation und Kontraindikation

Der Anwendungsbereich der KiP entspricht grob dem der psychodynamischen Psychotherapien, daher soll hier nur auf die verfahrensspezifischen Erweiterungen und Einschränkungen eingegangen werden.

Indikationsbereich der KiP

- In der KiP braucht die Fähigkeit der Patienten, ihr Erleben zu verbalisieren und zu reflektieren, nicht so gut ausgeprägt zu sein, weil die Bildebene als zusätzliche Bearbeitungsdimension zur Verfügung steht. Daher sind einfach strukturierte Patienten mit geringer Introspektionsfähigkeit, die Mühe haben, ihr Erleben in Worte zu fassen, oft gut durch KiP erreichbar.

- Besonders indiziert ist die KiP für Patienten mit festgefügten Abwehrstrukturen, für stark rationalisierende und für emotional blockierte oder unentwickelte Patienten, die durch das kreative Element des KB angesprochen werden und in den Bildern ihre innere Welt ausdifferenzieren können, da das KB auf einer basalen Fühl- und Spüreebene ansetzt. Diese Vorteile kann man auch bei der Behandlung in Gruppen oder in Paar- und Familientherapien nutzen.
- In der Behandlung von psychosomatisch Kranken hat sich die KiP sehr bewährt. Die bildhafte Symbolisierung stellt einen wichtigen Zwischenschritt zwischen Körperempfindungen und Emotionen dar (Wilke u. Leuner 1990).
- Eine wichtige Indikation für die KiP sind Kurztherapien von 15–30 Sitzungen und Kriseninterventionen, weil sich in den Bildern der Konfliktfokus schnell und präzise darstellt und zudem auf der Bildebene wirksame affektlösende, nachentwickelnde und konfliktklärende Bearbeitungsstrategien zur Verfügung stehen (Leuner 1985).
- Man kann das KB aber genauso als diagnostisches und therapeutisches Agens in längerdauernde, die Charakterstruktur verändernde Behandlungen integrieren.
- Ein weiterer Indikationsschwerpunkt ist die Behandlung von Kindern und Jugendlichen, besonders die Altersgruppe, für die Spieltherapie nicht mehr in Frage kommt (Leuner et al. 1990; Horn 1987).
- In den letzten Jahren wurden spezifische Vorgehensweisen der KiP für Borderlinepatienten (Jollet et al. 1989) und für traumatisierte Patienten (Sachsse u. Reddemann 1997) entwickelt.

In einigen Sammelbänden (Leuner 1980; Leuner u. Lang 1982; Roth 1984; Bartl u. Pesendorfer 1989; Leuner et al. 1990; Wilke u. Leuner 1990; Hennig et al. 1992; Leuner et al. 1993; Kottje-Birnbacher et al. 1997; Salvisberg et al. 2000) sind viele Einzelfallstudien über verschiedenartige Problemsituationen und Patiententypen zu finden, in denen man sich exemplarisch über angemessene therapeutische Vorgehensweisen informieren kann.

Kontraindikationen

Notwendige Behandlungsvoraussetzungen für jede Psychotherapie sind ausreichende Intelligenz und ausreichende Veränderungsmotivation. Zusätzlich muss man überlegen, ob der Patient von einer anderen Therapiemethode voraussichtlich besser profitieren könnte. Danach gibt es einige Situationen, in denen die KiP nicht oder nach Abwägen der Vorteile und Risiken mit einem auf die individuellen Probleme abgestimmten modifizierten Vorgehen eingesetzt werden sollte.

- Eine Psychotherapie mit KiP ist nicht indiziert, wenn die Patienten Bilder nicht mögen, sich nur ungern darauf einlassen und auch gut ohne KB behandelt werden können. Sofern dieser emotionalen Abwehr allerdings eine der oben dargestellten besonderen Indikationen zur KiP gegenüber steht, kann man versuchen, die Patienten für das KB zu motivieren.
- Bei ausgeprägt histrionisch strukturierten Patienten ist eine Indikation der KiP nicht gegeben, wenn durch die Bilder das dauernde Agieren unterstützt wird.
- Bei Patienten mit geringer Integration der Ich-Struktur ist Vorsicht geboten. Einerseits kann durch vorsichtigen Einsatz des KB die Integration des Ichs gefördert werden, andererseits muss der Gefahr des Überschwemmtwerdens durch Modifikationen der Technik gegengesteuert werden.

Darüber hinaus kann die Arbeit mit der KiP auch in einigen Situationen Schaden verursachen, so dass hier wirkliche Kontraindikationen vorliegen:

Kontraindikationen für KiP

- Eine Psychotherapie mit KiP ist kontraindiziert während einer akuten Psychose, da die Patienten nicht mit ihren Bildern umgehen könnten, sondern von ihnen überschwemmt würden.
- Während akuter schwerer depressiver Zustände ist die KiP kontraindiziert, da sich die Depression durch die Spiegelung in depressiven Bildern verstärken würde.

10.5 Evaluation

Lange wurde primär an der inhaltlichen Weiterentwicklung und Ausdifferenzierung des Verfahrens gearbeitet, während seine Überprüfung an größeren Patientengruppen zu kurz kam. Im Moment wird eine große Wirksamkeitsstudie mit 85 Patienten in einem Wartekontrollgruppendesign gerade ausgewertet, von der in Kürze erste Ergebnisse vorliegen werden (Wilke u. von Wietersheim).

In einer kontrollierten Studie von Wilke (1980) wurden 58 Colitis-ulcerosa-Patienten behandelt, 23 mit KiP, der Rest mit analytisch orientierter Gesprächstherapie und Entspannungsübungen. Bei gleichen klinischen Ausgangsbefunden waren die KiP-Patienten kürzer in stationärer Behandlung (39 Tage vs. 50 Tage), und die klinischen Ergebnisse der KiP waren bei der Katamnese nach 2 Jahren der Kontrollgruppe hinsichtlich Rezidivfreiheit und Rezidivschwere etwas überlegen.

Roth et al. (1990) behandelten 65 Frauen mit psychosomatisch-gynäkologischen Symptomen und Sexualstörungen und 26 Männer mit Sexualstörungen mit KiP. Bei 72 % der Männer und 84 % der Frauen waren bei Abschluss der Behandlung die Symptome verschwunden oder erheblich verbessert. Für 60 Patienten liegen Katamnesen nach mehr als 2 Jahren vor.

Klessmann u. Klessmann (1990) haben 50 Anorektikerinnen ambulant behandelt und nach 6 Jahren katamnestisch untersucht. Das durchschnittliche Gewicht betrug bei Therapiebeginn 42,1 kg, bei Therapieende 47,1 kg, bei der Katamneseerhebung 53,8 kg.

Den Phasen therapeutischer Verständigung nach Mergenthaler u. Bucci (1999) – Aktivierung von emotionalem Erleben, bildliche oder narrative Übersetzung dieses Erlebens, Reflektion – trägt die KiP von ihrem Setting und ihren Arbeitsmöglichkeiten her besonders gut Rechnung. Die bisherigen Ergebnisse zur KiP-Prozessforschung (Stigler u. Pokorny 2000) belegen die Annahme, dass während des KB wirklich ein primärprozessnaher Zustand in einer Art geschütztem Erlebnisraum entsteht, innerhalb dessen viele Gefühle gespürt werden, Angst und andere negative Gefühle aber herabgesetzt sind. Die Untersuchung dieser Hypothesen wurde mit Hilfe von transkribierten Therapiesitzungen und computergestützter Inhaltsanalyse durchgeführt, wobei der Wortgebrauch in den verschiedenen Phasen des therapeutischen Prozesses (Gesprächsphasen und KB-Phasen) ermittelt wurde.

10.6
Perspektiven des Verfahrens hinsichtlich Theorie, Behandlungstechnik, Weiterbildungsmöglichkeiten und Abrechnungsfragen

Theorie und Behandlungstechnik

In den letzten Jahren wurde das innerhalb der KiP verfügbare Repertoire an Motiven und Interventionstechniken in seiner spezifischen Wirksamkeit gesichtet, differenzialdiagnostisch geordnet und weiterentwickelt. Insbesondere zur therapeutischen Förderung von Patienten mit mittlerem und geringem Strukturniveau wurden im Rahmen der Entwicklung eines Behandlungskonzepts für Borderlinepatienten mit KiP wichtige neue ressourcenfördernde Behandlungsanregungen entwickelt, so z. B. von Jollet et al. (1989) und von Sachsse u. Reddemann (1997). Auch für etliche andere Beschwerdebilder gibt es inzwischen spezifische Behandlungskonzepte, z. B. von Wilke (1990), Klessmann (1988, 1990), Lippmann (1990), Eibach (1990) und Sachsse (1990), Sachsse u. Wilke (1987) für die Behandlung psychosomatischer Krankheiten wie Kolitis, Morbus Crohn, Asthma, Anorexie, Bulimie und Herzneurosen; und von Krippner und von Dieter (beides unveröffentl. Vorträge 1995) für Angstpatienten mit Berücksichtigung des jeweiligen strukturellen Niveaus; von Dieter (1993) für die Behandlung verschiedener Arten von Depression; von Salvisberg (1982) und von Friedrich (unveröffentl. Seminar 1997) für die Behandlung von Zwangsstörungen; von Erlanger (1997) für den Umgang mit älteren Patienten. Diese Ausdifferenzierungen der Technik werden sicher weitergehen.

Theoretisch wurde in den letzten Jahren die Auswirkung verschiedener psychoanalytischer Konzepte (Leuner 1982; König 1990; Dieter 1996, 2000; Klessmann 1982) und die Auswirkung anderer psychotherapeutischer Theorien, insbesondere der systemischen und lösungsorientierten Therapie, auf die KiP reflektiert (Fürstenau 1990; Kottje-Birnbacher 1990, 1992, 1997). Auch diese Überlegungen werden weitergehen im Bemühen um eine konsistentere theoretische Basis.

10.7
Weiterbildungsmöglichkeiten

Die zukünftige Entwicklung der Weiterbildung ist wegen der Unklarheit der politischen Situation noch nicht recht absehbar. Es werden zusätzlich zu den regionalen Seminaren mit Blockveranstaltungen im Moment zunehmend konstante Ausbildungsgänge geschaffen innerhalb von kassenärztlich anerkannten Weiterbildungsinstituten, z. B. in Bad Segeberg, in Sinzig und in Düsseldorf.

In Österreich ist die KiP ein gesetzlich anerkanntes psychotherapeutisches Verfahren.

 In Deutschland ist die KiP als spezielle Behandlungsmethode der tiefenpsychologisch fundierten Psychotherapie kassenärztlich abrechenbar.

Auskunft erteilt das Sekretariat der Arbeitsgemeinschaft für katathymes Bilderleben und imaginative Verfahren in der Psychotherapie (AGKB) e. V., Bunsenstr. 17, D-37073 Göttingen, Tel. 0551/46754. Hier sind auch die Adressen der anderen KB-Gesellschaften zu erfahren, die in Mitteldeutschland,

Holland, Österreich, Schweiz, Schweden, Slowenien und Tschechien die Ausbildung organisieren.

Einführungskurse in die KiP finden im Rahmen der großen Psychotherapie-Tagungen in Lindau, Lübeck, Bad Wildungen, Langeoog, Aachen etc. statt. Zusätzlich gibt es eine Reihe von regionalen Seminaren der AGKB, wo in aufeinander aufbauenden Kursen die therapeutischen Vorgehensweisen der KiP erlernt werden können. Das Verfahren ist unter didaktischen Gesichtspunkten in Unter-, Mittel- und Oberstufe gegliedert und ist dank seiner klaren Struktur gut lehr- und lernbar. Ergänzend zu den Übungskursen, in denen der therapeutische Umgang mit Imaginationen geübt wird, werden Theorieseminare angeboten. Daneben ist Literaturstudium, eine kontinuierliche Betreuung in regionalen Supervisionsgruppen und Selbsterfahrung mit KB im Einzel- und im Gruppensetting erforderlich. Die Ausbildung dauert berufsbegleitend etwa 3–4 Jahre und schließt mit dem Therapeutenkolloquium ab. Hierzu ist ein Behandlungsverlauf ausführlich auszuarbeiten, das Vorgehen theoretisch zu begründen und mit Tonbändern zu dokumentieren.

Zur Weiterbildung zugelassen sind psychotherapeutisch vorgebildete Ärzte, klinisch tätige Diplom-Psychologen, Psychoanalytiker und psychoanalytisch ausgebildete Kinder- und Jugendlichentherapeuten. Die Grundkurse können auch von Medizin- und Psychologiestudenten höherer Semester besucht werden.

WEITERFÜHRENDE LITERATUR

Bahrke U, Rosendahl W (Hrsg) (2201) Psychotraumatologie und Katathym-imaginative Psychotherapie. Papst, Lengerich

Dieter W (1996) Lernen durch Erfahrung mit Hilfe von Symbolen. Imagination 3: 5–19

Dieter W (2000) Imagination und Symbolisierung bei neurotischen und ich-strukturell gestörten Patienten. In: Salvisberg H, Stigler M, Maxeiner V (Hrsg) Erfahrung träumend zur Sprache bringen. Huber, Bern, S 147–168

Ebermann T (1999) Autostop – Fahren Sie mit? Fahren Sie mit! Imagination 1: 61–72

Erlanger A (1997) Katathym-imaginative Psychotherapie mit älteren Menschen. Reinhardt, München Basel

Leuner H (1985) Lehrbuch des Katathymen Bilderlebens. Huber, Bern

Leuner H (1989) Katathymes Bilderleben, Grundstufe, 1. Aufl. 1970. Thieme, Stuttgart

Leuner H, Kottje-Birnbacher L, Sachsse U, Wächter M (Hrsg) (1986) Gruppenimagination. Gruppentherapie mit dem Katathymen Bilderleben. Huber, Bern

Leuner H, Horn G, Klessmann E (Hrsg) (1990) Katathymes Bilderleben mit Kindern und Jugendlichen. Reinhardt, München, Basel

Rust M (1996) Katathym-imaginative Psychotherapie. In: Senf W, Broda M (Hrsg) Praxis der Psychotherapie. Thieme, Stuttgart New York, S 216–220

Salvisberg H, Stigler M, Maxeiner V (Hrsg) (2000) Erfahrung träumend zur Sprache bringen. Huber, Bern

Stigler M, Pokorny D (2000) Vom inneren Erleben über das Bild zum Wort. KiP-Texte im Lichte computergestützter Inhaltsanalyse. In: Salvisberg H, Stigler M, Maxeiner V (Hrsg) Erfahrung träumend zur Sprache bringen. Huber, Bern, S 85-100

von Wietersheim J, Wilke E, Röser M, Meder G (2001) Die katathym-imaginative Psychotherapie-Evaluationsstudie – erste Ergebnisse. In: U. Bahrke, Rosendahl W (Hrsg) Psychotraumatologie und Katathym-imaginative Psychotherapie. Papst, S 499–507

Wilke E (1996) Katathym-imaginative Psychotherapie – eine spezielle Form tiefenpsychologisch fundierter Psychotherapie. In: Reimer C, Eckert J, Hautzinger M, Wilke E (Hrsg) Psychotherapie. Ein Lehrbuch für Ärzte und Psychologen. Springer, Berlin Heidelberg New York, S 77–123

Wilke E, Leuner H (Hrsg) (1990) Das Katathyme Bilderleben in der psychosomatischen Medizin. Huber, Bern

Kapitel 11

Gestalttherapie

L. Hartmann-Kottek

11.1   Lebens- und ideengeschichtliche Entwicklung   178
11.1.1 Historische Entwicklung   178
11.1.2 Hintergrundstruktur   185
11.1.3 Beziehungsgestalten   186
11.1.4 Das Persönlichkeitsmodell   197

11.2   Definition und Abgrenzungen   200
11.2.1 Definition der Gestalttherapie   200
11.2.2 Der psychodynamische Aspekt   201
11.2.3 Der lerntheoretische Aspekt   202
11.2.4 Der systemische Aspekt   204
11.2.5 Der bewusstheitsverändernde Aspekt   208
11.2.6 Der existenztherapeutische Aspekt   209
11.2.7 Der humanistische Aspekt   211

11.3   Der therapeutische Prozess   213
11.3.1 Methodische Einzelaspekte   213
11.3.2 Das therapeutische Beziehungsangebot   228

11.4   Indikation und Kontraindikation   231

11.5   Evaluation   231

11.6   Perspektiven   233

11.7   Weiterbildungsmöglichkeiten   233

Weiterführende Literatur   234

11.1
Lebens- und ideengeschichtliche Entwicklung

11.1.1
Historische Entwicklung

Die „Gestalttherapie" beginnt bei Fritz Perls, genauer gesagt: bei Dr. med. Friedrich Salomon Perls, geboren in Berlin 1893, gestorben 1970 in Chicago.

Das in ihr verdichtete Gedankengut spiegelt einerseits die geistige Aufgeschlossenheit seiner Zeit und die von Fritz Perls wider. Andererseits kommen die philosophischen Fragen und Ansätze, die uns in der Gestalttherapie begegnen, oft aus einem sehr viel früheren Ursprung.[1]

Der Lebensweg von F. Perls

Fritz ist drittes Kind und einziger Junge einer jüdischen Kaufmannsfamilie. An die mütterlichen Großeltern, gütige, praktizierende Juden, knüpft das Kleinkind Fritz fast paradiesische Erinnerungen. Sie sterben bald. Von der Mutter erhält er Ermutigung für seine künstlerische Seite. Sie liebt Theater-, Opernund Museumsbesuche.

Sehr schwierig gestaltet sich die Elternehe. Sie wird belastet durch Kränkung, Hass und Aggression. Der charmante Vater unterhält immer wieder Nebenbeziehungen. Der Sohn wirft ihm Doppelmoral vor. Der Vater, der sich aus familiärer Sicht aufbrausend, stolz und gewalttätig verhält, schafft es jedoch, aktives Mitglied bei den Freimaurern zu werden. Das Vater-Sohn-Verhältnis ist äußerst gespannt. Fritz agiert davon vieles im Umfeld aus. Wegen unerträglicher Streiche wird er 13-jährig vom Gymnasium verwiesen. Er meldet sich selbst 14-jährig in einem anderen an, wo er sich angenommen erlebt, kooperiert und zurecht kommt. Er malt, dichtet und verdient sich am Deutschen Theater (Regisseur Max Reinhardt) sein Taschengeld durch Übernahme kleinerer Rollen. Das Theater wird seine „erste große Liebe". Dabei beeindruckt ihn das von Max Reinhardt geforderte totale Aufgehen in der jeweiligen Rolle und er lernt die entlastende und integrierende Funktion einer Rollenübernahme kennen, sofern sie Bezug zur Hintergrundpersönlichkeit des Darstellers hat. In seinen Studenten- und Assistentenjahren fühlt er sich am wohlsten in linksintellektuellen Künstlerkreisen.

Während des 1. Weltkrieges kommt er als Roter-Kreuz-Helfer in todes-bedrohliche Situationen, deren Verarbeitung ihm lange zu schaffen machen.

Nach dem Krieg beendet er sein Medizinstudium, promoviert 1921 und wird Neuropsychiater.

---

[1] Die Kenntnisse und Erfahrungen, die in diesen Artikel eingehen, stammen (neben einem umfangreichen Literaturstudium) aus einer abgeschlossenen Ausbildung am Fritz-Perls-Institut, einer über 25-jährigen klinischen (psychiatrisch-psychosomatisch-psychotherapeutischen) und ambulanten Patientenbehandlungspraxis und Weiterbildungserfahrung und aus den persönlichen Begegnungen mit: Lore Perls (New York), Axel Villumsson (Esalen/Ca), Erving Polster (San Diego), Hildegund Heinl (Mainz), Hilarion Petzold (Düsseldorf), Toni Horn (ehem. Perls-Schüler), Jan Velzeboer (Holland), Wendela ter Horst (Holland) u. a.

Seinen Lebensweg beeinflussendes Gedankengut und wichtige Persönlichkeiten

1922/24 lernt er den Schriftsteller-Philosophen Salomon Friedländer (1918, 1926) kennen, der sich selbst als Neo-Kantianer versteht. (Der Neokantianismus kommt Ende des 19. Jahrhunderts als Gegenbewegung zu einer populärmaterialistischen Geisteshaltung auf. Er zeigt sich an Strukturen des menschlichen Geistes interessiert, sowie an Werten und Idealen.)

Perls erinnert sich noch im Alter an die große Verehrung, die er zu diesem persönlichen Lehrer empfunden hatte. Er spricht sogar von Demut, die er angesichts dieses, für ihn glaubwürdigen Menschen kennenlernte.

Friedländers Lebenswerk ist der *Überwindung der Polaritäten* gewidmet, bzw. dem Auffinden einer Mitte darüber, die bei ihm „Punkt der schöpferischen Indifferenz" genannt wird. Perls, der Zeit seines Lebens um seine Mitte zu ringen hat, sieht sich auf diese Weise mit einer seiner Lebensaufgaben konfrontiert, die ihn bescheiden werden lässt und ihn gleichzeitig ermutigt. (Sehr viel später stößt Perls bei seinen Japanreisen in den Schriften Laotses auf ein faszinierend ähnliches Gedankengut: wiederum geht es um die *Überwindung von Polaritäten*, die hier in ein *Gleichgewicht* gebracht werden wollen.)

In den Intellektuellenkreisen, in denen Perls verkehrt, wird auch versucht, die Konsequenzen der neuen Theorien der Theoretischen Physik, speziell der Relativitätstheorie, aufzugreifen, soweit sie für Laien zugänglich sind.

Albert Einstein war 1914 nach Berlin gekommen und veröffentlicht 1916 seine allgemeine Relativitätstheorie. In den Folgejahren rufen die neuen Erkenntnisse der Physik den Widerstand der neokantianischen Philosophie, die zu jener Zeit fast alle Lehrstühle inne hat, auf den Plan. Werner Heisenberg (1985, Bd. 3, S. 163 ff) schildert rückerinnernd heftige Disputationen mit Verfechtern dieser Richtung.

Nach längerem, sehr interessiertem Eigenstudium von Sigmund Freuds Werken beginnt Fritz Perls 1925 mit der psychoanalytischen Ausbildung und Analyse bei Karen Horney (1885–1952). Er steht dadurch im Gedankenaustausch mit dem Kreis der Psychoanalytischen *Berliner Schule*. Harald Schultz-Hencke bereitet seine erste Veröffentlichung vor, „Einführung in die Psychoanalyse"(1927). Etliche Gedanken tauchen bei beiden in ähnlicher Weise auf: Beide stellen den Primat der Libidotheorie infrage, richten den Interessenfokus auf frühere Phasen der Kindheit, verfolgen ein Neurosenmodell von Hemmung und Lücke (bei Perls „wholes," die mit „Löcher" rückübersetzt werden), beide wenden sich *gegen* die Überwertigkeit von Hypothesen, die Eigenleben gewinnen und eine irreführende Pseudorealität vorspiegeln können – und beide verpflichten sich zu einer möglichst genauen Beobachtung der therapeutischen Situation im Hier und Jetzt. Die Körpersprache gewinnt dabei besonders an Bedeutung. Beide befassen sich mit den Begriffen „Ad-greddi" und Intentionalität, wenn auch mit einer etwas anderen Zuordnung. Horney und Schultz-Hencke entwickeln in jener Zeit das Setting einer beziehungszentrierten Analyseform im Sitzen. Trotz des kritschen Berliner Diskussionsklimas bleibt Fritz Perls durch sein langjähriges Literaturstudium in insgesamt loyaler Verbundenheit zu Sigmund Freud, auf den er in seinen Phantasien eine Wunschvater-Übertragung entwickelt haben dürfte. Er sehnt sich danach, einmal nach Wien zu gehen.

Zunächst folgt für ihn ein sehr wichtiges Jahr (1926) in Frankfurt. Er übernimmt eine Assistentenstelle bei Kurt Goldstein (1878–1965), der seit 1919 Professor am Neurologischen Institut der Universität Frankfurt ist und gleichzeitig Direktor eines damals berühmten Instituts für Hirnverletzte. Er versucht lebenslang eine geistige Brücke zwischen Biologie und Philosophie zu schlagen. Er setzt sich dabei sehr ernsthaft mit der Gestaltpsychologie auseinander. In der 1921 gegründeten, gestaltpsychologisch orientierten „Psychologischen Forschung" arbeitet er zusammen mit Wertheimer, Köhler, Koffka und Gruhle. (1933 flieht er über Amsterdam nach New York, wo er von 1935 an lebte.)

Goldstein betrachtet sich in seiner beobachtenden Vorgehensweise als Phänomenologen. Er glaubt für jeglichen Organismus eine grundsätzliche „Tendenz zum Ausgleich" erkennen zu können, die ihm erlaubt, seine optimale Leistungsfähigkeit und seine „Ordnung ... trotz Störung durch Reize aufrecht zu erhalten" (1934, S. 236, zit. nach Ludwig-Körner 1992). Die Zentrierung des Organismus versetzt ihn in ein homöostatisches Gleichgewicht und dadurch in einen „mittleren Spannungszustand", der für die Reizbewältigung optimal sei. (Hiermit unterscheidet er sich von Freud, der die Spannungsreduktion als Ziel ansieht.) Zur „mittleren Spannung", als „normaler Lebensvorgang", gehöre „ein gewisses Schwanken in entgegengesetzte Phasen", in der der Organismus zwischen einem „Sein in Ordnung", als Zeichen einer adäquaten Reizverarbeitung, und einem „Sein in Unordnung" pendle, einer „unadäquaten Reizverwertung" bei „katastrophaler Erschütterung des Seins" (1934, S. 195). Hier bereitet sich die Vorstellung von der Selbstorganisation vor.

Die Gestaltpsychologie wird in dieser Zeit – ähnlich wie später die Kybernetik – für Verständnismodelle der Informationsverarbeitung im Gehirn und im Zentralnervensystem herangezogen. Der gesunde

Organismus reagiere ganzheitlich; im beschädigten komme es nur zu Reaktionen isolierter Teile. Die Niveaueinbuße der hirngeschädigten Persönlichkeit gehe parallel zum Verlust ganzheitlicher Verarbeitungsformen. (Interessanterweise nimmt kurze Zeit nach Perls S. H. Foulkes (Fuchs) diese Assistentenstelle bei K. Goldstein ein, setzt sich ebenfalls mit der Gestaltpsychologie auseinander und begründet aus diesem ganzheitlichen Denkansatz heraus später im Londoner Exil die Gruppenanalyse.)

Weitere Mitarbeiter von Kurt Goldstein waren die Psychoanalytikerin Frieda Fromm-Reichmann und der Gestaltpsychologe Adhemar Gelb, Doktorvater von Lore Posner/Perls.

Die „Frankfurter Zeit"

Fritz Perls lernt in Frankfurt die Psychologiestudentin Lore Posner kennen, seine spätere Frau. Lore promoviert bei H. Gelb in Gestaltpsychologie. Sie hat Freude an körperorientierten Verfahren und macht Erfahrung mit den Methoden von Gerda Alexander, M. Feldenkrais und Elsa Gindler.

Lores Einfluss auf Fritz und auf die Gestalttherapie ist in den Folgejahren sehr viel bedeutender, als das allgemein in der Öffentlichkeit den Anschein hat. Sie ist eine kompetente Gesprächspartnerin einerseits und ein korrigierender, ausgleichender und haltgebender Mensch des Vertrauens andererseits. Sie ahnt schon am Anfang der Beziehung, trotz ihres Verliebtseins, dass ihr mit dem äußerlich brillianten Fritz Perls, der sich gerne in origineller, zynisch-intellektueller Weise präsentiert, um dahinter seine Verzweiflung und Heimatlosigkeit zu verbergen, eher schwierige Zeiten bevorstehen.

Oft besuchen beide die gleichen Vorlesungen, v. a. bei Martin Buber, von dem Fritz Perls bis ins Alter tief beeindruckt bleibt. Buber bringt ihnen die Unterscheidung zwischen den beiden Beziehungsaspekten nahe, zwischen der beobachtenden und distanzierenden, aber auch weltgestaltenden „Ich-Es"-Beziehung, die das Gegenüber in gewisser Weise verdinglicht und funktionalisiert, und zwischen der „Ich-Du"-Ebene, die durch die empathische Teilhabe an der anderen Person einen übergeordneten Zwischenraum eröffnet, in dessen „Wir" beide gehalten sind und aneinander reifen. Die Qualität seiner Beziehung wirkt auf Perls wie ein heilsamer Strom.

Perls bedauert, Buber nicht in dessen chassidischer Tradition nachfolgen zu können. Für Buber hat jeder Mensch über seinen zentralen Wesenskern teil an der göttlichen Dimension. (So wählte die englische Übersetzung mit Bedacht die Worte „I and Thou", die Anrede Gottes im Sprachgebrauch unseres Jahrhunderts). Perls hält mit seinem Verstand an seinem atheistischen Selbstbild fest, schaut aber mit dem Herzen durch die Barriere seines Intellekts hindurch. Er fühlt sich in seiner tiefsten Sehnsucht von dieser „Ich-Du"- bzw. „I and Thou"-Beziehungsqualität angesprochen und glaubt darin dem Modell einer heilsamen, therapeutischen Beziehung zu begegnen, die jedoch (leider) den Vorstellungen der Psychoanalyse, die sein Zuhause ist, entgegensteht.

Fritz Perls und Lore Posner führt ihr philosophisches Interesse auch in die Vorlesungen von Paul Tillich und Max Scheler (1874–1928).

Scheler, der in der Nachfolge E. Husserls steht, wendet die schauende und beschreibende Methode der Phänomenologie auf die personale Ethik an. So wird die phänomenologische Wesensschau Husserls bei Scheler zur Schau von primär vorhandenen Werten. Die freie Entscheidung, die erkannten Werte zu verwirklichen, macht den betreffenden Menschen zu einer ethischen Person und entspricht einer liebenden Teilhabe an der Ordnung der dem „Geist" zugeordneten (höchsten) Wertewelt. Soweit Scheler.

Fritz Perls setzt seine Lehranalyse während seiner Frankfurter Zeit bei Clara Happel fort. Nach einem Jahr erklärt sie seine Analyse für beendet.

1927/28 geht er für einige Monate nach Wien, dem Mekka der Psychoanalyse, bekommt auch einige Klienten und einen Supervisionsplatz bei Helene Deutsch, die er als „eiskalte Frau" beschreibt. Mit dem damals bereits 71-jährigen, von seiner Krankheit gezeichneten Sigmund Freud ergibt sich kein Kontakt. Zu erwähnen wären aber Vorträge und Vorlesungen sowie Gespräche mit Otto Fenichel, J. Hitschmann, S. Ferenczi, später K. Landauer und Ernst Jones. Rückerinnernd berichtet Miriam Polster (1987), die viele Jahre mit Fritz Perls in Kontakt gestanden hatte, wie sehr sich Perls auch von Otto Rank beeindruckt erlebte.

Die 3. und 4. Psychoanalyse in Berlin und seine Familiengründung

Zurückgekehrt nach Berlin, beginnt er seine dritte Psychoanalyse bei dem Ungarn Eugen Harnick (18 Monate lang 5mal pro Woche), einem überaus abstinenten, (nach Aussagen von Lore Perls) zwanghaften Analytiker, der kaum mehr als einen Satz pro Woche spreche und auch das Handgeben beim Verabschieden vermeide. Fritz kann diesen Minimalkontakt nicht als positiv oder entwicklungsfördernd erleben. Er bricht anlässlich seiner Verheiratung mit Lore 1930 diese Analyse ab.

Seine 4. und letzte Analyse macht er auf Anraten Karen Horneys, mit der er zeitlebens vertrauensvoll verbunden bleibt, bei Wilhelm Reich. Er versteht sich mit ihm auf Anhieb gut. Reich ist einige Jahre jünger, so ergibt sich eher ein geschwisterliches Verhältnis, in das beide ihre Kreativität einbringen.

Reich praktiziert eine „aktive Analyse" und berührt gelegentlich den Körper seines Patienten, um auf die Spannungen des „Charakterpanzers" aufmerksam zu machen. Für die Gestalttherapie ist die *körpertherapeutische Arbeit* in ihren verschiedensten Varianten von Anfang an ein selbstverständlicher Bestandteil der Methode. Die reichianischen Vorstellungen erfahren durch Lore Perls eine subtilere Modifikation. Insgesamt kommen aber die körpertherapeutischen Möglichkeiten erst nach 1936 im Behandlungsstil zur Auswirkung.

Die Perls leben in Berlin. 1931 kommt ein Mädchen, Renate, zur Welt. Fritz ist stolz, Vater geworden zu sein. Er kümmert sich viel um das Kind. Vier Jahre später wird ein Junge, Steve, folgen.

Emigration nach Südafrika

Die psychoanalytische Praxis floriert. Bald aber verdüstert sich die politische Lage. Die Nationalsozialisten übernehmen die Macht. Der Reichstag brennt. Die Perls sind, wie viele ihrer Schicksalsgenossen, in echter Lebensgefahr. Sie lassen alles Vermögen zurück und fliehen im April 1933 nach Holland, wo sich Fritz Perls vergeblich um eine Arbeitserlaubnis in Amsterdam bemüht. Mit Hilfe von Ernest Jones, dem Freund und Biographen Sigmund Freuds, gelingt die Emigration nach Südafrika.

In Johannesburg gründen sie das erste psychoanalytische Institut Südafrikas. Bald schon sind sie bekannt. Der Zulauf ist beträchtlich.

Fritz Perls arbeitet nach den orthodoxen Regeln (zumindest in den ersten beiden Jahren): „Fünf mal fünfzig Minuten pro Woche und Patient," keinen körperlichen, visuellen oder sozialen Kontakt. Rückblickend spürt er in jener Zeit schon Unbehagen aufkommen, das Entfremdungserleben eines „chronometrischen Kadavers", wie er das in seiner Schnodderigkeit beschreibt. Aber noch überwiegt die Freude an der neuen Existenz und an ihren Kompensationsmöglichkeiten.

Die Perls gewinnen gesellschaftlich und materiell an Boden, kaufen ein großzügiges Anwesen mit Tennisplatz, Swimmingpool, Eisbahn etc., leben umgeben von Hauspersonal und klinken sich innerlich und äußerlich in das dortige mondäne Leben ein. Fritz Perls spielt gerne Schach. Noch mehr liebt er sein Privatflugzeug. In seinen Wunschträumen fliegt er als „erster fliegender Analytiker" nach Europa zum nächsten Internationalen Kongress für Psychoanalyse, der in Marienbad (heutiges Tschechien) 1936 stattfindet, um auch selbst ein Referat vorzutragen. Der Wunsch nach Freuds Anerkennung und die der psychoanalytischen Kollegen, die weiterhin seine innere Bezugsgruppe bilden, wird zu einer starken Triebfeder. Obwohl er die Reise natürlich nicht mit dem Privatflugzeug unternehmen kann, bricht er doch mit großen Erwartungen auf. Schließlich geht es um nichts geringeres, als den „Segen" seines Wunschvaters für die bisherige Lebensleistung zu erfahren und – vielleicht – den früheren Status des rebellierenden enfant terrible innerlich zu verwandeln. Der Absturz von dieser hohen Erwartungsebene ist bei dieser Ausgangslage fast schon vorprogrammiert.

Perls trifft mit seiner Fassade des Erfolgreichen, hinter der seine Bedürftigkeit nur sehr versteckt hervorschaut, auf zumeist existenzgeängstigte Kollegen, die sich unter der politischen Bedrohung verstärkt in geistiger Loyalität um den von seiner Krankheit gezeichneten Sigmund Freud scharen. Kein guter Boden für neues, eigenständiges Denken. (Wahrscheinlich wäre die Betonung der Verbundenheit passender gewesen.)

In Ergänzung zu Freuds Gedanken über die „analen Widerstände", aber zugegebenermaßen auch als diskussionswürdige Gegenposition, trägt Perls Beobachtungen zum Thema „Die oralen Widerstände" zusammen. Sie bemühen sich um ein differenziertes Verständnis der ausgehenden oralen Phase, in der sich mit der beginnenden Zahnentwicklung des Säuglings aggressive, bzw. auf-die-Welt-zugehende Verhaltenselemente beobachten lassen. Perls zieht Parallelen zwischen Hunger (im engen und weiten Sinn) als dem Selbsterhaltungstrieb einerseits und der Sexualität, als dem Arterhaltungstrieb, andererseits. Er beobachtet den Modus der Nahrungsaufnahme des Kleinkindes als ein mögliches Modell für seine zukünftige Beziehung zur Welt. Das „Ad-greddi", ein zentraler Begriff für Perls, der später im Kontaktzyklus Bedeutung erhält, rückt in die Nähe zur Intentionalität. Das Referat findet nur eine reservierte Aufnahme im Auditorium.

Eine weitere Enttäuschung erlebt er bei der Wiederbegegnung mit Wilhelm Reich, der ihn kaum wiedererkennt, kein Interesse an seinem weiteren Fortgang zeigt und offenbar ganz in eigenen Gedankengebäuden, vielleicht auch in Ängsten, die Perls nicht wahrzunehmen vermag, gefangen scheint.

Schließlich kommt es zu dem ersehnten Besuch bei Sigmund Freud in Wien, bei dem Fritz Perls seinen Bericht zur Diskussion vorlegen möchte. Der alte Perls schreibt rückerinnernd (1969/1981, S. 58 ff):

1936 dachte ich, dass es soweit wäre. War ich nicht die Triebfeder für die Gründung eines seiner Institute und hatte ich nicht 4000 Meilen zurückgelegt, um an seinem Kongress teilzunehmen? Ich vereinbarte einen Termin, wurde von einer ältlichen Frau empfangen (ich nehme an, seine Schwester) und wartete. Dann öffnete sich die Tür etwa einen Meter breit und da war er, vor meinen Augen. Es wirkte seltsam, dass er die Tür nicht verließ, aber damals wusste ich noch nichts von seinen Phobien.

„Ich bin aus Südafrika gekommen, um einen Vortrag zu halten und um Sie zu sehen."

„Und wann fahren Sie zurück?", sagte er.

Ich erinnere mich nicht an den Rest der (etwa 4-minütigen) Unterredung. Ich war schockiert und enttäuscht (Perls 1969, S. 56).

Die „Geburt der Gestalttherapie"

Die folgende Heimreise nach Südafrika steht unter dem Zeichen einer tiefen, persönlichen Krise, die auch noch zu Hause länger anhält. Zu dem Verlust der geographischen Heimat ist der der geistigen hinzugekommen. Für den 43-jährigen Fritz Perls steht die berufliche Identität als Psychoanalytiker zur Disposition. Was aber ist er sonst?

Die Krise mobilisiert in Perls einen wissenschaftstheoretischen Neuorientierungswunsch, lässt alte Zweifel gegenüber dem bisher Hochgehaltenen aus ihrer Verbannung frei, besinnt sich neu auf sich selbst und leitet damit die Geburt der Gestalttherapie ein.

Alle bedeutsamen Gedankengänge, die ihn in der Vergangenheit fasziniert hatten, aber die bisher aufgrund des psychoanalytischen Primats im Hintergrund schlummern mussten, dürfen nun in den Vordergrund kommen und werden von Perls auf ihren möglichen Beitrag zu einem für ihn wahrhaftigeren und umfassenderen Welt- und Menschenbild und einem stimmigeren Therapieverständnis abgetastet und neu integriert.

Ablösungsversuch von der Psychoanalyse. Was für Insider nicht zu übersehen ist: Der forcierte Ablösungsversuch und die heftige Polemik gegen die Psychoanalyse zeigt Perls' tiefe Verwurzelung in ihr. Sie bleibt in vielen Aspekten, v. a. im Verständnis von widerstreitenden, bewusstseinsfernen, psychischen Kräften, eine selbstverständliche Basis in dem neuen und komplexen Gebilde des Gestaltentwurfs. Perls scheint all das zu behalten, was sich für ihn in seiner bisherigen psychoanalytischen Praxis bewährt hat. Aber die Gewichtung, auch die des uneingestanden „assimilierten" psychoanalytischen Gedankenguts, relativiert sich.

Die innere Aussöhnung mit der Psychoanalyse, v. a. mit der Person Freuds, schafft Perls erst kurz vor seinem Tode, in einem Zeitabschnitt, in dem er, wie es scheint, wirklich in seiner Mitte angekommen ist.

Kontakt zur Existenzphilosophie. Obwohl letzlich alle psychotherapeutischen Schulen auf reflektierte und konstruktiv verarbeitete Krisenerfahrungen ihrer Begründer rückführbar sind, scheint dies für die Gestalttherapie in besonderem Maße zuzutreffen. Zu den persönlich herausfordernden Grenzerfahrungen kommen jeweils die gesellschaftlichen und zeitgeistbedingten hinzu. Für Perls, als gebürtiger Jude im Dritten Reich, wird die Holocaust-Bedrohung hautnahe Realität.

Die existentielle Dimension gibt der Gestalttherapie Zentrum, Tiefe und Bezugsrahmen.

Zurück zur Lebensgeschichte von Perls. Beim Auftauchen aus seiner Identitätskrise kommt er wieder mit vielen Gedanken und Erfahrungen in Kontakt, die ihm im Laufe seines bisherigen Lebens bedeutsam waren.

Die Existenzphilosophie hatte für ihn immer schon eine große Bedeutung. Sie mobilisiert den Sinn für Verantwortung und das Ausloten der persönlichen Entscheidungsfähigkeit.

Sören Kierkegaard, der Wegbereiter des Existenzialismus, ruft das Individuum in seiner Einmaligkeit, in seiner Innerlichkeit und in seiner oft angstbesetzten verantworteten Entscheidungsfreiheit auf. Der Begriff des Nichts bei Martin Heidegger (in seiner Spätzeit) ist gleichzeitig die Kehrseite des Seins und gibt daher Boden und Fülle. Gabriel Marcel, katholischer Existenzphilosoph in Frankreich, findet im einzelnen Subjekt eine Verpflichtung dem Sein gegenüber, die so ursprünglich ist, wie ein lebendiges Ich-Du-Verhältnis. Hier kann man eine Brücke zu Martin Buber sehen. Jean Paul Sartres Mensch ist absolut und bodenlos frei, ist zur Freiheit verdammt. Für ihn gibt es keine Wahrheit, keine Werte, keine haltgebenden Beziehungsqualitäten, keine Transzendenz. Von Sartres Existentialismus möchte sich Fritz Perls distanzieren. Wenn es Sartre nicht gegeben hätte, hieße die Gestalttherapie sehr wahrscheinlich „Existenztherapie".

Kontakt zur Phänomenologie. In seiner erkenntnistheoretischen Krise wendet sich Perls auch wieder der Phänomenologie zu, der schlichten, unvoreingenommenen Schau der Wirklichkeit.

Sie mündet über „die Hingabe an das Objekt in der Intuition" (Diemer 1956, S. 9) in der nicht weiter hinterfragbaren Erfahrung der „Sachen selbst" (E. Husserl). Jede Hypothesenbildung und jedes „Darüber-Reden" schiebt sich wie ein Vorhang zwischen den Erlebenden und seine Wirklichkeit, unterbricht oder verdünnt seinen unmittelbaren Kontakt. Die unmittelbare Erfahrung ist haltgebend und korrigierend und hat damit bereits ein eigenes, therapeutisches Potenzial. Die bewusste Erfahrung hilft, sich in der Gegenwart zu zentrieren und mit ihr und dem Fluss der Ereignisse in Verbindung zu sein. Sehen, was (wirklich) ist, verändert.

Verbindungen zur Gestaltpsychologie. Perls erinnert sich weiterhin an die von seinem Lehrer Kurt Goldstein so hochgeschätzte Gestaltpsychologie. Sie erlaubt, sich die Vernetztheit der Wirklichkeit vorzustellen, sowohl hinsichtlich der Wechselwirkungsgefüge von scheinbar (!) unabhängigen Systemen, z. B. Therapeut und Patient, wie auch die gegenseitige Einflussname zwischen übergeordneten Ganzheiten und ihren Subsystemen, z. B. Staat/Gruppe/Familie und Individuum. Die Gestalttheorie ist eine anschauliche Systemtheorie.

„Gestalt" wird synonym zu Ganzheit gebraucht:

- Sie ist ein unteilbares aber transponierbares Beziehungsgefüge, wie z. B. eine Melodie oder eine Erlebnisbereitschaft, (z. B. aufgrund eines paranoiden Wahrnehmungsfilters),
- ein Verhaltensmuster, (z. B. Überlebensstrategien durch Rückzug, Anpassung oder Vorwärtsverteidigung etc.) oder
- ein Selbstbild (der Schlichter, der ewige Verlierer, der einäugige König, die graue Eminenz etc.). Gestalt lässt sich auch als eine Informationseinheit oder als ein Energiefeld auffassen. Sie wird durch eine aktualisierte Bedeutungszuweisung aus dem Hintergrundfeld der vielen anderen Möglichkeiten, die im Reizgesamt einer Situation enthalten sind, hervorgeholt.

Die Gestalttheorie hilft, den kreativen Prozess der Erschaffung der jeweiligen subjektiven Welten zu verstehen: Unsere bedürfnisgesteuerte Wahrnehmung holt sich durch Bedeutungszuweisung dasjenige aus der Vielfalt der Wirklichkeit in den Vordergrund, was dem Ausgleich der eigenen Unausgewogenheit entspricht. So verschränken wir vorübergehend durch solche Funktionsgestalten unser Inneres mit dem Außen zu einer subjektiven Scheinwelt. Wenn wir wieder im Gleichgewicht sind und sofern uns noch kein anderes Defizit in seinen Bann gezogen hat, wird das Wahrnehmungsspektrum der Welt wieder etwas weiter und subjektunabhängiger. Ein einfaches Beispiel: Die Sichtweise eines Autofahrers mit fast leerem Tank verengt sich drastisch auf Tankstellenanzeigen, je mehr, umso bedrohlicher die Nadel gegen Null zeigt. Nach dem Tanken sieht die Welt wieder anders aus, vielfältiger und farbiger. Der selektiv Wahrnehmende und sein Objekt bilden vorübergehend eine Beziehungsgestalt.

Ein unvollendeter, in seinem Ablauf blockierter Gestaltentwurf drängt danach, zum Abschluss zu kommen, z. B. ein unverständlicher Beziehungsabbruch, eine abgebrochene, berufliche Laufbahn, ein versäumter Versöhnungsversuch am Sterbelager, eine abgewehrte Trauer etc. „Unerledigte Gestalten" fixieren, halten fest. Abgerundete verabschieden sich wie eine reife Frucht. Gestalten erkennen, schließen und loslassen befreit und ermöglicht neues, volles Einlassen auf das Leben jetzt.

Kontakt zum Holismus von Smuts. Eine wichtige Bezugsperson für Fritz und Lore Perls ist der Schriftsteller-Philosoph, Politiker und ökologische Vordenker Jan Christiaan Smuts (Premierminister in Südafrika 1919–24 und 1939–48, sowie Justizminister 1933–39) geworden. Sein Buch „Holism and Evolution" (1926) war Perls noch vor seiner Emigration, als er noch bei Goldstein Assistent war, in die Hände gefallen und hat es ihm erleichtert, sich für Südafrika zu entscheiden. Der Holismus Smuts weist auf die Vernetzung aller sozialen und naturgegebenen Lebensräume hin, nicht nur im Äußeren, sondern auch in der inneren Welt. Man kann im Holismus einen Vorläufer des Holographie-Konzeptes sehen.

Der Holismus Smuts führt zum Gedanken der selbstorganisatorischen Kompetenz des Organismus, die auch als „Weisheit des Organismus" angesprochen wird, ein Ausdruck, der zwar relativ biologistisch und individuumzentriert klingt, der aber durch seinen Kontext auf die Einbindung in das gesamte Netzwerk der Natur verweist. Der Holismus ist mit der Gestaltpsychologie hochkompatibel. Die Perls identifizieren sich mit ihm in vieler Hinsicht.

Konstruktivismus. Bedeutsam sind für Fritz Perls ferner die Schriften von und der Kontakt zu Alfred Korzybski (1879–1959). Er arbeitet über die Sprache, über das Verhältnis ihres intellektuellen und ihres emotional-intuitiven Anteils sowie ihres semantischen Umfeldes. Von ihm stammt der von Perls vielzitierte Satz: *Die Landkarte ist nicht die Wirklichkeit!* Das heißt, die sprachlich gefasste Aussage ist nicht die Ganzheit der Erfahrung. Auf Korzybski, dem geistigen Vater des Konstruktivismus, beziehen sich manche neuere Gestaltautoren (Portele H., Fuhr R., u. a.).

Überwindung von Polaritäten. Relativ prägnant kreist Perls philosophisches Interesse um Vorstellungen, die der Überwindung von Polaritäten dienen. Er erinnert sich an seinen philosophischen Lehrerfreund S. Friedländer. Beeindruckend bleibt ihm dabei dessen Gewissheit, dass über jeder Polarität eine Ebene der „Indifferenz" existiere, eine suprapolare Existenz. Friedländer sieht es als Lebensaufgabe an, dieses überpolare Zentrum zunehmend in sich zu verankern.

Auch bei Heraklit, den Perls oft zitiert, fasziniert ihn die übergeordnete Schau, die den Lebensrhythmus von Werden und Vergehen, die Pole von Leben und Tod, als etwas Sinnhaftes zu integrieren vermag.

In späteren Jahren wird sich Perls öfter auf Laotse beziehen und wird sich dort von dem Streben nach dem Ausgleich der Pole und dem Umkreisen der nicht benennbaren, übergeordneten Mitte anziehen lassen. Wie uns Miriam Polster (1987) bezeugte, war Perls auch von der Polaritätenlehre C. G. Jungs beeindruckt. Auch dort gilt ihre Überwindung (in der Individuation) als Lebensziel.

Emigration nach Amerika

Nach ein paar Jahren psychischer Restabilisierung erscheint als Erstlingsbuch „Ego, Hunger and Aggression", ein Gemeinschaftswerk von Fritz und Lore Perls (1942 in Durban, 1978 dt.). Während des 2. Weltkriegs arbeitet Perls 4 Jahre als Armeepsychiater.

Die zunehmenden Rassenunruhen in Südafrika reaktualisieren die erlebte Holocaustbedrohung. So beschließt er 1946 (53-jährig) nach New York auszuwandern. Seine Familie kommt ein Jahr später nach.

Im New Yorker Psychoanalytischen Institut findet Perls Starthilfe und Unterstützung durch die altvertraute Karen Horney, durch Erich Fromm, dem späteren Autor von u. a. „Zen Buddhism and Psychoanalysis" (1960), und durch die Ferenczi-Schülerin Clara Thompson. Bei anderen Kollegen löst er durch seine „abweichlerischen Ideen" und sein unangepasstes Verhalten Zwiespältigkeit und Kritik aus. Er nimmt wieder Kontakt mit Künstlerkreisen auf und begeistert sich für das „Living theater".

Kontakte zum Psychodrama. 1947 und 1949 kommt es zu Kontakten mit dem Psychodramatiker Jakob Moreno. Beide finden sich über ihre Theaterleidenschaft. Perls lernt die Monodramatechnik kennen und wandelt sie für sich ab. Sein Schwerpunkt wird die intrapsychische Inszenierung im Rollenspiel.

Gründung des Gestalt-Instituts in New York

Als gestaltorientierte Kerngruppe finden sich 1950 in New York zusammen: Paul Goodman (Schriftsteller, Bürgerrechtler und Schulkritiker), Isadore From (Phänomenologiestudent), Paul Weisz (Psychotherapeut und Zen-Praktizierender), Elliot Shapiro, Sylvester Eastman, Fritz und Lore Perls, etwas später auch Ralph Hefferline (Psychologieprofessor). Noch etwas später stoßen Joseph Zinker und Erving und Miriam Polster zu dieser Gruppe.

1951 erscheint das Buch „Gestalt-Therapy" von Perls, Hefferline und Goodman, das Perls' endgültigen Abschied von seiner psychoanalytischen Identität anzeigt.

1952 wird das New Yorker Gestalt-Institut gegründet, 1954 das in Cleveland. Die Wege von Fritz und Lore Perls trennen sich weitgehend, aber nie ganz. Lore bleibt im New Yorker Institut und im Kontakt mit der Gründergruppe, deren Umfeld sich ständig erweitert.

Stildifferenzierung

Für Fritz Perls folgen mehrere Jahre Vortragsreisen und Workshop-Tätigkeiten, teils mit Großgruppenerfahrungen, in denen er seinen Stil ausfeilt, mit ihm experimentiert und verdichtet. So kommt es, dass der Arbeitsstil des alten Fritz Perls, der sich überwiegend auf die gegenwärtig blockierenden Verhaltensmuster zentriert und diese oft genial und paradox konfrontierend in die Verantwortung des Kandidaten zurückgibt („Westküstenstil"), von der patientenorientierteren Arbeitsweise der New Yorker- und Clevelander-Gruppe, bei der die im Hier und Jetzt eingebetteten biographischen Spuren mehr Raum und Bedeutung behalten („Ostküstenstil"), unterscheidet. Fritz Perls führt in den Folgejahren das Leben eines genialen Außenseiters.

70-jährig reist er um die Welt. Sein Interesse für Zen bringt ihn in Zen-Klöster in Japan, wo er sich unterweisen lässt. Unerwartet beglückend gestaltet sich sein Reiseabschnitt in Israel, wo er sich in einem Kibbuz integriert erlebt.

Zurück in den USA wird er 1963 nach Esalen (Kalifornien) eingeladen, einem therapeutischen Tagungs- und Begegnungszentrum, das im Wesentlichen durch seine eindrucksvollen Workshops berühmt wird. Für die 68er-Generation Amerikas wird er zu einer Art „Kultfigur".

1969 zieht er sich mit etwa 30 Schülern in die Stille an den See von Cowichan auf Vancouver Island zurück, um dort mit ihnen in gestaltischer Lebensgemeinschaft (nach Art eines Kibbuzim) zu leben. Er ist dort integriert, „zu Hause", umgänglich und glücklich. Er stirbt 1970 (77-jährig) auf einer Vortragsreise in Chicago an einem Herzinfarkt.

Die Persönlichkeit Perls und Zusammenfassung der Haupteinflüsse auf sein Lebenswerk

Fritz Perls' Persönlichkeit wird immer wieder zwischen genial und schillernd beschrieben. Sein Auf und Ab ist beträchtlich. Das Gegenüber fühlt sich manchmal verführt, ihn hochzuheben, ein anderes Mal, ihn zu entwerten. Beides spiegelt ihn und doch führt beides an seinem Kern vorbei. So gesehen lädt er nicht dazu ein, sich ihn als Vorbild zu nehmen. Allenfalls beeindruckt das lebenslange Ringen um Wachstum und Mitte, seine Wahrhaftigkeit (wenn er auf die Fassade verzichtet,) und die hohe Sensibilität und Kreativität. Sein besonderes Verdienst ist es, wie mir scheint, dass er sich von seiner Intuition führen lässt. So wirkt er in gewisser Weise wie ein Brennglas, das einen beträchtlichen Teil der Aussage seiner Zeit, aber auch des Menschseins (vielleicht in seiner mühevolleren Form) verdichtet. Da wo er Lücken lässt, nicht zuletzt durch die Grenzen seiner Persönlichkeitsstruktur, haben die nachfolgenden Generationen die Möglichkeit, das unvollständige System der „Gestalt" weiter abzurunden.

Es ist nicht verwunderlich, dass die Gestalttherapie, über die es noch kein allgemeinverbindliches Theoriewerk gibt, oft nur in Teilaspekten weitergegeben worden ist, meist mit einem reduzierten, technischen „Know how", dem der tragende und modulierende Hintergrund fehlt. In den ersten Jahren der Verbreitung ist durch relativ unerfahrene, selbsternannte Gruppenleiter öfters auch Schaden angerichtet worden. Dies soll im Abschn. 11.4 „Kontraindikationen" näher ausgeführt werden. Gestalttherapie ist ein hochpotentes Instrumentarium, was durch die jüngste, internationale Forschung belegt ist (Grawe 1998) und gehört deshalb nur in die Hand solide ausgebildeter Therapeuten.

> **Zusammenfassung der Haupteinflüsse auf das Lebenswerk Perls**
>
> - *Theoretische Quellen:*
>   - Psychoanalyse bis 1936 (klassische, neoanalytische, reichianische, „aktive Psychoanalyse" nach Ferenczi),
>   - philosophische Strömungen (inklusive religionsphilosophische Strömungen: Existenzphilosophie, Phänomenologie, Neo-Kantianismus, Taoismus und Zen-Buddhismus, Chassidissmus, Holismus und Konstruktivismus),
>   - Gestalttheorie und Gestaltpsychologie,
>   - Kybernetik und Quantenphysik.
> - *Methodische Einflüsse:*
>   - Psychoanalytische Sicht von Psychodynamik, Unbewusstem und Übertragung,
>   - phänomenologischer Wirklichkeitszugang, Intersubjektivität, Beziehungsverständnis und Kultur M. Bubers,
>   - Bewusstseinsschulung und Awareness-Konzept, „sensory awareness",
>   - Körpertherapien, Körperausdrucksschulung, Körpersprachverständnis,
>   - Mono-Psychodramatische Rollenspieltechnik,
>   - Integration der Gruppendynamik,
>   - Künstlerische Methoden des Ausdrucks (Stegreiftheater, bildnerische, tänzerische, musikalische und dichterische Ausdrucksformen).

11.1.2
Hintergrundstruktur

Es scheint, dass alle erkenntnistheoretischen oder philosophischen Entwürfe, die Perls faszinieren, eine ähnliche Struktur haben: Es geht zum einen um die gleichzeitige, *polare* Existenz des Menschen auf zwei Seinsebenen:

1. auf einer partikulären und
2. auf einer ganzheitlichen Ebene, d. h. es geht um die Dimension „Teil und Ganzes".

Von besonderem Interesse wird für die Gestalttherapie das Wechselspiel zwischen den Beiden.

Es hat zum einen eine Bedeutung für den Therapieablauf und begleitet ihn ständig. In der therapeutischen Beziehung werden die verschiedenen Ebenen gleichzeitig aktualisiert und benötigt. Zum anderen lässt sich im gesamten Entwicklungsablauf eine Verlagerung erkennen: Vom eher ganzheitlicheren Erfassungsmodus des Lebensanfangs tauchen wir um die Lebensmitte in den Detailreichtum der „konkreten Wirklichkeit" ein, um uns im Alter wieder weitere Sichtweisen zu erlauben.

Ferner geht es um die Dimension der *Bewusstheit*, die uns sowohl als Therapiemethode, wie auch als ein Entwicklungsziel entgegentritt. Erstere finden wir

1. in einer auf ein Detail gerichteten „fokussierten Bewusstheit" oder Achtsamkeit,
2. im Gewahrsein des „mittleren Modus", einer Bewusstheit, die dem erweiterten Blickwinkel der Indifferenzebene entspricht und beide Pole einer Dimension im Auge behalten kann, und
3. in der Bewusstheit (Gewahrsein, „awareness"), die ihrem Wesen nach auf das Erfassen und Erkennen von komplexen Zusammenhängen, also auf die umfassende Ganzheit ausgerichtet ist.

Bewusstheit verdichtet sich in ihrer reinsten Form in der sinnesabhängigen, gegenwärtigen Erfahrung, die wiederum für eine Berührung mit der Ganzheit steht; diese Erfahrung ist eine Funktion des intentionalen „Ichs", des bewussten „ad-greddi" in seinem erweiterten, gestalttherapeutischen Sinn.

Rationalisierende und konzeptualisierende Denkmuster unterbrechen diesen unmittelbaren Kontakt.

Die Bewusstheit richtet sich nicht nur auf die Außen-, sondern auch auf die Innenwelt, die ebenfalls über ganzheitliche Qualitäten verfügt. Die Fähigkeit, eine Entscheidung bewusst zu verantworten, beruht auf der Möglichkeit, die innere Bewusstheit zu aktivieren und ihre Aussage im inneren Kräftespiel wirksam werden zu lassen.

11.1.3 Beziehungsgestalten

Kontakt und Rückzug

Aus der Gegenüberstellung der Pole des integrierten Seins einerseits und des in seine Teilaspekte aufgelösten, desintegrierten Seins andererseits, ergibt sich für den Gestalt-Ansatz die zentrale Bedeutung des *Kontakts* in seinen verschiedenen Formen.

„Kontakt" wird in der Gestaltliteratur mindestens in zwei Weisen gebraucht: umgangssprachlich im Sinne von Berühren und gestaltspezifisch im Sinne des „Kontaktes an der Grenze", dies ist eine Kombination von Berührt-Sein und sich gleichzeitig im Getrennt-Erleben seiner Andersartigkeit besonders intensiv bewusst werden. Diese gestaltspezifische Kontaktform soll im folgenden mit „Kontakt im engeren Sinn" bezeichnet werden. Dieser Kontakt schließt die Wahrnehmung des anderen mit ein, wie er wirklich ist, nicht wie ich ihn mir vorstelle. In dieser Art von Kontakt nehme ich das *assimilierbare Neue* wahr, das mich anzieht und in Bewegung setzt und gleichzeitig das für mich *Fremde, Unassimilierbare*, das ich zwar bewusst in seiner Andersartigkeit anerkenne und respektiere, von dem ich mich aber abgrenze. An der Kontaktgrenze leuchtet die eigene Identität in ihrer besonderen Färbung am eindeutigsten auf.

> ! Kontakt ist eine kreative, dynamische Tätigkeit, die im Wechselspiel zwischen mir, als Individuum, und der Umwelt zu einer vorübergehenden Beziehungsgestalt mit dem faszinierenden Anderen führt und anschließend, nach dem Assimilierungsprozess, zu Wachstum auf der jeweiligen Ebene, auf dem das Geschehen angesiedelt ist (physiologisch, psychisch, sozial oder geistig), führt.

Wenn das Fremde erkannt und respektvoll ausgehalten werden kann, wächst die Toleranz. Ein reifendes Wachsen anderer Art. Wenn das unassimilierbare Fremde, im Kontaktgeschehen verleugnet und wie ein unverdaulicher Fremdkörper hinuntergeschluckt wird, wird es zum irritierenden Störfaktor, einem Introjekt, das die Stimmigkeit des Individuums absenkt.

Kontakt und Rückzug sind dialektische Gegensätze, sie ergänzen sich rhythmisch. Keines ist weder gut noch schlecht. Der Rückzug gehört zum Abschließen einer Kontaktgestalt, (wie das später im Kontaktzyklus näher beschrieben wird). Das Loslassen ist genauso wichtig, wie das Kontaktaufnehmen. Beides hat sein „ad-greddi", das eine nach außen, das andere nach innen. Die beiden Bewegungsschleifen bilden eine liegende Acht. Was man als Kontakt und was man als Rückzug bezeichnen möchte, ist eine Standortfrage. (Man kann ja auch versuchen, dem Kontakt mit einer inneren Frage durch Flucht in die Außenwelt zu entkommen.) Entscheidend ist der rhythmisch kreisende Energiefluss, bzw das Pendeln zwischen den Polen der Kontaktaufnahme und ihrer Loslösung, mit anderen Worten: der Gestaltbildung und -auflösung. Das ist das Bewegungsmuster des Lebens auf der Ebene des „Teilchen-Seins".

Kontaktunterbrechung

Der eigentliche Gegenpart der Kontakt-Rückzugs-Schleife ist die

Kontaktunterbrechung. Ob sie sich im Außen- oder im Innenfeld abspielt, ist gleich. Ob es sich um eine Fixierung an ein sinnentleertes Rollenklischee handelt, das ersatzweise für ein lebendiges Selbst präsentiert wird, oder ob ein physiologischer Teilbereich, z. B. die Herzkranzgefäßinnervation, von seinem übergeordneten Funktionssystem nicht mehr rückkoppelbar und nicht mehr adäquat erreichbar wird, macht im Prinzip keinen Unterschied. Wesentlich ist, dass „Kontaktschleifen" blockiert sind und bedeutende Teile (oder Subsysteme) aus dem Ganzen ausgegrenzt werden. Objektiv fällt die Leistung des Gesamtsystems ab, subjektiv macht sich i. Allg. ein Defiziterleben bemerkbar. Welche Ursachen auch immer zur Kontaktunterbrechung führen, sie ist der Schlüsselbegriff für das Krankheitsverständnis in der Gestalttherapie.

Konfluenz und Isolation

Kontakt im engeren Sinne wird abgegrenzt von „Konfluenz" (confluere, lat.: zusammenfließen), ein Begriff, der uns wiederum in mehreren Varianten begegnet, wenn wir uns auf den Wachstums- und Entwicklungsaspekt einlassen:

- Konfluenz in ihrer frühen natürlichen Form der Durchlässigkeit bedeutet, dass die Innen-Außen-Grenze noch nicht verlässlich funktioniert. Am Beginn des Lebens sehen wir das als physiologisch und naturgegeben an. Die ganze Umwelt um uns herum wirkt unbegrenzt und magisch beseelt.
- Psychotische Konfluenz: Der allgemeine und dauernde Grenzverlust wird (vor dem Hintergrund einer generellen Strukturschwäche) zu einem Hauptmerkmal eines psychosenahen oder manifest psychotischen Zustandsbildes.
- Konfluenz als frühe, regressive Abwehrform benutzt die verschmelzende Teilhabe zur Sicherung

und/oder Aufwertung der schwachen, eigenen Identität. In einem übereilten und überschießenden und daher nur scheinbaren Assimilationsvorgang, der im Dienst der Angstverminderung steht, versucht sich das bedürftige Wesen das ersehnte Potenzial des anderen zu borgen. „Unpassendes" muss großzügig verleugnet werden.

- Konfluenz als reifere, regressive Abwehrform dient der Konfliktvermeidung. Die bereits stabile Innen-Außen-Grenze wird sekundär punktuell aufgelöst, um den Unterschied, die Dissonanz, zum andersartigen Nächsten nicht wahrnehmen zu müssen. Diese Konfluenzform kommt auf der neurosefähigen Entwicklungsebene vor. Sie lässt Verinnerlichungen von Teilaspekten zu, die im Wesenskern zwar abgelehnt und als fremd erlebt werden, die hier aber dennoch Eingang finden und die danach oft Anlass zu einer neurotischen Selbstablehnung werden.
- Konfluenz als reife Entwicklungsform setzt die Fähigkeit zum Abgrenzen voraus. Sie zeichnet sich durch eine bewusstseinsfähige, freiwillige und steuerbare Grenzöffnung aus. Punktuell ist sie Bestandteil des Kontaktgeschehens im engeren Sinne. Sie ereignet sich am Höhepunkt der Ich-Du-Verschmelzung oder anderer Hingabeereignisse (z. B. an eine Aufgabe). Buber beschreibt in vielen Varianten, wie in der echten, ganzheitlichen Ich-Du-Beziehung das Erleben eines geistigen „Dazwischen" aufkommt. Dabei entsteht eine integrierende Beziehungskraft.

Als bewusste, freiwillige (nicht konflikt- oder angstbedingte), bevorzugte Lebenshaltung scheint sie bei solchen Menschen vorzukommen, die die persönliche Bedürfnisebene insgesamt ganz gut im Gleichgewicht haben, in spürbarem Kontakt mit ihrer Mitte stehen, die sich in Teilhabe mit für sie bedeutsamen, übergeordneten Zusammenhängen erleben und die sich im wesentlichen über diese Teilhabe definieren (z. B. Martin Buber).

Isolation. Isolation ist ein Abgeschnittensein aus der lebendigen Vernetztheit mit dem Umfeld. So stellt sie einen Gegenpol zur Konfluenz dar.

- Wenn sich das Wesen nicht an innere Quellen anschließen kann, was für die frühe Entwicklungszeit besonders begrenzt scheint, stagniert es in seinem Wachstum und ist in seiner Existenz bedroht.

Bei den psychotischen Krankheitsbildern gibt es eine große Spielbreite von Isolationsphänomenen im intrapsychischen und zwischenmenschlichen Bereich. Mindestens teilweise dienen sie der Abwehr von Konfluenzängsten und -wünschen, sowie von Reizüberflutung. Das Konfluenzgeschehen dieser Ebene basiert natürlich auf der unzureichend ausdifferenzierten Innen-Außen-Grenze. Grenzauflösungs- und Isolationsphänomene können hier übergangslos und in extremen Ausformungen aufeinander folgen.

- Als konfliktbedingte Abwehrmaßnahme gegen eine reale oder vermeintliche Bedrohung bildet die Bereitschaft zur Isolation eine „Verpanzerung" aus, sei es charakterlich, psychisch oder somatisierend (bevorzugt im motorischen Bereich). In der Therapie geht es dann darum, die eingefrorene Kraft des Panzers auf die dialogische Beziehungsebene rückzuübersetzen, sie emotional nachzudifferenzieren und so die Kontaktunterbrechung aufzuheben.
- Isolation stellt auch als ganzheitliches Phänomen eine potenzielle Fähigkeit dar. Es kann sehr sinnvoll sein, sich bewusst zum Schutz der eigenen Identität und Autonomie zu einer Kontaktunterbrechung zu entschließen, wenn eine offene Auseinandersetzung nicht möglich ist oder sogar Vernichtung bedeuten würde.

Die Isolation als allgemeines Phänomen der differenzierenden, analysierenden Aussonderung aus der Vernetztheit des Seins spielt den Gegenpart zur Integration. Sie erschafft Dualitäten und die Vielheit der Dinge.

In der intrapsychischen, wie in der zwischenmenschlichen Beziehungsgestaltung ermöglicht sie Distanz, die in turbulenten Situationen einen heilsamen Abstand bedeuten kann. Martin Bubers Ich-Es-Beziehung ist von dieser inneren Distanz geprägt, die es relativ leicht macht, die Welt zu gestalten und handzuhaben. Er warnt eindringlich vor ihrer Ausschließlichkeit. Aber er anerkennt ihre Notwendigkeit und Bedeutung.

Isolation kommt natürlich auch wie alle Kontakt-, Rückzugs- und Konfluenzphänomene auf allen Systemebenen vor: intrapsychisch, interpersonal sowie auf der Gruppenebene, der Organisationsebene und auf der Ebene der gesellschaftspolitischen Dimension.

Kontaktzyklus/Gestalt-Aufbaukreis/Wachstumskreis

In Anlehnung an Perls' Kontaktzyklus (1951) wird hierbei das Prinzip der Figur/Hintergrund-Dynamik vorgestellt. Die ursprünglich 5 Phasen werden hier in 9 Abschnitten beschrieben, sodass jeder Schritt für sich beleuchtet werden kann. Die Vordergrundfigur = „Gestalt" = vorübergehende Ganzheit, entsteht durch den jeweiligen Aufmerksamkeitsfokus. Dieser ändert sich von Abschnitt zu Abschnitt. Er bildet in jedem Abschnitt eine andere Gestalteinheit. Die Flexibilität des Gestaltauf- und abbaus ist ein Zeichen von lebendiger Normalität und Gesundheit. Fixierungen lassen das Rad stillstehen oder sich sogar gegen den Uhrzeigersinn drehen. Diese Richtung führt in die Entbehrung, Stagnation, Defizitidentität, bzw. in die Pathologie.

Wir verkoppeln die Vorstellung des Ablaufs gleich mit einem Beispiel. Wir stellen uns einen Menschen vor, der ungewollt im Singlestatus lebt. Nennen wir ihn Hans. (Bei Perls frühesten Beispielen ging es meist um Hunger und Durst.)

Vorkontaktphase

Im inneren Wahrnehmungsraum taucht zunächst eine diffuse Beunruhigung auf, die sich – bei Hans – allmählich zu einem *Bedürfnis* nach einer Partnerin verdichtet. Die *Vordergrund-Gestalt,* als Ort der maximalen Erregung und Aufmerksamkeit, ist also hier der Wunsch, das Verlangen bzw das Bedürfnis.

Physiologisch beeinflusstes Verlangen taucht meist in Rhythmen oder periodischen Schwankungen auf. Es gibt natürlich auch aperiodische Reize, z.B. Schmerzen, die die Aufmerksamkeit auf sich lenken. Ferner: Nicht immer kommt der Reiz, der die erste Vordergrundfigur des Kontaktzyklus bildet, primär aus dem inneren Wahrnehmungsraum. Ein stark überschwelliger Außenfeld-Reiz, z.B. ein Werbeplakat, kann eine latente innere Reaktionsbereitschaft in Resonanz bringen und über die Bewusstseinsschwelle holen.

Störungen der Gestaltbildungsfähigkeit in der Vorkontaktphase

Neuroserelevante Blockierungen finden sich bei Patienten mit Überanpassungsmustern, bei denen eigene Bedürfnisse, inklusive Autonomiebestrebungen, das Konfliktpotenzial nur unerträglich erhöht hätten. Hierher gehören auch alle Formen, deren Überlebensstrategien auf überproportional ausgeprägter Außenwahrnehmung und Außensteuerung beruhen.

Im Fall einer besonders interessierten, aber krankhaft besorgten und negativ bewertenden Innenfeldbeobachtung finden wir hier einen Aspekt der hypochondrischen Erlebnisverarbeitung.

Für den Psychosebereich lässt sich eine (physiologisch?) erhöhte Schwelle zur inneren Gestaltbildung beim endogen Depressiven zuordnen, der an seiner inneren Leere leidet (und die auch ein Äquivalent in der Traumlosigkeit zu haben scheint). Polar dazu lässt sich die innere Reizüberflutung des Manikers auffassen, bei der eine Gestaltbildungskette die andere jagt.

Suchbild-Abruf

Üblicherweise mobilisiert ein gefasstes Bedürfnis, mit dem sich das betreffende Individuum identifiziert, eine vergleichende Suchreaktion im Gedächtnisspeicher, im „Heimcomputer": Was könnte nach meinen bisherigen Erfahrungen zur Befriedigung meines Wunsches taugen? Dies bringt in der Vorstellung ein mehr oder weniger bewusstes Suchbild auf den Plan.

In unserem Beispiel könnte sich bei Hans das Bild seiner „ersten großen Liebe", oder das Bild der Mutter einstellen, oder auch als Negativsuchbild das Bild der letzten Freundin, von der der Abschiedsschmerz noch nicht verarbeitet worden ist. Dann könnten sich noch Konzepte über das heutige Frauenbild miteinstellen und das ganze intellektuelle „Für und Wider" etc. Der „Computer" lässt es i. Allg. an weitergehenden Assoziationsfeldern nicht fehlen und versucht, die Energie der Aufmerksamkeit auf sich zu ziehen. Zur *Vordergrund-Gestalt* wird somit der innere *Kommentar* und das daraus resultierende *Suchbild.* Obwohl die Speicherabfrage eine Orientierungshilfe und eine Maßnahme im Sinne der Kräfteökonomie ist, hat sie ihre Fallstricke. Das Suchbild stellt einen selektiven Wahrnehmungsfilter dar. Es strukturiert die Außenwelt, sortiert sie vor, grenzt sie ein und fokussiert auf Suchbildähnliches.

Störungen. Die Alltagspsychologie und die Neurosenebene finden hier natürlich die weitverbreitete *Übertragungs*reaktion wieder, d.h. die Bereitschaft, Aspekte früherer Beziehungen mit unaufgelösten Konfliktresten auf gegenwärtige Kontaktpersonen zu projizieren und sich entsprechend zu verhalten.

Ferner: Das Verirren im Labyrinth der präzisen, kognitiven Muster und Ordnungskonzepte, aus denen es oft kein „Zurück zur Natur" mehr gibt, ist zwanghaften Menschen geläufig und in extremerer Form für Zwangskranke ein Verhängnis. Mit dem Schwerpunkt des Rückzugs in die selbstkonstruierte Eigenwelt erschließt sich aus dem Blickwinkel dieser Phase auf der Ebene der Psychosekranken ein Zugang zu manchen schizophrenen Reaktionen.

Phase der „Suchstrahl-Identität"

Hans, unser Beispielkandidat, hat sich nun „wild entschlossen", auf die Suche zu gehen. Er geht darin ganz auf.

Bei anderer Zielrichtung könnte es bedeuten, ganz mit dem Hören, dem Fühlen oder Sehen etc. eins zu werden. Sowohl Kinder wie Künstler gehen oft eindrucksvoll in ihrem Spiel auf. (Die Zen-Kultur entwickelt diese Haltung in großem Stil, z.B. in der

Kunst des Bogenschießens, in der Tee-Zeremonie, der Kalligraphie, des Ikebana etc.). Die *Vordergrund-Gestalt* ist der Akt des (suchenden) *Hinwendens*, der Intention, des sinnlichen Zugehens auf die Welt (Adgreddi). Dieser *Wahrnehmungs- und Zuwendungsakt* ist hier der Brennpunkt der bewussten, energiegeladenen Aufmerksamkeit (= Gestalt/Vordergrundfigur).

Störungsbilder. Hier finden sich Bilder, bei denen das Zurücktreten des Individuums und das Aufgehen in einem Erlebnisvorgang im Vordergrund stehen. Sie können u. U. zu neurotischer Selbstaufgabe, zu pathologischem Helferverhalten und „Burn-out"-Syndromen, in gewisser Weise auch zu Bildern des Suchtverhaltens, z. B. der Arbeitssucht, führen. Der gemeinsame Nenner wäre hier ein primäres, uneingestandenes, zentrales Defiziterleben, das durch ein positiv besetztes Beziehungserleben überdeckt werden soll. Vielleicht lassen sich auf der Psychoseebene hier solche Erlebnisse zuordnen, die der (kompensatorischen) Beziehungsstiftung zu Menschen und Dingen dienen (Beziehungswahn).

Konflikt- und Entscheidungsphase

Die Vordergrundfigur ist *Entscheidungsangst*.

Fortsetzung des Beispiels mit Hans

▶ Hans hat inzwischen drei potenzielle Partnerinnen ins Auge gefasst, hat aber zzt. bei keiner das Gefühl „Das ist sie"! Mona ist schön und klug, aber der Funke springt nicht über. Anita hat das gewisse Etwas, aber sie scheint in einem heillosen, emotionalen „Wirrwarr" verstrickt. Von Eva hat er noch keinen rechten Eindruck bekommen, sie ist erstmal nur ein Geheimnis hinter freundlicher Fassade. Unser Kandidat fühlt sich in einer schwierigen Lage. Es kommt Angst auf, fehlzuentscheiden. Soll er nicht doch lieber die ganze Sache an den Nagel hängen? Schließlich kann er auch weiterhin ohne Frau auskommen. Und wer weiß, wozu das gut ist. Man hört ja, wieviel dabei schief geht. Und die Wünsche? Peinlich, Wünsche zu haben, „bedürftig" zu sein. Das verunsichert das (scheinbar) autonome Selbstbild, das er gerne vor sich her trägt. Was tun? Umkehren oder weitermachen? Rat holen? Aber wo? Bei Freunden? Na ja, hören kann er ja, was sie meinen, aber ob sie ihn und seine Situation wirklich begreifen? Eher nicht so ganz. Wo also sonst? Bei sich selbst? Wie geht das? Der Ratlose geht zu sich selbst? Ja. ◀

Wenn sich Hans seine Ratlosigkeit eingesteht, inne hält, sich dabei selbst zu spüren beginnt, sich nach dem fragt, wer er ist, was ihn ausmacht, was er ganz gut sein lassen kann und was für ihn aber unverzichtbar ist, wenn er sich dabei ehrlich überprüft und sich zum inneren Wahrnehmen etwas Zeit nimmt, richtet sich seine innere „Kompassnadel" an der Orientierung des *übergeordneten Ganzen* aus, an dem er mindestens unbewusst teilhat. Mit anderen Worten: Er schließt sich an die selbstregulatorische Weisheit der „Natur" (in einem weiten Sinn verstanden), deren Teil er ist, an. Für diese Art von Autonomie und Einbindung, ein Doppelkriterium für eine stimmige Teil-Ganzes-Integration, trägt er die Verantwortung. Dies wiederum ist ein zentraler Punkt der Gestalttherapie.

▶ Hans merkt als erstes, dass er der Entscheidung nicht ausweichen möchte. Er will den langen Atem behalten, auch wenn alle bisherigen Versuche nicht weiterführen sollten. Er merkt als zweites, dass er den Weg mit Anita, die sich in ihrem Durcheinander nicht nur unglücklich fühlt, aber auch den Weg mit Mona, die nicht bereit zu sein scheint, sich auf ihn wirklich einzulassen, nicht weiter verfolgen will. Bei Eva will er sich noch eine Zeit zum ernsthaften Hinschauen gönnen, auch wenn es etwas länger dauern sollte. ◀

Störungsbilder. Die vermiedene und abgewehrte Konfliktkonstellation ist die primäre Quelle aller neurotischen Störungen. Dies gilt ebenso für den psychogenen Anteil der psychotischen Krankheitsbilder – mit den ihnen eigenen Abwehrformen, wie sie z. B. Mentzos (1992) herausgearbeitet hat.

Phase des Kontaktvollzugs

Das „Du" wird nun zur Vordergrundfigur. Es kann auch eine Sache oder eine Idee sein, für die die Entscheidung gefallen ist. Die Aufmerksamkeitsenergie lässt das erwählte „Du" durch die Bedeutung, die es durch diese Entscheidung bekommt, groß aufleuchten. Die Entscheidung zum Kontakt ist eine Bereitschaft zur ungeschützten, selektiven Grenzöffnung und zur punktuellen Konfluenz, also ein Hingabewagnis. Das Restrisiko, letztlich doch noch abgewiesen zu werden, und/oder auf der anderen Seite auf ungeahnte Abgründe zu stoßen, braucht einen Vertrauensvorschuss. Der Lust/Angst-besetzte Sprung in die Hingabe wird durch den „kleinen Tod" des „Ego" erlöst.

▶ Hans hatte um Eva lange, aber mit immer größerer Sicherheit geworben. Nun war es soweit. Er sah nur noch Eva. Überall. Selbst der Himmel schaute ihn mit Evas Gesicht an. Konnte jetzt noch etwas schiefgehen? Kaum, aber wenn es denn so käme, so wollte er das auf sich nehmen. Dann hätte er eben alles auf eine Karte gesetzt und verspielt. Für Eva verspielt, ist ein ehrenvoller Tod, kein gewöhnlicher. Jetzt aus Angst umzudrehen wäre kläglicher. Eva, Du, ich möchte es mit dir wagen ... ◄

Das Labilisierungspotenzial für alle Strukturen, die mit Vertrauen und mit der Feinabstufung von Nähe und Distanz Schwierigkeiten haben, ist in der phantasierten oder realen Kontaktvollzugsphase immens. Sie wird deshalb oft im Vorfeld geschickt durch viele Varianten von „schizoidem" Rückzugsverhalten vermieden oder übersprungen und wird doch gleichermaßen herbeigesehnt. Die Lust/Angst-Dimension verschärft sich in Psychosenähe und übersteigt dort i. allg. den Toleranzbereich. Da in Psychosenähe zu wenig innerlich gesicherte, identitätstragende Kernstruktur erlebbar ist, droht subjektiv bei einer Lockerung der Außengrenzen die Furcht vor einer tödlichen, irreversiblen Selbstaufgabe.

Phase der ersten „Wir-Erfahrung"

Im Vordergrund des Erlebens steht nun der gemeinsame Nenner als ein neues, übergeordnetes *Ganzes*. Er ist ein neuer Raum, der dem bisherigen, individuellen Selbstverständnis eine neue Weite und eine zusätzliche Welt vermittelt. In dieser Welt leuchten zunächst alle die Aspekte auf, die zur gemeinsamen Wellenlänge passen, die also leicht assimiliert werden können.

► Unser Hans entdeckt bei Eva eine Menge liebenswerter Seiten, Interessen und Wesenszüge. Er fühlt sich dadurch ermutigt, Evas Welt weiter zu erkunden. Wenn er etwas bei ihr entdeckt, was er selbst gerne verwirklicht hätte, bewundert er sie nahezu. Er ist bis über beide Ohren verliebt. Die Entdeckung des Zueinanderpassenden umgibt die Wir-Erfahrung zuweilen mit einem Erleben ozeanischer Glückseligkeit. Hans lebt auf „Wolke 7". (Im „grauen" Hintergrund warten solange die weniger passenden Aspekte.) ◄

Störungen. Im Störungsbereich finden sich in verschiedenen Ausprägungsgraden „depressive" Krankheitsbilder, bei denen (um einer konflikt- und spannungsfreien Beziehung willen mit einem anderen Individuum, von dem Symbiose, Schutz, Versorgung, Zugehörigkeit, Zuneigung, Anerkennung etc. ersehnt wird,) eigene Anteile verdrängt oder abgespalten werden. Die Überanpassung wird um den Preis selbstschädigender Selbstmanipulation geleistet. Diese Haltung kann von der maßgeblichen Bezugsperson sogar eingefordert und verstärkt werden. Ein Ablösungsversuch erscheint umso angstbesetzter, je existentieller die Abhängigkeit erlebt wird.

Die „pathologische Symbiose" unterscheidet sich vom gesunden, punktuell konfluenten „Wir-Erleben" durch ihre unbewusste Unfreiwilligkeit und ihren Abwehraspekt.

Phase der Neustrukturierung

Nun kommt es darauf an, auch die dissonanten und befremdlicheren Aspekte wahrzunehmen und von sich sehen zu lassen. Das braucht Ehrlichkeit, Mut, Vertrauen und Toleranz. Und es braucht die Bereitschaft, sich zu ihnen zu bekennen und für ihre Existenzmöglichkeit einzustehen, auch wenn dadurch Dissonanzen in Kauf genommen werden müssen. So braucht es nun individuelle Lebensräume neben dem gemeinsamen Lebensbereich.

Möglicherweise ändern sich die Wertigkeiten dieser Aspekte gegenüber früher, vielleicht werden sie erst einmal nachrangiger. Gut, wenn sie als latentes Potenzial (und zwar nicht nur des betreffenden Einzelnen) und nicht als Bedrohung der Gemeinsamkeit gewertet werden können. Erst in der kombinierten Annahme des Gemeinsamen und des Unterscheidenden vollendet sich die neue „Wir-Gestalt", die in dieser Phase eine *Neuordnung* ausdifferenziert.

Wenn es sich nicht um eine Integration bei einer Paarbildung handelt, wie in unserem Beispiel, sondern um eine *intrapsychische Integration*, wie üblicherweise in der Therapie, so geht es um die Integration einer Neuerfahrung in die bisherige Identität, die dabei erweitert und zu einem „neuen Dritten" umstrukturiert wird. Dieses ist Träger neuer Normen, Erlebnis- und Handlungsbereitschaften und spiegelt gleichzeitig das gegenseitig bewusst tolerierende Miteinander der polaren Kräfte wider, ohne ihren Gegensatz zu verwischen. Diese Gleichzeitigkeit von Gemeinsamkeit und Unterschiedenheit, deren Spannungsverhältnis durch eine neue, *übergreifende, strukturelle Gestaltbildung* bewältigt werden muss, begegnet uns im typisch gestalttherapeutischen Kontaktbegriff auf allen Ebenen:

- intrapsychisch,
- interpersonell,
- familien- und gruppendynamisch sowie
- auf den Ebenen höherer Organisationsformen.

Alles, was bei dieser Neugestaltung – ausreichend bewusst – seinen „Ort" erhält, wird als assimiliert, als zur eigenen Substanz gehörig, erlebt.

► Hans ist wieder etwas nüchterner geworden. Es geht ihm dabei gut. Aus den schwindelnden Höhen ist er etwas erdwärts gerutscht, etwa auf „Wolke 3". Die Bodennähe gibt eine neue Sicherheit für die Beziehung. Es tut ihm auch gut, gelegentlich etwas ohne Eva zu unternehmen, z. B. Joggen, Freunde treffen u. a. Das Beste ist, findet er, dass sie sich über seine Macken und Marotten, die er sich zu- (oder auch noch nie abgelegt hatte), meistens humorvoll amüsiert und sich eher selten darüber ärgert, was er ursprünglich befürchtet hatte. ◀

Störungsbilder. Wenn der Neustrukturierungsimpuls, etwa aus Angst vor andrängenden, kaum integrierbar erscheinenden emotionalen und Antriebskräften der gegensätzlichen Pole, überschießend die Bedeutung einer Überlebensstrategie erhält, wird es verständlich, wenn sich eine Überidentifikation mit dieser Fähigkeit ausbildet und der Nährboden für rigides, „zwanghaftes" Erleben und Verhalten entsteht. Das „Wir" wird mehr in gemeinsamen Regeln gesucht als im lebendigen Austausch des Erlebens. Die Angst erniedrigt die Toleranz gegen Unberechenbares nach innen und außen.

Die übergeordnete Gestaltbildung (intrapsychisch oder interpersonell etc.) kann u. U. deshalb nicht zustande kommen, weil eine (unbewusste) Überidentifizierung mit einem – anscheinend oder scheinbar – nicht integrierbaren Aspekt besteht (z. B. mit mörderischer Wut oder mit Entwertet-worden-Sein). Durch die „Gewissheit", abgelehnt werden zu müssen, sobald man genauer erkannt worden ist, entsteht erst kein stabiles „Wir" als übergeordnete Gestalt, sondern eine selbst vorweggenommene Ausgrenzung mit Resignation oder aber mit reaktivem Hass, Protest und *Dissozialität*. Spielt sich der Kampf intrapsychisch ab, etwa mit der inneren Überzeugung, „Man kann mich nicht mögen, wer es dennoch tut, den kann ich nur verachten", ist ein psychisches Wachstum kaum möglich. Es wird zunächst durch den Selbst- und Fremdhass blockiert.

Nachkontakt

Die im integrierten Wir-Erleben neu entstandene Identität braucht eine stabilisierende Bestätigung. Sie ist von ihrer dauerhaften Existenz oft erst überzeugt, wenn sie einigen Stürmen standgehalten hat. Im therapeutischen Bereich lassen sich im Experiment Handlungserprobungen arrangieren. Vor allem, wenn die *Probehandlungen* in einer Gruppe mit ausreichender Spontaneität erlebt werden konnten, kommt ihnen eine große Überzeugungskraft zu. Hier gibt es einen Berührungspunkt mit lerntheoretischem Vorgehen. Dennoch braucht es auch die *Nachreflexion* über das neue Selbstverständnis, die ebenso zum Nachkontakt gehört. So kommen im Idealfall zwei Arten von Zeugen potenzierend zusammen, die den erreichten Wachstumsschritt bestätigen und ihm Geltung verleihen, der eigene innere und die Zeugenschaft der sozialen Gruppe.

▶ Hans spitzt die Ohren, wenn seine Freunde irgendetwas über seine Veränderung in der letzten Zeit sagen. Er sei sicherer und ausgeglichener geworden, erwachsener und gut zu haben. Er habe aber auch mehr Biss und einen eigenen Standpunkt, wenn es darauf ankäme. Damit sei es früher nicht so weit her gewesen. Hans findet, dass das trendmäßig schon stimmen dürfte. Für Hans ist am wichtigsten, dass er sich von Eva ernst genommen erlebt. Und ferner, dass bei ihr ankommt, wie sehr er um die Verständigung in der Beziehung kämpft, auch wenn er immer wieder riskiert, sich mit ihr zu verhaken. Das findet er selbst gut. ◀

Störungen. Als Störungsmöglichkeiten gehören hierher Haltungen, die darauf abzielen, zu beweisen, dass nichts zu einem befriedigenden Abschluss kommt, dass nichts ein gutes Ende findet, dass niemand sein Ziel erreicht, kurz, dass nichts der Mühe wert, sondern alles vergeblich ist. Ein depressives Bild von Jammer und Erschöpfung. Es gibt hier keinen Grund, zufrieden zu sein und mit Freude und Dankbarkeit tief durchzuatmen. Das „Stress-Rad" kann sich ohne Pause sofort wieder weiter drehen!

Es scheint verschiedene Quellen für diese Grundeinstellung der chronischen Unzufriedenheit zu geben:

1. Die *Selbstentwertung* als retroflektierte Aggression, evtl. kombiniert mit einem überhöhten Anspruch und Maßstab.
2. Eine *strafende, verinnerlichte Autorität (Introjekt)*, die dem betreffenden Individuum abspricht, Erfolg und Zufriedenheit haben zu dürfen.
3. Ein „sekundärer *Krankheitsgewinn*", wenn sich die manipulierte Umgebung genötigt sieht, die herabgewürdigten Leistungen besonders wertzuschätzen.
4. Die *Angst*, nach dem Loslassen der gelungenen Aufgabe in das *Nichts* zu fallen. Frei nach dem Motto: Lieber am Stress (und an den ungelösten Aufgaben) festhalten, als Leere und Stille zu erleben und dabei vielleicht beim Abschied nehmen, den Tod zu streifen.

Ruhe- und Gleichgewichtsphase

Zeit der Stille, der Zentriertheit und der Leere. Wenn der Kontaktzyklus bzw. der Gestalt-Aufbaukreis, zu Ende gegangen ist, wird die Aufmerksamkeitsenergie wieder frei und steht in einer freischwebenden Bewusstheitsform dem Gesamtsystem zur Verfügung, bis sie durch ein neues Anliegen im Feld 1 (Abb. 11.1) erneut gebündelt wird. Die Phase 9 kommt oft zu kurz. Manchmal wird ihre Existenz relativ spät entdeckt. Sie ist der Ort der Mitte und der überpolaren Sichtweisen. Sie wächst im Laufe des Alters, schichtet sich auf und nimmt an Bedeutung für das Gesamtsystem zu. Wenn man diese Vorstellung mit dem Bild, das für das Persönlichkeitsmodell benutzt wird, zusammenbringen möchte, dann bildet dieser Bereich der Indifferenzebenen das Hochplateau, auf dem sich der große Spiegel, den man sich aber auch als einen spiegelnden See vorstellen kann, befindet. Der Ort der Ruhe umgibt Spiegel wie See.

▶ Für Hans ist dieser Ort nicht fremd. Aber er wüsste nicht, wie er über ihn reden sollte. Hat er bisher auch noch nie vorgehabt. Als Kind gab es ihn in der Natur – und zwar reichlich. Auch bei der Großmutter. Dann wurde es damit etwas dünner. Mit Eva gibt es Momente, die dahin passen, sogar mitten im Alltagsgewühl. Es gibt manchmal einen kurzen Blick von ihr, der eine stille, aber sehr kraftvolle Freude ausdrückt. Den beantwortet er ihr sofort, als könne er so zwischen sich und ihr eine lichtvolle, stehende Welle aufbauen, fast wie eine Brücke. Sie scheint das zu verstehen und blinzelt dann verschmitzt. Der Rest der Welt wird dann ameisenklein. So ein Tag ist wie ein Geschenk. ◀

Durch das Beispiel der Partnerwahl könnte der Eindruck entstehen, dass ein Umlauf im Kontaktzyklus Monate und Jahre braucht. Es gibt ihn in allen Zeitkategorien, auch in Minuten und Sekunden, z.B. in Form eines forschenden, orientierenden Blicks. Eigentlich handelt es sich um Spiralen, denn jeder Umlauf baut auf dem Vorhergegangenen auf. Der Kreis ist so gezeichnet (s. Abb. 11.1), dass er im Ablauf 1–9, also im Uhrzeigersinn, dem Wachstum, d.h. der erfolgreichen Potenzialentfaltung in der Welt und dessen Integration dient. Eine Phasenfolge gegen den Uhrzeigersinn führt in den angstvollen Rückzug und in die Fixierung im Defizit.

In Abb. 11.2 ist in einer vergleichbaren Struktur das modifizierte „Krisenmodell" dargestellt. Es ist das Schema der therapeutischen Schritte. Es dient dazu, entfremdete, ausgegrenzte Aspekte zu reintegrieren, Introjekte (verinnerlichte Fremdbilder)

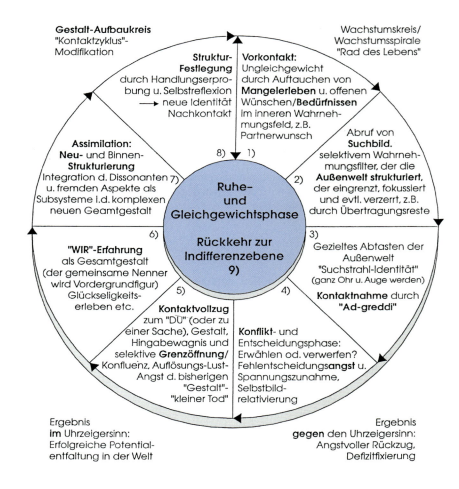

Abb. 11.1. Wachstumskreis

Abb. 11.2. Wandlungskreis

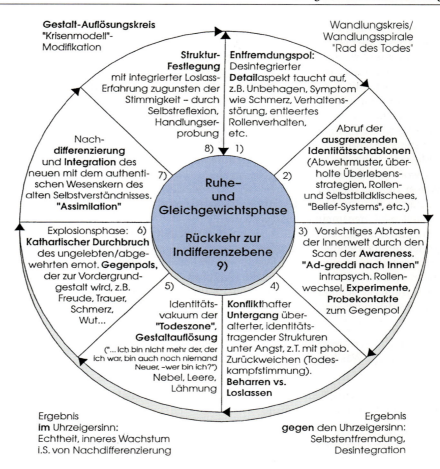

nachzudifferenzieren und unbekömmlich Fremdes nachträglich zu verabschieden. Es fördert Echtheit, Wahrhaftigkeit, inneres Wachstum und Transparenz. Die Phasenabfolge im Uhrzeigersinn hilft der Verwandlung in die Richtung der angegebenen Zielvorstellungen der Therapie und der allgemeinen Entwicklung. Umgekehrt führt die Phasenabfolge gegen den Uhrzeigersinn in die Selbstentfremdung und Desintegration. Auch dieser Wandlungskreis ist eigentlich als Spirale zu denken, weil jeder Entwicklungsschritt auf dem vorherigen ruht.

Der Krisen- und Wandlungskreis

Diese Sequenz dient dem *Abbau* und der *Auflösung* von nicht mehr stimmigen oder noch nie stimmig gewesenen, dauerfixierten, inneren *Beziehungsgestalten*. Der Wandlungskreis, der durch eine induzierte Krisenerfahrung geht, entlastet das System und verhilft ihm zu einer größeren Stimmigkeit, wenn man will: „Reinheit". Dies ist das Modell für die therapeutische Vorgehensweise bei Menschen mit neurosefähiger Persönlichkeitsstruktur, d. h. bei einer ausreichend ausgereiften Zentrierungs- und Abgrenzungsfähigkeit.

Es entspricht dem von Perls sehr genau herausgearbeiteten Krisenmodell, das bei ihm auch „Zwiebelschalenmodell" genannt wird. In Analogie zum Kontaktzyklus soll es ebenfalls in 9 Teilschritten vorgestellt werden.

Phase 1: Auftauchen eines desintegrierten Detail-Aspektes

Fallbeispiel: Patient mit Herzsymptomatik (KM)

▶ Als Beispiel mag uns ein Mann (40 Jahre) dienen, der noch im elterlichen Haus zusammen mit seinem jetzt kränklichen Vater lebt. Er ist Einzelkind und arbeitet als leitender Bankangestellter. Es gibt wechselnde, brüchige Partnerschaften. Die letzte Freundin verließ ihn wegen eines Mannes, den sie, wie sie sagte, männlicher fand. Jenen Mann traf diese auf einem Hauseinweihungsfest, das der Patient und sie gemeinsam besuchten. Klaus, der Patient, erinnert sich, dass er sich dort besonders steif und linkisch benommen und sich mit Salatsoße bekleckert hatte, nachdem ihn die Schwiegermutter des einladenden Freundes auf seine (des Patienten) verstorbene Mutter angesprochen hatte, weil sie mit ihr früher in die gleiche Schule gegangen sei. Klaus habe sich halbherzig in ein längeres Gespräch mit der Schwiegermutter eingelassen, währenddessen seine Freundin froh war, einen anderen, amüsanteren Gesprächspartner, eben jenen Mann, gefunden zu haben. Beim Heimgehen kriselte es bereits mächtig. Zwei Wochen später machte sie Schluss. Es habe ihn schon sehr mitgenommen, aber das wollte er ihr nicht zeigen. Niemandem. Nachts habe er Herzschmerzen und Herzklabastern gekriegt. Da packte ihn die Angst. Der Internist habe nichts feststellen können, meinte nur, das könne die „Psyche" sein. Und nun sei er hier. Mir gegenüber sitzt ein großer, übergewichtiger Mann mit hängenden Schultern, der sich um die korrekte Abwicklung der Formalitäten mehr als üblich Sorgen macht. (Ein groß geratenes, trauriges Schulkind, denke ich bei mir.) Überweisungsdiagnose: Psychovegetative Übersteuerung.

Therapeut:
Guten Tag, Herr Meier, bitte nehmen Sie Platz. Wie geht es Ihnen? Was haben Sie auf dem Herzen?

KM:
Wieso wissen Sie das? Sieht man mir das schon an? Das darf nicht sein!

Therapeut:
Nein, ich sehe das Ihnen nicht an, das war jetzt eher nur die bekannte Redensart, obwohl Sie mir gegenüber am Telefon schon erwähnt hatten, dass sich Ihr Herz gemeldet hätte. Aber was wäre schlimm daran, wenn ich „es" sähe? Was darf keiner sehen?

KM:
Hm ... (ganz leise für sich) Wie schlimm das alles ist. ... ◄

Phase 2: Sichtbarwerden von ausgrenzenden Identitätsschablonen und Abwehrmustern

▶ *KM: (wieder lauter)*
Also eigentlich bin ich ganz gesund, sagt der Internist und ich muss mir keine Sorgen machen. Ich sei aus gutem Holz, sagte früher meine Mutter öfters. Und da hat sie ja wohl auch recht.

Therapeut:
Also was Mutter sagte, halten Sie auch heute in Ehren?

KM:
Auf jeden Fall.

Therapeut:
Und was sagt sie, wenn sie das jetzt könnte, zu Ihren Herzbeschwerden?

KM:
Junge, lass Dich nicht so hängen! Wegen so einer Frau, wie diese, schon zweimal nicht! Im Leben zählt anderes. Du machst Deine Arbeit ordentlich. Du weißt, ich hab mir auch immer viel abverlangen müssen. Und es ging. Sei vernünftig, Du bist doch schon groß!

Die Stimme bekommt einen etwas hohen, metallenen Klang, wirkt belehrend und scheint von irgendwo oben herunter zu tönen. Gleichzeitig sinkt der große Mann noch etwas mehr in sich zusammen. Er lässt die Schultern hängen wie ein gescholtenes Kind. ◄

Phase 3: Vorsichtiges Abtasten der Innenwelt, Identifizieren der Konfliktdimension, Probe-Identifikationen mit der Gegenseite

▶ *Therapeut:*
Wie fühlen Sie sich gerade?

KM:
(schaut etwas fragend zurück, schüttelt sich ein wenig wie ein nasser Hund und richtet sich unwillkürlich wieder gerade auf.) Wieso? (Seine Stimme hat die Haltung bewahrt.)

Therapeut: (relativ leise und einfühlsam)
Ich hab mir gerade vorgestellt, ich hätte das gesagt bekommen und auch in der gleichen Art. Das würde in mir schon was auslösen ... bei Ihnen nicht?

KM:
Hm ... bin ich ja so gewohnt. (Unschlüssiger Gesichtsausdruck, dann eine Art trotziges Strahlen:) Bin gut im Nehmen und Wegstecken. Kann einiges „ab". „Hart wie Krupp-Stahl", kennen Sie das noch? Meine Mutter sagte das immer mal wieder ..., die kommt aus 'ner Familie, wo das was galt.

Therapeut:
„Hart wie Krupp-Stahl", (zitiere ich ihn und nehme in der Stimme etwas von der Wertschätzung auf, mit der er sich – vordergründig – identifiziert), wie ist das, diese Fähigkeit zu haben, hart wie Stahl zu sein?

KM: (spontan und sich aufrichtend)
Mächtig ist das. Gut. Da können einem die anderen nicht ans Zeug. Die kann man glatt abrutschen lassen.

Therapeut:
Scheint wichtig gewesen zu sein, diese Fähigkeit zu entwickeln.

KM:
Auf jeden Fall. (leise:) Sonst wäre ich vielleicht eingegangen. (KM macht unwillkürlich eine Geste mit der rechten Hand, als wolle er sich den Mund verbieten.)

Therapeut:
Spüren Sie Ihre rechte Hand? Wollen Sie das gerade nochmal machen? Was sagt sie, wenn sie reden könnte? (Er wiederholt die Geste und übertreibt dabei, als wolle er sie ad absurdum führen.)

KM:
Halt den Mund! (Lacht aber dabei und blinzelt mir komplizenhaft zu)

Therapeut:
Und Sie gehorchen natürlich immer. Oder? (Ich blinzle mit etwas provokantem Unterton zurück.) Gibt ja wohl nichts anderes für diesen Jungen in dieser Situation als das, oder? (Ich lenke teilnahmsvoll ein.)

KM: (schaut ängstlich drein und berührt, atmet flach, lässt die Schultern sinken, geht aus dem Augenkontakt, spricht dann mit relativ tonloser Stimme.)
… gibt nichts anderes (und schaut dann etwas hilfesuchend zu mir). ◄

Phase 4: Lockerung der Fixierung an überalterte Strukturen – Implosionsphase mit phobischem Zurückweichen

► *Therapeut:*
Wirklich? (Ich nehme den Augenkontakt an, spüre in mir den Wunsch, sein latentes Kraftpotenzial, das ich hinter dem geknebelten Kind ahne, zu erreichen und mit ihm in Resonanz zu kommen.) Das könnte sich lohnen anzuschauen, was es da trotz alledem an eigener Lebendigkeit gegeben hat und gibt! Ich bekomme da gleich eine Menge Phantasien dazu. Sie auch?

KM: (holt wieder Luft und nimmt das Angebot entlastet an)
Ich bin früher gerne in den Wald gelaufen, fällt mir ein, und hab dort eine Menge entdeckt, z. T. alleine, z. T. mit Nachbarskindern aus der Spielclique unserer Straße. Im Wald war ich Robin Hood oder Winnetou. Da hat mich niemand herumkommandiert. (Stolz und aufrecht) Das hätte ich auch gar nicht zugelassen. So lebte ich in zwei Welten. Den, der ich zu Hause und in der Schule war, mochte ich nicht, der hat würdelos gekuscht, der hat sich das Rückgrat brechen lassen, und lebte wie ein Schatten seiner selbst. Das war ich nicht, empfand ich, wenn ich im Wald war. (Klaus leuchtete.)

Therapeut:
Wo ist der Wald-Klaus jetzt? Was ist aus ihm geworden?

KM:
Den gibts schon lang nicht mehr. Der konnte nicht mit meiner Mutter. Den mochte sie nicht. Das hätte nur Krach gegeben. Das hält ja keiner aus! Vom Vater kam auch keine Hilfe. Der war mit sich beschäftigt und überließ Mutter die Erziehung. Der Wald-Klaus ist tot, beerdigt. Irgendwo. (Klaus wird wieder still, glanzlos und in sich eingefallen.)

Therapeut:
Lieber das Rückgrat krumm machen als für das Leben des besten Freundes zu kämpfen. Der bequemere Weg mag's ja sein. Aber auch der bessere? Ein hoher Preis.

KM: (funkelt mich ärgerlich an)
Was sagen Sie da? Bequemer Weg? Beschissen war's! Ich wollt's ihr halt recht machen. Das war nicht bequem, alles andere als das! Aber das hat's wohl auch nicht gebracht.

Therapeut:
Respekt für das Kontra. Für einen „lieben Jungen" ganz schön direkt. ◄

Phase 5: Identitätsvakuum/„Todeszone"/ Gestaltauflösung

► *KM:*
Schlimm? Oder nicht schlimm? Ich kenn mich jetzt gar nicht mehr aus. Ich weiß nicht, wer ich bin. Ich steh im Nebel (kleinlaut werdend). Es bringt alles nichts. Nicht das Gestrampel im Leben. Und auch dies hier nicht. Ich bin total durcheinander, hab Mattscheibe und wie schon gesagt, Nebel, dicken Nebel.

Therapeut: (eher gelassen und unterstützend)
Nebel ist eigentlich ein guter Ort, um die Welt nach und nach wieder neu sehen zu lernen.

KM: (etwas abweisend)
Kann ich im Moment nicht so finden.

Therapeut:
O. k. Was finden Sie im Moment bei sich? Nehmen Sie das mal ernst. ◄

Phase 6: Explosionsphase/Kathartischer Durchbruch des Gegenpols

► *KM:*
Zorn. Maßlosen Zorn (platzt er mit voller Stimme heraus und ballt die Fäuste vor seinem Gesicht, in dem sich eine Mischung von Wut, Empörung, Trauer und Verzweiflung spiegelt.)

Therapeut:
Spüren Sie in Ihre Fäuste hinein. Was mögen die ausdrücken und zu wem? Alle Figuren und alle Situationen, die Sie dazu brauchen, stehen uns über die Phantasie hier und jetzt zur Verfügung. (Ich ermutige ihn in ruhigem, neutralen Ton.) Erscheint für Sie jemand oder etwas?

KM:
Dort in der Ecke könnte mein Vater stehen, wie er damals war.

Therapeut:
Mögen Sie ihn direkt ansprechen? Wagen Sie es? Ja? Passt es besser im Sitzen oder im Stehen? Und stimmt der Abstand für den Anfang?

KM: (Steht auf und atmet tief durch)
Ich hab es satt, Vater, von Dir nur immer zur Vernunft ermahnt zu werden, nur damit Du Deine Ruhe hast! Ansonsten interessierst Du Dich für mich nicht, nicht einen Dreck! Weißt Du überhaupt, wie schlimm das ist!? (schreit der Patient verzweifelt, aber weitgehend aufgerichtet.) Ich hätte Deinen Kontakt sehr brauchen können, um Mutters Erziehungseifer in Schranken zu halten. Alter Feigling! Hättest ihr Stand halten sollen! (Klaus hält inne und wendet sich zur anderen Zimmerecke) … und Du Mutter, hättest Du nicht ein paar Jahre warten können, um Schuldirektorin zu werden? Ich weiß, wie wichtig Dir das war. Ich war dabei nur lästig, vor allem, wenn ich irgend etwas anders wollte als Du. Dann hast Du mich gnadenlos ignoriert. Das hab ich nicht ausgehalten. Einen Vorzeigaffen hast Du aus mir gemacht, und ich hab es mit mir machen lassen. Und ich mach es jetzt mit mir selber. Damit ist jetzt Schluss! Verstehst du mich? Schluss! (Klaus bebt vor Erregung, spricht dennoch sehr bestimmt. Beim Innehalten mischt sich Schmerz in den Gesichtsausdruck und die linke Hand legt sich auf die Herzgegend. In etwas leiserem Tonfall:) Mein Herz meldet sich. Das hat auch mit Dir zu tun, Mutter, vielleicht sogar in erster Linie. Ganz früher war es ja einmal sehr schön gewesen zwischen uns. Vielleicht sogar zu innig. Ich brauchte bald mehr Abstand und lief in die Wälder. Danach war unsere Herzlichkeit total gestorben, das tat mir weh. Ich hoffte, Dich wieder etwas umstimmen zu können, indem ich es Dir in vielem recht machen wollte. Aber ein wirklicher Herzenskontakt kam nicht mehr zustande, empfand ich. So hab ich mich innerlich immer allein und … zum Weinen gefühlt. (Klaus hält inne und schluckt verstohlen, sein Gesicht wirkt etwas wehmütig, aber dabei eindrucksvoll entspannt.) ◄

Phase 7: Nachdifferenzierung, Assimilation und Neuintegration

▶ *Therapeut: (nach einer kleinen Pause, in der KM zuerst in sich nachzuspüren schien und anschließend fragend zur Therapeutin schaute)*
Das war unglaublich mutig. Ich bin immer noch sehr berührt, von dem, was Sie sagten. Könnten Sie sich vorstellen, Ihre Eltern hätten etwas von dem eben Gesagten mitkriegen können? Überprüfen Sie bitte, ob es Ihnen möglich ist, nacheinander sich in deren „Schuhe" zu stellen, also deren Rollen und Sichtweisen zu übernehmen. Wie etwa könnte deren Reaktion sein?

KM: (Wechselt zunächst auf den Platz des imaginierten Vaters und spricht von dort als Vater zu seinem Sohn Klaus)
Hätte ich Dir alles gar nicht zugetraut. Bist ja doch ein Mann geworden! Vielleicht sollten wir mal zusammen ein Bier trinken gehen und über alles nochmals reden. Über Mutter und über die Frauen. Du verstehst schon. Aber gar zu viele Worte sind nicht mein Ding. Das weißt Du auch. (Und er macht eine kumpelhafte Bewegung zum imaginierten Sohn. Klaus verlässt zufrieden den Platz des Vaters).

Therapeut:
Und wie ist es jetzt, wieder am eigenen Platz zu stehen? Und wie alt sind sie jetzt?

KM:
Fühle mich gut. Bin älter als vorhin, da war ich ein Schulkind, jetzt bin ich etwa so alt, wie ich wirklich bin. Merkwürdig, seitdem ich mich mit dem Vater von früher gezaust habe, spüre ich eine Wärme und Zärtlichkeit zu dem alten Vater von heute. Ich bin froh, dass wir noch ein wenig gemeinsame Zeit haben. Sollten wir – in gewisser Weise – doch noch Freunde werden, soweit das für Vater möglich ist? (Klaus wirkt locker und zufrieden.)

Therapeut:
Können Sie noch oder brauchen Sie eine Pause? Es war bisher schon eine ganze Menge. Es ist allerdings noch die Reaktion von Mutter offen.

KM:
Ich geh mal zum Fenster und strecke mich. Dann mach ich weiter. Es hat keinen Sinn das aufzuschieben. (Klaus geht am Fenster vorbei, atmet tief, streckt sich in die Länge und geht zum imaginierten Platz der Mutter, – einem Mutterbild aus den frühen Jahren.)

In der folgenden Sequenz greift der Patient das Thema einer vorangegangenen Stunde auf.

KM (in der imaginierten Mutterrolle):
Klaus, mein Sohn, (kommt mit verhaltener, zärtlicher Stimme), Du hast ein großes Thema berührt, das mir schon fast entglitten war und das mir reichlich peinlich ist. Es stimmt, das wir in den ersten Jahren sehr dicht aufeinander bezogen waren. Ich hatte meine Freude an dir, die ganz im Kontrast zu dem stand, wie es zwischen mir und meinem Mann lief. Wir hatten uns nach Deiner Geburt nicht mehr als Mann und Frau gefunden. Erst wollte ich nicht, dann hatte sich Dein Vater gekränkt zurückgezogen und blieb auf Abstand. So bekamst Du mehr Gefühle und Bedeutung von mir zugeschoben, als es vielleicht gut war. Auch wenn die Grenzen nicht grob überschrit-

ten worden sein mögen – wer kennt sie schon genau? Du warst in meiner Phantasie derjenige, dem mein Herz gehörte. Wahrscheinlich habe ich Dich dabei überfordert, denn Du hast meine Wünsche – und meine Bedürftigkeit – gut erspürt. Wir haben miteinander wild geschmust, getollt und viele Spiele ausgedacht. An vieles erinnere ich mich gerne. Aber mein schlechtes Gewissen wuchs insgeheim. Und als Du mehr Deiner Wege gehen wolltest und ich mich Deinem dreisten Trotz gegenüber sah, der mir mehr ausmachte, als das für ein Mutter-Kind-Verhältnis angemessen gewesen wäre, kam ich in die Krise, nahm das Ende unserer Innigkeit als gerechte Strafe hin, nahm Abschied von Sinnlichkeit und Freude, besann mich auf Ordnung und Leistung und den Rest kennst Du ja ohnehin. Es tut mir leid, dass ich es nicht besser hingekriegt habe.

Therapeut:
Rollenwechsel, wenn es geht, o. k? Und fühlen Sie, wie alt Sie jeweils sind.

KM:
Ja, Mutter. Es war wohl für uns beide schlimm. Als kleiner Kerl hab ich wohl gemerkt, wie verrückt Du nach mir warst. Das gab mir alle Sicherheit der Welt. Zusammen verachteten wir den Vater. Mir konnte nichts passieren, so kam es mir vor. Ich hatte Lust, die Grenzen meiner Macht zu spüren, auch zu Dir hin. Und dann brach zwischen uns die Eiszeit aus und blieb. Das hat mich innerlich fast umgebracht. Ich fand Dich unerbittlich hart. Das war nicht mehr die Mutter, die ich liebte. Ich fing Dich an zu hassen – und ich hasste schließlich mich. Und es tat innerlich so weh. Nicht mal am Sterbebett habe ich es Dir sagen können. Wir beide sind seit vielen Jahren diesbezüglich stumm.

Therapeut:
Wie fühlen Sie sich jetzt? Ihr Gesichtsausdruck und Ihre Haltung haben sich verändert.

KM:
Es ist, als ob sich etwas in mir löst, und von mir Abschied nehmen will, ein guter Abschied für uns beide. ◄

Anmerkung: Der Dialog mit den Eltern, v. a. der zweite Teil, ist idealtypisch gerafft und verdichtet, um den roten Faden sichtbar zu machen. Die Gesamtsequenz zog sich über 2 Sitzungen hin mit einer längeren Pause dazwischen.

Phase 8: Festigung der neuen Identität durch Selbstreflexion und Probehandeln

► Diese Phase hat KM spontan zu Hause in Angriff genommen. In der Folgestunde berichtete er, wie er den zunächst sehr erstaunten, aber dann durchaus sehr bereitwilligen Vater zu einem abendlichen Spaziergang einladen konnte und wie sie schließlich tatsächlich irgendwo beim Bier gelandet waren. Das war aber weniger wichtig, als die Bereitschaft des Vaters über früher zu reden, was KM ihm gar nicht zugetraut hatte. Beide haben es gewagt, sich neu füreinander zu interessieren.

Von seiner Mutter hatte er in der Folgewoche geträumt. Der Traum begann in einer beängstigenden Polarlandschaft und endete mit zwei grünen Inseln, zwischen denen es eine Brücke gab. Die Trauer darüber, dass diese Beziehungsnormalisierung nicht mehr in der Wirklichkeit zu erleben geht, stand neben der Freude, sich zu verändern und sich dabei neugierig staunend zuzusehen. Was ihm auffiel war, wie er sich anders fühlte, Freude beim Bewegen empfand, sich überhaupt nicht mehr linkisch vorkam, wie er sich freche Gedanken erlaubte, z. B. wenn er Lust hatte, neue Kontakte aufzunehmen, und das dann oft auf sehr originelle Weise tat. Kurz, er fing nach der langen Eiszeit wieder neu von innen heraus zu leben an. ◄

Phase 9: Ruhe- und Gleichgewichtsphase/ Rückkehr zur Indifferenzebene

Nach jedem Krisen- und Wandlungszyklus ist Innehalten angesagt. Das ist der Raum für die Freude, dass etwas gelungen ist. Und es ist auch der Raum für Zentrierung, für Zwischenbilanzen des Lebens, für Sinnfragen oder für andere mögliche Zuordnungen aus übergeordneten Sichtweisen, ohne das Wesentliche zu zerreden. Auch dies gehört zum Abschließen einer therapeutischen Verlaufsgestalt. Die Phase 9 kann auch nach einer intensiven Arbeit in einem rein nonverbalen Innehalten bestehen, in dem über Augenkontakt Konsens signalisiert wird, dass wir gerade bei etwas, dass sich wie Mitte oder Stimmigkeit anfühlt, angekommen sind.

11.1.4
Das Persönlichkeitsmodell

Das hier geschilderte Modell ist im wesentlichen aus einer *Integration* der in Perls' Schriften verstreuten, theoretischen Skizzen über den *Kontaktzyklus* (1951), das *Krisen- bzw. Zwiebelschalenmodell* (1969), aus verschiedenen Hinweisen über die Bedeutung des Buber'schen „*Ich-Du-Prinzips*" und Friedländers Vorstellungen über *überpolare Indifferenzen*, sowie aus transkribierten Gedankengängen Perls' (1969) über das Wachstum und das Verständnis von neurotischen Krankheitsbildern entstanden.

Der Aufbau der Persönlichkeit

Die Persönlichkeit kann man sich als ein sphärisch geschichtetes, *energetisches Fließgleichgewicht* vorstellen. Im Idealfall weist es keine Blockaden auf, d. h. keine Bereiche, die aus dem inneren Kontaktfluss ausgegrenzt werden. Idealerweise sorgt es für ein doppeltes Gleichgewicht:

- Im Innenverhältnis wird die „*organismische Selbstregulation*" (Smuts 1938) wirksam, die über eine Bedürfnishierarchie die offenen Wünsche ausgleicht.
- Im Außenverhältnis kommt es über vielfache Kontaktzyklen zu einem Austausch mit dem Umfeld, mit dem sich das Individuum in einem gegenseitigen Wechselwirkungsverhältnis erlebt.

Entsprechend ihrer psychoanalytischen Wurzel tauchen auch in der Gestalttherapie Begriffe wie „Es", „Ich" und „Selbst" auf, doch werden sie hier nicht in der identischen Bedeutung gebraucht wie in der Psychoanalyse. Ihr spezifisches Verständnis führt zu neuen Definitionen.

Begriff des Selbst in der Gestalttherapie

Das Selbst versieht und „ist" die Funktion der „schöpferischen Anpassung" im Organismus/Umwelt-Feld. Es entwickelt *Bewusstheit* für die inneren Erlebnis- und Handlungsbereitschaften und für das Umfeld, soweit ihm subjektive Bedeutung zukommt. So hat das Selbst keine festen Grenzen, sondern fungiert als *Integrator* im inneren und äußeren *Kontaktgeschehen*. Es verbindet Geist, Emotionalität, Körper und Außenwelt. Mit zunehmender Reifung zentriert und stabilisiert sich das Selbst am Ort der „überpolaren Mitte", wo es typischerweise im „mittleren Bewusstheitsmodus" zur Verfügung steht, wo es dadurch einen (relativ) *autonomen Indifferenzbereich* schafft, wo die „innere Stimme" gehört und der „existenzielle Wesenskern" im Sinne Bubers bewusstseinsfähig werden kann.

Begriff des Ich in der Gestalttherapie

Das „Ich" ist bei Perls der *intentionale Akt* des Kontaktgeschehens, die absichtsvolle, bewusstseinsintensive und energiegeladene „Pfeilspitze" der Aufmerksamkeit. Sie kann nach innen oder außen gerichtet sein. Üblicherweise wird das „Ich" in die bedürfnisgesteuerten Kontaktzyklen eingebunden und schwankt dabei in seiner Intensität. Die Triebwelt wird, vergleichbar mit der Psychoanalyse, teils als unbewusste, teils als bewusste Es-Anteile beschrieben.

Je mehr das „Ich" im „Seegang" der bedürfnisgesteuerten Emotionalität inne zu halten vermag, umso mehr gelingt es ihm, sich an dem neutralen Ort der überpolaren Mitte zu beheimaten, an dem die Freiheit wächst, zu entscheiden, wann es sich in den „Seegang" hineinbegeben mag und wann es lieber Zeuge des Geschehens bleiben möchte.

Die Zone der *überpolaren Mitte* weist eine biographisch geschichtete Struktur auf. Sie regt die Zentrierung auf allen Ebenen an: auf physiologischer, emotionaler, mentaler und der Ebene der wert-, sinn- und ganzheitsorientierten Bewusstseinsfähigkeit. Die überpolaren Indifferenzebenen weisen in besonderem Maße die Merkmale individueller Identität auf und sind dadurch die längerfristigen Trägerstrukturen der Persönlichkeit.

Man kann das Ich als den energetischen Scheinwerfer des Selbst begreifen. Im Idealfall schafft es das Ich-Selbst-System, die Belange der Triebebene, der Außenwelt und der steuernden Einflüsse ganzheitlicher Spiegelungen zu integrieren und auszugleichen. Letzteres ist Merkmal eigentlicher Autonomie. Nicht assimilierte, verinnerlichte Leitbilder und Fremderfahrungen, meist „Über-Ich-Introjekte" stören diesen Prozess, lösen Strukturverwerfungen aus und sollten im „Wandlungskreis" zur De-Identifikation gebracht und aufgelöst werden.

Die Modellvorstellung legt durch das Zwiebelschalenmodell einen kugelschalenförmigen *Wachstumsring* nahe, in dessen Bereich nach innen hin die persönlichen *Strukturen der „Mitte", also die Indifferenzebenen* aufgebaut werden.

Das Zentrum bleibt für die spiegelnde Wahrnehmungsfunktion der übergeordneten bewusstseinsfähigen Ganzheiten frei, auch wenn der Spiegel Verwerfungen aufweist, oder wenn er vorübergehend oder auf Dauer erblindet und außer Funktion ist. Im Laufe des reifenden Wachstums wird er klarer, weiter und verzerrungsärmer.

Im Idealfall sind die Strukturen um den Wachstumsring aus assimilierten, d. h. stimmigen und akzeptierten Erfahrungsmaterialien aufgebaut. Das bedeutet, dass sie sich spannungsfrei in die bisherige Substanz integrieren lassen, vielleicht vergleichbar mit dem gesunden Wachstum eines Glaskörpers im Auge oder auch eines Bergkristalls. *Assimilierte Substanz* beansprucht für sich keine Aufmerksamkeit mehr, sondern trägt zur *Transparenz* des Gesamtgefüges bei. So tritt im *Idealfall*, den es selten geben mag, die persönliche Struktur hinter dem zurück, was der innere Spiegel aus der Ganzheit einfängt und durchscheinen lässt und/oder, was für das soziale Umfeld Sinn macht, ohne, dass das Individuum in ein Entbehrungserleben kommt. Es erlebt sich in stimmiger Integration. Wie gesagt – im seltenen Idealfall.

Der Umgang mit Störungen

Im Alltags- und Normalfall sind im biographisch geschichteten Erfahrungsmaterial aus subjektiven Notzeiten eine Menge „Fremdkörper" eingeschlossen: unverdauliche Erfahrungsreste unabgeschlossener Erlebnis-, Handlungs- und Beziehungsaspekte sowie verinnerlichte, zwiespältig erlebte Leitbilder, *„Introjekte"*, die ihre Dynamik entfalten. Jeder blockierte, seelische Prozess drängt als *„unabgeschlossene Gestalt"* nach Vollendung (Zeigarnik-Effekt der Gestalttheorie), er mobilisiert aber gleichzeitig die meist angstbesetzten Umstände ihrer Blockierung mit. Es muss viel Gegenkraft aufgeboten werden, diesem Drängen zu widerstehen.

> Im Fall des unbewussten, also neurotischen Konflikts, erscheint die Abwehrarbeit als das kleinere Übel gegenüber der abschließenden Aufarbeitung. Die Abwehr ist immer verbunden mit einer Art von Kontaktunterbrechung zum spezifischen Inhalt, wodurch dieser bewusstseinsfern wird. Grundsätzlich können alle psychischen Vorgänge zur Kontaktblockade bzw. zum Vermeiden von Kontakt benutzt werden.

Projektion, Introjektion und Retroflektion in der Gestalttherapie

Besonders hervorgehoben werden oft die

- Projektion (das problematische, psychische Material gleitet unbemerkt durch die Innen/Außengrenze in die Umwelt, z. B. der Neid oder der Hass, den ich mir nicht eingestehe, scheint mich aus den Augen der anderen anzusehen),
- Introjektion (das oft ambivalente Erlebnismaterial wird aus der Umwelt unverändert in den Innenraum „hereingeschluckt" und wird handlungsbestimmend, obwohl sich innere Gegenimpulse melden, z.B. ein von seinen Eltern geschlagenes Kind prügelt seine Spielkameraden und kippt danach in Selbstabscheu um),
- Retroflektion (die Wendung gegen die eigene Person, z.B. die Aggression, die ich gegen eine problematische Person empfinde, von der ich mich abhängig erlebe, reagiere ich durch Selbstentwertung ab und durch die „Konfluenz als Abwehr" (sie vermeidet, im Kontakt durch partielle Grenzauflösung die auseinandersetzungsträchtigen Unterschiede wahrzunehmen).

Der „späte Perls" beschreibt in vielen Variationen die funktional „teilamputierte" oder von „Löchern" durchsetzte neurotische Persönlichkeit, die also durch umfangreichere, kontaktunterbrechende Isolationsvorgänge größere Bereiche ihrer Erlebnis- und Ausdrucksfähigkeit eingebüßt hat. Relativ bald entsteht darüber Konsens, dass jedweder psychischer Vorgang zur *unbewussten Kontaktunterbrechung (Abwehr)* eingesetzt werden kann. Ob dies so ist, entscheidet allein der Kontext. In der theoretischen Abwehrlehre zeigt sich die psychoanalytische Wurzel der Gestalttherapie besonders deutlich.

Ob die desintegrierenden Kontaktunterbrechungen ein *neurophysiologisches* Spiegelphänomen, also ein materielles Korrelat, haben und so betrachtet, als „funktionale Narben" aufzufassen sind, die aus Wällen (z. B. inhibitorischer Neuronen) bestehen, in denen es zusätzlich, v. a. bei Chronifizierung und/oder frühen Kontaktunterbrechungsmustern zu Sollwertverschiebungen im Neurotransmitterbereich kommen kann, ist derzeit lediglich eine mögliche Hypothese. Dazu passen würde allerdings die Beobachtung der heilsamen, potenziell struktur- und identitätsverändernden Wirkung einer emotionalen Überflutung durch eine kathartische Entladung des emotionalen Gegenpols mit ihrer anschließenden Chance zur Neustrukturierung. Dieses Geschehen braucht allerdings eine sichere therapeutische Begleitung.

> Es gehört zu den besonderen Stärken der Gestalttherapie, über den *identifikatorischen Erlebniszugang* mit den „Abwehrwällen" an das dort eingefrorene Kraftpotenzial und in Kontakt mit dem dahinterliegenden, abgewehrten Identitätsaspekt zu kommen.
>
> Für die grundsätzliche Herangehensweise macht es keinen wesentlichen Unterschied, ob es sich um ein aktuelleres Abwehrgeschehen eines Konfliktes oder um ein chronifiziertes eines strukturellen Abwehraspektes handelt. Natürlich unterscheidet sich der therapeutische Aufwand. Im zweiten Fall braucht es meist mehrere Anläufe zum Zentralkonflikt und oft auch in verschiedenen Modifikationen.
>
> Entscheidend ist jeweils, die Konfliktachse in der ganz individuell eingefärbten Art und Weise wiederzufinden und wiederbeleben zu lassen, um sie in diesem aktualisierten Zustand lösungsorientiert zu korrigieren.

Das Strukturmodell, das Freud 1923 in „Das Ich und das Es", als Arbeitshypothese zum Umgang mit den drei Instanzen „Ich", „Es" und „Über-Ich", einführt, findet sich in den frühen Jahren der Gestalttherapie noch deutlich repräsentiert. Dennoch wird es in seiner Allgemeingültigkeit infrage gestellt.

Selbst Freud äußert sich 1926, dass es beim psychisch gesunden Menschen zwischen dem Ich und dem Es, die dicht zusammen gehörten, praktisch keine Trennung gäbe (zit. nach Robert Waelder, 1971 (63), S. 77). Dies kommt der oben geschilderten Idealvorstellung nahe.

Perls liebte Karrikaturen. Im späten Gestaltstil Perls' verdichtet sich die Psychodynamik eines Konfliktes oft auf die humorvolle Auseinandersetzung zwischen der Fremdherrschaft eines Introjekts, im Sinne eines nicht assimilierten Über-Ich-Aspektes gegenüber einem relativ deformierten, aber meist sehr kreativen und einfallsreichen Rest-Selbst, das mit seinen Überlebensstrategien trotz seiner Unterdrückung durchkommt. Dabei geht es um die populär gewordenen *Top-dog-/Under-dog*-Konstellationen, meist ein verkürztes Kampfmuster zwischen einem dominanzanspruchlichen „Über/Ich"-Introjekt und einer unterdrückten Es-Selbst-Koalition, der die Sympathie gilt.

Wie bereits oben erwähnt, wird in der heutigen Gestalttherapie erwartet, dass bei jedem Patienten die ganz spezifische Dimension des jeweiligen, einmaligen Konfliktgeschehens in dem betreffenden, subjektiven Kosmos herausgearbeitet wird. Es bestehen gewisse Vorbehalte gegenüber dem Einsatz generalisierender Konzepte, weil die Erfahrung besteht, dass fertige Schemata zu einer Reduktion der Wirklichkeitserfassung verführen, ferner, weil sie leicht in die mehrdeutige Realität hineinprojiziert werden könnten, und weil dadurch andere Konflikt- und Spannungsfelder, die das gewählte Schema nicht vordergründig repräsentiert, vom Therapeuten übersehen oder wenigstens nicht adäquat gewichtet werden könnten.

Die Gestalttherapie versucht in ihrer phänomenologischen Zugangsweise in jedem Einzelfall die Kontrahenten des Konfliktfeldes in ihren ganz speziellen Anliegen, vorder- und hintergründigen Botschaften, Rollen, Identitäten, Loyalitäten, Ängsten und Wünschen etc. ohne Vorausannahme so anschaulich und konkret, wie es nur eben geht, zu erfassen. Inhaltliche Festlegungen bei Therapiekonzepten laufen Gefahr, durch soziokulturelle und andere Zeitgeistveränderungen relativiert oder sogar überholt zu werden.

Beispiel

► Eine Aussiedlerin bosnischer Herkunft wird am Arbeitsplatz psychosomatisch krank. Ihr gegenüber sitzt am Fließband seit einigen Wochen eine Kollegin, die ihr primär nicht unsympathisch war, die jedoch, wie sich bald herausstellte, aus einer serbischen Familie stammt. Das mobilisiert in ihr das erlittene Leid ihrer Familie, die Vorurteile aus ihrer Kindheit, den Loyalitätsdruck und das unausgesprochene Kontaktverbot ihrer Bezugsgruppe. Sie kommt zunächst in einen Angstzustand, überwindet sich, um den Arbeitsplatz nicht zu verlieren, projiziert in die Kollegin versteckte Aggression und reagiert schließlich einen Teil ihres inneren Drucks in psychovegetativen Übersteuerungen von Krankheitswert aus (Schlafstörungen, Durchfälle, Schweißausbrüche, Herzjagen). Die therapeutische Arbeit mit ihr verdichtet sich dort, wo es um ihre nationale Identität und ihrer Loyalität geht, wenn diese unweigerlich mit dem Gebot des Feindeshasses verkoppelt bleiben soll. Die therapeutische Arbeit gibt der Patientin den Mut, das Thema der Unversöhnlichkeit in ihrer Familie und Bezugsgruppe anzusprechen, zu allerletzt sogar auch mit der Arbeitskollegin. Die Symptome schwinden bald. Die Patientin findet, trotz ihrer anfänglichen Ängste, ausgestoßen zu werden, zu einer für ihr Umfeld sehr glaubhaften, verantwortlichen und autonomen Haltung und stößt in ihrem Umfeld unbeabsichtigt ähnliche Prozesse an. ◄

In der Konfliktbearbeitung wird bevorzugt die dialogisierende, gestalttherapeutische Inszenierung der Innenwelt eingesetzt, die es inzwischen in vielen Varianten gibt. Der Verlauf folgt dem Krisen- und Wandlungskreis.

11.2 Definition und Abgrenzungen

11.2.1 Definition der Gestalttherapie

- Gestalttherapie ist die Anwendung des erkenntnistheoretischen Gestaltansatzes, in dem es um die Verwandlung im Sein geht, auf den therapeutischen Bereich. Andere Anwendungsbereiche sind:
  – Gestalt-Pädagogik,
  – Gestalt-Seelsorge,
  – Gestalt-Familientherapie,
  – Gestalt-Organisationskunde,
  – Gestalt-Beratung etc.
- Gestalttherapie ist
  – ein psychodynamisches Verfahren
  – mit einer phänomenologisch erfahrungsgeleiteten Zugangsweise,
  – mit einem gegenwarts- und beziehungorientierten Brennpunkt,
  – mit einem gestalttheoretisch begründeten Systemansatz,
  – mit eigenständigen, lerntheoretischen Vorgangsweisen,
  – sowie mit bewusstseinsverändernden Behandlungsaspekten,

- das sich aufgrund seiner existenziellen Ausrichtung und
- seiner Wertorientiertheit der humanistischen Psychologie zuordnet.
• Gestalttherapie ist mehr als die Summe ihrer Teile.

11.2.2
Der psychodynamische Aspekt

Gemeinsamkeiten mit der tiefenpsychologisch fundierten Psychotherapie

Auffinden des Zentralkonfliktes. Das zielsichere Auffinden des Zentralkonfliktes ist von jeher an der Gestalttherapie bewundert worden. Ruth Cohn, die Fritz Perls arbeiten sah, sprach von detektivischer Treffsicherheit.

Für Lester Luborsky (1995, S. 27–38), der ein Jahrzehnt anglo-amerikanischer, psychoanalytischer Forschung zusammenfasste, ist die Fähigkeit, den CCC („Central Core Conflict") ausfindig zu machen, eine der beiden Hauptkriterien für die Wirksamkeit psychoanalytisch orientierten Vorgehens.

Die zielsichere Spurenaufnahme der Gestalttherapie beruht

• auf der Kombination ihrer gegenwartszentrierten, phänomenologisch geschulten Beobachtung,
• der Körperorientiertheit,
• der Bewusstseinskultur und
• auf ihren Identifikationstechniken.

Konfliktklärung. Im Zentrum der Neurosenarbeit steht die psychodynamische Konfliktklärung, also das Offenbarmachen des intrapsychischen Kräftespiels. Die einzelnen Teilaspekte werden vorübergehend in die äußere Wirklichkeit (bewusst) projiziert, raumsymbolisch einander zugeordnet, und durch den betreffenden Klienten nach Maßgabe seines Erlebens szenisch dargestellt. Er identifiziert sich nacheinander bei jeder Rollenübernahme mit jedem seiner inneren Teilaspekte und lotet sie in spielerisch-experimentierender Darstellung assoziativ aus. Nach der Bestandsaufnahme und Identifizierung der Kräfte, die in dem betreffenden Konfliktfeld bedeutsam sind, und wer wen wie existenziell bedroht, kommt es darauf an, zu erkennen, welcher Anteil in seiner Entwicklung *wie* in Not geraten ist, *wie* ihm aus seinem Mangel oder seiner Deformation geholfen werden kann, *wer* in einseitigem Licht gesehen und fixiert wird und welche angemessenen Verständigungsmöglichkeiten gefunden werden können, damit aus der inneren Vereinzelung eine ausgesöhnte und kreative Gemeinschaft wird. Die Anerkennung der berechtigten Teilanliegen schafft die Voraussetzung zur Reintegration.

Durch das lösungsorientierte therapeutische Wechselspiel zwischen gegenwärtigen Verhaltensweisen und früheren Szenen wird das „Dort und Damals" mit dem „Hier und Jetzt" emotional korrigiert und neu verknüpft.

Übertragung/Gegenübertragung. Die Übertragungs-Gegenübertragungsachse gehört im Grundsatz zur gemeinsamen Schnittmenge zwischen Gestalttherapie und Psychoanalyse. In ihrer Gewichtung und im Umgang mit ihr gibt es allerdings Unterschiede. Beim Umgang mit der Übertragung wird auf den richtigen Zeitpunkt geachtet, der für den Klienten geeignet erscheint, das Phänomen der übertragungsbedingten Beziehungsverzerrung wahrnehmen zu können. Man spricht von der *Prägnanz der Übertragungsgestalt*. Sobald dieser Punkt erreicht ist, wird auf die *Ablösung* der Übertragung hingearbeitet und die verzerrende Projektion (als ein wichtiges, therapierelevantes Material) über szenische Assoziationen auf ihre Ursprungsquelle zurückverfolgt (z. B. Mutter-Tochter-Ablösungskonflikt). Der ehemals blockierte Beziehungskonflikt wird dann z. B. im Rollenspiel weiterbearbeitet.

Die Gestalttherapie legt Wert darauf, die Beziehung mit dem Menschen, an den sich die Übertragung geheftet hatte und die *Wahrnehmung* von ihm *nach* der Ablösung nochmals neu zu *überprüfen*, den Beziehungsunterschied zu registrieren und sich über die Fähigkeit, sich neu begegnen zu können, zu freuen. Es geht dabei auch um die Verantwortung, der Wirklichkeit möglichst verzerrungsarm entgegenzutreten.

Therapeutische Beziehung. Lester Luborskys zweites Hauptergebnis über die Wirksamkeit von psychoanalytisch orientierten Methoden ist die schwierig fassbare Aussage, dass der Patient die therapeutische Beziehung subjektiv für eine hilfreiche halten muss.

Von ihrem Grundverständnis her haben es die Gestalttherapeuten leicht, dieses Kriterium für sich in Anspruch zu nehmen. Ihr Beziehungsverständnis enthält die *Basisakzeptanz* Bubers und integriert dahinein die notwendigen, entwicklungsorientiert gestaffelten Konfrontationsmöglichkeiten. Es erlaubt und fordert (angesichts reifer Patienten) sogar, ein weitgehend realistisches Gegenüber zu sein mit „responsability" (Verantwortung) für seine „response-ability" (Fähigkeit zu antworten), um hier das beliebte Wortspiel von Perls zu erwähnen. Diese lebendige und im eigentlichen Sinn mitmenschlich-„humane" Beziehungsachse ist eine der Stärken der Gestalttherapie. Natürlich wird die Antwortbereitschaft bewusst und filternd im Dienst der Entwicklung eingesetzt. Gestalttherapeuten arbeiten selektiv-authentisch auf der Realbeziehungsebene.

Traumarbeit. Bei der Traumarbeit findet sich eine Schnittmenge mit der Psychoanalyse beim beziehungsorientierten, aber v. a. beim subjektstufigen Vorgehen. In der Gestalttherapie wird dieses allerdings in besonderem Maße ausgefeilt: Wiederum werden die Teilaspekte assoziativ ausgelotet, (inklusive die der fehlenden Aspekte), über Identifikation voll belebt, dabei zur gegenwärtigen Neuerfahrung gemacht, miteinander in Beziehung gebracht und die ganze Regie des Unbewussten in die Verantwortung übernommen.

Zu letzterem Aspekt könnte die Anleitung wie folgt lauten: Stellen Sie sich vor, Sie wären eben mal der Autor und Drehbuchregisseur Ihres Traums und erzählen den Traum – samt allen notwendigen Regieanweisungen – aus seiner Perspektive nochmals in Gegenwart und Ich-Form. Sie beginnen z. B. mit: Ich veranlasse, dass sich dies und jenes ereignet, oder: Ich sorge dafür, dass ... Die Betroffenheit über die eigene (unbewusste) Täterschaft löst oft Befreiung, manchmal auch Humor, fast immer aber einen Korrekturwunsch aus.

Die zunehmende, psychoanalytische Wertschätzung der Subjektstufenarbeit des Traums (Thomä u. Kächele 1986) hat in den vergangenen Jahren (sicherlich ungewollt) eine größere methodische Nähe zur Gestalttherapie hergestellt.

In der analytischen Psychologie (nach C. G. Jung) hatte das subjektstufige Vorgehen in der Traumarbeit immer schon eine zentrale Stelle eingenommen.

> ! Zusammenfassend lässt sich sagen: Die Gestalttherapie enthält die Merkmale der tiefenpsychologisch fundierten Psychotherapie, aber nicht umgekehrt. Letztere umfasst nicht die darüber hinausgehenden Aspekte der Gestalttherapie. Sie besitzt nicht in gleichem Umfang den methodischen Reichtum, ihre Anpassungsfähigkeit, sowie ihr therapeutisches und strukturveränderndes Potenzial.

Abgrenzung zur Psychoanalyse

Als Abgrenzung zur Psychoanalyse im engen Sinn lässt sich von seiten der Gestalttherapie anführen:

1. die Übertragungsneurose ist kein angestrebtes Ziel, die Übertragung wird frühzeitig vom Therapeuten abgelöst. Die Bedeutung der Übertragung für die therapeutische Beziehungsgestaltung wird relativiert. Die Übertragung wird jedoch als eine Art „via regia" zum Zentralkonflikt genutzt.
2. Es wird keine Langzeitregression angestrebt, weder mit Patienten, noch mit Weiterbildungskandidaten. Kurzzeitige, oft intensive Regressionen werden am Ende jeder Einzelsitzung von progressiven Sequenzen ausgeglichen. (Näheres wird in Abschn. 11.3.2 „Therapeutisches Beziehungsangebot" beschrieben.)
3. Die Fremd-Deutung (durch den Therapeuten) wird durch eine Deutungsvorform, nämlich der Wahrnehmungslenkung mit Stimulierung der Selbstinterpretation, (vergleichbar mit einem sokratischen Dialog), ersetzt.
4. Die therapeutische Haltung ist nicht abstinent, sondern selektiv-authentisch.
5. Das Couch-Setting ist verlassen; das Setting wird dem Prozess angepasst. Oft wird ein Gegenübersitzen mit variablen Abstand gewählt. Körpertherapeutisch orientierte Therapeuten lassen gerne die für den momentanen Zustand adäquate Körperhaltung, Gangart oder Bewegung herausfinden und entwickeln daraus den therapeutischen Prozess. Es ist auch möglich und hilfreich, die verschiedensten künstlerischen Ausdrucksmittel in den therapeutischen Prozess zu integrieren.

11.2.3
Der lerntheoretische Aspekt

Gemeinsamkeiten zwischen Gestalttherapie und Verhaltenstherapie

Die genaue Beobachtung der Erscheinungsweisen im Außenfeld und ihre Wertschätzung entstammt der Phänomenologie. Sie lässt sich mit der exakten Bestandsaufnahme und Verhaltensanalyse der Verhaltenstherapie vergleichen.

Für die Spurenaufnahme der Konfliktfelder geht es zunächst um Auswirkungen im Ausdrucksverhalten und um dessen Diskrepanzen.

Für die Gestalttherapie ist dabei die Erfahrung von Bedeutung, dass sich jedes „in der Tiefe" aktualisierte Konfliktgeschehen auf der „Oberfläche" der Erscheinungen widerspiegelt. Es gilt daher die Kunst zu entwickeln, im „gegenwärtig aufgeschlagenen Buch der Erscheinungen" zu lesen und den Patienten zum Selberlesen anzuleiten.

Der gemeinsame Nenner gemeinsam beobachteter Erscheinungen stiftet zwischen zwei Individuen (trotz subjektiver Abweichungen, die bei diesem Prozess in den Hintergrund treten), eine gemeinsame, haltgebende Welt, eine Welt der konsensuellen Wahrheit. Die Schaffung dieser (letztlich nur scheinbar) „verlässlichen" Welt, über die Verständigung möglich ist, stellt einen wichtigen Aspekt für Krisensituationen und für die Arbeit mit psychosenahen Menschen dar.

In der Folge wird in der Therapie Verständigung über gemeinsam im „Hier und Jetzt" beobachtete, komplexere Muster des Verhaltens und der Auswirkungen der Erlebnisverarbeitung gesucht.

Beziehungsaufnahme. Die für die Gestalttherapie zentrale Dimension der Beziehungsaufnahme ist gleichzeitig, im Sinne der Lerntheorie, ein Belohnungssystem 1. Ordnung.

In der Pädagogik und bei der Arbeit mit Patienten, die sich auf einer frühen Reifungsebene befinden, steht der therapeutische Einsatz der belohnenden Antwort ganz im Vordergrund. Verstärkt werden alle Impulse und Reaktionen des Patienten, die ihn seinem nächsten Entwicklungsziel näher bringen, der Festigung seiner Persönlichkeit dienen und die ihn zu einem Kontakt mit seinem verborgenen Potenzial verhelfen. Die Kunst des Therapeuten besteht dabei oft darin, fast latente, nur ansatzweise vorhandene Reaktionen des Patienten aus dem Hintergrund anzuleuchten, sie dadurch in den Vordergrund zu holen, (wenn sie als ein Hinweis auf inneres Wachstum erscheinen,) und dem Patienten die Möglichkeit zu geben, sich „im Scheinwerfer" der liebevollen Akzeptanz des Therapeuten mit diesem zunächst spontan aufgetretenen und daher vom Patienten als „meinhaftig" erlebten, eigenen Impuls stark zu identifizieren. Gleichzeitig werden andere Verhaltensweisen des Patienten, die einer Entwicklungsebene entsprechen, die der Patient überwachsen möchte oder sollte, mit sehr viel weniger oder evtl. mit gar keiner Aufmerksamkeitsenergie gewürdigt.

Bei ihrer Entwicklungs- und Wachstumsvorstellung orientierte sich die Gestalttherapie früher v. a. bei Maslow, Piaget, Erikson, A. Freud, Mahler, später bei Petzold, Lichtenberg, Stern u. a.

Einen heutigen Meilenstein der Gestaltpädagogik, bei der das lerntheoretische Potenzial seine Würdigung und Einbettung in das gedankliche Gesamtgebäude erfährt, stellen die Werke Heinrich Daubers (1997) dar, v. a. „Grundlagen Humanistischer Pädagogik "und „Lernfelder der Zukunft".

Probehandeln. Nach jeder größeren Therapiefrequenz ist Raum für das stabilisierende Probehandeln vorgesehen. Es fordert dem Patienten oft Mut ab, sich mit dem neu errungenen Selbstverständnis zu zeigen, sei es z. B. mit der frisch integrierten anlehnungsbedürftigen Seite, sei es mit einer lang verborgenen neidisch-aggressiven etc. Die Gruppe ist ein gutes Übungsfeld für entsprechende, halbstrukturierte Rituale und Minidialoge. In der Gestalttherapie schätzt man an dieser Stelle auch „Hausaufgaben" für die Alltagserprobung, die der Patient, trotz Vorschläge, selbst (mit)bestimmt.

Motivation. Wenn beim (neurosefähigen) Patienten mit insgesamt gutem Arbeitsbündnis die Motivation zur Konfliktlösung unklar oder ambivalent erscheint, kann man den „Preis" des neurotischen Arrangements provokativ hervorheben, um über seinen möglichen Wegfall im Sinne einer „Belohnung 2. Grades" zur weiteren Arbeit zu motivieren.

Beispiel

▶ Eine 45-jährige Frau kommt wegen depressiver Verstimmungen zur Behandlung, hat sich aber in ihrem misslaunigem Anklageverhalten auf die Welt gut eingerichtet. Sie genießt es, andere „auf den Teppich zu holen", zu begrenzen und selbst Verpflichtungen abzuwiegeln, v. a. die anstehende Pflege der Mutter, von der sie sich als Kind zurückgesetzt gefühlt habe. Nachdem sich die Therapie in der Stunde davor im Kreis gedreht hatte und die Veränderungsmotivation immer unklarer zu spüren war, bekommt sie von der Therapeutin zu hören, dass sie es doch noch einmal ernsthaft überprüfen möge, ob sie eine Veränderung verantworten möchte. Es gibt auch die Möglichkeit, sich aus ehrlich eingestandener Verletztheit für die Rache zu entscheiden. Lebenslänglich und konsequent. Die Ehrlichkeit verdiene in jedem Fall Respekt. Es kann dabei allerdings vorkommen, dass sich diese Verletztheit innerlich derart breit und für die sonstigen Werte eines Menschen blind zu machen versuche, dass der Preis, den diese unversöhnlichen Rachehaltung koste, (z. B. die Isolation und der Verlust von einer Menge Lebensfreude und liebenswerter Lebensqualität,) reichlich schräg und überhöht ausfällt. Man kann sich natürlich auch für einen überhöhten Preis entscheiden. Jeder verantwortet sein Leben selbst. ◀

Abgrenzung zur traditionellen Verhaltenstherapie

1. Der Patient wird in die Zielsetzung des therapeutischen Prozesses, bei der Anreicherung durch Übungsangebote und bei der Gestaltung des Probehandelns maßgeblich miteinbezogen. Eine Fremdzielsetzung soll vermieden werden.
2. Eine verdinglichte Außenbelohnung kennt die Gestalttherapie nicht. Die Belohnung entsteht im Rahmen der therapeutischen Beziehung durch Aufmerksamkeitszufuhr, Wertschätzung, Würdigung, Freude über das Gelungene und Empathie.
3. Die Progression und der Erfolg messen sich weniger am Symptom als an der Stabilität, inneren Autonomie und der Begegnungsfähigkeit nach innen und außen.

11.2.4
Der systemische Aspekt

Geschichte

Die Gestalttheorie ist eine anschauliche Systemtheorie, die primär auf den Untersuchungen der ganzheitlich orientierten Wahrnehmungspsychologie ruht. Daher widmet sich die Gestaltpsychologie, (zunächst v. a. am Beispiel des visuellen Bereichs,) den Organisationsprinzpien der menschlichen Wahrnehmung und generell der Informationsverarbeitung im menschlichen Zentralnervensystem (Goldstein).

Die Gestaltpsychologie kam um die Jahrhundertwende als Gegenströmung zur damals etablierten, analysierenden Elementenpsychologie (Wundt, 1832–1920) u. a. auf. Als Gestalttheoretiker der „Berliner Schule" seien Wertheimer (1880–1943), Koffka (1886–1941), Lewin (1890–1947), Köhler (1887–1964) angeführt, Vertreter der „Leipziger Schule" waren Krüger (1874–1948), Klemm (1884–1939) u. a. Als philosophischer Vorreiter gilt Ehrenfels (1859–1932).

Bei der These, dass „das Ganze mehr ist als die Summe seiner Teile", berufen sich die Ganzheitstheoretiker allerdings auf Plato, auf Aristoteles und auch auf Laotse.

Perls nutzt die gestaltpsychologischen Organisationsprinzipien für das Verständnis der allgemeinen, menschlichen Erlebnisverarbeitung im äußeren und inneren Wahrnehmungsfeld.

Die Relation zwischen dem Ganzen und seinen Teilen

Vorrangigkeit versus Gleichwertigkeit. Viele Überlegungen gelten seit jeher der Frage nach der Priorität von Teil- und Ganzheitsaspekten.

Für Ken Wilber (geb. 1947, der als bedeutendster, lebender Bewusstseinsforscher gilt) ist diese Entweder-oder-Fragestellung der Wirklichkeit gegenüber nicht angemessen. Beides existiert gleichzeitig und gleichwertig.

Ken Wilber (1996, S. 55/56) fasst seine Untersuchungen folgendermaßen zusammen:

„Die Wirklichkeit besteht nicht aus Dingen oder Prozessen und nicht aus Atomen oder Quarks; sie ist weder aus Ganzen zusammengesetzt, noch hat sie irgendwelche Teile. Sie besteht vielmehr aus Ganzen/Teilen, aus Holons. Das gilt für Atome, Zellen, Symbole und Ideen. Sie sind weder als Dinge noch als Prozesse zu verstehen, weder als Ganze noch als Teile, sondern nur als Ganze und Teile zugleich. Der atomistische und der ganzheitliche Standardansatz greifen also beide daneben. Aufwärts und abwärts, unbeschränkt: nichts existiert, was nicht ein Holon wäre. Bevor ein Atom ein Atom ist, ist es ein Holon. Bevor eine Zelle Zelle ist, ist sie ein Holon. Bevor eine Idee Idee ist, ist sie ein Holon. Sie alle sind Ganze, die in anderen Ganzen existieren, und daher zuerst und v. a. (und lange bevor wir ihnen irgendwelche Kennzeichen zuschreiben) Ganze/Teile oder Holons sind."

Die Wahrnehmung richtet sich also primär nach der Beziehung zwischen dem Teil und seinem Ganzen, soweit letzteres erfassbar wird. Bei Wilber verschränkt sich die subjektive, konstruktivistische Dimension mit dem immanenten, objektiven Beziehungsgefüge, das sich dem einzelnen Individuum nur teilweise und zwar v. a. reifungsabhängig erschließt.

So gesehen kann ein Subsystem, z. B. ein einzelner Mensch, in beide Richtungen in Kontakt treten: als Teil zur umfassenderen Einheit, z. B. zu der Familie, zur Interessensgruppe, zum Arbeitsteam, zur Partei, zu seinem Volk etc., aber auch als relative Ganzheit zu seinen verschiedenen persönlichen Untereinheiten, wie z. B. seinen Ideen, Programmen, Persönlichkeitsaspekten, Lebensabschnittsidentitäten, psychosomatischen Funktionseinheiten, körperlichen Teilbereichen etc.

Bei dieser Teil-Ganzes-Kommunikation in der Therapie kommt es darauf an, durch Verdichten der übergeordneten Einheit auf ein repräsentatives, adäquates Gegenüber und/oder durch imaginatives Vergrößern der Untereinheit, sofern sie sich artikulieren möchte, zwei potenziell gleichwertige, kommunikationsfähige Wesenseinheiten zu schaffen. So könnte sich z. B. ein gereizter Magen mit dem Arbeitsteam und dessen normgebendem Chef ins Benehmen setzen oder eine nicht mehr ganz junge Frau mit ihrem Uterus myomatosus.

Kontextabhängigkeit. Optische Täuschungen können ein einfaches, aber eindrucksvolles Beispiel für die Relativität der Wirklichkeitserfassung liefern (s. Abb. 11.3). Die übergeordnete *Beziehungskonstanz*, der sich die Teilwahrnehmung unterordnet, hat als Orientierungshilfe Überlebenswert und ist offenbar phylogenetisch verankert.

Zum Beispiel nehmen wir ständig in Relationen wahr, ohne dass uns dies zu Bewusstsein kommt. Ein Stück Kohle in der Sonne ist objektiv heller als der Schnee in einer Mondnacht und dennoch bleibt für uns die Kohle schwarz und der Schnee weiß.

Auch dem Volksmund ist die bezugsystemabhängige Wahrnehmung geläufig, z. B.: „Unter den Blinden ist der Einäugige König."

Entwicklungsaspekte. Im Lauf des Lebens scheint es im Verhältnis zwischen Individuum als Detail und

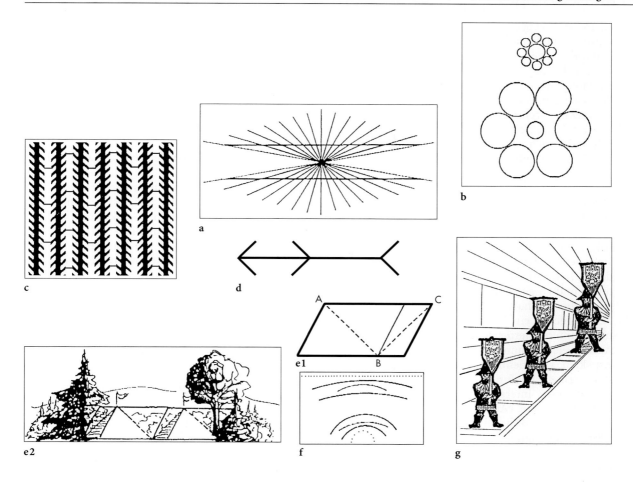

Abb. 11.3a–g. Optische Täuschungen – Beziehungskonstanz. Die äußere Wirklichkeit wird umfeldabhängig bzw. kontextbezogen erfasst. Analoges gilt für die Innenwahrnehmung. Wahrnehmen ist ein ganzheitlicher, kreativer Vorgang, der sich an der Beziehung zwischen der fokussierten Figur und ihrem Bezugsrahmen orientiert. Dabei hat die Konstanz der Relationen Priorität. Beispiele von geometrisch-optischen Täuschungen in Anlehnung an **a** Heringsche Parallelentäuschung, **b** Ebbinghaussche Kreistäuschung, **c** Zöllnersche Seitensprossen-Illusion, **d** Müller-Lyersche Pfeiltäuschung, **e1** Sandersches Parallelogramm mit **e2** Umfeldeinbettung, **f** Krümmungsrelativierungen, **g** Fluchtperspektiven-Verzerrung

soziales Umfeld als ganzheitlicher Kontext eine Entwicklungslinie zu geben:

- In jungen Jahren verinnerlichen wir weitgehend die uns angebotenen Bezugsysteme unseres Umfeldes,
- in den frühen mittleren Jahren fechten wir oft Kämpfe um unsere Selbstdefinition und um Kontextumgestaltungen aus,
- die späten Jahre erlauben oft durch autonomere Wertsetzung einerseits und durch erweiterte Bezugsysteme andererseits eine stimmigere Zuordnung der eigenen Person zu ihrem Lebensraum, den sie überblickt und den sie mit Bedeutung erfüllt.

In der Psychotherapie, v.a. in der Familientherapie, kennen wir die Definitionsmacht der übergeordneten Gruppe für den Einzelnen, wenn er sich überwiegend mit ihren Augen sieht. Auch in der Einzeltherapie begegnen uns immer wieder Menschen, die sich aus neurotischen Gründen an Identitätsaspekte fixieren, die aus überholten Bezugsystemen stammen, z. B. der ewige „Zweite", der niemanden entthronen darf, das bedauernswerte Omega, das „enfant terrible", das Aushängeschild der Familie etc.

Viele Krisen entstehen durch unvorbereiteten Wechsel des Bezugsystems (Schul-, Orts-, Kulturwechsel etc.), um so heftiger, je weniger gruppenunabhängige Identität ausgebildet worden ist.

Assoziationsgesetze

Andere Untersuchungsreihen beschäftigten sich mit der Frage, welche Reizkombinationen bevorzugt miteinander verkoppelt, bzw assoziert und abgespeichert werden und fanden dabei einer Reihe von Gesetzmäßigkeiten heraus. (Metzger 1953). Diese gelten nicht nur für die Außen-, sondern auch für die Innenwahrnehmung, speziell für Freuds Primärebene (z.B. werden nach dem Ähnlichkeitsprinzip gleichartige Details zu einem Ganzen zusammengefasst, auch wenn sie aus anderen Kontexten stammen. Das gleiche gilt für zeitlich und örtlich nahe Reize oder für Konfigurationen mit einem scheinbar ähnlichen Schicksal etc.).

Gestaltbildungsverschränkung zwischen Innen- und Außenwelt

Allgemein vertraut ist die Kenntnis darüber, wie stark emotionale, antriebs- und deprivationsbedingte Defizitzustände zu einer selektiven Wahrnehmung und zu einer spezifischen Reaktions- und Resonanzbereitschaft führen können. Umgekehrt: Je ausgewogener ein individuelles System in sich ist, umso differenzierter gelingt die Wahrnehmung der Außenwelt in annähernd subjektunabhängigeren Aspekten. Und dennoch: Meine „Außenwelt" bleibt stets meine Schöpfung.

Systemisch interessant sind die Phänomene der sog. Kippfiguren (Abb. 11.4). Sie sind ein Beispiel dafür, dass der Wahrnehmende vorübergehend (motivationsabhängig) mit passenden Aspekten seines Umfelds – über seine körperliche Innen/Außengrenze hinweg – ein gemeinsames System bildet. Das ist das Prinzip des schöpferischen Aktes, mit dem wir unsere subjektive Welt erschaffen. Wir sehen bei den Kippfiguren immer nur eine Variante, nie beide. Wir können die übergeordnete Gesamtgestalt dabei nicht erfassen, solange wir mit einem seiner Subsysteme verschränkt sind. So erliegen wir auch in dieser Teilvernetzung mit unserer Welt einer gewissen Sinnestäuschung.

Eine der berühmtesten „physikalischen Kippfiguren" ist das Licht. Ist es Welle oder Korpuskel? Es ist beides zugleich, doch sind wir Menschen nicht dafür ausgestattet, seine übergeordnete Ganzheit zu erfassen.

Die Kippfiguren sind ein krasses, augenfälliges Beispiel dafür, dass wir aus dem „Reizgesamt" Teilaspekte hervorholen und im Kontakt mit ihnen das Evidenzerleben der einzig möglichen Wirklichkeitserfassung haben, obwohl sie nur eine der möglichen Erscheinungsweisen des Gesamten darstellen. So lebt jeder in dem Fluss seiner teilwahren Erscheinungen. Unsere Denkschablonen, die Struktur unserer Sprache, die Werthaltungen unseres Umfeldes, unserer Bezugsgruppen, unseres Zeitgeistes, aber auch die Struktur unserer Sinnesorgane und die Möglichkeiten und Begrenzungen unseres Zentralnerven-

Abb. 11.4a–e. Kippfiguren sind einfache Beispiele für ganzheitliche Innen-/Außenweltverschränkungen. Die bedürfnisgesteuerte Bedeutungszuweisung an eine der meist mehreren möglichen Sichtweisen verleiht der daraus resultierenden subjektiven Wirklichkeit ihre individuelle Note, ihre subjektive Überzeugungskraft, aber auch ihre Begrenztheit. Beispiele für Kippfiguren sind: **a** Baumgruppe (von L. Kottek), **b** antiker Wellenfries bei Tag und Nacht, **c** männliches Portrait (St. Kottek variiert nach John Faber), **d** alte oder junge Frau (variiert nach W. Metzger), **e** Vasenbild (variiert nach Edgar Rubin 1915)

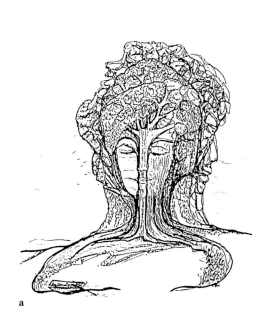
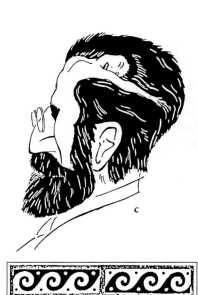
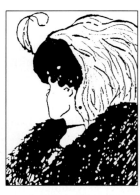
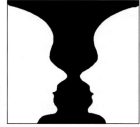

systems sind filternde Festlegungen für die Wirklichkeitserfassung, die dadurch zu einem dualisierenden Prozess wird: Wenn wir irgendetwas hervorheben, leuchtet dieses als aktuell bedeutsamer Pol auf und sein Gegenteil verschwindet in den bedeutungs- und bewusstseinsfernen Hintergrund. Im alten Indien sprach man in diesem Zusammenhang von „Maya" (sanskrit: Trug- oder Scheinwelt). Auch Perls verwendete in seinen letzten Jahren diesen Ausdruck gerne, wenn er sich neurotisch fixierten Vordergrundkonzepten, die für die unumstößliche Wahrheit gehalten wurden, gegenüber sah. Dennoch wird der Gedanke der zeitlich flüchtigen Erscheinungswelt in der Gestalttherapie (etwas abweichend vom üblicherweise mit Entwertung behafteten Maya-Begriff) positiv aufgefasst, sofern darüber Bewusstheit besteht, dass der dualisierende Ereignisfluss

- ein Merkmal unserer Daseinsform ist und
- der potenziell ergänzenden Perspektive bedarf, auch wenn diese aufgrund unserer strukturellen Festlegungen unzugänglich scheint. So wird im Gestaltansatz eine doppelte Identifikation erwartet:
1. Die flexible Präsenz im Fluss der Teilwahrheiten der Erscheinungen und gleichzeitig
2. zumindest annähernd eine Bewusstheit von der ganzheitlich überpolaren Metaebene, in der die von uns geschaffenen Ungleichgewichte bzw. Dualitäten, durch ihre Ergänzungsaspekte wieder ausgewogen und dadurch in einer latenten Form mitenthalten sind.

! Für den psychotherapeutischen Alltag heißt das oft, zunächst erst nach dem abgewehrten Gegenpol Ausschau zu halten, seine Kontaktaufnahme vorzubereiten und zum richtigen Zeitpunkt das bisherige System evtl. durch eine paradoxe Intervention in den kathartischen Kippvorgang zu bringen, der eine Integrationschance für den bisher abgewehrten Pol eröffnet.

Holographisches Spiegelprinzip

In jedem Detail ist die wesentliche Information des Gesamtsystems enthalten und abrufbar. Umgekehrt beeinflusst jedes Detail die Gesamtgestalt mit.

Die vielfältigen Spiegelphänomene, die v. a. der psychodynamisch orientierten Alltagserfahrung gut vertraut sind, die aber dennoch ein systemisches Phänomen sind, haben in der Gestalttherapie, in der es häufig um die Stimmigkeit geht, einen besonderen Platz. Sie helfen, sich in und an einem Gesamtsystem zu orientieren.

Dabei geht es im Psychotherapiealltag um die folgenden Beziehungsebenen:

1. Um das Kräftespiel im Symptom, im Verhaltenskürzel oder der Diskrepanz im sonstigen, beobachtbaren Verhalten,
2. um den zwischenmenschlichen Konflikt im Hier und Jetzt (auslösende Situation),
3. um den prägenden, frühkindlichen Beziehungskonflikt (Dort und Damals),
4. um die konflikthafte Introjektkonstellation in der Innenwelt,
5. um die Spiegelung auf der Übertragungs- Gegenübertragungs-Achse im Zweier- oder Gruppensetting und
6. um die Veränderungen der Gesamtgruppe (bezüglich Atmosphäre, Abwehr, Normen, Antriebslage, Bezogenheit, Entwicklungsstadium, Selbstverständnis.)

Das therapeutische System

Jeder Therapeut, ob im Einzel-, Gruppen- oder Familiensetting wird mehr oder weniger, vorübergehend, Teil des gemeinsamen, therapeutischen Systems, das ihn mitverändert. Dauerhafte Neutralität ist eine Illusion.

Die „therapeutische Spaltung" zwischen miterlebender Teilhabe einerseits und zwischen distanzierender Metaposition (soweit sie möglich ist,) andererseits hat in der Psychotherapie und Psychoanalyse eine lange Tradition und wird ebenso auch in der Gestalttherapie kultiviert.

Die therapeutische Situation ist Chance und Gefahr zugleich, Chance zum ganzheitlichen Begreifen, Gefahr des Sich-Verlierens. Gestalttherapeuten werden in ihrer Ausbildung zur Oszillation zwischen Identifikation und De-Identifikation angehalten. Es gibt eine Reihe von „Distanzierungstechniken", für all diejenigen Fälle, in denen der Patient oder der Therapeut eine unzuträgliche emotionale Involvierung fürchtet. (Sie haben in der Arbeit mit „Frühstörungen" und mit traumatisierten Patienten einen besonderen Stellenwert.)

Gestalt- Paar- und Familientherapie

! Die typische Gestalt- Paar- und Familientherapie kombiniert v. a. den Wachstumsaspekt von Beziehungen, Familien und anderen Gruppierungen mit dem systemischen Blickwinkel, d. h. mit dem funktionalen Bedeutungsaspekt des Einzelnen im identitätstragenden System. Sie hält nach wachstumshemmenden Ängsten und

> Rigiditäten Ausschau, gibt Unterstützung denjenigen, die Träger der hemmenden Ängste sind, nutzt das Experiment und die symbolische Handlungsebene, um mit alternativen Konstellationen in Kontakt zu kommen, induziert ggf. Abschiedsrituale und passende Imaginationen für einen Neubeginn.

Die große, kreative Bezugsperson, die von der Gestalttherapie entscheidend geprägt war, ist Virginia Satir (1987, 1975, 1973), über die Bosch u. Ullrich (1989) eindrucksvoll berichten.

Abgrenzungen

Abgrenzungen gegenüber systemischen Therapieformen bestehen naturgegeben im Grundsatz nicht, wohl aber, wenn der systemische Aspekt als einzig gültige, therapeutische Perspektive zugelassen würde.

11.2.5
Der bewusstheitsverändernde Aspekt

Prinzip der fokussierten Bewusstheit

Die Existenz und Vielfalt dieses Aspektes wird in der Gestalttherapie erstaunlich wenig diskutiert, obwohl er zum therapeutischen Alltag gehört.

Methodisch fängt die Gestalttherapie mit der „fokussierten Bewusstheit" an, d. h. mit dem bewussten und respektvollen Einlassen auf äußere und innere Fakten, Teilperspektiven, Erlebnis- und Verhaltensabläufe etc. Paradoxerweise eröffnet sich bei dieser Bewusstseinseinengung, die vorübergehend einen überidentifizierenden Charakter annehmen kann, eine neue, vertiefte und erweiternde Sicht des betreffenden Wirklichkeitsausschnitts. Unter diesem Mikroskop der „fokussierten Bewusstheit" kommen, wenn eine Erkenntnismotivation vorhanden ist, für den Betreffenden Zusammenhänge zum Bewusstsein, die ihm sonst entgehen, speziell, „wie" er sich selbst behindert oder „wie" er bestimmte Kontakte vermeidet. Das Phänomen der Bewusstseinseinengung kann autosuggestiv in der Selbstexploration ausgelöst werden oder im Rahmen des therapeutischen Arbeitsbündnisses teilweise fremdsuggestiv, etwa durch das vertiefende Interesse des Therapeuten. Dieser versteht sich als Prozessbegleiter, nicht als richtunggebender Führer.

Bei den typischen Gestalt-Einzelarbeiten, in denen es oft zu einer kurzzeitigen, tiefen Regression kommt, in der frühe Szenen fast leibhaftig nach- und lösungsorientiert weitererlebt werden, entsteht eine Art Hypnoid, in dem die restliche Umwelt nicht mehr oder allenfalls nur noch schemenhaft wahrgenommen wird. Auch das übliche Zeitempfinden setzt aus. Der Kontakt zur restlichen Wirklichkeit wird über die Stimme und Person des Therapeuten gehalten, der in dieser Therapiephase die sichere und heilsame Rückkehr in die Welt des alltäglichen Tagesbewusstseins garantiert. (Hier zeigt sich eine spürbare Nähe zum hypnotischen Prozess.)

Auch wenn der Patient in diesem Therapieabschnitt in besonders prägnanter Weise auf der Inhaltsebene deutlich in Führung geht, wenn er seine ehemals belastende Lebenssituation szenisch und dialogisch neu erkundet, übernimmt der Therapeut auf der Beziehungsebene analog prägnant den Part, der Sicherheit, Halt, Fürsorge, ethische Vertrauenswürdigkeit und Sachkompetenz verkörpert. So bilden Therapeut und Patient ein verschränktes Paar bezüglich „Führen und sich führen lassen".

Es ist wichtig, das Arbeitsbündnis zwischen dem Patienten und Therapeuten immer wieder neu abzufragen, v. a. *vor* voraussichtlich größeren, regressiven Einzelarbeiten (z. B.: „Möchten Sie dieser Spur, die jetzt gerade aufgekommen ist, weiter nachgehen? Jetzt? Hier? Und mit mir? Sie wissen, dass Sie jederzeit innehalten und „Stop" sagen können").

Ohne Entscheidungsspielraum beim Patienten entsteht bei ihm kein eindeutiges „Ja", sich auf das Erkundungsexperiment mit eben diesem Therapeuten einzulassen. Ohne Akzeptanz entsteht kein vertrauenswürdiges „Halteseil" und keine Voraussetzung für das Eintauchen des Patienten in eingeengte, tiefende, tranceähnliche Bewusstseinszustände, die unbewusste Spuren ausleuchten und reaktivieren.

In Konsequenz davon hat der Therapeut zuvor dafür zu sorgen, dass etwaige Realkonflikte und/oder negative Übertragungsreste in seine Richtung angesprochen, geklärt und ausreichend auf- bzw. abgelöst sind!

Der Vorteil der Arbeit im Zustand dieser Art von fokussierter Bewusstheit, sofern sie in der szenischen Wiederaufnahme der krankmachenden Beziehungskonstellation wie ein Brennglas auf den blockierten (latenten) Impuls zentriert wird, ihm wieder zu Leben und zu neuen Lösungsmöglichkeiten verhilft, ist ihre emotional wirksam korrigierende und bleibende Identitätsänderung. Hier ist gezielt strukturverändernde Arbeit möglich.

Der Vorgang erscheint als eine Minivariante des Prozesses, wie er im „Wachstumskreis" beschrieben ist: Der gebündelte Energiestrahl der Aufmerksamkeit wird auf das auserwählte Objekt gerichtet, es kommt zu einer Begegnung, punktuellen Grenzauflösung, Verschmelzung, Neustrukturierung, Assimilation und zur Neuerprobungsphase. In der Identifikation mit dem dort beschriebenen energetischen

Geschehen, entsteht im Moment der Grenzstrukturauflösung (des „kleinen Todes der Hingabe") die Möglichkeit, einen strukturungebundenen Seinszustand zu erfahren, der einer Bewusstheit unbegrenzter Weite entspricht, im Alltag ein relativ seltenes Ereignis, das angstfrei und sinnhaft erlebt wird. Die Kulturen des Fernen Ostens verfügen über ein jahrtausendealtes Erfahrungswissen bezüglich Medidationswegen, die diesen Pfad der Bewusstseinseinengung nutzen, um über ihn zur Erfahrung einer strukturungebundenen Weite der Bewusstheit zu gelangen.

Im Alltag begegnet uns am Bewusstheitspol der Weite eine Wahrnehmungseinstellung, die primär auf das „Ganze" ausgerichtet ist, ein entspanntes, in sich ruhendes Gewahrsein, das oft nicht bewusst wahrgenommen wird. Mehr oder weniger stellt sich dieser ganzheitsorientierte Zustand der inneren Weite nach jeder größeren Integrationsarbeit (im Sinne des „Wachstums"- oder des „Wandlungskreises") ein. Er dient der Feinabstimmung und Selbstwahrnehmung im weiteren Kontext sowie dem Aufbau der zentrierenden Strukturen. Es ist gut, im Therapieablauf darauf zu achten und inne halten zu lassen. Das sind belohnende Zeitabschnitte.

Die übergeordnete Zielvorstellung ist ein flexibles, rhythmisches Schwingen zwischen den Polen der Bewusstheitseinstellungen, also

1. zwischen dem gebündelten, vollen Kontakt mit dem konkreten Hier und Jetzt einerseits und
2. zwischen der relativ strukturungebundenen, ganzheitsorientierten Existenzform andererseits. Eigentlich geht es um eine funktionelle Doppelidentifikation, bei der lediglich mal der eine und mal der andere Pol in den Vordergrund tritt.

Abgrenzung zu anderen Verfahren

In Abgrenzung zu anderen Verfahren, in denen Trance- bzw. Bewusstheitszustände modifizierend eingesetzt werden, lässt sich ganz allgemein sagen, dass in der Gestalttherapie trotz oder gerade wegen ihres großen Einfluss- und Verwandlungspotenzials, in besonderem Maße auf die Selbststeuerung und *Selbstbestimmung* des Patienten geachtet wird, um dessen Stimmigkeit zu fördern, und dass vom Therapeuten, gerade diesbezüglich, eine grundlegende, ethisch verankerte und verantwortungsbereite Haltung erwartet wird, die imstande ist, dieser Wertsetzung zu dienen.

Fremdinduzierte Bewusstheitsveränderungen, wie sie in Hypnoseverfahren üblich sind, können ungefestigte Therapeuten leicht zur missbräuchlichen, subtil übergriffigen Manipulationen verführen, regressionsbereite Patienten leicht in fremdbestimmte Abhängigkeiten gleiten lassen.

> **!** In der Gestalttherapie wird dagegen der Schwerpunkt auf die selbstinduzierte und auf das Selbst gerichtete Bewusstheitsfokussierung gesehen. Das ist ein Zentrieren auf die eigene Mitte bzw. auf die „eigene Stimme". Dies setzt beim Therapeuten eine Wertschätzung des Wesenskerns voraus und ein Interesse an seiner Potenzialentfaltung. Der Patient wird zu einer *differenzierenden Innenschau* ermutigt. Er baut dabei über seinem emotionalen Auf und Ab die relativ konstanten, überpolaren Indifferenzebenen auf (eine Basis für die Werthaltungen), entdeckt in seiner Resonanzfähigkeit ein Messinstrument der Stimmigkeit nach innen und außen und findet im inneren „holographischen Spiegel" eine Möglichkeit, sich mit dem übergeordneten System, soweit es für ihn wahrnehmbar ist, in Bezug zu setzen. Idealerweise entwickelt er dabei die Fähigkeit, sich in eine selbst herbeigeführte „fokussierte Bewusstheit" zu seinem Zentrum zu versetzen, das so zum Träger seines Autonomieerlebens wird. Autonomie ist primär ein Reifungsmerkmal des Selbst, das sekundär soziale Auswirkungen bekommt. Die Mittenzentrierung dient nicht einer narzisstisch-egoistischen Aufwertung, sondern der inneren Differenzierung und Integrationsmöglichkeit in eine in sich stimmigere, geordnetere, höherwertige Gesamtgestalt.

11.2.6
Der existenztherapeutische Aspekt

Sein und Nichtsein

Perls hielt es für seine wichtigste therapeutische Entdeckung, dass jede Veränderung in der Therapie (wie auch sonst im Leben,) wenn auch nur im Kleinstformat, einem Sterbeprozess entspricht. So gesehen wird das Leben zu einer Kette von Toden. Der Tod, auf den wir üblicherweise die Dunkelheit des Abschieds projizieren, wird zweigesichtig; das Licht des Neubeginns fällt durch sein Tor bereits hindurch.

Die *Fixierung* an eine Identität, deren Zeit und Gültigkeit abgelaufen ist, z.B. die Fixierung an eine Berufsrolle (obwohl es Zeit geworden ist, den Nachrückenden Funktion und Macht zu überlassen) oder die Fixierung an die Mutterrolle (obwohl es für die Kinder längstens dran ist, eigene Wege zu gehen) oder auch die Fixierung in der Rolle des „Unselbständigen" (obwohl das Potenzial zur Übernahme von Eigenverantwortung eigentlich vorhanden ist), solche „überwertigen", also (i. Allg. aus neurotischen Gründen) mit Bedeutsamkeit überladenen Aspekte des Selbstverständnisses bei gleichzeitiger Reduzierung der Persönlichkeit auf eben diesen Teilaspekt, können im inneren Blickfeld zu starren Vordergrundfiguren werden, die dadurch den Eindruck erwecken, als gäbe es keine Alternativen zu ihnen, als gäbe es entweder dieses oder gar nichts, als ginge es um „Leben oder Tod", um „Sein oder Nichtsein". Die Vorstellung, sie aufgeben zu müssen, wird auf der psychischen Ebene von den Betroffenen ziemlich real als Todesbedrohung erlebt. Diese mobilisiert den „Überlebenskampf" mit allen verfügbaren Mitteln, umso härter und verzweifelter, je rigoroser sich der Betreffende auf den jeweiligen Teilaspekt reduziert sieht.

Der harte Weg geht durch den „ungebetenen Tod". Wer bin ich nun? Ratlosigkeit, tiefe Verunsicherung, Orientierungslosigkeit und das Gefühl, im Nebel oder im Leeren zu stehen, kommen auf, auch Verzweiflung und der Wunsch, die momentane Erfahrung zu verleugnen und den Prozess nochmals zurückzudrehen. Das geht natürlich nicht. Allenfalls in der neurotischen Illusion (siehe Phase 4 und 5 des Wandlungskreises).

Es ist wichtig, sich als Therapeut in dieser „Todeszone der Identität" wie ein in sich ruhender, verlässlicher, in seinem Dasein spürbarer und liebevoller Sterbebegleiter verstehen zu können, der ein positives Verständnis zum Sinn der Verwandlung an sich repräsentiert. Er kann dem Betreffenden den Schmerz des Abschieds nicht abnehmen, auch nicht das Tempo seiner Schritte bestimmen, und ebensowenig die grundsätzliche Entscheidung vorwegnehmen, sich dem Abschied zu stellen. Aber er kann die Gewissheit spüren lassen, dass in dem Betreffenden das Potenzial, die Weisheit und die konkrete Erkenntnismöglichkeit vorhanden ist, herauszufinden, wie jetzt sein Leben weitergeht. „Nebel ist ein guter Ort, sich zu erlauben, in sich hineinzuspüren und sich dabei neu wahrzunehmen und sich neu zu entdecken", könnte hier ein Therapeut zu seinem Patienten sagen.

Wenn es sich um die Trennung von einem neurotisch hochgehaltenen Aspekt handelt, ist zu erwarten, dass sich der bisher unterdrückte Gegenpol – u. U. mit explosionsartiger Wucht – an die Oberfläche drängt. Dann ist der Therapeut in seinem Standvermögen, in seinem Verständnis und seiner Hilfestellung zur Nachmodifikation und Integration gefragt.

Die Verwandlungskette kann aber auch natürlich wie Häutungen verlaufen. Der „sanfte Tod" ist vorbereitet, geschieht in der Stille und hat seine richtige Zeit. Der Abschiedsschmerz, der meistens ausreichend ausgewogen wird durch Dank an das Erlebte, aber auch durch ein Entlastungsgefühl bezüglich des Einsatzes, der gefordert war, wandelt sich am ehesten in Wehmut und in Reichtum an Erfahrung. Der „sanfte Tod" geht mit ernsthafter Heiterkeit durch den Betreffenden hindurch und beflügelt ihn zum Weitergehen.

Beispiel für eine Gruppenübung

▶ Eine beliebte, typische Übung zur *Integration* dieses Verwandlungsaspektes, die gleichzeitig als Vorbeugung gegen existentielle Lebenskrisen genutzt werden kann, geht wie folgt: Befindet man sich in einer Gruppe, lässt man Paare bilden. Abwechselnd für je 10 Minuten (oder länger) wird der eine zum Frager (und Protokollant) mit der immer sich wiederholenden Standardfrage: „Wer bist Du?" Der andere wird zum Antwortsuchenden. Im Einzelsetting lässt sich diese Übung als Selbstexploration durchführen. Die Antworten umkreisen meist zuerst Funktionen, Rollen und Aspekte der alltäglichen Lebenssituation und tauchen danach in allgemeingültigere Dimensionen ein.

Nach dieser Assoziationsphase lässt man vom Antwortgeber die 6 wichtigsten Antworten auswählen, davon eine Rangreihe bilden, sie auf Zettel schreiben, und gibt noch einen 7., leeren Zettel mit dazu. Ganz oben liegt der Zettel mit dem Aspekt, auf den der Betreffende am ehesten verzichten könnte, wenn es denn sein müsste, unten kommt die zentralste Aussage, die eigentlich unverzichtbar scheint, darunter noch der namenlose Zettel.

Nun kommt ein Ritual zum Probeabschied. Wir sehen 7 Stufen vor, (jede mag 3–5 Minuten Zeit beanspruchen) und trennen sie durch ein Zeichen, z. B. einen Glockenton. Für die ersten 6 Stufen bitten wir die Betreffenden sich vorzustellen, dass es an der Zeit ist, den jeweiligen Vordergrundaspekt zu verabschieden. Wir bitten zuzulassen, welche Gefühle dieser Abschied oder Verzicht auslöst, was ich ihm jeweils an Lebensqualität, Funktionslust, Selbstwerterleben und Selbstverständnis verdanke, welche Last, Einengung und evtl. auch ständigen Energieverlust ich gleichzeitig loswerde, welche Seite dadurch vielleicht eine Chance zum Aufleben bekommt, und wie sich das Selbst in dieser Situation empfindet, soweit das vorstellbar wird. Am Übergang zur 7. Stufe weisen wir darauf hin, dass wir alle in unserem inneren Wachstum und Erkenntnisprozess bis zuletzt unterwegs sind, und dass das gut so ist, ferner, dass es möglich sein kann, später etwas von der Weisheit der Natur, die uns derzeit eher aus konkreten Ebenen vertraut ist, in umfassenderen Zusammenhängen wiederzuerkennen. Hier kann als Hilfestellung, wenn eine solche unvermeidlich erscheint, auf das vernetzende Prinzip der organismisch-ökologischen Selbstregulation angespielt werden. Der Übung gemäßer ist es jedoch, für den namenlosen Zettel keinerlei inhaltliche Vorgaben zu machen.

Nach dieser Erfahrung kehren wir wieder um und steigen langsam, vielleicht in einem Tempo von 2 Minuten pro Stufe, markiert durch einen Glockenton, wieder zu unserer derzeitigen Lebenssituation hinauf (oder hinunter, je nach Perspektive). Wir achten auf das Gefühl, das wir erleben, wenn wir die alten Aspekte, wie abgelegte Kleider, wieder anziehen. Meist hat sich das Verhältnis zu ihnen verändert. Sie sind wohltuend relativiert, fühlen sich leichter an. Das Abhängigkeitsgefühl zu diesen Aspekten hat sich verringert, die innere Freiheit und die Sicherheit, sich in seinem Selbstsein zu spüren, sind gewachsen. Manchmal verändert sich beim Zurückkommen die Bedeutung der einzelnen Aspekte und ihre Reihenfolge.

Es ist gut, Raum für ein ausführliches Nachgespräch vorzusehen und sich dafür zu interessieren, was dieser Gang zur eigenen Mitte zur jetzigen Lebenssituation sagen möchte. ◀

Selbstverantwortung

Die hohe Wertschätzung der verantwortungsbewussten Entscheidung in Freiheit hat die Gestalttherapie aus dem Existenzialismus übernommen.

Die Frage nach der Verantwortung ist strukturell eng an die Frage der erwünschten, kontinuierlichen Bewusstheit geknüpft. Die Verbindung beider lässt ein Vermeiden von Wahrnehmung nicht zu. „Sehen, was ist, verändert", heißt auf dieser Ebene das wichtigste Paradoxon.

Inhaltlich bezieht sich die Selbstverantwortung auf übergeordnete Wertvorstellungen, die sich allerdings jedes Individuum selbst erschließen muss, wie z. B. Weisheit, Gerechtigkeit, Güte, Sinn und Wahrhaftigkeit, die im folgenden Abschnitt näher ausgeführt werden.

Der Gedanke der Verantwortlichkeit hat ein persönlichkeitszentrierendes und ein wachstumsförderndes, bzw. ein ausgesprochen antiregressives und antidepressives Potenzial. Manchmal erscheint den Patienten das zugemutete Ausmaß der Verantwortung unangemessen groß: z. B. Verantwortung zu übernehmen für ihre zwischenmenschlichen Verhaltensmuster, auch da, wo sie sich als Opfer mächtiger anderer Personen fühlen. Natürlich gilt es, gut zu unterscheiden, wo es nur so scheint und wo es offenbar auch so ist! Meist wird es auf Patientenseite als ungemein entlastend erlebt, den eigenen Anteil im Interaktionsspiel zu erkennen und als eigenen Handlungsspielraum in bewusster Regie wieder in Besitz zu nehmen.

Perls hatte feine Antennen für die „strategischen Opfer", die scheinbar Unterlegenen, die ihre Macht und Stärke indirekt über Manipulationen ausüben und das Umfeld mit widersprüchlichen Signalen verwirren.

Die Selbstverantwortung ist ein ständiger Verbündeter und Begleiter des therapeutischen Prozesses. Sie bildet das Zentrum des Arbeitsbündnisses, das in der Gestalttherapie vor jedem voraussichtlich wichtigen Vertiefungsschritt neu abgefragt wird, sie bestimmt Inhalt, Tiefung und das Tempo der Therapie.

Der amerikanische Psychiater Yalom (1989) differenziert und beschreibt in seinem Buch „Existentielle Psychotherapie" die geistigen Strömungen des Existenzialismus und der humanistischen Psychologie, wie sie in den USA der früher 60er-Jahre zusammentrafen. Er schreibt (S. 31ff):

Die existenzialistische Tradition in Europa hat immer die menschliche Begrenztheit und die tragischen Dimensionen der Existenz betont. Vielleicht ist das so, weil die Europäer vertrauter sind mit geographischen und ethnischen Einschränkungen, mit Krieg, Tod und einer ungewissen Existenz. Die Vereinigten Staaten (und die Humanistische Psychologie, die sie hervorbrachten) badeten in einem *Zeitgeist* (im Original deutsch) des Expansionsdrangs, des Optimismus, der grenzenlosen Horizonte und des Pragmatismus. (…) Der europäische Fokus liegt auf den Grenzen und darauf, dass man sich der Angst vor Unsicherheit und Nicht-Sein stellen und diese annehmen muss. Die humanistischen Psychologen andererseits sprechen weniger von Grenzen und Kontingenz als von der Entwicklung des Potenzials, weniger von Akzeptanz als von Bewusstheit, weniger von Angst als von Gipfelerlebnissen und ozeanischem Einheitsgefühl, weniger von dem Sinn des Lebens als von Selbstverwirklichung, weniger vom Fremdsein und der grundlegenden Isolierung als von Ich-Du und Begegnung.

11.2.7
Der humanistische Aspekt

Mit Humanismus wird traditionellerweise eine Lebenshaltung verbunden, die sich auf die Ideale der griechisch-römischen Antike beziehen, und die in der Renaissance (und im 18. Jahrhundert nochmals als Neuhumanismus) wiederbelebt wurden. Im Mittelpunkt steht die Orientierung an einem Menschenbild, in dem dem Menschen Würde, Selbstbestimmung und Entfaltung seines Potenzials zugestanden wird.

Die Sehnsucht nach Würde und Menschlichkeit wird für die Generation, die direkt oder indirekt von der Holocausterfahrung geprägt wurde, zur Vision und Zielvorstellung.

In den 50er- und 60er-Jahren prägen in den USA die Psychoanalyse und der Behaviorismus bzw. die

Verhaltenstherapie das Bild der etablierten Psychotherapie. Ihre Menschenbilder sind nicht geeignet, obige Sehnsucht zu stillen. Die Psychoanalyse zeichnet in kulturpessimistischer Perspektive einen Menschen, den sie mit einem schwer beherrschbaren Triebleben beschäftigt sieht. Die damalige Verhaltenstherapie reduziert das Menschenbild (z. T. aus Gründen wissenschaftlicher Fassbarkeit) auf ein Bündel konditionierter Lernprozesse. In beiden Menschenbildern dreht sich alles um die Beseitigung von Defiziten. Das Unbefriedigtsein und der Unmut in Psychologen- und Psychotherapeutenkreisen wächst.

Charlotte Bühler (1973, S. 6) schreibt rückblickend:

„Alle stimmten darin überein, dass ein neuer Impuls notwendig war, um der wachsenden sozialen und kulturellen Krise und dem Gefühl der Entmenschlichung und der Vermassung des Individuums im zwanzigsten Jahrhundert wirksam entgegentreten zu können."

Die entstandene Leere lässt einen Teil der jüngeren Generation in der „Flower-Power-Bewegung" auf Sinnsuche nach Fernost schauen. Ihr Slogan „Make love, not war" verweist zudem auf ihre Vietnamkriegs-Müdigkeit.

So treffen und verstärken sich in den USA der 60er-Jahre zwei untergründige Gegenströmungen gegen die damals etablierten Denkweisen.

1962 gründet eine Gruppe um Maslow, zusammen mit Bühler, Rogers, Köstler, May, Goldstein, Huxley, Mumford, Sutich, Bugental u. a., eine Gruppe, der sich auch Satir, Perls u. a. zurechnen, die „Association of Humanistic Psychology", die sich (bezogen auf Verhaltenstherapie und auf Psychoanalyse) als „dritte Kraft" versteht. Satir nennt sie stets die „Human-Potenzial-Bewegung". Sutich gibt seit 1961 die gleichnamige Zeitschrift „Humanistische Psychologie" heraus.

Die Gesellschaft für Humanistische Psychologie veröffentlicht zu ihrem Selbstverständnis folgende 4 Thesen (Bühler 1973, S. 7):

1. Im Zentrum der Aufmerksamkeit steht die erlebende Person. Damit rückt das Erleben als das primäre Phänomen beim Studieren des Menschen in den Mittelpunkt. Sowohl theoretische Erklärungen wie auch sichtbares Verhalten werden im Hinblick auf das Erleben selbst und auf seine Bedeutung für den Menschen als zweitrangig betrachtet.
2. Der Akzent liegt auf spezifisch menschlichen Eigenschaften wie der Fähigkeit zu wählen, der Kreativität, Wertsetzung und Selbstverwirklichung – im Gegensatz zu einer mechanistischen und reduktionistischen Auffassung des Menschen.
3. Die Auswahl der Fragestellungen und der Forschungsmethoden erfolgt nach Maßgabe der Sinnhaftigkeit – im Gegensatz zur Betonung der Objektivität auf Kosten des Sinns.
4. Ein zentrales Anliegen ist die Aufrechterhaltung von Wert und Würde des Menschen, und das Interesse gilt der Entwicklung der jeden Menschen innewohnenden Kräfte und Fähigkeiten. In dieser Sicht nimmt der Mensch in der Entdeckung seines Selbst, in seiner Beziehung zu anderen Menschen und zu sozialen Gruppen eine zentrale Stellung ein.

Maslow (1973), der gesunde, kreative Menschen bezüglich der subjektiven Höhepunkterfahrungen („peak experiences") ihres Lebens untersuchte, kam zu einem stufenweisen Wachstumsmodell, in dem die nächste Stufe erst dann angesteuert wird, wenn die Bedürfnisse der vorigen abgesättigt worden sind. Seine Rangreihe beginnt mit der Befriedigung physiologischer Bedürfnisse, ferner mit dem Erleben von Sicherheit, Liebe und Zugehörigkeit, Erleben von Selbstachtung, Achten und Geachtet werden; an diese Grundbedürfnisse schließen sich 16 Wachstumsbedürfnisse an, z. B. Sinnhaftigkeit, Einfachheit, Ordnung, Gerechtigkeit, Vollkommenheit, Lebendigkeit, Schönheit, Güte, Wahrhaftigkeit. Maslows Untersuchungen fanden in Therapiekreisen größere Beachtung und prägten ihre therapeutische Ausrichtung mit. In seinen späteren Jahren wandte er sich spirituellen Fragen zu und wurde Mitbegründer einer transpersonalen Vereinigung, die sich konsequenterweise als „vierte Kraft" der psychologisch-psychotherapeutischen Landschaft versteht.

Satir schreibt 1987 (1991, S. 130) rückblickend auf die 60er-Jahre:

„Ein wichtiges Ziel der „Human potenzial"-Bewegung („ganzheitliche Gesundheit") war die Betonung dessen, was im Menschen bereits wächst und positiv ist. Eine vorrangige Idee war, Individuen zu helfen, das Positive in ihnen weiterzuentwickeln. Dabei würden sie die benötigte Energie und Kraft ausbilden, um mit ihren Grenzen effektiver umzugehen. Einige von uns glauben, dass das ausschließliche Arbeiten mit der Pathologie mit dem Schlagen eines toten Pferdes vergleichbar ist. Es führt zu nichts."

Als Beobachterin der deutschen Psychotherapieszene entsteht der Eindruck, dass der Sinn für und die „Erlaubnis" zur ressourcenorientierten, therapeutischen Einstellung mit einer erstaunlichen Zeitverzögerung von fast 30/40 Jahren, also einer satten Generation, das Selbstverständnis der Hauptströmung hierzulande erreicht hat.

11.3
Der therapeutische Prozess

11.3.1
Methodische Einzelaspekte

Bewusstheit – Brennpunkt und Weite

Wenn Perls in den 40er- und 50er-Jahren mit Begeisterung von seiner Konzentrationstechnik spricht, meint er nicht die zähe, unlustvolle und absichtliche Anstrengung, die manche mit Pflicht, Schule und Aufgabenlösen verbinden. Er meint damit die natürliche Fokussierung des Bewusstseins durch „Anziehung, Interesse, Faszination oder Hingegebensein" (Perls 1951/79, S. 66). Er bittet seine Patienten, sich mit reiner Beobachtung zufrieden zu geben, sie zu beschreiben, ohne sie zu bewerten und erstmal die Fähigkeit zu entwickeln, die Fakten, wie sie sind, anzunehmen, sich ihrer bewusst zu werden und sie in ihrer Existenz zu würdigen. Dann geschieht oft etwas Paradoxes, denn: „Sehen, was ist, verändert".

> ! Für Perls ist die fokussierte Bewusstheit ein Werkzeug mit Tiefenwirkung. Mit ihm lässt er den Patienten sein Symptom anleuchten und lehrt ihn, subtil wahrzunehmen, wie er im Umfeld des Symptoms im Vergleich mit sonst mit seinen Gefühlen umgeht, wie er sich verhält und wie er vermeidet. Der Gegenpol zur fokussierten Bewusstheit ist die Vermeidung.
>
> Der Methode haftet etwas Sokratisches an: Das ernsthafte Interesse des Therapeuten, das die Problempunkte in den Brennpunkt rückt, lässt den Patienten nicht länger die Störung vermeiden, hilft ihm tiefgehender Sehen und mobilisiert dabei, entsprechend der Figur-Hintergrunddynamik, das verborgene Lösungspotenzial im Patienten.

Perls ist in den 40er-Jahren drauf und dran, seine neue Therapieform insgesamt „Konzentrationstherapie" zu benennen. Ihn hält nur davon zurück, dass das assoziative Umfeld dieses Begriffes allzusehr mit Anstrengung und Leistung verkoppelt ist.

Claudio Naranjo (1978), ein Perls-Schüler der späteren Jahre, beschreibt den geschickten Umgang mit der Wahrnehmungslenkung, wodurch der Klient von selbst über die Erfahrung mit dem Offensichtlichen in Kontakt mit seiner bisher abgewehrten, inneren Wahrheit kommt. Dabei stehen die fixierten Selbstkonzepte immer wieder neu auf dem Prüfstand.

Der Aspekt der fokussierten Bewusstheit führt zur Erfahrung und ist daher ganz eng mit dem phänomenologischen Weg verkoppelt.

Erfahrung – der Weg der Phänomenologie

Für die jetzige Zivilisation, deren technischer Fortschritt auf der technischen Rationalität beruht, ist die Vorstellung vom Vorrang der Erfahrung eine ungeheuerliche Provokation. Sie steht unserer üblichen Sozialisation konträr gegenüber. Wenn wir sie ernst nehmen, tun wir uns nicht leicht, bekommen wir Angst, uns selbst nicht ernst nehmen zu dürfen. Mit dem Selbstverständnis eines altindischen Weisen hätten wir zu einer erfahrungsgeleiteten Zugangsweise, sowohl zu uns selbst als auch zur gesamten Welt, ein relativ natürliches Verhältnis.

Liebende kennen diesen Bereich, wo die Worte aufhören und das Verstehen in einer umfassenderen Weise beginnt. Der Zwischenraum wird zur Welt, die Gegenwart dehnt sich ins Zeitlose. Die Unmittelbarkeit der Erfahrung überzeugt als primäre Wahrheit. Es braucht um ihre Existenz keine Diskussion. Nachträglich mag es Vergleiche, Bewertungen und Versuche geben, die Erfahrung in Worte zu fassen. Das schafft wieder Abstand, der manchmal auch sein Gutes hat.

Wer sofort katalogisiert etc., geht erfahrungsmäßig leer aus. So lässt sich Er-leben und Leben an sich vermeiden. Gruppentherapeuten kennen die Situation zur genüge: Jemand zeigt sich berührt und betroffen und manche halten in dieser kostbaren Dichte fast die Luft an, da fängt jemand anderer, der das für sich nicht aushalten mag, „klug" zu reden an.

Die Chance, die in der subjektiv primären Erfahrung steckt, auch wenn sie ein bitteres oder schmerzhaftes Vorzeichen hat, ist die, dass sie *neu* zu- und eingeordnet werden muss. Der therapeutische Fokus kann hier zur Bewusstheit verhelfen, *wie* die automatisierte, übliche Erlebnisverarbeitung abläuft, *wie* der Patient sich andere Möglichkeiten abschneidet und *wie* sich, wenn er mit der primären Erfahrung und seiner inneren Wahrheit in Kontakt bleibt und die Freiheit für andere, stimmigere Möglichkeiten entstehen lässt, sein Selbstverständnis verändert. Die Freude über eine Neuerfahrung, v. a., wenn sie noch von einer Gruppe verstärkt wird, hilft, das alte Muster innerlich zu lockern, vielleicht sogar zu verabschieden, und die neuen Wege weiter, möglichst spielerisch, zu erproben.

Beispiel

▶ Gruppensituation. Es geht um Ablösungsschwierigkeiten von den Eltern. Rege Beteiligung bei den meisten. Jemand spricht Hilda an, die blass und mit hängenden Schultern da sitzt und zu Boden schaut.

Gruppenmitglied:
Du sagst schon eine Weile nichts, Hilda, ist Dir nicht gut?

Hilda:
M..M..M (es kommt fast unhörbar aus dem zusammengepressten Mund, während sich der Kopf leicht schüttelt und der Oberkörper leicht zusammenkrümmt). Mir ist hier ganz eng geworden (flüstert sie fast tonlos und greift sich mit der rechten Hand zügig und fest an Hals und Kehlkopf).

Therapeutin:
Spür doch mal Deine rechte Hand, wie geht es der, wie fühlt die sich an?

Hilda:
Kräftig, die kann zupacken!

Therapeutin:
Sprich, als wärst Du diese Hand, probier's mal.

Hilda:
Ich bin kräftig und kann zupacken! (Die Stimme ist wieder voll und hörbar.)

Gruppenmitglied:
Na klar, bist Du das! (Ruft ihr einer aus der Gruppe zu. Hilda schaut ihn verdutzt an.)

Gruppenmitglied:
Wetten, die „Hilda der rechten Hand" hat sogar Haare auf den Zähnen!

Hilda:
Du Blödmann, Du gemeiner, für Dich allemal! (Sie keift ihn an und macht mit der rechten Hand eine angedeutete Schlagbewegung. Er geht symbolisch in Deckung)

Gruppenmitglieder:
Mensch Hilda, Du kannst ja wirklich für Dich einstehen! Und ich nehm Dir das ab, so aufrecht und sicher, wie Du jetzt dasitzt (sagt ihre Nachbarin. Hilda wirkt etwas durcheinander und staunend mit leichtem Zucken um die Mundwinkel).

Therapeutin:
Wie erlebst Du Dich gerade? Was geht in Dir vor?

Hilda: (etwas ängstlich zur Therapeutin)
War das denn in Ordnung?

Therapeutin: (lächelt sie an)
Hör auf Dich selbst! Wenn es für Dich gestimmt hat, dann freu ich mich mit!

Hilda: (richtet sich wieder auf und atmet tief durch)
Es hat gestimmt, ich fand Dich da drüben saufrech!

Gruppenmitglied:
War ich auch (der Kollege lacht), aber so gefällst Du mir 100-mal besser!

Hilda:
Blödmann! (Sie albert fast fröhlich zurück.)

Therapeutin:
Was ist eigentlich mit der Enge im Hals geworden?

Hilda:
Ist weg.

Therapeutin:
Wie hast Du das geschafft?

Hilda:
Ich?

Therapeutin:
Ja, Du.

Hilda:
Ich war einfach nur bei mir und dabei, mich gegen die Attacke von Jürgen zu wehren.

Therapeutin:
... einfach nur bei mir und wie ist das, dieses Bei-sich-Sein?

Hilda:
Gut. Unglaublich befreiend. Etwas ganz Seltenes für mich.

Therapeutin:
Alle hier haben es mitgekriegt, dass Du fähig bist, für Dich einzustehen, wenn Du bei Dir bist. Ein Grund zum Feiern. Wir alle haben nicht nur eine Geburt im Leben. Gibt es eigentlich einen Wunsch, dass Dich noch jemand anderer so mitkriegen möge, wie Du jetzt und offenbar in Wirklichkeit bist?

Hilda:
Ja, meine Mutter.

Therapeutin:
Darf ich Dir etwas vorschlagen? (Hilda nickt.) Probier doch dazu aufzustehen. So, ja. Kannst Du die Festigkeit des Bodens unter Deinen Füßen spüren? (Sie nickt.) Magst Du noch ein paar Mal ruhig und kräftig atmen, wie eben, und mit Deinem Atem Deinen Körper innerlich begrüßen, Deine Arme, die kräftig sind und zupacken können, Dein Herz, das offenbar interessiert ist, etwas an der Beziehung zur Mutter zu ändern und der Hals, der sich entspannt, wenn Du ganz bei Dir bist. Nun fühle in Deine rechte Hand und stell Dir vor, Du könntest mit ihr den Abstand zur Mutter, die wir ja jederzeit in Gedanken herholen können, bestimmen, könntest sie herwinken und sie wieder auf die richtige Distanz bringen. Magst Du sagen, wonach es Dir jetzt gerade ist?

Hilda:
Ich hab erstmal Freude dran, Mutter ganz fern und klein zu halten. Das brauche ich erstmal. Es war einfach gar zu schlimm.

Therapeutin:
Versuche, ihr es direkt zu sagen, was so schlimm gewesen war, wenn es für Dich geht.

Hilda: (in aufrechter Haltung und mit ernster Stimme)
Mutter, Du hast mich jahrelang klein gehalten und herumkommandiert, als wäre ich ein Hund oder ein Maskottchen und ich hab es mir auch noch gefallen lassen und mir eingebildet, für Dich wichtig zu sein. War ich auch in einer Weise, aber nicht in der richtigen. Wer ich bin und was mit mir los ist, interessiert Dich bis heute nicht! Das ist schlimm! Ich könnte schreien und heulen zugleich! Aber das ist ja verboten, denn sonst kriegst Du ja gleich wieder Deinen Herzanfall. Ich will Dich nicht ganz umbringen. Aber Rache brauche ich schon noch.

Therapeutin:
Ja, spüre mal in Dich hinein, was müsste in Deinem Erleben passieren, damit Du dieses jahrealte Rachebedürfnis einmal loslassen könntest? Gibt es eine Veränderung bei der Vorstellung, dass das einmal sein könnte?

Hilda:
Es fiele Last und Enge ab, Krampf und Traurigkeit. Ich glaube, ich würde singen.

Therapeutin:
Das geht jetzt noch nicht, noch lange nicht. Denn Du hast Dich für die Rache entschieden, für Last und Krampf und Traurigkeit. Auch eine Art, sich halbwegs umzubringen.

Hilda:
Neiiiiiiiin!!!! Ich will so nicht mehr!

Plötzlich schreit Hilda laut, schluchzt dann bitterlich und lässt sich von ihrer mütterlichen Nachbarin in den Arm nehmen, wo sie sich wie ein Kind einkuschelt. Noch zwei andere Frauen aus der Gruppe kommen heran, streicheln vorsichtig über die Haare und fangen spontan an etwas wie ein Wiegenlied zu summen, das die Gruppe aufnimmt. Nach einer Weile guckt Hilda mit einem Auge aus ihrem Nest heraus und trifft auf freundlich interessierte Blicke, die in etwa fragen: Wie geht es Dir, Hilda? Hilda schaut beglückt um sich. Es ist, als ob die Welt weit geworden wäre. Niemand scheint einen Herzanfall bekommen zu haben, niemand kommandiert. Sie spürt Beziehung zur ganzen Gruppe, zu manchen einzelnen besonders, aber auch zur Therapeutin. Sie hat sich in ihrer Not und von ihrer hassenden Seite gezeigt und ist nicht weggeschickt worden. Eine neue Wirklichkeit?

Nun fällt ihr über ihre Mutter noch etwas ein, was sie vorher schon kurz im Sinn hatte, aber nicht wahrhaben und schon gar nicht sagen wollte, wie karg und lieblos die Mutter selbst aufgewachsen war. Ihr kommt ein Foto eines traurigen Mädchens ins Gedächtnis, das Mutter darstellte. In Gedanken gibt sie diesem Mädchen liebevoll die Hand: „Du hattest es noch schwerer als ich", war dabei ihre leise Botschaft, „lassen wir es jetzt gut sein, wie es eben nun mal ist". In der Stimme schwingt etwas von Abschiednehmen und Erwachsensein.

Die Gruppe nimmt den Nachtrag mit Freude und Wärme auf. Einige Teilnehmer deuten aus ihrem Erleben vergleichbare Erfahrungen an und lassen Hilda ihre Solidarität spüren. In der anschließenden Pause hört man Hilda singen. Niemand hatte vorher gewusst, wie schön ihre Stimme klang. ◄

Der Verlauf lässt sich nie ganz vorhersehen, die Führung liegt im inneren Prozess dessen, der an sich arbeitet. Der Therapeut unterstützt mit seiner Wahrnehmung. Der Weg hätte auch anders laufen können: Typischerweise hätte es nahe gelegen, das körperliche Symptom der Enge im Halsbereich aufzugreifen, seine Komponenten, die geängstigte und die bedrohende Seite in einem Rollenspieldialog zu personifizieren und darauf zu achten, wann er über eine atmosphärische oder szenische Assoziation durch die krankmachende Beziehungskonstellation hinterlegt wird, so dass also in diesem Fall die frühere Mutter-Tochterproblematik konkret ins Bild kommt und die bisher vermiedene Auseinandersetzung am Ort der Störungsentstehung konstruktiv zu Ende geführt werden kann. Im real geschilderten Verlauf kam es durch die Aktivitäten aus der Gruppe zu einer stärkeren Betonung der korrigierenden Hier-und-Jetzt-Erfahrungen. Beide Wege führen zu ähnlichen Ergebnissen.

Die Konfrontation mit der im eigenen, freien Experiment gewonnenen Erfahrung hat die Überzeugungskraft, die zur emotional korrigierenden Erfahrung führt. Die gezielte und zielsichere Korrektur, für die die Gestalttherapie bekannt ist, setzt bei der Wiederbelebung der krankmachenden oder beeinträchtigenden Erlebnisspur ein. Diese wird lebensnah, meist szenisch mit der entscheidenden Beziehungskonstellation imaginiert und vergegenwärtigt. Im Unterschied zu früher gibt es im Patienten oder Klienten eine Bewusstheit über seine heutigen Fähigkeiten (als Folge der therapeutischen Vorarbeit); ferner erlebt er sich im haltgebenden, therapeutischen Beziehungssystem mit dem Therapeuten und ggf. auch zur vertrauten Gruppe. In diesem heilsamen Beziehungsraum wird es möglich, auf die innere Wahrheit des in einer Konfliktsituation gefangenen Wesens zu hören und die stimmigen Schritte (nachträglich) zu wagen. Dadurch verändert sich das Selbstbild, das Selbsterleben und der Handlungshorizont. Auch chronifizierte Persönlichkeitsstrukturen sind bei angemessener Motivation durch dieses Vorgehen veränderbar. In der Forschung (Grawe 1998) wird von diesem Prozess als „experiental confrontation" gesprochen.

Innenwelt-Inszenierung in der Außenwelt

Der Einstieg ist i. Allg. ein auffälliges Interaktionsmuster, eine Dissonanz in der Körpersprache, ein Symptom, ein Traum oder auch nur eine Befindlichkeitsstörung, die als Spiegelphänomen des ungelösten Konflikts dienen können. Wenn es einen solchen gibt, führen alle Wege, die sich auftun, mehr oder weniger direkt zu ihm hin.

Beispiel für eine Innenwelt-Inszenierung in der Außenwelt

▶ Wir befinden uns in einer Gruppe, die sich in etwa 2-monatigen Abständen an verlängerten Wochenenden trifft und die sich nun schon ein gutes halbes Jahr kennt. Die Gruppe hat sich eben ausführlich darüber ausgetauscht, was in der Zwischenzeit passiert war und wie es etwa jedem Einzelnen geht. Das Interesse kommt auf Marianne zurück.

Teilnehmer Udo:
Marianne, was ist mit Dir los? Du sagtest vorhin, Du habest Kopfschmerzen. Schlimm? Brauchst Du was von uns?

Marianne: (wirft den Kopf in den Nacken, lächelt etwas angespannt und sagt mit belegter, brüchiger Stimme)
Nein, nein, ist schon gut, brauch nichts. (Unruhe in der Gruppe.)

Gruppenteilnehmer:
Ach, jetzt stell Dich nicht so an, sieht ja ein Blinder mit Krückstock, dass was nicht in Ordnung ist.

Therapeutin:
Horch in Dich hinein, Marianne, und entscheide, ob Du Dir hier für Dich etwas Zeit und Raum nehmen möchtest oder nicht. Die Gruppe gibt ihn Dir gerne, wenn Du ihn brauchst, wie Du siehst. Spüre auch, wenn Du Nein sagen möchtest, was es mit diesem Nein auf sich hat. Im übrigen kennst Du ja die „Spielregeln" hier: Deine Entscheidung wird respektiert.

Marianne:
Bin jetzt gerade durcheinander, weiß selber nicht, was ich will.

Therapeutin:
Das wär gar kein schlechter Einstieg, mal auf dieses Durcheinander zu schauen. Wie findest Du das?

Marianne:
O. k.

Therapeutin:
Was bekommst Du von Deinen Gefühlen oder Impulsen gerade ganz gut zu fassen? Was ist gerade vorne dran?

Marianne:
Eigentlich das Nein. (Dabei schleudert sie wieder den Kopf mit fast ärgerlichem Stolz in den Nacken). Das ist jetzt eher so etwas wie: Brauch ich doch alles nicht, ist nur was für die anderen (wieder fällt die brüchige, jetzt fast traurige Stimme auf).

Therapeutin:
Stimmt das denn so für Dich? Es muss etwas wichtiges sein, dieses „nicht brauchen". Du hattest es ja eben schon einmal gesagt.

Marianne:
Ja, genau (kommt jetzt mit interessierter, lebendiger Stimme) „Nichts brauchen, das ist Trumpf. Das bringt immer ein gutes Gefühl, na, immer auch nicht, aber meistens, es bringt Unabhängigkeit. (Die Stimme klingt jetzt fester und selbstbewusster.)

Therapeutin:
Hast Du Interesse, dieser Spur weiter nachzugehen?

Marianne:
Ach, na ja, jetzt vielleicht doch (kommt es ein wenig gedehnt).

Therapeutin: (lächelnd fragend)
Wirklich? Überprüfe Deine Entscheidung. Da war doch eben noch das Gegenteil. (Marianne holt tief Atem und nickt). Ich glaube, das hat eine sehr ernst zunehmende und sinnvolle Botschaft (Marianne schaut interessiert auf).

Marianne:
O. k., wie kann es denn losgehen?

Therapeutin:
Es ist schon losgegangen. Da gibt es also ein Wesen, das verkörpert die Haltung „Ich brauche nichts". Übernimm seinen Part und schau, was Dir dazu noch alles einfällt, achte auch drauf, mit welcher Körperhaltung und mit welcher Stimme es von sich reden mag. Und wenn vor Deinem inneren Auge plötzlich ein Gegenüber auftaucht, ist das auch recht.

Marianne: (Marianne steht auf, guckt in die Runde und scheint die Situation nicht übel zu finden)
Also Leute, ich brauch von Euch nichts, dass das schon mal klar ist, keine Extrazeit, kein Interesse, keine Zuwendung (sie stockt, schluckt, holt tief Luft und fährt weiter fort). Nein, ich brauch von Euch nichts (und schaut etwas glasig in die Ferne).

Therapeutin:
Gibt's dort ein Gegenüber?

Marianne:
Ja, Vater, der schläft halb ein am Tisch und verschüttet dabei ein Glas Bier, Mutter, die sowieso genervt ist, und sich darüber aufregt, und die kleine, behinderte Schwester, die in solchen Situationen absonderliche Laute ausstößt.

Therapeutin:
Was löst das in Dir aus?

Marianne:
Nichts wie weg! Hier ist nichts zu holen! Aber auch: Darf ich die im Stich lassen? Vor allem Mutter. Die möchte ja auch am liebsten fort. Aber was machen dann die beiden anderen? Mutter braucht mich. Ich bin doch ihr „Sonnenschein", sagt sie immer mal wieder, wenn sie von mir was will (Marianne stockt abermals und senkt den Blick).

Therapeutin: (relativ leise)
Da scheint es noch eine andere Marianne zu geben, irgendwo in der Tiefe ... (Marianne nickt), erlaubst Du, dass sie hier auch sein und eine Stimme bekommen darf? Vielleicht fühlt sie sich erst mal hinter Dir, im Schutz Deines Rückens, wohl? Probier am besten selber aus, wo ihr Platz sein könnte.

Marianne: (tritt in ihren eigenen Hintergrund zurück und horcht nach innen. Sie wirkt scheu wie ein kleines Mädchen, den Blick gesenkt)
Da gibt's nicht viel zu sagen. Ich hab halt keine richtigen Eltern, wie andere. Und wenn Mutter geht, ist alles zu Ende, wird's noch schlimmer. (Obwohl die Stimme kläglich klingt, zeigt der rechte Fuß eine angedeutete Stampfbewegung).

Therapeutin:
Spür mal zum rechten Fuß, da gibt's auch noch eine wichtige Botschaft.

Marianne: (stampft jetzt richtig auf und bricht in ein Schreiweinen aus)
Verdammte Kacke, ich will auch mal was bekommen! Nicht nur Ihr!! Was seid Ihr denn für Eltern! Ich will auch mal was. (Sie schluchzt und fällt wie ein Häufchen auf ihren Stuhl zusammen, die Hände vors Gesicht.)

Therapeutin:
Das muss für Dich schlimm gewesen sein. Nimm Dir ruhig die Zeit, die Du jetzt für Dich brauchst. Wenn Du es magst und es erlaubst, könnten diejenigen hier in der Gruppe, die etwas von dem Zustand nachfühlen können, in dieser Weise allein gelassen und überfordert worden zu sein, in Deine Nähe kommen und Du nimmst Dir einfach das, was für Dich stimmt.

Etliche in der Gruppe saßen schon eine Weile wie am Sprung, um Marianne ihre Solidarität zu zeigen. Jemand holt eine Decke und legt sie Marianne um die Schultern, nachdem er sich vorher über Augenkontakt vergewissert hatte, dass das eine gute Idee sei. Zwei Frauen legen vorsichtig ihre Arme über den Rücken, was Mariannes Kinderschluchzen nochmals tief verstärkt. Ein älterer Teilnehmer schiebt ihr seine väterliche Pranke in die Hand und drückt sie herzhaft. Ihre Hand antwortet erst mit Gegendruck, dann mit einem scheuen Berühren des Handrückens.

Marianne:
So einen Vater wie Dich hätte ich gerne gehabt. Einem, dem ich nicht egal bin und der trotzdem nicht von mir was braucht und versorgt sein will. Und die Mütter im Rücken sind richtig wonnig. Das könntet Ihr von mir aus bis heute abend machen! Gleich fange ich an wie eine Katze zu schnurren. (Mariannes Stimmung verändert sich, ihr Gesicht wirkt gelöst.)

Gruppenteilnehmer:
Was magst Du noch?

Marianne: (antwortet ohne zu überlegen)
Schaukeln, hab ich schon ewig nicht gemacht (und erschrickt fast über ihre absurde Idee).

Gruppenteilnehmer:
Kriegen wir doch hin (brummelt ein sonst wortkarger Mann, schnappt nach der Decke, winkt noch drei weitere Teilnehmer heran und ehe sich Marianne mit ihrem Skrupel beschäftigen kann, sitzt sie voll Kinderglück auf einer schaukelnden Decke und in Identifikation schaukeln die meisten Gruppenmitglieder mit. Die Stimmung ist für einige Minuten fast so ausgelassen wie auf einem Kinderspielplatz).

Therapeutin:
Wunderbar, wie einfallsreich Ihr alle seid. Marianne, wie geht es Dir jetzt eigentlich?

Marianne:
Ganz toll. Bin ganz erstaunt, wie das gelaufen ist.

Therapeutin:
Was hast Du gemacht, dass es so laufen konnte? Was hast Du anders gemacht als sonst?

Marianne:
Ich?

Therapeutin:
Ja, Du.

Marianne: (ihr Gesicht wird zu einem einzigen Fragezeichen)
Das waren doch die anderen, die die Einfälle hatten.

Therapeutin:
Das ist die eine Seite.

Aus der Gruppe:
Marianne, Du hast was von Deinen Wünschen gezeigt, hast Dich gezeigt und hast auf uns reagiert. Du warst spontan und nicht so von oben herab verkopft und scheinerwachsen. Das gibt gleich ein natürlicheres Gefühl zu Dir.

Therapeutin:
Was macht das mit Dir?

Marianne:
Gemischte Gefühle, hab Sorge, wieder ins alte Fahrwasser zu kommen, wenn die Gruppe nicht mehr um mich ist.

Therapeutin:
Darf ich Dir zum Abschluss noch eine kleine Sache vorschlagen?

Marianne:
Ja.

Therapeutin:
Du weißt doch noch, wie wir vor etwa einer halben Stunde begonnen haben. Da stand die „Brauchnichts"-Seite im Angesicht ihrer ehemaligen Familie und dann kam mit gesenkten Augen aus dem Schatten das zu kurz gekommene Mädchen vorsichtig hervor. Erinnerst Du Dich, ob die beiden irgendetwas voneinander wollten? Ich nicht. Nun hat sich ja herausgestellt, und davon sind hier alle Zeuge, dass in dem Mädchen noch viel anderes steckt. Könntest Du Dir vorstellen, dass sich diese beiden Mariannen hier ein „Stelldichein" geben, um sich kennenzulernen? Du selbst bist abwechselnd beide (Marianne nickt). Spür mal hin, welche räumliche Verteilung, die ja auch eine Symbolebene hat, zur Ausgangslage eines solchen Gesprächs passt. Sprecht Ihr Euch von rückwärts, von der Seite oder von Angesicht zu Angesicht an? Welcher Abstand stimmt jetzt am ehesten? Welche Stimme und welche Körperhaltung? Fang mit der Seite an, die Dir spontan in den Sinn kommt.

Marianne:
Ich will das lebendige Mädchen sein, das ich eben in der Gruppe entdeckt habe. Dort drüben steht also die „Brauch-nichts-Frau". Ein ziemlich großer Abstand. So ist das eben. Nicht gerade angenehm. Wir beäugen uns halb schräg aus den Augenwinkeln. Hör mal, Du da drüben, Deine Anwesenheit macht mir keinen Spaß, Du guckst kalt, abschätzig und lieblos. Ich weiß zwar, dass Du Dich für vieles engagierst und Dir viel an Verantwortung draufpackst, aber es kommt ohne Freude rüber, ist vergiftet durch Verbitterung und Arroganz. Du spielst die Überlegene, aber bist es nicht. Wenn ich Dir ausgeliefert wäre, würde ich wieder zum Schatten, fürchte ich.

Therapeutin:
Könntest Du Dir vorstellen, mal die andere Seite zu übernehmen? Du zögerst? Spüre, was innerlich erstmal Nein sagt. Das ist wichtig.

Marianne:
Ich möchte nicht den Kontakt zu dieser neugefundenen, lebendigen Quelle verlieren. Das ist das eine. Ich möchte nicht mehr in diese verlogene Hülle der „Brauch-nichts-Frau". So, nachdem ich's jetzt gesagt habe, kann ich es trotzdem versuchen. Ich schau jetzt von der „Brauch-nichts-Seite" nach drüben. Bin mit meinen Gefühlen verwirrt. Deine Existenz ist mir in dieser Weise neu. Ich bin nicht gewohnt, jemanden anzuerkennen. Ich finde auch nicht gut, wie Du mich schlecht machst. Du machst Dir überhaupt nicht klar, was es gekostet hat, mich aufzubauen. Ich hätte auch in der Resignation versinken können. Du solltest mir auch dankbar sein, dass ich die Familie zusammengehalten habe. Ich habe mir viel abverlangen müssen. (Rollenwechsel)

Mädchen-Marianne:
Spiel Dich nicht als Märtyrerin auf. Du hast von Deiner herausgehobenen Rolle ganz schön profitiert. Du hast alle anderen ganz schön auf ihre Plätze verwiesen und dafür gesorgt, dass sie davon nicht wieder wegkamen. Aber dass es trotzdem nicht lustig war, nehme ich Dir ab. Aber hast Du Dich jemals dafür interessiert, wie es mir in meinem Schattendasein ergangen ist? Das war nicht nur nicht lustig. Ich war oft verzweifelt oder, was noch schlimmer ist, ich hab mich über lange Strecken hin überhaupt nicht mehr gespürt. Ich war wie tot. Du hast mir das Leben entzogen. Die letzten Reste meiner Lebendigkeit habe ich in Deine Kopfschmerzen und in Deine Reizbarkeit gesteckt. Das war meine letzte Bastion und Rache zugleich. Aber was machst Du mit mir, wenn ich mich nun nicht mehr unterdrücken lasse?

Brauch-nicht-Marianne:
Will ich das denn? Das unterstellst Du mir nur. Du gehst jetzt mit mir in Kontakt, wie das bisher noch niemand tat. Ich sehne mich danach. Was ich aber nicht möchte, ist, für Deine Bedürfnisse da zu sein. Darauf bin ich allergisch, wie Du wohl verstehen kannst.

Mädchen-Marianne:
Ja und Nein. Ich möchte gerne, dass Du mich siehst, wie ich bin und möchte nicht verwechselt werden mit Deinen Eltern. Diese Mühe möchte ich Dir zumuten.

Brauch-nicht- Marianne:
Du bist wirklich einzigartig. Bist lebendig und erfrischend. Kann ich Dir irgendetwas anbieten, das Dir nützlich sein könnte, Dir sogar Freude macht?

Mädchen-Marianne:
Deine Freundschaft (und sie lacht).

Es folgt eine lebendige Rückmeldung aus der Gruppe zu Marianne (Feed-back) und etliche Sequenzen, die bei den Teilnehmern angeklungen sind (Sharing), die sie Marianne mitteilen, wodurch sie erlebt, dass sie gut verstanden und dass sie sich in der Gruppe zu Hause fühlen darf. ◄

Noch ein anderes Beispiel für die Standardmethode, bei der konfliktbedingt desintegrierte Beziehungsreste, die als Verhaltenskürzel, Ausdrucksdiskrepanz oder Somatisierung in Erscheinung treten, auf die originale Ebene der Beziehungsstörung rückübersetzt und dort einer dialogischen Weiterverarbeitung zugeführt werden.

Beispiel für die Standardmethode

▶ *Therapeut:*
Guten Tag, Herr Müller. Bitte setzen Sie sich. Wie geht es Ihnen heute?

Herr Müller:
Bin voller Spannung, den Rücken rauf und runter. Vielleicht ist es der Wetterumschwung.

Therapeut:
Meinen Sie? Wollen Sie mal diese verspannte Haltung verstärken?

Herr Müller: (krümmt sich mit hochgezogenen Schultern)
Tut gemein weh! Es ist aber nur eine dumme Angewohnheit von mir, so verkrampft zu sitzen, wenn die Arbeit so dick kommt.

Therapeut:
Also mit der Arbeit fällt Ihnen ein Zusammenhang ein. Wollen Sie dahinterkommen?

Herr Müller:
Na ja, es ist da ziemlich viel im argen, finde ich. Weiß nicht, ob es Sinn hat, sich damit zu beschäftigen. (Er nimmt eine verspannte Haltung an und verschränkt die Arme.)

Therapeut:
Scheint ja viel zu bewirken, diese Situation dort. Horchen Sie mal in sich hinein, ob Sie ran wollen und sich ran trauen. Schauen Sie vielleicht erst zu dem Impuls, der jetzt die Arme hat verschränken lassen.

Herr Müller:
„Das ist zu heiß, lass die Finger davon", könnten die Arme sagen, „halt den Mund, so kommst Du noch am ehesten mit heiler Haut davon".

Therapeut:
Also, da steckt etwas ganz Wesentliches dahinter.

Herr Müller:
Wissen Sie, ich lasse ja viel mit mir machen, um des lieben Friedens willen. Aber das war zuviel. (Leises Schluchzen) Ich war immer ein anständiges Kind. (Pat. weint kläglich.)

Therapeut:
Es muss schlimm für Sie sein, dass es soweit kam.

Herr Müller: (schreit)
Ich hätte ihn am liebsten umgebracht, das Messer in den Rücken gestochen, so . . (er macht Messerstechbewegungen). (Weint wieder.)

Therapeut:
(legt vorsichtig die Hand auf den Rücken, etwa in die Messerstechebene.)

Herr Müller: (schluchzt etwas gelöster)
Der Oberarzt – dieses verdammte Schwein – erst hat er mir wochenlang fast jeden Brief zur Korrektur zurückgegeben, wegen irgendwelchem Pingelkram und dann kam ich dahinter, dass er mir die Kollegin, mit der ich dabei war, gerade etwas anzufangen, ausgespannt hat. Erst hat sie es mir verheimlicht, aber dann kam es doch raus. Ich fühlte mich so verraten! (Schluchzt).

Therapeut:
Da ist also auch Groll gegen Ihre ehemalige Freundin.

Herr Müller:
Ja, das ist auch ein Miststück!

Therapeut:
Sagen Sie Ihr es direkt, als ob sie dort auf dem Stuhl säße.

Herr Müller:
Du bist mir eine ... fängst mit mir was an und machst mir schöne Augen und gehst dann zu dem Lackaffen! Na klar, der ist Oberarzt. Das zählt, aber Du wirst schon noch sehen!

Therapeut:
Im heimlichen Vergleich scheinen Sie gar nicht so schlecht abzuschneiden.

Herr Müller:
Stimmt eigentlich, mit dem möchte ich nicht tauschen, der möchte ich nicht sein!

Therapeut:
Nicht mal das. Ah ja. Und wenn Sie es hier probeweise doch mal täten?

Herr Müller:
Hmmm. (Geht langsam zum phantasierten Standort.) Also, wenn ich der wäre und sähe zu mir her-

über, da käme ich mir recht mies vor, auch wenn ich so flockig täte wie der. Ich hätte Angst, dass der mir was antut und auch, dass ich die Freundin an den wieder verlöre. Ich muss den dort klein kriegen, damit er sich nicht wieder aufrichtet.

Therapeut:
Vielleicht richtet er sich tatsächlich auf? (Der Pat. hatte es eben getan).

Herr Müller: (geht auf seinen ursprünglichen Standort zurück, holt Luft und richtet sich noch einmal zusätzlich auf. Zum imaginierten Oberarzt gewandt)
Ich lasse mich von Dir nicht mehr kleinmachen, Du bist selbst ein Pappkamerad. Du sitzt lediglich auf einem besseren Posten. Deine Aktionen sind nicht weit her, sind nicht sehr rühmlich. Das nächste Mal spreche ich Dich an auf Deine schulmeisterliche Besserwisserei und frage, was das eigentlich soll und ob Du den Mut hast, mir das geradeaus zu sagen und wenn es mit Dir nicht mehr auszuhalten ist, dann lasse ich mich auf eine andere Station versetzen. Aber Dir sage ich noch Bescheid!

Therapeut:
Sie stehen die ganze Zeit aufrecht und frei da. Was macht eigentlich Ihr Rücken jetzt?

Herr Müller:
Tut mir nicht mehr weh, die Spannung ist raus.

Therapeut:
Wie haben Sie das geschafft?

Herr Müller: (hält inne und lächelt leise)
Zu mir stehen. Das ist was Neues für mich. Es war schwer. Aber es geht. Darüber will ich noch ein bisschen nachdenken. Tschüss, bis nächstes Mal, und vielen Dank! ◄

Klippen und „Lotsenhilfen" für den Therapeuten

Der Ablauf lässt sich ziemlich genau nach dem Wandlungskreis (s. Abschn. 11.1.3) verfolgen. Ein somatisierter, desintegrierter Impuls taucht auf und ruft die Abwehrreaktion mit auf den Plan. Der Abwehrimpuls braucht immer Vorfahrt und muss in seiner Existenzberechtigung, in seinem Sinn, verstanden werden. Erst dann hat er Chancen, losgelassen zu werden. Dies ist eine der Klippen, die der weniger Erfahrene gerne übersieht.

Dann folgt ein vorsichtiges Herantasten, oft ein nonverbal ablesbares Vor und Zurück, auf den abgewehrten kränkenden Schmerz hin. Diese Phase braucht vom Therapeuten verständnisvolle Begleitung, aber kein „Puschen" (2. Klippe). Lieber zum Innehalten ermutigen und Luft lassen. Auch wenn der Prozess für diesmal hier stehen bliebe, ist Land gewonnen. „Sehen, was ist, verändert," heißt hier das ermutigende Paradoxon. Die Ratlosigkeit des Patienten, dessen „schützende Abwehrstrategien" versagen und der nun in die emotionale Zone kommt, in der sich zwei Kräfteformationen im Patienten gegenüberstehen, kann wie gelähmt oder wie gefühllos wirken, was dem unerfahrenen Therapeuten Angst machen kann (3. Klippe!). Perls spricht hier von der Todeszone. Die alte Identität gibt hier auf, muss auch sterben, um der inneren Wahrhaftigkeit willen. Diese Leere ist die Chance des Neuanfangs. Die innere Formel, die manchmal auch als Intervention nützlich sein kann, heißt: Lieber nichts fühlen oder nichts tun, als …? Die Antwort kommt dann bereits vom Gegenpol, der sich auf der inneren Wahnehmungsebene Platz schafft und die Kartharsis einläutet.

> **!** Wichtig für das Therapeutenverhalten ist, spüren zu lassen, dass man den Patienten nicht alleine lässt (Ich-Du-Beziehung!), ihm dennoch den schwierigen Weg nicht abnehmen kann, dass es sinnvoll ist, durchzuhalten und dass man es ihm zutraut, weiterzugehen. Der Therapeut sollte über seine Empathie das Tempo erspüren. Manchmal geht es stockend, manchmal sehr schnell.

In der Katharsis heißt es wiederum: Begleiten. Oft reichen diskrete Stimmfühlungslaute („Hm") für das Halten des Kontaktes. Im Allgemeinen zeigt sich jetzt eine bisher diskret und schamhaft im Schatten gehaltene verwundete Kinderidentität. Die braucht Schutz, Lebensberechtigung und Solidarität, auch, wenn sie erstmal verunstaltet und erschreckend übersteigert ans Tageslicht kommt. Hier sind wir manchmal als verständnisvoller Kumpel oder großes Geschwister gefragt. Ohne Beistand kann es leicht über das Erschrecken über die Heftigkeit zu einer selbststrafenden Reaktion kommen, die die weitere Befreiung des unterdrückten Poles erschwert. Das Aufrichten und „Zu-sich-Stehen" geht leichter mit solidarischem Rückenwind. Wenn sich die Arbeit in einer Gruppe abspielt, ist es leicht, einige Gruppenmitglieder dazu zu bewegen, sich hinter dem Betreffenden zu versammeln und evtl. die Hand auf dessen Schulter zu legen, wenn man etwa sagt: Kennt jemand was davon? Kann das jemand hier verstehen? Im allgemeinen hilft das dem Patienten, zu seiner inneren Wahrheit zu stehen und diese emotional auszudrücken. Oft kommt erst Wut und dann Trauer, schließlich Wünsche nach Angenommensein.

Zum Aufarbeiten fragt man nach der Richtung der Gefühle, nach einem eventuellen Gegenüber, nach dem subjektiven Alter und evtl. nach einer Szene, die vor dem inneren Auge entstanden ist. Oft kommt es zu einem Kulisseneffekt, es fängt beim Chef an, gleich dahinter steht der große Bruder oder der Vater, es geht die Übertragungskette entlang. Man bittet den Patienten zu überprüfen, zu welcher Person das Gefühl von eben am passendsten und intensivsten ist und lässt diese möglichst konkret herbei-imaginieren. Die Raumsymbolik muss dabei gut ausgelotet sein (Nähe-Distanz, Zu- oder Abgewandtheit, Höhe der Augenpaare), auch die Haltung und Stimmgebung sind von großer Bedeutung. Ferner die Nähe und Distanz der Solidargruppe. Der Patient wird ermutigt, für all das die Regie zu übernehmen, damit es für ihn stimmt. Dann versucht er unter diesen günstigen Schutzbedingungen das bisher Ungesagte zum Ausdruck zu bringen. Es geht um seine Gefühle, um sein Erleben, nicht um Theorien darüber.

Einleitung der Versöhnungsarbeit. Nun kommt die mögliche Klippe, den richtigen Zeitpunkt für den Rollentausch zu finden, der nicht obligat, aber meistens sehr sinnvoll ist. Wird er zu früh angeboten, arbeitet man der alten Abwehr in die Hände, kommt man damit zu spät, ist vielleicht die Erregungswelle schon in eine natürliche Erschöpfung abgekippt.

Der Rollentausch leitet die Versöhnungsarbeit ein. Zunächst fragt man den Patienten, ob es ihm vorstellbar sei, mal der andere zu sein. Er habe ja noch im Ohr, was der eben habe zu hören gekriegt. Was mag in demjenigen wohl vorgehen? Wie mag es ihm zu Mute sein? Wie würde er sich fühlen, was möchte er vielleicht sagen?

Hier befindet sich wieder eine „Widerstandsklippe". Wenn bei dem Angebot zum Rollentausch nur der leiseste, zögernde Impuls kommt, hat dieser wieder Vorfahrt. Der Therapeut lässt inne halten, fragt, ob der Patient dieses Zurückzucken oder Stirnrunzeln oder was es eben war, gemerkt habe, ob er es vielleicht nochmals wiederholen wolle, evtl. sogar verstärkt (= Wahrnehmungshilfe), und bittet um ein Gefühl, einen Einfall oder einen weiterführenden Impuls dazu, also um eine Übersetzung aus der eigenen Welt. Im Allgemeinen wird noch ein Nachschlag zur Katharsis kommen, eine restliche Abfuhr. Als Therapeut unterstreicht man, dass das offenbar notwendig war und dass das auch noch gesagt werden musste. Nun kommt die Überprüfung, ob eine Versöhnungsarbeit (schon) ansteht oder nicht.

Es ist eine weitere Klippe, zu glauben, dass das sein müsste. Wenn es ehrlicher ist, dass der Patient z. B. an seinem Hass festhalten möchte, gilt es, diese Entscheidung von ihm bewusst verantworten zu lassen.

Dies ist eine Chance, ihn zum längerfristigen Loslassen zu motivieren. Der Therapeut stellt erst einmal klar, dass das Festhalten an der Rache eine reelle und mögliche Entscheidung sein könne. Verständlich sei es in gewisser Weise durchaus. Als mögliche Provokation: Man kann sich durchaus das restliche Leben auf diese Rache hin einrichten. Damit sei man sicher gut ausgefüllt, ob als Gewinner oder Verlierer, wäre natürlich erst noch zu überprüfen. Möglicherweise bleibe für etwas anderes keine Kraft mehr übrig, aber vielleicht sei es ja nicht so wichtig? Lieber eine Hassbeziehung, als keine, oder? Man kann den Patienten fragen, wie lange er glaubt, an seiner Rache festhalten zu wollen und was er gerne von der anderen Seite als Wiedergutmachung oder Genugtuung erleben möchte. Dies kann eine Chance sein, in eine erneute Kartharsis einzumünden, in der die bittere Entbehrung und uneingestandene Bedürftigkeit des Patienten durchbricht, wenn die innere Überlebensformel davor etwa hieß, lieber Rächer und hassender Täter sein, als mit einem existenzbedrohenden Ohnmachtsgefühl in der Tiefe in Kontakt zu kommen. Wenn der Prozess diesen Weg nimmt, bekommt der Patient wieder Unterstützung und wird nach angemessener Zeit nochmals neu vor die Frage gestellt, ob er sich in der Rache festhalten möchte oder ob er ein Beziehungswagnis zur Gegenseite einzugehen bereit ist.

Beim Rollentausch, wenn er emotional wirklich mitvollzogen wird, und dafür sollte der Therapeut Sorge tragen, wird meist die Begrenztheit dieser Position deutlich, es kommt häufig zu nachträglichen, überfälligen Entillusionierungen der großen Elternfiguren, die für den steckengebliebenen Kinder-Ich-Anteil ebenfalls fixiert geblieben waren. Üblicherweise setzt eine Ernüchterung ein. Die Elternfiguren schrumpfen, der eigene Standort gewinnt beim Zurückkehren zu ihm an Attraktivität. Die Beziehung wird weniger asymmetrisch erlebt. Meist stehen sich zwei Enttäuschte und zwei „Mittelpotente" gegenüber. Das aggressive Grundgefühl schlägt manchmal in Trauer um. Trauer, dass es so war, wie es war, und dass das nachträglich auch nicht zu ändern geht. Es ist gut, diese Trauer ernst zu nehmen und nicht zu schnell weiter zu wollen (Klippe!). Aber der nächste Schritt kann trotzalledem, was bisher an Düsterem war, ins Helle führen: Man kann sich erkundigen, ob der Patient im Leben schon mal irgendetwas oder irgendjemand gemocht oder sogar (bedingungslos) geliebt hat, ob er für irgendetwas Fürsorge und Verantwortung übernommen hat (evtl. für Tiere, Pflanzen, andere Menschen), ob er Phantasien kenne von „sich richtig mögen"? Wenn er dabei emotional beteiligt wird, kann man ihm das als grundsätzliche Liebesfähigkeit zurückspiegeln. Vielleicht gibt es subtile Beobachtungen aus der therapeutischen Arbeit, die geeignet sind, zu bezeugen, dass die Fähigkeit zu lieben trotz allem überlebt hat. Manchmal reicht die Verständigung über eine positive Resonanz, die vom Therapeuten wahrgenommen wurde. Es bewirkt sehr viel in einem Menschen, der sich jahrelang im Hass fixiert erlebte, eine glaubwürdige Chance zu bekommen, sich im Kern positiv sehen zu dürfen. Das setzt i. Allg. Spontanheilungskräfte frei. Das wäre schließlich Aussöhnung mit sich selbst.

Probehandeln. Zurück zu unserem Rundgang durch den Wandlungskreis. Am Schluss einer Arbeitssequenz ist es günstig, den Patienten zu bitten, das für ihn Wesentliche in seinen Worten zusammenzufassen. Das hilft, das Erlebte und Erarbeitete in sein Selbstbild einzuordnen.

Desweiteren ist in irgendeiner Weise Probehandeln angezeigt. Das kann in der Therapiegruppe sein, im Rahmen von halbstrukturierten Übungsvorgaben, das kann aber auch eine Alltagserprobung für zu Hause sein, sozusagen eine Hausaufgabe oder beides! Am besten, der Therapeut bezieht den Patienten in die Frage mit ein, wenn er das neu Erfahrene irgendwo anwenden wollte, wo ging es am risikoärmsten, wo würde es am meisten Freude machen, wo wäre es ihm am wichtigsten, wo hielte er es – vorläufig – für fast unmöglich etc. Für den letzteren Fall böte sich für die Therapie eine neue Rollenspielsequenz an. Zuallerletzt ist der Therapeut – bei allem Realismus – immer auch dafür verantwortlich, dass die erreichten Schritte gewürdigt werden und der Patient innerlich zum Luft holen kommt.

Der Freiraum des Experimentierens

Das Experiment in der Gestalttherapie

Das Experiment in der Gestalttherapie ist – wie das Spiel – im weitesten Sinn eine künstlerische Leistung. Sie findet im „mittleren Bewusstseinsmodus" statt, koordiniert in hohem Maße innere, unbewusste Handlungsbereitschaften mit den Gegebenheiten der äußeren Situation und trägt dadurch zur Selbstexploration bei. Die gängigen Abwehrmanöver werden dabei unterlaufen.

Erving und Miriam Polster (1975, S. 219) schreiben:

„Das Experiment in der Gestalttherapie ist ein Versuch, dem ausweglosen Darüberreden entgegenzuwirken, indem sie das Aktionssystem des Betreffenden ans Licht holt. Durch das Experiment wird der Betreffende dazu angeregt, sich den Notwendigkeiten seines Lebens zu stellen, indem er seine verkümmerten Gefühle und Handlungen in relativer Sicherheit ausspielt."

Experimente sind therapeutische Spielräume, die der anstehenden Problemlösung des Prozesses und dem inneren Wachstum des Betreffenden dienen. Eigentlich sind alle Aktivitäten mit gestalterischem Freiraum, insbesondere das Rollenspiel in seinen vielen Varianten, aber auch die Traumarbeit und die durch die kreativen Medien angestoßenen Aktivitäten, Experimente. Sie dienen der unmittelbaren Erfahrung. Diese wird nachträglich reflektiert, soweit dies möglich ist und sinnvoll erscheint. Für den Rest, der besser nicht zerredet werden sollte, haben Gestalttherapeuten i. Allg. einen recht sicheren Umgang gefunden, der zur Integration führt.

 Das bewusste Agieren im Experiment ist also kein „Ausagieren", sondern ein handelndes Explorieren auf die Mitte zu.

Stabilisieren der Lernerfahrung

Wird das Experiment am Ende eines therapeutischen Prozesses eingesetzt, also zum Festigen der Neuerfahrung benutzt, meist in Form eines „gelenkten Experiments", dann dient es dem Stabilisieren der Lernerfahrung.

Beispiel: Gruppensituation

▶ Richard hat mit seinem Problem gearbeitet zu glauben, er könne nicht Nein sagen. Er sterbe fast vor Angst, weil er überzeugt sei, dass dann nicht nur die Beziehung auf Dauer zerstört sei, sondern ihn von der Gegenseite vernichtender Hass treffen würde. Richard hat bei seiner Arbeit seine Projektion erkannt und zurückgenommen, hat die Abhängigkeitsbeziehung zu seiner Mutter aufgegriffen und sie in einer sehr respektablen Weise weiterentwickeln können. Zum Abschluss bekommt er vom Leiter das Angebot, seine neu erarbeitete Identität und Fähigkeit gleich hier in der Gruppe zu erproben. Er könne z. B. der Reihe nach mit allen Frauen, die hier sind, aus dem richtigen Abstand in Augenkontakt gehen und sich einen Satz überlegen, die eine abschlägige Aussage enthält, z. B. „Auch wenn Du gerne hättest, dass ich …, tue ich das, was mir jetzt für mich richtig erscheint" oder ähnlich. Auf den Inhalt kommt es dabei weniger an, als auf die Erfahrung auf der Beziehungsebene. Die anfängliche Angst, die bei Richard zu spüren war, weil trotz des therapeutisch geschützten Rahmens nun der Ernst der Realbeziehungen zu den Gruppenteilnehmerinnen mit ins Spiel kam, machte nach und nach einer entlastenden Sicherheit und schließlich sogar Heiterkeit Platz. Richard traute allmählich seiner Erfahrung, dass er als selbständiges Individuum akzeptiert war, nicht verstoßen wurde, und dass er jetzt vielleicht sogar eher als erwachsener Mann wertgeschätzt wurde als zuvor in seiner „selbstkastrierenden" Form, wie das eine der Gruppenteilnehmerinnen ausgedrückt hatte. ◂

Das probehandelnde Experiment hilft, die erreichten Entwicklungsschritte zu sichern.

Künstlerische Hilfsmethoden

Die verschiedenen künstlerischen Ausdrucksmittel helfen die „innere Landschaft" nach außen zu projizieren, um sie dadurch leichter wahrnehmbar und „begreifbar" zu machen. Zum anderen wirkt der Ausdrucksprozess, der sich aus dem „mittleren Bewusstseinsmodus" entfaltet, wie ein spontanes, spielerisches Experiment, das immer auch auf die innere Abstimmung ausgerichtet ist. Es eröffnet assoziative Freiräume, nicht nur für die Phantasie, sondern auch für die gestalterische Handlungsbereitschaft. Die unten angeführten künstlerischen Hilfsmethoden stimulieren das Ausdrucksgeschehen auf ihre spezifische Art, sind jedoch nur Sonderformen des „Experimentes Leben", das sich ständig ereignet. Von daher sind sie nicht notwendig, sondern nur bereichernd. Die besondere Qualität, die der spielerisch-künstlerische Ausdruck in das therapeutische Geschehen einbringt (sofern er nicht durch neurotische Leistungsansprüche, die zuvor bearbeitet werden müssten, überlagert wird), ist die der Freiheit, Freude und Echtheit.

Die aufgefundenen Spuren werden ähnlich wie in der gestalttherapeutischen Traum- und Tagtraumarbeit subjektstufig weiterbearbeitet und/oder gehen in ein gestalttherapeutisches Rollenspiel über.

Kreative Techniken im Rahmen der Gestalttherapie

- Malen und zeichnerisches Gestalten,
- Modellieren mit Ton,
- Kollagetechniken,
- Maskenarbeit,
- Puppenspiel,
- freier Umgang mit Märchen,
- Pantomime,
- Stegreiftheater,
- Poesie und dichterischer Ausdruck,
- Klangerzeugung und musikalische Kommunikation,
- Stimmausdruck etc.

Der *Arbeit mit dem Körper* als ureigenstes künstlerisches Ausdrucksmittel kommt in der Gestalttherapie ein viel größerer Raum und eine zentrale Bedeutung zu, die in diesem Artikel bislang noch nicht adäquat gewürdigt worden ist. Es ist möglich, ganze Sequenzen „nur" im nonverbalen Experiment oder Dialog zu verbringen und dabei ganz Entscheidendes zu verstehen, zu entdecken oder loszulassen. Die verschieden Sprachen des Körpers verstehen, heißt sich verstehen und zu Hause sein.

Als Erfahrungsträgerinnen, denen ich über die Zusammenarbeit in der Klinik bzw. im Weiterbildungsbereich hierbei besonders viel verdanke, seien Bettina Hausmann (1996) und Ursel Burek genannt.

Gestalttherapie in der Gruppe

Es gibt eine Vielfalt von Möglichkeiten, Gestalttherapie in der Gruppe zu praktizieren.

Der heiße Stuhl. Historisch anzusehen ist die Form, die Perls selbst bis in die 60er-Jahre anwendete: Die Einzelarbeit in einer Großgruppe, bei der er seine Methode dem Publikum vorstellte. Die Gruppe wird dabei gelegentlich als „griechischer Chor", als Resonanzkörper oder sprechende Kulisse genutzt. Sie steht dann ganz im Dienst der jeweiligen Einzelarbeit. Der Fokus zentriert sich ganz auf die Interaktion zwischen dem Klienten, der sich eher selten im Patientenstatus befindet, und dem Therapeuten. Es braucht viel Mut, sich auf den „heißen Stuhl" zu setzen, der neben dem von Fritz Perls steht, und der für denjenigen Kandidaten vorgesehen ist, der „arbeiten" möchte. Die teilnehmenden Zuschauer profitieren v.a. über identifikatorische Prozesse. Eine Gruppeninteraktion ist seinerzeit nicht intendiert.

Auch wenn manche Perls-Schüler noch in den 70er-Jahren eine Variation dieses Settings praktizierten, nämlich eine Serie von Einzelarbeiten in einer Ansammlung von Menschen, die man eigentlich noch nicht als Gruppe bezeichnen kann, ist dieser Stil (nach Kenntnisstand der Autorin) allgemein und aus guten Gründen verlassen.

Gruppenrituale. Zunächst entwickelten sich Rituale zur Rückmeldung aus den Gruppen. Nach einer „Feedback-Runde", in der antwortende Gefühle, die sich auf den „Protagonisten" und seine Arbeit beziehen, mitgeteilt werden können, schließt sich eine „Sharing-Runde" an, in der all das Erlebnismaterial Platz hat, das in den subjektiven Welten der Teilnehmer angeklungen ist. Sinn dieser zweistufigen Rückmeldung ist, dass der Aufmerksamkeitsfokus zunächst noch beim primären Protagonisten oder Patienten bleibt und dieser damit seine Arbeit abschließen kann, bevor sich das Gruppeninteresse den evozierten Konfliktfeldern zuwendet, die oft eine andere Färbung und Dynamik einbringen. Diese Staffelung der Rückmeldungen verlangt den Gruppenmitgliedern eine ziemliche Disziplin ab und setzt eine höhere Frustrationstoleranz voraus, die bei Weiterbildungskandidaten gegeben sein sollte, bei Patienten aber nicht ohne weiteres erwartet werden kann. So entsteht für die Handhabung der an sich bewährten Rituale ein gewisser Ermessensspielraum. Diese Rituale haben für die Gruppe eine Vernetzungsfunktion. Gruppenmitglieder wagen sich mit ihren belastenden Aspekten oft erstmals im Schutz einer solchen solidarischen Teilhabe-Runde in das Licht der Gruppen-aufmerksamkeit. Gleichzeitig helfen sie mit ihrer Offenheit dem exponierten Gruppenmitglied dazu, sich wieder in der Gruppe eingebettet zu erleben. Im allgemeinen gibt es mehrere Rückmeldungen über persönliche Betroffenheiten, wodurch zum exponierten Gruppenmitglied hin neue Kontaktqualitäten erlebt werden. Jedes Mitglied, das sich authentisch einbringen konnte, wird danach im „Gruppenkosmos" an zentralerer Stelle empfunden. Das erhöht die Motivation sich zu beteiligen, vorausgesetzt, dass die Gruppenreaktion insgesamt als entwicklungsfördernd erlebt wird. Dafür hat die therapeutische Leitung – auch als Modell – zu sorgen.

Entwicklung des gruppendynamischen Verständnisses. Ab den 70er-Jahren hat sich zunehmend das gruppendynamische Verständnis einerseits und der Sinn für die Gesamtgestalt einer Gruppe mit dem Erfahrungswissen über die Handhabung von Einzelarbeiten in der Gruppe miteinander verbunden. Im Rahmen des Fritz-Perls-Instituts hat hier Hildegund Heinl mit ihrer unnachahmlichen, kreativen und reflektierten Intuition Pionierarbeit geleistet.

Eine Gruppe verhält sich in ihren Spiegelungen auf den verschiedenen Ebenen wie ein wundervolles Hologramm und lässt die Wechselwirkungen unmittelbar miterleben. Als Ebenen sind hier gemeint:

1. Die Gruppe als Ganzes,
2. Beziehungen zwischen Subsystemen (Untergruppen),
3. bedeutsame Beziehungsachsen zwischen Einzelpersonen,
4. Anliegen auf individueller Ebene,
5. intrapsychische Beziehungssysteme, die unbewusst oder im Rahmen der typischen, gestalttherapeutischen Innenweltinszenierung in der Gruppe Resonanz finden,
6. Symptomebene (z. B. fast alle werden müde oder somatisieren), die als Diagnostikum oder als Einstieg in eine Klärungsarbeit genutzt werden kann.
7. Übertragungs- Gegenübertragungsebene zwischen allen Anwesenden, also zu den Therapeuten und den Gruppenteilnehmern.
8. „Relative Metaebene": Jeder ist zwar auf seine Weise Teil des Systems, kann sich aber dennoch, mehr oder weniger, zumindest partiell und zeitweilig, als Zeuge des Geschehens auf eine emotional indifferente(re) Ebene bringen.
9. Der soziokulturelle Kontext der Gruppe (Außenbedingungen, Zeitgeschehen).

Bei geschlossenen Patienten- oder Weiterbildungsgruppen dient die Anfangsphase dem Aufbau einer Gruppenvernetzung. Jeder soll jeden emotional abtasten können, inhaltlicher Datenaustausch ist dabei weniger wichtig als ein intuitives Erfassen der Integrität der Einzelpersonen während relativ spontaner, evtl. spielerischer Äußerungen. Dies entscheidet über das Ausmaß an Basisvertrauen zu dieser Gruppe, soweit keine außergewöhnlichen, intrapsychischen Blockaden vorliegen. Auch die Gruppenleiter werden auf ihre Vertrauenswürdigkeit und auf ihre Fähigkeit, das Wohl aller garantieren zu können, abgetastet, diese zu allererst und in besonderem Maße.

Im Haupt- bzw. Mittelteil der Gruppe differenziert sich die Gruppe. Es kommt zu konkurrierenden Anliegen. Die Themen der Einzelarbeiten spiegeln die Gruppendynamik und umgekehrt. Die Lösungen auf der einen Ebene wirken sich auch auf den anderen aus. Obwohl sich der Wunsch nach Einzelarbeiten zu steigern pflegt, nachdem die ersten Vorreiter mit innerem Gewinn daraus hervorgegangen sind, gibt es einen Erfahrungswert, dass die Gruppe etwa gleich viel Zeit für ihre aktuelle Dynamik zur Verfügung haben sollte, wie für die biographische Aufarbeitung. Das Hier und Jetzt zu bearbeiten ist mindestens genauso faszinierend, wie das reaktualisierte Dort und Damals. Es lässt sich gut miteinander verbinden. Natürlich kann das eine zum Vermeiden des anderen benutzt werden.

Gegen Ende einer geschlossenen Gruppe werden keine regressiven Einzelarbeiten mehr angeboten, bei Anfragen Einzelner wird auf die Fähigkeit und Erfahrung der Gruppe verwiesen, danach wird die Selbstverantwortung und das Lösungs- und Bewältigungspotenzial des Einzelnen stärker betont. Dadurch werden zunächst die Gruppenleiter, anschließend auch die Gruppe, relativiert und der Einzelne in seiner Fähigkeit, für sich selbst sorgen zu können, hervorgehoben.

Steuerung von Regression und Progression. Diese beiden Aspekte wirken immer zusammen, wenn auch in unterschiedlichen Akzentuierungen.

> **Regressions- und progressionsfördernde Aspekte**
>
> - Regressionsfördernd ist:
>   - Eine allgemein vertrauensfördernde Atmosphäre,
>   - Angebote zu gemeinsamen Imaginieren,
>   - zu gemeinsamen Trance- oder Körperübungen,
>   - Ansprechen von aufkommenden Emotionen oder Körpersignalen (z. B. Atmung, Körperhaltung),
>   - szenisches Rückerinnern mit biographischer Altersregression,
>   - Angebot, autonome Körperreaktionen zuzulassen, nachdem sie sich spontan meldeten,
>   - Körperberührungen, soweit sie aus dem Kontext eindeutig in ihrer haltgebenden Funktion erkennbar sind (Eltern-Kind-Ebene).
> - Progressiv wirken:
>   - Körpersignale des Aufrichtens, Zentrierens, befreites Durchatmen, also des Aufbruchs,
>   - Haltungen des Überblickens, Bilanzierens,
>   - Metaebenen-Perspektive in der jeweiligen Situation einnehmen,
>   - Mut und Bereitschaft, Entscheidungen zu treffen,
>   - Konzentration auf Lösungsstrategien,
>   - individuumzentrierte Selbstwahrnehmung mit betonter Erdung und Erleben der Selbstbestimmung,
>   - Fähigkeit wiedererkennen, für sich selbst sorgen zu können und dies auch gerne und verantwortlich zu tun,
>   - Unterscheidungen treffen,
>   - Grenzen ziehen,
>   - genaues Beobachten der Realität.

Die Gruppengröße schwankt je nach der Art der Teilnehmer. Die Erfahrungswerte für frühgestörte Patienten liegen bei 4(5)–7(8). Sie liegen niedriger, wenn inhomogene Gruppen bezüglich ihres Entwicklungsschritts zusammengefasst werden, wenn also z. B. Patienten im schizoiden Rückzug und Kipp-Borderline-Strukturen, die ihre Mitte finden wollen., zusammen kommen. Es ist günstiger, diesbezüglich homogene Gruppen zusammenzustellen, weil sich dann das Gruppenangebot auf den Entwicklungsschritt zentrieren kann, der für alle relevant ist, z. B. auf den Umgang mit der Innen-Außen-Grenze und das Vertrauen in die Welt.

Bei Neurosen scheinen sich, je nach Schweregrad, Teilnehmerzahlen von (7)8–10(12) zu bewähren. Bei Weiterbildungskandidaten, v. a. wenn eine Ko-Leitung gewährleistet ist und Kleingruppenarbeit integriert wird, kann eine noch größere Zahl (14) überschaut und in ihrer Komplexität und Lateral-Übertragungsvielfalt genutzt werden.

Methodische Modifikationen

Gestalttherapie bei „frühen Störungen"

Persönlichkeiten, die keine sichere Innen-Außen-Grenze und keine ausreichend verlässlich spürbare Mitte haben, brauchen einen abgewandelten Gestaltstil, der eben jenen Kriterien Rechnung trägt. Sie haben Gewinn davon, wenn der Therapeut jede ihrer Reaktionen bemerkt, die im normalen Maß, um nicht zu sagen „mittelmäßig", ausfällt, obwohl der Patient ansonsten zu überschießenden Verhaltensweisen neigt. Das fordert v. a. ein Umakzentuieren der Wahrnehmung beim Therapeuten. Er ist auch in seiner Kreativität gefragt, den Alltag des Patienten mit seinem Blick nach diesen kleinen Freiräumen abzutasten. Die wird es auch im therapeutischen Kontakt geben. Es ist besonders wirksam und überzeugend, sie miteinander im „Hier-und-Jetzt" zu entdecken.

Beispiel: Gestalttherapie bei frühen Störungen

▶ Der Therapeut beginnt die Stunde ein wenig zu spät, er hat sich noch ein wichtiges Ferngespräch durchschalten lassen, das nun die gemeinsame Zeit um einige Minuten später beginnen lässt. Der Patient mag auch durch die Türe die freudig erregte Stimme vernommen haben, die das Telefonat beim Therapeuten ausgelöst hatte. Die Stunde beginnt mit etwas verstörtem Blick und fahrigem Handgeben, dem er sich eher entziehen möchte. Der Therapeut versucht die Situation zu erfassen:

Therapeut:
Herr X, es tut mir leid, ich habe Sie warten lassen wegen des Telefongespräches. Ich habe tatsächlich während dieser Minuten kurz unsere Abmachung aus den Augen verloren. Ich kann mir vorstellen, dass das bei Ihnen evtl. schwierige Gefühle ausgelöst hat. Mir wäre es wahrscheinlich auch nicht einerlei gewesen, wenn ich Sie gewesen wäre.

Der Patient X schaut scheu von der Seite und wagt einen ersten, flüchtigen Augenkontakt, überlegt, ob er dem Angebot trauen soll oder lieber noch nicht. Während des Satzes des Therapeuten über die schwierigen Gefühle hatte sich die davor lasch herunterhängende Hand zu einer ansatzweisen Faust geballt, um danach wieder abzusinken und zwar in dem Moment, als sich die Blicke kreuzten.

Therapeut:
Ich danke Ihnen, dass Ihr Vertrauen und Ihre Freundlichkeit zu mir so groß sind, dass Sie mit Ihnen zusammen das Sagen haben dürfen. Um jedoch dem schwierigen Impuls auch seinen Platz zu geben, schauen Sie doch, wo das hier passend wäre, wenn Sie, wie gewohnt, auf dem großen Stuhl dort in der Mitte Platz nähmen.

Herr X: (Patient setzt sich)
Dort in der Ecke kauert es. Ihh. (Patient wendet sich ab.) Das will krallen.

Therapeut:
Sie wissen, dass Sie hier und v.a. auf Ihrem großen Stuhl, den wir uns ja neulich sogar wie einen Thron eines weisen Königs vorstellen konnten, in absoluter Sicherheit sind. Erlauben Sie, dass ich dem phantasierten Wicht von vorhin anbiete, mir näher zu kommen? Vielleicht sogar eine zeitlang die Hand zu ergreifen, wenn er das mag?

Herr X:
Das tun Sie wirklich?

Therapeut:
Ja, ich bin schon daran interessiert, was das Wesen mitzuteilen hat, in dem steckt gewiss ein sinnvoller Kern. Der interessiert mich. (Therapeut macht eine Einladung in die Ecke des kauernden Phantasiewesens und eine Bewegung, als dürfte dieses wie ein Fünfjähriges auf den Knien reiten.)

Herr X: (strahlt und atmet tief)
Mir fällt schon was ein für den, z.B. … ich finde es schlimm, wenn Du, Entschuldigung Sie, jemand anderen soviel lieber mögen als mich.

Therapeut: (wendet sich dem imaginären Wesen zu, greift ein kleines Sofakissen, um das Wesen mit angenehmen Qualitäten zu symbolisieren und sagt)
Ich verstehe Dich gut. Du willst gesehen, gemocht und beschützt werden, um mit der Zeit ganz stark und sicher zu sein. Das ist alles ganz normal und natürlich. Und Du hast grundsätzlich recht mit Deinem Wunsch. Ich danke Dir auch dafür, dass Du Dich relativ schnell und jetzt eben gut verständlich geäußert hast. Das ist nicht selbstverständlich. Wir brauchen allerdings in der Übergangszeit, solange Du noch klein bist, einen guten Platz für Dich. Ob uns da jemand helfen kann?

Der Therapeut sieht lächelnd und fragend zum Patienten, der nun in seiner väterlichen Güte angefragt ist. Er nickt, begreift und streckt die Arme nach dem weißseidenem Sofakissen aus, das er auf seinem „Thron", wie einen kleinen Sohn sorgfältig neben sich plaziert. Nun nimmt er wieder wie in seinen besten Zeiten Blickkontakt mit dem Therapeuten auf:

Herr X:
Jetzt ist es wieder in Ordnung zwischen uns, glaub ich. ◄

Wichtig ist, dass der Patient nicht mit polarisierten Impulsen identifiziert wird, sondern mit dem Ort der liebevoll steuernden Mitte! Der Therapeut kann beim Rückverwandeln der überschießenden Antriebe und Emotionen eine Mittlerrolle übernehmen.

Ein anderes Mal ist der Therapeut als Zeuge gegensätzlicher Zustände gefragt, der durchaus auch symbolisch den Ort dazwischen finden und sich dort einzurichten hilft.

Ein anderes, immer wiederkehrendes Thema ist der Umgang mit Grenzen. Das kann durchaus spielerisch mit den Möglichkeiten der Bewegungstherapie geschehen, aber genauso gut mit den Gegebenheiten in einem Sprechzimmer. Dabei sind Ja/Nein-Rituale hilfreich. Welche Gefühle löst es aus, eingeladen und ausgeladen zu werden, und welche, selbst einzuladen und selbst auszuladen? Fast das Wichtigste ist dabei, das Recht auf Rückzug mir und anderen zuzuerkennen und Rückzug anderer nicht als Ablehnung meiner Person zu interpretieren, sondern meinen Selbstwert anderweitig zu sichern. Bei den entsprechenden Übungen wird diese Überzeugung zur Erfahrung.

Frühgestörte Patienten profitieren viel von dem gestalttherapeutischen Kontaktbegriff, bei dem Gegensätzliches gleichberechtigt nebeneinander stehen kann. Es ist ein gutes Training, alle *Zwiespältigkeiten* der Lebenssituation aufzuzählen und jedesmal hinterher zu sagen „Und es ist gut so".

Die therapeutische Haltung ist in der Frühstörungsarbeit noch klarer, transparenter, emotional eindeutiger als grundsätzlich. Die haltgebende Basisakzeptanz braucht nicht versteckt zu werden.

> - Es ist kontraindiziert, Menschen mit brüchiger Struktur die Identifikation mit polarisierenden Kräften anzubieten.
> - Sie profitieren von der Identifikation mit zentrierenden, modifizierenden und abwägenden Aspekten sowie von therapeutischen Angeboten für eine selbstbewusste, selbststeuernde und relativ angstfreie Handlungs- und Gestaltungsfreiheit an ihren Grenzen.
> - Sie reifen nach (soweit es geht) durch eine potenzialentfaltende Sichtweise der Therapeuten und eine würdigende Basisakzeptanz, die keine Bedingungen stellt.

Gestalttherapie bei traumatisierten Menschen

Bevor Francine Shapiro (1998) ihre Traumatherapie entwickelte, besuchte sie nach eigenen Angaben in den 70/80er-Jahren in ganz Amerika zahlreiche Workshops, Seminare und Ausbildungsprogramme (1998, S. 23) und kam „mit Myriaden von Formen der Psychotherapie in Kontakt", und nahm methodisch mit, was ihr geeignet vorkam. In jener Zeit war in den USA Gestalttherapie in den verschiedensten Variationen *die* Methode schlechthin. So wundert es nicht, dass sich zwischen der Traumatherapie – von der EMDR-Technik abgesehen – und der Gestalttherapie eine sehr große Schnittmenge an stützenden und potenzialentfaltenden, methodischen Ansätzen findet. Von einer Metaebene her gesehen ist das auch in Ordnung, weil das „Know-how" nun in größerem Maße denjenigen Patienten zugute kommt, die es wirklich brauchen.

Sicherungs- und Distanzierungstechniken. Am Anfang stehen notfallmäßig Sicherungs- und Distanzierungstechniken.

Die Patienten haben zunächst meist das Bedürfnis nach ausgeprägtem *Abstand* von dem bedrängenden Ereignis. Es ist hilfreich, das Ereignis aus seiner diffusen Erlebnisqualität in eine *konkretere* und damit handhabbare Form zu überführen. Die Vorstellungen müssen aus der Erlebniswelt der Patienten stammen. Es kann als entlastend empfunden werden, die Angelegenheit in den Kofferraum eines Autos zu packen und dieses Auto bis auf weiteres auf einem Abstellparkplatz am Rande der Stadt oder auf einem anderen Kontinent oder sogar auf einem anderen Planeten parken zu lassen. Für andere ist ein Panzerschrank angemessen. Ob der Schlüssel von den Patienten selbst verwaltet, versteckt oder beim Therapeuten deponiert werden soll, ist unterschiedlich. In einem anderen Stadium kann es sein, dass Zeichnungen oder Schriftstücke oder Beweismaterial der belastenden Ereignisse ausdrücklich im Umfeld des Therapeuten untergebracht werden sollen in zweierlei Absicht:

1. Die Distanz zum Patienten ist gesichert und
2. der heilsame Einfluss des Therapeuten soll – symbolisch oder magisch gedacht – die Negativität des belastenden Ereignisses neutralisieren und schließlich auflösen.

Es lassen sich noch viele ähnliche Varianten für die Abstandsicherung sammeln.

Möglichkeiten zur Regeneration. Als nächstes gilt es, den Patienten die Möglichkeit zur Regeneration zu verschaffen. Beliebt ist die Vorstellung einer schönen, sicheren Insel, auf der er allein das Sagen hat. Das kann auch ein schöner, sicherer Platz anderswo auf der Welt sein. Der Platz kann auch Elemente in sich bergen, die aus guten Zeiten des Lebens stammen, z.B. steht da in einer geräumigen Höhle plötzlich auch Großvaters Kachelofen mit dem geliebten Kater obendrauf. Die imaginative Kollage ist an keine äußeren Regeln gebunden, sie dient der Kumulation sicherheitsspendender Erfahrungsspuren. Ein potenzierender Faktor ist, wenn an diesem „sicheren Ort" auch die Natur miteinbezogen ist, vielleicht der Lieblingsbaum, die Lieblingslandschaft, um das Ansinnen der Geborgenheit nicht nur im Mitmenschlichen, sondern auch in höheren Zusammenhängen zu verankern.

Nun kommt es darauf an, Geborgenheit und letzlich Frieden im intrapsychischen Bereich vorzubereiten. Beim Durchgehen des Lebensweges, auf dem das Trauma zunächst noch ausgespart bleibt, sammeln wir, zusammen mit dem Patienten, diejenigen Begegnungen und Erlebnisse ein, für die innerlich ein Dankeschön aufkommt, dass es sie gegeben hat. Der Patient sieht sich dabei in der Mitte eines Kreises stehen, der von diesen Figuren (inklusive Tieren) gebildet wird. Er lässt sich langsam auf eine Szene bzw. Figur nach der anderen ein, fühlt sich jeweils nochmals ganz in seine damalige Verfassung und Stimmung ein, hört sich lachen und sprechen, fühlt und erlebt sich, so dass diese positive Erfahrung nochmals leibhaftig zur Verfügung steht. Diese wiederbelebte Selbstgestalt bittet er wie einen guten Freund zu seiner Verfügung zu bleiben, auch wenn der Patient nun zu einem nächsten Lebensabschnittsbild und einem anderen Gegenüber weitergeht. Zum Schluss hat unser Patient eine angenehme Gesellschaft um sich, die ihm bezeugen, dass es auch für ihn im Leben lichte Seiten gab, und die ihm weiter bezeugen, dass es auch für ihn Zeiten und Begegnungen mit Sinnqualität gab. Vor solch einer massiven, positiven Zeugenschaft ist es nicht leicht, an einem negativen Selbstverständnis festzuhalten.

> ❗ Typisch für die Gestalttherapie ist es, hier die existenzielle Ebene einzublenden und die Patienten fragen zu lassen, als wen sie sich sehen, wer sie wohl eher sind? Wie sie vermutlich von dem traumatisierenden Menschen gesehen worden sein mögen? Ob sie sich seiner Sicht anschließen, ihm die Macht dazu geben oder sich erlauben, sich selbst und neu zu sehen etc.

Traumaannäherung. Wenn die Patienten genügend Kräfte durch die stützenden Maßnahmen getankt haben, werden sie selbst dafür Zeichen geben, wann eine schrittweise Traumaannäherung stattfinden soll.

Dafür gibt es eine Reihe von Interventionsangeboten:

- Man kann mit einer Tarnkappe ausgestattet auf einem fliegenden Teppich, der sonst in der „Höhle am sicheren Ort" liegt, dem Ort der Traumatisierung entgegenfliegen, die Truppe der positiven Selbstgestalten im Rücken, und mit der Fähigkeit, nicht nur sich, sondern auch das belastende Ereignis in Nebel hüllen zu können.
- Man lebt in großem, inneren Frieden auf dem Himalaya, ähnlich wie ein Mönch, in freundlicher Gesellschaft, und hat die Fähigkeit, durch ein Zauberfernrohr zum Ort des belastenden Geschehens zu sehen, ohne dass die Emotionen dieses Traumas bis zum Himalaya hinaufreichen könnten.
- Das traumatische Geschehen wird in einem Schwarz-Weiß-Fernseher, der in der äußersten Ecke steht, gezeigt. Über eine Fernbedienung lässt sich der Ton und das Bild in seiner Größe und bezüglich seiner Nahaufnahmen variieren oder ganz abschalten.

Wenn die Patienten bezüglich des Traumas ausreichend de-identifiziert und hinreichend neu in positiven Selbstaspekten verankert sind, könnte ein *korrigierendes Rollenspiel* zum Abschluss verhelfen, das analog wie die traumatisierende Situation beginnt, dem die Patienten jedoch eine andere Wendung geben. Auch wenn das korrigierende Rollenspiel im groben regiemäßig abgesprochen ist, bringt es dennoch sehr viel heilsame Erlebnisrealität.

11.3.2
Das therapeutische Beziehungsangebot

Das Zentrum der gestalttherapeutischen Arbeit ist das dialogische Prinzip, das sich primär auf Martin Buber bezieht. Im dialogischen Vorgang entsteht ein „Zwischenphänomen", eine Beziehungsgestalt, die die Qualitäten unterschiedlichster Bindungsformen aufweisen kann. Beziehung ist ein fundamentales Merkmal des Lebens. „Am Anfang war Beziehung ...", übersetzt Buber (Joh. 1, Vers 1) nach seinem Verständnis und beginnt mit diesem Zitat seine Schrift „Ich und Du". Beziehung ist nicht nur zwischenmenschlich, sondern auch intrapsychisch und spirituell gemeint, es stellt ein allgemeines lebensförderndes Integrationsprinzip dar.

Das therapeutische Beziehungsangebot in der Gestalttherapie ist ein differenziertes Instrument. Es lässt sich in 5 Ebenen gliedern.

„Ich-Du"-Ebene

Allgegenwärtig, wie ein „basso continuo", schwingt die „Ich-Du"-Ebene (Buber) von Wesenskern zu Wesenskern wie eine stehende Welle. Sie wird als nicht zur Diskussion stehende Basisakzeptanz erlebt, oder, um mit Winnicott (1976, S. 12) zu sprechen, als „holding function" – in einem erweiterten Sinn. Als „I and Thou" begriffen, repräsentiert sie auch eine spirituelle Dimension zum Nächsten.

Der „Ich-Du"-Strahl garantiert dem Gegenüber Respekt (Würde), Integrität (Unversehrtheit) und Freiheit (Selbstbestimmung). Er versucht das Zentrum des anderen zu erreichen, auch wenn der eigene innere Kontakt des Gegenübers noch schwach oder blockiert ist. Dieser Prozess gibt dem inneren Kontaktvermögen Wachstumsimpulse.

Real-Beziehungsebene

Die Real-Beziehungsebene ist ein ganzheitliches Resonanzphänomen auf das Beziehungsangebot des Gegenübers. Es stellt eine Stichprobe der Alltagserfahrung im Leben mit dem derzeitigen Beziehungsverhalten dar. Es gibt dem Therapeuten die Möglichkeit, sich im vielschichtigen, kreativen Beziehungsgestaltungsprozess des Betreffenden einbezogen zu erfahren und das Erleben dieser Position, die der Gegenübertragung im weiten Sinn entspricht (Sandler 1988, S. 57) in die Therapie miteinzubringen.

> ! Die Real-Beziehungsebene umfasst ausdrücklich nicht nur die Pathologie, sondern auch alle *Fähigkeiten und Potenziale* des Patienten. Auf der Therapeutenseite wird eine adäquate, vielschichtige Antwortbereitschaft erwartet („response-ability"). Zum einen geht es auch darum, die gesunden Anteile des Gegenübers glaubhaft zu bestätigen und nicht durch Nichtbeachtung (Abstinenz) zu destabilisieren. Zum anderen geht es dabei um die „responsability", die Verantwortung grundsätzlich zu antworten. Dieser Akt anerkennt auf der Wechselwirkungsebene die Existenz und Existenzberechtigung des anderen, sei es in seinen geglückten Anteilen, sei es in seiner Not und Verzweiflung. Nichtbeachten entspricht den anderen zu „Luft" zu erklären und ihn damit auszulöschen, im Grunde ein destruktiver Akt. (Punktuell und sorgsam angewendet, z.B. bei unerwünschtem Ausdrucksverhalten mit sekundärem Gewinn, gehört es als Korrekturhilfe auch zum gestalttherapeutischen Instrumentarium.)

Die Realbeziehungsebene ist komplex. Sie wird vom äußeren und vom inneren Auge gesehen. Sie ist einerseits ganzheitlich, andererseits sehr detailliert. Auf der Real-Beziehungsebene bewährt sich der phänomenologische Zugang. Die natürlichen Verhaltensmuster liegen für die Beobachtung offen zutage. Und wiederum: Nicht nur die der Pathologie, sondern auch alles, was zum Gelingen beiträgt, also die Ganzheit des körpersprachlichen Verhaltens. Für die Therapie sind natürlich jegliche Art von Dissonanzen und Doppelbotschaften sowie Auffälligkeiten von besonderem Interesse. Sie werden aber nicht durch den Therapeuten gedeutet. Er versucht vielmehr die Wahrnehmung des Patienten auf die betreffende Körperreaktion zu lenken, z.B. auf eine Faust, eine Kickbewegung des Fußes, ein Schnipsen, Streicheln, Seufzen etc., er wird evtl. um Wiederholung oder Verstärkung bitten und fragen, wie der Patient dieses Geschehen selbst empfindet, was ihm dazu einfällt, v.a. im momentanen Zusammenhang der Situation (Gespräch). Der Therapeut nimmt also durch sein wohlwollendes (nicht überführen wollendes!) Interesse alles, was geschieht, ernst, und bittet um bewusstes Annehmen der unbewussten Reaktionen und, soweit möglich, auch um Selbstdeutung. Er ist sich dabei mit Sokrates einig, dass der Patient im Tiefsten alles Wesentliche über sich weiß. Es mag ihm jetzt nicht überwiegend zugänglich sein. Aber vielleicht ist das gerade das Ausmaß, das er zzt. von seiner inneren Wahrheit verkraften kann. Er darf bei der Entdeckung seiner inneren Welt sein ihm angemessenes Tempo gehen.

Die Gestalttherapie hat Achtung vor der Einzigartigkeit jeder subjektiven Welt. Sie sieht es als Gefahr und potenzielle Störung an, wenn Bedeutungszuweisungen von einer subjektiven Welt, z.B. der des Therapeuten, ohne ausdrückliche Relativierung und Ermutigung zur Zurückweisung (sofern sie als dissonant erlebt werden sollte) mit der Autorität des Fachmannes auf eine andere subjektive Welt übertragen werden. Auch Therapeuten projizieren gelegentlich.

> **!** Fazit: Die Gestalttherapie verzichtet auf Deutungen. Sie ermutigt zur Eigenwahrnehmung und Selbstdeutung.
>
> Ein beziehungsverzerrender Anteil besteht in dem projektiven Geschehen der Übertragungsreaktion, die im Gesamtpaket der Realbeziehung mit eingeschlossen ist.

Trotz des ganzheitlichen Ansatzes wird vom Therapeuten, wenn er Patienten behandeln möchte, die Fähigkeit zur selektiven Authentizität erwartet. Das heißt, dass er eigene, offene Problemfelder soweit identifizieren und aus dem therapeutischen Beziehungsgeschehen heraushalten kann, dass er den Patienten weder zur Lösung oder Befriedigung eigener Bedürfnisse missbraucht, noch sich mit ihm auf eine unangemessen persönliche Nähe einlässt.

Übertragungs- und Gegenübertragungsebene

Die Übertragungs- und Gegenübertragungsebene ist schon mehrfach angeklungen. Übertragung wird gerne als eine wertvolle Spur unbefriedigend verarbeiteter, identitätsprägender, ambivalenter Beziehungskonstellationen aufgegriffen und, sobald sie ausreichend prägnant in Erscheinung getreten ist, vom Übertragungsträger abgelöst, als Projektion rückintegriert und auf der Ebene, auf der sie entwicklungsgenetisch entstanden ist, beziehungsklärend aufgelöst. Ein Anwachsen der Übertragung wird nicht gefördert, eine Übertragungsneurose nicht angestrebt.

In der Gestalttherapie wird es als Vorteil betrachtet, dass der Therapeut in seiner Mehrfachfunktion nicht auf den Übertragungsträgeraspekt eingeengt wird. Er steht weiterhin für die anderen Funktionen zur Verfügung.

Auch die Gegenübertragung im weiteren und engeren Sinn ist bereits erwähnt. Die weitere dient als wertvolles Resonanzinstrument. Je unbelasteter sie von eigener Problematik (aus der die Gegenübertragung im engeren Sinn resultiert) ist, umso feingestimmter und treffsicherer kann sie ihrer Aufgabe dienen. Diese besteht in einer zweifachen Ortung:

1. Zunächst erfährt sie im Kontakt mit dem Gegenüber dessen Beziehungs- und Nicht-Beziehungsangebot, integriert mit allen mobilisierten Überlebensstrategien und Abwehrformationen. Das ist der eine Pol der aktualisierten Beziehungsdimension.
2. Die zweite Ortung geht im inneren Rollentausch (des Therapeuten) zum verdeckten Gegenpol, der sich hinter der Abwehr befindet und fragt, wie es einem Wesen zumute sein mag, wenn es jenes bestimmte Verhalten benötigt. Diese Probeidentifikation mit dem latenten Wesen auf der anderen Seite ist natürlich projektiv überlagert und daher mit Vorsicht handzuhaben. Die Ahnung, dass jenes Wesen in früheren Zeiten Ähnliches zu erfahren hatte, was es jetzt in der Gegenübertragung auslöst, kann oft helfen, als Therapeut bei schwierigen Gegenübertragungen den langen Atem zu behalten. Der Gewinn der zweiten Ortung ist gar nicht so sehr die inhaltliche Erkenntnis, die korrigierbar bleiben muss, um nicht zu behindern, sondern die Beziehungsaufnahme zu dem Teil der

neurotischen Persönlichkeit, der im unbewussten Konflikt „auf der Strecke geblieben ist", i. Allg. ein neurotisch verbarrikadiertes, ängstliches Kinder-Ich.

So bemühen wir uns, auch in der Gegenübertragung Vorder- und Hintergrund zu differenzieren, sie, wenn möglich, zur Ausgangsposition eines intrapsychischen Rollenspiels zu machen und so die festgefahrene, meist strukturprägende, pathologische Beziehungsdynamik im therapeutischen Schutzraum wieder in Gang zu bringen und sie allmählich wieder aufzulösen.

Expertenebene

In der Gestalttherapie, die einen komplexen Stil aufweist, gibt es Sequenzen, die eine Art Regisseur oder Spielleiter erfordern. Diese Leiterfunktion setzt einesteils ein technisches „Know-how" voraus, z. B. eine gute Einschätzung, zu welchem Zeitpunkt ein Rollenwechsel dienlich ist, oder wann eine weitere Ausdifferenzierung der Positionen, z. B. in Vorder- und Hintergrundperson (= unbewusste Latenz) oder eine vorübergehende Spaltung in positive und negative Aspekte einer Bezugsperson, sinnvoll sind.

Zum anderen ist der Leitertherapeut das Halteseil des Patienten, wenn sich dieser auf eine therapeutische Regression einlässt, z. B. wenn er sich darauf einlässt, sich in die Rolle seines inneren Kindes einzulassen, inklusive aller Nöte, die es damals unerträglich fand. Das Vertrauen zum Leitertherapeut ist die Garantie, dass der Patient aus seiner Regression, in der er wie in einer Halbtrance in einen eingeengten Bewusstseinszustand geht, sich also in einer Art Hypnoid befindet, hinterher wieder sicher und „heil" – heiler – in seinem heutigen Persönlichkeitsniveau ankommt. Bei diesen regressiven Einzelarbeiten – ob sie im Einzel- oder Gruppensetting stattfinden – garantiert der Experte sicheres Geleit und letztlich wieder „Progression".

Hier ist eine „Schnittmenge mit den suggestiven Verfahren" gegeben, die in dieser Arbeit nicht näher ausgearbeitet wird. Der Vorteil gegenüber der Hypnose ist, dass der Patient auch während seinen Operationen auf der früheren Erlebnisebene und trotz seines eingeengten Bewusstseins mit sich stimmig und selbstbestimmend bleibt (auch dafür hat der Leitertherapeut zu sorgen), so dass er die einzelnen Schritte als ichsynton und unmittelbar rückintegrierbar erlebt.

Es geht hierbei um eine gezielte, korrigierende Erfahrung auf der Introjektebene.

Arbeitsbündnis

Das (allgemeine) Arbeitsbündnis wird (auch) in der Gestalttherapie zwischen den verantwortungsfähigen Strukturen des Patienten und dem Therapeuten geschlossen. Dabei geht es um Vereinbarungen über innere Ziele und den äußeren Rahmen. Zu ersterem gehören die Zielvorstellungen des Patienten, die gemeinsam erarbeitet werden können und sein Auftrag an den Therapeuten, zu letzterem gehört das Setting (Zeit, Geld, Raum, Urlaub, Absageregelungen), vielleicht auch die Aufklärung über das methodische Vorgehen, über Risiken und Chancen.

Nicht alle Patienten sind arbeitsbündnisfähig – oder sind es krisenbedingt vorübergehend nicht (z. B. bei Suizidalität, psychotischer Dekompensation, Suchtproblematik u. a.). Es gibt begrenzte Maßnahmen in dieser Grauzone die Absprachefähigkeit gezielt anzuheben (Settingänderungen mit häufigeren Kurzkontakten, supportives Beziehungsverhalten, Vertragsrituale, Bündnisüberprüfung, Einsatz von Übergangsobjekten u. a.), doch ist es gut, vielleicht auch mit rückenstützender Supervision, die jeweiligen therapeutischen Grenzen im Auge zu behalten.

Die Gestalttherapie kennt noch eine spezielle Arbeitsbündnisform. Sie begleitet den ganzen therapeutischen Prozess. Jedesmal, wenn ein Entscheidungsschritt ansteht, wenn z. B. eine regressive Einzelarbeit begonnen werden könnte, wird der Patient gefragt, ob er sich auch wirklich jetzt einlassen möchte. Immer wieder bekommt er neu die Bitte zu überprüfen angeboten. Er kann wirklich „Nein" sagen, ohne Sanktionen befürchten zu müssen. Er wird mit in die Verantwortung genommen, dass es jetzt für den anstehenden Schritt der richtige Zeitpunkt ist und dass er diesen Schritt in dem gegebenen Beziehungsangebot wagen möchte. Er überprüft gleichzeitig auch seine derzeitige Belastbarkeit. Er weiß auch, dass er auch während des Prozesses innehalten und auch umkehren kann. Ein verantwortungsvolles Umgehen mit sich, seinem „Tempo" und seinem Gleichgewicht wird hoch gehalten. Das stärkt die selbststeuernde, autonome und progressive Seite des Patienten. Es relativiert die Macht des Therapeuten und unterstreicht die relative Partnerschaftlichkeit. Es erniedrigt die Angst des Patienten, sich in der Therapie ausliefern zu müssen und erhöht die Arbeitsmotivation und hinterher die Freude, wenn ein schwieriges Stück Weg gegangen werden konnte. Dieser wird dann doppelt mehr als eigener Schritt empfunden. Natürlich gibt es bei diesem Vorgehen eine Kehrseite: Wie alles, kann sie auch zum neurotischen Vermeiden benutzt werden. Das lässt sich im Kontext erkennen. In diesem Fall wird zunächst der Abwehrimpuls und sein latenter Sinn ausgeleuchtet.

Anmerkung: Gestalttherapeuten werden angehalten, zu ihrer eigenen Entlastung und Psychohygiene, Zeit ihres Lebens (evtl. in Intervallen), irgendeine Art von super- oder intervisorischen Veranstaltungen zu besuchen.

11.4
Indikation und Kontraindikation

Indikationen

Die Gestalttherapie ist ein vielseitiges und daher anpassungsfähiges therapeutisches Vorgehen. Vorausgesetzt, sie wird in ihrer ganzen Spielbreite beherrscht, ist sie ein sicheres Instrument für alle Ebenen der psychischen Entwicklung

Am wichtigsten ist es, die Modifikation der Gestalttherapie für die Menschen mit „frühen Störungen" zu kennen. Hier kommt die haltgebende, strukturaufbauende und potenzialentfaltende Seite der Gestalttherapie in erster Linie zum Tragen, während ihre polarisierend-analysierenden und konfrontierenden Möglichkeiten zurücktreten und allenfalls in Minidosen wirksam werden. Bei näherem Interesse sei auf den Artikel der Verfasserin „Achtsame Liebe – zentrierende Struktur" (1994) verwiesen. Auch in Krisensituationen bei ansonsten neurosefähigen Menschen wird diese strukturell und emotional haltgebende, wachstumsfördernde Seite, die einen wesentlichen Teil der Gestalttherapie ausmacht, in den Vordergrund geholt.

Aufgrund der reichhaltigen, kreativen Seite kommt die Gestalttherapie im Bereich der Kinder- und Jugendlichenpsychotherapie sehr gut an.

In der Altenarbeit, Sterbebegleitung und der Betreuung chronisch Kranker wird die Offenheit für spirituelle Dimensionen ohne inhaltliche Festlegungen als hilfreich erlebt.

Da man Gestalttherapie, wenn man das möchte, auch körpertherapeutisch ausüben kann, d.h. sich ganz dem Ausdruck von Haltung und Bewegung zuwenden kann, gibt es viele gute Erfahrungen über Therapien mit psychosomatischen Patienten. Der Vorteil ist, dass es in der Gestalttherapie von vornherein ein ständiges Oszillieren zwischen der verbalen und nonverbalen Ebene gibt, so dass die Spaltung zwischen einer eigenen verbalen und nonverbalen Therapieform, wie sie heute in der klinischen Praxis üblich ist, wegfällt. Es gibt dadurch keinen Informationsverlust im therapeutischen Prozess. Das integrierte Vorgehen erleichtert die Integration für den Patienten.

Kontraindikationen

Leider wird nicht in allen gestalttherapeutischen Weiterbildungsstätten auf eine breitgefächerte, differenzierte Kompetenz geachtet. Oft wird nur ein einheitlicher Standardstil für Menschen auf neurosefähiger Strukturebene vermittelt. Für solche Absolventen besteht Kontraindikation für die Therapie mit „Frühstörungen", denn diese Patienten dürfen keiner zusätzlichen, emotionalen Überflutung ausgesetzt werden, wie das beim konfrontierenden Konflikt-Lösungsstil möglich ist. An diesem Punkt sind auf der freien Workshopszene immer wieder Teilnehmer, die sich eigentlich im psychiatrischen Patientenstatus befanden, labilisiert worden.

Eine eingeschränkte Kontraindikation kann man (dies gilt ebenfalls wieder nur für diesbezüglich Ungeschultere) bei hysterischen Krankheitsbildern sehen, die in Versuchung kämen, die darstellenden Angebote der Gestalttherapie, auf die der Erfahrene hier verzichten würde, in den Dienst der hysterischen Abwehr einzubinden. Hier käme es darauf an, möglichst ohne Umwege in den Kontakt mit dem in Not geratenen Persönlichkeitsanteil hinter der hysterischen Fassade zu kommen.

Auch in der Drogen- bzw. Suchtarbeit braucht die Gestalttherapie eine eigene Modifikation, die es auch gibt und zu sehr guten Ergebnissen geführt hat. Dabei kommen die strukturierenden Angebote, die in der Gestaltversion von Lore Perls immer schon stärker ausgeprägt waren, zum Tragen.

 Fazit: Für den „All-round-Gestalttherapeuten" gibt es keine Kontraindikationen.
Für den nur im Standardstil Ausgebildeten gibt es die benannten Begrenzungen.

11.5
Evaluation

In seinem Übersichtswerk über den Stand der Psychotherapieforschung konnte Grawe (1994) nur 7 Studien aus den Jahren 1977–1983 zur gestalttherapeutischen Wirksamkeitsuntersuchung finden, die seinen strengen, methodischen Kriterien entsprachen. Das ließ ihn trotz der dort vorliegenden, beeindruckenden Ergebnisse mit einer Stellungnahme zurückhaltend sein:

„Der Stellenwert, den die Gestalttherapie im gesamten Spektrum der psychotherapeutischer Methoden einnehmen kann, (kann) noch nicht mit ausreichender Sicherheit beurteilt werden, (...) die festgestellten Ergebnisse schließen (...) nicht aus, dass sich

Gestalttherapie in weiteren Untersuchungen als sehr wirksames Therapieverfahren mit einem breiten Wirkungsspektrum erweisen könnte (S. 116). Wegen dieser vermutlich guten Wirksamkeit zählt die Gestalttherapie zu denjenigen Verfahren, die vordringlich besser untersucht werden sollten, um ihren wissenschaftlichen Status und ihren potenziellen Stellenwert für die psychotherapeutische Versorgung sicherer einschätzen zu können" (S. 117).

Orlinsky et al. (1994, S. 117) meinen „dass das Wirkungspotenzial der Gestalttherapie trotz der erst geringen Zahl überzeugender Wirksamkeitsstudien von uns eher positiv eingeschätzt wird, liegt auch mit daran, dass es Befunde aus der nicht-kontrollierten Prozess-Outcomeforschung gibt, die eher auf ein hohes Wirkungspotenzial bestimmter gestalttherapeutischer Vorgehensweisen, wie etwa ‚experiential confrontation', hinweisen". In diesem methodenvergleichenden Forschungsbericht über die Wirksamkeit von Interventionsstrategien, der im „Handbook of Psychotherapy and Behavior Change" (herausgegeben von Bergin u. Garfield 1994) erschienen ist, wird die hervorragende Wirksamkeit der typisch gestalttherapeutischen Interventionsform mit ihrer erlebnisaktivierenden, dialogischen Konfrontation, verglichen mit konventionellen Interventionsformen, offenbar. Grawe (1998, S. 689/699), der inzwischen eine Reihe weiterer, exakter Untersuchungen aus der gestalttherapeutischen Tradition überblickt, führt aus, dass wirksame Veränderungen in der Therapie nur bei „prozessualer Aktivierung", d.h. durch unmittelbare Erfahrung in der betreffenden, reaktualisierten Situation, zu erwarten sind:

„Unter dem Veränderungsgesichtspunkt muss der Therapeut daher andauernd prozessorientiert wahrnehmen, denken und handeln. Für eine wirksame Veränderung müssen Ressourcen des Patienten prozessual aktiviert sein. (...) Es müssen aber auch diejenigen Erregungsmuster aktiviert sein, die geändert werden sollen. Wenn es um die Veränderung von Erregungsbereitschaften geht, die im konzeptuellen Gedächtnis gespeichert sind, können sie vom Bewusstsein aus prozessual aktiviert werden, z.B. dadurch, dass darüber gesprochen wird. Wenn es jedoch um Erregungsbereitschaften geht, die im impliziten und im emotionalen Gedächtnis gespeichert sind, ist eine bottom-up erfolgende, perzeptuelle Aktivierung erforderlich. Das kann am besten über die Herstellung möglichst realistischer Auslöserreize geschehen. Dazu sind Familienskulpturen, psychodramatische Inszenierungen, gestalttherapeutische Übungen, Imaginationsverfahren, Hypnose, Aufsuchen von Realsituationen usw. geeignet."

Auf S. 93 (Grawe 1998) wird das Wirkprinzip für die prozessuale Aktivierung des Klärungsprozesses nochmals im Detail beschrieben: Wichtig ist die unmittelbare Erfahrung.

„Die Aufmerksamkeit wird hierbei auf das gerichtet, was gerade im Patienten abläuft, nicht auf äußere Abläufe. Es geht darum, was der Patient wahrnimmt, denkt, fühlt, tun und vermeiden möchte. Wenn zu sehr geredet wird, ohne dass es zu gefühlten Bedeutungen kommt, greift der Therapeut, um eine unmittelbare Erfahrung des angesprochenen Problems zu ermöglichen, (...) zur „leeren-Stuhl"-Technik oder er bietet gleich zwei leere Stühle zur Projektion von widerstreitenden Kräften an, die eine Chance für einen Dialog und eine neue Beziehung bekommen sollen."

Dieses Vorgehen heißt Gestalttherapie (Anm. d. Autorin).

Hildegund Heinl (1996), Orthopädin und Gestalttherapeutin, kontrollierte ihre psychotherapeutische Arbeit mit chronischen Rückenschmerzpatienten, für die sie eine gestalttherapeutische Kurztherapie, eine 5tägige Intensivgruppenarbeit (mit 40 Therapiestunden) anbot, in einer Studie (im Zeitraum 1992–1995/N = 125) und in einer Ergänzungsbefragung der gleichen Gruppe (80% Rücklauf/N = 82). Als Kontrollgruppen dienten jeweils Eigen-Wartegruppen. Die Messzeitpunkte lagen 10 Wochen vor, 10 Wochen nach und für die Katamnese 12 Monate nach der Intensivbehandlung. Methodisch wurden spezifische Fragebogen eingesetzt. Die katamnestisch zeitstabilen (!) psychotherapeutischen Effekte der Symptomreduktion und der psychischen Veränderungen in die erwünschte Richtung wiesen eine Effektstärke von 0,83 auf.

Ergänzend untersuchte Hildegund Heinl (1996) ferner faktorenanalytisch die „Wirkfaktoren einer gestalttherapeutisch orientierten Kurzzeitgruppentherapie für Patienten mit chronischen Rückenschmerzen – aus der Sicht der teilnehmenden Patienten" und konnte dabei folgende Wirkfaktoren sichern:

1. Geborgenheit, Akzeptanz erlebtes Verständnis,
2. affektives Erleben gedankliche Neuorientierung,
3. Identifikation und Freiraum.

Eine kleinere Teilnehmeranzahl hätte allerdings dieses intensive, positive Therapieangebot lieber über einen größeren Zeitraum mit zwischenzeitlicher Alltagserprobung verteilt erleben wollen.

Hans Ulrich Wolf (1999), Leitender Arzt der Gestalt-Abteilung an den Hardtwaldkliniken Bad Zwesten, eine Weiterbildungsabteilung für stationäre Psychotherapie und Psychosomatik, unterzog die klinische Arbeit seiner Abteilung einer differenzierten, fragebogenunterstützten Effektivitätskontrolle mit Vergleichs- und katamnestischen Untersuchungen (nach 8 und 30 Monaten). Er wies dabei eine zeitstabile, hochsignifikante Besserung von Symptomatik, Erleben und Verhalten, speziell im Bereich der Selbstsicherheit und der Kontaktfähigkeit, auf.

Uwe Strümpfel (2000) sichtete das Forschungsdesign und die Ergebnisse der erlebnisorientierten Prozessforschung sowie die Übersichtsarbeiten Grawes (1994, 1998) im Rahmen einer neuen Metaanalyse und weist nach, dass die ausgezeichneten Ergebnisse der erlebnisorientierten Prozessforschung auf die Anteile der im dortigen Vorgehen integrierten Gestalttherapie zurückzuführen sind.

11.6
Perspektiven

Die Gestalttherapie hat in Therapeutenkreisen eine erstaunlich große Verbreitung erfahren. Nach Kenntnis der Autorin stellt sie die zahlenstärkste Gruppe dar, wenn man zuvor die Therapeuten der „Regelverfahren" abrechnet. Vermutlich liegt dies an der überzeugenden (inzwischen auch offiziell nachgewiesenen) Wirksamkeit dieses erfahrungsgeleiteten und erlebnisorientierten Verfahrens.

In den etwa 60 Jahren ihres Bestehens hat sie – je nach Perspektive – die Rolle eines „enfant terrible", eines kritischen Vorreiters oder eines befruchtenden Korrektivs der überwiegend psychoanalytisch geprägten Hauptströmung gespielt. Im genannten Zeitraum sind bei letzterer mehrere „methodische Quantensprünge" zu beobachten, die sich wie Annäherungen an die Grundpositionen der Gestalttherapie (und verwandter Verfahren) ausnehmen, ohne dass so etwas je offiziell thematisiert worden wäre:

- Die Relativierung des therapeutischen Abstinenzverhaltens,
- die beginnende Wertschätzung von antwortender Interaktion,
- vom Hier-und-Jetzt-Prinzip,
- von heilsamen, ressourcenorientierten Aspekten,
- das zunehmende Interesse an körperorientierten Zugangswegen und deren Integrationsversuch in klinischen Therapiekonzepten,
- die Relativierung der ausschließlich verbalen Kommunikationsebene und schließlich
- die Entdeckung des therapeutischen Potenzials, das im Reaktualisieren und lösungsorientierten, therapeutischen Weiteragieren liegt, da Behandlungen, in denen der Patient nicht im Sinne einer echten emotionalen Betroffenheit agiert, uneffektiv sind (Grawe 1998).

Es macht den Anschein, dass der inoffizielle Dialog zwischen den Schulen sehr lebendig ist. Dieser geht in beide Richtungen. Das „enfant terrible Gestalttherapie" sieht zwar nach wie vor seine Echtheit, eigenständige Spontaneität (und seine liebevolle Achtsamkeit) als unverzichtbar an, ist dabei aber besonnener und selbstreflektierter geworden.

Da die Gestalttherapie von sich aus vielgestaltig angelegt ist, finden sich zu allen gängigen methodischen Richtungen primäre Brücken (die noch in sehr interessanter Weise durch weniger gängigere ergänzt werden könnten). Das Herzstück der Gestalttherapie ist ihre Beziehungsachse. Mit ihrer Hilfe ordnet und integriert sie auf allen Ebenen. Ferner vermittelt sie in ihrer tiefenpsychologischen Eigenschaft psychodynamische Einsichten mit identitätsverändernder Erlebnisqualität. Gleichzeitig fühlt sie sich auch auf der Handlungsebene zu Hause, auf der sie immer schon experimentierend, potenzialentfaltend, stabilisierend, bedarfsweise übungszentriert und positiv verstärkend umzugehen weiß.

Aus der Sicht der Gestalttherapie ist die methodische Zersplitterung der Psychotherapielandschaft ein unnötiges, teilweise historisch verständliches Artefakt, das dem Wesen eines ganzheitlichen Zugangs zum Menschen widerspricht. Die Aufrechterhaltung der Zersplitterung mag vielleicht etlichen verbandspolitischen Positionskämpfern dienen, ganz bestimmt aber nicht den Patienten.

Die Gestalttherapie würde sich sehr gut dafür eignen, ihr wirksames methodisches „Know how" in eine „Allgemeine Psychotherapie" einzubringen. Es wäre sehr zu wünschen, dass ein gemeinsames, schulenübergreifendes Therapieverständnis erarbeitet und konsensfähig würde, das die positiven Erfahrungen aller gelten ließe, sie gewichtet und integriert. Die Gestalttherapie hätte dabei etliches beizusteuern.

11.7
Weiterbildungsmöglichkeiten

Die Aufzählung ist nur beispielhaft und entspricht im Wesentlichen einem Auszug aus den Listen der kooperativen Mitgliedschaften im EAP (European Association für Psychotherapy) und dem WCP (World Council für Psychotherapy mit seinem Sitz in Wien), in dem allerdings die nord- und südamerikanischen Adressen, die es reichlich gibt, fehlen. (Die Anführung an dieser Stelle bedeutet nicht, dass die Autorin mit dem betreffenden Institut näher vertraut ist und für seine Güte garantieren kann).

Weiterbildungsmöglichkeiten in Gestalttherapie

- DVG: Deutsche Vereinigung für Gestalttherapie, Grupellostr. 30, 40210 Düsseldorf
- Symbolon-Institut für Gestalttherapie e.V., Pappenheimerstr. 16, 90451 Nürnberg
- Deutsche Gesellschaft für Psychoanalytische Gestalttherapie, Nymphenburger Str. 156, 80634 München
- Gestalt-Institut Frankfurt e.V., Wilhelm-Hauff-Str. 5, 60325 Frankfurt/Main
- Gestalt-Institut Mainz IDT e.V., Am Linsenberg 14, 55131 Mainz
- Gestalttherapeutisches Institut Kontakte, Siebenmorgen 37, 51427 Bergisch Gladbach
- Institut für Gestalttherapie und Gestalt-Pädagogik, Wielandstr. 43, 12159 Berlin
- Verein für Gestalttherapie, Gestaltpädagogik und Gestaltkörper, Uferstr. 10a, 35037 Marburg
- Institut für Integrative Gestalttherapie Würzburg, Theaterstr. 2, 97070 Würzburg
- Schweizerischer Verein für Gestalttherapie (SVG), Sonnenbühlstr., 8305 Dietlikon, Schweiz
- NordiskGestaltinstitut, Harreshøjvej 15, 3080 Tikøb, Danmark
- The Gestalt Centre London, 64 Warwick Road, St. Albans AL1 4DI, Herts, UK
- Gestalt Psychotherapy Training Institute, 2 Bedford Street, Lor Road, Bath BA1 6AF, UK
- Asociacion Espanola de Terapia Gestalt, Santa Engracia, 121, Bajo C, 28003 Madrid, Spain
- Gestalt Psychotherapy Institute Malta, 31 Sir George Borg Street, SLM 09, Sliema, Malta
- European Association for Gestalt Therapy, Via Alamo Da Lenti, 96100 Siracusa, Italy
- Gestalt Institute of Cleveland, 1588 Hazel Drive, Cleveland, OH 44106-1791, USA

WEITERFÜHRENDE LITERATUR

Bocian B, Staemmler FM (Hrsg) (2000) Gestalttherapie und Psychoanalyse. Vandenhoeck & Ruprecht, Göttingen
Buber M (1983) Ich und Du. Lambert Schneider, Heidelberg
Frambach L (1994) Identität und Befreiung in Gestalttherapie, Zen und christlicher Spiritualität. Vianova, Petersberg
Hatcher C, Himelstein Ph (1976) The Handbook of Gestalt-Therapy. Jaron Aronson, New York
Perls FS (1976) Grundlagen der Gestalttherapie. Pfeiffer, München. (engl. Orig.: The Gestalt-approach and eye witness to therapy. Science and Behavior Books, Palo Alto, 1973)
Perls FS (1978) Das Ich, der Hunger und die Aggression. Klett-Cotta, Stuttgart (engl. Orig.: Ego, hunger and aggression. Durban, 1942)
Perls FS (1980) Gestalt-Wachstum-Integration. Aufsätze, Vorträge, Therapiesitzungen. Junfermann, Paderborn
Perls FS (1987) Gestalttherapie in Aktion. Klett-Cotta, Stuttgart. (engl. Orig.: Gestalttherapy verbatim. Real People Press, Lafayette, 1969)
Perls L (1989) Leben an der Grenze. Edition Humanistische Psychologie, Köln
Perls FS, Hefferline RF, Goodman P (1979) Gestalttherapie. Wiederbelebung des Selbst (Bd. 1) und Lebensfreude und Persönlichkeitsentfaltung (Bd. 2). Klett-Cotta, Stuttgart (Orig.: 1951, Gestalttherapy, excitement and growth in the human personality, New York)
Polster E, Polster M (1975) Gestalttherapie. Theorie und Praxis der integrativen Gestalttherapie. Kindler, München

Kapitel 12

Psychodrama

V. Riegels

12.1 Einleitung und historische Entwicklung 235
12.1.1 Definition und Kurzbeschreibung des Psychodramas 236
12.1.2 Historische Entwicklung des Psychodramas 237

12.2 Definition und Abgrenzung 238
12.2.1 Das Menschenbild im Psychodrama 238
12.2.2 Die Schaffensperioden Morenos 239
12.2.3 Drei Ebenen des Gesamtwerkes Morenos 240
12.2.4 Sieben zentrale Konzepte in Morenos Philosophie 240
12.2.5 Psychodrama als tiefenpsychologisch fundiertes Verfahren 241

12.3 Der therapeutische Prozess 244
12.3.1 Der therapeutische Handlungsraum 244
12.3.2 Ablauf einer psychodramatischen Sitzung 246
12.3.3 Psychodramatische Techniken 250
12.3.4 Das gruppenzentrierte Psychodrama 256
12.3.5 Das Monodrama 257
12.3.6 Das themenzentrierte Psychodrama 257

12.4 Indikation und Kontraindikation 258

12.5 Evaluation 259

12.6 Perspektiven des Verfahrens 260

12.7 Weiterbildung 261
12.7.1 Inhalte und Ziele der Weiterbildung zum Psychodramatherapeuten und zum Psychodramaleiter – Moreno Institute 261

Weiterführende Literatur 263

12.1
Einleitung und historische Entwicklung

Vor über 25 Jahren war ich Assistent in einer Klinik für Kinder- und Jugendpsychiatrie. Ich war damals in der typischen Situation eines Anfängers in einer psychiatrischen Klinik. Durch das Studium überladen von theoretischem Wissen, war ich auf der Suche nach effektiven Methoden in der Behandlung psychisch kranker Menschen, als mir zum ersten Mal das Psychodrama begegnete. Ein Psychodramatherapeut aus Hannover stellte diese neue Gruppenpsychotherapiemethode vor. An diesem Abend waren wir eine kleine Gruppe von Kolleginnen und Kollegen.

Der Beginn war schon ungewöhnlich. Der Psychodramatherapeut stellte nach einer Vorstellungsrunde einen leeren Stuhl in die Mitte und forderte uns auf, eine Phantasie darüber zu entwickeln, wer oder was sich auf dem Stuhl befinden könnte. Zur eigenen Überraschung sah ich unmittelbar nach dieser Aufforderung einen Familienangehörigen dort sitzen. Es wurden auch alle Gefühle wach, die mich mit dieser Person verbanden. Die Vertiefung dieses Erlebnisses wurde unterbrochen durch die Frage des Therapeuten, ob jemand bereit sei, das Gesehene mitzuteilen. Nach Augenblicken des Schweigens begann eine Frau zu sprechen. Sie hatte ihren Vater auf diesem Stuhl sitzen sehen. Der Therapeut bat sie, den Vater zu beschreiben. Vor meinem geistigen Auge entstand das Bild eines alten Mannes mit harten, abweisenden und verbitterten Zügen. Wir erfuhren, dass ihr Vater vor einiger Zeit gestorben war. Der Therapeut forderte sie nun auf, sich auf den Stuhl des Vaters zu setzen. Sie sollte die Rolle ihres Vaters einnehmen und als dieser zu sich selbst, seiner Tochter sprechen.

Die Atmosphäre im Raum hatte sich spürbar verändert. Ich fühlte mich einbezogen in eine Traurigkeit und Schwere, die von der Beziehung zwischen Vater und Tochter auszugehen schien. Ich war berührt und gespannt.

Nach einer kurzen Zeit des Schweigens begann sie (als ihr Vater) langsam zu sprechen: „Mir ist kalt ... und ... . So vieles ist unausgesprochen geblieben zwischen uns. Ich musste so plötzlich gehen ... der Unfall ... . Ich bin so unsicher, ob ich dir ein guter Vater war". Die Worte schienen einfach aus dem Augenblick zu entstehen. Sie wechselte wieder auf ihren Stuhl und es entspann sich ein Dialog zwischen Vater und Tochter, der von der Frau durch den ständigen Wechsel von einem Stuhl zum anderen geführt wurde. Die Beziehung zwischen beiden nahm immer mehr Gestalt an. Sie war von Sehnsucht, Hemmungen und verpassten Gelegenheiten, wie auch von Verbitterung auf seiten der Frau bestimmt. Für die Tochter war der Vater offensichtlich nie hinreichend präsent gewesen. Viele Gefühle wurden jetzt lebendig. Wie sich später zeigen sollte, hatte sie nie zuvor mit ihrem Vater auf diese Weise sprechen können.

Ich war zutiefst beeindruckt. Wie aus dem Nichts hatte sich eine Beziehung zu einem Toten entwickelt, die so fühlbar real war, als wäre der tote Vater dieser Frau hier lebendig im Raum anwesend gewesen.

Der Demonstrationsabend löste in mir eine Begeisterung für das Psychodrama aus, die bis heute anhält und durch viele fruchtbare Erfahrungen vertieft worden ist.

„Die Wahrheit der Seele durch Handeln ergründen" (Moreno 1959), so formulierte Moreno die Möglichkeiten des Psychodramas. Mit dem Verweis auf das Handeln ist eines der wesentlichen Wirkprinzipien genannt, die das Psychodrama von den meisten Psychotherapieverfahren unterscheidet. Häufig wird Psychodrama mit dem Rollenspiel verwechselt. Beide Begriffe hängen allerdings insofern zusammen, als Moreno nach Gründung seiner Privatklinik in den USA in der Arbeit mit psychotisch Erkrankten zunächst immer von „role-playing" gesprochen und geschrieben hatte. Erst in der 2. Hälfte der 30er-Jahre nannte er seine Methode Psychodrama.

Die Verhaltenstherapie integrierte dann später das Rollenspiel in das Inventar ihrer Standardmethoden. Offensichtlich hat sich auch im lerntheoretischen Paradigma die Wirksamkeit des Spielens von Rollen als Methode der Veränderung von Verhalten als wirksam erwiesen.

12.1.1
Definition und Kurzbeschreibung des Psychodramas

> Psychodrama ist eine Methode der klinischen Psychologie, eine Form der Soziotherapie und eine Methode der Pädagogik (zur Definition des Psychodramas s. auch Petzold 1978 und Zeintlinger 1981). Sie wird in der Regel in der Gruppe praktiziert, kann aber auch im Einzelsetting angewendet werden (Monodrama). In ihr werden Beziehungssituationen, Konflikte, Phantasien und Träume über die Verbalisation hinaus handelnd in dramatisches Spiel umgesetzt. Die körperlich vollzogenen Aktionen ermöglichen ein vertieftes Erleben, das über rationale Einsichten zu adäquaten, entwicklungsangepassten Verhaltensmustern und Einstellungen führt.

Eines der auffälligsten Merkmale des Psychodramas im Unterschied zu allen anderen Psychotherapieverfahren ist die Existenz einer Bühne. Im therapeutischen Theater Morenos in Beacon (USA) existierte eine 3-stufige Rundbühne von etwa 4 Metern Durchmesser (Abb. 12.2). In der psychodramatischen Alltagspraxis ist die Bühne ein Teil des Gruppenraums. Auf dieser Bühne wird der Patient (Protagonist) ermutigt, für ihn aktuell bedeutsame Szenen zu spielen, wie z. B. Erinnerungen an spezielle Geschehnisse in der Vergangenheit, unerledigte Situationen, innere Dramen, Phantasien, Träume, Vorbereitungen für künftige riskante Situationen oder einfach der ungeprobte Ausdruck eines psychischen Zustandes im Hier-und-Jetzt. Die Szenen entsprechen realen Lebenssituationen oder sind Externalisierungen von psychischen Vorgängen.

Bedeutsame Personen oder andere wichtige Aspekte der Szene werden von anderen Gruppenmitgliedern (Antagonisten) oder Objekten (Stühle oder andere Gegenstände) übernommen.

> Für das Psychodrama ist kennzeichnend, dass therapeutisch relevante Ereignisse nicht berichtet, sondern in Szene gesetzt werden. „Handeln statt Reden" ist ein grundlegendes Prinzip. Im Prozess des Handelns tauchen die mit der Szene in Verbindung stehenden Gefühle wieder auf und mit Unterstützung des Therapeuten kann der Patient Szenenabläufe verändern, unterbrochene Handlungen fortsetzen bzw. vervollständigen. Im Verlauf mehrerer Szenen können seine lebensgeschichtlichen Abläufe, seine Verstrickungen und sein Gewordensein sichtbar und besser verstanden werden. In der Folge gewinnt der Patient zu sich und zu relevanten Bezugspersonen eine veränderte Einstellung und Bewertung.

Der Psychodramatherapeut leitet und begleitet diese szenische Arbeit des Protagonisten. Er setzt in dessen Verlauf eine Reihe von Techniken ein, die im wesentlichen der Erlebnis- und Erkenntnisvertiefung dienen, wie z. B. Rollentausch, Doppeln, Spiegeln, Konkretisieren, Verstärken und Selbstgespräch (Monolog).

Heilsam wirkt die Aufhebung von Verdrängtem, die Befreiung von blockierten Gefühlen, die Integration abgespalteter Persönlichkeitsanteile, das Erleben und die Entwicklung von Ressourcen und neuen Lebensperspektiven.

12.1.2
Historische Entwicklung des Psychodramas

Die Person J. L. Morenos und die Entwicklung des Psychodramas

Jakob Levy Moreno ist der Begründer des Psychodramas. Er wurde am 18.5.1889 in Bukarest als ältester von 6 Geschwistern geboren und entstammt einer jüdisch-sephardischen Familie. Als Moreno 5 Jahre alt war, zogen seine Eltern von Rumänien nach Wien. Ein wesentlicher Grund waren die besseren Ausbildungsmöglichkeiten für die Kinder. 1899 folgte ein kurzer Aufenthalt in Deutschland, dann ließ sich die Familie in Wien nieder. Moreno, der Probleme mit dem deutschen Schulsystem hatte, war zunächst allein nach Wien zurückgekehrt und verdiente im Alter von 13 Jahren als Hauslehrer von Kindern wohlhabender Familien seinen Unterhalt.

Die überlieferten Zeugnisse lassen das Bild eines jungen Mannes entstehen, der auf seine Umgebung eine ungewöhnliche Ausstrahlung hatte. Als Student trug er einen „Christusbart" und war im Sommer wie im Winter mit einem fußlangen grünen Mantel bekleidet. Beides verlieh ihm das Aussehen eines Heiligen oder Propheten. Menschen, die ihn gekannt haben, waren besonders von seinen ausdrucksstarken Augen beeindruckt. Nie habe ein Mensch ihn so direkt, ehrlich und eindringlich angeblickt wie Moreno, schreibt Yablonsky (1978).

Entscheidend für die Entwicklung des Psychodramas ist Morenos Neigung zum Theater, zum Spiel. Sie hatte sich bei ihm schon sehr früh gezeigt. Sein erstes Psychodrama ist von Yablonsky (1978) als Anekdote überliefert:

Er spielte mit einer Gruppe von Kindern im Keller seines Elternhauses in Wien und veranlasste die Gruppe zu einem Stegreifspiel, in dem er die Rolle Gottes spielte, während die anderen Kinder die Engel waren. Sie türmten Stühle übereinander bis zur Decke, und ganz oben saß Moreno; die anderen Kinder umkreisten ihn singend und mit den Armen wie mit Flügeln schlagend. Er war mit der ganzen Aufführung sehr zufrieden, bis ihn eines der Kinder fragte, ob er denn fliegen könne. Er versuchte es, ohne Zweifel war er gut auf seine Rolle eingestimmt, und landete gleich mit einem gebrochenen Arm am Boden.

Yablonsky fährt fort, dass dieser Vorfall schon wesentliche Merkmale des Psychodramas enthalten habe: Kreativität, Spontaneität, Katharsis und – „dank dem widerfahrenen Missgeschick – Einsicht".

Moreno war lebenslang fasziniert von den kreativen Gestaltungsmöglichkeiten des Menschen. Diese Gestaltungsmöglichkeiten als Resultat des eigenen spontanen Schaffens waren für Moreno Quelle eines Allmachtsgefühls, das er den „normalen Größenwahn" nannte. Der Kontakt zu dieser schöpferischen Kraftquelle gehe dem Menschen im Prozess der alltäglichen Einengungen und Enttäuschungen allzu leicht verloren: „Psychodrama hilft dem Menschen, etwas von ihrem ursprünglichen Selbst, von ihrer verlorenen Gottähnlichkeit zurückzugewinnen" (Moreno 1973).

Als Student hatte er in den Wiener Parks mit den Kindern aus dem Stegreif Theater improvisiert. Er erzählte ihnen Märchen, die dann spontan gespielt wurden. Spiel und Theater ließen Moreno nicht los. 1921 gründete er in Wien in der Maysedergasse 2 das Stegreiftheater. Das war zunächst ein Improvisationstheater aus dem sich später ein „Theater mit allen" entwickelte. Aus diesen Erfahrungen entwickelte sich schließlich das therapeutische Psychodrama.

Die Frühschriften Morenos sind von der Suche nach Gott bestimmt. Sinnfragen bewegten ihn. Er schrieb Gedichte, Ansprachen, Dialoge und Flugblätter. 1923 veröffentlichte er einen Roman („Königsroman"), in dem es um die Suche nach Gott geht. Er war erfüllt von der Vorstellung einer „Religion der Begegnung". Religion sollte sich in der spontanen Begegnung ereignen und nicht abstrakt von der Kanzel gepredigt werden.

Im Zusammenhang mit der Gottsuche steht sein soziales Engagement. Früh wandte er sich sozialen Randgruppen zu. Ab 1917 arbeitete er u.a. in einem Flüchtlingslager bei Mittendorf mit Tiroler Bauern. Hier entsteht die Idee der soziometrischen Untersuchung. Moreno hatte große Unterschiede zwischen den Gruppen hinsichtlich bestehender sozialer Spannungen bemerkt. Er entwickelte ein Verfahren, soziale Konflikte in Gruppen zu objektivieren und gruppierte die Flüchtlinge entsprechend der Ergebnisse um. Die Spannungen ließen nach.

1917 promovierte Moreno zum Doktor der Medizin und ließ sich in Bad Vöslau als Gemeindearzt nieder. Seinen Lebensunterhalt verdiente er als Betriebsarzt in der dortigen Kammgarnspinnerei.

1918 gibt er die literarische Zeitschrift „Daimon" heraus, in der viele Dichter seiner Zeit veröffentlicht haben, z.B. Heinrich Mann, Alfred Döblin, Oskar Kokoschka, Franz Werfel. Moreno selbst hat zahlreiche Beiträge verfasst.

Diese Schilderungen machen deutlich, dass sich Moreno nicht nur als Arzt verstanden hat. Auch war es nicht von Beginn an sein Ziel, eine neue Methode der Psychotherapie zu entwickeln. Moreno war in erster Linie ein theologisch und philosophisch interessierter Mensch. Er war ein Suchender, ein Visionär, der überzeugt war, dass die Qualität der Begegnung zwischen Menschen der Schlüssel für eine heilsame Entwicklung des Einzelnen und der Gesellschaft ist.

Die Betrachtung der Wiener Zeit Morenos soll verständlich machen, aus welchem Geist das Psychodrama entwickelt worden ist. Die eigentliche Entwicklung des Psychodramas zur Methode der Psychotherapie fand erst in der 2. Hälfte der 30er-Jahre in Amerika statt. Moreno war 1925 in die USA übergesiedelt. Er arbeitete damals an einem Gerät zur Aufzeichnung und Wiedergabe von Tönen auf Stahlplatten und hatte sich dieses Verfahren patentieren lassen. In den USA hoffte er auf bessere Entwicklungs- und Verwertungschancen, was sich aber nicht erfüllte. Dennoch blieb er in den USA, erhielt eine Arbeitserlaubnis und begann medizinisch-psychiatrisch zu praktizieren.

> ! Für die Entwicklung des Psychodramas als psychotherapeutische Methode ist die Arbeit von Moreno im Gefängnis Sing Sing (1931) von Bedeutung. Dort hat er die therapeutische Arbeit in und mit Gruppen auf wissenschaftlicher Grundlage entwickelt und 1932 auf dem Philadelphia Symposium der „American Psychiatric Association" vorgestellt. 1951 wurde von ihm das „First International Committee on Group Psychotherapy" gegründet und damit die Gruppentherapiebewegung auch in Europa eingeleitet.

Die Entwicklung des Psychodramas in Deutschland

Zunächst verbreitete sich nach dem 2. Weltkrieg das Psychodrama in Frankreich, dann im weiteren Europa: in Spanien, Belgien, in der Tschechoslowakei und in Schweden. In Deutschland werden die Konzepte Morenos (vor allen Dingen die Soziometrie) von dem Soziologen Leopold von Wiese, den Psychiatern R. Schindler und H. Teirich zuerst beachtet und für ihre Arbeiten genutzt. Das Psychodrama wenden sie aber nicht an.

Als psychotherapeutisches Verfahren verbreitete sich das Psychodrama ab 1970 in Deutschland und ist mit den Namen G. A. Leutz, H. Straub und A. Ploeger verbunden. 1970 wird die deutsche Sektion Psychodrama in der Deutschen Arbeitsgemeinschaft für Gruppenpsychotherapie und Gruppendynamik (DAGG) gegründet. 1975 entstehen zwei „Moreno-Institute", eines in Überlingen unter der Leitung von G. A. Leutz und ein zweites in Stuttgart unter der Leitung von H. Straub. Beide Institute bieten in Deutschland, Österreich und der Schweiz eine Psychodramaausbildung an. Bis heute sind noch weitere Ausbildungsstätten für Psychodrama entstanden (s. Abschn. 12.7 „Weiterbildungsmöglichkeiten").

Inzwischen existieren psychotherapeutische Kliniken, in denen vorwiegend mit dem Psychodrama gearbeitet wird. Lehraufträge für Psychodrama sind an mehreren Hochschulen in Deutschland und Europa vergeben. Mehr als 10 Internationale Kongresse für Psychodrama haben seitdem stattgefunden. Die Anwendungsgebiete für Psychodrama haben sich stetig erweitert. Psychodrama hat einen festen Platz in der Weiterbildung und Supervision. In der Psychotherapie ist das Indikationsspektrum weit. Es hat sich in der Arbeit mit Suchtkranken und psychiatrischen Patienten etabliert und wird bei neurotisch erkrankten und psychosomatischen Patienten angewendet. Im Bereich der Ausbildung haben es Pädagogen in die Konzeption ihrer Unterrichtsgestaltung eingebunden und in der Ausbildung von Theologen verbreiten sich psychodramatische Methoden als Bibliodrama, für das es auch eine gesonderte Ausbildung gibt.

12.2
Definition und Abgrenzung

12.2.1
Das Menschenbild im Psychodrama

Therapeutisches Handeln und therapeutische Zielsetzung ist eng verknüpft mit dem jeweiligen Menschenbild. Moreno sieht den Menschen als soziales Wesen mit spontan-kreativen Fähigkeiten. Der Mensch befindet sich in einem ständigen schöpferischen Entwicklungsprozess. Was sich entwickelt ist in ihm angelegt, womit nicht eine instinktgebundene Festlegung gemeint ist. Moreno sieht den Menschen optimistisch und kosmisch bestimmt. Für ihn ist der Mensch ein Geschöpf Gottes, der das Göttliche in sich trägt. Entsprechend besteht seine Lebensaufgabe darin, diese, seinem Wesen gemäße Entwicklungspotenziale, kreativ zu entfalten.

Jeder Tag ist in diesem Sinne ein Schöpfungstag, an dem der Mensch die Chance hat, etwas Neues zu erschaffen. In diesem Zusammenhang spielen die Begriffe Spontaneität und Kreativität eine zentrale Rolle. Die psychodramatische Bühne ist der therapeutische „Schöpfungsraum" für diesen kreativen Prozess.

> ! *Spontaneität* (lat. sua sponte: von innen heraus) ist ein metapsychologisches Konzept Morenos. Sie ist die belebende Kraft des Menschen, die für schöpferisches Handeln notwendig ist. Nach Moreno hungert den Menschen danach, sein Inneres in Handlung auszudrücken. Spon-

taneität ist Antrieb und Bereitschaft für Handlungen als adäquate Reaktionen auf neue Situationen oder neue Reaktionen auf alte Situationen. Spontaneität ist demnach eine Disposition zu psychischen Ereignissen, die neue Inhalte oder Operationen (re)produzieren.

Kreativität (Schöpferkraft) ist eine Art Ursubstanz, die dem Menschen, wie dem ganzen Kosmos innewohnt und die ständige Weiterentwicklung des Individuums, wie auch des Universums ermöglicht. Dank dieser Substanz hat der Mensch die Fähigkeit aus sich zu schöpfen und Neues hervorzubringen, d.h. der Mensch ist von Natur aus spontan und kreativ. Beim Menschen kann Kreativität aber erst durch einen spontanen Erwärmungsprozess wirksam werden.

Moreno hat die Gottähnlichkeit des Menschen immer wieder betont und es geradezu als Ziel der menschlichen Entwicklung angesehen, ein gottähnliches Größenselbst zu entwickeln. Im Bewusstwerden dieser schöpferischen Kraft liegt für den Menschen Erfüllung.

Möglicherweise empfinden einige Leser diese Vorstellungen als unzulässige Vermischung von Religion und Wissenschaft. Dennoch erscheinen Morenos Auffassungen durchaus zukunftsweisend, betonen sie doch die Bedeutung einer geistigen Dimension für die Erkrankungsmöglichkeit des Menschen. In den psychotherapeutischen Praxen tauchen immer mehr Menschen auf, die nicht wegen einer klassischen Psychoneurose um Behandlung ersuchen, sondern die von Sinnfragen bewegt sind. Klassische Formen der Psychotherapie haben auf Anfragen dieser Art jenseits der Psychopathologie keine Antwort. In Morenos Metaphysik sind sie enthalten.

Moreno verstehen heißt, seine jüdischen Wurzeln mit bedenken. Im jüdischen Verständnis ist Gott ein handelnder Gott, stets in Aktion. Das Universum ist unendliche Schöpferkraft. Gott hat die Welt geschaffen, die er spontan-kreativ ständig weiterentwickelt. Der Mensch trägt die potenzielle Gottheit in sich, er ist nicht Teil der Schöpfung, sondern Teil des Schöpfers. Er kann erkennen, was Gut und Böse ist und kann das Gute wie das Böse schaffen. In der jüdischen Tradition Morenos ist der Platz des Menschen in dieser Welt nicht vorherbestimmt durch Gebote, die aussagen, was er darf und was er nicht darf. In einem bestimmten Augenblick kann der Mensch, sich ganz seinem Erleben überlassend, zu einer eigenen Entscheidung und Handlung kommen und damit neue Antworten auf alte Situationen finden. Damit ist der Mensch aber auch in besonderer Weise für die Schöpfung verantwortlich.

Morenos Menschenbild ist durch und durch optimistisch. Er sieht die positiven Möglichkeiten des Menschen, seine kreativen Entwicklungspotenziale. Er ist von einer besseren Zukunft des Menschen überzeugt. Die Lebenskraft des Menschen hält er für prinzipiell unzerstörbar. Er hat eine Vision von einer Gesellschaft: „(...), in der unser tiefstes Selbst verwirklicht wird" (Moreno 1981, S. 262).

Ebenso bedeutsam und im Unterschied zu anderen Psychotherapieverfahren ist der Fokus der Betrachtung bei Moreno. Er beschäftigt sich weniger mit den psychischen Prozessen des einzelnen Menschen, sondern ist mehr an dem „Zwischen" interessiert. Das, was zwischen den Menschen geschieht, ist operationalisiert im sozialen Atom. Das soziale Atom stellt die kleinste Analyseeinheit der Interaktionsdynamik dar.

 Das *soziale Atom* ist zum einen ein

- theoretisches Konstrukt: die kleinste soziale Einheit, in der der Mensch existieren kann und zum anderen
- eine Mess- und Interventionstechnik: sie erfasst Anzahl und Art der emotional bedeutsamen Beziehungen zu anderen Menschen, aber auch zu Tieren und Gegenständen.

12.2.2
Die Schaffensperioden Morenos

Moreno selbst sah in der Rückschau folgende Phasen der Entstehung seines Werkes.

Morenos Schaffensperioden

- Axionormative Periode 1911–1923
  – Religiöse Ursprünge seiner Arbeiten
- Soziometrische Periode, die er wiederum in drei Phasen einteilt:
  1. 1923–1934
     Gründung vom „Stegreiftheater", Veröffentlichung der grundlegenden Schrift „Who shall Survive?"
  2. 1934–1942
     Gründung der Zeitschrift „Sociometry", Eröffnung des „Sociometric Institute" und des „New York Theatre of Psychodrama"
  3. Ab 1942
     Ausbreitung von Gruppenpsychotherapie, Psychodrama und Soziometrie in der Welt

12.2.3
Drei Ebenen des Gesamtwerkes Morenos

Morenos Werk lässt sich in drei Ebenen einteilen:

- Die erste Ebene ist die Theorieebene. Sie enthält die Theorie mikrosozialer Beziehungen. Sie sind bezogen auf den Einzelnen, die Gruppe, die Gesellschaft und den Kosmos.
- Die zweite Ebene hat Moreno Soziometrie genannt. Sie enthält die Forschungsmethodik dieser Beziehungen in alltäglichen und therapeutischen Zusammenhängen.
- Die dritte Ebene beinhaltet Praxismethoden. Dazu gehören Stegreiftheater, Rollenspiel, Gruppenpsychotherapie, Psychodrama oder Soziodrama.

Alle Ebenen sind durchdrungen von religiösen und ethischen Aspekten. Sie stellen im Grunde einen Versuch dar, Religion, Wissenschaft und Kunst, insbesondere die Theaterkunst, miteinander zu verbinden.

12.2.4
Sieben zentrale Konzepte in Morenos Philosophie

Die Werke Morenos sind in einer Mischung aus Wissenschaftssprache und Dichtung mit stark spekulativen Zügen verfasst. Die Terminologie wechselt oft. Begriffe werden in verschiedenen Veröffentlichungen unterschiedliche Bedeutungen zugeordnet. Alles das erschwert den Zugang zu seinen Werken. Deshalb sollen an dieser Stelle Morenos Grundideen auf sieben zentrale Konzepte verdichtet vorgestellt werden (s. hierzu auch Buer 1989).

> **Morenos Grundideen**
> - Die Gruppe,
> - Individuum und Kosmos,
> - Soziometrie,
> - Spontaneität, Kreativität und Konserve,
> - Katharsis,
> - Begegnung im Hier-und-Jetzt,
> - das Drama.

Die Gruppe

Die Gruppe ist für Moreno der Ort, an dem wichtige gesellschaftliche Veränderungen stattfinden. Sein therapeutisches Konzept setzt hier an. Die Gruppe verbindet Individuum und Gesellschaft. So bedeutet Psychodramatherapie auch immer die Therapie des Einzelnen in Verbindung mit der Therapie der Gruppe. Der Einzelne erlebt sich in der Gruppe als abhängig vom sozialen Kontext und die Gruppe wiederum wird bestimmt durch die Individuen, die ihr angehören.

Morenos therapeutischer Ansatz zielt auf die Veränderung der Gesellschaft. Die Entscheidung, Psychodrama als Gruppentherapie zu konzipieren, war getragen von seiner Überzeugung, dass gesellschaftliche Veränderungen sich aus den Änderungen der Beziehungsstrukturen in Gruppen und Subgruppen ergeben.

Individuum und Kosmos

Wie schon angedeutet sieht Moreno den Menschen als eingebunden in Gesellschaft, Umwelt und einen kosmischen Plan. Die Existenz Gottes ist fester Bestandteil psychodramatischer Metatheorie. Psychodrama hat eine religiöse Dimension in dem Sinn, als das Göttliche in uns als existent angenommen wird und als orientierende Instanz von jedem Menschen entdeckt werden kann.

Soziale Oberflächenstruktur und soziometrische Tiefenstruktur (Soziometrie)

Die Entwicklungsrichtung einer Gesellschaft wird bestimmt durch die Wünsche und Phantasien Einzelner und Gruppen. Die Art der Wünsche und die Tiefe der Bindung sowie der Kontakt zu einer inneren Instanz, die göttlichen Ursprungs ist, bestimmen über die Qualität der Beziehungen zwischen Menschen und die Qualität der Beziehungen zwischen Gruppen und Völkern. Messung und Veränderung dieser Beziehungen sind Gegenstand der Soziometrie.

Spontaneität, Kreativität, Konserve

> ! Nach Moreno hungert den Menschen nach Handeln, nach Aktion. Er will sich selbst, sein Selbst inszenieren. Das nennt Moreno Aktionshunger. Handeln ist nach Moreno nicht nur beobachtbares Verhalten, sondern beinhaltet auch die dazugehörigen psychischen Prozesse.
>
> Morenos Konzept der Spontaneität ist nicht eindeutig definiert. Es unterscheidet sich vom umgangssprachlichen Gebrauch insofern, als es kein Attribut für Menschen mit mangelnder Kontrolle ist. Moreno versteht Spontaneität ausgesprochen positiv. Er meint damit eine Disposition und einen Motor zum Handeln in sozialen Situationen. Spontaneität ist Anpas-

> sungsbereitschaft an soziale Situationen mit der Tendenz zur „Selbstinszenierung". Es ist eine Energie, die „sua sponte", aus sich heraus wirkt und eine angemessene Antwort auf eine soziale Situation ermöglicht.

Eng verknüpft mit diesem Konzept ist die Kreativität, die Leutz (1974) mit „Schöpferkraft" übersetzt. Kreativität ist für Moreno theologisch, sozial und biologisch determiniert. Der Mensch als Teil der Schöpfung ist von dieser Kraft durchdrungen, wie die Schöpfung selbst:

„Eine Möglichkeit zur Definition ist die Beschreibung ihrer maximalen Erscheinungsform des Universums, das von Urbeginn an von Kreativität durchdrungen war und bei seiner Existenz nicht aufhört, kreativ zu sein. Das Gegenteil dieser maximalen Kreativität wäre die Kreativität an ihrem Nullpunkt, eine völlig unkreative, automatische Welt ohne Vergangenheit und Zukunft, ohne Entwicklung, Wechsel und Sinn" (Moreno 1974, S. 12).

Wenn mittels Spontaneität etwas geschaffen worden ist, etwa ein bestimmtes realitätsangemessenes Verhalten in einer bestimmten sozialen Situation und zur Regel, etwa zur Benimmregel geworden ist, dann ist das entstanden, was Moreno eine Konserve nennt. Sie ist eine Erstarrung, wie z. B. ritualisierte Verhaltensabläufe, die vollzogen werden ohne dass das, was sie symbolisieren, erlebt wird. Wenn die Wiederholung einer Situation nicht ständig daraufhin überprüft wird, inwieweit ein einmal entwickeltes Verhalten noch angemessen ist, verliert das Verhalten im sozialen Kontext seine Lebendigkeit. Konserve ist also das Gegenteil von Lebendigkeit. Sie bedeutet Stillstand von Entwicklung. Konserven können aber auch hilfreich sein. Sie helfen Sicherheit und Berechenbarkeit in sozialen Situationen (z. B. als Antragsteller auf einem Amt) zu schaffen, bergen aber immer die Gefahr der Erstarrung in sich.

> Menschliche Existenz vollzieht sich zwischen den Polen Spontaneität/Kreativität und Konserve. Das ganze Leben kann als ein sich selbst regulierender rotierender Prozess von Konserve – Spontaneität/Kreativität – Konserve – Spontaneität/Kreativität begriffen werden.

Katharsis

Erstarrte Strukturen bedürfen einer Erschütterung, um aufgebrochen zu werden. Eine unterdrückte Wut, die z. B. immer zu angepasstem Verhalten oder Unterwürfigkeit gegenüber Autoritäten geführt hat, kann frei werden, wenn der Widerstand, der die Unterdrückung der Wut bewirkt, überwunden werden kann. Ein solches Erleben kann einerseits die Angst vor der Wut nehmen, zum anderen der Beginn für die kreative Entwicklung eines angemesseneren Verhaltens für Begegnungen mit Autoritäten sein.

Begegnung im Hier-und-Jetzt

Das Konzept der Begegnung ist in Morenos Denken zentral. Bezogen auf die Begegnung zwischen Arzt und Patient ist dieses Konzept aus der Ablehnung einer analytisch-mechanistischen Sicht entstanden, wie sie Moreno im Psychiatrieverständns seiner Zeit wahrgenommen hat. Die Frage, inwieweit zwischenmenschliche Erfahrungen, die ein Patient in der Begegnung mit dem Therapeuten macht, letztlich für dessen Heilung entscheidend sind, ist schon in den Anfängen der Psychoanalyse diskutiert worden und bis heute aktuell. Sicher ist, dass ein Mensch erst in der Begegnung mit anderen Menschen ein Bewusstsein von sich selbst entwickelt und die Art dieses Bewusstseins von der Qualität der Begegnung abhängt.

Das Drama

Im Leben wie im Spiel handeln wir immer in bestimmten Rollen. Menschliches Drama ereignet sich auf verschiedenen Ebenen: In der Realität des Alltags, in der Scheinrealität des Theaterspiels, in der Als-ob-Realität des Rollen- oder Kinderspiels. Auf allen Ebenen ereignet sich menschliches Dasein als Drama.

12.2.5 Psychodrama als tiefenpsychologisch fundiertes Verfahren

Nachfolgend wird das Psychodrama als tiefenpsychologisch fundierte Methode der Psychotherapie vorgestellt, als das es sich in den letzten Jahren bewährt hat. Diese Auffassung ist dennoch eine Besonderheit, da das Psychodrama ursprünglich von Moreno nicht ausdrücklich als tiefenpsychologisches Verfahren konzipiert worden war, auch wenn er schon 1944 den Vorschlag gemacht hat, „Psychodrama mit psychoanalytischen Theorien zu verbinden und diese Verbindung ‚analytisches Psychodrama' zu nennen" (Moreno 1973, S. 90). Die hier dargelegte Auffassung bedarf deshalb einer besonderen Begründung.

> **!** Tiefenpsychologisch ist ein Verfahren bzw. eine Arbeitsweise dann zu nennen, wenn von der Annahme eines Unbewussten ausgegangen wird und dynamische Phänomene wie Widerstand, Übertragung und Gegenübertragung angenommen werden sowie Vorstellungen darüber existieren, wie damit technisch umzugehen ist.

Die folgenden Erläuterungen mit Bezug auf „Gruppenprozess", „szenisches Geschehen auf der Bühne" und „Haltung des Therapeuten" dienen der Konkretisierung.

Gruppenprozess

Die dynamischen Prozesse in der Gruppe werden als Äußerungen des Unbewussten verstanden. Schon die Wahl eines Protagonisten ist nicht nur abhängig vom bewussten Wunsch eines Einzelnen auf der Bühne zu arbeiten, sondern das Ergebnis eines dynamischen Geschehens, das sich zwischen den einzelnen Gruppenmitgliedern, abhängig von den Themen der latenten Spielwünsche, entwickelt. Der Entwicklungsstand der Gruppe bestimmt mit, ob Raum für bestimmte Themen ist. Dieser Prozess wirkt verstärkend für ein Gruppenmitglied, dessen Thema für die ganze Gruppe von Bedeutung ist. Es ist z. B. denkbar, dass dieser Wechselwirkungsprozess zwischen Individuen und Gruppe einen latenten, aber vorbewussten Spielwunsch eines Einzelnen ins Bewusstsein heben kann, so dass dieser schließlich zum Protagonisten wird.

Szenisches Geschehen auf der Bühne

Das szenische Geschehen auf der Bühne entfaltet ebenfalls seine eigene unbewusste Dynamik. Fast regelmäßig lässt sich beobachten, dass ein Gruppenmitglied in Begleitung des Therapeuten die Bühne mit einem bestimmten Anliegen betritt. Allmählich entfaltet sich ein Lebensthema, das ihm zuvor nicht bewusst gewesen war. Der Vorgang ähnelt dem Traumgeschehen. Der manifeste Traum scheint eine bestimmte Thematik zu behandeln. Die Deutungsarbeit enthüllt etwas vollständig anderes.

Haltung des Therapeuten

> **!** Eine der wesentlichen Grundhaltungen des Psychodramatherapeuten besteht darin, sich vom Unbewussten des Protagonisten leiten zu lassen. Der Therapeut hat kein Ziel. Er will den Protagonisten nirgendwo hinführen. Die Qualität eines Psychodramatherapeuten ist von seiner Fähigkeit bestimmt, sich der Führung seines Unbewussten in der Überzeugung überlassen zu können, dass es in der gemeinsamen Situation auf der Bühne eine Verbindung zwischen dem Unbewussten des Protagonisten und seinem eigenen gibt. Hierher stammen seine Interventionsimpulse in Form von Einfällen, die schließlich Protagonist und Therapeut in konflikt- bzw. entwicklungsrelevante Szenen führen. Dabei wird vorausgesetzt, dass der Therapeut über das erforderliche psychodramatische Handwerkszeug verfügt.

Übertragung und Gegenübertragung im Psychodrama

Der Begriff der Übertragung ist psychoanalytischen Ursprungs. Aus der Vielfalt der Definitionen bevorzuge ich die Auffassung von Greenson (1973):

„Als Übertragung bezeichnen wir eine besondere Art der Beziehung zu einer Person; sie ist ein besonderer Typus von Objektbeziehung. Das Hauptmerkmal ist das Erleben von Gefühlen einer Person gegenüber, die zu dieser Person gar nicht passen und die sich in Wirklichkeit auf eine andere Person beziehen. Im wesentlichen wird auf eine Person in der Gegenwart reagiert, als sei sie eine Person in der Vergangenheit. Übertragung ist eine Wiederholung, eine Neuauflage einer alten Objektbeziehung" (S. 163 ff).

Über diese Definition hinausgehend bin ich der Überzeugung, dass nicht nur Gefühle übertragen werden, sondern szenische Interaktionsabläufe. Ein Gefühl der Unterwürfigkeit gegenüber dem dominanten Vater wird mit den dazugehörigen Handlungsimpulsen übertragen. Es gibt gewissermaßen eine „intrapsychische Handlungsanweisung", wie die Unterwürfigkeit dem Vater gegenüber gelebt wird bzw. gelebt worden ist. Seine innere Haltung ist an seiner äußeren Haltung ablesbar. Erleben bedingt motorische Impulse. Umgekehrt gilt, dass über Einnahme einer bestimmten Körperhaltung (z. B. im Rollentausch) das Erleben einer entsprechenden psychischen Verfassung besser möglich wird (Riegels 1981). Mit der Änderung einer gebückten Haltung als Ausdruck der Unterwürfigkeit in eine aufrechte Haltung ist ein Befindlichkeitswechsel verbunden, etwa zu einem Gefühl von Stolz. Die Wahrnehmung der Unterwürfigkeit durch das Gegenüber löst bei diesem Gefühle, Einstellungen und Handlungsimpulse aus. Es entsteht eine Wechselwirkung, die ich als Übertragung von szenischen Interaktionsabläufen bezeichne.

Auf der psychodramatischen Bühne konkretisieren sich Übertragungsprozesse in Szenen, die Abbilder oder Variationen der Ursprungsszene sind. Der „Ort" der Gegenübertragung liegt ebenfalls in der Szene, da alle Beteiligten der Interaktion in den entsprechenden Rollen anwesend sind.

Bearbeitung der Übertragung und Gegenübertragung im Psychodrama

Für die Handhabung der Übertragung und Gegenübertragung im Psychodrama gibt es eine Fülle von Psychodramatechniken, die im nächsten Kapitel beschrieben werden. Sie sollen zunächst zu einer Distanzierung vom problematischen Verhalten führen, damit der Patient sehen und erleben kann, welche seiner Verhaltensweisen und Einstellungen zum bestehenden Konflikt beitragen, ihn verursachen oder aufrechterhalten. Der Patient muss eine Distanzerfahrung machen. Das wird u. a. möglich über das Erleben unterschiedlicher Szenen seiner Lebens- und Beziehungsgeschichte. Hier kann es zudem durch karthatisches Erleben zum Freiwerden von Gefühlen kommen und dadurch Handlungsblockierungen aufgelöst werden. Auf diese Weise wird der Zugang zu Handlungs- und Erlebensressourcen eröffnet. „Jedes wahre zweite Mal ist die Befreiung vom ersten" sagt Moreno (1959). Solche Erfahrungen können zu einem veränderten Erleben der Bezugspersonen im Beziehungsalltag führen, was die Entwicklung konstruktiver Interaktionsformen fördert.

Fallbeispiel[1]

▶ In einer Therapiegruppe befand sich ein 38-jähriger attraktiver Mann, der seit 3 Jahren von seiner Frau und seinen beiden Kindern getrennt lebte. Nach der Trennung war er wieder zu seinen Eltern gezogen, was er als Entwicklungsrückschritt erlebte. Seine Beziehungen zu Frauen gestalteten sich, wie schon bei seiner Ehefrau, immer nach dem gleichen Muster: Fühlte er sich von einer Frau angezogen, stellte er ungewöhnlich schnell eine enge Beziehung her. Schon nach kurzer Zeit schlugen seine Gefühle um. Hatte er noch zuvor eine enge Bindung zu diesem Menschen als glückverheißend empfunden, war ihm nun alles zu eng und zu viel. Er fing an, sich zu distanzieren. Gleichzeitig wurden andere Frauen attraktiv. Schließlich zerbrach die Beziehung.

Er war in die Gruppe gekommen, weil er sich in seiner Lebenssituation an die Eltern gebunden und dennoch einsam fühlte. Gelegentlich geriet er in Zustände von Angst, in denen er alles wie durch einen Nebel erlebte und hatte Verfremdungsgefühle. Er wusste nicht mehr genau, ob dieser oder jener Körperteil wirklich zu ihm gehörte.

Ausgangspunkt des psychodramatischen Spiels war eine Alltagserfahrung mit seiner augenblicklichen Freundin. Sie hatte ihn gebeten über Nacht zu bleiben. Nachdem er zugestimmt hatte, war er plötzlich von einer solchen Panik und Angst überfallen worden, dass er fluchtartig die Wohnung der Freundin hatte verlassen müssen. Er war beschämt und enttäuscht von sich, ratlos und voller Schuldgefühle.

Nachdem auf der Bühne noch einmal die Situation vom Abend vorher entstanden war und der Patient, geflüchtet aus der Wohnung, in seinem Auto saß, machte sich in ihm eine große Leere breit. Eine Intervention des Therapeuten löste die Erinnerung an eine Szene aus, in der sich der Patient als kleiner Junge im Wohnzimmer von Onkel und Tante sah. Seine Mutter hatte ihn dorthin gebracht, weil eine außerhäusige Verpflichtung sie dazu zwang.

Als kleiner Junge unter einem Tisch im Nebenzimmer versteckt, befiel ihn eben jene Stimmung, die er gerade als Erwachsener im Auto sitzend erlebt hatte: Eine große Leere, die einer Lähmung gleich, auch körperlich als Leblosigkeit fühlbar war.

Der Therapeut hatte sich hinter ihn gekniet und formulierte die Gefühle des Protagonisten (Doppeln, s. unten), denen er dann aber eine neue Richtung gab. Der Therapeut sprach in der Ich-Form von der Sehnsucht nach der Mutter, vom Gefühl des Abgeschoben-worden-Seins, von Einsamkeit. Aus dem Patienten brach ein Schluchzen hervor, in dem die ganze kindliche Not und der Wunsch nach Geborgenheit durch die Mutter zum Ausdruck kam.

Die weitere psychodramatische Arbeit ließ den Patienten fühlen, dass er auf der Suche nach einer basalen Geborgenheit durch seine Mutter war. Paradoxerweise vermied er aber gerade Situationen in seiner Erwachsenenwelt, die eine Gelegenheit zur Befriedigung dieses Wunsches boten. Er flüchtete oder schützte sich mit einer Art Totstellreflex, der die Form der oben beschriebenen Entfremdungserlebnisse hatte. Nun konnte er fühlen, dass durch das Angebot der Freundin ein Anwachsen des Wunsches

---

[1] In diesem und in allen weiteren Fallbeispielen sind die Namen der beteiligten Personen verändert und ebenso alle Hinweise auf ihre Identität.

Abb. 12.1.
Die Therapievariablen des Psychodramas, eine Skizze des protagonistzentrierten Settings und die Prozessvariablen des protagonistzentrierten Psychodramas (Erläuterung der Begriffe im Text)

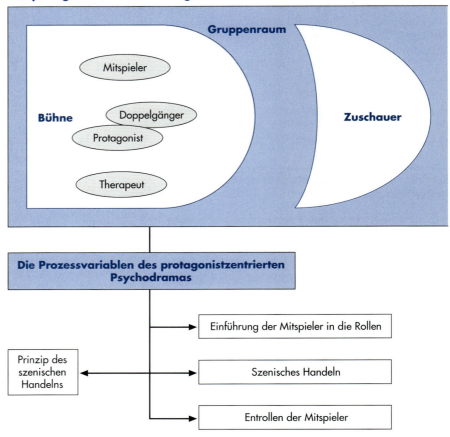

nach symbiotischer Nähe verbunden war und gleichzeitig die Angst vor dem Verlassenwerden stark anwuchs und die Abwehrbewegungen auslöste. Diese waren dann zwar eine Art Rettungsanker zu einem allerdings hohen Preis: Er befand sich plötzlich in der Situation, die er eigentlich vermeiden wollte. ◀

12.3
Der therapeutische Prozess

12.3.1
Der therapeutische Handlungsraum

Die Therapievariablen des Psychodramas

In Abb. 12.1 werden die Therapievariablen des Psychodramas, das protagonistzentrierte Setting sowie die Prozessvariablen des protagonistzentrierten Psychodramas schematisch dargestellt.

Die Bühne

Die Bühne ist der Ort, auf der sich szenisches Handeln im protagonistzentrierten Psychodrama vollzieht (Abb. 12.2). Mit dem Betreten der Bühne verlässt der Patient (im Psychodrama Protagonist genannt) den Bereich der Alltagsrealität und eröffnet in Begleitung und mit Unterstützung des Therapeuten andere Realitätsebenen (Sader 1991).

Auf der Bühne entsteht die innere, subjektive Welt des Protagonisten. Hier können Ereignisse aus der Vergangenheit, z.B. ein Streit mit dem Vater vor 20 Jahren oder surreale Ereignisse, wie z.B. ein Gespräch mit der verstorbenen Mutter oder auch die Welt der Mythen und Märchen, Wirklichkeit werden. Verhaltensalternativen, z.B. in einem fiktiven Bewerbungsgespräch, können ebenso ausprobiert werden wie im Rollentausch eine andere Erlebniswelt erfahren werden kann, wenn der Protagonist z.B. die Rolle seiner Mutter oder eines früheren Lehrers übernimmt.

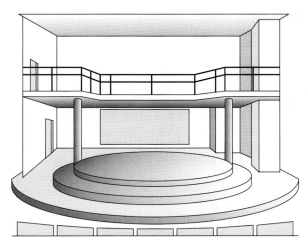

Abb. 12.2. Psychodrama-Theater in Beacon, NY, USA. Federzeichnung von M. Schönke nach Augenschein und Fotos (1991). Morenos Rundbühne in Beacon konnte über 3 Stufen betreten werden. Zudem gab es einen Balkon, der in die Spielszene eingebaut werden konnte

Für Psychodrama-Unerfahrene ist es manchmal schwer vorstellbar, wieso das Spielen einer Szene intensives Erleben bewirken kann, das oftmals realistischer und intensiver gespürt wird als entsprechende Szenen aus dem Alltag: „Ich habe mehr Kontakt zu mir gehabt als ich das sonst kenne", oder „So intensiv habe ich das noch nie erlebt", sind diesbezüglich häufige Äußerungen von Protagonisten nach einem psychodramatischen Spiel.

Aber nicht nur für den Protagonisten ist die Darstellung seiner Welt eine unmittelbare, intensive Erfahrung, auch die Zuschauer bekommen durch die szenische Darstellung einen direkteren und plastischeren Eindruck. Auch in der Supervision lässt sich mit psychodramatischen Mitteln arbeiten. Es ist immer wieder eindrucksvoll zu sehen, wie schnell Interaktionszusammenhänge zwischen Therapeut und Patient durch die szenische Darstellung deutlich werden. Ein ausschließlich verbaler Bericht des Therapeuten über dieselbe therapeutische Situation nutzt wichtige Informationsquellen, wie Sprechtempo, Sprechpausen, Sitzhaltung und andere nonverbale Kommunikationsaspekte nicht.

Szenisches Handeln im Psychodrama

Handlung wird üblicherweise als eine zielgerichtete Tätigkeit verstanden. Im Psychodrama hingegen geht es um Erfahrungen im Prozess des Handelns in einer Szene. Die therapeutische Wirkung des szenischen Handelns im Psychodrama liegt in der aktivierenden Kraft des Erlebens. Körperhaltung, Bewegung, Stimme, Sprache, räumliche Wahrnehmung, das alles bewirkt zentralnervöse Prozesse, die mit der Erlebnisaktivierung zusammenhängen (vgl. auch Riegels 1981).

Szenisches Handeln soll die Spontaneität und Kreativität fördern. Auf der Bühne entstehen Handlungsräume, in denen sich unbewusste Kräfte und verborgene Ressourcen des Patienten entfalten können. Wiederholungen erlebter Szenen aus der Vergangenheit sind nicht nur Wiederaufführungen, sondern es besteht bei diesem zweiten Mal die Möglichkeit zur erweiterten Gefühlswahrnehmung sowie zu Handlungen, die in der Ursprungsszene nicht möglich waren: „Jedes wahre zweite Mal ist die Befreiung vom ersten" (Moreno 1959).

Die Gruppe

Die Besonderheit einer Psychodramagruppe liegt in 4 Funktionen: Psychodrama ist

- „Therapie *in* der Gruppe,
- *durch* die Gruppe,
- *für* die Gruppe und
- *der* Gruppe" (Leutz 1974).

In der Gemeinschaft der Gruppe geschieht Behandlung des Einzelnen auf der Bühne. Durch die Mitarbeit der Gruppenteilnehmer in ihren Funktionen als Mitspieler und durch die entsprechenden Rückmeldungen in der Gesprächsphase unterstützt die Gruppe den therapeutischen Prozess des Einzelnen. Die Themen, die Einzelne auf der Bühne bearbeiten, sind in der Regel allgemein existenziell, so dass alle anderen Teilnehmer sich mehr oder weniger angesprochen und beteiligt fühlen können. Durch das Spiel des Protagonisten wird für alle etwas „mitbearbeitet". Insofern geschieht Therapie für die Gruppe.

Im Laufe längerer Zusammenarbeit verändern sich Gruppenstruktur und Gruppendynamik im Sinne eines heilsamen Prozesses. Isolierte werden integriert, Konflikte zwischen Gruppenteilnehmern gelöst und die Fähigkeit der Begegnung untereinander erhöht. Insofern ereignet sich Therapie der Gruppe.

Die optimale Größe einer Psychodramagruppe liegt zwischen 8 und 12 Personen.

Der Therapeut

Der Psychodramatherapeut ist verantwortlich für das Zustandekommen und den Verlauf jeder Sitzung. Er strukturiert Sitzungsabläufe ohne einzuengen und ist immer an den aktuellen Einfällen der Gruppenmitglieder orientiert. Er intendiert durch seine Interventionen die Umsetzung relevanter Einfälle in spielbare Szenen und benutzt im protagonistzentrierten Spiel eine Vielfalt von Handlungstechniken, um das Erleben der Protagonisten zu vertiefen und ihre kreativen Potenziale zu wecken. In der Gesprächsphase bringt er sich und sein Erleben in angemessener, therapeutisch förderlicher Weise ein.

> **!** Ein Psychodramatherapeut muss ständig zwei Ebenen beachten. Im protagonistzentrierten Spiel ist seine Aufmerksamkeit sowohl auf das Geschehen auf der Bühne als auch auf die psychischen Bewegungen in der Gruppe der Zuschauenden konzentriert.
> Wegen der Komplexität dieser Leitungsaufgaben ist ein Ko-Therapeut an der Seite eines Psychodramatherapeuten hilfreich.

Der Protagonist

Jeder Gruppenteilnehmer kann zum Protagonisten werden. Zwei Bedingungen bestimmen die „Wahl" zum Protagonisten:

- Der Betreffende muss einen hinreichend ausgeprägten Wunsch haben, etwas zu bearbeiten und
- in der Gruppe muss „Raum" für dieses Thema sein.

Die Entwicklung eines Gruppenteilnehmers zum Protagonisten ist ein dynamischer Prozess in der Erwärmungsphase.

Die Mitspieler

Die Mitspieler (auch Antagonisten oder Hilfs-Iche genannt) werden vom Protagonisten ausgewählt und übernehmen Rollen, die für die beabsichtigte Szene von Bedeutung sind. Dabei können nicht nur Rollen von Menschen, sondern auch Tiere, Pflanzen, Gegenstände, sogar Stimmungen durch Mitspieler dargestellt werden.

> **!** Zur Vermeidung von Rollendiffusionen ist es ist therapeutisch bedeutsam, den Eintritt eines Antagonisten in die Welt des Protagonisten und das Verlassen dieser Welt deutlich zu kennzeichnen. Das geschieht durch das Einführen in die zu übernehmende Rolle (s. Fallbeispiel „Sabrina") und durch das Entrollen am Ende des psychodramatischen Spiels. Das Entrollen besteht in einem symbolischen Abstreifen der Rolle durch den Protagonisten. Sie wird dem Antagonisten quasi wie eine zweite Haut vom Körper gestreift.

Der Doppelgänger

Gelegentlich ist es angezeigt, dem Protagonisten einen Doppelgänger zur Seite zu stellen. Der Doppelgänger begleitet den Protagonisten während des ganzen Spiels. Seine Aufgabe ist es, sich einzufühlen und ggf. unterstützend zu doppeln. In der Gesprächsphase (s. Abschn. 12.3.2) kommen oft von ihm hilfreiche Rückmeldungen über sein einfühlendes Erleben während des Spiels.

Ein Doppelgänger ist z.B. indiziert, wenn es sich um Ich-schwache Protagonisten oder Spiele mit einer grenzüberschreitenden bzw. Gewalt bestimmten Thematik handelt.

Die Zuschauer

Die Zuschauer sind der „Resonanzboden" des protagonistzentrierten Spiels. Die innere Beteiligung der Einzelnen in der Gesamtheit der Zuschauenden bestimmen die Atmosphäre im Raum und „tragen" das Spiel auf der Bühne mit. Diese innere Teilhabe löst u.U. tiefe Gefühle bei den Zuschauern aus und kann zu einer Katharsis (d.h. Reinigung, s. Aristoteles „De poetica." Übertr. Von Olaf Gigon, Zürich; Artemis 1950), im Sinne einer Observationskatharsis führen (Moreno 1959). Die Zuschauer werden ergriffen vom Spiel und es findet im Gleichklang mit der Konfliktlösung auf der Bühne auch in ihnen eine innere Reinigung statt.

12.3.2
Ablauf einer psychodramatischen Sitzung

Jede Psychodramasitzung ist wie jede Begegnung zwischen Menschen einmalig und ein schöpferischer Prozess. Der Inhalt einer psychodramatischen Sitzung ist nicht planbar. Das psychodramatisch-therapeutische Geschehen ist weitgehend von unbewussten Vorgängen gesteuert. Es gibt allerdings auch Psychodramaformen, bei denen die Dynamik des Unbewussten durch Themenvorgaben eingeschränkt ist (z.B. themenzentriertes Psychodrama, Bibliodrama u.a.).

Der Ablauf des Psychodramas ist klar strukturiert (Abb. 12.3). Am Beginn jeder Gruppensitzung steht die Erwärmungsphase. Es folgt die Spielphase. Die Integrations- oder Feedbackphase, manchmal auch Gesprächsphase genannt, schließt regelmäßig diese Trilogie (triadisches Psychodrama) ab.

Eine psychodramatische Sitzung dauert in der Regel 1½ bis 3 Stunden.

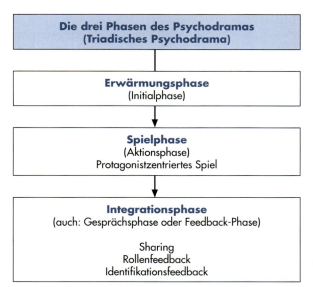

Abb. 12.3. Die drei Phasen des Psychodramas

Die Erwärmungsphase

> *„Tele"* (griechisch) bedeutet „fern; weit". Moreno versteht darunter die Fähigkeit, die Distanz zwischen Individuen zu überbrücken durch gegenseitige Einfühlung: „Begegnung bewegt sich vom Ich zum Du und vom Du zum Ich. Sie ist gegenseitige Einfühlung, sie ist Zweifühlung; Wachsendes Tele ist ein wachsender Gruppenprozess" (Moreno 1959).

Die Erwärmung hat das Ziel, den Kontakt der Gruppenmitglieder untereinander zu vertiefen. Moreno spricht davon, das Tele zu verstärken.

Die psychodramatische Sitzung beginnt mit einer Intervention des Therapeuten, die entweder aus einem Vorschlag zu einer Übung besteht oder aus der einfachen Frage nach dem Befinden der einzelnen Gruppenmitglieder (Befindlichkeitsrunde).

Es gibt eine Fülle von Übungen, die der Erwärmung dienen und ein erfahrener Therapeut verfügt über die Möglichkeit, je nach Stimmung und Gruppensituation passende Übungen vorzuschlagen, die geeignet sind, die latenten Themen im Hier und Jetzt der Gruppe deutlich werden zu lassen.

Die Spielphase

Sie beginnt formal mit dem Betreten der Bühne. Zunächst befinden sich zwei Menschen auf der Bühne: der Therapeut und der Protagonist. Der Raum ist nun in einen Zuschauerraum und eine Bühne aufgeteilt.

Das Bewusstsein der Grenze zwischen Bühne und Zuschauerraum ist wichtig, denn die Bühne ist psychologisch ein anderer Raum. Der Protagonist betritt eine Welt, in der über die Beziehungen zu den Gruppenmitgliedern hinaus potenziell alle Beziehungen seiner Vergangenheit, Gegenwart und Phantasie lebendig werden können. Alles kann „Hier und Jetzt" realisiert werden. Die Rückkehr des Protagonisten nach der Spielphase in die Gemeinschaft der Gruppe wird ebenso durch die klare Abgrenzung von Bühne und Zuschauerraum erleichtert. Diese Abgrenzung hilft zudem Übertragungsverwicklungen zu vermeiden.

Fallbeispiel: Sabrina

▶ Sabrina, die gebräunt aus dem Urlaub mit ihrem Freund zurückgekehrt war, hatte am Anfang des Wochenendes von ihrem merkwürdigen Gefühl gesprochen, dass der Urlaub eigentlich ganz harmonisch verlaufen sei, sie sich aber dennoch dabei ertappt habe, an die Möglichkeit einer Trennung zu denken.

Der nachfolgende Gruppenprozess hatte sich scheinbar von ihrem Thema entfernt. Vielmehr hatte Hans als Protagonist auf der Bühne die Beziehung zu seinem älteren Bruder dargestellt, der im Unterschied zu ihm immer in aggressive Auseinandersetzungen mit dem Vater verwickelt gewesen war. Hans hingegen versetzten solche lauten und fast körperlich entgleisenden Auseinandersetzungen in Panik. Das Thema von Hans war Gewalterfahrung. Sein Spiel hatte Sabrina wieder mit ihrer Urlaubserfahrung in Kontakt gebracht.

Nach Beendigung der Feedbackphase meldet sich Sabrina zu Wort.

Sabrina:
Ich merke, wie sehr mich das Spiel von Hans beschäftigt, mir ist meine Ehe eingefallen. Wenn Raum ist, möchte ich spielen.

Der Therapeut hatte mit einem kurzen Blick in die Runde nonverbale zustimmende Gesten wahrgenommen und bot Sabrina an, mit ihm die Bühne zu betreten. Er forderte sie auf, wie bei einem Waldspaziergang auf der Bühne im Kreis gehend einfach auszusprechen was sie „Hier und Jetzt" an Gedanken und Gefühlen in sich wahrnehme und diese wie in einem Selbstgespräch auszusprechen. Er selbst würde hinter ihr hergehen, um dann und wann etwas in Einfühlung mit ihr auszusprechen (s. Abschn. 12.3.3 „Doppeln").

Sabrina: (gehend)
Ich fühle mich ganz merkwürdig. Meine Erholung ist wie weggeblasen. Irgendwas ... (Pause) ...

Therapeut: (doppelt)
… am Spiel von Hans hat mich ganz durcheinander gebracht. Ich glaube es hatte etwas mit den Aggressionen zu tun.

Sabrina:
Genau. Jetzt kommt mir ein Bild. Furchtbar. In meiner Ehe mit Paul gab es auch so eine Szene. Komisch, ich dachte, das wäre vorbei.

Die Szene wird eingerichtet. Der Therapeut fragt sie, welche Personen an der von ihr erinnerten Szene beteiligt seien und fordert sie auf, für jede Person einen Mitspieler aus der Gruppe auszusuchen. Sabrina wählt Gerd für ihren damaligen Mann Paul, Jutta für ihre damals 5-jährige Tochter Karla und Kerstin für ihre damals 8-jährige Tochter Britta. Zuletzt bittet der Therapeut sie, einen Doppelgänger auszusuchen.

Zur Einführung in ihre Rollen beschreibt Sabrina körperliche Merkmale und Persönlichkeitseigenschaften der ausgewählten Personen. Die Beschreibung von Paul fällt etwas karg aus. Der Therapeut bittet Sabrina „in die Rolle von Paul zu gehen" und interviewt sie in der Rolle von Paul. Auf diese Weise entsteht ein deutlicheres Bild. Gleichzeitig zeigt sich, dass Sabrina offensichtlich Mühe hatte, sich auf die Rolle von Paul einzulassen.

In die eigene Rolle zurückgetauscht richtet Sabrina nach Aufforderung durch den Therapeuten Wohnzimmer und angrenzende Küche ihres damaligen Hauses ein. Vor dem Kamin im Wohnzimmer sitzt der Vater (Paul) und spielt seinen Kindern auf der Gitarre vor, während die Mutter (Sabrina) in der Küche das Abendessen bereitet. Es ist ein Abend an einem Wochenende.

Paul:
Ich spiele Euch jetzt was vor und Ihr müsst mitsingen. Das Lied vom Mäusekönig, das kennt Ihr doch …

Paul beginnt zu spielen, Karla singt hingebungsvoll mit, Britta zögerlich, mit deutlichen Signalen der Unlust.

Paul intensiviert sein Spiel. Zu Karla gewandt:

Paul:
Super, das klingt gut, jetzt den Refrain …

Die Protagonistin (als Mutter) ist mit dem Anrichten des Abendessens in der Küche beschäftigt. Sie signalisiert dem Therapeuten eine Veränderung der Szene. Sie tauscht wieder in die Rolle von Paul und beendet als dieser das Gitarrenspiel.

Paul:
So, das war wunderbar – und zu Karla gewandt – dafür bekommst Du ein Stück Schokolade (wobei er sich selbst auch ein Stück in den Mund schiebt).

Britta:
Ich will aber auch eins. Ich hab auch schön gesungen.

Paul:
Du hast nicht richtig mitgesungen, Du kriegst keins.

Britta schreit wütend auf.

Britta:
Ich will auch eins, ich hab auch schön gesungen (sie greift nach der Schokolade, die der Vater ihr aber entwendet).

Paul: (lauter)
Du kriegt nichts. Wenn Du nicht mitsingst, kriegst Du nichts. Aus!

Es entsteht ein Gerangel zwischen Paul (Vater) und Britta (Tochter). Britta fängt bitterlich zu weinen an. Das ist der Moment, in dem Sabrina (Mutter) ihrerseits wutentbrannt aus der Küche stürzt.

Sabrina:
Jetzt hab ich aber genug, immer dasselbe, (schreit) gib dem Kind jetzt die Schokolade!

Sie stürzt sich auf Paul, der die Schokolade von ihr weghalten will, was ihm aber nicht gelingt. Sie kann sie ihm wegnehmen, bricht hastig ein Stück ab und gibt es Britta.

Paul hatte nicht aufgegeben und versuchte, die Schokolade wieder an sich zu bringen. Zwischen Paul und Sabrina entsteht vor den Augen der Kinder ein heftiges Gerangel. Paul drängt Sabrina in die Küche, holt aus und schlägt sie zu Boden.

Paul:
Ich werd's Dir zeigen, Du Schlampe, Du mieses Stück Scheiße, halt Dich da raus.

Sabrina liegt inzwischen auf dem Boden schreit und weint. Paul versetzt ihr noch einen Fußtritt und verlässt wütend die Küche. Sabrina wird ganz still. Es ist eine von Spannung aufgeladene Stille. Der Therapeut kniet sich neben sie:

Therapeut:
Es tut so weh … (und bestimmter) ich will es nicht mehr!

Wie wenn ein unter Druck stehendes Ventil geöffnet worden wäre, entlädt sich ein Schrei, voller Schmerz, Wut und Trauer. Sabrina weint. Die Doppelgängerin hält sie.

Sabrina:
(nach einiger Zeit leise): Ich schäme mich so.

Therapeut:
Vor wem?

Sabrina:
Vor mir selbst, dass ich mich so missbrauchen lasse. Ich hab das noch lange ausgehalten, hab so getan, als wäre nichts gewesen. … Ich fühle mich so schuldig.

Der Therapeut bittet seine Ko-Therapeutin, die Rolle von Sabrina zu übernehmen. Die Szene soll noch einmal gespielt werden. Sabrina bittet er zu sich auf einen Stuhl am Rand der Bühne (Spiegeltechnik, s. unten). Mitten in der Szene zeigt Sabrina auf Britta und sagt aufgeregt:

Sabrina:
Das kenne ich. Das kenne ich so gut.

Therapeut:
Was kennen Sie, woran erinnern Sie sich jetzt?

Sabrina:
Ich habe mich auch immer so gefühlt. Ich musste auch immer zurückstehen.

Sabrina hat zu weinen begonnen. Der Therapeut stellt sich hinter sie, eine Hand auf ihre Schulter gelegt. Als Sabrina sich etwas beruhigt hat, doppelt er.

Therapeut:
Ich habe mich so oft ungerecht behandelt gefühlt und hatte so eine Wut.

Sabrina (nickt unter Tränen):
... aber ich habe nie was gesagt, ich war immer die Große.

Sie erinnert sich plötzlich an eine Szene, als sie 7 Jahre alt war. Ihre jüngere Schwester ist 3 Jahre. Es wird deutlich, wie oft sie mit der Bemerkung, dass sie ja schon groß sei, sich zurückgesetzt gefühlt hat. Sie hatte, insbesondere auf den Vater, einen verzweifelten Hass entwickelt, für den die kleine Schwester immer „die Süße" war, während sie „die Große" genannt wurde. Sie hatte es nie gewagt, ihre Wut zu zeigen in der Angst, dann noch mehr vom Vater abgelehnt zu werden.

Zum Schluss schlägt der Therapeut vor, sich noch einmal in die Situation vom Anfang zu begeben, als sie trotz scheinbarer Harmonie im Urlaub, sich bei Gedanken an Trennung ertappt hatte. In dieser Situation konnte Sabrina plötzlich fühlen, dass die Harmonie Schein war. Ihr fielen viele Begebenheiten ein, bei denen sie sich im Urlaub nicht gut behandelt gefühlt, aber geschwiegen hatte. Sie konnte ihr Harmoniebedürfnis als ein Verdrängen von Aggressionen erleben und es war eine kognitiv-affektive Verbindung zwischen Kindheitserfahrungen und ihrem Muster der Beziehungsgestaltung als erwachsene Frau entstanden. ◄

Die Integrationsphase

Die Gruppenteilnehmer waren sehr bewegt von Sabrinas Spiel. Nach dem Entrollen folgte die Integrationsphase, in der zunächst eigene Erfahrungen mit Gewalt und Scham von den Gruppenmitgliedern berichtet wurden (Sharing). Dann berichteten die Mitspieler von ihrem Erleben in den Rollen (Rollenfeedback). Es folgte das Identifikationsfeedback. Einige Mitspieler hatten sich sehr mit den Kindern, andere mit dem Ehemann und wieder andere mit Sabrina identifiziert und berichteten darüber.

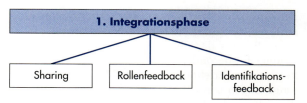

Abb. 12.4. Ablauf der Integrationsphase. Die einzelnen Abschnitte der Integrationsphase folgen regelhaft von links nach rechts, wobei von manchen Autoren auch für die Reihenfolge: Rollenfeedback, Identifikationsfeedback, Sharing plädiert wird (Leutz 1974)

Diese Gesprächsphase wird Phase der Integration genannt, weil zum einen die Darsteller auf der Bühne wieder in die Gruppe integriert werden, zum anderen haben sich durch das Spiel für den Protagonisten neue Aspekte seiner Person gezeigt, die in das bisherige Bild von sich selbst integriert werden wollen.

Sprechen über das Erlebte hilft Protagonisten und Gruppenmitgliedern, das tiefe, oft auch regressive Erleben auf der Bühne zu ordnen. Abbildung 12.4 zeigt einen Überblick über die Integrationsphase.

Sharing

Das Miterleben des Geschehens auf der Bühne (z. B. die Sehnsucht des Protagonisten als Kind nach der Mutter) belebt häufig ähnliche Erlebnisse bei anderen Gruppenmitgliedern.

 Sharing meint die Mitteilung dieser biographischen Erfahrungen wie etwa: „Beim Zuschauen habe ich wieder deutlich gefühlt, als mein Vater damals ...".

Für Gruppe und Protagonisten sind solche Äußerungen von großer Bedeutung. Der Protagonist fühlt sich durch ähnliche Erfahrungen der Gruppenmitglieder getragen und in der Tiefe verstanden. Sein Schicksal verliert damit eine in seinem Erleben gelegentlich ausgrenzende Einmaligkeit, was häufig erleichternd und integrierend erlebt wird.

Durch sein Spiel hat er den Mitgliedern der Gruppe Einblick in sehr persönliche Bereiche seines Lebens gewährt. Unmittelbar nach dem Spiel besteht oft eine Atmosphäre besonderer Intimität und Verletzlichkeit, die auch andere ermutigt, persönliche Erlebnisse mitzuteilen. Die Bindung der Gruppenmitglieder wird tiefer. Sharing kann eine vertiefte Sympathie auslösen, die Moreno „Liebeskatharsis" nennt.

Im Prozess des Sharings wird fühlbar, dass die Gruppe ein besonders geschützter Raum ist, in dem mit intimen Erlebnissen anderer Menschen würdig umgegangen wird. Vorbild für die ganze Gruppe ist die Haltung des Therapeuten, zu dessen Aufgaben es gehört, den Protagonisten in dieser Phase vor Rat- „schlägen" und Besserwisserei zu schützen.

Zudem werden durch die Schilderung persönlicher Erfahrungen anderer Gruppenmitglieder evtl. vorhandene Schamgefühle beim Protagonisten gemildert.

Die Art des Sharings ist ein Gradmesser für ein gelungenes Psychodrama. Ein Protagonist, der keinen Kontakt zu seinem Erleben gefunden hat und dessen Spiel intellektuell und affektiv flach geblieben ist, löst bei den Zuschauern kein Mitfühlen und auch keine Sharings aus. In der Integrationsphase äußert sich das häufig in der Tendenz zur Interpretation und Bewertung; fast immer ein Zeichen für fehlende emotionale Tiefe im psychodramatischen Spiel.

Rollenfeedback

Die Mitspieler des Protagonisten schildern der Reihe nach, wie sie die Rolle, die sie gespielt haben, erlebt und ihre Umgebung aus der Rolle wahrgenommen haben. Da im psychodramatischen Spiel in der Regel die Rolle getauscht wird, können sie über mehrere Rollenerfahrungen berichten. Häufig sind für den Protagonisten mit solchen Erfahrungen „Aha-Erlebnisse" verbunden. Projektionen werden aufgelöst und die Wahrnehmung des Protagonisten durch die andersartige Wahrnehmung seiner Mitspieler erweitert. Der erlebten Brutalität im Spiel von Sabrina durch ihren Ehemann wird dessen Erleben von Ohnmacht und Scham an die Seite gestellt und kann zu einer Veränderung ihrer Bewertungen führen.

Das Rollenfeedback ist zudem ein gewichtiger Schutz für den Protagonisten gegen das Psychologisieren der Besserwissenden. Schilderungen aus der Rolle sind immer Erlebnisse: „Ich habe mich in der Rolle Deines Mannes von Dir nicht ernst genommen gefühlt und das hat mich verletzt". Solche Erfahrungen können leichter, ohne Verteidigungsimpulse auszulösen, angenommen werden als Zuschreibungen wie: „Du nimmst andere nicht ernst und bist aggressiv!"

> ! *Rollenfeedback* hebt die sonst verborgenen affektiven Konstellationen einer Szene stärker ins Bewusstsein und verhilft dem Protagonisten zu einem ganzheitlicheren Verstehen. Er bekommt dieselbe Szene aus unterschiedlichsten Blickwinkeln geschildert und kann auf der Basis besser verstandener Problem- und Konfliktzusammenhänge ein für ihn angemesseneres Verhalten in zukünftigen Situationen entwickeln.

Identifikationsfeedback

Mit Identifikationsfeedback wird eine Rückmeldung in der Gesprächsphase bezeichnet, die aus der Identifikation mit dem Protagonisten oder einer anderen Figur auf der Bühne stammt: „Ich habe mich in der Identifikation mit Deinem Bruder so zerrissen gefühlt, als er nach der Scheidung Deiner Eltern mit dem Vater weggezogen ist und Du bei Deiner Mutter geblieben bist".

Alle Teilnehmer der Gruppe und der Therapeut können sich am Identifikationsfeedback beteiligen.

Identifikationsfeedbacks vertiefen das Verstehen und wirken wie eine Verstärkung: „Ich konnte so gut mitfühlen, wie Dich Deine Eltern in der Wohnung allein gelassen haben und zum Tanzen gegangen sind". Sie bestätigen noch einmal die „Richtigkeit" des Gefühls für den Protagonisten und signalisieren gleichzeitig Verständnis. Abbildung 12.5 stellt schematisch den gesamten Ablauf der drei Phasen des Psychodramas noch einmal im Überblick dar.

12.3.3 Psychodramatische Techniken

In den einzelnen Phasen stehen dem Psychodramatherapeuten unterschiedliche Techniken zur Verfügung (Abb. 12.6). Sie alle dienen dazu, den therapeutischen Prozess voranzubringen und zu vertiefen. Man unterscheidet im Hinblick auf die Phasen unterschiedliche Techniken:

- Die Techniken, die in der Erwärmungsphase zur Anwendung kommen werden *Initialtechniken* genannt. Sie dienen dazu, die Begegnung unter den Gruppenmitgliedern zu fördern. Sie können zu einem protagonistzentrierten Spiel führen oder aber zur Bearbeitung eines Themas durch die ganze Gruppe (gruppenzentriertes Psychodrama).
- In der Spielphase stehen dem Psychodramatherapeuten unterschiedliche *Handlungstechniken* zur Verfügung mit unterschiedlicher Indikation. Da sie im Unterschied zu den Techniken in der Erwärmungsphase bzw. der Integrationsphase besonderes Gewicht haben, werden die wichtigsten weiter unten erläutert.
- Die *Abschlusstechniken* in der Integrationsphase sollen aufgebrochene emotionale Prozesse auffan-

12.3 **Der therapeutische Prozess** 251

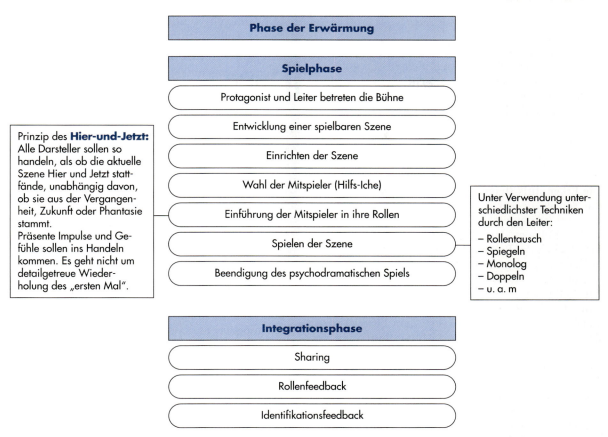

Abb. 12.5. Der Ablauf einer psychodramatischen Sitzung im Überblick

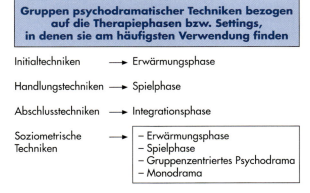

Abb. 12.6. Gruppen psychodramatischer Techniken bezogen auf die Therapiephasen bzw. Settings, in denen sie am häufigsten Verwendung finden

gen. Sie helfen durch das psychodramatische Spiel eröffnete Ressourcen bewusster wahrzunehmen und ins Selbstbild zu integrieren.
- Die *soziometrischen Techniken* sind Teil der Soziometrie, von Moreno als „Wissenschaft der Messung zwischenmenschlicher Beziehungen" bezeichnet.

Es würde den Rahmen dieser Arbeit sprengen, die Soziometrie Morenos umfassend darzustellen. Deshalb sollen hier nur die therapierelevanten Aspekte der Soziometrie, die soziometrischen Techniken, beschrieben werden. Neben den Handlungstechniken werden sie in psychodramatischen Sitzungen immer dann angewendet, wenn es um die Diagnostik des sozialen Gefüges der Gruppe geht. Neben der Klärung von Gruppenbeziehungen können soziometrische Techniken auch zur Anwärmung verwendet werden.

Zentrale Handlungstechniken im Psychodrama

Im Text sind schon einige Techniken erläutert worden. Die wichtigsten sind in Abb. 12.7 im Überblick dargestellt.

Rollentausch

Die wichtigste Handlungstechnik im Psychodrama ist der Rollentausch. Moreno als Poet beschreibt den Rollentausch so:

Ein Gang zu zwei: Auge vor Auge
Mund vor Mund
Und bist du bei mir, so will ich dir
die Augen aus den Höhlen reißen
und an Stelle der meinen setzen,
und du wirst die meinen ausbrechen
und an Stelle der deinen setzen,
dann will ich dich mit den deinen
und du wirst mich mit meinen Augen
anschauen

Die Erkenntnis steigernde Funktion. Zunächst wird die *Steigerung der Ich-, Du- bzw. der Beziehungserkenntnis* erläutert.

Das Konzept der Begegnung ist zentral in der Metatheorie des Psychodramas und der Rollentausch ist der Königsweg zur wahren Begegnung.

Auf der psychodramatischen Bühne vollzieht sich der Rollentausch, indem ein Mensch in einer bestimmten Szene Rolle und Platz einer anderen Person übernimmt und umgekehrt. Zum Beispiel wird der Sohn zur Mutter und die Mutter zum Sohn. In der Rolle der Mutter sieht der Sohn sich selbst mit den Augen der Mutter. Auf diese Weise können sich Empfindungen, Haltungen und Gedanken einstellen, die der Rolle der Mutter eigen sind, aus der Rolle des Sohnes aber nicht wahrnehmbar waren. Die Strenge der Mutter, die der Sohn bei seinem späten Heimkommen empfindet, wandelt sich in der Rolle der Mutter plötzlich zur Sorge und Angst um den Sohn.

Rollentausch verändert das Bild vom anderen und damit die Einstellungen und Gefühle ihm gegenüber. Mit dem Rollentausch stirbt gewissermaßen das bisherige Bild vom anderen. Es kommt etwas Neues hinzu, es relativiert sich das bisher sicher Geglaubte über den anderen. Er ist der Tod des Augenblicks.

In therapeutischen Situationen kommt es vor, dass der Rollentausch verweigert wird. Häufig geschieht das bei unsicheren oder aggressiv gestimmten Menschen, die das Gefühl haben, ihre Position gegenüber anderen behaupten zu müssen. Offensichtlich hat diese Verweigerung mit der Ahnung zu tun, dass nach vollzogenem Rollentausch die bisherigen Überzeugungen und Sichtweisen, an denen man festhalten wollte, nicht mehr haltbar sind.

> ! *Rollentausch* hilft so, den Prozess der ständigen Veränderung in zwischenmenschlichen Beziehungen als wesentlichen Bestandteil des Lebens wahrzunehmen. Die Welt mit den Augen des anderen zu sehen, erweitert die eigene Weltsicht und vermindert das Erleben des Getrenntseins vom anderen. Der Rollentausch vermittelt Erfahrungen, die eine vertieftere und „wahrere" Begegnung zwischen Menschen ermöglicht. Zudem lösen die Erkenntnisse und Einsichten durch den Rollentausch im Gegenüber ein Gefühl des Erkanntseins aus und gewinnen damit therapeutische Relevanz.

Eine *Steigerung der Ich-Erkenntnis* lässt sich folgendermaßen beschreiben.

Rollentausch ist auch mit einem eigenen inneren Anteil möglich und verhilft so zu einem besseren Verständnis der eigenen inneren Welt.

Fallbeispiel

▶ Herr K. ist entschlossen, sein Arbeitspensum zu reduzieren und bereit ein Stellenangebot, das einen Karrieresprung bedeuten würde, auszuschlagen. Dennoch spürt er eine große Versuchung, die angebotene Leitungsposition anzunehmen. Er fühlt sich gespalten. Eine Seite seines inneren Strebens nennt er „großer Fisch", die andere „kleiner Fisch". Der große Fisch möchte Erfolg, der kleine Fisch möchte mehr vom Leben als nur Arbeit. Die Therapeutin stellt zwei Stühle auf die Bühne. Herr K. soll sich als kleiner Fisch auf den einen Stuhl setzen und als großer auf den anderen. Beide sollen einen Dialog miteinander führen.

Herr K.: (auf dem Stuhl als großer Fisch)
Du weißt nicht wie die Welt aussieht, wenn Du Erfolg hast und ganz oben bist. Niemand kann Dir was sagen – Großartig.

Die Therapeutin ordnet den Rollentausch an.

Herr K.: (auf dem Stuhl als kleiner Fisch antwortet)
Du weißt ja nicht, was es alles noch schönes im Leben gibt. Gestern am Sonntag sind Hilde (seine Frau) und ich gar nicht aus dem Bett aufgestanden. Es war einfach wunderbar.

Es wird schnell deutlich, dass der große Fisch Elternerwartungen repräsentiert verbunden mit großer Angst vor Entwertung und Liebesentzug, was im weiteren Verlauf des Psychodramas bearbeitet werden kann. ◀

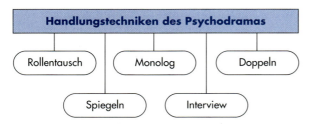

Abb. 12.7. Zentrale Handlungstechniken im Psychodrama

Die korrigierende Funktion des Rollentausches (Rollenwechsel). Der Rollentausch wird auch eingesetzt, wenn der Ablauf einer Szene im Sinne des Protagonisten korrigiert werden soll. Mit den Worten: „So hat das mein Mann aber nicht gesagt", reagiert eine Protagonistin auf die Worte eines Gruppenmitglieds in der Rolle ihres Mannes. Im Rollentausch übernimmt die Frau die Rolle ihres Mannes und formuliert entsprechend ihrer Erinnerung. Da hier die Rolle nicht im definierten Sinne getauscht wird, sollte man besser von Rollenwechsel sprechen.

Doppeln

Fallbeispiel

▶ Während der Eingangsrunde war Peter, ein 24-jähriger Student, auffällig still geblieben. Seine Bemerkungen zu seinem Befinden waren kurz, hatten diffus angedeutet, dass es ihm nicht so gut ginge, er aber schon mit sich und der Situation zurecht käme. Am Ende der Runde wirkte Peter noch zusammengesunkener als vorher. Der Therapeut stand auf, stellte sich hinter Peter und sagte: „Es geht mir ziemlich schlecht. Eigentlich sehne ich mich nach Unterstützung durch die Gruppe, aber ich schäme mich auch, mich hier so bedürftig zu zeigen. Ich behalte es doch lieber für mich, ich werde schon allein damit fertig" (einfühlendes Doppeln). Der Therapeut setzte sich wieder auf seinen Stuhl. Peter hatte Tränen in den Augen und nickte. Die Atmosphäre in der Gruppe hatte sich schlagartig verändert. Es war viel Zuwendung und Offenheit für Peter spürbar. Sein Thema hatte in der Gruppe Raum. ◀

Doppeln öffnet Seelenräume. Es kann Gefühle und Gedanken über die Schwelle des Bewusstseins heben bzw. ihnen eine Stimme verleihen. Es gibt viele Arten es Doppelns: Es kann verstehend und einfühlend sein, akzeptierend und konfrontierend, es kann Ambivalenzen verdeutlichen und assoziationsstiftend sein.

> *Doppeln* ist indiziert, wenn ein blockiertes Gefühl gelöst oder ein regressiver Prozess eingeleitet werden soll.
> Bei sog. frühen Störungen oder Psychosen kann Doppeln indes kontraindiziert sein, weil es wegen einer unzureichend ausgebildeten psychischen Struktur dekompensationsfördernd wirken kann.

Mit dem Doppeln wird durch den Therapeuten oder den Doppler (auch ein Gruppenmitglied kann doppeln) ein Gefühl oder ein Gedanke öffentlich gemacht. Es bedarf eines hinreichenden Einfühlungsvermögens, damit Doppeln nicht demaskierend und beschämend wirkt.

Die unterschiedlichen Arten des Doppelns sind in Abb. 12.8 aufgeführt.

Spiegeln

Fallbeispiel

▶ Frau B. war zur Protagonistin geworden. Sie quälten die ständigen Auseinandersetzungen mit ihrem Mann, von denen sie das Gefühl hatte, dass sie aus heiterem Himmel entstünden. Sie war weder in der Lage, ihrem Mann eindeutig die Schuld an diesem Phänomen zuzuschreiben, noch konnte sie bei sich selbst ein auslösendes Verhalten entdecken. Auf der Bühne hatte sich eine dieser typischen Streitsituatio-

Abb. 12.8. Verschiedene Arten des Doppelns

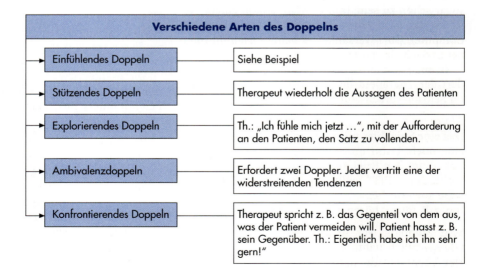

nen entwickelt. An einem bestimmten Punkt trat Ratlosigkeit ein. Frau B. hatte sich verausgabt, war resigniert und und wusste nicht mehr weiter. Der Therapeut bat die Protagonistin an den Rand der Bühne und seine Ko-Leiterin, die Rolle von Frau B. zu übernehmen mit der Aufforderung, die ganze Streitszene noch einmal zu spielen. Wie in einem Spiegel konnte nun Frau B. die Szene von außen erleben. Sie hatte Distanz zu ihrem eigenen Verhalten und konnte so leichter sehen, wie schnell sie gekränkt auf Äußerungen ihres Mannes reagierte. Bei „einfachen Fragen" witterte sie sofort einen versteckten Vorwurf. Sie konnte erkennen, wie sehr sie zu Schuldgefühlen neigte und schon „im Vorfeld" eventuelle Vorwürfe zu entkräften suchte. ◄

Spiegeln verhilft zur Distanz zum eigenen Verhalten. Eine Distanzerfahrung ist immer der erste Schritt auf dem Wege zu einer Verhaltensänderung. Selbst wenn Patienten ahnen, das etwas an ihrem Verhalten mit der Problementstehung zu tun haben könnte, wissen sie zumeist nicht, was das sein könnte. Spiegeln ist eine Konfrontationstechnik. Sie konfrontiert mit dem eigenen Verhalten und ermöglicht die Problematisierung dieses Verhaltens. Diese ist Voraussetzung für den Wunsch nach einer Veränderung.

In der Regel hat der Patient einen Widerstand gegen solche Einsichten entwickelt. Spiegeln ist daher auch eine Methode der Widerstandsbearbeitung.

Monolog

Fallbeispiel

► Klaus K. ist Student der Betriebswirtschaft und hatte in der Befindlichkeitsrunde seine Angst geschildert, spielsüchtig werden zu können oder es vielleicht sogar schon zu sein. Immer wenn er von einem Vorlesungstag nach Hause kam, war der erste Weg zum Computer. Dort „versänke" er beim Surfen im Internet und würde erst nach Stunden „auftauchen".

In einer Szene vor seinem Computer sitzend, fordert der Therapeut ihn auf, inne zu halten und wie im Selbstgespräch „zur Seite zu sprechen".

Klaus:
Das eine Spiel hier muss ich noch verstehen, nur das eine noch. Dann muss ich aber arbeiten. Ich muss unbedingt den Brief an XY schreiben und den Artikel in der „ZEIT" wollte ich ja auch noch lesen. Es wäre sowieso besser, ich würde was Vernünftigeres tun, z.B. Musik hören, statt so herum zu spielen.

Sein Monolog war in strengem Tonfall gehalten. Offensichtlich nahm er sich seine Spielfreude übel. Der Therapeut thematisierte seine Strenge mit sich selbst, die schließlich als verinnerlichte Forderungen seines Vaters erkennbar wurden. ◄

Beim Monolog oder Selbstgespräch wird der Protagonist angehalten, im szenischem Ablauf inne zu halten und seine augenblicklichen Gedanken, Gefühle und Handlungsimpulse auszusprechen. Doppeln kann diesen Monolog vertiefen bzw. konturieren.

Der Monolog unterbricht immer die Handlung und sollte daher nur eingesetzt werden, wenn deutlich wird, dass der Protagonist den Kontakt zu seinem Erleben verliert oder nicht gefunden hat (z.B. er denkt mehr als er fühlt).

Interview

Fallbeispiel

► Der Psychodramatherapeut hat mit K. die Bühne betreten. Sie war aufgeregt und den Tränen nahe.

Therapeut:
Was fühlen Sie?

K: (unter Tränen)
Ich bin aufgeregt und habe einen Kloß im Hals.

Therapeut:
Konzentrieren Sie sich auf diesen Kloß. Geben Sie ihm eine Stimme. Was sagt der Kloß?

K:
Beherrsch' Dich, reiß' Dich zusammen.

Therapeut:
Und weiter

K:
Ich halte was zurück … (nach einer Pause) … ich halte Traurigkeit zurück.

Therapeut:
Achten Sie auf Bilder, auf Szenen, auf Personen, die zu dieser Traurigkeit gehören. ◄

Dieses Interview führte schließlich zu einer spielbaren Szene. Das Interview kann in folgenden Situationen mit unterschiedlichen Zielen eingesetzt werden:

1. Das Interview zu Beginn des Psychodramas dient der Erwärmung des Protagonisten für ein Spiel.
2. Das Interview des Protagonisten in der Antagonistenrolle hilft die Antagonistenrolle anschaulich zu machen und erleichtert dem für die Rolle ausgewählten Gruppenmitglied die Rollenübernahme.
3. Das Interview des Protagonisten zwischen Szenen oder nach Abschluss des Spiels fokussiert das Erlebte und hilft Verknüpfungen unterschiedlicher Szenen und biographischer Ereignisse zu erkennen.

Soziometrische Techniken

Das soziale Atom

Ohne soziale Beziehungen ist der Mensch nicht existenzfähig. Moreno spricht vom „sozialen Tod", wenn keine hinreichend tragfähigen sozialen Beziehungen vorhanden sind.

> ❗ Das *soziale Atom* ist die kleinste notwendige soziale Einheit. Es besteht aus Repräsentanzen der Personen, die von der betreffenden Person als bedeutsam bzw. unverzichtbar erlebt werden. Zu einem sozialen Atom können auch verstorbene Personen, Tiere oder Gegenstände gehören.

Abbildung 12.9 zeigt das Schema eines sozialen Atoms.

Der soziometrische Test und das Soziogramm[2]

Das soziale Atom betrachtet das Beziehungsnetz des Individuums. Der soziometrische Test untersucht die emotionale Struktur einer Gruppe. Das Soziogramm ist die graphische Darstellung dieser Gruppenbeziehungen. Es stellt in leicht erkennbarer und übersichtlicher Form eine Auswahl von typischen Eigenschaften einer soziometrischen Gruppenstruktur dar (Abb. 12.10).

Die Daten für das Soziogramm werden durch Wahl der Gruppenmitglieder bezogen auf ein bestimmtes Kriterium erhoben. In einer Patientengruppe könnte das Thema „Beitrag zur Gruppenaktivität" sein, d. h. jeder wählt diejenigen aus, denen er den größten Beitrag zur Aktivierung der Gruppe zuschreibt. Die Anzahl der Wahlen ist zumeist auf drei beschränkt.

Die Daten können aber auch durch ein Akto-Soziogramm, d. h. durch Beobachten eines laufenden Gruppenprozesses, erhoben werden.

Wir wollen uns vorstellen, das in Abb. 12.10 gezeigte Soziogramm stellt die sozioemotionale Binnenstruktur einer Therapiegruppe dar (Kriterium Sympathie). Person A ist offensichtlich der „Star" der Gruppe hinsichtlich der Sympathiebeziehungen. Sie vereinigt 5 positive Wahlen auf sich und erhält keine Ablehnung. Ihrerseits lehnt sie Person G und C ab, die sie aber beide wählen. G ist ein „Außenseiter" in der Gruppe. Er vereinigt die meisten negativen Wahlen auf sich. F ist ein sog. „Vergessener". Er wählt zwar selbst, wird aber von niemandem gewählt.

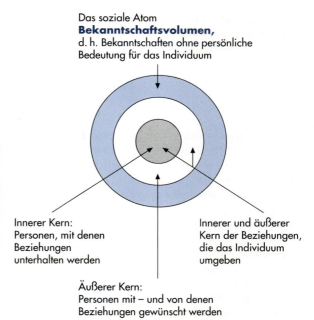

Abb. 12.9. Das soziale Atom. (Aus Moreno 1951)

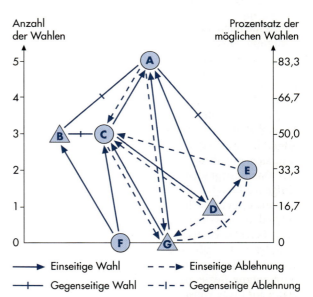

Abb. 12.10. Beispiel für ein Soziogramm (Mod. nach Cappel 1976). Die einzelnen Personen, die zur Gruppe gehören, sind durch Buchstaben dargestellt. Die Frauen sind durch Kreise, die Männer durch Dreiecke gekennzeichnet. Die positive Wahl ist durch eine durchgehende Verbindungslinie zweier Personensymbole bezeichnet. Wer von wem gewählt wird, ist durch die Richtung des Pfeiles sichtbar gemacht. Eine gegenseitige positive Wahl ist an einem kleinen Querstrich in der Mitte der Verbindungslinie erkennbar. Dasselbe gilt auch für gegenseitige Ablehnung, die durch eine gestrichelte Linie ausgedrückt wird. Ein gestrichelter Pfeil (z. B. von E nach C) drückt die Ablehnung von C durch E aus

---

[2] Der Text dieses Kapitels stammt aus Riegels u. Schmitz-Hambrecht (1981).

Die sozio-emotionale Binnenstruktur einer Gruppe kann aber auch auf einfachere Weise in Gestalt einer Übung sichtbar gemacht werden. Dazu folgendes Beispiel.

Fallbeispiel

▶ Die Gruppe besteht aus 8 Teilnehmern, 3 Männer und 5 Frauen. Die Therapeutin hatte das Gefühl, dass die Atmosphäre in der Gruppe sehr angespannt war. Vieles wurde nicht ausgesprochen. Dieses unterschwellige Beziehungsnetz sollte sichtbar und fühlbar gemacht werden, damit die Beziehungskonflikte bewusster handhabbar wurden.

Die Gruppe saß im Kreis. Die Therapeutin stellte eine Schale mit Münzen in die Gruppenmitte. Jeder sollte eine Münze aussuchen, welche die eigene Person repräsentierte. Größe und Wert der Münze sollten die augenblickliche Befindlichkeit in der Gruppe symbolisch darstellen (je größer und wertvoller die Münze, desto größer z. B. Selbstsicherheit und Wohlbefinden in der augenblicklichen Gruppensituation). Nachdem jeder eine Münze ausgewählt hatte, legte die Therapeutin ein weißes Blatt in die Mitte mit der Bemerkung, dass dieses Blatt den Beziehungsraum der Gruppe symbolisiere. Jeder sollte seine Münze der Reihe nach auf dem Blatt positionieren. Nach Beendigung der ersten Runde bemerkten einige Gruppenmitglieder, dass ihre Münze nahe an Münzen von solchen Gruppenmitgliedern lagen, deren Nähe sie nicht wünschten. Sie wollten die Position ihrer Münze entsprechend verändern.

Eine zweite Runde wurde eröffnet. Das Hin- und Herschieben der Münzen auf dem Papier machte allmählich für jeden fühlbar, dass die Gruppe dabei war, sich mit ihren Beziehungen auseinanderzusetzen. Das Engagement wurde größer. Es folgten noch einige Runden bis die Therapeutin eine letzte Runde signalisierte. Danach waren einige immer noch nicht zufrieden. Es schien unmöglich, eine für alle stimmige Position zu erzielen.

Jeder sollte nun seine Entscheidung begründen und sein Erleben während der Runden schildern. Die momentane Beziehungssituation in der Gruppe gewann auf diese Weise Konturen und konnte aktiv bearbeitet werden. ◀

Eine solche Übung ist mit unterschiedlichen Materialien und in Abwandlungen denkbar. Die Gruppenmitglieder können sich im Raum aufstellen und statt der Münzen unmittelbar im Raum einen Platz einnehmen, wobei die räumliche Entfernung der einzelnen Personen zueinander der gefühlten emotionalen Nähe oder Distanz entspricht.

12.3.4
Das gruppenzentrierte Psychodrama

Fallbeispiel

▶ Eine Gruppe von Männern und Frauen arbeitete schon einige Monate zusammen. An den vergangenen Wochenenden hatten viele protagonistzentrierte Psychodramen stattgefunden. Die Gruppe war zweifellos zielstrebig und fleißig. An diesem Wochenende schien die Atmosphäre verändert. Eine Art Lustlosigkeit stand im Raum und Spielwünsche einzelner wurden nicht mit der gleichen förderlichen Zustimmung aufgenommen wie bisher. Die Äußerungen der Gruppenmitglieder machten einen Widerstand fühlbar und lösten beim Therapeuten die Assoziation von „Lust und Pflicht" als Gruppenthema aus. Er schlug ein Stegreifspiel vor. Der Raum wurde in zwei Hälften geteilt. In der einen sollten sich die Bergmenschen einfinden, in der andern die Sumpfmenschen. Bergmenschen waren solche, die ein ausgeprägtes Pflichtgefühl haben, die diszipliniert und ergebnisorientiert ihre Arbeit tun. Bergmenschen sind realitätsorientiert.

Sumpfmenschen hingegen leben nach dem Lustprinzip. Sie stellen die Freude und den Spaß in den Vordergrund und handeln entsprechend.

Die Gruppenteilnehmer ordneten sich spontan einer der beide Gruppen zu. Es entwickelte sich sofort eine zu den Vorgaben passende Dynamik. Beide Gruppen sollten nun Kontakt miteinander aufnehmen und Mitglieder der jeweils anderen Gruppe von den Vorzügen der eigenen Lebensorientierung überzeugen und als neue Gruppenmitglieder anwerben.

Auf diese Weise lebte die Gruppe die latent bestehende Gruppendynamik aus. Die Nachbesprechung machte allen bewusst, dass es im Prozess der Gruppe offensichtlich um eine Auseinandersetzung mit der Gruppennorm ging: Wieviel Pflicht muss hier sein, wieviel Lust darf sein. ◀

Der Prozess in der Gruppe und die Thematik des protagonistzentrierten Spiels stehen in einer dynamischen Wechselwirkung. Der Psychodramatherapeut arbeitet gewissermaßen auf zwei Ebenen. Auf der Ebene des Gruppenprozesses muss er die aktuellen Beziehungen der Gruppenmitglieder im Blick haben und ggf. seine Interventionen entsprechend ausrichten. So ist es z. B. von großer Bedeutung, dass in der Gruppe vor einem protagonistzentrierten Spiel eine hinreichende Konfliktfreiheit unter den Gruppenmitgliedern existiert. Eine konfliktbestimmte Dynamik in der Gruppe könnte sich sonst störend bis destruktiv auf die Arbeit mit dem Protagonisten auswirken. Der Protagonist braucht eine hinreichende affektive Tragfähigkeit der ganzen Gruppe.

Die Entscheidung für einen bestimmten Protagonisten mit einem bestimmten Thema muss aus dem Gruppenprozess „herauswachsen". Der Therapeut hat hier eine moderierende und klarifizierende Funktion. Keinesfalls bestimmt er, „was gespielt wird". Die Erlebnisse eines Protagonistenspiels haben wiederum Einfluss auf den Gruppenprozess. Gruppenteilnehmer, die ähnliche Themen und Konflikte haben, können in besonderer Weise angewärmt sein und daraus kann sich das nächste Protagonistenspiel ergeben.

> ! Sind die Interventionen des Therapeuten mehr auf den Gruppenprozess bezogen und ist die Gruppe über einen gewissen Zeitraum mit der Dynamik in der Gruppe beschäftigt, spricht man von einem *gruppenzentrierten Psychodrama*. Hier werden aktuelle Konflikte oder Probleme der Gruppenstruktur (z. B. die Isolation Einzelner) bearbeitet.

12.3.5
Das Monodrama

Psychodrama als Einzelpsychotherapie wird Monodrama genannt. Der Patient arbeitet mit dem Therapeuten zusammen ohne Gruppe und damit auch ohne Antagonisten. Letztere werden entweder symbolisch ersetzt durch Figuren, Steine o. ä. oder sie werden imaginiert (z. B. in der Arbeit mit dem leeren Stuhl). Ansonsten kommen alle Techniken des Psychodramas zur Anwendung.

Fallbeispiel

▶ Die Patientin kommt in die Stunde und berichtet von einem Schwindelanfall, den sie am Morgen vor der Stunde gehabt hat. Sie ist irritiert und verängstigt und hat das Gefühl, auf keinen Fall in ihrer gegenwärtigen Belastungssituation krank werden zu dürfen. Der Therapeut stellt einen leeren Stuhl vor sie hin und fordert sie auf, dem Schwindel eine Gestalt zu geben und ihn auf den leeren Stuhl zu imaginieren.

Therapeut:
Wie sieht Ihr Schwindel aus, groß, bedrohlich, klein harmlos? ... Geben Sie ihm eine Gestalt.

Frau M.:
Eigentlich eher schlapp, nicht bedrohlich, so kraftlos, ohne Spannung.

Nachdem die Imagination hinreichende Konturen gewonnen hat, bittet der Therapeut Frau M., sich auf den Stuhl des Schwindels (Rollentausch mit dem Schwindel) zu setzen. Sie soll einen Dialog zwischen sich und dem Schwindel entwickeln und zunächst die Frage als Schwindel beantworten: „Warum bist Du gekommen?"

Frau M. als Schwindel:
Weiß ich nicht, einfach so.

Frau M. in eigener Rolle:
Aber es muss doch einen Grund haben, ich kenn Dich nur, wenn ich krank bin.

Frau M. als Schwindel:
Schweigen – bin einfach da.

Frau M. wendet sich zum Therapeuten mit dem Hinweis, dass ihr im Augenblick nichts mehr einfällt. Der Therapeut stellt den Stuhl zur Seite und setzt sich mit einem Gefühl der Hilflosigkeit, aber der Patientin zugewandt, in seinen Sessel. Nach längerem Schweigen beginnt die Patientin zu weinen.

Frau M.:
Jetzt kann ich deutlich fühlen, was mich all die Jahre begleitet. Ich kann mir nicht helfen lassen. Ich muss alles alleine machen.

Sie kann dann den Schwindel als körperlichen Ausdruck eines lebendigen Wunsches, sich helfen lassen zu wollen bei gleichzeitiger Angst, sich der Manipulation anderer auszuliefern begreifen. ◀

12.3.6
Das themenzentrierte Psychodrama

Fallbeispiel

▶ „Das lösungsorientierte Vorgehen im Psychodrama" hieß das Weiterbildungsseminar, an dem erfahrene Psychodramatherapeuten teilnahmen. Nach einer Phase der Erwärmung stellte jeder der Anwesenden Szenen aus seiner Arbeit in Form von Vignetten (kurze Szenen auf der Bühne) vor, in denen nach seiner Auffassung das lösungsorientierte Vorgehen zum Ausdruck kam. So wurden einerseits theoretische Auffassungen und praktisches Vorgehen deutlich, andererseits aber auch die Unterschiede, die zwischen den einzelnen Therapeuten bestanden. Auf dieser Basis wurde dann nach Gemeinsamkeiten gesucht und auf diese Weise eine gemeinsame Vorstellung zum lösungsorientierten Vorgehen im Psychodrama konzipiert. ◀

Das themenzentrierte Psychodrama wird häufig im Bereich der Weiterbildung und Pädagogik angewendet. Für die Gruppe bedeutsame Themen werden inszeniert und damit dem Erleben zugänglich. Das Thema „Bewerbungsgespräch" könnte in einer

Gruppe Auszubildender in unterschiedlicher Weise auf der Bühne gespielt werden. Die Teilnehmer spielen in unterschiedlichen Rollen unterschiedliche Bewerbungsgespräche oder stellen eigene Erfahrungen mit Bewerbungsgesprächen in Vignetten dar.

Von den oben geschilderten Psychodramatechniken kommt vorwiegend der Rollentausch zur Anwendung.

Das themenzentrierte Psychodrama ist dem Rollenspiel am ähnlichsten. Es wird auch häufig als Erwärmungstechnik angewendet (z.B. zeigt in einer Vignette jedes Gruppenmitglied das wichtigste Ereignis seit der letzten Gruppensitzung).

12.4
Indikation und Kontraindikation

Das Indikationsspektrum des Psychodramas ist weit. Psychodrama wird in

- der Psychotherapie,
- der Psychiatrie,
- der Pädagogik,
- der Aus- und Weiterbildung,
- der Rehabilitation und
- der Beratung eingesetzt.

Es gibt keine ausgesprochene Kontraindikation des Psychodramas.

Nun kommt schnell Misstrauen gegenüber Heilmitteln und -verfahren auf, die für alles gut sind. Das Indikationsspektrum des Psychodramas ist deshalb so weit, weil es außerordentlich flexibel ist und an unterschiedliche therapeutische oder pädagogische Fragestellungen angepasst werden kann.

Wenn wir uns die allgemeinen Ziele psychodramatischer Behandlung vergegenwärtigen, wird die Weite des Indikationsspektrums plausibel.

> **!** Psychodrama dient der Wiederherstellung oder/und Verbesserung des spontanen, schöpferischen Handelns. Neurotische Konstellationen mit ihren Wiederholungszwängen können als Lähmung des spontanen schöpferischen Potenzials eines Menschen verstanden werden. Das Wecken dieses Potenzials bedeutet Steigerung der Sensibilität gegenüber dem eigenem Erleben. Eigene Bedürfnisse werden differenzierter wahrgenommen und Grenzen der eigenen Möglichkeiten besser akzeptiert. Gegenüber aggressiven und sexuellen Regungen entsteht eine größere Toleranz bei besserer Kontrolle. Die Zunahme von Kontrollmöglichkeiten, ohne dass Spontaneität und Kreativität eingeschränkt werden, ist wesentliches Ziel psychodramatischer Therapie.
>
> Ein weiteres Ziel und damit Indikation psychodramatischer Therapie ist die Stärkung der Autonomie sowie die Verbesserung der zwischenmenschlichen Beziehungen mit der wachsenden Fähigkeit zum Rollentausch.

Psychodrama ist weitgehend unabhängig von Sprachkompetenz. Im Unterschied zu anderen Verfahren, die die Fähigkeit zu einem hinreichenden Sprachgebrauch voraussetzen, können z.B. Kinder, psychotisch Erkrankte, geistig Behinderte und Menschen aus allen Schichten mit dem Psychodrama erfolgreich behandelt werden.

Eingeschränkte Indikation für Psychodrama

Für einige wenige Patientengruppen ist das Psychodrama eingeschränkt oder nur sehr modifiziert geeignet:

1. Patienten, die präpsychotisch oder akutpsychotisch sind.
   Sonstige Psychopatienten in stationären Einrichtungen sind sehr gut mit psychodramatischen Methoden behandelbar. Das gilt vor allen Dingen für psychotische Patienten in der Nachsorge. Die Behandlung psychotischer Patienten verlangt die Beherrschung spezifischer Techniken speziell im Umgang mit deren Wahnsystemen, die aber hier aus Platzgründen nicht dargestellt werden können (s. auch Moreno 1939, Krüger 1997).
2. Patienten mit Anfallserkrankungen sowie Infarktpatienten und Patienten mit schwerer Diabetes.
   Hier kann das emotionsintensive Geschehen in der Psychodramatherapie Krisensituationen stimulieren.
3. Suizidgefährdete Patienten.
   Verbale Verfahren erlauben hier eine größere Kontrolle in der Balance zwischen stabilisierenden und aufdeckenden Interventionen und sind deshalb vorzuziehen.
4. Hysterische Patienten.
   Massiv hysterische Patienten nutzen das psychodramatische Setting zum Agieren, was nur sehr erfahrenen Therapeuten hinreichend früh bewusst wird, dann allerdings therapeutisch förderlich gehandhabt werden kann, v.a. durch den Einsatz psychodramatischer Konfrontationsmethoden.

12.5 Evaluation

Es besteht ein Missverhältnis zwischen der Überzeugung von Psychodramatikern bezüglich der Wirksamkeit ihrer Methode und der Anzahl der empirischen Untersuchungen, die sich mit dem Nachweis der Wirkung des Psychodramas beschäftigen. Möglicherweise gibt es hier auch einen Zusammenhang nach dem Motto: Wenn Wirkung so offensichtlich erlebbar ist, dann muss sie nicht erst noch bewiesen werden. Zudem ist Psychodrama im Unterschied zu anderen Verfahren nicht im Bereich der Wissenschaft entwickelt worden, wie z.B. Verhaltenstherapie, Gesprächspsychotherapie und Psychoanalyse, deren Begründer alle forschende Professoren waren.

Die wenigen vorliegenden Arbeiten sind in ihrem methodischen Ansatz, den theoretischen Voraussetzungen und der Klientel, die sie untersuchen, sehr unterschiedlich. Sie sind deshalb kaum vergleichbar.

Dennoch gibt es Nachweise der Wirksamkeit des Psychodramas, insbesondere in der Arbeit bei Patienten mit einer Psychose bzw. Neurose.

Im Folgenden werden einige zentrale und gesicherte Ergebnisse zur Frage der Wirksamkeit der Psychodramatherapie aufgeführt.

Wirksamkeitsnachweise zum Psychodrama

1. Arbeiten zur Überprüfung der theoretischen Annahmen
   - Die These der Handlungskatharsis konnte bestätigt werden. Danach ist spontane Handlungsaktivität die wichtigste Bedingung erfolgreicher psychodramatischer Therapie (O'Connel u. Hanson 1970; Schmidt 1978; Riegels 1981).
   - Die These der Zuschauerkatharsis (Observationskatharsis) ist nicht eindeutig zu belegen. Es liegen unterschiedliche Ergebnisse vor. Einerseits wurde in Untersuchungen gefunden, dass Zuschauer weniger profitieren, d.h. weniger positive Veränderungen zeigen als Protagonisten oder Antagonisten (z.B. Schmidt 1978), andererseits belegen Untersuchungen die Wirksamkeit der Observationskatharsis (z.B. Rosenberg 1952).
2. Arbeiten zu Veränderungen durch psychodramatische Therapie
   - Steigerung des Selbstwertgefühls, der Selbstzufriedenheit und des Selbstkonzepts (Schmidt 1978; Shearon (1975),
   - Erweiterung eines situationsadäquaten Erlebens und Handelns (Schmidt 1978),
   - angemessenere Verarbeitung von Aggressionen (Schmidt 1978),
   - Abnahme körperlicher Beschwerden (Schmidt 1978),
   - Abnahme selbstzerstörerischer Reaktionen in Konfliktsituationen (Schmidt 1978),
   - Erhöhung der psychischen Stabilität (Schmidt 1978),
   - Steigerung der Sensibilität für eigene Bedürfnisse und Gefühle (Schmidt 1978),
   - zunehmende Bereitschaft zur offenen Auseinandersetzung (Schmidt 1978),
   - Steigerung der Empathie (Merbaum 1957; Pilkey et al. 1961).
3. Arbeiten zu therapierelevanten Faktoren des Psychodramas
   - Der Protagonist profitiert mehr von der therapeutischen Sitzung als die Zuschauer. Aktives Handeln ist demnach ein wichtiger Faktor für die therapeutische Wirkung (O'Connel u. Hanson 1970; Schmidt 1978; Rosenberg 1952).
   - Das Erleben: Untersuchungsbefunde weisen darauf hin, dass eine starke affektive und aktive Beteiligung des Patienten für den Therapieerfolg bedeutsam ist (Schmidt 1978).
4. Arbeiten zu Effekten in unterschiedlichen Patientengruppen (Suchtpatienten, insbesondere Alkoholiker, Neurotiker, Psychotiker)
   - Alkoholiker: Verbesserung der Befindlichkeit; Verringerung der Rückfallquote (Petzold 1974).
   - Neurotiker und Psychotiker: Patienten mit einer Neurose profitieren mehr als Patienten mit einer Psychose von der Psychodramatherapie (Lapierre et al. 1973). Bei psychotischen Patienten (Bender et al. 1979, Harrow 1952, Peters et al. 1951) waren folgende Veränderungen statistisch abzusichern:
     - Geringere emotionale Gereiztheit,
     - positive Veränderungen in der sozialen Anpassung und im Freizeitbereich,
     - positive Veränderungen in Leistungstests,
     - Abnahme paranoider und schizoider Tendenzen,
     - Veränderungen im zwischenmenschlichen Beziehungsverhalten, insbesondere das Sozialverhalten schizophrener Patienten verbesserte sich,
     - Verbesserung der Befindlichkeit,
     - Verbesserung der Leistungen in Leistungstests.

12.6
Perspektiven des Verfahrens

Die Perspektiven eines psychotherapeutischen Verfahrens hängen wesentlich von der Flexibilität des Behandlungsangebots im Hinblick auf neue bzw. sich wandelnde psychische oder psychisch mitbedingte Erkrankungen ab. Beispiele für solche Wandlungen sind die Hysterie, die seit Freuds Zeiten ihr Gesicht vollständig gewandelt hat. Das Borderlinesyndrom hingegen gehört zu den relativ neuen Erkrankungen. Neben der Erfordernis neuer Behandlungskonzepte müssen diese einer ökomisch veränderten Situation hinsichtlich knapper werdender Mittel Rechnung tragen.

Von ständiger Wandlung menschlichen Lebens auszugehen und auf diese angemessen zu reagieren, gehört zu den metatheoretischen Grundlagen des Psychodramas (vgl. die Konzepte Spontaneität und Kreativität). Diese unorthodoxe Grundhaltung macht das Psychodrama außerordentlich flexibel und anpassungsfähig.

Ein weiterer Aspekt der Flexibilität ist die Kombination einzeltherapeutischer und gruppentherapeutischer Arbeitsweisen im Psychodrama. Im protagonistzentrierten Spiel steht die Konfliktdynamik des Einzelnen im Mittelpunkt therapeutischer Arbeit, gleichzeitig bzw. im Wechsel liegt der Schwerpunkt auf der Bearbeitung der Dynamik der ganzen Gruppe.

Flexibilität gilt für das Psychodrama, aber auch hinsichtlich der Frequenz. Bestimmte Verfahren benötigen eine Minimaldauer, damit ein wirksamer Prozess zustande kommen kann (z. B. in der klassischen Psychoanalyse). Psychodrama kann hingegen z. B. im Bereich der Krisenintervention im Rahmen einer Sitzung wirksam sein. Es kann auf einen bestimmten Zeitraum begrenzt zur Bearbeitung eines bestimmten Themas eingesetzt werden, z. B. wenn in einer Gruppe Drogenabhängiger das Thema „Rückfall" bearbeitet wird. Die Erfahrungen aller werden zusammengetragen und bilden die Basis für die Entwicklung neuer Verhaltensweisen, mit denen zukünftige Versuchungssituationen bewältigt werden können. Auf der psychodramatischen Bühne können solche Strategien probiert und in ihrer Wirksamkeit erfahren werden. Rückfall kann auf diese Weise als ein Prozess verstanden werden, in den man mit Erfolg handelnd eingreifen kann und nicht als ein unabwendbares Schicksal.

Selbstverständlich kann Psychodrama über viele Jahre angewendet werden, z. B. im Rahmen der Selbsterfahrung zur Vorbereitung auf eine therapeutische Tätigkeit.

Ein zukunftsträchtiges psychotherapeutisches Verfahren muss sich für eine Anwendung in neuen Arbeitsfeldern eignen. Ein wachsender Bereich in naher Zukunft wird die Arbeit mit alten Menschen sein. Entsprechende Konzepte sind teilweise formuliert (z. B. Petzold 1979). Aufgrund seiner handlungsorientierten, weitgehend sprachunabhängigen Konzeption ist Psychodrama für alle Altersgruppen und auch für eine solche Klientel geeignet, die durch das Auswahlraster anderer sprachgebundener Verfahren fallen.

In Zukunft wird die Frage der Prävention mehr in den Mittelpunkt der Aufmerksamkeit rücken. Im Bereich westlicher Medizin ist der Arzt angesehen, der Krankheiten heilen kann. Im Bereich östlicher Medizin hingegen derjenige, der Krankheiten verhindern kann. Nicht zuletzt unter dem Gesichtspunkt der Ökonomie wird die Prävention in Zukunft ein immer größeres Gewicht bekommen. Psychodrama ist für präventive Aufgaben außerordentlich gut geeignet. Ein wesentlicher Teil psychischer Erkrankungen ist Ausdruck von Beziehungsstörungen. Die Förderung der Fähigkeit zur Begegnung steht im Mittelpunkt des Psychodramas. Wachsende Beziehungsfähigkeit erlaubt die Entwicklung belastbarer sozialer Netze und diese stärken das Immunsystem des Einzelnen, wodurch eine Abnahme organischer und psychischer Erkrankungen zu erwarten ist.

Zur Prävention im weiteren Sinne gehört auch die Kompetenz, auf die veränderten Lebenssituationen der Menschen reagieren zu können. Nie zuvor in der Geschichte der Menschheit hat sich Wandel und Umbruch der Gesellschaft so schnell vollzogen wie in unserer Zeit. Die Institution Familie und andere traditionelle Einrichtungen wie die Kirchen, die Menschen Orientierung und Sicherheit gegeben haben, zerfallen immer mehr. Arbeitslosigkeit, politische Destabilierung, wie der Zerfall des Ostblocks und Kriege, selbst in Europa, kennzeichnen diese Umbruchsituation als weltweites Phänomen. Das führt zu einer tiefen Verunsicherung und zu Identitätskrisen. In dieser Situation der „neuen Unübersichtlichkeit" (Habermas) suchen Menschen die verlorengegangene Sicherheit und Orientierung auf einem boomenden Psychomarkt bei Wunderheilern und selbsternannten Gurus. Sekten haben Hochkonjunktur. Aber auch in den psychotherapeutischen Praxen tauchen immer mehr Menschen auf, deren Symptomatik in ihrer Ätiologie weniger sog. klassischen Psychoneurosen zuzuordnen sind, sondern als Ausdruck einer tiefen existentiellen Krise im Sinne eines Mangels an Lebenssinn zu verstehen sind.

Parallel zu dieser Veränderung wandelt sich das Verständnis von Krankheit. Die Vorstellung, dass psychische Prozesse körperliche Erkrankungen auslösen können, war vor einiger Zeit bestenfalls Spekulation. Heute ist dieser Zusammenhang unbestritten und findet im Fach Psychosomatik seine wissenschaftliche Akzeptanz. Selbst bei Erkrankungen, die rein somatisch entstanden scheinen, wie z. B. Krebs, wird heute eine psychosoziale Mitbeteiligung als Auslöser diskutiert. Die Einbeziehung der Psyche in die Behandlung von körperlichen Erkrankungen ist ein Schritt in Richtung ganzheitlicher Behandlung.

Die Berücksichtigung von Körper, Geist und Psyche sowie deren Wechselwirkung kennzeichnen einen ganzheitlichen Ansatz. Die Bedeutung der geistigen Dimension im Bereich der Psychotherapie ist bislang unterschätzt oder gar nicht berücksichtigt worden. Die Begegnung von Menschen findet „in einem bestimmten Geist" statt. Die grundsätzliche Haltung gegenüber menschlichem Leben oder gegenüber der Natur bestimmt die Art und Weise der jeweiligen Begegnung.

Hierbei geht es nicht um abstrakt philosophische Erwägungen. In alltäglichen Begegnungen wird die jeweilige Geisteshaltung fühlbar. Sie hat unmittelbaren Einfluss auf die Befindlichkeit der beteiligten Menschen. Phänomene wie Mobbing zeigen, dass das Klima in einer Gruppe als Ausdruck der Geisteshaltung krankheitsauslösende Relevanz hat.

Die Vorstellung vom Gegenüber bestimmt die Qualität der Begegnung. Misstrauen bewirkt eher einen vorsichtigen, zurückhaltenden oder gar feindseligen Umgang, was wiederum einen Einfluss auf die Verhaltensweisen des Gegenübers hat. Geisteshaltungen können krank machen oder einen Genesungsprozess beschleunigen. Der Glaube an gute Kräfte in sich selbst oder in anderen kann heilend wirken. Die Plazeboforschung kann das durch viele Beispiele belegen. Die Psychotherapieforschung hat gezeigt, dass der Glaube des Therapeuten an die Wirksamkeit seiner Methoden einen entscheidend positiven Einfluss auf den Behandlungsverlauf hat. Für einen Therapeuten, der den Glauben an die eigenen oder die Fähigkeiten des Patienten zur Gesundung verloren hat, wird jede Behandlung sinnlos.

In diesen Zusammenhang gehört der Begriff der Ressourcenorientierung. Die Zukunft wird solchen Verfahren gehören, deren Vertreter überzeugt sind, dass es Selbstheilungskräfte im Menschen gibt. Sie bedürfen der Anregung und Mobilisierung, um wirksam werden zu können. Interventionen vieler Verfahren zielen hingegen auf das nicht Gekonnte, das nicht Entwickelte, auf das Defizit. Ressourcenorientierung fördert heilende Kräfte im Sinne von Spontaneität und Kreativität. Sowohl im Hinblick auf die Ressourcenorientierung als auch auf die Anforderungen einer ganzheitlichen Behandlung ist das Psychodrama zukunftsweisend.

12.7 Weiterbildung

12.7.1 Inhalte und Ziele der Weiterbildung zum Psychodramatherapeuten und zum Psychodramaleiter – Moreno-Institute

Diplom-Psychologen und Ärzte können sich zum Psychodramatherapeuten ausbilden lassen. Andere akademische Abschlüsse berechtigen zur Ausbildung zum Psychodramaleiter. Am Anfang der Ausbildung steht die Pflicht zur Teilnahme an einem Einführungsseminar. Es ermöglicht ein praktisches Kennenlernen der Methode und soll Orientierungshilfe für eine Entscheidung sein.

In einem weiteren Seminar, dem Zulassungsseminar, wird über die Zulassung zur Psychodramaweiterbildung entschieden. Beurteilt werden

- Belastbarkeit,
- Einfühlungsvermögen,
- realitätsgerechte Selbst- und Fremdwahrnehmung,
- die Fähigkeit zur Reflexion, Rollenflexibilität und
- die Motivation zur Selbstkonfrontation.

Nach der Zulassung zur Ausbildung absolviert der Kandidat ein Erstinterview beim Leiter der zukünftigen Weiterbildungsgruppe. Es dient dem gegenseitigen Kennenlernen und der Entscheidung über die Aufnahme in die jeweilige Gruppe.

Es folgen Weiterbildungsseminare in der Grundstufe (Unterstufe) in einer geschlossenen Gruppe (etwa 2½ Jahre). Im Mittelpunkt der Ausbildung auf der Unterstufe stehen Selbsterfahrung. Nach einer Zwischenprüfung, die mit der Zertifizierung zum Psychodramaassistenten verbunden ist, schließt sich die Oberstufe (etwa 2½ Jahre) an, in der die Vermittlung der psychodramatischen Techniken sowie die soziometrisch und psychodramatische Bearbeitung unterschiedlicher Gruppenprozesse und die Aneignung der theoretischen Grundlagen im Mittelpunkt stehen. Unterstufe wie Oberstufe sind geschlossene Gruppen, damit die Teilnehmer Entwicklungen in der Gruppe erleben, beobachten und reflektieren können.

Begleitend zur Unterstufe nimmt der Kandidat an themenspezifischen Seminaren teil, die in der Regel an einem Wochenende stattfinden und jeweils eine besondere Thematik mit Schwerpunkt Psychotherapie bzw. Erweiterung sozialer Kompetenz bearbeitet. Diese Seminare finden in jeweils offenen Gruppen mit 10–15 Teilnehmern statt. Sie werden von Weiterbildungskandidaten als Sonderseminare belegt und stehen Interessenten als Fortbildungsseminare offen.

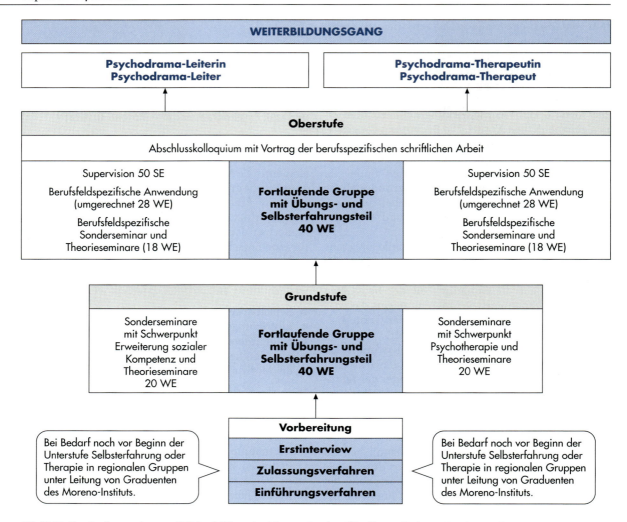

Abb. 12.11. Psychodrama: Aus- und Weiterbildung im Moreno-Institut Überlingen (Leitung: Dr. G. Leutz)

In Theorieseminaren wird die dem Psychodrama eigene Theorie und Anthropologie gelehrt. Diese Seminare finden in jeweils offenen Gruppen für Weiterbildungskandidaten statt.

Die Anwendung der Methode im eigenen Berufsfeld erfolgt frühestens ab dem 3. Weiterbildungsjahr. Sie umfasst mindestens 28 Weiterbildungseinheiten (224 Stunden zu je 45 Minuten) und wird supervidiert.

Supervision findet in Supervisionsseminaren, in fortlaufenden Kleingruppen, sowie in Einzelsitzungen statt. Teilnahme an Supervisionsgruppen und Einzelsupervision werden direkt zwischen Kandidat und Supervisor des jeweiligen Instituts vereinbart. Mindestumfang sind 50 Supervisionseinheiten.

Die Zulassung zum abschließenden Kolloquium ist an die Abfassung einer schriftlichen Abschlussarbeit gebunden. Sie baut auf den Erfahrungen bei der Anwendung der Methode auf.

Im Abschlusskolloquium werden die praktischen Erfahrungen szenisch dargestellt und diskutiert; weiterer Schwerpunkt ist die Beurteilung der theoretischen Kenntnisse. In Abb. 12.11 ist der Ausbildungsgang wie er im Moreno-Institut Überlingen (Leitung: Dr. med. G. Leutz) konzipiert ist schematisch dargestellt.

WEITERFÜHRENDE LITERATUR

Bosselmann R, Lüffe-Leonhardt E, Gellert M (1993) Variationen des Psychodramas – Ein Praxisbuch – nicht nur für Psychodramatiker. Verlag Christa Limmer, Meezen

Engelke E (1981) Psychodrama in der Praxis. Anwendung in Therapie, Beratung und Sozialarbeit. Pfeiffer, München

Leutz GA (1974) Das klassische Psychodrama nach J.L. Moreno. Springer, Berlin Heidelberg New York

Moreno JL (1959) Gruppenpsychotherapie und Psychodrama, 2. unveränd. Auflage 1973. Thieme, Stuttgart

Petzold HG (1978) Das Psychodrama als Methode der klinischen Psychotherapie. In: Pongratz LJ (Hrsg) Handbuch der Psychologie, Bd 8, Klinische Psychologie, II. Halbband. Hogrefe, Göttingen, S 2784–2795

Petzold HG (1978) Bibliographie zur Gruppentherapie und zum Psychodrama. In: Petzold HG (Hrsg) Angewandtes Psychodrama in Therapie, Pädagogik und Theater, 2. erw. Aufl. Junfermann, Paderborn

Schützenberger-Ancelin (1979) Psychodrama. Ein Abriß. Erläuterung der Methoden. Hippokrates Verlag, Stuttgart

Yablonsky L (1978) Psychodrama. Die Lösung emotionaler Probleme durch das Rollenspiel. Klett-Cotta, Stuttgart

Kapitel 13

Musiktherapie

W. C. Schroeder

13.1 Historische Entwicklung 264
13.1.1 Geschichte der Musiktherapie 264
13.1.2 Entwicklung der modernen Musiktherapie 265
13.1.3 Das moderne Instrumentarium 265
13.1.4 Ansprechbarkeit der Menschen auf Musik und akustische Reize 266

13.2 Definition und Abgrenzung 269

13.3 Psychotherapeutische Grundlagen der Musiktherapie 272
13.3.1 Bildung musikalischer Instanzen 273
13.3.2 Widerstand in der Musiktherapie 274

13.4 Weitere Verfahren, die Eingang in die Musiktherapie gefunden haben 277
13.4.1 Gestalttherapie 277
13.4.2 Gestaltungstherapie 278
13.4.3 Katathym-imaginative Psychotherapie 278

13.5 Formen der Musiktherapie 279
13.5.1 Rezeptive Musiktherapie 279
13.5.2 Aktive Musiktherapie 281

13.6 Der therapeutische Prozess in der Musiktherapie 282
13.6.1 Musiktherapie als Einzeltherapie 284
13.6.2 Musiktherapie als Gruppentherapie 291

13.7 Indikation und Kontraindikation 291
13.7.1 Weitere Einsatzmöglichkeiten 292

13.8 Evaluation 293

13.9 Perspektiven des Verfahrens 294

13.10 Weiterbildungsmöglichkeiten 295

Weiterführende Literatur 296

13.1
Historische Entwicklung

13.1.1
Geschichte der Musiktherapie

In der Geschichte der Menschheit gab es keine musiklosen Kulturen. Menschen sangen, spielten und tanzten zu allen Zeiten. Die Verwendung von Musikinstrumenten war seit Urzeiten gebunden an kultische oder religiöse Handlungen, an Heilzeremonien, an das Darbringen von Opfern, Feiern zur Geburt, dem Tod von Familien- und Stammesmitgliedern oder Vorbereitungen zum Kampf. Bei den heute noch lebenden Naturvölkern, ihren Schamanen oder Medizinmännern können wir ihre Heilrituale und die dabei verwendeten Instrumente, deren Spielweisen und Klänge studieren. Schamanische Praktiken werden seit etwa 5000 Jahren in Asien (Sibirien, Tibet, China, Indien), Afrika, Australien und Amerika überliefert, sind aber sicher viel älter.

Solche Heilungsprozesse verliefen häufig über die Achse veränderter Bewusstseinszustände, bei denen der Schamane und sein „Patient" in Trance gingen. Mit Hilfe magischer Beschwörungen wurden die „guten" Geister um Rat und Hilfe gebeten, die krankmachenden Geister zu vertreiben. Hilfsmittel für die Heil-Rituale waren die Gesänge der Schamanen und der Stammesmitglieder, die Rhythmen ihrer Instrumente, Farben, die auf den Körper aufgebracht wurden, taktile Reize und Düfte von Räucherwurzeln oder Rauschmittel, die den erkrankten Menschen halfen, in Trance zu gehen. Bevorzugte Instrumente der Schamanen (gemeint sind hier immer Männer und Frauen) in allen Regionen dieser Welt waren die Trommeln, mit denen sie wie „auf einem Pferd in einen anderen Bewusstseinszustand ritten", um wichtige Begebenheiten des Stammes oder einzelner Mitglieder zu begleiten.

Eine wichtige Brücke zu unseren musiktherapeutischen „Vorfahren" sind zwei Fakten:

- Auch wir bearbeiten in der modernen Musiktherapie ähnliche Themen wie unsere (Heiler)-Vorfahren schon vor Jahrtausenden (s. oben).
- Außerdem verwenden wir heute noch immer dieselben Instrumente.

Der Gebrauch der Stimme hat, besonders für Heilzeremonien in Trance oder Ekstase und für meditative Zwecke ebenfalls besondere Bedeutung. Aus tibetischen Klöstern, aus China, Sibirien und Amerika ist uns die Kunst des Obertongesangs (genauer: das Singen von Tönen in der „normalen" Stimmlage, dazu die entsprechenden Ober- und auch Untertöne) überliefert worden.

In der Geschichte gibt es viele Beschreibungen von Therapien mit Hilfe von Musik, die von einer Blutstillung durch gesungene Beschwörungen in der

Odyssee von Homer, der Behandlung des depressiven Saul durch den Harfe spielenden David, den Heilgesängen der Griechen in Epidaurus, der Katharsis durch Blasmusik auf dem Aulos bei Aristoteles, der Musik für schlaflose Patienten in mittelalterlichen Hospitälern, der Befreiung König Philipp V. aus seiner Depression und Antriebslosigkeit durch den Kastraten(sänger) Farinelli (Alvin 1975) bis zu musikalischen Veranstaltungen für psychisch Kranke in den letzten 100 Jahren reichen (vgl. auch Kümmel 1977).

13.1.2
Entwicklung der modernen Musiktherapie

Anfang des 20. Jahrhunderts bekommt die therapeutische Anwendung von Musik Impulse aus der sich entwickelnden Heilpädagogik durch Emile Jaques-Dalcroze). Rudolf Steiner entwickelt seine Ansätze einer therapeutischen Verwendung von Musik im Spiel auf speziellen, anthroposophischen Instrumenten (z.B. Leiern, Harfen, Choroiflöten und Stabspielen) und in der (Heil)-Eurythmie.

Nach 1920 baute Carl Orff zusammen mit Karl Maendler in München Metallophone, Xylophone, Glockenspiele, Schellenkränze und Trommeln mit modernen Herstellungstechniken und Materialien nach historischen Vorbildern und schuf so die Instrumente für sein „Schulwerk" und für die sich etwa 30 Jahre später entwickelnde aktive Musiktherapie.

Die Anfangsjahre der Musiktherapie. Die Anfangsjahre der Musiktherapie (MT) in Deutschland nach 1950 waren geprägt durch die wegweisenden Arbeiten der Mediziner Blanke, Grote, Kohler und Teirich (Teirich 1958). Später kam der Psychologe Schwabe dazu. Sie hörten mit ihren Patienten gemeinsam Musik, die sie ihnen entweder selbst auf Instrumenten oder von Tonträgern vorspielten, um anschließend mit den Patienten über die mit der Musik verbundenen Erlebnisse, Erinnerungen, Gefühle oder aufsteigenden Bilder zu sprechen. Diese Form der Musiktherapie bezeichnen wir als *rezeptive Musiktherapie*.

Nach längeren Erfahrungen mit dieser Form entwickelten Musiktherapeuten die *aktive Musiktherapie* durch Adaption der musikpädagogischen Ansätze von Meyer-Denckmann, Friedemann, Orff (Schulwerk) und anderer an die musiktherapeutische Arbeit. Diese Entwicklung ist verbunden mit den Namen Decker-Voigt, Frohne, Loos, Schwabe und Willms in Deutschland, Priestley in England und Schmölz in Österreich.

Im deutschsprachigen Raum finden wir zwei unterschiedliche Ansätze der musiktherapeutischen Theoriebildung, auch wenn die therapeutischen Ziele weitgehend übereinstimmen (Smeijsters 1996, S. 199):

- Die eine Richtung definiert Musiktherapie als Psychotherapie im Medium Musik und ihre Vertreter – wie auch der Autor – beschreiben das musiktherapeutische Handeln mit Begriffen schon bestehender psychoanalytischer oder psychotherapeutischer Schulen. So entwickelt 1975 Priestley ihre „analytische Musiktherapie", Gestalttherapeuten wie Petzold, Frohne-Hagemann, Hartmann-Kottek und Schroeder die integrative Musiktherapie auf der Basis der Gestalttherapie.
- Die Hypothesen und Theorien der Psychoanalyse sind besonders durch Kohut (1977) zu einer wichtigen theoretischen Grundlage für die Musiktherapie geworden.
- Für die andere Richtung der „musikorientierten Psychotherapie" ist Musiktherapie mit Begriffen heutiger Theoriemodelle psychotherapeutischer Schulen nicht genügend beschreibbar und erfordert eigene Begriffe. So werden Krankheit und Heilung mit ausschließlich musikalischen Termini umschrieben. Ansätze der „morphologischen" (Weymann 1996) und der „analogen" Musiktherapie weisen darauf hin, dass psychische Prozesse mit musikalischen Prozessen identisch sind.

Dass es bisher kein einheitliches musiktherapeutisches Theoriesystem gegeben hat, erklärt Strobel (1990) u.a. mit dem Fehlen einer eigenen Gründerpersönlichkeit der Musiktherapie, die wir von psychoanalytischen (Freud, Jung, Adler) oder humanistischen Therapieverfahren (Perls, Moreno, Rogers u.a.) kennen.

Zeitgleich zur Entwicklung der „integrativen Musiktherapie" von Canacacis, Frohne-Hagemann und Petzold am Fritz-Perls-Institut (FPI) Düsseldorf gelang es Hartmann-Kottek und Schroeder am Fritz-Perls-Klinikum in Bad Zwesten (Leitung: Hartmann-Kottek, später Schroeder), die Musiktherapie durch die Einbeziehung von Techniken aus der Gestalttherapie, dem Psychodrama und anderer kreativen Therapien (Gestaltungs- und Bewegungstherapie) in der täglichen klinischen Praxis einen mehrdimensionalen Zugang zu therapeutischen Prozessen über eine prozessorientierte, gezielte Anwendung verbaler oder nonverbaler Techniken zu schaffen und diese Form der Musiktherapie in den klinischen Alltag zu integrieren.

13.1.3
Das moderne Instrumentarium

Heute stehen uns eine Vielzahl von Instrumenten aus europäischer oder überseeischer Herkunft für die

Musiktherapie zur Verfügung. Interessenten bauen sich viele Instrumente wie Monochorde, Leiern, Kantele oder Didgeridoo in Baukursen oder nach entsprechenden Bauanleitungen selbst.

Mein heutiges musiktherapeutisches Standardinstrumentarium besteht aus Metallophonen, Xylophonen, verschiedenen Flöten, Kantele und kleinen Harfen, Leiern, Becken, Pauke und Trommeln, Röhrenglocken, Streichpsalter, Monochorden und Klavieren, ergänzt durch Instrumente aus:

- Australien: Didgeridoo und Schwirrholz,
- China: Gongs (Tamtam) in verschiedenen Größen, Tempelblocks,
- Tibet: Klangschalen und Reibegongs,
- Japan: Koto, große Gongtrommeln, Klangschalen, Shakuhachi-Flöte
- Thailand: Metallophone, Xylophone, Becken,
- Indien: Tambura und Tabla
- Afrika: Djembes und andere Trommeln, Rasseln, Kalimbas, Kuhhörner, Bänder besetzt mit Ziegenhufen oder Metallglöckchen, Ballaphone (einfache Xylophone oder Metallophone),
- Mittel- und Südamerika: Stealdrums aus der Karibik, Bongos und Congas, Becken, Andenflöten, sowie
- Obertonflöten (Fujaras), verschiedene Rundtrommeln, Tamburins, Doppelfelltrommeln (Oceandrum), Schellenkränze.

Gelegentlichen Einsatz finden auch unsere eigenen Körperinstrumente:

- Hände und Füße zum Klatschen und Stampfen oder
- unsere Stimme mit Singen, Rufen oder mit dem Singen von Obertönen.

13.1.4
Ansprechbarkeit des Menschen auf Musik und akustische Reize

Was ist eigentlich das Besondere an der Musik, die in unserem Leben eine so wichtige Rolle spielt und deren Wirkung wir uns nicht entziehen können?

Um zu verstehen, was wir den Patienten in der MT anbieten, müssen wir zunächst die vielfältigen Wirkungsweisen der Musik auf uns selbst kennen lernen. Strobel u. Huppmann (1978) unterscheiden physiologische, psychologische und sozialpsychologische (kommunikative) Wirkfaktoren, auf die im Text noch eingegangen wird. Ein besonderer Wirkfaktor ist dabei die nonverbale Kommunikation von Affekten über Musik. Dazu schreibt Rüger (1992, S. 429):

„Der nonverbale Charakter und die Unabhängigkeit von der Entwicklung verbaler und logischer Fähigkeiten erhält sich für das musikalische Erleben zeitlebens und hat auch neuroanatomische Grundlagen: Während Sprache und logisches Denken vornehmlich in der linken Hirnhälfte lokalisiert sind, steht inzwischen fest, „dass die musikalische Erfahrung und die musikalische Ausübung hauptsächlich in den symmetrischen Gebieten der rechten Hemisphäre lokalisiert sind (Eccles 1988, S. 9)", was u. a. im Gefolge von Hemisphärektomien bei malignen Tumoren deutlich geworden ist. Von dem so lokalisierten Musikzentrum der rechten Hirnhälfte ziehen Nervenbahnen zum limbischen System und Hypothalamus; hiermit ist die enge Verbindung zu emotional-affektiven Abläufen und über entsprechende Schaltstellen (...) die oben erwähnte Verbindung zum Vegetativum gegeben."

Akustische Reize während der Schwangerschaft und bei Frühgeborenen

Das Hören ist neben den kinästhetischen Wahrnehmungen der Bewegungen unserer Mutter eine der frühesten und wichtigsten Sinneseindrücke, die wir im Mutterleib erfahren. Der heranwachsende Fötus hört ab der 18. Schwangerschaftswoche bis zur Geburt etwa 28 Millionen Mal den Herzschlag der Mutter. Dies macht das Ausmaß dieser akustischen Prägung verständlich, die ein Leben lang wirken wird. Zu den Herzgeräuschen kommen noch Atem- und Darmgeräusche sowie andere akustische „Informationen" hinzu, wie z. B. die der Sprech- und Singstimme der Mutter, des Vaters oder der ein Instrument spielenden Mutter.

Folgen wir den Untersuchungen von F. J. Schwartz (1997, unveröffentlichtes Manuskript), so müssen wir uns von unseren bisherigen Vorstellungen von einer „himmlischen Ruhe" im Uterus wohl endgültig verabschieden: Nach seinen intrauterinen Schallmessungen „ist es im Mutterleib mit rund 80–95 Dezibel fast so laut wie in einer Diskothek am Samstagabend". Er folgert daraus, dass „der Verlust dieser Geräuschkulisse bei der Geburt für ein Baby eine besonders belastende Veränderung sei" und entwickelte aus diesen Erkenntnissen heraus eine Art „Mutterleibsmusik", für die er Geräusche im Mutterleib aufzeichnete und im Studio mit ruhiger Musik und Frauenstimmen vermischte.

Nach erfolgreichen Versuchen mit dem eigenen Kind beschallte er 17 durchschnittlich 1700 g schwere Frühgeborene in regelmäßigen Abständen für 10 Minuten mit 80 Dezibel lauter „Bauchmusik". Ergebnis: Der bei „Frühgeborenen" typische Stress nahm „trotz des Lärms" offensichtlich ab. Die Kinder wurden ruhiger und schliefen länger, Blutdruck und Herzfrequenz sanken und die Sauerstoffversorgung verbesserte sich deutlich. Mit seiner „transitions music" erlebte Schwartz, dass die Frühgeborenen besser wuchsen, da „sie ihre Energien in das Wachstum stecken konnten und nicht mehr so sehr im Kampf gegen den Stress verbrauchten". (CD's für Säuglinge und werdende Mütter bei Transitions Music, P. O. Box 8532, Atlanta GA 30306, USA.)

- Auch in Deutschland gehören Beschallungen von Frühgeborenen in ihren Brutkästen (wenn auch nicht mit den hohen Lautstärken wie bei Schwartz) vielerorts schon zum Standard der Frühgeborenenbetreuung.
- Die Erfahrungen von Schwartz bieten eine mögliche Erklärung für die Bereitschaft von Kindern, Jugendlichen und „junggebliebenen" Erwachsenen, sich mit offensichtlichem Genuss den hohen Lautstärken ihres Walkman, ihrer HiFi-Anlage oder einer Diskothek auszusetzen.
- Interessante Verbindungen ergeben sich zu eigenen Erfahrungen in der klanggeleiteten Trance, bei denen es „ähnlich laut wie in einer Diskothek zugeht", wenn Therapeuten mit viel Energie stundenlang trommeln oder auf einem großen chinesischen Gong von 80–120 cm Durchmesser spielen. Solche Stunden vermitteln den „Zuhörern" eine ungeheure Kraft und Energie. Die hohen Schallpegel sind gut auszuhalten, wenn man sich entspannt dem Hören hingibt und sich nicht dagegen „wehrt".
- Wie wichtig die Geräuschmatrix des regelmäßigen Herzschlags der Mutter für Neugeborene ist, zeigen die eindrucksvollen Versuche von Salk (S. 9) in Harrer (1975), der Neugeborenen Tonbänder mit regelmäßigen Herzschlägen einer gesunden Mutter mit einer Frequenz von 70 Schlägen pro Minute über Lautsprecher zuspielte. Jede Veränderung der Frequenz oder Schlagfolge (Tachykardie oder Arrhythmie) wurden von den Kindern durch Unruhe, vermehrte Bewegungen oder Schreien beantwortet. Die Kinder beruhigten sich wieder schnell, sobald ein normaler Rhythmus zu hören war.
- Akustische Signale beeinflussen vegetative Abläufe im Körper und lösen psycho-physische Resonanzen aus (vgl. Harrer 1975, S. 14 u. 37). Ein anderes Beispiel dafür ist die beruhigende, entspannende und schlafanstoßende Wirkung der von der Mutter gesungenen Schlaflieder.
- Auch die „magischen Beschwörungsformeln" gegen die kleinen Schmerzen des kindlichen Alltags gehören hierher, wobei die Mutter den schmerzhaften Bereich anbläst, ihn bestreicht und dazu singt: „Heile, heile Segen".

Beeinflussung des vegetativen Nervensystems durch akustische Signale

In Experimenten lässt sich nachweisen (Harrer 1975), dass unser Herzschlag und unsere Atmung durch akustische Signale beeinflussbar wird und schneller oder langsamer werden kann („acoustic driving"). Das ruhig dahinfließende Tempo einer geatmeten, gesungenen Musik kann in der rezeptiven MT nach einiger Zeit auch unseren Herzschlag und die Atmung beruhigen. Leise Klänge mit wiegenden Rhythmen wirken ebenfalls dämpfend.

Vegetativ dämpfend wirken auch das gleichmäßige Spiel des Monochords, der Oceandrum und der hohen Klangschale. Auch diese Klänge eignen sich darüber hinaus zur Einleitung von Bewusstseinsveränderungen, können aber auch schlafanstoßend wirken.

Heute erhältliche Tonträger mit therapeutischer Ausrichtung versuchen mit ruhiger Musik unter Verwendung eines Tempos von 60 Schlägen pro Minute eine vegetative Dämpfung zu bewirken. Markante Rhythmen, scharfe Synkopen, große Lautstärken, Marschmusik, Swing oder Rock wirken dagegen vitalisierend und antriebsfördernd. Steigern wir die Frequenz beim Trommeln oder Gongspielen auf ca. 240 Schläge pro Minute, tritt bei den meisten Menschen eine Veränderung des Bewusstseins im Sinne einer Trance ein.

Für viele Menschen ist Musik eine Art klangliches Refugium: Musik gibt ihnen dabei einen Raum zur Ordnung von Gedanken und Gefühlen. Oft werden strukturierte Elemente in der Musik als ordnend erlebt. Auf diesen Erfahrungen basiert das musiktherapeutische Konzept von Pontvik (1996), der von der klar strukturierten Bachschen Musik eine ordnende Wirkung auf die Seele des Menschen beobachten konnte. Auch die emotionale Ausformung eines schmerzlichen Erlebnisses, z.B. die Trauer um den Verlust eines geliebten Menschen, kann durch geeignete Musik überhaupt erst richtig zugelassen werden (Sätze aus den Requien von Mozart, Brahms, Berlioz, Verdi).

Klausmeier gibt in seinem Buch „Die Lust, sich musikalisch auszudrücken" (1978) Hinweise zum Verstehen musikalischer Aktivitäten. Für ihn stellt das Singen eine Form lustvollen Schreiens dar, wobei die Stimme als Innenresonanz erlebt wird und gleichzeitig über das Singen Energien nach außen abgeführt werden können. Das Instrumentalspiel ist für ihn eine Körperbewegung mit Instrumenten: Auch hier ist die Energieabfuhr über den Körper wichtig, hinzu kommt der Wunsch, Emotionen auch instrumental verstärkt auszudrücken.

Aktives Musizieren kann dem Menschen auch eine soziale Orientierung in seinem Umfeld vermitteln. Je nach Interesse und musikalischem Können ergeben sich Möglichkeiten, in Chören, Kammermusikensembles, Orchestern, Volksmusik-, Jazz- oder Rock-Gruppen mitzuwirken.

Die verschiedenen modernen und traditionellen Musiksysteme gehen von Skalen aus:

- Eine Dur-Tonleiter hat eine andere Klang„farbe" als eine harmonische oder melodische Moll-Tonleiter.
- Pentatonische Tonleitern, die häufig in Asien vorkommen, erzielen bei uns Europäern durch ihren spannungsarmen, „friedlichen" Klang eine eigenartige, oft hypnotische Wirkung.

Rhythmus

„Am Anfang war nicht das Wort, sondern der Rhythmus, ein natürliches Gefühl für den Pulsschlag" sagte Sir Simon Rattle (der designierte Chefdirigent der Berliner Philharmoniker) in einem Interview mit dem Nachrichtenmagazin Focus (Nr. 15, 1998).

Es ist keine Frage, dass die Menschen heute daran krank geworden sind, dass sie ihren eigenen Rhythmus und das Gefühl dafür verloren haben. Wir sind zu oft fremdgesteuert und der irrigen Annahme, durch die „modernen technischen Fortschritte" alle Grenzen von Zeit und Raum überwinden zu können: die Tageszeiten, die Zeitzonen, die Jahreszeiten. Die äußere Uhr oder der Terminkalender werden zum Schrittmacher unseres Lebens. Unsere „innere Uhr", die des Körpers und der Psyche, haben wir ausgeschaltet und „die rote Kontrolllampe herausgeschraubt (!)" statt sie zu beachten. Erst wenn wir krank werden, merken wir, was „die Uhr geschlagen hat". Herzrhythmusstörungen können zu lebensbedrohlichen Warnsignalen werden und signalisieren, dass unser Herz „aus dem Takt" gekommen ist.

Wir Menschen sind rhythmische Wesen (Hildebrandt 1997). Alle biologischen Vorgänge gehorchen inneren Uhren:

- Herzschlag,
- Atmung,
- Wach- und Ruhe/Schlafphasen,
- Leben und Sterben von Körperzellen,
- Menstruation und Schwangerschaft.

Ein innerer Rhythmus bewirkt schließlich auch das Ende des ganzen Organismus, wenn die Zellen des Körpers und damit wir sterben.

Wirkung verschiedener Rhythmen

Die Wirkung verschiedener Rhythmen auf uns lassen sich wie folgt erklären: Rhythmen mit geraden, teilbaren Taktzahlen wie $^2/_4$ oder $^4/_4$, führen durch ihre Ähnlichkeit mit dem Herzschlag zu Ruhe und Ausgeglichenheit, wenn sie im „rechten Zeitmaß" (im Tempo guisto), also nicht zu schnell (Viertel zwischen 60–72 pro Minute) gespielt werden. Überhöhte Tempi – besonders bei der Musik vergangener Jahrhunderte – entsprechen nicht der historischen Aufführungspraxis, sondern sind ein Spiegel unserer Zeit, in der alles immer schneller gehen muss. Dass die Hörer dabei ganz vergessen werden, wird vielen Musikern nicht mehr bewusst. Joh. Seb. Bach fordert von der Musik, dass sie zur „Gemütsergötzung" gespielt werden sollte.

Vorschlag für die Musiker unter den Lesern

▶ Spielen Sie einmal ein Allegro-Stück von Bach, Mozart, Beethoven oder Haydn zunächst in dem Ihnen vertrauten Tempo. Dann wiederholen Sie dieses Stück im halben Tempo, also um die Hälfte langsamer. Allegro heißt nicht schnell, sondern heiter, bewegt (Viertel = Metronom M.M. 80 !) Lassen Sie die Musik auf sich wirken, ohne an die alten Gewohnheiten des Schnellspielens zu denken. Wie finden Sie es? Was hören Sie vielleicht neu? ◀

Rhythmen im Dreiertakt werden mit der Atmung in Verbindung gebracht mit den drei Phasen: Ausatmen-Einatmen-Pause. Viele Tanzstücke sind in solchen Taktarten geschrieben: der Walzer, das Menuett. Wird die Zahl der Noten pro Takteinheit verkleinert, so wird aus einem $^3/_4$ Takt ein wiegender $^6/_8$ oder $^{12}/_8$ Takt, wie wir ihn bei Hirtenmusiken (Pastoralen) in der Barockzeit oder in der 6. Symphonie von Beethoven finden.

Rhythmen im $^5/_4$, $^7/_8$ oder $^{11}/_8$ Takt kommen in der Natur nicht vor und sind gewöhnungsbedürftig. So etwas finden wir z.B. bei Kompositionen von Strawinsky mit ihren häufigen Rhythmuswechseln. Auch andere Komponisten des 20. Jahrhunderts benutzen solche Rhythmuswechsel als wichtiges Kompositionselement. Im Jazz ist Brubeck mit dem Stück „Take five" (im $^5/_4$ Takt) besonders bekannt geworden. Viele Hörer haben Schwierigkeiten mit Musik in solchen Taktarten, da sie keine vertrauten rhythmischen Strukturen mehr erkennen, bei denen sie sich „einklinken" können.

13.2 Definition und Abgrenzung

Allgemeine Definition

> Eine allgemeine Definition der Musiktherapie gibt die englische Musiktherapeutin Alvin (1975): Musiktherapie ist eine „kontrollierte Anwendung von Musik (vom einfach akustischen Signal bis zu komplexen musikalischen Werken) in der Behandlung von psychischen und physischen Störungen (vgl. Strobel u. Huppmann 1978).
>
> Eine psychotherapeutische Definition des Autors beschreibt Musiktherapie als Psychotherapie im Medium Musik als ein psychodynamisches Verfahren, in dem nonverbale (musikalische) und verbale (gesprochene) Anteile zu einer Therapieform integriert sind und diagnosenspezifisch angewendet werden. Die Aufarbeitung des in der Therapie gewonnenen Materials erfolgt verbal nach den Regeln der tiefenpsychologisch fundierten Therapie. Das psychotherapeutische Theoriekonzept basiert auf den Theorien und Hypothesen der Psychoanalyse. Musiktherapie hat einen ganzheitlichen Ansatz, der den Menschen als eine Einheit von Leib-Seele-Geist versteht.

Musiktherapie gehört zu den kreativen Verfahren und kann einzeln und in Gruppen angewendet werden. Ihr Ziel in der Behandlung von psychischen und psychosomatischen Erkrankungen ist eine Heilung, Besserung oder Linderung von seelischen und körperlichen Beschwerden (s. unten).

Wir unterscheiden die rezeptive und die aktive Musiktherapie:

- Rezeptive Musiktherapie:
  - Der Therapeut spielt Beispiele der Musikliteratur auf Instrumenten vor: Alvin (Violoncello), Grote (Flügel), Teirich (Clavichord), Schroeder (Orgel, Cembalo, Klavier), Pristley (Violine, Klavier).
  - Der Therapeut spielt „monochrome Klänge" auf Trommel, Gong, Monochord, Klangschale, Oceandrum (Strobel, Schroeder, Rittner, Willnow).
  - Der Therapeut spielt Musik von Tonträgern vor (Schwabe, Maack).
- Aktive Musiktherapie:
  - Hier improvisieren Patienten auf leicht zu spielenden Instrumenten oder mit der Stimme über ihre Befindlichkeiten oder Konflikte.

Allen Anwendungsformen gemeinsam ist ein Gespräch über das Hörerlebnis oder die Spielerfahrung mit psychotherapeutischer Zielrichtung.

Allgemeine Aspekte

Die Anwendung von Musik zu therapeutischen Zwecken setzt sowohl eine medizinische als auch psychotherapeutische Diagnose der Störung oder Krankheit voraus, die behandelt werden soll. Dazu wird eine biografische Anamnese erhoben und das jetzige Krankheitsgeschehen zu früheren Erlebnissen in Beziehung gebracht.

Zusätzlich werden in der MT-Anamnese Fragen nach der musikalischen Sozialisation gestellt: Umgang mit Musik im Elternhaus, positive oder negative Erfahrungen mit Musik im Unterricht, Schule, evtl. erlernte Instrumente, musikalische Aktivitäten heute (Chor, Orchester, Band), Lieblingsstücke, Komponisten oder Interpreten aus den verschiedenen Bereichen der E- (ernste) oder U-Musik (Unterhaltungsmusik).

Zeigen sich im Vorgespräch neben der psychischen Symptomatik erhebliche Störungen oder Traumatisierungen auch in der musikalischen Sozialisation, muss die Indikation zur Musiktherapie und das Therapiesetting (ob einzeln oder in der Gruppe) genau auf den Patienten abgestimmt werden.

Salutogenetischer Ansatz

Hilfreich für die Musiktherapie ist der salutogenetische Ansatz. Wir suchen nach „schützenden, mit der Musik verbundenen Erfahrungen und Erinnerung" aus dem bisherigen Leben und versuchen, uns mit den gesunden Anteilen und den noch vorhandenen Fähigkeiten des Patienten zu verbünden. Was der Patient noch kann, ist für die ersten musiktherapeutischen Kontakte wichtiger als das, was er – krankheitsbedingt – nicht mehr vermag. Protektive Faktoren spielen hierbei eine wichtige Rolle. Dazu gehören:

- Erinnerungen an die verlässlichen, regelmäßigen Herztöne der Mutter während der Schwangerschaft,
- an das Sprechen, Singen oder das Instrumentalspiel der Mutter – oder die Stimme des Vaters,
- gemeinsames Musizieren in Kindertagen mit den Eltern, Geschwistern oder anderen Erwachsenen auf leicht spielbaren oder klassischen Instrumenten, verbunden mit positiven Kleingruppenerfahrungen,
- Erinnerungen an den Musikunterricht und freundliche, wertschätzende Lehrer und Kontaktaufnahme zu früher gern gehörter und gespielter Musik.

In der Einzeltherapie bei sehr gestörten Patienten verwende ich in der Anfangsphase bei den ersten Improvisationen zusätzlich auch noch Stofftiere als Übergangsobjekte: Dann spielt vielleicht in den ersten Stunden nicht die Person, sondern der Bär, die Maus oder der Tiger. Gelingt es auf diese Weise den Kontakt herzustellen, arbeite ich stützend weiter, bis die Übernahme in der Gruppe möglich wird.

Auch für die MT ist das therapeutische „Um"-Definieren von Abwehrstrategien und Widerständen für den Patienten oft hilfreich: Wir erklären ihm, dass seelische Störungen, neurotische Verhaltensweisen oder körperliche Symptome einer psychosomatischen Erkrankung Signale einer (wenn auch nicht optimalen) Bewältigungsstrategie sind und akzeptieren sie, da sie das seelische und körperliche Funktionieren des Menschen bis zum Beginn der Therapie mehr oder weniger „garantiert" haben, wenn auch zum Preis einer seelischen Störung oder körperlichen Erkrankung. Dadurch kann eine tragfähige (musik)therapeutische Beziehung entstehen, die aus dem Gefühl des Patienten resultiert, verstanden, akzeptiert und nicht kritisiert zu werden. Nach einigen Stunden kann eine konfliktbezogene Bearbeitung pathogenetischer Faktoren begonnen werden.

Musiktherapie als kommunikatives Verfahren

> Musiktherapie ist ein (sozial)kommunikatives Verfahren, bei dem ein Teil des sonst sprachlichen Austausches zwischen Therapeuten und Patienten (oder Patienten untereinander) auf eine *nichtsprachliche* Ebene verlagert wird. Patienten haben dadurch die Möglichkeit, die ihnen vertraute (aber auch Schutz gewährende) Sprache zu verlassen, um mit Instrumenten zu sich und anderen Kontakt aufzunehmen und ihre augenblickliche Befindlichkeit zu spielen. Patienten, die ständig über sich und ihre Probleme reden wollen, sind erstmal unsicher, ob sie sich auf diese für sie völlig neue und unvertraute Ausdrucksmöglichkeit einlassen sollen.

Vieles, was mit Worten nicht gesagt werden kann, also „unaussprechlich" ist, lässt sich auf Instrumenten mit Tönen oder Rhythmen mitteilen. Die Möglichkeit, statt der Sprache Töne zu verwenden, erleichtert es, über „akustische Erinnerungsbrücken" alte vergessene Konflikte oder Auseinandersetzungen aus früheren Jahren wieder ins „Hier und Jetzt" zu holen und an die damit verbundenen, aber abgespaltenen Erlebnisinhalte zu kommen. So können z. B. längst vergessener Ärger, Verletzungen, Kränkungen und Gewalt durch Eltern, Lehrer oder Partner, Trauerreaktionen, Ängste und Versagensgefühle auftauchen, die musiktherapeutisch durchgearbeitet werden können. Widerstände lassen sich so erstmal leichter umgehen, d. h. genauer gesagt „umspielen", wodurch der Zugang zum Unbewussten erleichtert wird. Später müssen die Widerstände natürlich bearbeitet werden. Das gilt insbesondere „für Menschen mit frühen Traumata oder Mangelzuständen, die häufig an einer unzureichenden Fähigkeit zur Symbolbildung leiden. Der zunächst musikalische Ausdruck von Gefühlen stellt eine Brücke dar zum Erwerb von Wortsymbolen. Der Klangraum als Symbolebene birgt viele Möglichkeiten. So können beispielsweise angstbesetzte und abgewehrte Qualitäten auf der musikalischen Ebene zunächst im übertragenen Sinn erlebt und daher zugelassen werden: z. B. Nähe, Kontakt, Berührung. Als Sprache der Gefühle ist Musik immer auch Ausdruck von Beziehung. Sie ermöglicht, die Regulation von Nähe und Distanz zuzulassen" (Strobel 1990, S. 332).

Abgrenzungen

> Das wichtigste Kennzeichen der hier beschriebenen psychodynamischen Musiktherapie, die genauer gesagt eine Musik*psycho*therapie darstellt, ist ihre Definition als ein psychotherapeutische Verfahren und das Arbeiten mit psychotherapeutischen Techniken unter Einbeziehung musikalischer Elemente.
>
> Andere Verfahren, die auch als Musiktherapie beschrieben werden, verfolgen keine primär psychotherapeutischen Ziele.

MusikMedizin

Ein interessantes Beispiel einer sehr wirksamen, nicht psychotherapeutisch orientierten Anwendung von Musik ist die „MusikMedizin", die heute häufig in der Anästhesie und der Schmerztherapie zur Reduktion von Narkose- und Schmerzmitteln angewandt wird. Zur Narkoseeinleitung und während operativer Eingriffe in Chirurgie, Orthopädie und Gynäkologie hören die Patienten Musikstücke über Kopfhörer eigener Wahl: Pop, Soul, Happysound à la James Last, Klassik, Kirchenmusik.

Bei Untersuchungen an über 80 000 Patienten fanden Spintge u. Droh (1992) am Sportkrankenhaus Hellersen, dass unter Musikanwendung bis zu 50% Narkotika eingespart werden konnten. Ähnliches gilt auch für die Schmerzbehandlung mit Musikunterstützung.

Die Zuspielung von geeigneten Musikstücken in die Brutkästen von Frühgeborenen ist neben taktilen Kontakten, verbalem Zuspruch und einer besonderen pflegerischen Zuwendung sehr wirksam für ein gesundes Wachstum der Frühgeborenen – aber natürlich nicht Musiktherapie in unserem Sinn (s. Abschn. 13.1.4).

Die Musikberieselung in Kaufhäusern und Restaurants verfolgt eindeutig andere Zielrichtungen (entspannte Atmosphäre beim Kaufen oder Essen).

Musik in der Heilpädagogik

Dieses umfangreiche Gebiet soll hier nur im Rahmen einer Abgrenzung von der Musiktherapie als Psychotherapie erwähnt werden.

Die Musiktherapie nach Nordhoff u. Robbins (1986), die in Deutschland in Herdecke gelehrt wird, nimmt musikalische Kontakte mit schwer- und schwerstbehinderten Patienten, meist Kindern, auf und versucht, in geduldiger Arbeit über lange Zeiträume Veränderungen im Kontaktverhalten zu erreichen und so die Lebensbedingungen etwas zu erleichtern. Das gilt auch für die Behandlung von autistischen, blinden, gehörlosen (!) und mehrfach körperlich behinderten Kindern anderen Ortes. Hier sollte man aber nicht von Musiktherapie sprechen, sondern von musikorientierter Heilpädagogik.

Musik und Entspannung

Geeignete Musikstücke bewirken bei vielen Menschen eine psychophysische Entspannung und werden deshalb heute in vielfältiger Weise eingesetzt, z.B. in Verbindung mit Entspannungsverfahren, zur Reduktion von Flugangst im Flugzeug vor dem Start oder im Flughafen, Musik in Warte- und Behandlungszimmern von Zahnärzten. Ein Problem ist dabei nicht zu „überhören": Die langsamen Sätze aus Werken der Klassik und der Romantik eignen sich wegen ihres Aufbaus nach musikalischen und stilistischen Kriterien, der wechselnden Dynamik mit leisen bis zu sehr lauten Stellen und manchmal wechselnden Rhythmen nur bedingt zur Entspannung. Auf der anderen Seite sind viele heute nur zu Entspannungszwecken komponierte und vermarktete Stücke wegen ihrer Redundanz und einfachen musikalischen Gestalt kaum anzuhören.

Nach eigenen Erfahrungen eignen sich am ehesten noch Vokalkompositionen der Renaissance, langsame Sätze aus Barockwerken und wenige langsame Stücke von zeitgenössischen Kompositionen (Hamel, Pärt, Hübner und anderen). Oder etwas ganz anderes: „Officium" von Jan Gabarek mit dem Hilliard-Ensemble oder die inzwischen schon klassische „Zen-music for meditation" von Tony Scott.

Stücke mit gleichmäßigem Fluss ohne besondere dynamische Wechsel oder besondere musikalische Höhepunkte eignen sich für alle Patientengruppen in der MT:

- Psychotiker,
- Suchtkranke,
- Schmerzpatienten und
- Patienten mit neurologischen oder neurotischen Erkrankungen.

In solchen Therapien ist ein besonderer Platz für die „monchromen Klänge" von Monochord, Klangschale oder Gong.

Klangapotheke

In der „Musikalischen Hausapotheke" von Christoph Rueger (1991) finden sich Klang-Medikamente „für jedwede Lebens-und Stimmungslage von A bis Z". Seine Hausapotheke ist nicht für schwere Krankheiten zuständig, sondern allenfalls für „Bagatellschäden", die selbst mit Hausmitteln kuriert werden können – also sozusagen für den seelischen Schnupfen.

Das Buch gibt interessante Werkanalysen zahlreicher Musikwerke für unterschiedlichen Themen, die Rueger auf 5 CDs zusammengestellt hat (unter „A" sind Themen wie: Abschied, Älterwerden, Aggression, Antriebsschwäche, Aufstehen usw.). Auf dem Buchumschlag heißt es: „Die richtige Musik im richtigen Augenblick kann echte Wunder bewirken: einen Aggressionsstau auflösen oder als sanfte Einschlafhilfe dienen (...) Schmerzen lindern und Heiterkeit verbreiten". Nun denn!

Medizinische Resonanztherapie Musik (MRTM) nach Hübner

Seine Werke hat der Komponist mit einem „digitalen Symphonieorchester" und digitalen Gesangsstimmen mit Hilfe von Computern komponiert und klanglich realisiert. Aus dem 1994 erschienen Zyklus „Hymnen des Mondes", verwende ich gern den 4. Satz mit dem Titel „Erfüllung". Dieses wohlklingende Stück eignet sich gut für die rezeptive Musiktherapie. Einschränkend muss erwähnt werden, dass viele Patienten nach dem Hören Einwände gegen die elektronischen Klänge geäußert haben und sich diese Musik lieber von akustischen Instrumenten angehört hätten. In seinem Kompositionsstil folgt er im Ansatz genau den Wünschen an wirksame Stücke für die rezeptive Musiktherapie: Das Stück „Erfüllung" fließt mit sanften Übergängen und Modulationen langsam dahin, ist sehr wohlklingend und vermeidet heftige dynamische Unterschiede. Mit 72:51 Minuten Spieldauer ist es aber zu lang, um beim

Hören, besonders im Liegen, die innere Umschaltung aufrechtzuerhalten und nicht abzuschweifen oder wegzudämmern. Die kompositorisch geschickt verwendete Redundanz lässt in Passagen von milden Spannungen und deren Auflösung immer wieder das Gefühl entstehen, „dass doch alles gut sei".

Kompositionen von Hübner sind eine willkommene Bereicherung des Repertoires für die rezeptive Musiktherapie, wenn wir sie in unserem Sinne in eine musiktherapeutische Vor- und Nachbesprechung mit den Patienten einbetten. Der Komponist wünscht dies nun gerade nicht, sondern, „dass die Musik nur aus sich wirken möge". Der Patient bleibt mit seinen Hörerlebnissen allein und das Material, was dabei auftaucht, wird psychotherapeutisch nicht genutzt.

Das bestätigt eine empirische Studie von Losch et al. (1999) an 60 Patienten mit Hauterkrankungen, die zeigt, dass die stationäre Therapie in einer Fachklinik mit einer Standardbehandlung bereits deutliche Verbesserungen des Schweregrades, der Krankheitsverarbeitung und der vegetativen Parameter bei Neurodermitis, Psoriasis und Vitiligo bewirkt. Unterschiede zwischen der Gruppe, die zusätzlich mit der „Medizinischen Resonanztherapie Musik" behandelt wurde und der Kontrollgruppe mit der Standardbehandlung der Klinik zeigen sich nicht. Das Hören bestimmter Musik kann Wohlfühl- oder Entspannungseffekte auslösen. Aber erst durch die psychotherapeutische Einbettung wird aus dem Musikhören eine Musiktherapie.

Klangbad nach Skille

Der Norweger Skille berichtete 1982 auf dem ersten Kongress „Musik in der Medizin" in Lüdenscheid von seinem Klangbad: Unter einer Holzliege werden 1–2 großvolumige Lautsprecher installiert, die den Patienten 2mal täglich bis zu 15 Minuten mit Tönen aus einem Sinustongenerator mit Frequenzen von 20–120 Hertz mit einer Lautstärke von 90 Dezibel (gemessen 50 cm über den Lautsprechern) beschallen. Hauptindikationen sind Schmerzen und Verspannungen, besonders in der Muskulatur.

Exkurs: Lautsprecher unter seiner analytischen Couch benutzte Teirich übrigens schon 1958, um die Wirkung der gehörten Musik noch durch die (körperliche) Wahrnehmung von Schallwellen aus den Lautsprecher zu verstärken.

Musica Medica nach Schiftan

Schiftan verwendet Musik (Gregorianik, Barock und Klassik) die von CD über Kopfhörer und 2 kleine Vibratoren (Minilautsprecher) gehört werden soll. Die kleinen Lautsprecher werden an verschiedenen Körperregionen, die behandelt werden sollen, mit elastischen breiten Haltebändern fixiert. Auch er beschreibt positive Einflüsse auf Spannungszustände, Angst und Schmerzen (persönliche Mitteilung).

Das elektronische Ohr

Der Pariser HNO-Arzt Tomatis geht mit der Entwicklung des „elektronischen Ohrs" interessante Wege. Er verwendet für seine Hörstunden fast ausschließlich Instrumentalwerke von Mozart, die durch das Ausfiltern der Bass- und Mittelfrequenzen „deutlich verfremdet" klingen. Bei täglichem Training von 2mal 90 Minuten kommt es bei Erwachsenen zu einer Stärkung der Hörleistung, insbesondere der Knochenleitung, die audiometrisch gemessen wird. Bei Kindern soll über eine „akustische Geburt" Einfluss auf Stottern, Lern- und/oder Verhaltensstörungen genommen werden. Dazu wird die im Institut aufgenommene Stimme der Mutter, die ein Märchen vorliest, ähnlich verfremdet wie die Stücke von Mozart, so dass das Kind die Stimme nicht erkennen kann. In täglichen Sitzungen (2mal pro Tag) über je 60 Minuten wird im Laufe mehrerer Wochen die Verfremdung der Mutterstimme langsam aufgegeben: Die „akustische Geburt" ist dann gelungen, wenn das Kind die Stimme der Mutter wiedererkennt. Mütter, die ich in einem belgischen Tomatis-Institut kennengelernt habe, bestätigten mir die bemerkenswerten Veränderungen ihrer Kinder durch diese Art der Musikanwendung.

Diese Methode ist patentiert. Hohe Kosten entstehen durch die Ausbildung und den Kauf der nur über Tomatis zu beziehenden technischen Geräte und Übungsbänder.

13.3 Psychotherapeutische Grundlagen der Musiktherapie

Die hier beschriebene Form der Musiktherapie stützt sich auf die Theorien und Hypothesen verschiedener psychoanalytischer Ansätze von Kohut (1977), A. und S. Freud (1959 u. 1900), Blanck u. Blanck (1981), Mahler et al. (1978), Kernberg (1978).

> **!** Zur Definition der „Musiktherapie als einer Psychotherapie im Medium Musik" (Schroeder 1987) kommt man dann, wenn „Musik" nichts anderes als ein Medium darstellt, mit dem in einer seelischen Tiefendimension psychodynamisch gearbeitet und das auftauchende Material psychotherapeutisch besprochen und analysiert wird.

Nitschke (1984, zit. nach Strobel 1990, S. 322) findet es für die Musiktherapie legitim, sich einerseits auf die theoretischen Konzepte der Psychoanalyse zu stützen und andererseits sich an neueren, postanalytischen Behandlungsverfahren (z. B. Gestalttherapie, Psychodrama, Trancetherapie, Kathathym-imaginative Psychotherapie) zu orientieren. Diesem Konzept folgt auch der Autor in seinem Beitrag.

Um einseitige Betrachtungsweisen des eigenen Verfahrens zu vermeiden, regt Strobel (1990) an, musiktherapeutische Prozesse immer wieder auch aus den Blickrichtungen anderer Verfahren wie Psychoanalyse, systemische Therapie, humanistische Verfahren oder Verhaltenstherapie zu betrachten, so, wie dies Reimer et al. (1996) in der Einleitung des Buches „Psychotherapie" tun, in dem vier Autoren an einem „Modellpatienten" ihre Therapieansätze darstellen.

Ansätze aus den humanistischen Verfahren wie der Gestalttherapie nach Perls, der integrativen Therapie nach Petzold, dem Psychodrama nach Moreno, der Gesprächstherapie nach Rogers, der katathym-imaginativen Psychotherapie nach Leuner, der Psychosynthese nach Assagioli, Modelle aus der Verhaltenstherapie sowie gruppentherapeutische Ansätze von Yalom und anderen ergänzen das hier vorgestellte Konzept von Theorie und Praxis der Musiktherapie. Hierzu schreibt Strobel (1990, S. 322):

„Das Hauptanliegen der humanistischen Psychologie und der philosophischen Anthropologie, welche die Entwicklung einer „heilen", schöpferischen Persönlichkeit anstreben, deckt sich mit der ganzheitlichen Potenz, die der Musiktherapie innewohnt. Gefordert ist m. E. die Integration verschiedener Konzepte."

Psychoanalytische Grundlagen für die Musiktherapie

Wichtige psychoanalytische Grundlagen für die Musiktherapie verdanken wir den 1977 auf deutsch erschienenen Artikeln „Über den Musikgenuss" von Kohut u. Levarie und „Betrachtungen über die psychologischen Funktionen der Musik" von Kohut. Er spricht in Analogie zu den Ebenen des Strukturmodells von Freud von einer musikalischen Primär- und Sekundärebene, auf denen sich die entsprechenden Primär- oder Sekundärprozesse abspielen.

> **!** Unter dem Primärprozess versteht Kohut die Aktivitäten des musikalischen Es. Hier wird Musik als die Ausdruckskraft eines noch triebhaften organismischen Geschehens verstanden, das durch überwiegend rhythmische Elemente ohne feste musikalische Strukturen gekennzeichnet ist.

Entsprechend finden wir auf der musikalischen Sekundärebene die Aktivitäten des musikalischen Ich und des musikalischen Über-Ich. Die musikalischen Strukturen werden im Sekundärprozess in bestimmte Ordnungssysteme eingebracht und es entwickeln sich Melodien, Harmonien, Dissonanzen und Auflösungen. Die strukturellen Zusammenhänge werden deutlicher und die Musik wird nach Regeln der musikalischen Form- und Satzlehre unter Einschluss ästhetischer Überlegungen geordnet.

13.3.1 Bildung musikalischer Instanzen

Das musikalische Es

Wie schon oben angedeutet, befinden wir uns bei der musikalischen Instanz des Es auf der musikalischen Primärebene. Hier werden Gefühle durch Rhythmen und oft recht ungeordnete, chaotische Klänge und Geräusche ausgedrückt. Der Drang nach sofortiger musikalischer Bedürfnisbefriedigung bis hin zur Ekstase gehört hierher. Hier ist auch das „kollektive Unbewusste" (C.G. Jung) mit der Erfahrung angesiedelt, dass sich Menschen ohne viel Nachdenken von Marschmusik besonders ansprechen lassen, wie viele Beispiele in diesem Jahrhundert gezeigt haben.

Aber auch schon früher waren bestimmte archetypische Klänge und Rhythmen geeignet, den eigenen Willen, die eigene Kritikfähigkeit und das Einschätzen von möglichen Folgen außer Kraft zu setzen. Dazu gehören die trance-erzeugenden Klänge der Medizinmänner genauso wie die Musik des Rattenfängers von Hameln. „Moderne „Rattenfänger" spielen heute im Kaufhaus auf! Nicht um uns zu „ertränken", sondern um unseren kritischen Verstand für die Zeit des Kaufhausbesuches „ein wenig zu vernebeln und einzuschläfern", damit wir möglichst viel einkaufen.

Klangbeispiel

▶ Ein eindrucksvolles „Es-Beispiel" klanggewordener Sexualität ist der berühmte Bolero von Maurice Ravel. Diese Musik, die von Beginn bis Ende von einem gleichbleibenden Rhythmus durchzogen ist, baut eine ungeheure Spannung auf, die kurz vor dem Ende mit einem Tonartenwechsel in einer orgistischen Entladung gipfelt, um nach wenigen Takten wieder in die ursprüngliche Tonart zurück zu modulieren und bald darauf zu enden. ◀

Das musikalische Ich

Das musikalische Ich „wirkt" auf der musikalischen Sekundärebene. Es entstehen musikalische Formen, Melodien werden geschaffen, Begleitungen komponiert. Das musikalische Ich sorgt z. B. für situationsgemäße Kontaktaufnahmen oder Abgrenzungen zur „musikalischen Umwelt" („Da möchte ich mitspielen, dort lieber nicht").

Kohut unterscheidet zwischen zwei Formen des musikalischen Ich:

- Bei dem *frühen Ich* handelt es sich um die Instanz, die sich aus den pränatalen Vorläufern (er spricht von kleinen Ich-Inseln) nach der Geburt zur Orientierung und Bewältigung der noch fremden Umwelt entwickelt. Nachdem das entwickelnde Kind sich an die hohen, konstanten Schallpegel im Uterus gewöhnt hatte, musste es sich nach der Geburt in einer neuen, eher leiseren Umwelt ohne die gleichmäßige Geräuschkulisse des Uterus zurechtfinden. Dafür hörte das Baby unterschiedlich laute, unvertraute Geräusche, Stimmen oder auch Klänge, deren angstauslösende Wirkung mit Hilfe des *frühen Ich* bewältigt werden muss. Dieses frühe Ich hilft auch dem heranwachsenden Kind, einfache musikalische Formen zu erkennen, sich zu merken und nachzuahmen, d. h. einfache Rhythmen zu klatschen oder einfache Kinderlieder nachzusingen. In dieser Phase werden Versuche des Kindes erkennbar, eigene kleine Melodien zu erfinden, die sich aus den frühen Formen des Brabbelns oder Lallens entwickeln.

- Das *reife musikalische Ich* repräsentiert die Instanz, die sozusagen „in die Schule gegangen ist". Seine Entwicklung läuft parallel zur Kindergarten- und frühen Schulzeit und den damit verbundenen Angeboten zu musikalischen Aktivitäten, wie der musikalischen Früherziehung, dem Erlernen der Blockflöte oder anderer Melodieinstrumente, des Klaviers oder der Gitarre. Mit zunehmendem Älterwerden lernt das *reife musikalische Ich* musikalische Formen wie einzelne Sätze einer Symphonie oder bestimmte Stilrichtungen und kompositorische Merkmale von Komponisten genauer zu erkennen und zu unterscheiden.

Auch Interpretationsmerkmale kann das reife musikalische Ich einem bestimmten Dirigenten oder Solisten zuordnen. Die Vorliebe für Komponisten und Interpreten führt dazu, dass wir CDs oder Musikvideos sammeln. Spielen wir selbst ein Instrument, so besorgen wir uns das entsprechende Notenmaterial.

Das musikalische Über-Ich

Während das musikalische Ich Kontakte zur Umgebung sucht, beginnt das *musikalische Über-Ich* seine Wertvorstellungen zu realisieren. Da geht es um die Akzeptanz des aktiven Musizierens in verschiedenen, verbunden mit dem Wunsch nach sozialer und gesellschaftlicher Anerkennung. Das hat nach Kohut allerdings den Preis, dass der aktive Musizierer sich musikalischen Regeln unterwerfen muss: Musikalische Fragen der Interpretation, des Tempos oder der Lautstärke müssen für das Einzel- oder Ensemblespiel festgelegt werden.

Nicht zuletzt ist das musikalische Über-Ich auch Ansporn und Triebfeder für musikalische Leistungen. Dazu gehören das private Musikstudium, später das Studium an einer Musikhochschule mit dem Ziel einer künstlerischen Tätigkeit als Solist, Orchestermusiker oder Musiklehrer. Auch die Teilnahme an Musikwettbewerben gehört hierher, „will der Musiker doch wissen, welchen Marktwert sein eigenes musikalisches Können hat".

Das musikalische Ich-Ideal

Darunter versteht Kohut die belohnende Instanz bei der Verinnerlichung von Ziel- und Wertvorstellungen im Medium Musik. Die Vorliebe für bestimmte musikalische Stilrichtungen, Komponisten oder Interpreten gehört hier her.

13.3.2 Widerstand in der Musiktherapie

Jede Form der Psychotherapie, so auch die Musiktherapie, ist störbar: Widerstände und Abwehrmechanismen müssen analysiert werden, um den therapeutischen Prozess in Gang zu halten.

Jede verbale oder nonverbale Äußerung des Patienten, jedes Verhalten, jedes Improvisationsspiel kann auch Widerstand ausdrücken, wenn wir z. B. akustisch eine Diskrepanz zwischen dem Thema und dem Inhalt (dem Ausdruck) der Improvisation wahrnehmen. Widerstand zeigt sich manchmal in der Instrumentenwahl. Dazu einige interessante Beispiele aus der Praxis.

Beispiele für Widerstand in der Musiktherapie

▶ Beispiel eines Abteilungsleiters: Dieser hatte sich zum Spiel eines Konfliktes mit seinen Mitarbeitern („Ich kann mich bei denen nicht durchsetzen") eine große Pauke und die entsprechenden Pauken-Schlägel geholt, dann aber zu unserer aller Überraschung ein Glockenspiel auf die Pauke gestellt, um auf dem zarten Glockenspiel zu spielen. Ein Glockenspiel ist sicher weniger als eine Pauke geeignet, anstehende Konflikte auszutragen und sich durchzusetzen, und sei es hier nur auf der Symbolebene (vgl. Beispiel 3, S. 287).

Andere Patienten funktionieren ihre gewählten Instrumente um: So wird eine Flöte plötzlich zum Schlagstock, eine Leier als „Reißinstrument", bis alle Saiten zerrissen sind. Dieses Traktieren, das eigentlich ein Spielen gegen das Instrument ausdrückt, lässt mich die Patienten dann fragen, „ob sie so auch mit sich umgehen würden?" Oft höre ich an dieser Stelle ein bestürztes „Ja", was soviel heißt, dass sie sich selber schlecht behandeln und es sich von anderen auch gefallen lassen. Rückmeldungen aus der Gruppe helfen, Diskrepanzen zwischen dem Klang und den Beobachtungen oder Aussagen des Patienten zu verdeutlichen.

Manchmal geraten Improvisationen zwischen einzelnen Patienten, aber auch zwischen Patienten und Therapeuten zu einem musikalischen Wettstreit, als wollte ein Patient einem anderen oder mir beweisen, der Bessere, Schnellere und Geübtere zu sein. Wir kommen meist schnell zum Kern des Problems, wenn ich den Patienten frage: „Wer soll Sie so sehen? Wozu brauchen Sie dies im Augenblick? Woran erinnert Sie diese Situation? Wer könnte an der Stelle des Mitspielers oder mir spielen? Gibt es im Augenblick etwas, was Sie durch dieses Spiel vermeiden?" ◄

Auch in der MT wünschen sich Patienten *bewusst* Veränderungen. *Unbewusst* tun sie aber alles, um dies zu vermeiden. Lange hoffen sie, dass die anderen in der Gruppe oder der Therapeut diese Veränderungen herbeiführen mögen, möglichst ohne ihre eigene Mitwirkung.

Eine positive Übertragung des Patienten auf den Therapeuten ist die Basis für jede Therapie. Nur wenn diese Übertragung so stark anwächst, dass daraus Zuneigung oder Verliebtheit entsteht, muss dies in der Therapie angesprochen werden, da dann dieses Gefühl zum Widerstand geworden ist und ein normaler Therapieablauf nicht mehr möglich ist.

In der Musiktherapie unterscheiden wir zwischen groben und unauffälligen Formen des Widerstandes.

Grobe und unauffällige Formen des Widerstandes in der Musiktherapie

- Grobe Formen des Widerstands
  - Zuspätkommen,
  - Versäumen von Therapiestunden,
  - Schweigen,
  - „weitschweifiges Herumspielen" auf Instrumenten, ohne auf den Punkt zu kommen,
  - Missverstehen von Deutungen,
  - „gespielte" Dummheit,
  - „gelernte Hilflosigkeit",
  - Dinge ins Lächerliche ziehen,
  - Zerstreutheit oder Müdigkeit (es entsteht der Eindruck, als wolle der Patient die Therapie „sabotieren").
- Unauffällige Formen des Widerstands
  - „Scheinbares" Eingehen auf alles, was der Therapeut sagt und vorschlägt. Der Patient spielt lange Improvisationen, bringt interessante Träume oder ein Gemisch aus „Dichtung und Wahrheit" mit, um damit die besondere Aufmerksamkeit des Therapeuten für sich zu gewinnen. Solche Verhaltensweisen sind als Widerstände nicht immer sofort zu erkennen, da sie mit dem therapeutischen Prozess „scheinbar einhergehen". Hier hilft nur eine sorgfältige Verlaufsbeobachtung mit Reflexion und Analyse des therapeutischen Prozesses, auch durch eine geeignete Supervision.

Spezifische Widerstände in der Musiktherapie

Kränkung

Manche Patienten fühlen sich gekränkt, wenn sie in der MT Instrumente spielen sollen, die sie noch aus eigener Erfahrung oder durch ihre Kinder aus dem Kindergarten oder der musikalischen Früherziehung kennen. Solche Instrumente seien ihrer Meinung nach etwas „für den Kindergarten, nicht aber für die Therapie Erwachsener". Patienten befürchten, vom Therapeuten mit ihren Kindern auf eine Stufe gestellt und nicht ernst genommen zu werden. Gleichzeitig wehren sie den Impuls ab, die Instrumente eigentlich doch ausprobieren zu wollen. Hierbei verleugnen sie ihren Wunsch, wie Kinder einfach „drauflos" zu spielen.

Abgewehrte Traumatisierung

Viele Menschen haben in ihrem Leben traumatische Erfahrungen mit Musik gemacht. Diese beginnen schon früh in der Familie und setzen sich über Kindergarten, Schule und Instrumentalunterricht fort. Ich bin immer wieder sehr betroffen, wie entmutigend oder vernichtend die Patienten die Urteile der Eltern, der Kindergärtnerin oder eines Lehrers (durch Rückmeldungen oder Zensuren im Musikunterricht) erlebt haben. Dass die Begegnung mit einem Musiklehrer zu einem sexuellen Missbrauch führte, berichtete unter Tränen eine junge Frau in der Musiktherapie, die an dieses Erlebnis erinnert wurde, als sie sich spontan an den Flügel setzte und dort erstmal nicht spielen konnte. Für die Musiktherapie heißt das ganz explizit, solche Patienten da abzuholen, wo sie früher bei musikalischen Aktivitäten verletzt, gekränkt und entmutigt worden waren.

Nach meinen Erfahrungen sind die meisten Menschen nicht unmusikalisch, sofern sie verschiedene akustische Signale gut voneinander unterscheiden können (Beispiel: Klang der Türglocke und des Telefons).

Was in der Umgangssprache ungenau mit „unmusikalisch" bezeichnet wird, besagt eher, dass solche Menschen im Spielen eines Instruments oder im Singen unerfahren und ungeübt sind.

Viele Patienten meinen, dass das Lesen von Noten und das richtige Spielen von Instrumenten für die Musiktherapie notwendig sei. Das ist natürlich nicht der Fall. Im Gegenteil: Anders als im konventionellen Musikunterricht gibt es in der Musiktherapie keine „richtigen oder falschen" Töne und auch keine „Zensuren". Das hindert leistungsorientierte Patienten natürlich nicht daran, alles ganz besonders gut und richtig machen zu wollen.

Angst vor zu großer Lautstärke

Befürchtungen solcher Art höre ich sehr häufig in den Therapiestunden. Patienten deuten an, dass sie den Therapieraum verlassen würden, wenn es ihnen zu laut würde. Um sie in ihrem Widerstand erst einmal anzunehmen, schlage ich vor, sie mögen sich die Ohren zu halten oder gestatte ihnen, auch hinauszugehen. Meist kommt es gar nicht dazu. Mein Akzeptieren solcher Äußerungen erlaubt es den Patienten, dabei zu bleiben. Beim Durcharbeiten zeigen sich dann die eigentlichen Ursachen: Zu Hause waren die anderen (Eltern, Geschwister, Partner) laut, den Patienten wurde aber unter Strafe verboten, auch laut zu sein. Einmal (!) hatten sie es gewagt.

Diese Patienten äußern ein überhöhtes Harmoniebedürfnis, um auf diese Weise sich nicht mit den eigenen aggressiven Seiten auseinandersetzen zu müssen. Im Laufe der Therapie spielen solche Patienten auch auf den lautesten Trommeln oder Gongs.

Angst vor Veränderungen

Patienten signalisieren Angst, wenn sie im musiktherapeutischen Prozess an Punkte kommen, wo sie erkennen, dass sie ihr eigenes Verhalten verändern und ihr Rolle im sozialen Umfeld korrigieren müssten. Statt neue Klänge, Rhythmen und verschiedene Lautstärken und so mögliche Lösungen auszuprobieren, bleiben sie lieber bei altvertrauten Verhaltensweisen und spielen lieber „Ich bin weiterhin eine Heulsuse, die auf Flöten immer nur klagende Töne von sich gibt" oder „Ich bin der Helfer, der mit musikalischen Angeboten anderen zu Hilfe kommt" oder „Ich bin die Manipuliererin, die immer wieder das gleiche spielt und immer dann, wenn es besonders schön wird, das Spiel der anderen stört".

Beispiel

▶ In einer sehr regressiven Improvisation steigt eine 50-jährige Patientin aus, indem sie „quer" spielt. Im Nachgespräch berichtet sie, sie hätte plötzlich daran denken müssen, dass ihr ein Mitpatient seinen Müll in einer Plastiktüte an die Tür gehängt habe. Bei dieser Patientin stand das Aufgeben eines jahrzehntelang trainierten Denkens und Verhaltens an: „Ich tauge nichts – oder – nur für den Müll der anderen". ◀

Andere Widerstände im musiktherapeutischen Prozess werden in Äußerungen deutlich wie: „Ich kann nicht spielen" oder „Mir fällt überhaupt nichts ein", „Sagen Sie mir doch bitte, was ich jetzt spielen soll und wie ich das ausdrücken soll".

Therapeutischer Umgang mit dem Widerstand in der Musiktherapie

- Wichtig ist für das Zustandekommen und auch das In-Gang-halten eines musiktherapeutischen Prozesses, den teilnehmenden Patienten immer wieder über die Ziele und Wege der Musiktherapie zu informieren, um so Widerstände aus mangelnder Kenntnis des Verfahrens oder aus vermeintlich hohen musikalischen Erwartungen des Therapeuten abbauen zu helfen. Diese Patienten sind in der Regel dann gut in den musiktherapeutischen Prozess einzubinden, wenn ihnen klar wird, dass Musiktherapie kein „Leistungskurs im Fach Musik" oder eine Art Instrumentalunterricht ist.
- Schutz durch große Instrumente, die Patienten vor oder auch um sich herum aufbauen, kann angesprochen und langsam abgebaut werden.
- Manche Patienten „spielen" zu Hause Kasettenrekorder, CD-Spieler oder Radio/TV und haben keinen oder nur geringen Kontakt zu Instrumenten gehabt. Hier gilt es, durch geeignete Angebote diese Patienten mit einzubinden.
- Patienten aus musikalischen Elternhäusern, die in ihrer Jugend Instrumente gespielt haben, in

einem Orchester oder einem Schulchor mitgewirkt haben und noch heute ein Instrument spielen, haben Freude am Musizieren, besonders auch am gemeinsamen Improvisieren, stellen manchmal aber Vergleiche zu ihrer sonstigen Musizierpraxis an und müssen sich erst einmal umstellen.
- Problematisch kann die Musiktherapie mit Berufsmusikern werden: Das kann gut gehen, wenn diese Menschen auch sonst zu Hause Improvisieren gelernt haben und sich noch ein Gefühl der „Freude" am Spiel bewahren konnten. Berufsmusiker mit einer zwanghaften und/oder schizoiden Struktur dürfen es sich aus einem rigiden Über-Ich, ihrer Position im Orchester oder als Musiklehrer einfach nicht leisten, mal nur aus „Spaß an der Freud" zu musizieren und einfach „drauflos zu spielen". Jedes Instrumentalspiel wird zu einer ernstzunehmenden Arbeit. Wenn Musiker mit solchen Strukturen in der Musiktherapie keinen rechten Zugang zum Improvisieren finden, halte ich die Teilnahme an einem anderen kreativen Verfahren für sinnvoller.

Beispiel

▶ Ich erinnere mich an einen Streicher, den ich zu einer Improvisation aufforderte und der völlig ratlos vor seinen Instrumenten saß und schließlich auf einem Vibraphon das Thema eines Satzes aus einer Brahms-Symphonie spielte.

Ich habe diesem Patienten mit seinem Einverständnis die Teilnahme in einer Körpertherapie vorgeschlagen. Das tat ihm gut, weil er sich besser auf die therapeutischen Angebote einlassen konnte. ◀

13.4 Weitere Verfahren, die Eingang in die Musiktherapie gefunden haben

13.4.1 Gestalttherapie

Verschiedene theoretische und praxisbezogene Elemente der Gestalttherapie von Perls (1974, 1976) lassen sich besonders gut in die Musiktherapie integrieren, da sie der Musiktherapie vom Ansatz sehr ähnlich sind und den musiktherapeutischen Prozess unterstützen und erweitern.

- *Gestalt* als Begriff steht in diesem Zusammenhang für einen Konflikt mit sich, einer Person, bestimmten Wünschen und Zielen oder für unterschiedliche Gefühle zu sich selbst, seinem Körper oder zu einem Mitmenschen.
- *Gestaltdynamik* beschreibt den Impuls, der versucht, die Gestalt zu schließen. Aufgabe der Therapie ist es, nicht geschlossene Gestalten (unerledigte Dinge, z. B. Konflikte) ins Hier und Jetzt zu holen und in der Gegenwart zu „schließen". Für das Schließen einer „musikalischen Gestalt" ein einfaches Beispiel: Lasse ich beim Spielen oder Singen des Liedes „Alle meine Entchen" die letzten 3 oder 4 Töne weg, so können schon Kinder die fehlenden Töne ergänzen, d. h. die Gestalt dieses Liedes schließen.
- Der *Ganzheitsbegriff* in der Gestalttherapie bedeutet, dass das Ganze mehr ist als die Summe seiner Teile. Für die Musik und Musiktherapie gilt: Eine Melodie ist mehr als nur eine Folge beliebig aneinander gereihter Töne. Besonders kennzeichnend für den Ganzheitsbegriff ist, dass wir die „Gestalt einer Melodie" auch dann wiedererkennen, wenn sie in eine andere Tonart transponiert wurde. Ein Lied wie „Alle meine Entchen" bleibt für jedermann erkennbar, ganz gleich, in welcher Tonart es gespielt wird.

Figur-(Hinter)grund

Das Gestalttherapeutische Konzept ist nach Hegi (1998, S. 39) „eine aus der humanistischen Psychologie herausgewachsene Weiterentwicklung des psychoanalytischen Begriffspaares ‚Bewusstes und Unbewusstes'. Figur und (Hinter)Grund können beide zur gleichen Zeit sowohl bewusst als auch unbewusst sein".

Aus einer Hintergrundmatrix tauchen in der Therapie „Figuren" auf, die zur Kontaktaufnahme und Bearbeitung auffordern. Kann in einer musiktherapeutischen Arbeit die „Gestalt" dieser Figur geschlossen werden, verschwindet sie wieder im Hintergrund (weil bearbeitet oder gelöst). Ein Bild aus der Gestalttherapie von Perls hilft dies zu verdeutlichen: Wir stellen uns dazu die Bühne eines Theaters vor, auf der aus dem hinteren Teil oder aus den Kulissen ein Schauspieler, Tänzer oder Sänger hervortritt und seinen Monolog, seinen Tanz oder seine Arie vorträgt, um danach wieder im Hintergrund der Bühne zu verschwinden. Wird dieser Auftritt noch von einem Begleitscheinwerfer verfolgt, kommt die „Figur richtig in den Fokus", d. h. alle Aufmerksamkeit wendet sich ihr zu. So fokussieren wir auch in der Musiktherapie, wobei der Hintergrund einmal durch das persönliche Problem definiert sein kann, das der Patient aus seinem Erleben für eine bestimmte Arbeit auswählt. Auf der anderen Seite kann die Gruppe den Hintergrund spielen, aus der heraus sich ein Patient meldet, um etwas zu bearbeiten.

Beispiel

▶ Eine passende Übung dazu ist, die Gruppe zu bitten, gemeinsam einen „Klangteppich zu weben", aus dem jedes Gruppenmitglied durch ein Solospiel einmal klanglich hervor treten kann. ◀

Kontakt

Ein Ziel der Musiktherapie ist es, den Patienten wieder kontakt- und dialogfähig zu machen und ihn zu befähigen, zunächst musikalische, später auch (stimmige) gesprochene Antworten geben zu können (und damit Verantwortung zu übernehmen). Im Englischen wird aus der Fähigkeit („ability") zur Antwort („response"): „response-ability" = „responsability", also Verantwortung. In dem deutschen Wort Verantwortung steckt der Stamm Antwort, mit der ich auch Ver-*antwort*-ung übernehme.

Die Verantwortung des Therapeuten für den therapeutischen Prozess schließt nicht nur das Annehmen und empathische Begleiten ein, sondern auch Rückmeldungen zu den Improvisationen. Gelegentlich ist auch das Frustrieren des Patienten angezeigt, wenn sich dieser am liebsten nur auf die Hilfe des Therapeuten verlassen und aus neurotischer Abwehr oder Bequemlichkeit keine Themen einbringt, keine Spielaktivitäten entwickeln und keine Verantwortung für sich übernehmen möchte. Perls spricht in diesem Zusammenhang von einer „skillful frustration". Dazu können dem Patienten Rückmeldungen über Wahrnehmungen und Gefühle des Therapeuten helfen. So signalisiere ich einem Patienten nach Wochen empathischer Begleitung, dass ich mich heute über sein sich ständig wiederholendes Muster seiner „gelernten Hilflosigkeit" („Das kann ich doch nicht spielen") ärgere. Mein Nein gilt dabei aber immer *nur* seinen neurotischen Vermeidungsstrategien, nicht jedoch seiner Person.

Rollentausch

Diese Technik der Gestalttherapie ist für mich zu einem besonders wichtigen Ansatz geworden, gibt er dem Patienten die Möglichkeit, sehr direkt an den Fokus seiner Problematik zu kommen.

Dazu gehört der „leere" Stuhl, auf den der Patient gegenüber von sich in einem Dialog *wichtige Bezugspersonen* (Eltern, Lebenspartner, Kinder, Freunde oder Arbeitskollegen), seine *Symptome* wie Ängste, Depressionen, Zwänge, Suchtverhalten oder auch erkrankte und nicht voll funktionierende *Organe* (das Kloßgefühl im Hals, der drückende Magen, der schmerzende Rücken) setzen kann.

Steht in einer Stunde ein solches Thema an, stehen vor dem Stuhl des Patienten ein oder mehrere selbst gewählte Instrumente und vor dem „leeren Stuhl" des Gegenübers (Person, Symptom oder Organ) weitere vom Patienten ausgewählte Instrumente, um einen Dialog in der „Sprache" der Musik (Therapie) zu beginnen und das Problem zu bearbeiten. (Vgl. hierzu auch Kap. 11 über Gestalttherapie in diesem Buch.)

13.4.2 Gestaltungstherapie

Elemente aus dieser Therapie begleiten meine tägliche musiktherapeutische Arbeit: Beim Eintritt in die Gruppe lasse ich die Patienten ihren Namen in verschiedenen Farben und dazu ein Symbol malen, an dem wir uns erkennen würden, wenn wir „weder lesen noch schreiben könnten".

Durch die graphische Darstellung (mit Farbstiften, Ölkreiden) von einem

- Lebensfluss,
- Lebenspanorama,
- Berufspanorama,
- Beziehungspanorama und
- Gesundheitspanorama nach Petzold u. Sieper (1993) erhalten wir „Spielpartituren", die der Patient allein oder mit Hilfe der Gruppe realisieren kann, die dann in die musikalisch-szenische Gestaltung mit einsteigt. Auch Bilder, freie Zeichnungen, gemalte Träume oder Plastiken, welche die Patienten von ihrer Station oder aus der Gestaltungstherapie mitbringen, können als „Spielpartituren" verwendet werden.

Psychosynthese nach Assagioli

Diese Technik wird in Abschn. 13.6.1 „Analytische Musiktherapie" beschrieben.

13.4.3 Katathym-imaginative Psychotherapie

Diese von Leuner entwickelte Methode (vgl. Leutz 1974) wurde von Nerentz schon 1964 zum musikalisch-katathymen Bilderleben (KB) erweitert.

Anders als in dem hier beschriebenen Zusammenhang wurde in 30 Minuten dauernden KB-Sitzungen im Hintergrund von Tonträgern Musik in der Reihenfolge: ruhig-bewegt-ruhig eingespielt, die zu einer Stimulierung der Bildassoziationen und Intensivierung des katathymen Erlebens führte.

Die Grundthemen des KB (s. Kap. 10 in diesem Buch) eignen sich gut für die MT: Wiese, Bach, Berg, Haus, Waldrand. Der musiktherapeutische Umgang damit entspricht der Beschreibung in Abschn. 13.6.1 über die analytische Musiktherapie nach Priestley.

13.5
Formen der Musiktherapie

13.5.1
Rezeptive Musiktherapie

Vorbemerkung: Heute gibt es in meiner Arbeit nebeneinander rezeptive und aktive Teile. Früher stand für lange Zeit die rezeptive Musiktherapie an erster Stelle. Danach habe ich mich mehr der aktiven Musiktherapie zugewandt, da ich die Erfahrung machen musste, dass die meisten Menschen, denen ich in der Musiktherapie begegne, meist wenig oder keinen Bezug zur klassischen Musik haben und sie deshalb bis auf wenige Stücke nicht besonders mögen.

Der Ansatz von Strobel mit den „monochromatischen Klängen" (s. Oberstufe der MT) hat in die rezeptive Musiktherapie ein neuen Akzent gebracht, der auch in meiner Arbeit eine immer größere Rolle spielt.

Maack (1997, S. 139) setzt die „Guided Imagery and Music (GIM)" nach Bonny ein, „die eine Art rezeptiver Musiktherapie ist, bei der meist klassische Musik im entspannten Zustand gehört wird. Eine solche GIM-Sitzung besteht aus vier Teilen: einem anfänglichen Gespräch, einer Entspannungsübung mit Fokus, dem Musikhören und einem Nachgespräch". Methodisch interessant sind besonders die Phasen II (Entspannung mit Fokus) und III (Musikhören).

Das Anfangs- und Abschlussgespräch einer Therapiesitzung entspricht unserem Vorgehen. Bei der Entspannungsübung mit Fokus lässt Maack das Thema der Sitzung imaginieren und sich so entspannen. In der Sequenz Musikhören von 30–40 Minuten Dauer entwickelt sich ein Gespräch zwischen Patient und Therapeut. (Hier gibt es für mich Analogien zur Hypnose, wo ich über meine Stimme den Rapport zum Patienten halte und ihn auch zu bestimmten Themen befragen kann.) Interessierte Leser verweise ich auf den Artikel GIM in dem Reader von Berger (1997, S. 139–149).

Klangliegen/Ganzkörper-Monochord

Die therapeutische Wirkung eines Monochords wird dadurch verstärkt, dass man die Decke der etwa 2 Meter langen Instrumente so verstärkt, dass sich ein Patient darauf legen kann. Wenn nun der Therapeut sanft über die Saiten an der Unterseite des Instruments streicht, spürt der Patient über den Rücken und die aufliegenden Arme, Beine und den Hinterkopf ein feines Vibrieren des Instruments und fühlt sich „getragen, schwebend, zunehmend entspannt und von aller Schwere befreit". Durch die sanften Schwingungen des Instruments und „den ganz besonders obertonintensiven, schwebenden, richtungslos einhüllenden Klang des Instrumentes können verborgene, allerfrüheste, vorsprachliche, pränatale Erinnerungen aktiviert werden".

Nicht alle Patienten erleben das Körpermonochord als lustvoll-regressionsfördernd. Menschen, die nicht willkommen waren, die Abtreibungsversuche überlebten oder schwere Krankheiten ihrer Mutter, aber auch solche, die im „sozialen Uterus" in den ersten Wochen nach der Geburt vernachlässigt oder abgelehnt wurden, berichten häufig von alptraumhaften Bildern in der Therapie auf dem Monochord. Sie erleben ein lebensbedrohliches Gefühl des Ausgeliefert-Seins, des Verschlungen- oder Verletzt-Werdens, des Ins-Bodenlose-Fallens, des Mangels an Kontrolle. Es findet eine Reaktivierung früher Traumata statt, verbunden mit einer angstvollen „Ich-Auflösung".

Der therapeutische Rahmen, das Berühren des Patienten mit Klängen und Vibrationen ohne unmittelbaren Körperkontakt kann für die achtsame Gestaltung von Nähe und Distanz bei der Arbeit mit früh traumatisierten oder missbrauchten Patientinnen und Patienten sehr hilfreich sein (Rittner 1997, S. 114).

Das Ganzkörper-Monochord hat sich der Erbauer H.P. Klein patentieren lassen. Inzwischen werden von anderen Instrumentenbauern auch Klangwiegen und Klangstühle gebaut, die auf einem ähnlichen Wirkprinzip beruhen.

> **Wirkprinzipien der rezeptiven Musiktherapie**
> - Summation von musikalischen und kommunikativen Elementen.
> - Auswahl des Musikangebotes mit bestimmtem theapeutischem Ziel (David spielt Harfe für König Saul).
> - Mutter tröstet Kind bei kleinen Wehwehchen, singt Schlaflied (sehr spezifische, mögliche Urform „therapeutischer" Zuwendung).
> - Komponierte Musik zeigt den kreativen, oft spielerischen Umgang mit Tönen, Melodien, Rhythmen und Klängen. Sehr geeignet für die Therapie: Komponisten werden als Künstler

- mit der Freiheit des schöpferischen Umgangs mit dem Tonmaterial nach den Regeln der Musik in ihrer Welt mit ihren Gefühlen und Stimmungen erlebbar.
- Prozesshaftes Eintauchen in das Aufnehmen (Rezepieren), Wirkenlassen und nachfolgendem Austausch über das Gehörte mit dem Therapeuten und den anderen Gruppenmitgliedern.
- Erfahren von Klang als Raum und Rhythmus als Zeit.
- Strawinsky: „Musik stiftet Ordnung zwischen Menschen und der Zeit".
- Schroeder: „Musiktherapie stiftet Ordnung zwischen Menschen und ihren Gefühlen".
- Anstoß zur Verbalisation von „Unaussprechlichem".
- Regressive Tendenzen werden durch sanfte, ruhige, geatmete Musik (Renaissance) gefördert.
- Regression im Dienst des Ich: Erholen, Sammeln von psychischen und physischen Kräften, Regenerieren.
- Nicht mehr erinnertes oder unbewusstes Material wird über akustische Assoziationen aufgespürt und erinnert.
- Regressive Musik: *Kanon von Pachelbel*: Trauerfeier. *Orgelmusik*: Hochzeit. *Romantische Orchestermusik*: Verliebtsein.
- Progressive Musik: Laute Musik, scharfe Akzente, ausgeprägte Dynamik (Strawinsky: Feuervogel). Musik der 1. Hälfte des 20. Jahrhunderts: Chaos, Zerstörung der Welt. Marschmusik: Krieg, Faschismus.
- Moderne Pop/Diskomusik: Ekstase, Drogenersatz, wenig oder keine Kommunkikation. Offensichtliches Eintauchen und Wiederholen der Urszene im vorgeburtlichen Uterus mit Lautstärken von 80–95 db in einer Diskothek.
- Musikalische Sozialisation ist für die Auswahl von Musikstücken für die rezeptive MT wichtig: Welche Wertvorstellungen bestimmter Musikstile haben den Patienten geprägt: Klassik, Pop, Jazz, U-Musik?
- Die meisten Menschen wissen genau, welche Musikstücke sie in einer bestimmten Situation gern oder gar nicht hören wollen. Es gilt, die Vorliebe für bestimmte Stücke in der rezeptiven MT aufzuspüren, um den Patienten den Einstieg in diese Therapieform zu erleichtern.
- Die meisten Titel aus dem Popular-Repertoire (den „charts") sind für die rezeptive MT ungeeignet.

Musikbeispiele für rezeptive Musiktherapie

Wichtige Werke von der Renaissance bis zur Moderne, die mich in meiner musiktherapeutischen Tätigkeit ständig begleiten und die ich z. T. auf einer CD zusammengestellt habe, sollen hier beispielhaft genannt werden:

- Vokalmusik: z. B. die „Klagelieder des Jeremias "von Thomas Thallis, 4- bis 6-stimmige Messen a capella von Palestrina und seinen Zeitgenossen um 1600. Besonders die Chorwerke mit ihrer „geatmeten Musik" erreichen Patienten aus verschiedenen Berufs- und Bevölkerungsgruppen mit ganz unterschiedlichen Hörerfahrungen gut. Dies gilt für Patienten in der Psychotherapie, Psychosomatik oder Psychiatrie genauso wie für Alkoholiker, die ich im Rahmen eines Alkoholentzugs in einem psychiatrischen Landeskrankenhaus behandelte.
- Orchesterwerke: Streicherkanon von Johann Pachelbel, langsame Sätze aus Werken von Joh. Seb. Bach (z. B. die Air aus der 3. Orchestersuite, Konzert für 2 Violinen d-moll, Cembalokonzerte), die langsamen Sätze aus den Klarinettenquintetten von Brahms und Mozart, dem Klarinettenkonzert von Mozart, Sätze aus dem Deutschen Requiem von Brahms, Sätze aus Sinfonien oder Orchesterwerken von Felix Mendelssohn-Bartholdy, Gustav Mahler (Adagietto aus der 5. Sinfonie), Max Reger (die langsamen Sätze aus den Mozartvariationen) und Richard Strauß (Metamorphosen, Oboenkonzert, Capriccio).

In den letzten Jahren erlebe ich sehr viel positive Resonanz in Gruppen, wenn ich ihnen auf einem Monochord vorspiele. Dieses Instrument hat seit etwa 20 Jahren im musiktherapeutischen Bereich eine zunehmende Bedeutung bekommen. Beim Streichen mit den Fingerkuppen der beiden Mittelfinger über die 13 oder 26 gleichgestimmten Saiten entsteht über dem Grundton ein reiches Oberton-Spektrum, das die Hörer oft als „Sphärenmusik" beschreiben. Durch die „Einfarbigkeit" des Klangs werden die Hörer durch die zunehmende Zentrierung auf den Klang in eine tiefe Ruhe bis zu einem tranceähnlichen Zustand mit verstärkter Innenwahrnehmung versetzt, in dem Bilder und Erinnerungen aufsteigen. Viele Patienten lassen sich vom Klang des Monochords „aufheben und forttragen", was mit der klassischen europäischen Musik kaum gelingt, da diese durch Takt, Rhythmus oder musikalische Muster so strukturiert ist, dass unsere Ohren immer etwas finden, um sich akustisch anzukoppeln.

Die Arbeit mit dem Ganzkörper-Monochord von Rittner kann Patienten in Kontakt mit allerfrühesten Traumatisierungen bringen (s. oben).

Auch das Spielen einer Schamanen-Trommel, einer hohen oder tiefen Klangschale, einer großen Gong-Trommel oder einer Oceandrum vermittelt meditative Erlebnisse ebenso wie das Oberton-Singen des Therapeuten zu einer indischen Tambura, dem 4- oder 5-saitigen Bassinstrument der indischen Musik.

In der Trauerarbeit habe ich die Patienten entweder mit archaischen Instrumenten wie Gongs, tiefen Klangschalen oder Trommeln begleitet oder ihnen einen Satz aus dem *Deutschen Requiem* von Johannes Brahms vorgespielt. Schon der Text des ersten Chores „Selig sind, die da Leid tragen, denn sie sollen getröstet werden" hilft Patienten, sich ihrer Trauer hinzugeben und – getragen von dieser Musik – ihren Schmerz zu- und loszulassen.

Musik und autogenes Training

In der Anfangszeit meiner musiktherapeutischen Tätigkeit in einer norddeutschen Klinik, in der Hypnose und autogenes Training (AT) angewendet wurden, habe ich im AT zwischen Entspannung und Rücknahme Musikstücke von Tonträgern eingespielt und danach mit den Patienten über das Gehörte gesprochen. Bis auf wenige Ausnahmen haben die Patienten diese Darbietungsform der Musik als sehr intensiv erlebt und konnten in der Ruhetönung durch das AT und die suggestive Ausschaltung störender Umweltgeräusche der Musik viel intensiver zuhören, und von Bildern, Phantasien oder Assoziationen berichten, die wir entweder sofort oder in der nächsten Therapiestunde bearbeitet haben. Heute verwende ich lieber das Monochord, das mehr Raum für freie Assoziationen der Patienten gibt.

13.5.2
Aktive Musiktherapie

> **Wirkprinzipien der aktiven Musiktherapie**
> - Summation von musikalischen und kommunikativen Elementen.
> - Instrumentenwahl als erste Annäherung an das zu spielende Thema.
> - Instrumente als Übergangsobjekte.
> - Instrumentenwahl charakterisiert eigene Bedürfnisse und Wünsche, die ausgedrückt werden – oder nicht zum Klingen kommen sollen.
> - Art des Spiels, die Körperhaltung und die musikalische Gestalt der Improvisation erweitern den Wahrnehmungsprozess.
> - Patient beschreibt mit musikalischen Mitteln (nonverbal) sein Problem oder seinen Konflikt.
> - Beim Spiel entsteht Kontakt sowohl zu aktuellen, bewusstseinsnahen, aber auch zu den verdrängten, abgespaltenen oder nicht erinnerten Affekten.
> - Die Aufforderung zum improvisatorischen Spiel wirkt als Aufforderung und Ermutigung zur Auseinandersetzung mit eigenem Material.
> - Das Spielen des Themas lässt Gefühle wie Trauer, Verzweiflung, Ärger, Wut, Freude und Hoffnung anklingen. Prozesshaftes Eintauchen in die Auseinandersetzung fördert die Wahrnehmung von Gefühlen und deren Veränderung (z.B. Verstärkung, Abschwächung oder Gleichbleiben) während des Spiels. Ein erneutes Spiel auf einer anderen Stufe der Realität wird möglich und das Aufspüren von Lösungsmöglichkeiten.
> - In der musiktherapeutischen Improvisation ist ein intensiver Kontakt mit eigenen schöpferischen Kräften möglich: Der Patient erlebt sich als „Komponist" („Zusammensetzer") eigener Musikstücke. Sein Selbstwertgefühl steigert sich, wenn er erkennt, dass er mit eigenen Kräften seine „Unfähigkeit" zum Spielen überwinden und zu Lösungen finden kann.

Nach einer Einführung in die Ziele der aktiven MT, in den Umgang mit Instrumenten, einer Phase des Ausprobierens und dem Hinweis, dass es in der MT kein „richtig oder falsch", sondern eher ein „stimmig oder nicht stimmig" gibt, lassen sich Patienten meist ohne Zögern darauf ein, über eigene Themen zu improvisieren.

Die Themen einer solchen Improvisation entwickeln sich aus einem kurzen, einleitenden Gespräch zu Beginn jeder musiktherapeutischen Einzel- oder Gruppenarbeit. Zusätzliche Hilfen bei der Themenfindung können Zeichnungen oder Bilder sein, welche die Patienten mitbringen oder Träume, welche die Patienten erzählen. Manchmal malen wir zu Beginn der Stunde eine Spielpartitur nach dem Konzept der *geführten Zeichnung* von Dürckheim, einen Lebensfluss nach Petzold, improvisieren nach Themen, die aus der Psychosynthese von Assagioli oder der katathym-imaginativen Psychotherapie von Leuner entlehnt sind. Auch in der Gestaltungstherapie gemalte Bilder oder Tonfiguren können zum Thema einer Improvisation werden. Mit den psychosomatischen Patienten improvisieren wir im Rollentausch auch über den „Druck im Magen", den schmerzenden Rücken, das rasende Herz oder den Druck im Kopf. Stellvertretend für Körperteile oder

Organe stehen dann die vom Patienten ausgewählten Instrumente.

Der Patient hat so die Möglichkeit, alte Spuren seines Lebens wieder aufzunehmen und Konflikte ins Hier und Jetzt zu holen und abgespaltene Erlebnisinhalte (z. B. längst vergessener Ärger über Eltern oder Geschwister, Lehrer oder Partner, aber auch Scham, Trauer, Gefühl des Verlassenseins, schwere Kränkungen, Missbrauchserlebnisse) zu erinnern und durchzuarbeiten.

Fallen den Patienten keine Themen ein, so kann der Musiktherapeut eine „Improvisation ohne Thema" anregen oder auf einen der zahlreichen Spielvorschläge für Improvisationen zurückgreifen, die sich dann als hilfreich erweisen. Dazu gibt es einschlägige Literatur von Decker-Voigt (1975), Hegi (1993) und M. Schwabe (1992).

> Wir müssen Patienten immer wieder darauf hinweisen, dass das primäre Ziel der MT nicht der Wohlklang, Harmonie oder die „musikalisch richtige" Form einer improvisierten Musik ist, sondern die klangliche Darstellung eines Dialogs zwischen dem Innen und Außen eines Menschen. Während bei der rezeptiven MT eher die „harmonisierenden und ordnenden Kräfte" komponierter Musik wirken sollen, versuchen wir in der aktiven MT, über eine Konfliktbearbeitung und -lösung zu einer „Harmonisierung" zu kommen. Zur aktiven Musiktherapie gehört selbstverständlich neben dem Spielen von Instrumenten und dem Singen auch das Bewegen und Tanzen zu selbst improvisierter oder auch bereits komponierter Musik.

13.6 Der therapeutische Prozess in der Musiktherapie

Im psychoanalytischen Verständnis stellt das Auftreten einer seelischen oder psychosomatischen Erkrankung die Reaktivierung und Aktualisierung eines infantilen Primärkonflikts dar. Auslöser für die akute Symptomatik sind Kränkungen, Verluste von wichtigen Bezugspersonen (Tod von Angehörigen, Trennung von den Eltern, Scheidung), der Verlust des Arbeitsplatzes oder ein Umzug.

In der MT kann der Patient solche Konflikte oder Situationen zum Thema einer Improvisation machen. Dabei werden im Spielprozess akustische Prozesse hörbar und Verhaltensmuster beobachtbar, die in Abb. 13.1 in dem Dialogfenster Patient/Therapeut aufgezeichnet sind.

1. Instrumentensprache

- Welche Instrumente wählt ein Patient, um sein Symptom/Problem zu spielen?
- Ist das gewählte Instrument/sind die gewählten Instrumente geeignet, die angesprochenen Gefühle auszudrücken?

Viele Patienten wählen instinktiv Zupf- oder Saiteninstrumente und Flöten für die „weicheren" Seiten, Trommeln, Pauken oder Trompeten für „aggressive" Anteile. Länger nachklingende Instrumente wie

Abb. 13.1. Der musiktherapeutische Prozess. (Aus: Schroeder 1999). In Anlehnung an eine Darstellung von Günther Maass zeigt die Abbildung die verschiedenen Stadien des musiktherapeutischen Prozesses. Die Zahlen am *rechten* Bildrand unter der Überschrift *Dialog Patient/Therapeut* geben Hinweise auf die im Text beschriebenen Erläuerungen

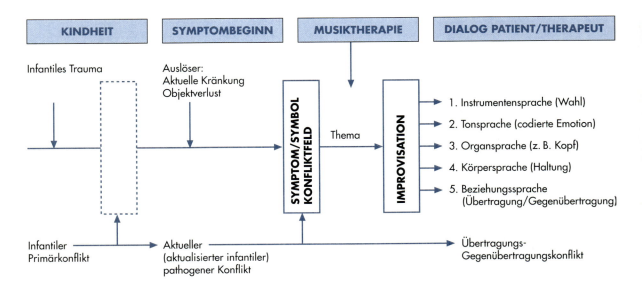

Gongs, Klangschalen oder Metallophone werden bei Wünschen nach Nähe und Verschmelzung ausgesucht.

2. Tonsprache

Gefühle, die der Patient auf einer nichtsprachlichen Ebene zum Ausdruck bringt, sind als Musik „kodiert" und müssen in der Therapie wieder „dekodiert" werden. Nach einer Improvisation fordere ich den Patienten auf, sein Spiel zunächst selbst zu deuten. Gegebenenfalls geben die Gruppe oder ich in einer Einzeltherapie dem Patienten Rückmeldungen zu dem, was über die improvisierte Musik bei ihnen bzw. mir ankommt. In den Einzeltherapien helfen die Tonbandaufzeichnungen, eine Improvisation noch einmal (oder auch mehrmals) anzuhören und sie ausführlich zu besprechen.

3. Organsprache

Wie auch bei anderen Formen psychotherapeutischen Durcharbeitens können während einer musiktherapeutischen Improvisation Körperreaktionen auftreten, die der Patient wahrnimmt und uns mitteilt bzw. von uns beobachtet werden kann. Diese bezeichnen wir in diesem Zusammenhang als Organsprache.

Es meldet sich z.B. der Kopf mit heftigen Schmerzen, der Bauch fängt an zu grimmen, da die Darmperistaltik zunimmt oder die Blase auf baldige Entleerung drängt, die Atmung wird schneller oder beschwerlicher, das Herz klopft schneller oder das Gefühl entsteht, als würde etwas den Hals zuschnüren. Die Kraft in einem Arm lässt nach oder Arme oder Beine fühlen sich „wie gelähmt" an.

Der Zusammenhang zwischen Organsprache und therapeutischem Prozess kann dem Patienten deutlich machen, was er verbal nicht „ausdrückt", sondern an den Körper delegiert, der sich hier einen „somatischen" Ausweg sucht. So bekommt der Patient eine Chance, die Symptome seines Körpers als Signal besser zu verstehen, um in Zukunft besser auf sie zu achten. Treten Körpersignale auf, bitte ich den Patienten, sie möglichst genau zu beschreiben, zu welchem Zeitpunkt der Improvisation diese Körperreaktionen aufgetreten sind. In einer weiteren Improvisation kann der Patient Kontakt mit dem gelähmten Arm, dem zugeschnürten Hals oder den Schmerzen im Kopf aufzunehmen, bei der ein von dem Patienten bestimmtes Instrument die Rolle des Körperorgans übernimmt und im Rollentausch auch vom Patienten gespielt wird.

4. Körpersprache

Die Körpersprache, die wir als Haltung, Mimik und Gestik wahrnehmen, gibt uns viele Informationen über den Patienten und seine augenblickliche Befindlichkeit. Dazu einige Beispiele:

- Bei sanftem Spiel auf einer Trommel sehe ich, dass ein Patient seine Kaumuskeln wie beim Kauen ständig anspannt, so, als wolle er etwas durchbeißen, darauf herum kauen bzw. mit den Zähnen festhalten.
- Eine Patientin sitzt so gebeugt über dem Instrument, als wollte sie in dieses hineinkriechen, um nicht gesehen zu werden.
- Eine andere Patientin spielt mit kräftigen Schlägen auf einer großen Gong-Trommel. Ich kann aber beobachten, dass sie beim Spielen die Augen geschlossen hält, so als wolle sie das Gegenüber (hier ging es um eine aggressive Auseinandersetzung mit dem Ehemann) nicht anschauen oder vor dem Problem „die Augen verschließen".
- Eine Patientin, die immer wieder von ihrem „idealen" Ehemann gesprochen hatte, spielte „unbewusst" mit dem Ehering und steckte ihn nach einiger Zeit an den Zeigefinger der anderen Hand. Ich lade sie ein, uns den Klang des Eherings an der anderen Hand zu spielen. Dabei bricht die ganze Tragik der bisher „idealisierten" Ehe hervor.
- Beobachtungen, wie Patienten z.B. Instrumente oder Schlägel halten, sagen manchmal mehr als „erklärende" Worte. So spielte eine Patientin in einer Konfliktsituation mit ihrem Ehemann auf einem Xylophon und hielt dabei die Schlägel „mit ganz spitzen Fingern", so, als wolle sie die Sache (d.h. die Beziehung oder den Ehemann) gar nicht richtig „anfassen", um damit nicht befasst zu sein.

5. Übertragung/Gegenübertragung

Die Grundlage der Übertragung ist die Projektion. Auf den Therapeuten können sowohl positive als auch negative Gefühle übertragen werden, die durch eine „falsche Verknüpfung" der Biographie des Patienten mit der Realsituation der Therapie entsteht und mit der Person des Therapeuten erstmal nichts zu tun haben. Auf der anderen Seite: Auch in der MT begegnen sich immer zwei Menschen, die nicht nur über ihre Rollen als Patient und Therapeut definiert werden sollten.

Das Verhältnis der Realbeziehung zwischen Patient und Therapeut zum Übertragungsanteil hängt vom Reifungsgrad der Ich-Entwicklung und dem Konfliktpotenzial des Patienten ab. In der MT arbeiten wir nicht mit der Übertragungsneurose der klassischen Psychoanalyse, sondern lassen den Übertragungsanteil nur soweit anwachsen, dass er als Projektion wahrnehmbar wird und der Bearbeitung über Ablösung zugeführt werden kann, wenn er den therapeutischen Prozess zu behindern beginnt.

Übertragungsmindernd wirkt in der MT der gemeinsame Handlungsteil in den therapeutischen Improvisationen. Therapeut und Patient spielen gemeinsam auf Instrumenten, dabei ist der Therapeut für den Patienten jederzeit sichtbar und in seinem Improvisationsanteil auch emotional spürbar. Dabei geht es dem Therapeuten um eine selektive, auf den Therapieprozess gerichtete Authentizität.

Das Besondere an der MT ist, dass Instrumente sowohl als Übergangsobjekte oder als Projektionsfläche eingesetzt werden können, ähnlich dem „leeren Stuhl" in der Gestalttherapie. Instrumente können auch die Rolle introjizierter Bezugspersonen, die Funktionen von Körperteilen und Organen übernehmen oder die Rolle von Bezugspersonen (Eltern, Geschwister, Partner).

Die Gesamtheit der bewussten und unbewussten Reaktionen des Therapeuten auf den Patienten wird als Gegenübertragung bezeichnet (Hoffmann u. Hochapfel 1987, S. 20). Diese ist ein wichtiges Instrument für die Steuerung therapeutischer Interventionen. Die Gegenübertragungsgefühle, die sowohl der Person des Patienten als auch seinem Improvisationsspiel gelten, müssen hinsichtlich ihrer Qualität und Quantität und dem Zeitpunkt der Intervention so dosiert werden, dass sie dem strukturellen Reifungsgrad des Patienten Rechnung tragen und ihn nicht überfordern, sondern den therapeutischen Prozess fördern.

13.6.1
Musiktherapie als Einzeltherapie

Einzelmusiktherapie ist eine der beiden Anwendungsformen der MT. Auch hier gibt es die Möglichkeiten, rezeptive und aktive Formen anzubieten und sie ggf. auch zu kombinieren.

Ein wichtiges Einzelmusiktherapieverfahren ist die „analytische Musiktherapie" nach Priestley. Vor ihrer Ausbildung zur Musiktherapeutin an der Londoner Guildhall School of Music hat Priestley ein Hochschulstudium als Musikerin (Hauptfächer Geige, Klavier und Komposition) absolviert. Die psychoanalytischen Konzepte ihrer Musiktherapie basieren auf den Schriften von Sigmund und Anna Freud, Melanie Klein, C.G. Jung, Balint, Winnicott und Yalom und den Erfahrungen eigener Lehranalysen nach C.G. Jung und M. Klein (Priestley 1983).

Analytische Musiktherapie

 Die analytische Musiktherapie nach Priestley ist ein Verfahren, „in dem Therapeut und Patient mit Hilfe improvisierter Musik das Unbewusste des Patienten zu erforschen und dessen Wachstumsbereitschaft zu fördern versuchen". Sie zielt also nicht unmittelbar darauf ab, angenehme Erlebnisse zu vermitteln oder schöne Klänge zu erzeugen, sondern vielmehr darauf, Blockierungen zu beseitigen, die einer Weiterentwicklung entgegenstehen. Dies entspricht dem „Wachstumsgedanken" in der Gestalttherapie.

Die Definition der analytischen Musiktherapie unterstreicht in dem psychotherapeutischen Prozess den Einsatz musikalischer Mittel zur Erreichung von Veränderungen im Patienten. So kann die Musiktherapie „eine Möglichkeit darstellen, Energien aus repressiven und defensiven Mechanismen zu befreien, (sie neu) zusammenzusetzen und ihnen eine neue Richtung zu geben durch probierendes Handeln in der Improvisation. Ziel dieser Musiktherapie ist, ein Maximum an Energie frei zu setzen, damit der Patient sie zur Verwirklichung seiner eigentlichen Lebensziele verwenden kann" (Priestley 1983, S. 18).

Ablauf einer Einzelsitzung in der analytischen Musiktherapie

1. Patient benennt die Themen, an denen er arbeiten möchte (Probleme, Konflikte, Träume, körperliche Symptome).
2. Selektion eines Themas, über das improvisiert wird.
3. Gemeinsamer Handlungsteil in der musikalischen Improvisation (Therapeut immer am Klavier).
4. Nachbesprechung in zwei Teilen. Sofort nach dem Spiel: Fragen nach der Befindlichkeit, dem Erleben, aufgetauchten Assoziationen, Körperwahrnehmungen.
5. Gemeinsames Anhören der Tonbandaufzeichnung, danach weitere Nachbesprechung.
6. Schlussphase: Abschluss und Neuorientierung.

Erinnern

Die erste Sitzung wird für eine ausführliche Anamnese verwendet, auch unter Einbeziehung einer ersten Improvisation. Ab der zweiten Sitzung berichten die Patienten, was in der Zwischenzeit geschehen ist und welche Gedanken, Erinnerungen, Körpersensationen oder Träume nach der letzten Stunde aufgetreten sind.

Sollte dies einmal zu einem „abwehrenden" Geplauder führen, mit dem der Patient ablenken will, schlägt Priestley eine 10- bis 15-minütige Improvisation ohne Thema vor und wartet ab, was durch die Musik zu Tage tritt.

Wie jeder erfahrene Psychotherapeut in einer Gesprächssituation auch auf die Stimme des Patienten achtet, die oft nonverbal etwas ganz anderes als die Worte ausdrücken, achtet natürlich der Musiktherapeut auch auf die Sprechstimme und „die Musik *hinter* den Sprache".

Nach der Eingangsphase wird im nachfolgenden Gespräch geklärt, welches Thema der Patient spielen möchte. Dazu kann der Patient die einzelnen Themen auf ihre Bedeutung und ihre Priorität untersuchen („Was ist heute für Sie am wichtigsten – welches Thema möchten Sie heute bearbeiten?"). Es kommt gelegentlich vor, dass auch ich ein Thema vorschlage, wenn ich merke, dass der Patient über viele Therapiestunden bestimmte Themen „geflissentlich" vermeidet. („Mir fällt auf, dass dieses schon länger anstehende Thema heute wieder nicht drankommt".)

Wiederholen – Durcharbeiten

Die äußeren Voraussetzungen für die MT-Sitzung beschreibt Priestley folgendermaßen:

„Der Klient sitzt an einem chromatischen Altxylophon, einer größeren Trommel, einem Becken und einem Gong. Zusätzlich kann er eine Melodica, ein Glockenspiel oder ein Tamburin spielen oder singen." (Während meiner Ausbildung bei ihr gab es auch einen Glockenbaum in ihrem musiktherapeutischen Arbeitsraum in London, Anm. d. Autors.)

„Die Therapeutin begleitet auf dem Klavier und übt in der gemeinsamen Improvisation eine doppelte Funktion aus: Sie bestätigt die Emotionen des Patienten durch ihren musikalischen Ausdruck, indem sie dessen wirkliche Stimmung aufgreift und reflektiert" (Priestley 1983, S. 23).

Ein wesentliches Hilfsmittel in der analytischen Musiktherapie ist die Verwendung eines Tonbandes zur Aufzeichnung der musikalischen Improvisationen. Vor der ersten Sitzung wird mit dem Patienten ausgemacht, dass nur die Improvisationen als Klangbeispiele aufgezeichnet werden, nicht jedoch das gesprochene Wort. (Eine Praxis, die ich auch für andere Formen der Musiktherapie übernommen und damit gute Erfahrungen gemacht habe). Priestley (1983, S. 24) schreibt dazu:

„Erstaunlicherweise können die Patienten, obwohl die meisten musikalisch nicht geschult sind, in dieser Folge von Tönen und Rhythmen fast immer genau die Stelle wiedererkennen, an der ein bestimmtes inneres Bild oder Gefühl aufgetreten ist. Auch hören sie beim Abspielen des Bandes oft zum ersten Mal bewusst, was der Therapeut gespielt hat, und das ist sehr beruhigend für sie."

Schlussphase mit Neuorientierung

Diese Phase knüpft an die vorhergegangene an und dient der Besprechung und verbalen Aufarbeitung der Improvisation mit den dabei aufgetauchten Erinnerungen, Assoziationen und Körperwahrnehmungen. Hierbei kommt es noch einmal zu einer Verdichtung und Zusammenfassung der Erfahrungen der musiktherapeutischen Stunde in wenigen Sätzen.

Die besondere Gestaltung der Schlussphase, insbesondere mit der Einbeziehung der Neuorientierung, ist eine Ergänzung zu Priestley, die ich aus dem tetradischen Modell von Petzold (1993) in die Musiktherapie übernommen habe.

Die Technik des Haltens (Holding)

In diesem Begriff, den Priestley als die Technik des Haltens beschreibt, kommt etwas für die Musiktherapie Typisches zur Anwendung: Der Musiktherapeut versucht durch sein Klavierspiel den Patienten in einer Improvisation vom leisesten Klang bis hin zum „ohrenbetäubenden Lärm eines Vulkanausbruchs" zu begleiten. Damit macht der Patient eine neue Erfahrung: Er wird auch in seiner größten Wut nicht allein gelassen (oder gar aus dem Zimmer gewiesen, wie er es früher von den Eltern immer wieder erleben musste).

Dies ist für Priestley das musikalische Äquivalent zu der Situation eines kleinen Kindes, das herzzerreißend schluchzt oder hochentzückt ist, während es die Eltern liebevoll und sicher halten.

Durch seine Klavierbegleitung schafft der Musiktherapeut Sicherheiten in der therapeutischen Atmosphäre, in der sich der Patient getragen und gehalten fühlt und so auch angstmachenden Gefühlen einen freien Ausdruck geben kann. Das gelingt dann am Besten, wenn der Therapeut versucht, musikalisch „dicht" am Patienten zu bleiben. Dabei ist es wichtig, auf die Pausen des Patienten zu achten, um nicht durch das Spiel des Therapeuten den Patienten in eine Richtung zu lenken, in die er nicht gehen will.

Krisenmanagement

Die therapeutische Einstellung des Haltens kann aber auch über die musikalische Improvisation hinaus weiter notwendig werden, wenn der Patient an bestimmte emotionale Inhalte gelangt, über die er im Augenblick noch nicht sprechen will. Dann ist die Präsenz des Therapeuten zunächst erst einmal wichtiger als das Analysieren der Improvisation. Solche Themen müssen dann behutsam in den nächsten Therapiestunden durchgearbeitet werden. Am Ende jeder Stunde vergewissert sich Priestley, ob der Patient mit den gemachten Erfahrungen bis zur nächsten Therapiestunde zurechtkommt. Sollte dies für den Patienten bei diesen ambulanten Therapien einmal schwierig werden, bietet sie ihm an, sie auch zwischen den ambulanten Therapiestunden anzurufen. Außerdem spannt sie ein entsprechendes therapeutisches Netz auf, das den Patienten tragen soll und bis zur nächsten Stunde begleitet, notfalls unter Einschaltung von ärztlichen oder psychiatrischen Diensten. Bei stationären Therapien informiert sie die diensthabenden Schwestern und Ärzte. Dies gilt in gleicher Weise auch für unsere Arbeit.

Sollte es einem Patienten in einer bestimmten Situation nicht gelingen, aus dem aufgetauchten Gefühlschaos wieder herauszufinden, kann der Musiktherapeut versuchen, durch die Vorgabe eines klar strukturierten Rhythmus die musikalische Improvisation zu verlangsamen und sie zu einem sicheren Ende zu bringen. Hilfreich ist dabei der langsame Übergang zu wiegenden, sanfter werdenden $^6/_8$ Takten, die schon bei kleinen Kindern „Wunder" (beruhigend, schlafanstoßend) bewirken können.

Beispiele für Krisenmanagement in der MT

▶ Ich erinnere mich, dass ich mich in besonders emotional aufgeladenen Situationen mit einer Patientin gemeinsam an das von ihr gewählte Instrument, eine große Pauke, gestellt habe und wir gemeinsam getrommelt haben. Für den Prozess war es wichtig, die Patientin zu begleiten und mit meinen gleich lauten Paukenschlägen zu signalisieren, dass ich bei ihr und ihren heftigen Gefühlen war und mich nicht zurückziehen würde. Neben der emotionalen Erschöpfung kam dann beim Spiel auch die körperliche Erschöpfung hinzu. Der Patientin (aber auch mir!) taten nach etwa 20 Minuten die Arme so weh, dass sie dann das Spielen beendete. Geholfen hatte dabei, dass es mir in der zweiten Hälfte des Trommelns gelang, auf einen $^6/_8$ Rhythmus umzusteigen und die Patientin mitzuziehen.

Ein Beispiel von Priestley: Sie beschreibt eine Stunde mit einer 30-jährigen Lehrerin, die mit ihr über den Begriff „die Wand niederreißen" improvisierte. Dazu führt sie aus: „Die ganze Gewalttätigkeit, die sie bis dahin gegen sich selbst gerichtet hatte, ließ sie nun an den Instrumenten aus. Sie schlug so heftig auf das Xylophon, dass alle Stäbe hochsprangen und dann schleuderte sie diese durch das ganze Musikzimmer. Sie hieb wütend auf das Becken ein, zog es dann auf den Fußboden und verbeulte es mit erstaunlicher Kraft zur Form eines Sombreros. Als sie damit fertig war, hielt auch ich in meinem kräftigen, haltgebenden („containing") Klavierspiel inne und wir saßen eine Zeit lang schweigend inmitten der Verwüstung. Nach einigen Minuten, als sie einen der hölzernen Stäbe aufhob, schickte auch ich mich an, dasselbe zu tun. (Es ging mir darum, dass sie ihr kontrollierendes Über-Ich nicht auf mich projizierte, sondern dass sie sich selbst kontrollierte). Gemeinsam räumten wir das Zimmer auf. Sie bot mir an, das Becken zu ersetzen und hat das auch später getan" (Priestley 1983, S. 20).

Exkurs: Nicht Patienten, sondern Ausbildungskandidaten (!) und Kursteilnehmer auf Kongressen haben mir in den vielen Jahren meiner musiktherapeutischen Arbeit gelegentlich Instrumente beschädigt. ◀

Der Gebrauch von Symbolen in der analytischen Musiktherapie

Priestley (1982) verwendet verschiedene Einstiegsmöglichkeiten für die Arbeit mit Symbolen.

Angeleitete Phantasiebilder. Diese Technik präverbaler Phantasiebilder hat Priestley aus der Psychosynthese von Assagioli (dt. 1980) übernommen und für die MT adaptiert. Dazu schlägt sie dem Patienten ein Phantasiebild vor, das er unverzüglich spielen soll, ohne sich jedoch vorher irgendwelche Handlungsabläufe zurechtzulegen: „Stellen Sie sich einfach die Szenerie vor und fangen Sie an, zu spielen. Lassen Sie alles passieren, was Ihnen einfällt, aber halten Sie durch die Musik den Kontakt mit mir".

Folgende Themen können verwendet werden:

- Höhleneingang: Der Patient stellt sich vor, er stünde hinter einem Baum versteckt am Rande einer Waldlichtung und beobachte einen Höhleneingang. Was aus dieser Höhle heraus kommt, sind symbolische Projektionen unterdrückter oder unentwickelter Bereiche seines Lebens.
- Bergbesteigung: Der Patient geht auf einen Berg. Dabei soll er auf Einzelheiten achten wie Klima, Landschaft, Höhe des Berges, Begegnungen mit Menschen oder Tieren, Aussicht vom Gipfel (wenn er ihn erreicht), Kleidung und mögliche Hindernisse beim Aufstieg. Der Berg symbolisiert die Hoffnungen und Erwartungen, die der Mensch in seinem Leben realisieren möchte. Die Hindernisse bedeuten innere und äußere Hemmfaktoren.

- Teich in der Wiese: Der Patient stellt sich vor, er ginge über eine Wiese und komme nach einer Weile an einen Teich, um zu beobachten, ob etwas aus dem Teich herauskommt oder was sonst zu sehen ist. Diese Übung verweist uns häufig auf sexuelle Störungen, die sich als repressive oder regressive Anteile der Persönlichkeit durchsetzen. Auch hier eine Ergänzung von Priestley: Der Blick in den Teich hinein unter die Wasseroberfläche erlaubt auch noch einen Blick auf verborgene sexuelle Anteile.
- Tor in der hohen Mauer: Der Patient stellt sich dabei eine lange und hohe Mauer vor, in der eine Tür ist mit der Aufschrift der zu untersuchenden Problematik: Angst, Liebe, Warum? Der Patient kann, wenn er will, durch diese Tür gehen, um zu sehen, was sich hinter der Mauer verbirgt.
- Mythen und Märchen: Priestley liest eine vereinfachte und verkürzte Version eines Märchens vor (Orpheus, Aschenputtel, Sterntaler etc.), um dann gemeinsam mit dem Patienten Szene um Szene zu improvisieren.
- Arbeit mit Muscheln, Steinen, Sand und Klängen: Diese Arbeitsform wirkt manchmal auf fast hypnotische Art beruhigend, kann jedoch auch zu extremer Reizung führen. Sie basiert auf der Erfahrung, am Meeresstrand zu sitzen, während man ganz nebenbei zum Klang der Wellen Muscheln im Sand zu Mustern legt. Der Patient sitzt neben dem Glockenspiel und einem kleinen Kasten mit weißem Sand und Muscheln oder Steinen vor sich. Während der Therapeut auf dem Xylophon oder Becken (jedoch ausschließlich mit dem Rührbesen, meine Ergänzung: mit einer „Ocean drum") spielt und antwortet, legt der Patient eine Muschel oder einen Stein nach dem anderen in den Sand. Dieser Vorgang wiederholt sich so lange, bis der Patient das Gefühl bekommt, genug getan zu haben. Er soll jede bewusste Absicht fallen lassen und einfach nur tun. Die scheinbare Bedeutungslosigkeit einer solchen Übung kann jedoch gerade die tiefsten Bedeutungen freilegen.
- Arbeit mit Träumen: Hier benutzt Priestley die Technik der Traumdeutung auf der Subjektstufe, wo die einzelnen Traumfragmente Anteile des träumenden Patienten repräsentieren. Zunächst wird der Patient gefragt, zu jedem dieser Begriffe Assoziationen hervorzubringen und sich in die einzelnen Traumteile hineinzuversetzen, als solche selbst zu sprechen und danach mit Instrumenten zu improvisieren. So können wir auch in der MT dem Patienten helfen, die verborgenen und z. T. verschlüsselten Bedeutungen des Traumes zu verstehen, der für den Patienten zunächst keinen Sinn zu machen schien.
- Programmierte Regression: Auch für Priestley ist die programmierte Regression ein Teil ihres musiktherapeutischen Ansatzes. Sie schreibt: „Während Perioden emotionaler Störungen regredieren Menschen oft und leben teilweise, als seien sie in einem jüngeren Alter. Wenn man den Patienten diese Regression bewusst macht, ist es leichter für sie, sich dessen, was geschieht, bewusst zu sein und auch zur Gegenwart zurückzukehren" (Priestley 1982, S. 110).
Priestley macht den Patienten den Vorschlag, sich vorzustellen, z. B. 6 Jahre alt zu sein und aus diesem Alter heraus zu spielen. Gewöhnlich tauchen dann starke und von lebhaften Erinnerungsbildern begleitete Emotionen auf. Diese Technik sei „nützlich, um das Reservoir des in der Vergangenheit nicht Ausgedrückten aufzudecken oder um herauszufinden, in welchem Alter eine bestimmte Furcht oder ein bestimmtes Gefühl begonnen habe". Dieser Ansatz entspricht dem der Zeitregression in der Gestalttherapie.
- Die Proben der Realität: Auch diese Form, die Priestley hier beschreibt, ist inzwischen ein fester Bestandteil unseres klinischen Musiktherapiekonzepts geworden. Ich mache mit meinen Patienten immer wieder solche „Realitätsproben". Der Patient soll sich in einer Improvisation vorstellen, das zu erledigen, den Menschen zu begegnen und für die Klärungen zu sorgen, die im Augenblick für ihn wichtig sind.
- Das emotionale Investment: Die Beziehungsklärung zu wichtigen Bezugspersonen nennt Priestley das emotionale Investment. Dabei kann „der emotionale Ausdruck in der Musik den Patienten dazu befähigen, wertvolle Einsichten zu erhalten, ohne dass ihm der Therapeut etwas dazu sagen muss". Themen für diese Form der Beziehungsklärung sind: Wünsche an meine Mutter, Wünsche an meinen Vater, Wünsche an meinen Ehepartner, Wünsche an meine Kinder, meine Freunde oder meine Arbeitskollegen.
- Signifikante Muster: Zu diesem Begriff benutzt Priestley Improvisationen, um Gefühle wieder zu entdecken, die zu wichtigen Schwellenereignissen im Leben gehören: Themen wie Geburt, Gebären, Schulbeginn, Pubertät, erste Liebe, Heirat, Trennung, Sterben und Tod von Angehörigen. Diese Begriffe kann man enger oder weiter fassen. „Geburt" kann hier die eigene Geburt bedeuten, das „Gebären" eines Kindes, aber auch der Lösung eines Problems oder ein „Neugeborenwerden" durch die Therapie. Einige dieser Themen eignen sich besonders für Patienten in der zweiten Lebenshälfte.
- Positive Verstärkungen: Im Spiel mit positiven Verstärkungen geht es um die „musikalischen Er-

innerungen" an Lebenssituationen, in denen es dem Patienten gut ging. Das kann dem Patienten helfen, wenigstens für Momente aus seiner Depression aufzutauchen und auch den Blick wieder neu zu schärfen für die ebenso vorhandenen positiven Seiten seines Lebens. Priestley bietet hier als Improvisationsthema „der glücklichste Moment in meinem Leben" an.

Mit dieser Technik nähert sich Priestley dem Konzept der „protektiven Faktoren", auch wenn diese noch etwas weiter greifen und ganze Lebensphasen umfassen (meine glückliche Kindheit, das schöne Jahr bei der Großmutter, meine beste Freundin, meine bester Freund, Erinnerungen an den Kirchenchor, stabilisierende Erfahrungen durch einen Instrumentalunterricht und durch Kammermusik).

- Ende der Therapie: Um zu einem guten Abschluss zu kommen, ist es wichtig, das Ende gut vorzubereiten und den Abschied rechtzeitig zum Thema zu machen. Dabei hilft es, mit den Patienten die Situationen zu besprechen, die ihnen bevorstehen und noch Sorgen machen. Solche Arbeiten an realen Beispielen sind sehr geeignet, die Angstschwelle vor dem „Wiedereintritt in die Realität" zu reduzieren und im handelnden Ausprobieren Sicherheiten zu gewinnen, wie die Patienten in Zukunft mit solchen Situationen besser umgehen können.
- Ein letztes Thema, das Priestley vorschlägt, ist „Ganzheit und Unversehrtheit". Diese Improvisation spielt der Patient zum ersten Mal *allein* und der Therapeut hört zu. Widerstände gegen das Gesundwerden können dabei wieder auftauchen, aber auch die eigenen Kräfte, die der Patient in der Therapie kennengelernt hat und die es jetzt einzusetzen gilt.

Die folgenden Beispiele aus Einzeltherapien stammen aus meiner Arbeit mit Ausbildungskandidaten und Patienten.

**Beispiele aus Einzeltherapien:
1. Beispiel: „Bergbesteigung"**

▶ Ein eindrucksvolles Beispiel für die Bewältigung ihrer Lebenssituation stammt von einer Patientin kurz vor ihrem 50. Geburtstag. In der bereits seit mehreren Monaten laufenden Musiktherapie hatten wir über die Konflikte mit ihrem Ehepartner und den Kindern gearbeitet. Eines Tages sprach sie von ihrer Angst vor dem Älterwerden, die besonders bei dem Gedanken an den 50. Geburtstag auftreten würden. Sie willigt ein, über das Thema „Bergbesteigung" zu improvisieren. Langsam, zögernd, mit vielen Pausen, mühselig geht es den Berg hinauf, es stellen sich Hindernisse in den Weg, Unwetter ziehen auf – aber nach einiger Zeit sind wir oben am Gipfel angelangt. Im zweiten Teil der Improvisation, als wir „oben auf dem Berggipfel" stehen, wird eine Veränderung des Improvisationsmusters hörbar: Anstelle der vorher gespielten Instrumente benutzt die Patientin jetzt nur noch ein großes Becken, das sie mit ruhigen Schlägen in Schwingungen versetzt. Ich beobachte, dass sich das Gesicht und die Haltung der Patientin entspannen, während sie mit geschlossenen Augen den Beckenklängen nachlauscht. Wir hören gemeinsam die Improvisation vom Tonband und in dem darauf folgenden Gespräch sagt die Patientin, dass es für sie überwältigend gewesen sei, nach der sehr mühsamen Bergbesteigung, die vergleichbar mit ihrem bisherigen Lebensweg gewesen sei, plötzlich am Gipfel anzukommen.

Auf meine Frage, ob sie etwas vom Gipfel und der anderen Seite des Berges gesehen hätte, antwortete sie folgendes: Am Gipfel sei sie in einen Nebel gekommen, der sie warm umhüllt und ihr jede Angst genommen habe. Ins Tal auf der anderen Seite des Berggipfels habe sie nicht schauen können, da habe sie wegen des Nebels nichts sehen können. Sie habe aber die Beckenklänge als Schwingungen über den Fußboden des Therapieraumes wahrgenommen und sich gut „geerdet" gefühlt. Dies habe ihr ein Gefühl der Sicherheit, Zuversicht und Kraft vermittelt.

Diese Improvisation wurde von ihr in den nächsten Stunden immer wieder angesprochen, weil sie zu einem Wendepunkt des bisherigen Lebens geworden war. Sie habe auch von dieser Improvisation geträumt und konnte berichten, dass sie anstelle der Angst vor dem Älterwerden jetzt eine realistischere Beziehung zu diesem Lebensabschnitt habe aufbauen können.

Das Thema „Bergbesteigung" stammt aus der analytischen Musiktherapie von Priestley. Es bietet sich in seiner Symbolik besonders zur Klangrealisation und Imagination von Wendepunkten im Leben an. Die Kandidatin erlebt nicht nur die Schwierigkeiten ihres Lebens im Aufstieg noch einmal, sondern kann auf dem Gipfel (50. Geburtstag) auch einen Blick in die Zukunft tun, wo sie in ein Tal voll Nebel blickt, das keine realen Strukturen erkennen lässt. So bleibt die Frage, wie es wohl in der zweiten Lebenshälfte weitergehen könnte und ob sie dafür irgendwelche Ziele habe, offen. Die Patientin kann sich aber „erden" und so auch mit ihrer Angst vor der Zukunft anders umgehen.

2. Beispiel: Körpersprache im Beziehungsspiel

Dieses Beispiel stammt aus der Therapie mit einer jungen Frau, die in der Beziehung zu ihrem Freund

Schwierigkeiten hat: Sie wählt für sich ein großes Xylophon, für ihren Freund ein Paar Bongos, die sie rechts vom Xylophon plaziert. Ich begleite sie am Klavier. Das Auffälligste an ihrem Spiel war, dass sie mit einem Schlägel in der rechten Hand das Xylophon spielte, die Bongo aber mit einem Schlägel in der linken Hand, so dass sie jedes Mal übergreifen musste. Im Spiel tauchten lautere Töne auf den Bongos auf, eine Annäherung oder eine größere musikalische Distanzierung war nicht zu hören. Etwas frustriert hörte die Patientin auf. Auf meine Frage, ob sie denn etwas bemerkt hätte, sprach sie über die Improvisation. Ihre Spielweise mit den überkreuzten Händen hatte sie nicht bemerkt. Ich konnte sie ihr dadurch zeigen, dass ich sie bat, bei einer Wiederholung der Improvisation ihre Bewegung nicht zu verändern, als sie wieder mit der linken Hand über die rechte griff. Sie war sehr betroffen, dass ihre Beziehung zu ihrem Freund im Spiel so „über Kreuz" war. In den folgenden Stunden haben wir dann über die Schwierigkeiten und das Ende der Beziehung gearbeitet.

Nicht nur die musikalischen Informationen sind für den therapeutischen Prozess wichtig, sondern auch das, was sich in der Körpersprache ausdrückt, wie dieses Beispiel zeigt.

3. Beispiel: Instrumentenwahl

Welche Instrumente wählt ein Kandidat (oder Patient), um sein Symptom/Problem zu spielen? Hier gibt es immer wieder ganz überraschende Beobachtungen (Beispiel aus einer Einzeltherapiesequenz in einer Gruppe).

Ein Leiter einer größeren Abteilung mit zahlreichen Mitarbeitern sprach von seinen Schwierigkeiten, seine Richtungs- und Weisungskompetenz in angemessener Weise zu realisieren, weil seine Autorität immer wieder von seinen Mitarbeitern hinterfragt wurde. Auf meinen Vorschlag, sich mal Instrumente zu suchen und die Gefühle zu spielen, die bei diesem Thema auftauchen, holte er sich zunächst eine große Kesselpauke mit Paukenschlägel. Mein erster Eindruck dabei war, dass dieses Instrument gut geeignet sei, sich als Chef „durchzusetzen" und mal wirklich „auf die Pauke zu hauen!". Aber dann holte sich der Patient noch ein Glockenspiel mit kleinen Schlägeln und stellte es auf die Kesselpauke und funktionierte dieses große Instrument zu einer Abstellfläche um. Ich war überrascht, war mir doch sofort klar, dass er sich mit den zarten Tönen des Glockenspiels niemals würde durchsetzen können, verstand jetzt aber auch seine Schwierigkeiten als Chef. Die Rückmeldungen der Gruppe und von mir lösten bei ihm viel Betroffenheit über sein Spiel und seine Instrumentenwahl

aus. In den folgenden Stunden haben wir daran weiter gearbeitet, so dass er im Laufe der Zeit eine für ihn praktikable Lösung finden konnte.

4. Beispiel: Zeitregression

Wie in der Gestalttherapie stellen wir bei Arbeiten zur Zeitregression eine Verbindung vom „Hier und Jetzt" zum „Dort und Damals" her. Dazu bitten wir den Patienten, zunächst zu berichten, wie es ihm in bestimmten Zeiten (Schwellensituationen) seines Lebens mit wichtigen Menschen seiner Primärfamilie wie Vater, Mutter, Geschwistern, Onkeln, Tanten oder Großeltern gegangen ist. Das folgende Beispiel stammt aus der Einzelmusiktherapie eines 30-jährigen Kandidaten, der in der Lehrtherapie seine depressive Verarbeitung eines Beziehungskonflikts mit seiner Partnerin und Arbeitsstörungen bearbeiten wollte. In dem einleitenden Gespräch tauchte dann aber die Mutter auf und so schlug ich vor, die Gefühle zu seiner Mutter zu verschiedenen Zeiten zu spielen:

1. Im Hier und Jetzt,
2. während der Zeit seiner Berufsausbildung,
3. zur Zeit, als der Vater starb (der Patient war 14 Jahre alt),
4. bei einem Fahrradunfall im Alter von 6 Jahren. (Bei der Beschreibung dieser Therapiestunde habe ich die zu den Improvisationen vom Kandidaten gemachten Äußerungen an den betreffenden Stellen gleich mit einbezogen.)

In den ersten beiden Improvisationen, also im Hier und Jetzt (1) und während der Berufsausbildung (2), kam viel Aggressives, viel Ärger auf die Mutter zum Vorschein. Die Mutter wurde als dominant und besitzergreifend erlebt, gegen die sich der Patient nur mit heftigen Pauken- und Beckenschlägen wehren konnte. Alle Versuche, sich klanglich aus der Umklammerung der Mutter zu lösen und auch das Verlassen der gemeinsamen Wohnung, brachten keine wirkliche Abgrenzung von der Mutter.

Das Spiel der Gefühle zur Mutter nach einem Fahrradunfall (4) in der ersten Schulklasse zeigten, wie ärgerlich und verletzt der kleine Junge war, der mit zerschundenen Knien und einer zerrissenen Hose nach Hause kam und statt der erhofften Tröstung von der Mutter noch eine Tracht Prügel bekam, weil er sich um ganze 10 Minuten verspätet hatte.

Völlig anders jedoch war das Spiel, als der Patient etwa 14 Jahre alt war und sein Vater plötzlich verstarb (3). Nach anfänglich suchenden Klängen auf Stabspielen und Trommel wurden plötzlich rhythmische Strukturen hörbar. Gegenüber den anderen Improvisationen, wo Lautstärke und Hektik Ausdruck der Ablehnung, der Abgrenzung von und Ärger auf die Mutter darstellen sollten, klang diese Musik weicher und bot zum ersten Mal neben den rhythmischen Strukturen auch melodische Elemente an.

Nachdem der Kandidat diese Improvisationen beendet hatte, haben wir uns zunächst das Ganze noch einmal vom Tonband angehört und ich bat ihn, seine eigenen Einfälle und Gefühle dazu zu schildern. Auch er war überrascht, dass gerade bei dieser Sequenz, die er „meine Gefühle zur Mutter zzt. des Todes von Vater" nannte, sehr viel Weicheres, Rhythmischeres wahrzunehmen war. Dennoch hatte ich in dem Nachgespräch den Eindruck, dass da noch etwas sein müsste, was ihm bisher noch nicht deutlich geworden war. Ich spielte die Tonbandaufnahme noch einmal ab und bat ihn, sich zu dieser Musik zu bewegen. Jetzt wurde es deutlich: Der Patient begann zu tanzen, auf die Mutter zuzugehen, um sie herum zu tanzen und zu seiner größten Überraschung konnte er wahrnehmen, dass er auch um sie warb.

Hinter all den Gefühlen des Zorns und Ärgers auf die Mutter verbargen sich auch zärtliche, liebevolle Gefühle, die er bisher nie wahrgenommen und wohl auch gar nicht für möglich gehalten hatte. Sie tauchten auf, als der als Rivale erlebte Vater nicht mehr am Leben war (typisches Beispiel für eine ödipale Situation).

In späteren Therapiestunden berichtete der Patient, dass er durch diese Erfahrungen sein Verhalten gegenüber der Mutter verändern konnte und es zu einer deutlichen Verbesserung seiner Beziehung zur Mutter kam. Auch die Beziehungsschwierigkeiten zu seiner Partnerin lösten sich: Er trennte sich von dieser Partnerin und verliebte sich nach einiger Zeit in eine andere Frau. Inzwischen ist er verheiratet und hat mit seiner Frau 3 Kinder und einen guten Arbeitsplatz.

5. Beispiel: Missbrauchserfahrung

Nach einer MT-Stunde, wo ich 20 Minuten Monochord gespielt hatte, spürte die Patientin in ihrem Zimmer auf der Station einen inneren Druck, eine Zeichnung machen zu müssen. Sie bringt in die nächste Stunde eine Bleistiftzeichnung mit, die einen breiten Weg zeigt, an dessen Seiten 5 Kreise (Kränze aus geflochtenem Stacheldraht) angeordnet sind. Am oberen Bildrand ist in brauner Farbe (das einzige auf dem Bild, was Farbe hat) ein Kindertorso gemalt, von dem man den Unterleib sieht. Die Beine des Torsos sind etwas angezogen und leicht gespreizt. Zwischen den Beinen ist ein kleiner roter Fleck.

Da sie wohl wusste, was dies alles zu bedeuten hatte, es sich aber nicht eingestehen mochte, wollte sie daran arbeiten. Ich habe mit ihr wie bei einem Traum auf der Subjektstufe an den einzelnen Teilen gearbeitet und diese auf selbstgewählten Instrumenten spielen lassen:

1. Der Weg – große Gongtrommel
2. Drahtkränze – Becken, gespielt mit umgedrehten Schlägeln
3. Kindertorso – kleine Leier (in einer „Ohrform" von der Firma Aulos)

Mit leisen, dumpfen Schlägen spricht die Stimme des Weges (1): „Ich bin trostlos, einsam, ich komme aus dem Chaos und führe direkt zum Grab (Frage an den Sarg – wer wird da beerdigt?). Meine Traurigkeit, mein Groll, meine Wut." Das Gesicht der Patientin wird zunehmend verbissener, die Zähne fest aufeinandergepresst. Plötzlich werden die Schläge schneller und lauter, richtig wütend. Ebenso schnelles Innehalten: „Ich darf nicht laut sein, muss brav sein". „Wer sagt Ihnen das?" „Meine Eltern sind es nicht, es sind die Großeltern. Großvater hat mich auch in den Hühnerstall gesperrt, wenn ich unartig war."

Flache Schläge auf das Becken, die immer lauter werden: Die Stacheldrahtkränze (2) versperren einen kleinen Weg, der von der Straße abweicht: „Keiner darf an mich nahe heran. Der Stacheldraht schützt mich."

Der Kindertorso (3) fühlt sich ganz kalt, wabbelig an, ganz unangenehm. Unter Tränen spielt sie auf der kleinen Leier: „Keiner hört mich, keiner kommt mir zur Hilfe. Ich kann mich nicht wehren". Die Patientin hört resigniert auf.

Gibt es Bilder oder Gedanken dazu? „Mir fällt ein, dass ich vor einiger Zeit die einzige Fotografie, die ich von meinem Großvater hatte, zerrissen habe, weil ich vor seinen Augen und dem Mund plötzlich schreckliche Angst hatte. Das passt jetzt zu meinen Bildern von heute und den vergangenen Wochen, wo solche Ahnungen immer wieder auftauchten, ich aber noch nicht den Mut hatte, diese Gedanken zu Ende zu denken. Jetzt wird mir auch klar, warum meine Ehe nicht funktioniert hat und warum ich solche Schwierigkeiten mit der Sexualität hatte."

Am Ende der Arbeit ist die Patientin sehr berührt und traurig, aber auch ein Stück erleichtert, sich diesem angstbesetzten Thema gestellt zu haben und viele Verhaltensweisen von sich besser verstehen zu können.

Dieses Beispiel zeigt, wie über eine Assoziationskette von sanfter Monochordmusik über ein Bild und dessen Deutung auf der Subjektstufe das erschreckende Erleben sexueller Gewalt wieder erinnert wird und sich zum ersten Mal in ihrem Leben mit 43 Jahren einer Bearbeitung stellt. ◄

13.6.2
Musiktherapie als Gruppentherapie

Eine Gruppensitzung verläuft in der Musiktherapie ähnlich wie in anderen Gruppenpsychotherapien nach den Regeln der „therapeutisch wirksamen Faktoren" (Yalom 1989, S. 19) – wesentlich ergänzt durch den Einsatz von Musikinstrumenten.

Grundsätzlich bieten die Gruppenmusiktherapien folgende Möglichkeiten:

- Die Gruppe improvisiert gemeinsam über ein gemeinsames Thema auf dazu selbst gewählten Instrumenten.
- Es können Einzelarbeiten in der Gruppe durchgeführt werden. Hier gibt die Gruppe Rückmeldungen zu dem Gehörten: entweder verbal oder auf Instrumenten.
- Gruppenmitglieder können in Rollenspielen Personen „doppeln", mit denen sich der arbeitende Patient auseinandersetzen möchte.
- Gruppenmitglieder spielen „Latenzen". Dabei stehen sie mit einem Instrument hinter dem Stuhl des Patienten oder seines Gegenübers und spielen das, was der Patient nicht spielt, möglicherweise nicht wahrnimmt oder vermeidet: Gefühle wie Trauer, Ärger, Wunsch nach Nähe, Freude.

Aus Platzgründen wird hier auf die Wiedergabe ausführlicher Gruppenprotokolle verzichtet. Interessierte Leser verweise ich auf das Buch „Musik – Spiegel der Seele" (Schroeder 1999, S. 179–239), in dem 14 Gruppenprotokolle abgedruckt sind.

13.7
Indikation und Kontraindikation

! Als spezielle Form der Behandlung bietet sich Musiktherapie für Menschen an, „mit denen die sprachliche Kommunikation erschwert oder unmöglich ist, deren Verbalisationsfähigkeit reduziert ist oder deren Störungen und Defizite aus der präverbalen Zeit stammen. Ziel musiktherapeutischer Behandlungen kann nicht nur ein Erkennen sein, sondern auch eine Nachreifung durch korrigierende Neuerfahrungen und Entwicklung nicht geweckter Ressourcen" (Strobel 1990, S. 334).
Bei autistischen oder mutistischen Störungen ist MT die Therapie der Wahl. Bei einem breiten Spektrum psychischer und psychosomatischer Störungen wird heute MT im klinischen und ambulanten Rahmen eingesetzt (s. unten).

Therapeutische Angebote

- Arbeiten im musikalischen „Spielzimmer",
- keine oder nur sehr geringe Bedrohung durch die Instrumente,
- hoher Aufforderungscharakter der Instrumente,
- Spiel zunächst in „absichtsloser" Absicht,
- gemeinsames Spielen mit Therapeuten in einem „wertfreien Raum",
- keine „falschen" oder „richtigen" Töne,
- Funktionslust wird durch Improvisation gesteigert,
- Probehandeln ohne Angst vor Bestrafung oder Liebesentzug,
- gemeinsamer Klangraum von Therapeut und Patient(en),
- Therapeut als reales Gegenüber erkennbar,
- Therapeut in der Improvisation emotional wahrnehmbar (Therapeut ist selektiv authentisch),
- Regulierung intrapsychischer Prozesse mit Hilfe der klanggeleiteten Trance:
  - zum „inneren Kind" durch begleitendes Spiel am Monochord,
  - zu Geburtsvorgängen mit dem großen Gong,
  - zur eigenen Kraft, den Kraftorten und Krafttieren mit der Trommel,
  - zu Verschmelzungswünschen und Begegnungen in „absichtsloser Absicht" mit der „Ocean drum",
  - zu Hingabewünschen und Fragen an das höhere Selbst mit der hohen Klangschale.

Patienten mit frühen Störungen

Für Patienten mit frühen Störungsanteilen oder frühen Störungen sind folgende Aspekte in Ergänzung zu den oben genannten Punkten hilfreich:

- ein gemeinsamer Schutzraum für Patient und Therapeut in der Improvisation erleichtert den Zugang zu Patienten mit Nähe-Distanz-Problemen.
- Kontaktaufnahme zu abgespaltenen Erinnerungs- und Erlebnisanteilen mit Hilfe von Instrumenten (musikalischen Zwischenobjekten).
- Affekt*steuerung* (diese Patienten haben eher ein Zuviel als Zuwenig an Affekten) und *dosierte* (cave!) Agressionsabfuhr durch klangliche Katharsis an Gong-Trommeln oder anderen geeigneten Instrumenten (Hinweis geben: Lautes Spiel „zerstört" weder das Instrument noch den Therapeuten, auch nicht die Person, mit der eine Auseinandersetzung gespielt wird).
- Einleitung und spätere Begleitung einer verbalen und einer Körpertherapie.

Es soll nicht unerwähnt bleiben, dass die Musiktherapie von frühgestörten Patienten sehr stabile und standfeste Therapeuten erfordert, die über viel Geduld, Empathie und Durchhaltevermögen verfügen und sich nicht so leicht durch häufige Entwertungen, das ständige Hin- und Herkippen der Patienten und den sehr wechselhaften Therapieverlauf entmutigen lassen.

Patienten mit reiferen Ich-Strukturen

Für Patienten mit reiferen Ich-Strukturen lassen sich die von Hoffmann (zit. nach Rüger 1992, S. 430) beschriebenen therapeutischen Ansatzpunkte des Mediums Musik so zusammenfassen:

- Der primäre Zugang zu Gefühlen, primär im wörtlichsten Sinne, sind doch Töne, Geräusche und Laute neben den taktilen die ersten sensorischen Wahrnehmungen, die sich mit einem emotionalen Bedeutungsgehalt verbinden.
- Die außerordentlich starke Symbolisierungsfähigkeit über die Instrumentenwahl und die Klangfarbe der Instrumente.
- Die Gleichzeitigkeit von antinomischen Strukturen: Die Verbindung von Primär- und Sekundärprozesshaften und die gleichzeitige Darstellung sehr verschiedenartiger und ambivalenter Gefühlsfacetten.
- Die schnelle Abfolge von Spannungs-Lösungs-Vorgängen mit der Möglichkeit starker kathartischer Effekte.
- Die Lust am Spiel und die Möglichkeit spielerischer Spannungsabfuhr, verbunden mit averbaler zwischenmenschlicher Kommunikation.

Indikation zur psychodynamischen Musiktherapie

Für die stationäre und ambulante psychodynamische Musiktherapie ergibt sich aus dem Bereich Psychotherapie, Psychosomatik und Psychiatrie eine Indikation für Patienten mit folgenden Störungen:

- Neurosen, auch chronifizierte Formen,
- funktionelle Störungen,
- frühe Störungen:
  - narzisstische Neurosen,
  - schizoide Neurosen,
  - Borderline-Syndrome,
  - Psychosomatosen,
  - Psychosen (hier nur übungs- oder erlebniszentrierte Angebote).

> ❗ Einer ambulanten Musiktherapie bei Patienten mit schweren Frühstörungen und Psychosen, sollte eine stationäre Musiktherapie vorangegangen sein. Die Indikation zur ambulanten MT sollte sehr sorgfältig gestellt werden.

Weitere Indikationen können der Einsatz von Musiktherapie in verschiedenen Bereichen der Rehabilitation, in der Betreuung von alten, unheilbar kranken und sterbenden Menschen und sozialen Randgruppen, Gefängnisinsassen, Krebspatienten, Aidspatienten und geriatrischen Patienten sein.

Kontraindikationen

- Akute Psychosen,
- fehlende Motivation des Patienten zur MT,
- Rentenwunsch,
- gelegentlich: Berufsmusiker als Patienten,
- relativ: Suchterkrankungen, wenn Patienten Musik als „Droge" verwenden (ein gezielter Einsatz von MT ist erst im späteren Verlauf der stationären Therapie sinnvoll),
- nicht auflösbare Übertragungen und Gegenübertragungen als Therapieproblem.

Schwierigkeiten in der Musiktherapie

Patienten mit sehr hohem sekundärem Krankheitsgewinn, gestörter sozialer Integration, geringer Introspektionsfähigkeit oder fehlender Motivation können (auch) eine Musiktherapie scheitern lassen. Solche nicht methodenspezifischen Erfahrungen decken sich mit den Rückmeldungen aus anderen Therapien. Da Musiktherapie im klinischen Bereich ausschließlich als Zusatztherapie angeboten wird, kann sie auch nicht „die Hauptlast" und die alleinige Verantwortung für das Gelingen oder Scheitern einer stationären Therapie tragen.

Scheitern (aller Therapieangebote) erlebte ich bei einigen Patienten, die trotz intensiver Therapie suizidal blieben und die wir aus Sicherheitsgründen in eine nahe Psychiatrie verlegen mussten. Das gleiche galt für einige Suchtpatienten, die ihren Drogenkonsum verschwiegen oder runterspielten und sich nicht an die Auflagen der Klinik hielten und weiter Drogen nahmen. Bei Patientinnen mit schweren Essstörungen, besonders bei Anorexien mit Körpergewichten am unteren Grenzbereich, hatten wir in unserem damaligen Setting keine besonderen Erfolge (erfolgreicher ist bei Essstörungen die Kombination von MT mit Körpertherapie, Loos 1986).

13.7.1 Weitere Einsatzmöglichkeiten

Musiktherapie in der Psychiatrie

Bei schizophrenen Patienten ist die Musiktherapie (Willms 1975, zit. nach Rüger 1992, S. 432) oft ein notwendiges „nonverbales Teilstück der Psychotherapie", wo Musik zum Medium für präverbale Kommunikation und gleichzeitig zum Medium für eine notwendige Affektabfuhr wird. Aufgrund ihres breiten Wirkungsspektrums kann die MT auch auf eine Reihe psychopathologischer Auffälligkeiten günstigen Einfluss nehmen, wie z. B. Wahrnehmungsstörungen, Affektstörungen, Antriebsstörungen, Unruhezuständen und psychosomatischen Störungen.

Aus meinen jahrelangen Erfahrungen mit der Musiktherapie bei psychiatrischen Patienten kann ich dies bestätigen. Meine Angebote waren kontakt-, übungs- oder erlebniszentriert ohne die Absicht einer psychotherapeutischen Aufarbeitung.

Am Anfang einer stationären Therapie habe ich in der Doppelrolle eines Arztes und Musiktherapeuten 2mal in der Woche auf der geschlossenen Akutstation an einem Tisch mit einer Reihe von Instrumenten gesessen und „vor mich hingespielt". Vorbeikommende Patienten fragten, ob sie mitspielen dürften, taten es eine Weile und verabschiedeten sich dann wieder. Sie nahmen also kurz Kontakt mit mir auf – zu mehr „Nähe" reichte es noch nicht.

Nach Abklingen der akuten Phase haben wir im Musiktherapieraum in einem anderen Haus regelmäßig 2mal in der Woche eine Stunde Musiktherapie gemacht, in der wir auf Instrumenten einfachste Klangspiele erfanden, uns nach Musik bewegten oder kleine Szenenspiele improvisierten. Themen dafür waren: „Leben auf der Station, Arbeitstherapie, Weihnachtskrippe, Schule, Elternhaus, zu Hause". Volkstänze aus Deutschland, Russland und Israel oder Bewegungsspiele mit Musik waren sehr beliebt. Auf Instrumenten improvisierten wir zu Themen wie: „Tages- und Jahreszeiten, Eltern, Freude, Trauer, Krank sein" etc. Die Patienten freuten sich, musikalische Rätsel lösen zu können, z. B. „Wie heißt dieses Stück" (der kleine Zug von Taipee) oder „Welche Personen und Tiere kann ich erkennen, die in ‚Peter und der Wolf' oder im ‚Karneval der Tiere' vorkommen" (dazu habe ich bei „Peter und der Wolf" nur die Musik gespielt, den Text hatte ich vorher herausgeschnitten).

Einen besonders hohen Stellenwert hatte bei den Patienten zu allen Zeiten das gemeinsame Singen, für das wir uns in den Therapiestunden genügend Zeit nahmen. Für viele Patienten waren diese Stunden die schönsten in der ganzen Woche. Das Singen stellt ein Kommunizieren an einem gemeinsamen Objekt dar. Es gibt ein Stück Nähe, ohne „zu nah" zu werden. Eine interessante Form der Abwehr von Nähe war beim Singen, Spielen und Bewegen zu beobachten: Patienten gingen um Bruchteile einer Sekunde aus dem Takt zu den anderen der Gruppe. Nach dem gemeinsamen Anfang wurden sie – fast unmerklich – immer langsamer und vermieden auf diese Weise die Nähe des gemeinsamen Rhythmus – bis der zurücksprang und sie mit uns wieder synchron waren. Das wiederholte sich, so lange wir spielten, tanzten oder sangen.

Musiktherapie in der Neurologie

Einen hohen therapeutischen Stellenwert haben in den letzten Jahren die Anwendung musiktherapeutischer Techniken in der Neurologie und neurologischen Rehabilitation bekommen, die hier nur gestreift werden können. Rauhe (1993) beschreibt die Anwendung von Musik in der Behandlung von Patienten nach Schlaganfällen. Er berichtet von einem alten Offizier, der nach einem Schlaganfall lernte, sein gelähmtes Bein zu alten Militärmärschen wieder zu mobilisieren.

Gustorff (1997) et al. gelingt es in Herdecke, durch Tönen mit der Singstimme Kontakt zu komatösen Patienten über deren Atemrhythmus zu bekommen. Dies zeigt, dass man auch mit Patienten im (Wach)-Koma kommunizieren kann und diese Patienten sehr wohl in der Lage sind, akustische Außenreize wahrzunehmen und darauf mit der Atmung zu reagieren. Die Therapeuten arbeiten musiktherapeutisch weiter, wenn Patienten aus ihrem Koma wieder erwachen.

Ich habe in Bad Zwesten Musiktherapie mit Patienten gemacht, die an einer fortschreitenden MS oder anderen progressiven neurologischen Erkrankungen litten. Dabei ging es um eine musik- und psychotherapeutische Begleitung bei der Auseinandersetzung mit der zunehmenden Behinderung und der unheilbaren Krankheit.

13.8 Evaluation

Hierzu scheibt Rüger (1992, S. 433):

„Die Methodenvielfalt und die Tatsache, dass Musiktherapie oft in Kombination mit anderen Verfahren angewandt wird, erschweren eine wissenschaftliche Erfolgskontrolle. Sicher nachgewiesen sind Einflüsse beim Gesunden durch die Einwirkung von Musik (Harrer u. Harrer 1979). Es liegen inzwischen auch eine Reihe (z. T. kontrollierter Studien) über unmittelbare Effekte von Musiktherapie beim Kranken vor (vgl. Strobel u. Huppmann 1978). Dagegen finden sich – wie allerdings auch bei vielen anderen Psychotherapieverfahren – kaum katamnestische Untersuchungen über stabile Langzeitergebnisse. Gerade weil die Wirkung der Musiktherapie in Einzelfällen klinisch sehr evident ist, ist eine empirische Überprüfung ihrer Wirksamkeit in Krankenbehandlungen mit üblichem wissenschaftlichen Standard wünschenswert – ggf. zunächst in Einzelfallstudien."

Anders ausgedrückt besteht das Problem, isoliert die Wirksamkeit der Musiktherapie zu erforschen darin, dass der Schwerpunkt stationärer Therapien in psychotherapeutischen Kliniken auf den verbalen, analytischen, tiefenpsychologischen oder humanistischen Therapien liegt, die durch zahlreiche andere Therapien ergänzt werden. In diesem „Konzert" der Therapien wird die MT als weiteres kreatives Verfahren 2mal 100 Minuten in der Woche angeboten und ist somit keine Haupttherapie.

Untersuchungen von Wolf (1996, 1997) an der Hardtwald-Klinik in Bad Zwesten zur Wirkung der stationären psychodynamischen Psychotherapie einschließlich zusätzlicher Angebote zeigen *für die Zeit* des stationären Aufenthaltes sowie 6 und 12 Monate *nach* der Entlassung gute Behandlungserfolge. Für die Musiktherapie sind diese Ergebnisse nicht spezifisch genug, um ihren Anteil am Therapieerfolg herauszurechnen. Dass die nonverbalen Verfahren die verbalen sehr gut unterstützen und ergänzen können (oder auch umgekehrt), ist aus der Praxis bekannt, wenn es sich auch nicht exakt messen lässt.

Die Wirkung der Musiktherapie läuft meist gleichsinnig zu den Veränderungen in den anderen Psychotherapien. Nach etwa 2 Wochen stationärer Therapie beobachten wir bei motivierten Patienten eine leichte Besserung der Befindlichkeit, die in den folgenden Wochen weiter zunimmt und anhält. Gegen Ende der Behandlung wird deren Befinden kurzfristig wegen der bevorstehenden Entlassung aus der Klinik wieder schlechter. Hier stellen die Patienten die Frage, ob und wie sie das Erreichte nach der Entlassung auch erhalten können. Neben dem Vorschlag, zu Hause weiter Psychotherapie und Musiktherapie zu machen, hat die Musiktherapie hierzu einige „außertherapeutische Empfehlungen": Aus vielen persönlichen Rückmeldungen weiß ich, dass Patienten nach der stationären Musiktherapie wieder angefangen haben, in irgendeiner Form Musik zu machen. Sie aktivieren das längst vergessene Instrumentalspiel, um mit der Familie, den Freunden oder in einem kleinen Orchester mitzuspielen, erlernen ein neues Instrument, singen in einem Chor oder Gesangsverein mit, oder wagen sich sogar ans Komponieren, was ich bei einem Patienten erleben konnte, der mir selbst gedruckte Noten seiner Stücke vorlegte und dazu eine Kasette mit den eigenen, selbst eingespielten Kompositionen vorspielte. Er hatte so etwas noch nie vorher in seinem Leben probiert.

In einer orientierenden, nicht veröffentlichten Untersuchung haben wir schon 1979 mit Hilfe der Eigenschaftswörterliste nach Janke u. Debus (EWL) untersucht, ob es in einer Therapiestunde zu Veränderungen der Befindlichkeit kommt, wenn wir die Testfragebögen vor und nach jeder musiktherapeutischen Gruppensitzung ausfüllen lassen. Es änderten sich, in Korrelation mit unseren Beobachtungen, Desaktiviertheit (–: weniger), Müdigkeit (–), Introvertiertheit (–), Selbstsicherheit (+: mehr), Erregtheit (–), Empfindlichkeit (–), Ärger (–), Ängstlichkeit (–), Deprimiertheit (–) und Verträumtheit (+) als Hinweis auf die Wirkung der jeweiligen Therapiestunde. Aussagen über die Langzeitwirkung der Musiktherapie konnten mit dieser Untersuchungstechnik nicht gewonnen werden.

Da die untersuchten Patienten aber noch an einer Reihe anderer Therapien in der Klinik teilnahmen, konnten wir aber durch die Untersuchungen den Einfluss anderer Therapien weitgehend ausschalten.

13.9
Perspektiven des Verfahrens

Musiktherapie gehört heute zum therapeutischen Spektrum vieler psychotherapeutischer, psychosomatischer, psychiatrischer und auch neurologischer Kliniken.

Allerdings ist der Beruf des Musiktherapeuten, insbesondere seine Aus- und Weiterbildung nicht einheitlich definiert. Auf der einen Seite stehen „genuine" Musiktherapeuten, die ein grundständiges Studium an einer Fachhochschule absolviert haben. Auf der anderen Seite gibt es Musiktherapeuten, die nach einem anderen akademischen Abschluss ein Zusatzstudium oder eine Weiterbildung in Musiktherapie durchlaufen haben. Dazu gehören insbesondere Sozialpädagogen, (Musik-)Lehrer, aber auch Ärzte und Psychologen. Die verschiedenen Aus- und Weiterbildungsgänge sind unterschiedlich strukturiert und z. T. nicht kompatibel. Das hat dazu geführt, dass es bis heute nicht *die* Musiktherapie gibt, sondern eine Vielzahl unterschiedlicher Ansätze, Musik zu therapeutischen Zwecken einzusetzen. Solange aber der Beruf des Musiktherapeuten nicht über einheitliche Aus- bzw. Weiterbildungsordnungen definiert ist, wird eine entsprechende therapeutische Tätigkeit schwer in den Rahmen der psychotherapeutischen Versorgung einzuordnen sein.

Daneben bestehen noch eine Reihe weiterer Probleme, deren Lösung die Perspektiven der Musiktherapie wesentlich mitbestimmen dürften. Während die physiologische Wirksamkeit von Musik auf Gesunde und auch ihre Wirkung auf Kranke hinreichend belegt ist, fehlen nach wie vor genügend Studien, die die Effizienz des Verfahrens auch im Vergleich zu anderen Behandlungsansätzen belegen können. Die Gründe dafür wurden erörtert (vgl. Abschn. 13.8) und sind als Kehrseiten der Vorteile von Musiktherapie zu verstehen: Ihre Methodenvielfalt und die Tatsache, dass Musiktherapie oft in Kombination mit anderen Verfahren angewandt wird, erschweren eine wissenschaftliche Erfolgskontrolle. Gerade aber weil die Wirkung der Musiktherapie in Einzelfällen klinisch sehr evident ist, erscheint eine empirische Überprüfung ihrer Wirksamkeit in der Krankenbehandlung mit üblichem wissenschaftlichen Standard sehr wünschenswert. Offen ist die Frage, ob – entsprechende Studien vorausgesetzt – Musiktherapie dann als eigenständiges Verfahren (etwa im Sinne einer eigenen Schulrichtung) oder als eines von mehreren Behandlungsverfahren innerhalb einer psychotherapeutischen Grundorientierung, z.B. der psychodynamischen, verstanden wird. Die weitere Entwicklung bleibt abzuwarten.

13.10 Weiterbildungsmöglichkeiten

In der Anfangszeit der Musiktherapie in Deutschland war es für den Beruf des Musiktherapeuten wichtig, ein guter Musiker zu sein. Psychotherapeutische Kompetenz war zunächst von sekundärer Bedeutung. Im Lauf der Zeit hat sich das grundsätzlich geändert. Wichtiger sind heute die psychotherapeutischen Fähigkeiten und die Eignung des Musiktherapeuten für den Beruf eines Psychotherapeuten, also Qualitäten, nach denen in den Anfangsjahren der Musiktherapie nicht immer gefragt wurde. Damals ging es eher darum, aus examinierten Musikern durch ein Kompaktstudium von einem Jahr Musiktherapeuten zu machen. Es kann nicht genug betont werden, dass Musiktherapeuten für das hier beschriebene Verfahren der Musik*psycho*therapie in erster Linie Psychotherapeuten und dann erst Musiker sein müssen. Sie brauchen für ihre Arbeit gute theoretische und praktische psychotherapeutische Kenntnisse, wie sie immer noch am besten in der ärztlichen und psychologischen Ausbildung gewährleistet sind.

Natürlich gehören musikalische Kenntnisse und Fähigkeiten zu den Grundvoraussetzungen für die Arbeit als Musiktherapeut. Hohe instrumentale Fertigkeiten, etwa auf der Ebene von Schulmusikern, wie sie in der Frühzeit der Musiktherapie in England und Deutschland gefordert wurden, sind für die meisten musiktherapeutischen Prozesse nicht erforderlich. Eine gute Klaviertechnik allerdings setzen Spezialverfahren voraus, wie z.B. die analytische Musiktherapie nach Priestley (oder die zur Heilpädagogik gehörende „Schöpferische Musiktherapie" nach Nordhoff u. Robbins 1986).

Spielfähigkeiten auf verschiedenen Instrumenten der Musiktherapie und den Gebrauch der Singstimme müssen Musiktherapeuten erlernen und zur Verfügung haben. Strobel (1990, S. 325) schreibt dazu, „dass die Musiktherapie sicher bessere Chancen in Institutionen hätte (und – Ergänzung durch den Autor – im Gesamt der psychotherapeutischen Verfahren), wenn sie von Anfang an als therapeutische Zusatzausbildung eingerichtet worden wäre, wie alle anderen Psychotherapieverfahren und nicht als Grundstudium gleich nach dem Abitur". Dazu ist es nicht gekommen. Heute bestehen verschiedene Ausbildungsmöglichkeiten nebeneinander.

Ausbildungsstätten der Musiktherapie

Informationen über Aus- oder Weiterbildungsmöglichkeiten in Deutschland und den angrenzenden deutschsprachigen Ländern geben die folgenden Universitäten, Musikhochschulen oder Weiterbildungsinstitute in privater Trägerschaft. Angeboten werden grundständige (*) Ausbildungen und Weiterbildungen, die auf ein bestehendes Grundstudium aufbauen.

- Fachhochschule der Stiftung Rehabilitation Heidelberg*
- Studienschwerpunkt Musiktherapie integriert im Studium der Sozialpädagogik in Frankfurt/Main, Würzburg und Siegen
- Institut für Musiktherapie an der Hochschule für Musik und Theater in Hamburg
- Hochschule der Künste, Berlin
- Musikhochschule Wien*
- Universität Münster
- Universität Witten/Herdecke
- Fritz-Perls-Institut, Düsseldorf
- Dr. Wolfgang Strobel, Würzburg
- Freies Musikzentrum München
- BAM Zürich
- Psychotherapieweiterbildungsstätte Marburg – Kassel – Gießen (Autor)

Musiktherapie als Zweitverfahren für Ärzte und Psychologen

Diese von der Landesärztekammer Hessen anerkannte Weiterbildung als Zweitverfahren zum Zusatztitel „Psychotherapie" wurde auf meine Initiative in Hessen nach 1981 begonnen und ergänzt die ärztlich-psychotherapeutische Weiterbildung von über 400 Stunden durch spezifische musiktherapeutische Anteile, die in weiteren 160 Stunden vermittelt werden. Nach einer Umfrage der Psychotherapie-Weiterbildungsstätte Marburg-Kassel-Gießen aus dem Jahr

1997 wird „Musiktherapie als Zweitverfahren zum Zusatztitel Psychotherapie" auch von den Landesärztekammern Niedersachsen, Schleswig-Holstein und Baden-Württemberg anerkannt und allgemein für den Facharzt für Psychotherapeutische Medizin empfohlen. Im Rahmen der Weiterbildung in MT sind auch Psychologen zugelassen. (Weitere Auskünfte zum Ort, Inhalt und Dauer beim Verfasser.)

WEITERFÜHRENDE LITERATUR

Berger (1997) Musik, Magie & Medizin. Junfermann, Paderborn
Decker-Voigt HH, Knill P, Weymann E (1996) Lexikon Musiktherapie. Hogrefe, Göttingen
Loos GK (1994) Spiel – Räume der Magersucht. Fischer, Stuttgart
Priestley M (1982) Musiktherapeutische Erfahrungen. Fischer, Stuttgart
Priestley M (1983) Analytische Musiktherapie. Klett-Cotta, Stuttgart
Schroeder WC (1999) Musik – Spiegel der Seele. Einführung in die Musiktherapie, 2. Aufl. Junfermann, Paderborn
Strobel W (1999) Reader Musiktherapie, Zeitpunkt Musik. Verlag Dr. L. Reichert, Wiesbaden
Strobel W, Huppmann G (1978) Musiktherapie. Hogrefe, Göttingen

Die leibliche Dimension in psychodynamischen Psychotherapien

G. Heisterkamp

14.1 Einleitung mit historischer Entwicklung 297
14.1.1 Kulturgeschichte des Leib-Seele-Problems 297
14.1.2 Richtungen der Körperpsychotherapie 299

14.2 Definition und Abgrenzung 300
14.2.1 Vegetotherapie und Bioenergetik 300
14.2.2 Analytische Körperpsychotherapie 304

14.3 Der therapeutische Prozess 308
14.3.1 Der körpersprachliche Dialog im herkömmlichen Setting 308
14.3.2 Analytische Körperpsychotherapie im erweiterten Setting 313

14.4 Indikation und Kontraindikation 317
14.4.1 Typische Fehler 318

14.5 Evaluation 320

14.6 Perspektiven des Verfahrens 321

14.7 Weiterbildungsmöglichkeiten 321

Weiterführende Literatur 322

14.1 Einleitung mit historischer Entwicklung

14.1.1 Kulturgeschichte des Leib-Seele-Problems

Die neuen Körper- und Bewegungstherapien und ihre rasante Verbreitung im ausklingenden 20. Jahrhundert lassen sich als kulturhistorische Antworten auf eine Jahrtausende währende Vernachlässigung und Entwertung des Körpers in der abendländischen Tradition verstehen. Die Vielfalt psychodynamischer Therapieformen zeigt, wie sehr die Gegenwart um neue Bilder der Wirklichkeit ringt, die der Leib-Seele-Einheit gemäß sind.

Das Leib-Seele-Problem in der Antike

Auf den ersten Blick scheint die griechische und römische Antike durch ein unbeschwertes Ja zum Körper gekennzeichnet zu sein. Man denkt dabei an das „klassische" Menschenbild, wie es von den antiken Künstlern in Bronze gegossen oder in Marmor gemeißelt wurde; an die literarisch gepriesenen Tafelfreuden, die Lust am fröhlichen Zechen und lukullischen Speisen; an die Preisgesänge der Liebe und der Liebeslust; an den Badeluxus mit Waschungen, Saunagängen und Vollmassagen; an die kulturelle Bedeutung des sportlichen Wettkampfes und seine Vorrangstellung am „Gymnasium". Dörrie (1986, S. 173 ff) macht deutlich, dass dieses Bild von „Leiblichkeit" (ein Begriff der Neuzeit) häufig in polarisierender Gegenüberstellung zum Christentum idealisiert wurde und dabei wesentliche Relativierungen nicht bedacht wurden.

Zunächst einmal bilden die Stimmen, die ausdrücklich „Ja zum Leibe" sagen, in der antiken Literatur die Minderheit. Der Hedonismus (s. unten) konnte sich nicht lange behaupten. Ferner ist festzustellen, dass das Bewusstsein des Leibes tief im Religiösen begründet ist. Die archaischen Kultvorschriften unterscheiden rigoros zwischen „rein" und „unrein", zwischen „sauber" und „schmutzig". Nur der Reine hat Zugang zu den Göttern, Anwartschaft auf ihren Segen und ihre Hilfe, nur seine Gebete werden erhört (Dörrie 1986, S. 179). Der „Unreine" oder „Besudelte" hat den Segen der Götter verloren. Es droht ihm, von ihnen verworfen und verstoßen zu werden, und zwar unausweichlich, weil das Unreine nicht wie das Sündhafte im Christentum auf Vorsatz beruht, sondern den Menschen wie eine Infektion befällt. Als Quellen der Unreinheit gelten in der Antike alle Absonderungen des Unterleibes, Blut, Schleim und dergleichen sowie alles, was mit Zeugung, Menstruation, Samenerguss, Geburt und Tod zusammenhängt. Auch Kranke, Missgestaltete und Behinderte gelten als unrein, da sie offenbar den Zorn der Götter auf sich gezogen haben und nicht mehr mit ihrem Segen rechnen können. So sieht man auch nichts Anstößiges darin, verkrüppelte Kinder auszusetzen und einem sicheren Tod zu überantworten. Das Ja zur Leiblichkeit in der Antike bezieht sich also „nur auf eine ‚Leiblichkeit', die frei ist von Unreinheit, d.h. von Ekel Erregendem, von Missbildung und von Verstümmelung" (Dörrie 1986, S. 183). Der altruistische Gedanke, dass Behinderte einer besonderen Hilfe bedürfen, ist für die Antike nicht nachvollziehbar.

Insbesondere bringt aber die Antike Leib und Seele immer wieder in ein antithetisches Verhältnis und räumt dabei der Seele die Priorität ein. Die Seele wird also zu einem Kontroll- und Führungsorgan, das über die Reinheit des Körpers zu wachen und insbesondere für die eigene Lauterkeit und Tugendhaftigkeit zu sorgen hat. Die Hingabe an den Körper findet hier ihre Grenzen und Verdächtigungen. Unter archaischer Reinheitssicht ist allen Sinnesfreuden mit Misstrauen und Skepsis zu begegnen. Sind sie nicht die verführerischen Lockspeisen, die die wahre Reinheit der Seele bedrohen!

Ein kurzer historischer Abriss, in dem ich Gastgeber u. Marlovits (1989) folge, verdeutlicht das: Im 6. Jahrhundert vor Christus entwickelte sich die orphische Anthropologie, die sich zum Ziel setzte, die durch Schuld an die Materie gefesselte Seele zu befreien. Auch für die Pythagoräer blieb der Leib zweitrangig und unrein. Sokrates trennte Körper und Seele noch schärfer und forderte die Herrschaft der Seele über die Begierden des Körpers. Nach Platon hat die präexistente Seele die Ideen geschaut und ist aufgrund von Schuld und Sünde in die Materie verbannt worden. Um Höheres zu erreichen, muss der Leib überwunden werden. Auch Aristoteles fasst den Leib nur als notwendige werkzeugliche Unterlage der Seele und teilt diese in einen niederen (Affekte) und einen oberen Bereich (Vernunft) ein. In der stoischen Philosophie wird der Körper zum ausdrücklichen Hindernis auf dem Weg zu Erkenntnis und Vernunft. Ziel wird die leidenschaftslose Seele (apatheia), erreichbar durch eine ständige Unterdrückung der im Körperlichen beheimateten Triebe und Affekte. Ähnlich leibfeindlich wird im Neuplatonismus der Körper als Teil der sündigen Materie und folglich als Hindernis auf dem Weg zum Göttlichen angesehen.

Als Gegenbewegung zur historischen Auffassung entwickelte sich der Hedonismus. Nach Epikur strebt jedes lebende Wesen nach Lust, Freude und Glück und versucht Unlust, Schmerz und alles, was wir heute mit Stress bezeichnen, zu vermeiden. Grundsatz aller Epikuräer ist, dass keine Lust, keine Freude, kein Glück an sich schlecht ist. Der Verzicht ist nur sinnvoll im Dienste eines höheren Glücks. Die konkurrierende Schule der Stoa verunglimpfte die Epikuräer als „Hurenphilosophie", und „epikuräisch" wurde ein „welthistorisches Schimpfwort" und zum Stigma für alles moralisch Zweifelhafte (Marcuse 1972, S. 52ff). Die Schule des Epikur musste nach einer Blütezeit im späten Helenismus im 1. Jahrhundert n. Chr. der Stoa und im 2. und 3. Jahrhundert n. Chr. dem Platonismus das Feld räumen.

Das Christentum fand also das antithetische feindseelige Verhältnis zwischen Körper und Seele vor und trat nahezu ohne Bruch in dieses antike Erbe ein, „welches beherrscht war von dem tief eingewurzelten Misstrauen gegen die Verlockungen, Verführungen, Versuchungen, die von einer unkontrollierten ‚Leiblichkeit' ausgehen" (Dörrie 1986, S. 189). In der Zeit der frühen Kirche haben einige Häresien die späteren kirchlichen Schriften stark beeinflusst. In der Gnosis, was soviel wie „höhere Erkenntnis" bedeutet, fühlt der Mensch sich in seinem Körper fremd und eingekerkert. Der Leib muss als Teil der bösen Materie durch Askese überwunden werden, um zur lichten, göttlichen Erkenntnis zu gelangen. Ebenso wird für die Anhänger des Manichäismus der Leib im Reich der Finsternis angesiedelt und muss zur Erlösung überwunden werden.

Die Weltbilder des Helenismus beeinflussten die Theologien der frühen Kirche und führten zu den feindlichen und verächtlichen Auffassungen des Leibes in den Schriften der Kirchenväter und Apologeten. So bezeichnet Clemens von Alexandrien den Leib immer wieder als „Kerker und Fessel der Seele bzw. als den zur Sünde neigenden Teil des Menschen" (Gastgeber u. Marlovits 1989, S. 50). Origines von Alexandrien betrachtet den Körper, in den die Seele durch Versündigung verbannt sei, als bösen Feind der Seele. Seine sinnlichen Ansprüche, Begierlichkeiten und Leidenschaften müssten durch Askese bekämpft werden, um zur Seligkeit zu gelangen. Augustinus, der die Theologie der folgenden Jahrhunderte entscheidend bestimmte, hat seine manichäische und insbesondere seine neuplatonische Herkunft nicht überwinden können. Seine Schriften durchzieht ebenfalls eine leibfeindliche Tendenz. Letztlich macht für ihn die Seele den wahren Menschen aus, und der Körper ist nur ihr Werkzeug.

Das Leib-Seele-Problem im Mittelalter

Im Mittelalter blitzt bei Hildegard von Bingen in der Geschichte des Leib-Seele-Problems eine ganzheitliche Lösung auf, wenn sie beide als ein einheitliches Werk begreift, in dem Leib und Seele trotz ihrer verschiedenen Naturen als eine einzige Wirklichkeit existieren. Bei Thomas von Aquin wird die Einheit von Körper und Seele betont, wie sie einander durchformen und sich wechselseitig konstituieren, wie sie sich selbst zum Sein bringen. Jedoch verstellt er sich den Blick auf die leibseelische Einheit des Menschen wieder, indem er den Körper zum bloßen Behelfsmittel degradiert, das in den Dienst genommen werden muss, um zu Höherem zu streben.

Bei Descartes kommt es im Zuge eines mechanistischen Verständnisses vom Menschen zu der bekannten Trennung in eine „res cogitans" und eine „res extensa", womit er Seele und Körper als radikal verschiedene Realitäten unterscheidet und es auch zur entsprechenden Trennung zwischen Innen und Außen kommt. Der Körper wird zum Instrument oder Werkzeug und man „verlangt nach Erziehern und Ärzten, die erklären und lehren, wie man den Körper beherrscht und ihn so der Vernunft dienstbar macht. Das Ideal ist, den Körper zu einem kräftigen, gesunden, ruhigen, nüchternen und geordneten Instrument heranzubilden, das zu arbeiten oder zu zeugen versteht" (Fourez 1984, S. 184; zitiert nach Gastgeber u. Marlovits1989, S. 66).

Es bleibt Nietzsche vorbehalten, vehement auf die Verachtung des Leibes in der Antike und der christlichen Kultur aufmerksam gemacht zu haben. Jede dualistische Gegenüberstellung von Leib und Seele ist für ihn ein Konstrukt im Dienste der Selbstaufwertung. Leben wird als Leiblichsein verstanden, das dem Menschen gegeben und aufgegeben ist. Sein Plädoyer für die große Vernunft in unserem Leibe, das er Zarathustra in den Mund legt, könnte als Motto aller Körper- und Bewegungstherapien dienen:

„Hinter deinen Gedanken und Gefühlen, mein Bruder, steht ein mächtiger Gebieter, ein unbekannter Weiser, der heißt Selbst. In deinem Leibe wohnt er, dein Leib ist er. Es ist mehr Vernunft in deinem Leibe als in deiner besten Weisheit. Und wer weiß denn, wozu dein Leib gerade deine beste Weisheit nötig hat?" (Nietzsche 1898, S. 300f).

Der Leib wird hier zum Inbegriff des Selbst oder Selbstseins. Mit seinen Auffassungen hat Nietzsche den neuzeitlichen Körper- und Bewegungstherapien den Boden bereitet. Die Überwindung des tradierten Dualismus und die Auffassung, dass Menschsein eben Leibsein bedeutet, wird dann von der neuzeitlichen Phänomenologie differenziert aufgegriffen.

**Das Leib-Seele-Problem
in der neuzeitlichen Phänomenologie**

Die Leiblichkeit des Menschen wird für Merleau-Ponty zum zentralen Begriff, der mit Ichhaftigkeit gleichzusetzen ist: Ich existiere als Leib, finde mich schon immer leiblich vor, ich bin mein Leib. Leibliches Ich und personales Ich sind identisch. Der Leib ist kein „von einem bewussten Ich gesteuerter Mechanismus, sondern der Leib versteht (eine Bewegung, …) und weiß (sie) auszuführen. Der Leib hat Wissen" (Gastgeber u. Marlovits 1989, S. 78). Der Leib ist dem Menschen in zweifacher Weise gegeben, und zwar einmal als „corp vivant" und einmal als „corp objectif". Im Deutschen fassen wir den Unterschied mit den Begriffen Leib und Körper. Beide stellen zwei verschiedene Betrachtungsweisen desselben Phänomens dar. Die schlichte Dingerfahrung kann aber nicht für sich existieren, denn sie setzt schon die ganze Leibesfunktion voraus und das bloße Bewusstsein von Leib hat schon die leibliche Existenz für jeden Akt der Selbsterfahrung zur Voraussetzung. Der Leib ist ein Medium der Welthabe, seine Einzelfunktionen wirken in der Welt zusammen. Durch den Leib haben wir auch Welt und gehören dieser Welt an, stehen wir in einer Beziehungssituation mit der Welt. Es besteht auch ein enger sozialer Bezug zwischen eigener und fremder Leiblichkeit, den Merleau-Ponty „Zwischenleiblichkeit" nennt. Über die leibliche Existenz hat jeder teil an der leiblichen Existenz des Anderen.

Marcel versteht Dasein als ein inkarniertes Sein, als Sein im Leib:

„Das Existierende als das Unbezweifelbare ist mit einem Bewusstsein seiner selbst verbunden. Dieses Bewusstsein ist durch nichts vermittelt und bedarf auch keiner Vermittlungen. Es ist ein Gewahrwerden. In ihm wird das Selbst wachgerufen, verwirklicht sich das ‚Ich bin'. Ich bin mir selber jedoch ein undurchdringliches, aller Anzweifelung in seine Wirklichkeit entwickeltes Geheimnis. Als solches bin ich mein Leib" (Marcel 1986, S. 16).

Er unterscheidet zwischen dem Körper, den ich habe, und dem Leib, der ich bin. Leib sein und Körper haben bestehen zugleich. Hier erweist sich die Unterscheidung zwischen Körper und Leib im Deutschen als eine Gefahr, nämlich über die verschiedenen Begriffe das Zugleich aus den Augen zu verlieren. Mit dem Leib bin ich auf die Welt bezogen, quasi mit Menschen und Dingen verwachsen. In seiner Habensform bedarf es des Körpers, der Grundform allen Habens. Er ist die Grunderfahrung allen Habens, aber als Leib gleichzeitig unbesitzbar. Ich kann deswegen auch nicht über ihn verfügen wie über einen Gegenstand.

Wenn Menschsein gleich Leibsein ist, wenn Leib und Leben dasselbe bedeuten, dann lässt sich mit Kühn (1989, S. 229) und in Anlehnung an den radikalen Lebensphänomenologen Henry (1992) herausstellen, dass „Leib, Seele und Leben letztlich identisch" sind. Somit fällt die Leiberfahrung mit der Ego-Erfahrung (Kühn u. Titze 1991, S. 203 ff) bzw. mit der Lebens- oder Selbstbewegung (Heisterkamp 1985, 1990, 1991) zusammen, stellen „die leiblichen Ausdruckserscheinungen unmittelbare Manifestationen des Ich" (Kühn u. Titze 1991, S. 206) dar.

14.1.2
Richtungen der Körperpsychotherapie

Auf der Grundlage des neuen Leib-Seele-Verständnisses sprießen seit den 20er-Jahren des ausklingenden Jahrhunderts die vielfältigsten Körperpsychotherapien aus dem Boden des neuen Bewusstseins. Geuter fasst die bisher entwickelten Therapieformen in drei Grundrichtungen, die sich durch ihre Körperbilder unterscheiden, zusammen und zeichnet folgende Grundlinien nach:

„Die eine geht auf Reich zurück und führte zu den vielen neoreichianischen Schulen, unter denen die Bioenergetik heute die bekannteste ist; sie könnte man als die energetische Linie bezeichnen. Die zweite, die ich die funktionale oder bewegungsorientierte Linie nennen möchte, geht zurück auf Gymnastik und Tanz, vor allem auf das Wirken von Elsa Gindler in Berlin. Zu ihr gehören die Konzentrative Bewegungstherapie und die Tanztherapie. Ein Ansatz, den heute T. Moser in der psychoanalytischen Körpertherapie und H. Petzold in der ‚Integrativen Therapie' vertreten, die Arbeit mit der Berührung in der Übertragung lässt sich zurückbeziehen auf Ferenczi, dessen Gedanken nach seinem Tod (1933) seinerzeit nicht weiter verfolgt wurden. Vielleicht wird man in einigen Jahren hier eine dritte Linie nachzeichnen können. In den drei Grundrichtungen sind drei Körperbilder zu erkennen: der expressive und energetische Körper, der sich bewegende und sich erkundende Körper und der berührte, dialogische Körper" (Geuter 1996, S. 99 f).

14.2
Definition und Abgrenzung

> Allgemein lässt sich die Körperpsychotherapie dadurch definieren, dass sie den Körper und das Körpererleben aktiv in die psychotherapeutische Arbeit einbezieht. Sie wird in den meisten deutschen psychosomatischen Kliniken sowie in einigen psychiatrischen Kliniken angewandt: einzeln oder in Gruppen, allein oder in Kombination mit anderen Methoden (Müller-Braunschweig 1992, 1997).

14.2.1
Vegetotherapie und Bioenergetik

Kennzeichnung

Wilhelm Reich ist als der eigentliche Begründer der Körpertherapie anzusehen. Er hat zu entscheidenden Modifikationen der psychoanalytischen Behandlungstechnik beigetragen und darüber hinaus die bis dahin in der Psychoanalyse bestehende Vernachlässigung der leiblichen Ausdrucksformen des Seelischen überwunden.

W. Reichs beruflicher Werdegang

Wilhelm Reich (geb. 1897) kam 1919 während seines Medizinstudiums in Wien mit Freud zusammen und ließ sich noch im selben Jahr als Psychoanalytiker nieder. 1920 wurde er als Student in die Wiener Psychoanalytische Vereinigung aufgenommen. 1922 promovierte er und wurde Sekundärarzt am neugegründeten Ambulatorium der Wiener Psychoanalytischen Vereinigung und 1928 deren stellvertretender Leiter. 1930 ging er nach Berlin und wurde Lehranalytiker am Berliner Psychoanalytischen Institut und Mitglied der Deutschen Psychoanalytischen Gesellschaft. Nach Hitlers Regierungsübernahme floh er nach Skandinavien. 1933 wurde Reich aus der Deutschen Kommunistischen Partei und 1934 aus der Internationalen Psychoanalytikervereinigung ausgeschlossen. 1939 emigrierte er in die USA. Er starb 1957 im Gefängnis, als er sich einer Berufsanklage wegen des Verkaufs seiner umstrittenen Orgon-Akkumulatoren widersetzte (Büntig 1977; Boadella 1980; Mühlleitner 1992, Schrauth o.J.; Fallend u. Nitzschke 1997).

In den Jahren 1933–1937 arbeitete Reich seine fundamentale These von der funktionellen Identität zwischen individueller Verfassung („Charakterpanzer") und muskulärer Verspannung („Muskelpanzer") heraus:

„Der Begriff funktionell identisch, den ich neu einführen musste, besagt nichts anderes, als dass muskuläre und charakterliche Haltungen im seelischen Getriebe dieselbe Funktion haben, einander ersetzen und gegenseitig beeinflusst werden können. Im Grunde sind sie nicht zu trennen, in der Funktion identisch" (1942, 1972, S. 203).

„Schon früher war es ja klar gewesen, dass die muskuläre Verkrampfung, wo immer sie auftritt, nicht etwa eine ‚Folge', ein ‚Ausdruck' oder eine ‚Begleiterscheinung' des Verdrängungsmechanismus ist; ich konnte mich am Ende dem Eindruck nicht entziehen, dass die körperliche Verkrampfung das wesentlichste Stück am Verdrängungsvorgang darstellt. Unsere Patienten berichten ausnahmslos, dass sie Perioden in der Kindheit durchmachten, in denen sie es durch bestimmte Übungen im vegetativen Verhalten (Atem, Bauchpresse etc.) lernen, ihre Hass-, Angst- und Liebesregungen zu unterdrücken. Die analytische Psychologie hat bisher nur beachtet, was die Kinder unterdrücken und von welchen Anlässen getrieben sie ihre Affekte zu beherrschen lernen. Die Art, in der Kinder gegen Affektregungen anzukämpfen pflegen, blieb unbeachtet. Gerade der physiologische Vorgang der Verdrängung verdient unsere schärfste Aufmerksamkeit. Es überrascht immer wieder, wie die Lösung einer muskulären Verkrampfung nicht nur vegetative Energie entbindet, sondern darüber hinaus diejenige Situation in der Erinnerung reproduziert, in der die Triebunterdrückung sich durchgesetzt hatte. Wir dürfen sagen: Jede muskuläre Verkrampfung enthält die Geschichte und den Sinn ihrer Entstehung. Nicht in der Weise, als ob wir nun aus Träumen oder Einfällen erschließen müssten, in welcher Weise die muskuläre Panzerung entstand; sie ist vielmehr die Form, in der sich das infantile Erlebnis als Schädigung erhält. Die Neurose ist nicht etwa nur der Ausdruck einer Störung des psychischen Gleichgewichts, sondern in einem weit berechtigteren und tieferen Sinne noch der Ausdruck einer chronischen Störung des vegetativen Gleichgewichts und der natürlichen Beweglichkeit" (1942, 1972, S. 226).

Mit der emotionalen und muskulären Verhärtung ist „eine Einschränkung der psychischen Beweglichkeit der Gesamtperson" (1945, S. 174) verbunden. Beim Kranken ist die Verspannung chronisch, beim Gesunden reversibel. Sie unterscheiden sich durch den Grad ihrer „charakterlichen Beweglichkeit", nämlich der Fähigkeit, sich einer Situation entsprechend zu öffnen oder sich gegen sie abzuschließen (1945, S. 175). Muskuläre Spannung und muskuläre Ent-spannung können beim „genitalen" Menschen beliebig hergestellt werden (1945, S. 399). Mit dem Prinzip der funktionellen Identität erweitert Reich das Verständnis der Abwehr- und Sicherungsformen um ihre organismische Dimension. Er versteht die Verkrampfung der Muskulatur als die körperliche Seite des Verdrängungsvorganges und als die Grundlage seiner dauernden Erhaltung (1945, S. 228).

Der Neurosenbegriff im Wandel

Diese Entdeckung führte zu einer Revision der psychoanalytischen Neurosen- und Behandlungslehre. Neurose wird verstehbar als paradoxer Vorgang der Verhärtung, Erstarrung, der Erregungsstauung, der Unfähigkeit zur Befriedigung, der Unterdrückung von Lebendigkeit im Dienste der Abwehr, des Schutzes und der Sicherung der Persönlichkeit. Das Grundprinzip der von Reich erarbeiteten „charakteranalytischen Vegetotherapie" (1942, S. 17), „der bioenergetischen Erforschung der Emotionen" (1945, S. 24), ist „die Wiederherstellung der biophysischen Beweglichkeit durch Auflösung der charakterlichen und muskulären Erstarrungen (‚Panzerungen')" (1942, S. 17).

Bei der Wiederbelebung erstarrter Lebendigkeit spielt die Entdeckung des Zusammenspiels zwischen emotionaler und respiratorischer Hemmung eine bedeutende Rolle. Er stellte als erster systematisch fest, dass sich die Widerstände im unbewussten Anhalten des Atems manifestieren und die Ausformung gefühlsmäßiger und/oder motorischer Erlebniseinheiten blockieren. Indem er sieben segmentelle, quer zur Wirbelsäule verlaufende muskuläre Verspannungsmuster (Stirn-, Augen-, Jochbeingegend; Lippen-, Kinn-, Rachenbereich und oberer Nacken; Hals- und Schulterbereich; Brust; Zwerchfell; Bauch; Becken) herausarbeitete, verdeutlichte er, wo am ganzen Körper psychophysische Erregungsprozesse beeinträchtigt werden können, die einzeln oder im Zusammenwirken nach charaktertypischen Gesamtmustern die Atmung als eine Tätigkeit des gesamten Körpers behindern.

Auf dieser Basis entwickelte er die für die Körperarbeit typischen Interventionen, um die organismischen Formen der Abwehr zu behandeln. Zum einen regte er seine Patienten durch verbale oder taktile Unterstützungen an, ihr chronisch eingeschränktes Atemmuster aufzulösen. Zum anderen wirkte er direkt auf die Verkrampfungen der Skelettmuskulatur ein. Dazu intensivierte er durch Daumendruck – möglichst in der Nähe des Muskelansatzes – die Verspannung der Muskulatur, so dass sie nicht mehr aufrechterhalten werden konnte. Schließlich schlug er seinen Patienten als dritte Form nonverbaler Interventionen noch spezifische Ausdrucksbewegungen vor: die Augen zu bewegen, Grimassen zu schneiden, zu beißen, zu saugen, zu schreien, zu treten, zu stampfen, mit den Armen zu schlagen, mit dem Becken zu stoßen und dergleichen mehr.

Die spezifisch sexuelle Ätiologie der Neurose mit dem entsprechenden Behandlungsziel einer „orgastischen Potenz" hat sich nicht durchgesetzt und soll deswegen hier auch nicht weiter diskutiert werden, obwohl sie prototypische Einsichten in die seelische Dynamik von Erlebnis- und Handlungseinheiten enthält (s. Heisterkamp 1993, S. 18f; 2001, S. 73f).

Weiterentwicklung des Neurosen- und Behandlungskonzepts durch Lowen

Lowen, anfangs selber Patient Reichs, führte das Neurosen- und Behandlungskonzept seines Lehrers weiter und entwickelte die Therapiemethode der Bioenergetischen Analyse, die er mittlerweile in einer Vielzahl von Veröffentlichungen vorgestellt hat und die bereits weltweit verbreitet ist. Ich selber verdanke der Bioenergetik wesentliche Anregungen für meine eigene Selbstentwicklung. Lowens Konzept (1977, 1981, 1984a, 1984b, 1986 usw.) gründet nach seinen eigenen Worten auf fünf Prinzipien:

1. Die Grundlage bildet Reichs Prinzip der funktionellen Identität mentaler und physischer Prozesse.
2. Das nächste Prinzip basiert ebenfalls auf der Erkenntnis Reichs, nach der er die Einheit alles Le-

bendigen vom differenziertesten Lebewesen bis hin zum Einzeller in einem einheitlichen organismischen Bewegungsmuster findet, das nach dem Lustprinzip reguliert wird: „On the deepest level the organismic functions are expansion and contraction, reaching out and pulling in or back, taking in and giving forth" (1984a, S. 22).

3. Des Weiteren geht die Bioenergetik von einem Konzept der Energie aus, die alle lebenden Funktionen mit „Kraftstoff" versieht. Die Neurose wird somit zu einer Frage der Ladung, des Energielevels, der Energieverteilung und des Energieflusses: „Every neurotic character structure represents a reduction in the individual's energy level and a restriction upon the natural flow of energy through the body" (Lowen 1984a, S. 2).
Da die Atmung der Schlüssel zum Energiestoffwechsel des Körpers ist („energy metabolism of the body"), belebt eine Vertiefung des Atems in der Therapie nicht nur unterdrückte Gefühle wieder – so Lowen –, sondern die tiefere und vollere Atmung wird zu einem konkreten Ziel der Therapie selber. In Abgrenzung zur orgastischen Potenz sieht er das zentrale Ziel bioenergetischer Analyse in der Entwicklung von Freude am Leben, die sexuelle Lust und orgastische Befriedigung einschließt.

4. Alle Spannungsmuster einer Person ergänzen sich zu einer für bestimmte Charakterstrukturen typischen Form. Im Gegensatz zur Schichtenordnung segmentaler Blockierungen bei Reich arbeitet Lowen ganzheitliche Muster typischer Körperhaltungen heraus. In „Körperausdruck und Persönlichkeit" (1981) beschreibt er fünf Charakterstrukturen: die orale, die schizoide, die masochistische, die hysterische und die psychopathische, die er später dann in narzisstische umbenennt (1984c). Man kann sie mit Büntig (1983, S. 4) als „psychosomatische Reaktionsmuster in Bezug auf einen entwicklungsspezifischen Bedürfniskonflikt" bezeichnen, in denen sich unbewusste Handlungen, nonverbale Aussagen und frühe Erinnerungen leibhaftig materialisieren.

5. Das letzte, eigens von Lowen eingeführte Prinzip ist das „Grounding", das Geerdetsein. Es bezieht sich darauf, wie jemand mit seinen Füßen auf dem Boden steht, ob er im übertragenen Sinne mit beiden Beinen im Leben steht, letztlich wie er Kontakt zu sich und der umgebenden Umwelt „herstellt". Neben der Sitz- und Liegeposition wird hiermit auch die stehende Position als Setting geschaffen.

Das leitende Prinzip bioenergetischer Analyse ist die Beziehung zum eigenen Körper. „Je gestörter ein Mensch im emotionalen Bereich ist, desto weniger ist er in Kontakt mit seinem Körper" (Lowen 1977, S. 55). Diese Verbindung zu sich ist exemplarisch für den Kontakt mit der Welt überhaupt. „Grounding" und „breathing" ermöglichen die Analyse des Dialogs mit der Welt. Die bioenergetische Therapie zielt mit der Mobilisierung des Energieflusses im Körper darauf ab, den „Strom" der Gefühle wieder frei und rhythmisch fließen zu lassen.

Lowen hebt drei grundlegende Behandlungsschritte hervor:

„Erstens muss sich der Patient seiner Verspannung bewusst werden, d. h. er muss die Verspannung fühlen und den Impuls wahrnehmen, dessen Ausdruck blockiert ist (…). Zweitens muss der Patient den Ursprung seiner Verspannung oder Hemmung entdecken und ihre Geschichte erhellen. Das ist die analytische Seite der bioenergetischen Therapie (…). Drittens müssen die blockierten Impulse durch geeignete Bewegungen gelöst werden" (Lowen 1977, S. 58).

Der ausschließlich biographische Aspekt des zweiten Punktes wird 1984c ergänzt um eine Analyse der Einfälle, des Verhaltens und der Übertragung. Zu den Punkten eins und drei ist anzumerken, dass Lowen hierzu eine Fülle von Übungen entwickelt und zusammengestellt hat, mit denen Verspannungen wahrnehmbar und gelöst werden können (1985).

In der unmittelbaren Nachfolge Reichs erfolgte neben der bioenergetischen eine auffällige Zergliederung des körperpsychotherapeutischen Konzepts in die verschiedensten Richtungen: Biosynthese (Boadella 1991), Biodynamik (Boyesen 1987), Core Energetik (Pierrakos 1977), Formative Psychotherapie (Kelemann (1990), Hakomi (Kurtz 1985), Organismische Psychotherapie (Brown 1985), Radix Therapie (Kelley 1977) u. a. m. (s. Petzold 1980, 1996). Es wäre sicherlich lohnend, diese postreichianische Zersplitterung des körperpsychotherapeutischen Paradigmas psychologisch zu analysieren.

Kritik an Reich und Lowen

Ich habe zwei allgemeine Kritikpunkte an der Vegetotherapie bzw. Bioenergetik geäußert. Der erste besteht darin, dass Reich und Lowen den jede psychologische Behandlungsmethode begründenden Gegenstand, nämlich die Eigenwelt des Seelischen in ihren Analysen aus den Augen verlieren. Aus der Metapher vom Strom des Erlebens wird schließlich das Strömen einer physikalischen Substanz: „Die Emotion ist im Grunde ihres Wesens nichts anderes als eine Plasmabewegung" (Reich 1945, S. 409).

Auch die Formulierungen Lowens sind geprägt durch ein stoffliches Verständnis von Energie. Davon zeugen die Grundbegriffe der Bioenergetik wie „Strömen", „Blockierung", „Energie", „Erregungsfluss", „Energiespiegel", „Energiekreislauf", „energetische Aufladung", „energetische Entladung" usw. Sie werden nicht nur nicht daraufhin untersucht, ob sie als Metapher dem Seelischen adäquat sind, sondern als physikalische Vorgänge betrachtet und für das seelische Geschehen selbst gehalten. Hier wird das Seelische nicht etwa nur dem Denkmodell kommunizierender Röhren oder dem der Dampfmaschine mit den unvermeidlichen Verzerrungen anverwandelt, sondern sogar mit dem physikalischen Fließen von Substanzen, mit dem Aufladen und Entladen elektrischer Spannungen identisch gesetzt.

> ! Methodologisch gesprochen, vermischen sich hier verschiedene Gegenstandsbildungen, die nicht stimmig und stringent in ein und demselben Forschungsvorgang verfolgt werden können. Das Erleben von Gefühlen und das Strömen von Plasma, angenommen die Physiologie hätte hier eine Parallelität entdeckt, sind zwei völlig verschiedene Seinsqualitäten. Die noch so genau untersuchten und noch so vollständig erforschten physiologischen und physikalischen Vorgänge könnten nichts zum Verständnis der Eigenqualität des Seelischen beisteuern.

Neben der Verkennung der Eigenqualität der seelischen Wirklichkeit ist auf die Vernachlässigung der Beziehungsdynamik hinzuweisen. Aus der Unklarheit ihrer Gegenstandsbildung resultiert eine Desorientierung hinsichtlich der Behandlungsmethode. So erliegt Reich der Verführung, durch den direkten Zugriff auf die muskulären Haltungen die charakteranalytische Therapie verkürzen zu wollen:

„Sie bieten nämlich die Möglichkeit, den komplizierten Umweg über die psychischen Gebilde wenn nötig zu vermeiden und direkt von der körperlichen Haltung ins Gebiet der Triebaffekte durchzubrechen" (1942, S. 227).

Es überrascht dann auch nicht mehr allzu sehr, dass Lowen den primären Fokus (1984a, S. 4) seiner Arbeit schließlich doch im Körperlichen sieht. Wenn man aber die Selbst- oder Lebensbewegung in all ihren seelischen und körperlichen Ausformungen zum Gegenstand macht, ist jede Vereinseitigung mit einer Ausblendung bedeutsamer Momente aus dem Prozessgeschehen, also mit einer Skotomisierung der eigenen Wahrnehmung und Behandlung verbunden. Je mehr der Körpertherapeut „das seelische Getriebe" (Reich) als Gesamtgeschehen aus dem Blick verliert und sich auf muskuläre Verspannungen konzentriert, um so mehr verändert sich seine Funktion vom Psychotherapeuten zum Physiotherapeuten: Der Patient wird zum Objekt der Behandlung wie in der Medizin. Vor dem geschichtlichen Hintergrund der Tiefenpsychologie lässt sich das als ein Rückfall in das Beziehungsmodell der Einpersonenpsychologie verstehen. Ohne einen Blick für das Gesamtgeschehen und hauptsächlich zentriert auf die Verspannungen und Erschlaffungen von Muskeln, gerät das Übertragungs- und ganz besonders das Gegenübertragungsgeschehen weitgehend aus dem Bewusstsein. Wenn der Therapeut sich als der Untersucher und Behandler von Blockierungen versteht, bringt er sich in die Rolle dessen, der weiß und kann, und den Patienten in die Rolle dessen, der nicht weiß und nicht kann.

Übertragung und Gegenübertragung im Lowenschen Sinn

In den Veröffentlichungen von Reich spielen konsequenterweise seine anfänglich weit vorauseilenden progressiven Überlegungen zu Übertragung und Gegenübertragung immer weniger und schließlich überhaupt keine Rolle mehr. Die aktuelle Position von Lowen ist am besten aus seinem 1993 erschienenen Buch über die Freude ersichtlich, in dem er den Begriffen der Übertragung und Gegenübertragung ausnahmsweise einmal ein eigenes Kapitel widmet. Seine deklarierte Auffassung von Übertragung und Gegenübertragung stellt jedoch eine Verkürzung und Verfälschung des psychoanalytischen Verständnisses dar:

- Übertragung und Gegenübertragung werden als Haupthindernisse der Behandlung verkannt, also nicht als Königswege zum Unbewussten des Patienten angesehen.
- Das Übertragungsgeschehen wird reduziert auf eine bloße Wiederholung. Der bereits seit Freud bekannte Aspekt der Neuauflage oder Neubearbeitung wird übersehen.
- Die grundlegende Bedeutung der Gegenübertragung für das Verstehen des therapeutischen Prozesses bleibt unberücksichtigt.
- Nicht einmal die leiblichen Gegenübertragungsreaktionen des Therapeuten werden beachtet.

Geuter bestätigt ebenfalls einen „Hang zum Biologismus und zu einer Ein-Personen-Psychologie" unter den Neoreichianern. Daneben stellt er seine persönlichen Erfahrungen, nach denen dies in der Praxis weniger der Fall zu sein scheint „als in der Theorie des späten Reich und in den Schriften von Alexander Lowen oder Gerda Boyesen" (1996, S. 104). Dem kann ich zustimmen. Allmählich artikuliert sich in der Bioenergetik auch eine Lehrmeinung, die sich wieder eindeutig in die tiefenpsychologische Tradition einreiht. So konstatiert Gudat, Vorstandsmitglied im Deutschen Verband für Bioenergetische Analyse: „In weiten Teilen entspricht das Gedankengebäude der BAT (bioenergetisch-analytischen Therapie, G.H.) den Erklärungsansätzen der Psychoanalyse und folgt auch deren historischer Entwicklung. So wird heute auch in der BAT dem bewussten Umgang mit der therapeutischen Beziehung größere Aufmerksamkeit gewidmet" (1997, S. 29).

14.2.2
Analytische Körperpsychotherapie

Kennzeichnung

> In der psychoanalytisch fundierten Bewegungs- und Körperpsychotherapie wird der freie Einfall in Körperausdruck, Körpererfahrung und szenischem Handeln ebenso in den therapeutischen Prozess einbezogen wie das verbale Assoziieren im herkömmlichen Setting. Darüber wird aus dem objekthaften Erleben des Körpers ein subjekthaftes Körpererleben (s. Becker 1989, S. 1ff). Indem das leibliche Erleben ebenso systematisch wie das mentale berücksichtigt wird, erweitert sich der Möglichkeitsraum für den Patienten, um mit dem Therapeuten zusammen die unausdrücklichen Modellszenen seiner Kindheit und seines aktuellen Lebens ins Bild zu rücken und zu bearbeiten. Wenn die Erfahrungsniederschläge der vorsprachlichen Entwicklungsphasen in der Wirklichkeitsgestaltung des aktuellen Lebens zugänglich werden, bilden sich basale Formen des Wahrnehmens, Begreifens, Verstehens und Behandelns heraus. Durch bewegungs- und leibtherapeutische Verfahren kann der psychische Raum des Unbewussten weiter ausgeschöpft, das analytische Verstehen vertieft und der Rahmen psychotherapeutischer Intervention erweitert werden.

Die analytische Körperpsychotherapie wird von ihren publizierenden Vertretern (Becker 1986, 1989; Heisterkamp 1993, 1994, 1996a, 1997a, b, 1998b, c; Moser 1986, 1989, 1991, 1992a, b, 1993, 1994a, b, 1996, 2001; Peter 1989, 1994; Reinert 1995, 1996, 1997a, b, 1998; Roth 1986, 1991, 1996; Scharff 1994, 1995, 1999; Stolze 1978, 1992; Ware 1980, 1984, 1995, 1996; Worm 1990, 1992, 1994, 1998) als eine erweiterte Form herkömmlicher analytischer Psychotherapie verstanden. Deswegen wird auch das übliche Arbeitsbündnis nur ergänzt.

Die leiblichen Selbst- oder Lebensbewegungen werden ausdrücklich in die analytische Regel der freien Assoziation mit einbezogen, d.h. der Patient wird gebeten, nicht nur auf seine mentalen Zustände und Einfälle, sondern auch auf seine körperlichen Wahrnehmungen und Empfindungen zu achten. Der Patient möge also – soweit es ihm möglich sei – alles was ihm einfalle, was er fühle, was er körperlich empfinde und welche körperlichen Impulse er verspüre, mitteilen und ausdrücken.

Ferner wird vor Beginn der Psychotherapie auch auf eventuelle Bewegungs- und Berührungsproben hingewiesen. Der Patient wird darüber informiert, dass diese immer vorbereitet werden und dass es sich dabei nicht um zu erledigende Aufgaben handelt, sondern um Angebote und um Anhaltspunkte für sein Erleben. Außerdem werden alle Handlungsproben vorher und nachher daraufhin befragt, ob sie förderlich für ihn sein könnten bzw. gewesen sind.

Veränderungen im Setting

Entsprechend dieser Auffassung verändert sich auch das Setting. Die psychotherapeutische Situation wird ausdrücklich über die zwei Quadratmeter der Couch bzw. über den Beziehungsraum zwischen Couch und Sessel hinaus auf den gesamten Praxisraum ausgedehnt. Der Patient bekommt, falls das anfangs noch keine Überforderung für ihn darstellt, immer wieder die Gelegenheit, sich seinen Platz im Therapieraum zu nehmen.

Darin liegt ein von der Geschichte der Tiefenpsychologie wenig beachteter, aber wesentlicher Unterschied zwischen der Freudschen und der Adlerschen Position. Adler erschien es unerheblich, besondere klinische Vorkehrungen dafür zu treffen, dass eine Übertragungsneurose entsteht. Er war vom Anfang seines Wirkens an davon überzeugt, dass der Patient gar nicht anders kann, als seine lebensstiltypische Wirklichkeit auch im „Ordinationszimmer" auszuformen. So plädierte er für einen größeren Bewegungsspielraum und warnte davor, zu starre Regeln („etwa einen bestimmten Platz anzuweisen, einen Diwan") einzuführen, weil dem Therapeuten dadurch vieles entginge: „Ich sehe einen Vorteil darin, die Bewegungen eines Patienten nicht zu unterbrechen. Es wird sich demnach jeder in seinem Bewegungsgesetz vorstellen" (Adler 1933, S. 173f). Bei dieser geradezu bewegungstherapeutischen Einstellung wundert es nicht, dass er bereits sehr früh auf den „Organdialekt" und die „Sprache des Körpers" (z.B. 1912b oder 1931) hinwies:

> Recht wertvoll erweist sich mir auch der Kunstgriff, mich wie bei einer Pantomime zu verhalten, auf

die Worte des Patienten eine Weile nicht zu achten und aus seiner Haltung und aus seinen Bewegungen innerhalb seiner Situation seine tiefere Absicht herauszulesen. Man wird dabei den Widerspruch zwischen Gesehenem und Gehörtem scharf empfinden und den Sinn des Symptoms deutlich erkennen (Adler 1920, 1974. S. 63).

Kritik

Von Balint, einem Schüler Ferenczis, stammt eine berühmte Vignette zur Veranschaulichung der Regression im Dienste der Progression und des sich dabei ereignenden Neubeginns. Dieses lässt sich sehr gut als ein Beispiel für Bewegungs- und Körpertherapie anführen. Ebenso möchte ich es nutzen, um daran die Kritik von Psychoanalytikern an dieser Form der Behandlung zu verdeutlichen. Dabei können dann auch die Schwierigkeiten deutlich werden, die die Psychoanalyse damit hat, die betreffenden Wirkungszusammenhänge in ihre Gegenstandsbildung zu integrieren. Wenn man die therapeutischen Experimente Ferenczis noch als Vorphase ansieht, könnte man diese Stelle als die Entdeckung der Körper- und Bewegungstherapie in der Psychoanalyse herausstellen. Hier nun der entsprechende Behandlungsausschnitt:

„In der zweiten Hälfte der zwanziger Jahre nahm ich eine attraktive, lebhafte, ziemlich kokette junge Frau Ende der Zwanzig in analytische Behandlung. Ihre hauptsächliche Beschwerde war, dass sie nichts durchführen konnte. Sie hatte schon vor mehreren Jahren ihr Studium praktisch beendet, brachte es aber nicht fertig, sich zum Abschlussexamen zu melden. Sie war sehr beliebt, mehrere Männer hatten sich ihr genähert, einige mit ernsthaften Heiratsabsichten, aber sie konnte ihre Liebe nicht erwidern. Allmählich kam heraus, dass ihre Hemmung mit einem lähmenden Gefühl der Unsicherheit einherging, sobald sie ein Risiko eingehen und eine Entscheidung fällen sollte. Sie hatte eine enge Bindung zu ihrem energischen, ziemlich zwanghaften, aber äußerst zuverlässigen Vater; sie verstanden und schätzten einander, während ihre Beziehung zu der etwas eingeschüchterten Mutter, die sie als unzuverlässig empfand, offenkundig ambivalent war.

Es dauerte fast zwei Jahre, ehe diese Zusammenhänge für sie einsichtig wurden. Es war etwa zu jener Zeit, als ich einmal die Deutung gab, es sei für sie sehr wichtig, immer den Kopf oben und die Füße fest auf dem Erdboden zu behalten. Darauf erwähnte sie, dass sie es seit frühester Kindheit nie fertiggebracht habe, einen Purzelbaum zu schlagen, obwohl sie es oft versucht hatte und ganz verzweifelt war, wenn es nicht ging. Ich warf ein: ‚Na, und jetzt?' – worauf sie von der Couch aufstand und zu ihrer eigenen größten Überraschung ohne weiteres auf dem Teppich einen tadellosen Purzelbaum schlug.

Dies erwies sich als ein wahrer Durchbruch. Es folgten Veränderungen in ihrem gefühlsmäßigen, sozialen und beruflichen Leben in Richtung auf größere Freiheit und Elastizität. Sie erreichte es, zu einer schwierigen Prüfung zugelassen zu werden, bestand sie, verlobte sich bald darauf und heiratete" (Balint 1970, S. 56f).

Wenn Psychoanalytiker, die eine Integration psychodynamischer Verfahren in die analytische Psychotherapie vertreten, dieses Beispiel veröffentlichen würden, könnten sie mit heftiger Kritik rechnen. Das Beispiel weicht nämlich in eklatanter Weise von dem klassischen psychoanalytischen Behandlungsverständnis ab (s. Scharff 1995). Wer dieses zu bewahren versucht, könnte alle Kritikpunkte, die bisher an der analytischen Körperpsychotherapie geäußert worden sind, bemühen.

> **Kritikpunkte an der analytischen Körperpsychotherapie von seiten der klassischen Psychoanalyse**
>
> - Die Behandlung ist keine bloße Rede- und Liegekur mehr, die ohne Augenkontakt durchgeführt wird. Damit verstößt Balint gegen die geforderte Neutralität des Analytikers und verfälscht die Übertragung des Patienten.
> - Balint verletzt die fundamentalen Regeln der freien Assoziation und der gleichschwebenden Aufmerksamkeit sowie die der Nicht-Aktivität.
> - Gleichzeitig verstößt Balint gegen das Prinzip Deutung und versäumt es, Einsicht in die infantilen Wünsche und die triebbestimmten Phantasien zu gewinnen und sie in einem Prozess mühsamen Durcharbeitens zu sublimieren, um dabei die Übertragungsanalyse aufzulösen.
> - Die psychoanalytische Kur wird nicht mehr in der Versagung durchgeführt, sondern die Analysandin wird vom Analytiker geradezu zum Agieren aufgefordert und in ihren Triebbedürfnissen befriedigt.
> - Das unreflektierte „Na, und jetzt?" Balints verstößt gegen die Abstinenz und verlässt so die Grundlage der Übertragungsanalyse.
> - Er merkt nicht, dass er dem Charme „der attraktiven, lebhaften und ziemlich koketten Frau Ende der 20", die wohl zzt. ihres Purzelbaumes auch noch Kleider trug, erlegen ist und eigene libidinöse Bedürfnisse voyeuristisch befriedigt.
> - Dieses Beispiel steht für die psychologischen Konsequenzen, dass ein Therapeut, wenn er körper- oder bewegungstherapeutische Inter-

- ventionen in seine Arbeit einbezieht, unweigerlich die Patient-Therapeuten-Beziehung erotisiert oder sexualisiert.
- In der Aufforderung zu einer konkreten Handlung liegt wie in jeder Anregung von Bewegungs- und Berührungsproben ein manipulativer Eingriff in den Erlebensprozess des Patienten.
- Ein so suggestives Vorgehen, das dem Patienten zu Bewegungs- und Berührungsproben animiert, birgt die Gefahr in sich, dass die Abwehr des Patienten überrumpelt wird und die Triebdurchbrüche oder die Leiderfahrungen seine Verarbeitungsmöglichkeiten überfordern.
- Balint verwöhnt seine Patientin und fixiert sie an das Stadium ihrer verbliebenen Kindlichkeit. Hier müssen die bereits gegen Ferenczi und Kohut gezielten Vorbehalte wiederholt werden. Diese verkennen ebenso wie die Körperpsychotherapeuten die Möglichkeiten und die Grenzen des Psychoanalytikers. Sie versuchen realiter die frustrierten Bedürfnisse zu stillen und die individuelle Mangellage des Kindes zu kompensieren. Es zeugt von einer maßlosen Selbstüberschätzung, das frühe Leid des Patienten ungeschehen zu machen und die realen Eltern ersetzen zu wollen.
- Dann ist auch noch dem Irrglauben entgegenzutreten, in körperlichen Aktionen ließe sich mehr und Tieferes als in der analytischen Imagination und Verbalisation ausdrücken. Dabei trifft eigentlich das Gegenteil zu: Wieviel differenzierter wäre der analytische Dialog zwischen Balint und seiner Patientin verlaufen, wenn er, statt sie zu einer anstößigen Handlung zu verführen, sich unter kontinuierlicher Beachtung der Gegenübertragung mit ihr über ihre Einfälle ausgetauscht und dabei die unbewussten Motive aufgedeckt hätte.
- Wenn der Analytiker direkt auf den Patienten eingeht und auf ihn reagiert, klammert er die bewussten und unbewussten Phantasien als zentrale Bereiche der analytischen Psychotherapie aus. Hier steht das Handeln im Dienste des Widerstandes des Patienten. Auf Seiten des Analytikers handelt es sich hier um einen eklatanten Fall von Gegenübertragungswiderstand und Gegenübertragungsagieren.

Im Sinne von Balints Behandlungsmethode, die er in seinem Buch über die Grundstörung (1970) vertritt, wäre der obigen Kritik folgendes entgegenzusetzen:

- Psychoanalyse ist ein Indem aus Regression und Progression. Dieser dialektische Prozess resultiert aus dem interaktiven Geschehen des Patienten und des Analytikers.
- Übertragung bedeutet nicht nur Gefühlsübertragung von einer Person auf eine andere. Übertragung bezieht sich auf die ganze psychotherapeutische Situation.
- Auf der Regressionsebene der Grundstörung, also jenseits der ödipalen Phase und ihrer Konfliktdynamik, bedeutet Übertragung: handelnde Reinszenierung. Der Patient strebt danach, erkannt zu werden.
- Dabei rücken frühe Mangelzustände der Entwicklung ins Bild, werden wahrnehmbar und bearbeitbar.
- Der regressive Prozess wird gehalten und gefördert durch eine arglose und gewährende Beziehung, in der der Patient mit neuen Formen der Objektbeziehung experimentieren kann.
- Der Neubeginn kennzeichnet den oder einen der wenigen fruchtbaren Augenblicke des analytischen Prozesses, in denen der Patient in der Übertragungsbeziehung eine neue Form findet, seine Wirklichkeit zu gestalten.
- Auf der Ebene der Grundstörung ist die Erwachsenensprache unbrauchbar und irreführend. Das gilt auch für die Deutungen des Analytikers.
- Oknophile Deutungen blockieren den regressiven Prozess und wiederholen die traumatisierenden Erfahrungen.
- Ohne Zweifel wird im Kontext des Neubeginns „etwas" befriedigt, aber dieses „Etwas" ist schwierig als eine bestimmte Triebkomponente zu identifizieren.
- Der Patient erlebt eine Zweierbeziehung, die nicht ausgesprochen werden kann, auch nicht ausgesprochen zu werden braucht, vielleicht nicht einmal ausgesprochen werden darf, sondern nur durch das ausgedrückt wird, was man als „Agieren" in der analytischen Situation bezeichnet. Erst nachdem der Patient aus der Regression wieder aufgetaucht ist, wird das Geschehen durchgearbeitet.
- Es ist zwischen benigner und maligner Regression zu unterscheiden. Die gutartige führt zu Selbstfindung und Selbsterneuerung, die maligne in eine suchtartige Spirale.
- Die basale Behandlung von Grundstörungen führt zu katamnestisch stabilen Heilungsergebnissen (s. Heisterkamp 1998).

Wirkungsanalyse

Um Balints Gedanken weiterzuführen, möchte ich das Fallbeispiel aus meiner heutigen Perspektive erläutern, die sich aus den methodologischen Fesseln der Trieb- und Ichpsychologie befreit hat und sich einer beschreibungsnahen Analyse des Geschehens verpflichtet fühlt. Dabei wird dann die Wirkungsweise analytischer Körperpsychotherapie erläutert.

Die eingeschüchterte Mutter und der zwanghafte Vater von Balints Patientin fühlen sich in ihren eigenen Selbstsicherungen durch die spontane Lebendigkeit ihrer Tochter tief geängstigt und müssen sich schützen vor der bedrohlich erlebten Unberechenbarkeit seelischer Veränderungen. Zur Abwehr bedrohlicher Gefühle und Affekte mussten die aufkeimenden Impulse des Kindes solange chronisch unterdrückt werden, bis sie auf das für die Eltern erträgliche Vitalitätsmaß reduziert waren. Die missbilligenden Behinderungen lustvoller und interessanter Erlebniseinheiten werden bei der Patientin auch zu tiefen Schamgefühlen geführt haben (Lichtenberg et al. 1996). In der unausdrücklichen Teilhabe an der Einschränkung des frühen Handlungsdialoges entwickelte die Patientin prozedural bzw. operativ ein gehemmtes Bewegungsmuster, das als basale Matrix ihre künftige Wirklichkeit strukturierte.

Durch die chronische Behinderung ihrer vitalen Handlungs- und Erlebenseinheiten geriet Balints Patientin bereits in der präverbalen Phase ihrer Entwicklung in den existentiellen Konflikt von Sein oder Nichtsein (Kutter 1981), geriet sie in ein existenzbedrohendes Dilemma: Wenn sie ihre vitalen Tendenzen aus Angst vor deren Annullierung selber unterdrückte, würgte sie sich selber ab. Wenn sie sie zu leben versuchte, wurde sie durch die ihr unverzichtbaren primären Objekte bzw. Objektrepräsentanzen abgewürgt. Das wirkte als implizites Wissen oder als implizite Phantasie bis in die aktuelle Wirklichkeitsgestaltung der Patientin nach. In der Regression setzte sich diese Grundstörung, nämlich die notgeborene Selbstabtötung im Dienste des Überlebens, wieder in Szene.

Nachdem sich nun dieses frühe Bewegungsmuster immer deutlicher herausformte, bot sie Balint ein schönes Bewegungsbild für ihre Ängste vor der Realität seelischer Wandlungen, wie es prototypisch für sie und ihre Eltern ist, an. Mit dem seit frühester Kindheit vergeblich gehegten Wunsch, einmal einen Purzelbaum schlagen zu können, vermittelt sie Balint in anschaulicher Weise: Ich würde mich so gerne auf die Verwandlungswirklichkeit des Seelischen und das damit geahnte Lebensglück einlassen, wenn ich nicht so katastrophale Folgen befürchten würde. Das Grandiose von Balint ist nun: Er vermeidet eine adultomorphe Bearbeitung des Problems im repräsentierenden sprachlichen Verstehen, das sich in guter alter Tradition der Übertragungsanalyse befunden hätte. Er versteht das von der Patientin vorgebrachte Problem auf ihrem entsprechenden Entwicklungs- und Regressionsniveau. Das ist der entscheidende Grund – das ist die entscheidende Intervention – er ermutigt sie, dieses frühe Individuationsproblem entwicklungsanalog zu begreifen und – was er ohne Piaget, Lichtenberg und Stern noch nicht sehen kann – selbst zu behandeln. Durch die Aufforderung: „Na, und jetzt?" bietet er ihr eine basale und präsentische Form des Verstehens an, welche die sprachliche erst begründet und ein „Erinnern" im Sinne Freuds erst möglich macht. Gleichzeitig ist dieser frische Einwurf Balints die basale therapeutische Hilfestellung, dass sich ihre traumatischen Erfahrungen in der Übertragung nicht wiederholen, sondern dass sie eine exemplarische neue Erfahrung macht, nämlich dass eine elterliche Figur ihr die nötige Sicherheit in der „Verwandlungswirklichkeit" (Salber 1993) des Seelischen bietet und sich an ihrer Existenz (ex-ire) erfreut.

Wenn man von der Notwendigkeit entwicklungsanaloger Sinnerfassungs- und Behandlungsmodi ausgeht, wird deutlich, dass eine Bearbeitung des Einfalls im Sinne der Übertragungsanalyse (z.B. dass sie vielleicht dem Vater/Therapeuten gefallen oder ihn gar verführen wolle) auf diesem Regressionsniveau einer Retraumatisierung gleichgekommen wäre. Wieder wäre sie durch die Reaktion eines gehemmten Gegenübers selber in ihrer Lebendigkeit gedämpft und latent beschämt worden. Es ist für mich eine beeindruckende historische Stelle in der Entwicklung der Psychoanalyse, und meine Wertschätzung für Balint wächst mit der Andauer der Schwierigkeiten der Psychoanalyse, seinen Beitrag an dieser Stelle voll zu würdigen und zu integrieren. Der Neubeginn der Patientin und die Wende in Balints Therapieverständnis haben innerhalb der Psychoanalyse noch keine Schule gemacht (s. von Polenz 1994, S. 194 ff). Seine revolutionären bewegungs- und körpertherapeutischen Gedanken und Erfahrungen tradieren sich nur in der nachsichtig belächelten Akzeptanz des Händchenhaltens bei Patienten in gewissen Phasen der Regression.

Oben wurde die aktuelle Kritik an der analytischen Bewegungs- und Körperpsychotherapie retrospektiv auf das mittlerweile klassisch zu nennende Purzelbaumbeispiel angewendet und durch die Theorie von Balint selber, die mittlerweile eine breite Anerkennung gefunden hat, widerlegt. Dieses Vorgehen ist angeregt worden durch die Annahme von Jörg Scharff (1995) und ist vielleicht auch ein zusätzlicher Beleg dafür, dass die oft sehr heftige und nicht selten entwertende Kritik an Analytikern, die psychodynamische Verfahren in ihre Arbeit einbeziehen, eine Verschiebung des Methodenstreites zwischen den Vertretern der klassischen und den Vertretern neuerer Positionen innerhalb der „psychoanalytic community" auf die Körper- und Bewegungspsychotherapie generell bzw. auf die Minderheit der Psychoanalytiker, die Bewegungs- und Körperpsychotherapie in die Behandlung ihrer Patienten einbeziehen, darstellt. Wir kennen ja frühestens seit Adler (1909, 1911, 1912a, b) und spätestens seit Mentzos (1983, 1988) interpersonale Formen der Abwehr und wissen, wie sehr diese psychosozialen Arrangements der Sicherung des individuellen Selbst und/oder der korporativen Identität dienen.

14.3
Der therapeutische Prozess

14.3.1
Der körpersprachliche Dialog im herkömmlichen Setting

Die leibliche Dimension

Wenn man die basale Bedeutung leiblicher Selbstartikulationen erkannt hat und sie als ebenso wichtige Momente der Lebensbewegung wie die mentalen ansieht, hat das auch Konsequenzen für den Therapeuten, der im tradierten Setting arbeitet. Dann erweist sich nämlich die leibliche Dimension des Raumes, wie ihn Übertragung und Gegenübertragung eröffnen, psychologisch und psychotherapeutisch noch weitgehend unerschlossen. Als sog. nonverbale Ausdruckserscheinungen werden sie zu nebensächlichen und zweitrangigen Begleitphänomenen eines Eigentlichen herabgewürdigt, denen nur im Ausnahmefall – wenn sie als ausdrückliche Symptome ihre Beachtung erzwingen – Aufmerksamkeit, aber keine gleichschwebende Aufmerksamkeit geschenkt wird. Die subtile Geringschätzung verrät sich auch in dem nichtssagenden Versuch, diese Phänomene durch das zu bezeichnen, was sie nicht sind: nämlich sprachliche. So wird die Eigenqualität der Phänomene annulliert. Der Umgang mit ihnen richtet sich nach dem Prinzip „Ansprechen und Deuten". Man glaubt diese unmittelbaren Artikulationen des Selbst nach dem Muster des repräsentierenden Verstehens behandeln zu können. Hier werden gelebte Erfahrungen „symbolisch und deklarativ" (Stern 1998) dargestellt und mittelbar zu verstehen versucht. Im körpersprachlichen Dialog ereignet sich jedoch – ob der Therapeut es will oder nicht, ob er es merkt oder nicht – ständig ein präsentisches (unmittelbares) Verstehen. Es vollzieht sich operativ und prozedural im Dialoggeschehen zwischen Patient und Therapeut.

Das problematisiert alle Interventionen, die den sich artikulierenden Selbstbewegungen nicht den Rahmen bieten, um aktualgenetisch ihre Bedeutung herausbilden zu können. Gewöhnlich wird der körpersprachliche Dialog, noch ehe er sich entfalten konnte, durch eine verbalisierende Intervention unterbrochen. Indem Patient und Therapeut eine bestimmte Ausdrucksbewegung benennen und zu verstehen versuchen, verunmöglichen sie den operativen Prozess, in dem das implizite Wissen bzw. die gelebte Erfahrung für den Patienten immanent fassbar und begreifbar werden könnten. Ich habe an einer Fallvignette gezeigt (1993, S. 37 ff, 1994), wie tickartige Mundbewegungen einer Patientin, die in einem Beispiel von Lichtenberg jenseits der Deutung, also unverstanden geblieben waren, so aufgegriffen werden konnten, dass sehr frühe und bis in die aktuelle Wirklichkeit nachwirkende Erfahrungen wahrnehmbar und bearbeitbar wurden. Das Prinzip besteht darin, dem Patienten ausdrücklich einen leiblichen „Assoziationsspielraum" zur Verfügung zu stellen, indem er – möglichst ohne Worte – einmal nur seinen Körper sprechen lässt und darauf achtet, wo das unbewusst Gewusste ihn hinführt. Da ich bereits in mehreren Veröffentlichungen darauf verwiesen habe, wie sehr die Psychoanalyse das Körpererleben (nicht den Körper) vernachlässigt (1993, 1997a, b, 1998b, c), möchte ich hier nur eine Stelle anführen, in der sich die Entwicklung der Psychoanalyse diesem präsentischen Verstehen angenähert hat.

In ihrer Monographie „Intensive Psychotherapie" (1959) tritt Fromm-Reichmann mit dem therapeutischen Kunstgriff der gezielten Identifizierung auf die Schwelle vom objekthaften Erleben des Körpers zum subjekthaften Körpererleben. Im Kapitel über Wesen und Anwendung der Deutung wirft sie die Frage auf, wie der Therapeut Zugang zur unbewussten Bedeutung der inhaltlichen Mitteilungen seines Patienten gelangen kann, „wenn bloßes Zuhören diesen Sinn nicht erschließt" (S. 99). Sie findet ihre Antwort in dem „Hilfsmittel der absichtlichen Nachahmung von körperlichen Erlebnissen eines Patienten zu dem Zwecke, seine chiffrierten Mitteilungen zu verstehen" (S. 100). Sie veranschaulicht diese Verstehenshilfe an zwei Beispielen, von denen schon das erste hinreicht, um die Charakteristika dieses Entwicklungsschrittes der stellvertretenden Nachahmung bzw. des stellvertretenden Nacherlebens zu kennzeichnen:

„Der erste Patient berichtete von folgendem wiederholtem Erlebnis: Bei den verschiedensten Gelegenheiten hatte er das Bedürfnis verspürt, tief Atem zu schöpfen, die Brust ganz voll Luft zu pumpen und die Luft so lange wie möglich anzuhalten. Er hatte das Gefühl, dass er damit etwas zu seinem Körper Gehöriges loswerden wollte. Der Vorgang wurde als außerordentlich lustvoll geschildert. Der Zeitpunkt des Berichts fiel mit der dritten Schwangerschaft seiner Frau zusammen.

Die Psychotherapeutin spürte aus dem staunend interessierten und amüsierten Ton der Erzählung, dass es vielleicht wichtig wäre, wenn der Sinn dieser Körperempfindung auf der Stelle gedeutet werden könnte. Sie konnte jedoch zunächst nicht darauf kommen; sie verfiel aber auf ein Mittel, wie sie einen Hinweis erhalten könnte; es ist ein Mittel, das in manchen Fällen zum Verständnis der Körpersprache empfohlen werden kann. Sie versuchte nämlich, das physische Erlebnis des Patienten nachzuerleben. Sie atmete tief ein, bis die Lunge ganz gefüllt war, und hielt die Luft so lange wie möglich an. Zugleich versuchte sie, etwas mit ihrem Körper Verbundenes loszuwerden. Das ging jedoch nicht. Sie dachte sich, dass der Patient vielleicht von einem Teil seines Körpers sprach, den sie an ihrem Körper nicht fühlen konnte, etwa von seinem Penis. Jetzt verstand sie, was es für den Patienten bedeutete, seinen Leib aufzublähen und das dabei entstehende Gefühl verlegen und doch auch interessiert zu genießen. Der Patient versuchte, sich als schwangere Frau zu erleben. Diese Deutung erwies sich als richtig. Der Patient nahm sie begierig auf, so wie man eine große Entdeckung erlebt, und sprach sogleich von seinem Neid auf seine Frau, die nun schon das dritte Mal eine Schwangerschaft erlebte, ein Vorrecht, das ihm versagt war. Dieser Gebärneid erwies sich später als ein wichtiger Zug in der Psychopathologie des Patienten" (Fromm-Reichmann 1959, S. 99).

Praxeologisch bedeutsame Gesichtspunkte

1. Es wird ausdrücklich herausgestellt, dass es seelische Phänomene gibt, die „jenseits der Wörter" (Bregman Ehrenberg 1996) liegen und damit auch „jenseits der Deutung" (Lichtenberg 1987, S. 138) verbleiben können und einer phänomen- und entwicklungsanalogen Form der Sinnerfassung bedürfen.
2. Das für die tradierte psychoanalytische Interventionstechnik typische „Ansprechen und Deuten" wird auf Seiten der Analytikerin durch den Zwischenschritt der Nachahmung ergänzt. Ihr Verstehensprozess wird dadurch direkt und der des Patienten indirekt differenziert.
3. Hier wird neben dem für das psychoanalytische Verstehen typischen repräsentierenden Verstehens auf eine basale Form der Sinnerfassung hingewiesen, die sich aus dem Vollzug von Handlungseinheiten heraus, eben durch Nachahmen, Hirsch (1994) spricht hier mit Bezug auf Fromm-Reichmann auch treffend von Nachspielen, unmittelbar ereignen.
4. Es fällt allerdings auf, dass trotz des Bemühens der Analytikerin, sich durch Nachahmung in den Patienten einzufühlen, das Erleben des Patienten kaum beachtet wird. Nach der Deutung des Gebärneides konstatiert die Therapeutin nur: „Diese Deutung erwies sich als richtig." Die Reaktion des Patienten auf die Deutung wird nicht erwähnt. So können wir auch nicht feststellen, auf welcher Ebene der Patient durch diese Deutung erreicht worden ist.
5. Es bleibt weiterhin zu fragen, wieso die Analytikerin das hinter dem Rücken des Patienten machen muss. Vor allem: Warum wird nicht dem betroffenen Patienten der Möglichkeitsraum für „leibliche Assoziationen" geboten, um diese lebendigen Erfahrungen selber zu machen. Warum wird ihm nicht die Chance eingeräumt, sich in der Gewissheit seines leibhaftigen Erlebens selbst zu finden und in basaler Weise die Kohärenz seines eigenen Selbst zu erfahren?
6. Der Therapeut bringt sich um eine unerschöpfliche Quelle neuer Erfahrungen und Entdeckungen, die er durch seinen Patienten machen könnte. Jeder Bewegungs- und Körperpsychotherapeut weiß um die originären, durch kein therapeutisches Konzept vorhersehbaren Selbsterfahrungen, die sich bei leibfundierten Erprobungen bzw. szenischen Interaktionen ergeben.
7. Obwohl Fromm-Reichmann unmittelbar nach dem obigen Beispiel vor kulturspezifischen Vorurteilen, welche das Verstehen des Patienten und des Therapeuten eintrüben oder verzerren, warnt, sehen heute viele Psychoanalytiker in ihrer Konstruktion von „Penisneid" und „Gebärneid" selber gesellschaftsspezifische Chiffren. Ohne mich in ahistorischer Weise über eine 40 Jahre zurückliegende Deutung zu erheben, möchte ich hier jedoch betonen, dass sich der Therapeut stärker vor der Reproduzierung konzeptueller oder kultureller Voreingenommenheiten bewahrt und offener für die Wahrnehmung der Phänomene bleibt, wenn er gelernt hat, auf basale Weise mit den Lebensbewegungen des Patienten mitzuschwingen.
8. Wir wissen übrigens seit Reich, dass die „Bauchpresse" (s. oben) eine bei Kindern verbreitete Technik ist, um intensive Affekte, welche die eigene Abwehr zu überfordern drohen, zu unterdrücken. Das Selbst kann sich auf diese Weise gegen vielfältige Bedrohungen schützen. Dem Erwachsenen fallen entsprechende chronifizierte Verspannungen erst wieder auf, wenn sie neues Leiden erzeugen (z. B. Bauch- oder Rückenschmerzen).

Wenn wir das stellvertretende Nacherleben noch um das darin bereits implizierte stellvertretende Verarbeiten ergänzen, sind wir auch beim Umgang mit der Gegenübertragung und insbesondere bei der therapeutischen Transformation der projektiven Identifizierung. Dabei lässt sich der Analytiker ja bekanntlich von Selbstaspekten des Patienten, die dessen Strukturierungsmöglichkeiten gefährden, quasi infizieren, um sie dann solange zu halten, bis er sie selbst reguliert und verstanden hat und sie in heilsame Interventionen umformen kann. Unter der Perspektive der Objektbeziehungstheorie lässt sich sagen, dass sich der Therapeut passager in die archaischen Beziehungsmuster seines Patienten hineinziehen lässt, um sie dann interaktiv mit ihm zugunsten reiferer Formen zu bearbeiten. So kann der Analytiker z. B. von seinem Patienten in eine so unerträgliche Seelenverfassung gebracht werden, dass er z. B. vor Schmerz und Verzweiflung laut schreien könnte (s. Wienen u. Janssen 1989) oder in so bedrohliche Zustände der Selbstauflösung oder Selbsterstarrung geraten, dass ihn eine lähmende Müdigkeit überkommt (s. Zwiebel 1992).

Gehen wir dabei noch von dem Fall aus, dass die im Analytiker provozierten seelischen Ausnahmezustände nicht durch die persönliche Gleichung des Analytikers verformt wurden und denen des Patienten annähernd entsprechen, dann entsteht doch eine gravierende verstehenspsychologische Schwierigkeit. Wie kann das von hochspezialisierten psychotherapeutischen Experten in kunstvoller Kompetenz (s. Moser 1992a) dem Unbewussten des Patienten Abgerungene heilsam an diesen zurückvermittelt werden? Wer diese didaktischen und entwicklungspsychologischen Schwierigkeiten, die mit den Selbstsicherungen („Widerständen") eine unheilsame Allianz eingehen, nicht genügend ernst nimmt und nicht merken darf, wie er sich und seinen Patienten im traditionellen Setting mit diesen archaischen Wirkungszusammenhängen überfordert, setzt sich in der tradierten analytischen Position selbst schachmatt. Er gerät dabei leicht mit dem Patienten in eine Spirale wechselseitiger Entwertung. Bei einer systematischen Mit-Bewegung (s. Heisterkamp 1996b) mit dem therapeutischen Prozess, zu dem auch die leiblichen „Assoziationen" als ebenso bedeutsame wie die mentalen gehören, bringt der Patient den Therapeuten mit tiefer psycho-logischer Konsequenz in Modellsituationen, in denen der frühe Dialog entgleiste. In seiner therapeutischen Teilhabe an dem Geschehen spürt er – was er in seiner eigenen Lehranalyse möglicherweise nicht erfahren konnte – wie klar er sich auf die Kompetenz seiner intuitiven Elternschaft (s. Papousek 1989) verlassen kann.

Fallvignetten

Die Phänomene der leiblichen Dimension sind den Psychotherapeuten wohl vertraut:

- die mimischen, gestischen, motorischen Ausdrucksbewegungen sowie die entsprechenden Verhalten- und Verspanntheiten,
- die Sitz- und Liegepositionen, ihre Übergänge und Wechsel,
- die Sprechrhythmen, die stimmlichen Melodien und die lautlichen Artikulationen,
- und nicht zu vergessen die vielfältigen Formen, sich selbst zu berühren oder zu versuchen, von sich selber Abstand zu nehmen.

Entsprechendes gilt für den Therapeuten, für seine leiblichen Gegenübertragungsreaktionen:

- wenn er flacher oder tiefer zu atmen beginnt,
- wenn sich sein Kopfdruck erhöht oder verringert,
- wenn er müde oder wach wird,
- wenn sich sein Bauch verkrampft oder entspannt,
- wenn sein Herz schmerzt, rast oder klopft,
- wenn er körperliche Verspannungen oder Schmerzen verspürt bzw. sich muskuläre Verspannungen auflösen,
- wenn er erotische oder sexuelle Erregung verspürt oder keine verspürt, wo sie zu erwarten wären,
- wenn seine Stimme die Tonart wechselt, wenn er sich bewegt usw.

Schließlich sind die vielen Szenen nicht zu vergessen, in denen es Patienten nicht mehr im Sessel oder auf der Couch hält, und ihr Verhalten den Therapeuten – ob er will oder nicht, ob er damit umgehen kann oder nicht – in eine „szenische Interaktion" (Scharff 1995) einbeziehen, wie sie für die analytische Körperpsychotherapie im erweiterten Setting (s. weiter unten) typisch ist.

> Alle diese Phänomene, wie hier noch einmal ausdrücklich hervorgehoben werden soll, interessieren nicht als isolierte Variablen, sondern als Profilierungen und Formierungen sich entwickelnder dialogischer Handlungseinheiten (s. Salber 1965). Sie sind und bleiben immer Momente des interaktiven und zirkulären Geschehens zwischen Patient und Therapeut. Wegen ihrer basalen Bedeutung bilden sie verlässliche Strukturierungshilfen, durchgliedern sie als wahrnehmbare Elemente bedeutsam das psychologische Gesamtgeschehen und markieren, wie im Purzelbaumbeispiel Balints, Wendepunkte des therapeutischen Prozesses.
>
> Wenn der Therapeut empathisch mit den Selbstbewegungen des Patienten mitschwingt und er ihnen einen entwicklungsanalogen Spiel-

> raum bietet, rücken immer wieder Modellsituationen ins Bild. Wenn diese vor der Phase der „Grundstörung" (Balint 1970) liegen, kehren die Patienten zu den salutogenen Quellen ihrer Entwicklung zurück, die unter dem Druck der notgeborenen Selbstsicherungen verlorengegangen waren und finden zu den ihre Selbstbewegung stabilisierenden Repräsentanzen zurück. Oft werden darüber auch die frühen Mangellagen der Selbstwerdung wahrnehmbar und verstehbar. In beiden Fällen bleibt die Regression im Dienste der Progression.

Ein kleiner Ausschnitt aus einer Behandlung soll das verdeutlichen.

Beispiel aus einer Lehranalyse

▶ Ein Lehranalysand im 3. Jahr seiner Analyse spricht über eine intime Szene mit seiner Frau. Ich merke, wie ich mich darüber zu wundern beginne, dass er dieses Mal nicht so frei über den sexuellen Kontakt mit seiner Frau reden kann, wie ich das mittlerweile von ihm gewohnt bin. Mit einigen umschweifenden Redewendungen und deutlichen Zeichen der Scham umkreist er eine bestimmte Situation des Liebesspiels, in dem das Konzert lustvoller Interaktionen offenbar ins Stocken geriet. Er schildert, wie sie zusammen im Bett lagen, sich streichelten, wie seine Frau dann seinen Hals, seine Brust und seinen Bauch liebevoll küsste, wie sie zärtlich zum Becken hinunterglitt ... an dieser Stelle gerät sein Bericht, wie wohl auch die lustvoll gesteigerte Erlebniseinheit, ins Stocken und er ringt immer wieder nach Worten, um das zu sagen, was er mir eigentlich mitteilen will. Es drückte sich besonders deutlich über seine Körpersprache aus, indem er auf der Couch liegend sein Becken hebt, als würde er es jemandem entgegenstrecken. Als ich mich in seinen Wunsch einfühle, seine Frau möge seinen Penis küssen und vielleicht auch in den Mund nehmen, spricht er von seinen „Tantalusqualen", als seine Frau das Zentrum seiner Lust immer wieder umging, und er spürte, wie er in einen „verzweifelten Luststau" geriet, der ihn eine Zeit lang blockierte, bis er sich durch eine größere Eigenaktivität daraus löste und das Liebesspiel in eine andere, für ihn weniger frustrane Richtung lenkte und so doch noch zu einer für ihn lustvollen Abrundung des sexuellen Kontaktes gelangte.

Ich erinnere mich noch gut, wie ich zunächst die Tendenz verspürte, ihn, von dem ich bereits wusste, dass er eine relativ befriedigende sexuelle Beziehung zu seiner Frau hatte, zu fragen, ob er nicht mit ihr über seine und ihre Bedürfnisse sprechen könne. Das Steckenbleiben im Liebesspiel und in unserem Dialog als auch die leibliche Selbstartikulation des Problems machten mich allerdings darauf aufmerksam, dass sich hier ein „implizites Wissen", das nur operativ und prozedural fassbar ist, artikuliert hatte und einer entsprechenden entwicklungsgemäßen Form des Wahrnehmens und Verstehens bedurfte. Deswegen machte ich ihn auf die Bewegung seines Beckens aufmerksam, die er nach meinem Hinweis überrascht und lachend aufgriff und wiederholte. Ich hatte das Gefühl, dass er diese Bewegung dann wieder ziemlich abrupt unterbrach, um dann ziemlich abstrakte Überlegungen über den Umgang mit Sexualität in seiner und der Familie seiner Frau anzustellen. Darüber verflachte auch seine Atmung. Da sich mein Kopfdruck erhöhte und ich emotional immer noch bei der „verzweifelten Stauszene mit ihren Tantalusqualen" verweilte, vermutete ich, dass sich in der Behandlungsszene bedeutsame Gefühle und Affekte, wenn auch noch in intellektualisierender Verdünnung, ankündigten. Deswegen schlug ich ihm vor, einmal, ohne zu sprechen, das Becken zu bewegen und sich seinem Erleben zu überlassen.

Sein Becken und schließlich sein ganzer Körper gerieten allmählich in eine heftige Vibration, während sich eine intensive Gefühlsgeschichte immer lauter artikulierte, die über spielerische Lust, heftige Wut bis hin zu einer tiefen Trauer führte. Wie ich nachher erfuhr, hatte sich für ihn der Vorhang zu einem frühen Drama auf dem Wickeltisch geöffnet. Er erlebte sich, wie er etwa 1- oder 2-jährig auf dem Wickeltisch lag und seine Mutter ihn „sauber machte". Sie, die er immer als selbstunsicher und hilflos erlebt hatte, machte das sehr gehemmt, insbesondere weil sie von ihrer zwanghaften und lustfeindlichen Mutter, also seiner Großmutter, über die Schulter hinweg kontrolliert wurde, und jeden Eindruck zu vermeiden versuchte, ihren Sohn oder sich zu stimulieren. Dabei wird diese prototypische Erfahrung besonders traumatisierend gewesen sein, insofern hier Mutter und Tochter einen sexuellen Missbrauch eben dieser Tochter durch ihren Vater verdecken mussten. Hier gewann die umgangssprachliche Bezeichnung, die in dieser Familie für den Wickelvorgang verwendet wurde, ihre tiefenpsychologische Bedeutung: man redete wie selbstverständlich vom „Wegpacken", sogar vom „Wegmachen" des Kindes! Für meinen Lehranalysanden wurde in diesem Bild sowohl eine Fraktionierung im genitalen Bereich als auch die kompensatorische Überbewertung des Genitals deutlich, die sich auch in zahlreichen missbräuchlichen Zweisituationen mit der Mutter aus späteren Jahren widerspiegelten. Auch die Verzweiflung wurde als abrupte Erfahrung, unvermittelt in das Getrenntsein gestoßen worden zu sein, verständlich. Sie erwies sich später als Wiederholung eines traumatisch erlebten Abgestilltwerdens. ◀

Zur weiteren Veranschaulichung der bisherigen Überlegungen sei auch auf ein andernorts ausführlicher dargestelltes Therapiebeispiel aus einer fortgeschrittenen Analyse hingewiesen (Heisterkamp 1997b), in dem die leibliche Dimension des therapeutischen Dialoges operativ oder prozedural (Dornes 1998) genutzt wurde, ohne dass das tradierte Setting hätte verändert werden müssen. Der entsprechenden Patientin war es immer „selbstverständlicher" geworden, ihre leiblichen Lebensbewegungen ebenso wie die mentalen in den Prozess der „freien Assoziation" einzubeziehen: Hier ihre Handhaltung und die Bewegungen ihres Unterarmes, die sich als männlich-masturbatorische Tätigkeit offenbarte bzw. ihre Hand am Hinterkopf, die zur Hand des Vaters wurde, der ihren Kopf zu seinem Genital hinunterdrückte. Indem ich mich empathisch mit diesen körperlichen Artikulationen ihres Selbst mitbewegte, gelang es ihr, eine frühe Missbrauchserfahrung, die wie ein Verhängnis ihren bisherigen Lebenslauf überschattet hatte, zu erfassen und zu behandeln. Dabei konnte die Patientin sehr prägnant herausstellen, wie sehr sie ihren Worten, die sie für diese frühe Traumatisierung fand, immer wieder misstrauen musste, bis sie ihre Wahrheit in den konkreten körperlichen Bewegungen und leiblichen Empfindungen sicher begreifen konnte. Am Ende dieser Arbeit stand die leibfundierte Erkenntnis: Im Alter von 3 Jahren konnte sie ihre Widerfahrnisse nur unzureichend sprachlich kodieren. Ihre Erinnerungen wurden nur im Rahmen einer Handlungseinheit reorganisierbar. Die schlimmen Erfahrungen konnten auch später nicht sprachlich gefasst werden, da sie die Verarbeitungsmöglichkeiten des der Sprache mächtigen Kindes ebenfalls überforderten und so der Abwehr zum Opfer fielen. In der verbalen Rekonstruktion waren immer die Zweifel und die damit verbundenen Selbstvorwürfe geblieben. In der leibfundierten Aufarbeitung konnte sie begreifen, was ihr widerfahren war, konnte sie ihre traumatisierende Erfahrung integrieren und wurde frei für weitere Schritte ihrer Selbstwerdung. Aus dem prozeduralen Wissen wurde ein explizites (Dornes 1992, 1996, 1998).

> ! Im tradierten Sitz- und Liegesetting kann der Analytiker also die sich andeutenden Selbstbewegungen aufgreifen und ihnen einen leibassoziativen Spielraum bieten, damit sie operativ ihr implizites Wissen, ihre affektiven Schemata, ihre prozeduralen Regeln, d.h. unbewusst bewusst die personcharakteristischen Modellszenen ihrer frühen und aktuellen Wirklichkeit herausbilden können.

Behandlungstechnische Leitlinien

Zum Abschluss möchte ich kurz die praxeologischen Leitlinien hervorheben, an denen sich der Therapeut orientieren kann, um Patienten, die sich ihrer selbst stark entfremdet haben, dabei zu unterstützen, ihrer originären Selbstbewegungen und ihrer basalen Selbststeuerungen stärker inne zu werden (s. Heisterkamp 1993, S. 126–181).

1. „Gegenstand" der Behandlung ist die ganze Erlebenswirklichkeit des Patienten in all ihren mentalen und körperlichen Artikulationen.
2. Die Prinzipien der „freien Assoziation" und der „freischwebenden Aufmerksamkeit" werden systematisch auch auf die leibliche Dimension des Übertragungs- und Gegenübertragungsgeschehens bzw. des therapeutischen Dialogs ausgeweitet.
3. Wenn der gesamtseelische Prozess zu erstarren oder zu verschwimmen droht, greift der Therapeut gezielt die verbliebenen Rudimente von Lebendigkeit, die sich im körperlichen Bereich am längsten halten, auf. So macht er auf Impulse der Zehen, Füße, Beine, Finger, Hände, Arme, Schultern, des Mundes, der Zunge, des Kiefers, des Brustkorbes, des Kopfes, der Augen, des Nackens, des Beckens oder auf ganzkörperliche Bewegungen aufmerksam und fragt den Patienten, ob er einmal „seinen Körper selbst sprechen lassen" wolle. Ebenso richtet er die Aufmerksamkeiten auf Situationen, in denen der Patient einen körpersprachlichen Dialog mit sich selber führt: z.B. wenn er einen Fuß gegen den anderen drückt, die eine Hand die andere streichelt, wenn er seine Hände aufs Gesicht legt oder sich selber im Nacken unterstützt usw. So greift er Atemtöne oder Modulationen der Stimme auf und bietet dem Patienten einen Spielraum für seine akustischen Lautmalereien.
4. Der Therapeut achtet, während er empathisch mit dem Patienten mitschwingt, auf seine abflachende oder auflebende Lebendigkeit und nutzt sie als organismische Gegenübertragung für die Orientierung im analytischen Prozess. Eigene körperpsychotherapeutische Erfahrungen sind hier sehr wichtig, um ein Gegenübertragungsagieren auf der leiblichen Ebene zu vermeiden und zur eigenen körperlichen Verfassung den Abstand zu gewinnen, wie er dies bereits für seine emotionalen Gegenübertragungsreaktionen gelernt hat.
5. Zwischen der Fokussierung der seelischen Engstelle und der Anregung, den Lebensbewegungen, wie sie sich gerade andeuten, nachzugehen, lässt sich oft noch ein Zwischenschritt einfügen, bei dem der Patient seinen Einfällen zu den jewei-

ligen Bewegungsentwürfen folgt. Oft offenbaren sich hier sehr beeindruckende und den Therapieprozess des Patienten nachhaltig fördernde Erfahrungsunterschiede zwischen dem, was er antizipierend fantasiert, und dem, was er dann realiter erlebt, wenn er seinen Körper sprechen lässt.

6. Der Therapeut trägt dafür Sorge, dass die sich artikulierende „Seelentätigkeit" (Adler 1912b) eine Möglichkeit erhält, sich aktualgenetisch und handlungssymbolisch in Szene zu setzen. Dazu brauchen die sich formierenden Handlungseinheiten eine ihnen gemäße Zeit und einen ihnen gemäßen Raum, um sich zu artikulieren. Durch höher organisierte Funktionen wie das Sprechen kann dieser Prozess zunächst beeinträchtigt werden.

7. Im Vollzug solcher Handlungseinheiten reproduziert und reorganisiert sich das Seelische, deckt es Sinn auf, produziert es seine Bedeutungen, gestaltet es sich aus und um. In diesem operativen und prozeduralen Geschehen versteht und behandelt das Seelische sich immanent selber.

8. Da der Patient seine Lebensbewegungen mit seinem erwachsenen Verständnis begleitet, wird er, wenn er eine charakteristische Szene herausgestaltet hat, auf die Sprache zurückgreifen, um sein Verhalten und Erleben, dessen er ganzheitlich gewahr geworden ist, zu beschreiben und einzuordnen. In dem sich anschließenden Dialog zwischen Patient und Therapeut verschiebt sich allerdings der Akzent von der Verständigung über angemessene Deutungen zu einer Verständigung über bedeutungsvolle Erfahrungen. Es wird also weniger gedeutet, als das reflektiert, was in dem jeweiligen Dialog an Bedeutung gewonnen hat.

9. Oft schlüsseln die im therapeutischen Raum in Szene gesetzten Bilder auch das Übertragungsgeschehen unmittelbar auf. Manchmal braucht der Patient hierzu die Hilfe des Therapeuten, um seine Erfahrungen als prototypisch für seine gesamte Wirklichkeit zu verstehen.

14.3.2
Analytische Körperpsychotherapie im erweiterten Setting

Szenische Interaktion

Da gewisse Festlegungen des herkömmlichen Settings (Sitz- und Liegepositionen, Redekur, Überbewertung des Mentalen, Berührungstabu usw.) zuweilen verhindern, dass sich ein Übertragungsgeschehen deutlich genug herausbildet, werden vom Analytiker psychodramatische und bewegungs- sowie körperpsychotherapeutische Verfahren herangezogen,

um die seelische Wirklichkeit des Patienten unmittelbar erfahrbar und bearbeitbar werden zu lassen. Deswegen spricht Scharff hier von „therapeutischen Interventionen mit szenischem Einbezug des Körpers" (1994) bzw. von „inszenierender Interaktion" (1995), Worm von „körperzentrierter Interaktion" (1994) oder Ware von „aktiver Imagination" (1995).

> ! Damit ist gemeint, dass der Therapeut dem Patienten an spezifischen Entwicklungsstellen des psychotherapeutischen Prozesses Berührungs- und/oder Bewegungsproben anbietet, in denen sich der tiefe psychologische Sinn unbewusster notgeborener Selbstbehinderungen ins Bild rücken lässt. Die analytische Körper- und Bewegungstherapie wird als eine erweiterte Form herkömmlicher analytischer Psychotherapie verstanden. Sie bereichert die Psychoanalyse sowohl in theoretischer als auch in methodischer Hinsicht (s. Heisterkamp 1993, 1996a, 1997a).

Der tiefen- und entwicklungspsychologische Sinn der analytischen Körperpsychotherapie liegt letztlich darin, dass dem Seelischen im therapeutischen Raum ein Anhalt geboten wird, um sich möglichst ganzheitlich in Szene zu setzen. Die dabei entstehenden Erlebnis- und Handlungseinheiten reorganisieren Erinnerungen, implizieren und explizieren Sinn und Bedeutung, loten Entwicklungsspielräume aus, verstehen und behandeln sich immanent. Der Therapeut schwingt mit diesem Prozess mit und unterstützt den Patienten dabei, seiner frühen Mangelerfahrungen und ihrer kompensatorischen Sicherungen inne zu werden, die Konflikte und ihre Abwehrformen wahrzunehmen und die schöpferischen Potenziale wieder für die Selbstbehandlung zu nutzen.

Behandlungsausschnitt

Moser hat in jüngster Zeit (1996) am Beispiel der Wiederkehr „dämonischer Introjekte" aus der NS-Zeit innerhalb von Psychotherapien hervorgehoben, wie wenig das psychoanalytische Prinzip der Übertragung in seinem engen klassischen Verständnis hinreicht. Wenn der Therapeut sich darauf einstellt und zuwartet, dass sich die archaischen Bilder in der Übertragung inszenieren, zeigen sich Patient und Therapeut meistens überfordert. Wenn dämonische und terroristische Introjekte den therapeutischen Raum bestimmen, können sie leicht die Therapiesituation überfluten und Patient sowie Therapeut in Panik und Verwirrung stürzen. Diese drohende Verrücktheit veranlasst Moser dazu, für das Prinzip Inszenierung zu plädieren, d.h. die Introjekte, Bilder oder Phantasien mit den Patienten psychodramatisch in Szene zu setzen. Dabei kann sich der Therapeut selber vor dem Überflutetwerden schützen, den Patienten sowohl mit seinen Bildern konfrontieren als auch ihn bei der Bearbeitung begleiten. „Deshalb inszeniert er die unbewussten Beziehungen des Patienten zu den dämonischen Figuren und Instanzen, anstatt sie in der Übertragung zu erleiden, zu verfehlen oder zu verfremden" (Moser 1996, S. 39). Ich möchte hier ein entsprechendes Beispiel bringen, in dem ein Analysand durch inszenierende Interaktion in Kontakt zu seinen Introjekten und seinen archaischen Affekten sowie deren Abwehr kam.

Beispiel für szenische Interaktionen im Rahmen einer analytischen Psychotherapie

▶ Es handelt sich um einen etwa 40-jährigen Analysanden, der bisher rund 300 Stunden bei mir in analytischer Psychotherapie war. Ich verzichte auf eine ausführliche Darstellung seiner Biographie und möchte dem Therapieausschnitt vorausschicken, dass ich den anfänglichen Therapieverlauf als ziemlich anstrengend erlebt hatte.

Phase der negativen Übertragung

Während er – mit dem Charme eines Sonnyboys – formal und inhaltlich durchaus korrekt seine Analyse bei mir machte, wirkte sich im subverbalen Bereich unseres Austausches und unserer Beziehung eine aggressive Komponente aus. Das Quälwerk hatte viele Facetten. Die deutlichsten: Während er fließend assoziierte, fühlte ich mich durch seine leblosen Intellektualisierungen in einen abtötenden Dialog hineingezogen. Meine empathischen Mit-Bewegungen stießen immer wieder gegen einen unerbittlichen Fels fehlender Resonanz. Ebenso quälend war die Art, wie er den Dialog mit mir führte. Nach längeren Passagen des Monologisierens, in denen bei mir eine Reihe von Interventionsimpulsen wachgerufen wurden, schien sich eine Pause in seinem Redefluss zu ergeben und mich zu einer therapeutischen Antwort einzuladen. Gerade in dem Moment, in dem ich respiratorisch, stimmlich und gedanklich zu intervenieren ansetzte, ergoss sich eine neue Flut von Worten über mich und erstickte meine Impulse im Keime. Ich geriet immer wieder unter ein erträgliches Maß an mitmenschlicher Bezogenheit.

Es war nicht schwer, diese Form der negativen Übertragung als projektive Identifizierung zu verstehen, in der er mir die Annullierung seiner eigenen Existenz in frühester Kindheit vermittelte. Ich konnte diese Zustände aushalten und auch therapeutisch transformieren in die existentielle Not eines präverbalen Kindes, dessen Grundbedürfnis nach Resonanz unerbittlich frustriert wurde. Darüber hinaus musste er mehrere abrupte frühe Trennungen verarbeiten, die sich, ohne die basalen Sicherheiten elterlicher Begleitung, für ihn katastrophal ausgewirkt haben. Obendrein wurde wiederholt die Verstoßung als drastisches Erziehungsmittel angedroht, das mitten in seine seelische Verletzung hineinstieß. Er konnte das alles aufgreifen, durch Kindheitserinnerungen validieren, und wir verstanden immer mehr von seiner Psychodynamik, allerdings ohne dass er sich davon besonders berührt fühlte und ohne dass sich die präverbale Form des Dialogs sowie meine Gegenübertragungsgefühle wesentlich geändert hätten. Unter anderem sprachen wir auch über seinen Großvater, der als überzeugter Nationalsozialist seinen Vater mit drakonischen Maßnahmen erzogen hatte, um ihn „hart wie Kruppstahl, zäh wie Leder und flink wie Windhunde" zu machen und sich dieser – wie er seinem Sohn, also meinem Analysanden mitteilte – geschworen hatte, seinen Sohn später einmal völlig anders zu erziehen. Ich möchte nun die Therapiephase schildern, in der er und ich in basaler Weise spürten und begriffen, welche „dämonischen" Introjekte von ihm Besitz ergriffen hatten und wie er sie bis zur eigenen Leblosigkeit unterdrücken und abspalten musste.

Von der Phase der „Erstorbenheit" zur „mörderischen Wut"

Er kommt in die Stunde und weiß – wie so oft – nicht so genau, womit er anfangen will. Er fragt sich einige Zeit, welche Themen ihm wichtig seien und welche nicht. Nach längerem Zögern findet er ein Thema, das er immer schon einmal habe besprechen wollen: Er stehe vor einem kollegialen Teamgespräch, bei dem die monatlich anfallenden Probleme besprochen werden sollen. Er werde vor solchen Gesprächen ziemlich unruhig. Das hänge damit zusammen, dass er kaum zu sagen wage, was sein Anliegen sei. Er druckst herum, umkreist mit immer neuen Worten ein gewisses Problem, um mir schließlich verständlich zu machen, wie schwer es ihm falle, wirklich das zu sagen, was ihm missfalle. Allein sein Bemühen, zu einem Thema zu kommen, hat schon etwas Mühseliges und Verkrampftes. Hinzu kommen ständige Nachfragen, ob ich ihn denn auch verstehe. Mir wird deutlich: Hier ist jemand, der sich quält, weil er den Zugang zu seinem Erleben nicht finden kann, hier ringt jemand um Lebendigkeit. Es schält sich dann doch eine konkrete Situation heraus: Er möchte ansprechen, dass einer der Kollegen ein Bild aus dem gemeinsamen Arbeitszimmer entfernt und durch ein eigenes ersetzt hat, ohne es mit ihm abgesprochen zu haben. Er möchte sagen, dass ihn dieses Vorgehen ärgert. Es falle ihm jedoch schwer. Er befürchte dabei auch, dass ich nicht verstehen könne, wie schwer ihm das wirklich falle. Es wird deutlich, wie sehr er selber darum ringt, Kontakt zu seinen Gefühlen zu bekommen, sich wirklich selber zu verstehen. Wir bemühen uns, die Motive zu finden, die ihn blockieren, gehen darauf ein, was wir schon lange erarbeitet haben, dass er auch immer wieder „der liebe Junge" sein will, dass er sofort befürchtet, von dem anderen wütend im Stich gelassen zu werden, sobald er eine abweichende Meinung vertritt. Wegen dieser Angst hat er aus seinem Herzen „eine Mördergrube gemacht". Unter diesen Bedingungen wird auch plausibel, dass er so etwas wie eine Enttäuschungsprophylaxe arrangiert hat und seine Bedürfnisse möglichst gar nicht artikuliert, um der befürchteten Ablehnung vorzubeugen. Ich gebe auch noch zu bedenken, ob er möglicherweise Angst habe, von seiner heftigen Wut überflutet zu werden. Er hat den Eindruck, „da könnte etwas dran sein".

Letztlich bleiben aber diese Überlegungen in einem erlebensleeren Raum. Sie wirken wie Plausibilitäten und es breitet sich, wie so häufig, wieder eine Atmosphäre von Lähmung und Abgestorbenheit aus. Ich verstehe die Konstellation so, dass ich an der gewaltigen Unterdrückung seiner aggressiven Tendenzen partizipiere, die aus Angst vor dem Objektverlust gewaltsam abgetötet werden müssen. Er selber findet meine Deutungen passend, aber er gewinnt dennoch keinen Zugang zu seinen Gefühlen. Wir bewegen uns weiter im kognitiven Bereich psychologischer Plausibilitäten. Dies ist für mich, zusammen mit der ersterbenden Lebendigkeit, ein deutlicher Hinweis, dass hier etwas erlebnismäßig noch nicht zugänglich ist. Darüber geraten er und ich ins Nachdenken, ob wir nicht einen anderen Zugang finden können. Auch diese Form ist noch ein Ausdruck des Problems, insofern wir „überlegen" müssen, da sich aus dem Prozess heraus nichts anzubieten scheint, es sei denn, diese Erstorbenheit.

Ich denke laut nach, ob nicht vielleicht der bioenergetische Bogen oder der bioenergetische Atemschemel hilfreich sein könnten, damit er in emotionalen Kontakt zu sich komme. Er findet meinen Vorschlag problematisch, weil er annimmt, dass es zu einer bloßen Übung kommen werde, die er nur brav erledigen würde. Ihm kommt dabei selber der Einfall, einmal ein Rollenspiel mit seinem Kollegen zu machen. Er würde ihn „einfach" auf den im Therapiezimmer stehenden Schaumgummiblock setzen, dabei um ihn herumgehen und ihm das sagen, was er ihm bisher nicht zu sagen wagte. Er freut sich, dass er etwas Eigenes gefunden hat, was ihm weiterhelfen könne, und ich bin gerne bereit, ihn dabei zu begleiten.

Er steht also auf und geht im Raum umher. Zwischendurch tritt er im Vorbeigehen vor den Schaumgummiblock und beginnt, seinem Kollegen zu sagen, was ihn stört: „Wir haben sonst alle Bilder gemeinsam aufgehängt und immer wieder abgesprochen, welche wir auswählen und welche nicht. Wie kannst Du einfach ein Bild wegnehmen und dann Deines dahin hängen?" Schließlich wird er immer heftiger und wütender: „Ich finde das blöd, ich finde das Scheiße, verdammt noch mal, wie kannst Du das machen!" Er gerät mehr und mehr in wütende Erregung. Zwischenzeitlich tritt er immer wieder vor den Schaumgummiblock, wird immer wütender, bis er schließlich merkt: „Ich möchte am liebsten immer nur draufschlagen". Ich greife auch diesen Einfall auf und frage ihn, ob er ausprobieren wolle, auf den Block zu schlagen. Er ist bereit dazu, fragt dann direkt, ob er nicht „mit dem Knüppel schlagen" kann? Ich verstehe hier nicht, was er meint (s. unten) und frage ihn, ob er es nicht zuerst einmal mit den bloßen Händen versuchen wolle. Vielleicht ahne ich hier schon seine „Zerstörungswut" und fürchte um mein Mobiliar. Er beginnt zu schlagen und wird immer wütender. Währenddessen bekomme ich den Eindruck, dass die wütenden Töne und Schreie nur aus der Kehle und dem oberen Brustbereich kommen. Dann hält er inne und stellt fest: „Ich müsste den Block eigentlich kaputtschlagen, ich müsste jetzt hier die Fensterscheiben zertrümmern, ich müsste Vasen an die Wand werfen oder den Block aufschlitzen".

Dann greift er sich doch den Stock und schlägt mehrmals auf den Schaumgummiblock. Er fühle, dass er auf dem richtigen Wege sei. Sein Tun nähert sich dem, was er spürt, immer mehr an. Er hat aber noch immer den Eindruck, dass die Szene nicht genau passend ist. Mir wird deutlich: Was er braucht, ist offenbar mehr spürbare Wirkung. Er will noch deutlicher ausdrücken, dass er den Kollegen (und mich) manchmal geradezu vor Wut „kaputtschlagen" möchte. Zwischendurch fällt ihm selber ein, dass er manchmal auch eine solche Wut auf mich habe. Es ist ihm peinlich, mir das zu sagen. Ich greife auch das auf und schlage eine Modifikation der Szene vor: Ob ich mich nicht auf die andere Seite des Blockes hocken und Schmerzensschreie ausstoßen solle, wenn er weiter zuschlägt. Da blitzen seine Augen. Er richtet sich auf und sagt spontan: „Genau, das ist genau richtig". Er fühlt sich zutiefst verstanden. Dann entsteht eine makabere Szene, in der ich hinter dem Block hocke und er in heftiger Wut und tiefem Hass auf den Block einschlägt und dabei immer wieder aus vollem Hals und ganzem Körper schreit: „Ich schlag Dich kaputt!" Und ich schreie und schreie, und er hört nicht auf zu schlagen. Eine vernichtende Wut und ein tödlicher Hass werden deutlich. Allmählich hört er auf zu schlagen und beruhigt sich. Dann schaut er mich verlegen an und sagt: „Genau das war richtig, genau das ist es. Ich muss das Opfer wirklich schreien hören, dann ist die Beziehung echt, wenn es lauthals vor Schmerzen unter meinen Schlägen schreit. Ich könnte wirklich zum Mörder werden. In mir steckt ein richtiger Folterknecht. Ich wäre ein hervorragender KZ-Wächter geworden. Es ist entsetzlich, aber so ist es. Ein unglaublicher Hass steckt in mir. Als ich so auf den Block geschlagen habe, habe ich plötzlich gemerkt – dabei legt er eine Hand auf die Magengegend –, wie in einen tauben Bereich erstmals wieder Leben zurückkehrte". Ich habe den Eindruck, dass seine mörderische Wut, die bisher wie ein Fremdkörper in ihm wirkte, erst jetzt von ihm selbst gespürt wurde. Wenn sich eine organismische Abwehr löst, wird das sehr oft wie ein Strömen in der Körperregion erlebt, die besonders verspannt war. In dem Moment, als er die Wut und den Hass zulassen konnte, löste sich die im Dienste der Abwehr bestehende Verspannung des Bauchraumes, und es wurde chronisch festgehaltene Lebensenergie frei.

Phase der Bearbeitung

In der Analyse der Szene arbeiten wir heraus, dass er die Schreie des Opfers als Lautsprecher seiner eigenen Not und Verzweiflung brauchte, die er bisher wegen seiner eigenen notgeborenen Selbstabtötung nicht unmittelbar ausdrücken konnte. Er benötigt dazu ein stellvertretendes Opfer, um nicht selber noch einmal in diese ohnmächtige Notlage zu geraten. Das gelingt ihm über den Abwehrmechanismus der Wendung seiner Passivität in eine Aktivität. Gleichzeitig kann er sich für seine chronisch erlittenen Verletzungen und Frustrationen rächen, und zwar in der Hoffnung, darüber endlich von den quälenden Nachwirkungen seiner traumatischen Kindheitserfahrungen loszukommen.

Ihm fällt dazu auch eine Kindheitserinnerung ein: Als 3-jähriger Junge hatte er plötzlich hinterrücks von einem Mädchen einen Schlag auf den Kopf bekommen. Da habe er sich blindwütig gewehrt. Er sehe dieses Bild heute noch deutlich vor sich, wie er auf dem Mädchen sitzt und ihr mit aller Kraft links und rechts ins Gesicht boxt. Er hätte sie umbringen können. Er hätte weiterschlagen können, bis das Mädchen keinen Muckser mehr von sich gegeben hätte, wenn nicht andere eingesprungen wären, um ihn von ihr loszureißen. In diesem Zusammenhang erinnert er sich wieder an seine verzweifelte Wut, als er mit zweidreiviertel Jahren von seiner geliebten Oma weggenommen wurde, nachdem die bis dahin getrennt lebenden Eltern in eine gemeinsame Wohnung gezogen waren. Seine Mutter habe ihn, der nach dem Weggerissenwerden von der geliebten Großmutter erziehungsschwierig geworden war, immer wieder mit der Einweisung ins Heim gedroht und ihre Drohungen dadurch unterstrichen, dass sie für das Kind überzeugend simulierte, in einem Heim anzurufen. Es fallen ihm auch Szenen mit Verkäuferinnen und anderen Personen ein, wie er diese, die ihm nicht so nahe standen, bei denen er also keine Verlustangst zu haben brauchte, „mit Worten fertiggemacht und in Grund und Boden gestampft" habe.

Dann kommt er erneut auf die Beziehung zu mir zu sprechen. Er habe furchtbare Angst, gegen mich in dieser Weise aggressiv zu sein. Deswegen konnte er seine Aggression nur in dieser Form ausdrücken, wie ich sie oben beschrieben habe. Zum Schluss taucht Scham darüber auf, dass so „böse" Seiten in ihm sind. Er befürchtet, ich würde ihn verurteilen. Die unbewusste Ausdrucksform dieser Wut wird auch in den oben beschriebenen Szenen verständlich, wenn ich mich wie emotional annulliert, wenn ich mich gewissermaßen sediert fühle, wenn ich mich durch seine Emotionslosigkeit gequält fühle, und er gleichzeitig immer wieder meine Aufmerksamkeit fordert. In dem bisherigen Quälwerk unserer Beziehung rückte diese verzweifelte Zerreißprobe zwischen seiner mörderischen Wut und seiner verzweifelten Sehnsucht sowie die Wendung von der Passivität des Erleidens in die Aktivität des Zufügens ins Bild.

Diese Stunde wirkte wie ein erstmaliger Durchbruch. Die Ausnahmezustände von Lähmung und Erstorbensein waren überwunden. Er gewann mehr Abstand zu mir und lernte mich zu kritisieren, wenn er sich von mir im Stich gelassen fühlte. Die Wut wurde handhabbar und ansprechbar, sowohl in der Erleichterung darüber, wenn er erlebte, wie seine kleine Tochter ihre Wut artikulieren konnte, als auch in seinen ihr gegenüber gespürten Wutimpulsen, die ihn zwar erschreckten, die er aber regulieren konnte. In der darauf folgenden Zeit durchlebte er einen längeren Trauerprozess, der das Weggerissenwerden aus vertrauten Beziehungen zum Thema hatte. Darüber konnte er allmählich Spaß an seinen früheren Selbstheilungsversuchen finden, die von seinen Eltern als Unartigkeiten bestraft wurden: z. B. wenn er sich allein auf den Weg zur Oma machte oder wenn er ihre Hausschlüssel versteckte, wenn sie zu Besuch bei den Eltern war. In seiner aktuellen Wirklichkeit fand er kreative Möglichkeiten, Bewährtes zu erhalten, ohne sich notwendigen Veränderungen zu verschließen. ◄

Ohne die szenische Interaktion und nur angewiesen auf die Reorganisation der archaischen Introjekte in der Übertragung wäre diese frühe Störung m. E. nicht in entwicklungsadäquater Weise fassbar und bearbeitbar gewesen. Sie wäre zwar im Sinne von Plausibilitäten entdeckt worden, aber sie hätte nicht entwicklungsanalog wahrgenommen, durchgearbeitet und behandelt werden können. Ich hätte die durch die dichte Folge narzisstischer Kränkungen entstandene Wut ansprechen können, ich hätte sie in geronnener Form, wie ich es vor diesen Stunden beschrieben habe, erspüren können, aber den Hass und die Wut in dieser unmittelbaren archaischen Weise zu erleben und zu integrieren, ermöglichte eine völlig andere Tiefe des Verstehens und erschloss viel tiefere Quellen seiner Lebendigkeit.

In diesem Kapitel wurden nur Behandlungsbeispiele aus Einzeltherapien bzw. -analysen herangezogen. Bewegungs- und körperpsychotherapeutische Verfahren haben sich nach meiner Erfahrung auch sehr in Paar- und Familientherapien, in Gruppenpsychotherapien, in den verschiedensten Formen der Supervision sowie bei der Einübung in den psychotherapeutischen Dialog und die psychotherapeutische Haltung sehr bewährt.

Methode

Analytische Bewegungs- und Körpertherapie findet im Rahmen einer durch die analytischen Vereinbarungen eingerichteten und aus dem Alltag ausdrücklich herausgerückten Situation statt. Das therapeutische Feld ist über die Couch hinaus auf den ganzen Praxisraum ausgedehnt. Die analytischen Regeln werden ergänzt durch Vereinbarungen und Informationen über den Sinn und die Form möglicher Bewegungs- oder Berührungsproben.

Das Angebot zu einer Handlungsprobe ist auf die sich ausformende Selbstbewegung des Patienten sowie auf die Fixstellen seiner notgeborenen Selbstbehinderung bezogen. Es greift die für den Patienten erfahrbaren Bewegungsansätze auf.

Über die Mit-Bewegung des Therapeuten mit den leiblichen Lebensbewegungen des Patienten setzen sich unbewältigte Entwicklungsschritte in Szene. Dieses Bild strukturiert die Vielfalt der aktuellen Lebensprobleme des Patienten nach einem durchgängigen Bewegungsmuster.

Wenn der Patient die vorgeschlagene Erprobung in Gedanken durchspielt, wird bereits eine Fülle personbedeutsamer Phantasien und Gefühle wachgerufen, mit denen das noch vage Deutungsbild in individueller Weise ausgestaltet wird. Die Besprechung dieser Vorstellungen bietet eine weitere Klärung, ob und wie der Patient die imaginierte Szene aktiv umsetzen will und ob dieser Versuch für ihn bekömmlich sein wird.

Wenn die so vorbereitete und durchgearbeitete Probehandlung ausgeführt wird, modelliert sie der Patient ein weiteres Mal im Sinne seines unbewussten Bewegungsgesetzes. Patienten können hier oft mit großer intuitiver Sicherheit dem Therapeuten die für sie notwendige Rolle im Handlungsdialog zuweisen.

Nachdem die Erprobung beendet ist, schauen sich Patient und Therapeut die eingerichtete Szene noch einmal an. Die Ergebnisse des präsentischen Verstehens und der begleitenden Reflexion regen oft Zusammenfassungen an. Die neuen leiblich fundierten Einsichten werden dabei mit früheren verknüpft. Angedeutete Komplexe können vom Patienten wieder aufgegriffen und weiter bearbeitet werden.

14.4 Indikation und Kontraindikation

Indikationen

Da die analytische Körperpsychotherapie als eine Erweiterung der herkömmlichen psychoanalytischen oder tiefenpsychologischen Behandlung aufgefasst wird, verändert sich die Frage der Indikation in dem Sinne, welche der bisherigen Analysanden besonders durch eine leibfundierte analytische Psychotherapie gefördert werden können:

- Das sind Patienten mit frühen Störungsanteilen,
- mit psychosomatischen und funktionellen Beschwerden sowie
- mit Störungen des Körperschemas.
- Besonders förderlich sind Bewegungs- und Berührungsproben bei Patienten mit ausgeprägtem Abwehr- und Sicherungsverhalten. Sie versuchen in zwanghafter Weise die Assoziationsregel zu erfüllen und unterdrücken dabei ihr mentales und leibliches Erleben, indem sie es dauernd intellektualisieren oder psychologisieren.

Diesen Patienten wurde früher oft wegen vermeintlich fehlender Introspektionsfähigkeit und fehlenden Leidensdruckes eine analytische Psychotherapie vorenthalten.

 Besonders hilfreich ist eine leibfundierte analytische Psychotherapie für die überwiegende Zahl unserer heutigen Patienten, die meistens unter der zeittypischen Störung einer starken Selbstentfremdung und einer bedrohlichen Dissoziation zwischen Körper und Seele leiden. Sie haben zumeist sehr früh und notgedrungen lernen müssen, ihr Selbst zu schützen, indem sie sich selber zurücknehmen, unterdrücken

> oder gar abtöten. Sie sind oft nur noch über ihre leiblichen Selbstbewegungen erreichbar.
> Körper- bzw. bewegungstherapeutische Interventionen haben sich auch bei Unterschichtspatienten als sehr hilfreich erwiesen, welche die etablierte und hochsymbolische Sprache des Therapeuten oft irritiert, da ihnen aus ihrem sozialen Umfeld nur ein „restringierter" Sprachcode vertraut ist (Becker 1989). Wilke (1996) empfiehlt Körperpsychotherapie auch bei stark traumatisierten Patienten.

Kontraindikationen

Kontraindikationen liegen nach Auffassung von Wilke vor bei:

- Patienten mit unsicheren Ich-Grenzen, die zu unkontrollierten emotionalen Überflutungen neigen, und Patienten mit ungenügender Affektsteuerung;
- Patienten mit unzureichender Motivation für diese Art der Psychotherapie (Wilke 1996, S. 293).

Die erste, häufiger zu hörende oder zu lesende Kontraindikation ist nach meiner Erfahrung jedoch zu relativieren, insofern hier vermutlich Körperpsychotherapie mit Richtungen verbunden wird, die sich nur die Auflösung von Spannungen und Blockaden zum therapeutischen Ziel gesetzt haben. Eine so ausgerichtete Behandlung wäre sicherlich bei Patienten kontraindiziert, die sich ohnehin durch Auflösungen oder Fraktionierungen des Selbst bedroht fühlen. Die salutogene Bedeutung des Haltens wird dabei übersehen. Die Vereinseitigung des Festhaltens auf pathologische Erstarrungsformen wird bereits bei Keleman überwunden, der die Selbst- oder Lebensbewegungen als formativen Prozess versteht, in dem sich der Mensch selbstaktiv verkörpert (1985, 1990). Er hebt im Gegensatz zu Lowen besonders die gesunden Formen des Festhaltens, des Begrenzens, des Kontrollierens, des „containments" hervor (Büntig 1988, 1983). Damit wird die „vitale Dialektik" (Künkel 1929) und ihre Regulationsprobleme als Ganzes (Festhalten und Loslassen) wahrnehmbar und behandelbar.

Mit Müller-Braunschweig lässt sich folgendes Resümee ziehen:

> „Körperorientierte und inszenierende psychotherapeutische Verfahren erweitern das Spektrum der Behandlungsmöglichkeiten und erleichtern einen Zugang zu Störungsfeldern, die auf andere Weise oft schwer zu erreichen sind" (1997, S. 142).

14.4.1
Typische Fehler

Wenn sich der Körpertherapeut im konzeptuellen Bann einer körperlich lokalisierten stofflichen Energie befindet, ergeben sich aus psychoanalytischer Sicht typische Kunstfehler der Behandlung. Das heftige libidinöse und aggressive Übertragungsgeschehen zwischen Patient und Therapeut wird auf nichts als muskuläre Verspannungen oder emotionale Blockierungen reduziert. Das dialektische Geschehen zwischen beiden ist aber nach tiefenpsychologischer Auffassung gerade die umfassende Wirkungseinheit, aus der sich die heilsamen bzw. unheilsamen Wirkungen entfalten.

Die Psychoanalytikerin Gisela Worm stützt sich auf die Erfahrungen ihrer eigenen auch körper- und bewegungstherapeutischen Praxis und auf die aus der Supervision von bioenergetischen Therapeuten, wenn sie hervorhebt, dass das bewegende Wirkungsgeschehen zwischen Patient und Therapeut überhaupt nicht ausgeklammert werden kann. Wie in der Psychoanalyse lange das Beziehungsgeschehen zugunsten der intrapsychischen Perspektive übersehen worden sei, kehre in der bioenergetischen Analyse eine entsprechende Vermeidungstendenz wieder, indem die Wirkungszusammenhänge zwischen Patient und Therapeut als energetische umgedeutet und damit verleugnet werden. Das hat zur Folge, dass der Therapeut sich nicht mit der Brisanz der aktualisierten Beziehung und den Schwierigkeiten ihrer therapeutischen Zergliederung (Übertragung, Gegenübertragung, Gegenübertragungswiderstand, Gegenübertragungsagieren, Übertragung des Therapeuten usw.) zu befassen braucht. Statt sich z. B. den erregenden und beunruhigenden Vorgängen einer sexualisierten Übertragungsbeziehung zu stellen, lernt der Körpertherapeut vorwiegend bioenergetische Vorgänge zu sehen. „Zur Belebung der Sexualität braucht dann die Energie nur noch ins Becken geleitet zu werden, oder der Orgasmus ist wesentlich zur Ableitung überschüssiger Energie da und degeneriert zu einem energetischen ‚Verdauungs- oder Entsorgungsvorgang'" (Worm 1992, S. 77).

Über eine entäußernde, vom seelischen Prozess abgelöste Form der Auflösung von Verspannungen wird die Sicherungsfunktion und insbesondere die Ichleistung, die mit der „Panzerung" verbunden ist, zu wenig beachtet. Die körpertherapeutische Sichtweise führt leicht zu einer Verengung: Spannungen blockieren die Ausdrucksbewegungen des Lebendigen, also müssen sie durch möglichst präzisen Zugriff beseitigt werden. Bei Reich kommt mit der Wortlogik des „Panzers" und der „Panzerung" eine untergründig feindselige Atmosphäre in die Patient-Therapeut-Beziehung. Es scheint dann fast notwendig, den „Panzer" mit der „Panzerfaust" bekämpfen zu müssen. So spricht er offenbar ohne Bedenken von der „Zersetzung", „Zerstörung", vom „Durchbrechen" der muskulären „Panzerung" (1945, 1971, S. 390, 395, 400; 1941, 1972, S. 226) und berichtet z. B. in naiver Selbstverständlichkeit, wie er bei einem Patienten den durch Höflichkeit abgewehrten Hass mobilisierte, „indem ich jede seiner Bremsungen zerstörte" (1942, 1972, S. 109). Solche Kunstfehler aus der Anfangsphase der Körperpsychotherapie lassen sich bis in entsprechende aktuelle Veröffentlichungen hinein wiederfinden.

Wenn in der Bioenergetik „Blocks" diagnostiziert werden, erscheinen sie leicht als Fehlhaltungen. In einigen Fallschilderungen Lowens ist dieser kritisierende und disziplinierende Unterton herauszuhören. Dem negativistischen Umgang mit den Blocks entspricht in der Geschichte der Tiefenpsychologie die Denunzierung des Patienten durch Trieb-, Antriebs- oder Finaldeutungen, die von der jeweiligen Not und Konfliktlage des Patienten abstrahiert sind. Auf diese Fehlentwicklung der Tiefenpsychologie hat bereits Alice Miller (1979, 1981) deutlich hingewiesen.

Kunstfehler in der Körperpsychotherapie

Typische körperpsychotherapeutische Kunstfehler ergeben sich durch

- die Reduktion des aktualisierten Beziehungsgeschehens auf energetische Prozesse am Körper (Muskelverspannungen),
- durch eine Verschiebung auf technische Übungen sowie
- durch eine Verlagerung der aktuellen Beziehungsdynamik in die Vergangenheit.

Die energetische, technische und biographische Verschiebung zeigt sich in dem folgenden Beispiel von Lowen:

„Ein Psychiater, mit dem ich arbeitete, hatte in seiner Therapie beträchtliche Fortschritte gemacht und dachte daran aufzuhören, als ihm plötzlich der Wunsch kam, mich umzubringen. Er regte sich nicht darüber auf, aber ihm wurde klar, dass die Therapie noch nicht zum Abschluss gekommen war. Sein Wunsch, mich zu töten, stellte eine Übertragung des Wunsches dar, seinen Vater umzubringen, und war durch irgend etwas in der Therapie wachgerufen worden. Da ich wusste, dass dieser Wunsch mit seiner ödipalen Situation zu tun hatte, fragte ich ihn, ob er sich für einen besseren Psychiater hielte als mich. Seine Antwort lautete: „Natürlich bin ich das". Als Professor für Psychiatrie galt er als überlegene Kapazität auf seinem Gebiet, aber da er meine Hilfe für seine persönlichen Probleme gesucht hatte, musste er sich meiner Autorität unterwerfen, was ihn wütend machte. Als sein Zorn ans Licht gebracht wurde, konnte sich dieser Patient seinem neurotischen Bedürfnis nach Überlegenheit stellen. Aber er musste seinen Zorn auf mich und seinen Vater auch körperlich ausdrücken, indem er auf das Bett einschlug. Die Analyse der Übertragung hilft, sich auf das Thema zu konzentrieren, verändert aber nicht die Dynamik der Probleme des Patienten. Nur die Freisetzung des Zorns ermöglicht, dass der natürliche, aggressive Impuls frei fließen kann" (Lowen 1993, S. 336f).

An diesem Beispiel lässt sich eine weitere Ausblendung veranschaulichen. Die trianguläre Problematik des Patienten wird mit „ödipal" zwar benannt, kann aber ohne die Beachtung der Übertragungs- und Gegenübertragungsszene nicht verstanden und behandelt werden. Lowen reduziert das konflikträchtige Dreiecksgeschehen der ödipalen Situation, wie es vermutlich der Struktur des Patienten entspricht, auf das Duale einer Rivalität. Hier fällt auf, dass Lowen, obwohl er sich in seinen sonstigen Fallbesprechungen immer mit der Leidensseite des Patienten identifiziert, als sich der Hass offensichtlich auch auf ihn bezieht, den Patienten mit einer entdialektisierten Finaldeutung („neurotisches Bedürfnis nach Überlegenheit") entwertet. Patient und Therapeut bleiben im ödipalen Konflikt verhaftet. Er übersieht die Notlage der bohrenden Minderwertigkeitsgefühle, die den Patienten zu solchen Riesenanstrengungen antreiben. Unter einer kontinuierlichen Wahrnehmung der Gegenübertragung hätte Lowen vielleicht – ich phantasiere einmal, um meine weiteren Gedanken zu veranschaulichen – gemerkt, wie sein Patient mit ihm um gesellschaftliches Ansehen (als Muttersubstitut) konkurriert. Er hätte seinem Patienten, der offenbar die triangulären Konfliktspannungen noch nicht regulieren konnte, die implizite und explizite Erfahrung eines „Vaters" vermitteln können, der seinen „Sohn" liebt, stolz ist auf dessen Tüchtigkeiten und sich an dessen guter Beziehung zur „Mutter" freut. Das setzt eine entsprechende Selbstsicherheit des „Vaters" voraus sowie die Fähigkeit, zwischen den Generationengrenzen (Vater/Sohn, Therapeut/Patient) unterscheiden zu können und sich sicher im triangulären Spannungsgefüge bewegen zu können.

Therapeuten, die keine ausreichenden Selbsterfahrungen in Körperpsychotherapie haben und ihre ersten Versuche in dieser Richtung unternehmen, machen häufig einen typischen Anfängerfehler, der folgendem Muster folgt: Der Patient gerät in eine ihn schwer belastende Gefühlslage von Trauer, Schmerz, Niedergeschlagenheit, Verzweiflung, Verlorenheit, Panik usw. Der Therapeut nimmt diese Belastung wahr, folgt einem spontanen Impuls und setzt sich z. B. neben den Patienten oder legt seine Hand auf dessen Hände oder seinen Arm um dessen Schultern oder stellt irgendeinen anderen Körperkontakt her. Diese Art Anteilnahme oder Mitleids- und Tröstungsreaktion ist in Gruppen immer wieder zu beobachten. Manchmal zeigt die nachfolgende Reaktion des Patienten, dass die Interaktion – ähnlich wie bei spontan anteilnehmenden Gesten von nahen Bezugspersonen – als hilfreich erlebt worden ist, insofern sie den psychotherapeutischen Prozess weitergebracht hat und nachträglich in ihrer tiefen psychologischen Wirkung verstanden werden kann. Sie führt aber sehr oft – wie ich in Supervisionen beobachtet habe – in eine Kollusion mit dem Patienten, insofern das Als-ob der psychotherapeutischen Situation und die Zentrierung um das Verstehen des Übertragungs- und Gegenübertragungsgeschehens verlorengeht. Durch Nachspielen solcher Patient-Therapeut-Interaktionen lässt sich dann – oft besser als es mit Worten möglich ist – deutlich wahrnehmen, wie sich das auf den Prozess des Patienten gerichtete Wirkungsgeschehen in eine Kollusion hinein verändert, die als systemischer Widerstand verhindert, dass die verdrängten Gefühle und Affekte wiederbelebt und bearbeitet werden. Downing (1996, S. 337 ff) hebt als häufige Fallen der Gegenübertragung ein „übertriebenes Einlassen auf die therapeutische Symbiose" und die Vermeidung von Trauerprozessen hervor.

Unpassende Interventionen wenden sich allerdings wieder ins Heilsame, wenn der Therapeut wahrnehmen kann, was er mit bewirkt hat, und er die von ihm mitinszenierte Szene mit dem Patienten verstehend aufschlüsseln kann. Wenn es sich allerdings um ein Gegenübertragungsagieren handelt, kann und darf der Therapeut nicht merken, wie er z. B. mit verhindert, dass der Patient seinen tiefen Schmerz zulässt, weil dadurch eigene unerledigte Verletzungs- und Verlusterfahrungen in ihm berührt würden.

Nach demselben Muster werden auch bei erfahrenen Psychotherapeuten manchmal schwer erträgliche Situationen gestaltet: Etwa wenn die empathischen Bemühungen immer wieder gegen den „Fels" der alexithymen Verfassung des Patienten prallen und er unter ein für ihn erträgliches Maß an Resonanz durch den Patienten gerät, oder wenn der Patient eine frühe Ohnmachtssituation in Szene setzt, die das psychotherapeutische Geschehen streckenweise völlig lähmt. Hier sind Körperpsychotherapeuten – wie alle anderen Therapeuten auch – in der Gefahr, durch die Aktivierung ihres Rüstzeugs, bei Körpertherapeuten also durch Angebote immer weiterer „Übungen", die belastende Konstellation zu beseitigen, statt sie durchzuarbeiten. Über „die technische Leichtigkeit" verfällt der Körperpsychotherapeut in solchen Situationen leicht der „Verlockung der Grandiosität" (Downing 1996, S. 340).

14.5
Evaluation

Nach zwei quantitativen Untersuchungen mit kleinen Stichproben und spezifischen Fragestellungen (Maurer-Groeli 1976; Andres et al. 1993) hat Gudat (1997) eine erste generelle Effektiviätsstudie zur Körperpsychotherapie vorgelegt. Es handelt sich um eine katamnestische Erhebung über insgesamt 309 bioenergetisch-analytische Psychotherapien, die in den Jahren 1989–1993 in einem ambulanten Einzeltherapiesetting in den privaten Praxen von 28 zertifizierten Bioenergetiktherapeuten durchgeführt wurden. Die Therapeuten hatten sich verpflichtet, alle in dieser angegebenen Zeit durchgeführten und beendeten Psychotherapien zu erfassen. Es wurde eine Einstufung der Therapieeffekte durch den Therapeuten vorgenommen. Einer Teilstichprobe der Untersuchungsgruppe wurde der Veränderungsfragebogen des Erlebens und Verhaltens nach Zielke u. Kopf-Mehnert (1978) vorgelegt. Das Ergebnis dieser ersten Erhebung zeigt, dass die bioenergetisch-analytische Therapie zur Behandlung eines breiten Spektrums psychischer und psychosomatischer Störungen eingesetzt wird. Die Therapeuten stuften den Erfolg der Behandlung bei neurotischen Erkrankungen und psychosomatischen Störungen am günstigsten ein und haben auch bei anderen Störungen nennenswerte Verbesserungen beobachtet. Die Patienten geben – auch im Vergleich zu anderen Therapierichtungen – hohe Veränderungswerte in den Veränderungsfragebögen an. Die Annahme einer generellen Effektivität wird innerhalb der Untersuchung statistisch vielfach belegt.

Schrauth, der eine Dissertation über die deutschsprachige empirische Forschung zur Körperpsychotherapie erstellt, bewertet diese Untersuchung folgendermaßen: „Aufwendige Arbeit, die statistisch sehr gut ausgewertet wurde. Viele differenzierte Ergebnisse bzgl. Erfolgsquoten in Abhängigkeit von Diagnose und anderen Parametern. Schwachpunkt ist sicherlich das Fehlen einer echten Kontrollgruppe, die herangezogenen Vergleichsuntersuchungen sind alle mit kürzer behandelten Kollektiven. Außerdem ist die retrospektive Einschätzung durch die behandelnden Therapeuten sicher mit etlichen Unsicherheiten behaftet, die durch das alleinige Heranziehen eines Selbsteinschätzungsfragebogens (des VEV) der Patienten nicht völlig eliminiert werden können" (S. 16).

Das Ergebnis reiht sich stimmig in das Fazit neuerer Therapieforschungen ein, nach denen sich alle untersuchten Therapieverfahren letztlich statistisch als effektiv erwiesen haben. Wenn dann noch ein weiteres Ergebnis bedacht wird, nach dem ein großer Anteil der Varianz durch sog. unspezifische Faktoren

– die also nicht das Eigentliche einer Therapierichtung ausmachen – bestimmt ist, wird die Grenze positivistisch orientierter Effektivitätsuntersuchungen deutlich. Gleichzeitig hebt sie die Bedeutung beschreibungsnaher Wirkungsanalysen einzelner Therapieverläufe noch einmal besonders hervor. Darin arbeiten die Verfasser in einem flexiblen Austausch zwischen Phänomenen und Erklärungen heraus, wie Psychotherapie psychologisch wirkt und welche Hemmnisse der Heilung von Patienten im Wege stehen. Deswegen möchte ich hier auf die zahlreichen und differenzierten Verlaufsbeschreibungen hinweisen, die bisher von Analytikern zur Körperpsychotherapie vorgestellt wurden (s. Literaturangaben in Abschn. 14.2.2).

Die in solchen Publikationen enthaltenen Beschreibungen und Analysen sind deswegen besonders relevant für die qualitative Untersuchung von tiefenpsychologischen Wirkungszusammenhängen, weil sie in der Regel viel phänomen- und prozessnäher sind, als man das von herkömmlichen Fallvignetten in psychoanalytischen Publikationen gewohnt ist. Das hängt mit dem Bemühen der bewegungs- und körpertherapeutisch arbeitenden Autoren zusammen, sich ihren im herkömmlichen psychoanalytischen Setting arbeitenden Kolleginnen und Kollegen verständlich zu machen bzw. sich durch eine differenzierte Beschreibung von Behandlungsverläufen mit den Bedenken oder Phantasien ihrer Kritiker auseinanderzusetzen.

14.6
Perspektiven des Verfahrens

Geuter macht am Ende seiner Ausführungen den Vorschlag: „Um alle klinischen Potenziale zu nutzen, sollte sich die Körperpsychotherapie der in allen drei genannten Grundrichtungen erarbeiteten Konzepte bedienen" (1996, S. 104). Das ist allerdings schwieriger, als es sich anhört. Hier beginnt nämlich die transformative Arbeit. Die verschiedenen Verfahren müssen dabei in einen bestimmten psychischen Gegenstand integriert werden. Das macht eine Menge von Umstrukturierungsarbeiten notwendig. Die Ganzheit des umfassenden Konzeptes und die Gliedzüge einzelner Verfahren stehen in einem spannungsvollen Wechselverhältnis zueinander. Ich habe z. B. öfter darauf hingewiesen, dass das Prinzip der funktionellen Identität nach Reich (s. oben), wenn es in die Psychoanalyse übernommen wird, das Verständnis aller Grundbegriffe der Psychoanalyse tangiert. Umgekehrt bleiben die Techniken der Bioenergetik im Wirkungs- und Verlaufsgeschehen eines analytischen Prozesses nicht mehr das, was sie einmal bei Lowen waren. Hier muss noch viel psychologische Übersetzungsarbeit geleistet werden. Die elementenhafte Zusammenfügung verschiedener Techniken führt zu vielen psychologischen Unstimmigkeiten.

Alle psychotherapeutischen Behandlungsformen müssen, wenn sie sich wissenschaftlich begründen wollen, auf ein ausdrückliches psychologisches Konzept bezogen sein. Sie müssen ein in sich stimmiges System theoretischer Aussagen und methodischer Vorgehensweisen entwickeln, das unumgänglich um die Frage zentriert ist, wie Seelisches funktioniert, wie Seelisches aus Seelischem hervorgeht, was Einheit, Richtung und Zusammenhang im Seelischen ausmacht. Auf dem gemeinsamen Nenner, wie ein psychischer Gegenstand gebildet wird, können die einzelnen Konzepte hinsichtlich ihrer psychologischen Stimmigkeit untersucht, verglichen, integriert und differenziert werden (Salber 1968). Hier liegt vor einer qualitativen Psychotherapieforschung ein wildes Feld, das von künftigen Forschern noch urbar gemacht werden muss.

14.7
Weiterbildungsmöglichkeiten

Zunächst hat jeder Therapeut die Gelegenheit, sich im Rahmen des tradierten Settings und auf der Grundlage seines tiefenpsychologischen Verständnisses auf die leibliche Dimension des therapeutischen Dialoges einzulassen und im Sinne des Abschn. 14.3.1 erste Erfahrungen mit dieser praxeologisch noch weitgehend unerschlossenen Dimension zu machen. Bei wachsender Sensibilisierung für das Gesamtgeschehen kann der Therapeut zunehmend tiefer verstehen, was er alles macht, wenn er das macht, was er macht. Neben den Prinzipien der Deutung und der Beziehung wird dann auch ein latent wirksames Handlungsprinzip erkennbar. Ich habe erste Versuche gemacht, das Handeln des Analytikers bzw. des Therapeuten in der Redekur und seine impliziten Wirkungen deutlich zu machen (1998b, d, 2001).

Eine unausdrückliche „Weiterbildung" kann der Therapeut insbesondere bei den Patienten machen, die es nicht mehr im Sessel oder auf der Couch hält und den Therapeuten, ob er es will oder nicht, in eine Handlungseinheit einbeziehen. Diese Szenen schlüsseln sich auf, wenn der Therapeut darin ein prozedurales und operatives Geschehen zu sehen lernt, auf das der Patient angewiesen ist. In seiner Handlung reorganisiert er eine Modellszene, um sie möglichst mit aktiver Hilfe des Therapeuten entwicklungsanalog und regressionsanalog zu begreifen und zu behandeln.

Letztlich ist es jedoch unumgänglich, die Weiterbildungsangebote entsprechender Therapierichtungen zu nutzen, um „by doing", also am eigenen Leibe die „Erkenntnisdignität" (Kühn 1995) bzw. „das Leibapriori der Erkenntnis" (Apel 1986) konkreter Handlungs-, Bewegungs- und Berührungsproben erfahren zu können. Es gibt unmittelbare Modi der Selbstwahrnehmung, des Selbstverstehens und der Selbstbehandlung, die dem hermeneutischen Verstehen vorangehen und es begründen.

Schließlich kann der Therapeut auch an Kursen von Psychoanalytikern, die speziell zur Einführung in die Körperpsychotherapie dienen, teilnehmen. Bei diesen Weiterbildungsangeboten können die Teilnehmer davon ausgehen, dass die spezifischen psychodramatischen, bewegungs- und körperpsychotherapeutischen Verfahren bereits im Kontext der psychoanalytischen Neurosen- und Behandlungstheorie eingeübt werden. Das bedeutet v. a., dass sie prinzipiell beziehungsanalytisch, selbstpsychologisch und konflikttheoretisch reflektiert werden.

WEITERFÜHRENDE LITERATUR

Geißler P (Hrsg) (1998) Analytische Körperpsychotherapie in der Praxis. Pfeiffer, München

Heisterkamp G (1993) Heilsame Berührungen. Praxis leibfundierter analytischer Psychotherapie. Pfeiffer, München

Moser T (2001) Berührung auf der Couch. Formen analytischer Körperpsychotherapie. Suhrkamp, Frankfurt/Main

Müller-Braunschweig (1997) Zur gegenwärtigen Situation der körperbezogenen Psychotherapie. Psychotherapeut 42: 132–144

Scharff JM (1995) Zwischen Freud und Ferenczi: die inszenierende Interaktion (Teil I und II). Z Psychoanal Theorie Praxis 10: 349–374, 442–461

Ware RC (1996) „Vaterkörper" – Der Dritte in der Triangulierung am Beispiel männlicher Identitätsfindung. Anal Psychol 27: 258–277

Transaktionsanalyse

U. Hagehülsmann und H. Hagehülsmann

15.1 Einleitung 323
15.1.1 Historische Entwicklung 323
15.1.2 Das Menschenbild der Transaktionsanalyse 325

15.2 Definition und Abgrenzung 327

15.3 Der therapeutische Prozess 329
15.3.1 Die psychologische Theorie der Transaktionsanalyse 329
15.3.2 Transaktionsanalytische Diagnostik 346
15.3.3 Therapietheorie 347
15.3.4 Praxeologie 365

15.4 Indikation und Kontraindikation 372

15.5 Evaluation 373

15.6 Perspektiven des Verfahrens 374

15.7 Weiterbildungsmöglichkeiten 374

Weiterführende Literatur 375

15.1 Einleitung

Wenn wir uns in psychologisch-psychotherapeutischen Fachkreisen als Transaktionsanalytiker oder transaktionsanalytische Psychotherapeuten vorstellen, so erleben wir nicht selten ein unterkühlt-distanziertes „interessant" als Reaktion. Andere Personen reagieren mit: „Was hat Sie denn zu den Kreisen gebracht?" oder „Ach, dann hüpfen Sie mit Ihren Patienten auch als ‚freie Kinder' durch die Welt". Alle diese Äußerungen weisen auf Vorurteile hin, die der Transaktionsanalyse entgegengebracht wurden und werden, wie z. B. Oberflächlichkeit, Einseitigkeit, Banalität, falsch verstandene Autonomie und und und. Trotzdem sind wir immer noch Transaktionsanalytiker und immer wieder von unserem Therapieverfahren überzeugt.

Dabei sehen wir deutlich, dass viele Vorurteile, die etliche Menschen heute gegen die Transaktionsanalyse haben, auf ehemals berechtigt kritischen Aspekten beruhen, und die Art und Weise, wie Transaktionsanalyse in ihren Anfängen in Europa kommentiert wurde, nicht immer dazu eingeladen hat, ihre Tiefe, ihre Differenziertheit und ihre Praktikabilität zu sehen und zu verstehen.

Diesen „alten" Vorurteilen wollen wir mit unserem Beitrag entgegenwirken. Wir wollen die Leser einladen, eigene Standpunkte im Zusammenhang mit transaktionsanalytischer Psychotherapie zu finden. Dabei wollen wir nicht verhehlen, dass wir sie natürlich gewinnen, „Transaktionsanalyse-freundlich" einstimmen und – falls sie ins Lager der Skeptiker gehören – auf unsere überzeugte Seite einladen möchten. Denn Transaktionsanalyse ist mehr als drei Kreise und ein freies Kind.

Um einen Standpunkt gegenüber transaktionsanalytischen Themen und Methoden zu entwickeln, ist es zunächst sinnvoll, einen kurzen Blick auf die historische Entwicklung dieses Verfahrens zu werfen.

15.1.1 Historische Entwicklung

Der Lebensweg von E. Berne

Eric Berne, der Begründer der Transaktionsanalyse, wurde 1910 in Kanada unter dem Namen Eric Lennard Bernstein geboren. Dem Beispiel des von ihm sehr verehrten Vaters folgend, wurde er wie dieser Arzt, zunächst Chirurg, dann Internist und schließlich Psychiater. Dabei war Heilung von Menschen immer sein höchstes Ziel, für das er sich einsetzte. Von der Mutter, einer Journalistin, hatte er seine Liebe zum Schreiben übernommen, was sich in der Vielzahl seiner Publikationen von 1945 bis zu seinem Tode 1970 widerspiegelt. Zu seinen Fähigkeiten gehörten sicherlich ein hohes Maß an Intuition und kreativem Denken sowie eine rebellische Eigenständigkeit, die es ihm ermöglichte, eigene Themen zur Persönlichkeitslehre und Psychotherapie zu entwickeln, nachdem sein Gesuch um Aufnahme als anerkanntes Mitglied der Psychoanalytischen Vereinigung 1956 abgelehnt worden war. (Berne war von 1941–1949 Analysand bei Paul Federn in New York und Erik Erikson in San Francisco gewesen.) Bereits 1957 konnte er unter dem Titel „Transactional Analysis: A new and effective Method of Group

Therapy" 90% seines gesamten Theoriegebäudes (inklusive „Spiel"- und Skriptanalyse) vorstellen (Cheney 1971).

Schon seit 1950 hielt Berne wöchentliche Theorieseminare in seinem Haus in Carmel, wo er seine eigenen Ideen einem interessierten Kollegenkreis zur Diskussion stellte. Berne, der Zeit seines Lebens damit beschäftigt war, weitere, für seine jeweiligen Fragestellungen interessante Wissensbereiche zu erobern, ermutigte und unterstützte auch viele andere Personen, eigene Gedanken zu entwickeln und in das Gebäude transaktionsanalytischer Theorien zu integrieren. Dabei war es Bernes Anliegen, eine Sprache zu finden, die nicht nur Fachleuten, sondern auch Laien, und damit den Patienten, zugänglich war. Auf diese Weise sollte das Abhängigkeitsverhältnis zwischen Therapeut und Patient relativiert und die Herstellung eines partnerschaftlichen Arbeitsbündnisses beiderseits erleichtert werden. Als Basis der gemeinsamen Arbeit sah er gegenseitigen Respekt.

Gleichzeitig verführte die von ihm gewählte „allgemein-verständliche" Sprache – z. B. mit Begriffen, wie „Eltern-Ich", „Erwachsenen-Ich" und „Kind-Ich" oder „Retter", „Opfer" und „Verfolger" – jedoch dazu, die Theorien der Transaktionsanalyse als oberflächlich anzusehen. Außerdem lud sie dazu ein, diese Begrifflichkeiten zu benutzen, ohne die – zu großen Anteilen psychoanalytischen – Konzepte, die hinter ihnen standen, wirklich zu kennen und zu verstehen. Somit wurde die sprachliche Erleichterung für den Patienten zu einer Gefahr für die Bewertung der Methode und zum Nährboden für Vorurteile.

So sozial und kommunikativ Eric Berne im professionellen Bereich war, so verschlossen und schwierig konnte er in persönlichen, v. a. in nahen Beziehungen sein. Unter anderem war er insgesamt dreimal verheiratet. Die Beziehungen zu seinen Kindern werden eher als gespannt geschildert. Auch die Förderung und Ermutigung seiner „Schülerinnen" und „Schüler" war nicht kontinuierlich wohlwollend. Vor allem für Frauen war es eher schwierig, eigene Ideen zu entwickeln und zu präsentieren. Damit blieb auch „Berne, ebenso wie Freud und andere Menschen mit Visionen, weit hinter seinen Ideen und Idealen zurück" (Clarkson 1996, S. 21).

Beschäftigt man sich näher mit seiner Biographie (wie z. B. Cheney 1971; Watkins Jorgensen u. Jorgensen 1984; Stewart 1992), so zeigt sich in Eric Berne, dem „Altvater" der Transaktionsanalyse, eine Persönlichkeit, die glänzend beobachtet, präzise analysiert und höchste ethische Werte vertritt. Sie kann ihren Mitmenschen warmherzig, einfühlsam oder auch kühl und distanziert, ja manchmal sogar kritisch oder herablassend gegenüberstehen, andererseits wiederum sehr humorvoll sein oder vertieft spielen und kindlichen Spaß haben.

Dass Bernes interne Auseinandersetzung mit sich selbst und den unterschiedlichen Aspekten seiner schillernden Persönlichkeit ebenso zur Einflussgröße seiner Theoriebildung wurde wie seine Beobachtungen an Patienten dürfte u. E. genauso auf Berne wie auf jeden anderen Schulen- oder Theoriebegründer zutreffen (Hagehülsmann 1984). Sein „So-Sein" ermöglichte ihm z. B. auch das „Querdenken" und Infragestellen oder die Ermutigung anderer, im therapeutischen Prozess klare Anweisungen oder Stellungnahmen zu wagen. Dies zusammen mit bissigen Äußerungen, die Berne gelegentlich machte, konnte andere Psychotherapeuten nicht nur provozieren oder irritieren, sondern war auch wenig dazu einladend, sich wohlwollend mit der Transaktionsanalyse als Gesamt zu beschäftigen.

Der gesellschaftliche und kulturelle Hintergrund

Außer von seiner individuellen Lebensgeschichte wurde Bernes Theorienbildung auch durch den gesellschaftlichen Hintergrund seiner Zeit mitgeprägt. In eine jüdische Familie im jüdischen Viertel von Montreal geboren, gelangte Berne durch seine Einwanderung in die USA und seine vielfältigen Wohnwechsel innerhalb des Staatengebildes (Cheney 1971) in Berührung mit einer Welt, deren allgemeines Bild von Art und Wesen des Menschen und dessen sozialen Beziehungen wesentlich von der sog. amerikanisch-protestantischen Ethik, d. h. einer kulturellen Tradition aus Pragmatismus, demokratischem Humanismus und protestantischem Idealismus geprägt war. Danach kann jeder seines Glückes Schmied sein und sein Schicksal in starkem Maße selbst bestimmen. Zudem wurde der Zeitgeist der 50er- und 60er-Jahre von Werten wie Selbstverantwortlichkeit und Autonomie geprägt. Wachstum, Erfolg und Machbarkeit genossen hohes gesellschaftliches Ansehen. Nach Riesman (1962) beispielsweise gehörten „Gut sein" und „Siegen" zur geheiligten moralischen Grundausstattung des Menschen. Damit wird „Gewinnen" nicht nur zum gesellschaftlichen, sondern auch zum individuell-persönlichen Wert. Diesen Werten wird die Transaktionsanalyse gerecht, indem sie deutlich macht, dass Menschen die Freiheit haben, sich konstruktiv zu verändern. Daher wird auf den Prozess einer Veränderung in der Therapie ebenso großer Wert gelegt wie auf Analyse und Empathie. Sprachlich drückt Berne die Adaptation der gesellschaftlichen Werte zusätzlich dadurch aus, dass er Begrifflichkeiten wie „Gewinner", „Verlierer" oder „Spielgewinn" in seine Theorien aufnimmt.

Die Übereinstimmung von Theorie und Zeitgeist war sicherlich eine der Wurzeln des Erfolges transaktionsanalytischer Psychotherapie. Der betonte

Schwerpunkt der schnellstmöglichen Veränderung und der zuvor genannte Sprachgebrauch konnten neben dem Erfolg v. a. in Europa jedoch zu Missverständnissen führen. Sowohl transaktionsanalytische Psychotherapeuten als auch interessierte Leser gingen oftmals davon aus, dass nur schnelle Psychotherapie gute Psychotherapie sei und sich der Patient für den Therapeuten schnell vom Verlierer zum Gewinner entwickeln müsse. In dieser falsch verstandenen Sichtweise hatten langwierige Therapieprozesse, wie z. B. bei Persönlichkeitsstörungen, wenig Raum. Dieses führte wiederum zu der abwegigen Annahme, dass Transaktionsanalyse nur für eher leichte Störungen anwendbar und außerdem oberflächlich wirksam sei.

Bernes Anliegen von Partnerschaftlichkeit im therapeutischen Prozess betont – wie bereits angesprochen – gegenseitige Wertschätzung bzw. gegenseitigen Respekt. Ausgedrückt wird dies u. a. in dem Kürzel „Ich bin o. k. – Du bist o. k.". Dieser Sprachgebrauch und oberflächliche Übersetzungen haben auch hier dazu geführt, dass ein zutiefst ethisches Anliegen, nämlich Wertschätzung für sich selbst und das Gegenüber, in den Hintergrund trat und einer „Happy-go-lucky"-Sichtweise transaktionsanalytischer Psychotherapie Raum gegeben wurde. Genau dieses Konzept des mitmenschlichen Respekts schafft jedoch die Basis, um mit Menschen mit schweren psychischen und sozialen Störungen und Beeinträchtigungen erfolgreich psychotherapeutisch zu arbeiten und langfristige, belastende Prozesse durchzutragen. Zudem ermöglicht dieses Konzept die im Menschenbild postulierte Würde des Menschen in die therapeutische und beratende Praxis umzusetzen. Denn, wie wir immer wieder erfahren, haben viele Patienten Transaktionsanalyse auch deswegen als ihre Therapiemethode gewählt, weil sie sich durch die Grundhaltung gegenseitigen Respekts weniger stigmatisiert empfinden und sich so eher ermutigt fühlen, sich ihren Einschränkungen zu stellen.

Insgesamt war transaktionsanalytische Psychotherapie schon zu Bernes Lebzeiten so erfolgreich, dass bereits 1964 die Internationale Gesellschaft für Transaktionsanalyse (ITAA) gegründet werden konnte, die heute – in kontinentale und nationale Gesellschaften untergliedert – weltweit etwa 8000 eingeschriebene Mitglieder hat.

Entwicklung der Transaktionsanalyse nach dem Tod von Berne

Genau wie in vielen anderen Therapierichtungen kam es auch in der Transaktionsanalyse nach dem unerwarteten Tod ihres Begründers im Jahre 1970 zu einer Situation, die stark von Wettbewerb und Konkurrenz bestimmt war. Es begann die Zeit aktiver Schulenbildung (Barnes 1977; Karpman 1981). Neben dem Ausbau und der Erweiterung transaktionsanalytischer Grundkonzepte wurden im Zuge der Neuorientierung sowohl die theoretischen als auch die methodischen Konzepte der Transaktionsanalyse aus berechtigter Kritik über deren ursprünglich zu stark kognitiv ausgelegte Praxis zunehmend mit anderen therapeutischen Theorien und Praktiken gekoppelt, um den ganzen Menschen mit seinem Fühlen, Denken und Verhalten einzubeziehen. Insgesamt kann man aufgrund dieser Prozesse nicht mehr von *der* Transaktionsanalyse sprechen, sondern muss von verschiedenen, sich gegenseitig befruchtenden Ansätzen, Richtungen oder Schulen mit unterschiedlichen Annahmen über menschliche Entwicklung, Wachstum und therapeutische Schwerpunkte reden.

Dieser Prozess ist keineswegs abgeschlossen, sondern setzt sich, von den einen geradezu gefordert, von anderen mit vorsichtiger Skepsis kommentiert, bis heute fort. Gleichzeitig hat sich der Schwerpunkt hinsichtlich der Anzahl von Transaktionsanalytikern, der Entwicklung ihrer Organisation und dem Aufbau der Theorie deutlich nach Europa verlagert. Dabei wurde der Glanz der Neuen Welt ein wenig abgerieben und „die Transaktionsanalyse hat an philosophischer Reichhaltigkeit und Realismus dazugewonnen" (Clarkson 1996, S. 14).

Dennoch gilt es, sich auch weiterhin mit den genannten und vielleicht auch neuen Vorurteilen auseinanderzusetzen. Darin unterscheidet sich Transaktionsanalyse nicht von anderen Formen der Psychotherapie. Da einige ihrer Bücher, wie z. B. „Spiele der Erwachsenen" (Berne 1970) oder „Ich bin o. k. – Du bist o. k." (Harris 1975) jedoch zu Bestsellern wurden, ist die Auseinandersetzung lauter und populärer als etwa beim Psychodrama oder der Bioenergetik.

15.1.2
Das Menschenbild der Transaktionsanalyse

Um Theorien, v. a. psychosoziale Konzeptionen und Modelle, zu verstehen, bedarf es nicht nur eines Verständnisses ihrer historischen Wurzeln, sondern in gleicher Weise auch einer Auseinandersetzung mit dem Menschenbild, das ihnen zugrundeliegt. Dieses beinhaltet grundlegende Aussagen, sog. anthropologische Grundannahmen, über das Wesen, die Art und Ausstattung, Möglichkeiten und Ziele des Menschen. Solche philosophischen Wesensaussagen sind selber nicht psychologisch begründbar (Kuhn 1973; Popper 1973; Perrez 1976), sondern können allenfalls, wie zuvor beschrieben, aus der jeweiligen historischen Situation des Theoriebegründers und dem geschichtlichen Regelsystem seiner Zeit eruiert werden (Hübner 1978). Als philosophisch-anthropologische Modellvorstellungen bilden sie den Wahrnehmungs-, Denk- und Handlungsraum, aus dem heraus ihre Anhänger die Welt und v. a. die Menschen in ihr betrachten, über sie reden, sie erklären und sie erforschen. Kurz: Das Menschenbild einer Theorie bestimmt, was wichtig, was richtig und was verantwortbar ist. Dabei dienen Menschenbilder in allen Theorien als Leitbilder und Zielvorstellung, die wie alle Leitbilder idealistisch überhöht und außerdem nicht nach Kriterien der Wahrheit zu beurteilen sind. Denn sie sollen weniger Realität abbilden als einen Weg weisen und einer Hoffnung Ausdruck geben (Hagehülsmann 1984).

Das alles gilt auch für das Menschenbild der Transaktionsanalyse (Hagehülsmann 1988). Auch dieses will eine anstrebenswerte Vorstellung von der Vielfalt menschlicher Möglichkeiten und den wünschenswerten Zielen menschlichen Lebens bereitstellen.

Auf der Basis ihrer Grundannahme, dass der Mensch von Natur aus, d. h. von seinen Anlagen her, „o. k" ist, begreift die Transaktionsanalyse den Menschen als Ganzheit und mit einem Potenzial an konstruktiven Kräften in Richtung auf Autonomie und soziale Verantwortlichkeit ausgestattet. Zuneigung, Liebe und Bindungsfähigkeit gelten ebenso als ursprüngliche und natürliche Eigenschaften des Menschen wie sein Wille und seine Fähigkeit zur Harmonie mit anderen und die Grundüberzeugung, „dass der Mensch von Natur aus kooperativ ist und Zusammenarbeit und gegenseitige Hilfestellung natürliche menschliche Bedürfnisse sind" (Steiner 1975, S. 175).

Dabei leugnet die Transaktionsanalyse keineswegs die Neigung des Menschen, andere grausam zu behandeln, sie zu quälen, zu vergewaltigen, zu töten oder doch auszubeuten und zu bestehlen. Diesen oftmals unter einer Schicht sozialer Ideale begrabenen Teil, der „prähistorische Mensch in uns", nannte Berne den „kleinen Faschisten" (1972, S. 268ff), der bei seinem Auftauchen (z. B. in unseren Fantasien, Vorstellungen oder auch Verhalten) nicht zu verleugnen oder durch Rationalisierung abzuwehren, sondern als Teil von uns bewusst zu machen und im Rahmen unseres Reifungsprozesses in unsere Gesamtpersönlichkeit zu integrieren sei.

Darüber hinaus betont die Transaktionsanalyse die Gleichwertigkeit und Gleichberechtigung aller Menschen mit der Aussage, dass alle Menschen ein gleiches Recht auf ein würdiges und glückliches Leben besitzen. Desgleichen postuliert sie das Recht auf Selbstbestimmung und Eigenverantwortlichkeit, eine Aussage, die auch dann gilt, wenn menschliche Willensfreiheit und Selbständigkeit der Lebensführung durch vielerlei Sozialisierungseinflüsse familiärer, beruflicher und gesellschaftlicher Art hart bedrängt und oftmals zerstört werden. Eigenverantwortlichkeit meint dabei auch die v. a. in unserem Kulturkreis gern geleugnete Tatsache, dass wir niemand anderem für unser Denken, Empfinden und Verhalten die Verantwortung („Schuld") zuweisen können außer uns selbst.

Als conditio sine qua non für Veränderbarkeit benennt die Transaktionsanalyse wie viele Therapietheorien die Fähigkeit des Menschen, „frühere Lebensabschnitte zu erinnern und in ihrem Wiedererleben neu erfahren und neu entscheiden zu können" (z. B. Goulding u. Goulding 1978, 1979).

Diese Grundannahmen verdichten sich in dem als Idealvorstellung gekennzeichneten Bild der „autonomen Person" (Berne 1970, 1972) mit ihrer Bewusstheit, Spontanität und Intimität sowie ihrem freien Zugang zu den eigenen Energiequellen. Eine autonome Person gilt als wahrnehmungsfähig, spontan und freudig sowie unabhängig und eigenständig in ihren Urteilen, Entscheidungen und Handlungen. Unter gleichzeitiger Berücksichtigung ihrer Grundbedürfnisse und der Realität kann sie anderen nahekommen, ohne von irgendeiner anderen Person oder Institution vereinnahmt zu werden (Barnes 1977, S. 12). Demgegenüber haben Menschen, „die keine Bewusstheit, Spontanität und Intimität erleben, keinen Zugang zu ihrer eigenen Potenz" (James et al. 1977, S. 6).

Durch die Betonung der idealtypisch verstandenen „autonomen Person" als für alle Menschen, d. h. für „psychisch Gesunde" wie „psychisch Kranke" anstrebenswertes Ziel menschlicher Selbstverwirklichung und die bloße Benennung verschiedener Beeinträchtigungsformen dieses Idealzustandes unterlässt die Transaktionsanalyse – hierin dem Adlerschen Konzept sowie Konzepten vieler humanistischer Psychologien verwandt – bewusst jede exakte Grenzziehung zwischen dem, was „normal" oder „gesund" bzw. in der Umkehrung „krank" oder „anormal" genannt wird. Statt dessen nimmt sie fließende Übergänge an und betont die Fähigkeit jedes Menschen zu Wachstum und Selbstverwirklichung.

Das meint jedoch keineswegs, dass einzelne Personen (oder auch Gruppen) aufgrund ihrer Persönlichkeitsstruktur nicht am Anderssein und den Anforderungen der Welt leiden und evtl. auch offensichtlich erkranken. Bernes Auffassung folgend (1961, 1966) orientieren sich Transaktionsanalytiker primär am Betroffenen und dessen erlebter Beeinträchtigung, die sie sowohl hinsichtlich ihrer intraindividuellen als auch interindividuellen Ausprägungen als Einschränkungen autonomen Verhaltens begreifen. Daher warnen sie vor allzu schneller Etikettierung eines dynamisch zu verstehenden und in die Eigenverantwortlichkeit des Patienten fallenden Lebensereignisses oder -ablaufs durch psychopathologische Begrifflichkeiten (Steiner 1975; James et al. 1977).

Relevanz des Menschenbildes in der Transaktionsanalyse

Die Relevanz des zuvor dargelegten Menschenbildes manifestiert sich in vielen der nachstehend explizierten Theorie- und Therapiekonzepte, wie z.B. im Prinzip der ganzheitlichen Betrachtung von Personen, dem Pathologieverständnis, den Zielvorstellungen therapeutischen Handelns oder der gesamten Praxeologie. Sie zeigt sich in besonderer Weise in der therapeutischen Beziehung. So sprechen Transaktionsanalytiker von Klienten (= Auftraggebern, Kunden) statt von Patienten (= Kranken), um auf diese Weise die Gleichwertigkeit der Beziehung auszudrücken.[1] Außerdem lassen sich „transaktionsanalytische Psychotherapeuten (…) oft auf eine persönliche Begegnung mit Klienten ein". Dabei ist auch „körperliche Berührung (…) üblicherweise wichtig, wird aber mit äußerster Sorgfalt angewandt" (Clarkson 1996, S. 26f). Desgleichen ist es in transaktionsanalytischen Gruppen durchaus üblich, einander mit Vornamen und „Du" anzusprechen.

Auf dem Hintergrund der Gleichwertigkeit von Patient und Therapeut bestimmt der Patient seinen Therapieprozess in eigener Verantwortung. Der Therapeut wirkt mit seiner professionellen Kompetenz als „fascilitator", als fördernder Helfer im Prozess. Dabei orientieren sich die Methoden der transaktionsanalytischen Beratung und Therapie ethisch am Ziel der autonomen Persönlichkeit. Das beinhaltet auch die Überzeugung, dass der Patient bereits von vorneherein die Kraft und die Fähigkeit zur Veränderung besitzt: Der Entschluss, sich Hilfe zu holen, ist bereits Ausfluss autonomen Verhaltens. Er muss dieses nicht erst im Laufe des Therapieprozesses völlig neu erwerben.

Ethikrichtlinien der Transaktionsanalyse

Wie in vielen Therapieverbänden sind auch in der Transaktionsanalyse (TA) sog. Ethikrichtlinien formuliert worden (DGTA 1995), die die Inhalte der Grundannahmen des Menschenbildes aufgreifen und in klare, international verbindliche Regeln umsetzen. Da jedes Mitglied der Gesellschaft sich diesen Regeln unterwirft, sind diese somit auch Gegenstand der jeweiligen Verträge (Henning u. Pelz 1997, S. 16).

Diese Ethikrichtlinien, aus denen wir nur einige Grundsätze zitieren wollen, beginnen mit der Feststellung:

- „Ein TA-Mitglied anerkennt die Würde eines *jeden* Menschen" (Grundsatz A).
- Sie „suchen in ihren KlientInnen das Bewusstsein der Würde, Autonomie und Verantwortung des Menschen zu wecken und ein Handeln aus diesem Bewusstsein zu fördern" (Grundsatz D).
- „Der Schutz des Klienten/der Klientin ist die vorrangige Verantwortung der TA-Mitglieder. Darum sollen sie ihre bestmöglichen Dienste bereitstellen und so handeln, dass sie niemanden absichtlich oder fahrlässig Schaden zufügen" (Grundsatz C).
- „Zu einer ethisch verantwortlichen Anwendung der TA gehört, dass ein TA-Mitglied mit seinem Klientel nach entsprechender Information eine vertraglich vereinbarte Arbeitsbeziehung eingeht und beide die Fähigkeit und Absicht haben, den Inhalt dieses Vertrages zu erfüllen" (Grundsatz E).
- Dabei gilt: „Ein TA-Mitglied nutzt KlientInnen in keiner Weise aus, insbesondere nicht in finanzieller und persönlicher Hinsicht. Sexuelle Beziehungen zwischen TA-Mitgliedern und ihren Klienten/Klientinnen sind untersagt" (Grundsatz F).

Soviel zur Dimension ethischen Bewusstseins in der Transaktionsanalyse.

15.2 Definition und Abgrenzung

> Die von Eric Berne (1910–1970) begründete und von zahlreichen Mitarbeitern weiterentwickelte Transaktionsanalyse ist „eine richtungsübergreifende Psychotherapie, in der tiefenpsychologische, kognitiv-therapeutische und kommunikationstherapeutische Gesichtspunkte nicht eklektisch zusammengestückt, sondern organisch ‚unter einem Dach' miteinander verbunden sind" (Schlegel 1996, S. 195).

Ihre psychologische Theorie basiert auf dem Persönlichkeitsmodell der Ich-Zustände (Eltern-Ich, Erwachsenen-Ich, Kind-Ich), aus dessen Inhalt sie die allgemeinen Merkmale und Regeln sozialer Beziehungen (hier *Transaktionen* genannt) einschließlich ihrer Störungen ableiten kann. Zentraler Begriff ihrer Entwicklungspsychologie ist der bis zum Alter von etwa 6 Jahren beschlossene und in der Regel vorbewusste Lebensplan eines Menschen, Skript genannt, in dem der Selbstwert und die soziale Stellung einer Person ebenso enthalten sind wie Beschlüsse über den Erfolg ihres Lebens und ihren Tod.

---

[1] Zugunsten der Einheitlichkeit der Gesamtveröffentlichung werden wir in diesem Beitrag allerdings von Patienten sprechen.

Zur Unterstützung menschlichen Wachstums und Wohlbefindens sowie zur Klärung und Veränderung von Störungen bietet die Transaktionsanalyse eine Reihe spezifischer Verfahren, wie z. B. die Strukturanalyse zur Erhellung der Ich-Zustände, die Analyse der Transaktionen zur Erhellung der Kommunikationsprozesse, die Spielanalyse zur Erhellung des spezifischen Umgehens mit Gefühlen oder die Skriptanalyse zur Erhellung des individuellen Lebensplanes.

Die Transaktionsanalyse als tiefenpsychologisch-aufdeckendes Verfahren

Berne hatte die Transaktionsanalyse, wie oben bereits genannt, als Ergänzung zur klassischen Psychoanalyse entwickelt. „Nach Berne ist es nicht richtig, die Transaktionsanalyse als anti-analytisch zu bezeichnen, schon gar nicht als anti-freudianisch. Vielleicht könne sie para-freudianisch genannt werden" (Schlegel 1993, S. 267). Bernes Hauptwerke „Transactional Analysis in Psychotherapy" (1961), „Principles of Group Treatment" (1966) und „Was sagen sie, nachdem sie ‚Guten Tag' gesagt haben" (1975) können nur mit einer soliden Grundlage psychoanalytischen Gedankenguts wirklich verstanden werden. (Clarkson 1996, S. 17)

Psychoanalytische Wurzeln der Transaktionsanalyse finden sich nicht nur im Persönlichkeitsmodell der Ich-Zustände, das auf die ich-psychologischen Arbeiten von Federn oder Fairbairn gründet, sondern ebenso im Skriptbegriff, der auf Freuds Begriff des Wiederholungszwangs zurückgeht. Parallelen finden sich z. B. in der Überzeugung, Psychotherapie diene dazu, Alternativen zu den beeinträchtigenden Reaktionen zur Verfügung zu stellen, nicht aber die beeinträchtigende Reaktion unmöglich zu machen (Freud 1923, S. 280; Berne 1961, S. 118), und in der Ansicht, dass die Beziehung zwischen Patient und Psychotherapeut das wesentliche Instrument ist, verinnerlichte Objektbeziehungen in der Psychotherapie neu zu inszenieren. Parallelen finden sich auch im Umgang mit Übertragung, Gegenübertragung oder Widerstand als methodische Mittel, diese therapeutische Beziehung zu analysieren und einer Heilung zuzuführen.

Die Transaktionsanalyse als kognitiv-behavioristisches Verfahren

In gleicher Weise wie sich psychoanalytische Anteile finden lassen, lassen sich auch kognitiv-behavioristische Anteile finden. Transaktionsanalyse kann geradezu als „kreative Verbindung von kognitiver und tiefenpsychologisch orientierter Therapie" (Schlegel 1997, S. 7) betrachtet werden. Allerdings hat Berne das kognitiv vorgehende Verfahren der Transaktionsanalyse nicht von einer anderen Richtung übernommen, sondern von sich aus entwickelt. Dabei kann das Konzept der Enttrübung des Erwachsenen-Ichs (s. S. 22) gewissermaßen als Schlüsselbegriff angesehen werden. Das heißt, was in der Transaktionsanalyse als Enttrübung des Erwachsenen-Ichs von Vorurteilen des Eltern-Ichs und Verwirrungen des Kindes bezeichnet wird, wird von der kognitiven Psychotherapie als Überprüfung „unbewusster Voreingenommenheiten" (Ellis: Irrationale Überzeugung, Beck: Automatischer Gedanke) genannt. Beide, die rational gewonnene Einsicht wie die Enttrübung, sollen zu einer Neuorientierung führen. In dieselbe Richtung weist auch z. B. die Abwertungsmatrix von Mellor u. Schiff (1975) mit ihrem Leitfaden zu bestimmtem kognitiven Vorgehen.

Gemeinsam ist auch die Betonung von Veränderung:

- „Was in Ihrem Verhalten wollen Sie ändern?"
- „Wie werden Sie und Ihre Umgebung merken, dass Sie ihr Ziel erreicht haben?"

sind typische Fragen eines Transaktionsanalytikers.

In die gleiche Richtung könnten auch kognitiv-behavioristische Psychotherapeuten fragen und anleiten.

Die Transaktionsanalyse als systemischer Ansatz

„Transaktionsanalytische Konzepte beschäftigen sich mit Mustern des menschlichen Erlebens und Verhaltens, wie sie sich in Kommunikationssituationen, in der Gestaltung von Beziehungen und in der Lebensgestaltung ausdrücken" (Schmid 1994, S. 14). Ihre Analysen der Interaktionen beschäftigen sich sowohl mit der personinternen Organisation als auch mit Rollengefügen in Gesamtzusammenhängen z. B. eines Paares, einer Familie oder einer Gruppe. Gerade bei solchen Mehrpersonenkonstellationen sind Systemzusammenhänge beachtende Analysen interaktionellen Geschehens von besonderer Bedeutung und vermögen sehr spezifische Hilfestellungen zu erbringen. Dass sich Transaktionsanalyse für diese Möglichkeiten eignet, liegt nicht zuletzt daran, dass ihre Basiskonzepte, wie z. B. das Persönlichkeitsmodell, der Bezugsrahmen oder auch der Lebensplan, modelltheoretisch „offene Systeme" offerieren und damit für heute gängige Formen der Systemanalyse nutzbar sind.

Transaktionsanalyse als Verknüpfung eines kognitiven mit einem tiefenpsychologisch fundierten Therapieansatz

> Nach Schlegel (1997, S. 17) kann die Verbindung zwischen kognitiv-behavioristischer Psychotherapie und psychodynamisch orientierter Psychotherapie durch den Begriff der *Botschaft* hergestellt werden. Kognitive Therapien wie kognitiv orientierte Verhaltenstherapeuten arbeiten „mit der Vorstellung von unüberprüften oder unlogischen ‚erworbenen' Vorannahmen, die sehr wohl als Botschaften formuliert werden können; die psychodynamisch oder analytisch orientierten Psychotherapeuten arbeiten mit erlebnisgeschichtlich ‚erworbenen' Prägungen, die ebenfalls als Botschaften formuliert werden können.
>
> Das Modell der Botschaft ist das verbindende Element, dass die Transaktionsanalyse zur Verfügung stellt" (Schlegel 1997, S. 18f).

Statt von Botschaften könnte man dabei auch von Einschärfungen oder Überzeugungen bzw. existentiellen Annahmen und Entscheidungen sprechen, die intern wie Botschaften gehandelt werden: „Nur wenn ich immer zu allen liebenswürdig bin, darf ich auch selber etwas vom Leben abbekommen."

„Festgefahrene Lebens- und Verhaltensmuster lassen sich auf beiden Wegen angehen, kognitiv oder tiefenpsychologisch, mit anderen Worten: über die Mobilisierung der Erwachsenenperson und eine bewusste und selbstverantwortliche Entscheidung und/oder über eine tiefenpsychologische Klärung und eine Erlaubnis und Neuentscheidung" (Schlegel 1997, S. 18).

Die beziehungsorientierte Transaktionsanalyse

Welch immense Wichtigkeit das Beziehungsgeschehen zwischen Patient und Therapeut besitzt, ist sicherlich bereits durch die psychoanalytischen Konzepte von Übertragung und Gegenübertragung klar geworden. Die Wichtigkeit dieser Beziehung als methodisches Agens von Heilung ist zudem mehrfach in vergleichenden Studien über die Wirkung von Psychotherapie manifestiert worden (Frank 1961). Das Beziehungsgeschehen zwischen Therapeut und Patient wird zum Ausgangspunkt für Diagnose und Intervention. Gleichzeitig ermöglicht dieses Beziehungsgeschehen und das therapeutisch beratende Einlassen darauf, die Integration tiefenpsychologisch aufdeckender, verhaltensorientierter und systemischer Ansätze der Transaktionsanalyse oder anderer hilfreicher Zusatzmodelle.

Da der beziehungsorientierte Ansatz auch unsere Arbeitsweise darstellt, verweisen wir hinsichtlich der praktischen Auswirkungen auf die weiteren Ausführungen. Den dort vorgestellten Fall einer frühgestörten Patientin haben wir u. a. spezifisch unter dem Gesichtspunkt „Arbeit an und mit der Beziehung" ausgewählt.

15.3 Der therapeutische Prozess

15.3.1 Die psychologische Theorie der Transaktionsanalyse

Persönlichkeitspsychologie

Das transaktionsanalytische Persönlichkeitsmodell der Ich-Zustände beinhaltet die Annahme unterschiedlicher Aspekte, Speicher oder Systeme, die in ihrer Zusammenschau die Ganzheit einer Person ausmachen. „Einen Ich-Zustand kann man phänomenologisch als ein kohärentes System von Gefühlen beschreiben und operational als eine Reihe kohärenter Verhaltensmuster; oder pragmatisch als ein System von Gefühlen, das Motivation für ein entsprechendes Repertoire von Verhaltensmustern ist" (Berne 1977, dt. 1991, S. 155).

Mit Clarkson (1996) lassen sich die Ich-Zustände auch als „Abschnitte psychischer Zeit", als vollständige und unterscheidbare Einheiten psychischer Wirklichkeiten beschreiben. Entsprechend dieser Annahme gehen wir davon aus, dass in den unterschiedlichen Ich-Zuständen die Wahrnehmungen und Erfahrungen aus den einzelnen Entwicklungsstadien der Persönlichkeit einschließlich der pathologischen Verzerrungen enthalten sind.

Das Eltern-Ich wird als zusammenhängendes System solcher Erfahrungen und Verhaltensweisen beschrieben, die von außen, d.h. von anderen Personen aufgenommen, übernommen, internalisiert oder introjiziert werden (Introjekt). Das Erwachsenen-Ich „... ist gekennzeichnet durch ein autonomes System von Gefühlen, Einstellungen und Verhaltensweisen, die der aktuellen Wirklichkeit angepasst sind" (Berne 1961). Das Kind-Ich „... ist ein System von Gefühlen, Einstellungen und Verhaltensmustern, die Relikte aus der Kindheit der eigenen Person sind (Relikt)" (Berne 1961).

Die theoretisch unendlich vielen möglichen Ich-Zustände werden in drei Kategorien zusammengefasst, die modellhaft in jeweils einer Einheit dargestellt werden (Abb. 15.1a). Dabei werden die Sub-

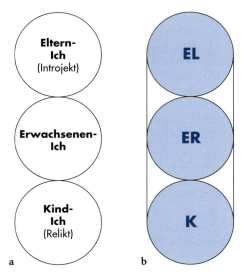

Abb. 15.1a, b. Strukturmodell der Persönlichkeit. (Nach Berne 1961, S. 76–77)

Eine Trübung ist ein psychopathologischer Aspekt der Gesamtheit der Ich-Zustände. Sie wird als der Einschluss eines Ich-Zustands-Anteils in das Erwachsenen-Ich bzw. eine Vermischung von Eltern-Ich-Inhalten oder Kind-Ich-Inhalten mit Anteilen des Erwachsenen-Ich definiert. Dessen Funktionen werden dadurch beeinträchtigt, ohne dass sich die Person dieses Prozesses bewusst ist. Trübungen führen zu handlungsleitenden Denkmustern. Sie zeigen sich bei „Verunreinigungen" aus dem Eltern-Ich häufig in Form von Vorurteilen oder Handlungen, die unhinterfragt von elterlichen Autoritäten übernommen wurden (Abb. 15.2a). Kind-Ich-Trübungen zeigen sich in Illusionen oder als erwachsen erlebte Empfindungen, die jedoch nicht ins Hier und Jetzt, sondern zu alten, im Kind-Ich gespeicherten Erfahrungen aus unterschiedlichen Altersstufen gehören (Abb. 15.2b). Bei sog. doppelten Trübungen beeinträchtigen Eltern-Ich-Anteile und Kind-Ich-Anteile das Erwachsenen-Ich und verstärken sich gegenseitig (Abb. 15.2c).

systeme zur Betonung der ganzheitlichen Sicht der Persönlichkeit symbolisch „mit einer Haut" umgeben (Abb. 15.1b).

Je nach internen oder externen Stimuli ist die Energiebesetzung der Ich-Zustände unterschiedlich, d.h. eine Person erlebt sich selbst in und reagiert dementsprechend aus unterschiedlichen Subsystemen ihrer Persönlichkeit. Eine der Idealvorstellung der Transaktionsanalyse entsprechende „autonome Persönlichkeit", reagiert „primär" aus dem Erwachsenen-Ich, kann jedoch Inhalte aus den anderen Ich-Zustandskategorien nach Überprüfung ihrer Brauchbarkeit mit einbeziehen und damit „gesundes" Denken, Fühlen und Handeln unterstützen. Das Erwachsenen-Ich kann aber auch durch Fixierungen an pathologische Introjekte aus dem Eltern-Ich oder an archaische Relikte aus dem Kind-Ich mehr oder weniger stark *getrübt* sein. Die Person kann sich so nicht mehr realitätsangemessen erleben und verhalten (Abb. 15.2).

> **!** Insgesamt gilt: Trübungsbestimmtes Denken, Fühlen und Handeln bewirken Aufrechterhaltung und Verstärkung psychopathologischer Verhaltensmuster im Hier und Jetzt.
>
> Neben der Trübung stellt der Ausschluss von Ich-Zuständen, d.h. der Energieabzug aus einem Ich-Zustand, ebenso einen weiteren psychopathologischen Aspekt der Persönlichkeit dar wie auch die Brüchigkeit von Ich-Zustandsgrenzen (ergänzend s. beispielsweise Clarkson 1996 oder Schlegel 1993, 1995).

Als Beispiel zum Thema Trübungen schildern wir erstmalig Frau B. Ihre Kasuistik wird sich als „roter Faden" durch diesen Artikel ziehen und die theore-

Abb. 15.2a–c. Verschiedene Formen von Trübungen der Ich-Zustände

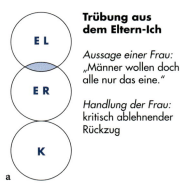

Trübung aus dem Eltern-Ich

Aussage einer Frau: „Männer wollen doch alle nur das eine."

Handlung der Frau: kritisch ablehnender Rückzug

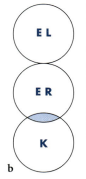

Trübung aus dem Kind-Ich

Aussage eines Mannes: „Ich genüge nicht, vor allem nicht bei Frauen."

Handlung des Mannes: überangepasst, hilfreich und bemüht

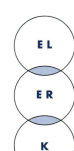

Doppelte Trübung eines Mannes

Aussage aus EL: „Frauen kann man es nie recht machen."

Handlung aus K: mit ängstlich-angepasstem Bemühen bewirkt er Ablehnung und Rückzug bei der Frau

tischen Konzepte erhellen. Frau B. hatte zu diesem Zeitpunkt die 118. Einzelsitzung nach 2,5 Jahren Therapie hinter sich und wird die Therapie mit ca. 40 weiteren Sitzungen abschließen.

Beispiel: Frau B.

▶ Die 42jährige Frau B. kommt zur Therapie, da sie unter erheblichen psychosomatischen Beschwerden (Bauchschmerzen, Allergien und Schlafstörungen) leidet, sich ihre Ehe durch heftige Schwingungen zwischen Nähe und Distanz sehr schwierig entwickelt und es deshalb im gemeinsam geführten Geschäft immer wieder erhebliche Probleme gibt. Zudem ist die wirtschaftliche Situation instabil, weil die Beziehungen zu Kunden und Personal durch die Spannungen des Paares beeinträchtigt werden.

Frau B. hat diffuse Ängste, erlebt sich als zwanghaft sauber und leidet unter anhaltenden depressiven Verstimmungen, die von ungewöhnlich heftigen Wutausbrüchen unterbrochen werden. Sie empfindet sich als wertlos und sehr erschöpft, weil sie durch extreme Anstrengung und Leistung ihr Dasein zu rechtfertigen versucht. Vor 5 Jahren hat sie ihren jetzigen Mann geheiratet, weil sie von ihm schwanger war. Neben dem 5-jährigen Sohn hat sie eine 18-jährige Tochter aus erster Ehe. Auch diese Ehe musste wegen der Schwangerschaft geschlossen werden. Die Tochter arbeitet als Lehrling im gemeinsamen Geschäft.

Die Patientin war das einzige Mädchen von 4 Kindern (1 Bruder: +2 Jahre, 1 Bruder: −2 Jahre, 1 Bruder: −12 Jahre), wobei sie den jüngsten Bruder wie eine Mutter aufgezogen hat, da die wirkliche Mutter arbeitete oder mit ihren Liebhabern unterwegs war. Der Vater hatte die Familie verlassen, als die Patientin 8 Jahre alt war, und war mit seiner Freundin und deren beiden Töchtern in die USA ausgewandert. Er hat sich um seine leibliche Tochter nie gekümmert.

Die gesamte frühe Kindheit war durch Gewalt beider Eltern gegeneinander und an dem Mädchen gekennzeichnet. Nach der Trennung ging die Mutter sehr unkontrolliert aggressiv mit allen Kindern um. So erinnert die Patientin häufig Angst gehabt zu haben, dass die Mutter die Brüder totschlug. Die Mutter hatte häufig wechselnde Liebhaber, von denen sie sich auch unterhalten ließ. Sexuelle Übergriffe der Mutter an dem Kind sind zu vermuten bzw. werden schemenhaft erinnert. Gleichzeitig durfte sie in der Pubertät keinerlei Interesse an Jungen zeigen, um nicht als Hure beschimpft zu werden. Schon ab etwa dem 8. Lebensjahr musste die Patientin den Haushalt versorgen, die Brüder auf Anweisung der Mutter bedienen und einkaufen gehen, wobei es ihre Aufgabe war, den Kaufmann dazu zu überreden, dass er „anschrieb". Wegen einer Anorexia nervosa erfolgte im 16. Lebensjahr ein Aufenthalt in der Psychiatrie. Danach war sie im Familiensystem als „Verrückte" stigmatisiert, was sich bis heute auch nicht verändert hat. Insofern ist die Angst, verrückt zu sein, ständig latent vorhanden und durch kleinste Reize auszulösen.

Die aus dieser Biographie resultierenden Trübungen aus dem Eltern-Ich sind z. B.:

- Männer sind Schweine.
- Mädchen und Frauen sind Dreck.
- Du bist verrückt.
- Frauen müssen Männer versorgen.
- Dich will niemand haben.
- Arme Leute müssen die Schnauze halten.
- Überleben ist alles.
- Du bist eine Hure.
- Man braucht Sexualität, damit Männer für einen sorgen.

Trübungen aus dem Kind-Ich sind beispielsweise:

- Ich bin der letzte Dreck.
- Ich darf nicht zeigen, was ich denke und fühle, sonst bin ich verrückt.
- Liebe muss ich mir verdienen.
- Sexualität ist ekelhaft.
- Ich will mich nicht verkaufen.

Bestimmte Auslöser (s. Bezugsrahmen) bewirken, dass Frau B. nicht mehr von ihrem Erwachsenen-Ich geleitet wird, sondern dass ihr Denken, Fühlen und Handeln durch ihre Trübungen bestimmt wird. Die Widersprüchlichkeit der von ihr internalisierten Botschaften, die zu den Trübungen führen, rufen oftmals extreme intrapsychische Spannungen hervor, die dann durch Zwangshandlungen wie z. B. Putzen bewältigt werden. Psychodynamische Konfliktspannungen entstehen auch in solchen Situationen, wo Frau B. sich trübungsentsprechend verhält – also sich z. B. anpasst –, aus ihren rebellischen Persönlichkeitsanteilen, jedoch gleichzeitig gegen ihr Verhalten rebelliert.

Die Wahrnehmung von Trübungen ist für Transaktionsanalytiker häufig der Ausgangspunkt für Explorationen oder im weiteren therapeutischen Prozess für die Ansätze von Interventionen. Dazu kann der folgende Arbeitsausschnitt als Illustration dienen.

Frau B.	Therapeutin	Bemerkungen
Wieso soll immer ich zu Peters (Sohn) Kindergarten-Elternabend gehen? Er hat ja schließlich auch einen Vater.	Das klingt so, als würden Sie das ungerecht finden und als sei es Sache Ihres Ehemanns, da „auch mal" hinzugehen.	Verbalisierung des Untertons. Die Übertreibung „immer" weist auf eine Trübung hin. Der intrapersonale Konflikt zwischen der Trübung „Frauen müssen Männer versorgen" und der gleichzeitigen Kind-Ich-gesteuerten Rebellion gegen diese Maxime wird sichtbar.
Eben, sehen Sie das etwa anders?	Es ist nicht wichtig, wie ich das sehe, sondern warum Sie das in Ihrer Beziehung als ungerecht empfinden.	Das eigene Denken der Patientin wird stimuliert.
Na ja, er nutzt mich aus, und ich muss immer die Dreckarbeit machen.	Wie meinen Sie das genau?	Enttrübung beginnt mit genauem Nachfragen, um den Vergleich zwischen Gedanken und Realität zu ermöglichen. Dabei kann im diagnostischen Sinne abgeklärt werden, dass es sich wirklich um eine Trübung handelt.
Na ja, alles, was Peter betrifft, wird auf mich abgeschoben, obwohl ich genauso viel zu tun habe wie Gerd (Ehemann).	Macht Ihr Mann niemals etwas mit Peter?	Durch genaues Nachfragen wird geklärt, ob die Äußerung einer Trübung entspringt oder nicht.
Na ja, nie nicht, aber ganz wenig.	Was macht er denn alles mit Peter?	Weitere Klärung.
Na ja, er bringt ihn ins Bett.	Und sonst noch was?	Weitere Verifizierung der Hypothese, dass Gerd viel für das Kind tut.
Er übernimmt auch die Arztbesuche.	Und noch?	s. oben.
Er macht auch Musik mit ihm.	Und haben Sie ihn gefragt, ob er den Elternabend übernimmt?	
Nee, denn er will ja nicht!	Woher wissen Sie das?	Die Trübung wird wirksam.
Weil Männer nie wollen!!	Was wollen Männer nie?	
Die Arbeit mit den Kindern machen.	Das verstehe ich nicht. Sie haben gerade ganz viel erzählt, was Ihr Mann mit Peter macht.	Konfrontation mit Unstimmigkeiten im Denken.
(Nachdenklich): Stimmt.	Ich habe die Fantasie, dass Sie irgendwie grundsätzlich glauben, Frauen müssten die unangenehmen Arbeiten machen.	Wichtig ist, dass die Therapeutin ihre Sichtweise anbietet und nicht als einzig gültige Wahrheitsdefinition einbringt.
Ja, Männer bedienen.	Ist das sowas wie: „Frauen müssen Männer bedienen?"	Die Trübung wird präzisiert.
Ja, genau.	„Frauen müssen Männer bedienen." Klingt so wie eine uralte Regel für Sie.	
Ja, ist es das nicht?	Nein, ich vermute, es war ein „Gesetz" in der Familie, als Sie ein Kind waren.	Therapeutin macht den Bezugsrahmen der Patientin deutlich.

Frau B.	Therapeutin	Bemerkungen
Aber rundum sehe ich das doch bei allen Paaren.	Vielleicht nehmen Sie nur wahr, was zu diesem Gesetz gehört. Sie haben eben selbst erzählt, dass Ihr Mann viele Dinge macht, die zeigen, dass er sich nicht nur bedienen lässt.	Mit der Bemerkung, dass der Mann sich nicht *nur* bedienen lässt, will die Therapeutin den Bezugsrahmen der Patientin deutlich in Frage stellen, nicht aber gewaltsam verändern. Außerdem weiß sie nicht, ob der Mann nicht auch Persönlichkeitsanteile hat, die die Sichtweise der Frau bestätigen.
Eigentlich stimmmt das. Aber ich bin mir nicht sicher, dass Sie das richtig sehen.	Sind Sie bereit, bis zur nächsten Sitzung jeden Tag am Abend aufzuschreiben, was Ihr Mann für Ihren Sohn, Sie oder den Haushalt getan hat?	Hausarbeit zur Veränderung von Wahrnehmung und zur Realitätskontrolle.
Okay. ◀		

Das Funktionsmodell

Neben dem zuvor geschilderten Strukturmodell ermöglicht ein weiteres Modell neue, eigenständige Fragestellungen und ein erweitertes Verständnis für kommunikative und interaktive Prozesse. Gemeint ist das sog. Funktionsmodell (Abb. 15.3). Es richtet unser Augenmerk v. a. auf Ausdrucksqualitäten und Haltungen, die von den Inhalten der einzelnen Ich-Zustände und/oder deren Zusammenwirken bestimmt werden und sich immer wieder in den verschiedenen Manifestationen wie Worte, Tonfall, Gesten, Körperhaltung oder auch dem Gesichtsausdruck eines Menschen beobachten lassen. Mit Hilfe dieses Modells lassen sich zwischenmenschliche Interaktionen ebenso beschreiben und analysieren wie die „bevorzugten Haltungen" einer Person.

Alle diese beobachtbaren Haltungen können konstruktiv und sinnvoll sein und autonom genutzt werden. Dabei entscheidet das Erwachsenen-Ich darüber, welche Verhaltensweisen zum Tragen kommen. Als destruktiv einengend gilt die – nicht mehr vom

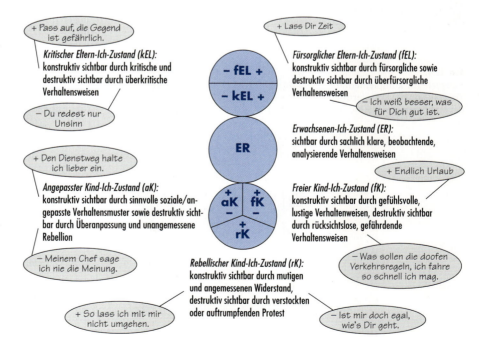

Abb. 15.3. Funktionsmodell der Ich-Zustände mit entsprechenden Aussagebeispielen

Erwachsenen-Ich kontrollierte – Übertreibung oder Fixierung auf eine bestimmte Haltung. Dadurch dass andere Menschen auf die Haltung bzw. entsprechende Verhaltensweisen, die ihnen entgegengebracht werden, reagieren, kommt es zum sozialen Austausch, zur Transaktion. Die Analyse dieser Transaktionen lässt Rückschlüsse auf bevorzugte Haltungen zu, aus denen wiederum in Zusammenarbeit mit dem Patienten Rückschlüsse auf die Inhalte der Ich-Zustände (Struktur) gezogen werden könnten. Insofern sind beobachtete Interaktionen zwischen Therapeut und Patient oder zwischen mehreren Patienten in der Gruppe, gleicherweise aber auch vom Patienten berichtete Interaktionen mit anderen Menschen häufig der Ausgangspunkt für das Aufdecken psychodynamischer Prozesse oder struktureller Persönlichkeitsaspekte.

Transaktionen

> Alle sichtbaren Zeichen sozialen Austausches nennt Berne (1961) Transaktionen. Ein Gespräch ist eine Abfolge von Transaktionen. Sie bestehen aus einer verbalen oder nonverbalen Anrede, die einen Inhalt vermittelt, und der verbalen oder nonverbalen Antwort, die so ausfallen wird, wie die Botschaft wahrgenommen wird. Dabei können alle Ich-Zustandskategorien involviert sein. Je autonomer, d. h. gesünder eine Person ist, desto flexibler kann sie alle ihre Ich-Zustände nutzen und die unterschiedlichen Transaktionen gestalten.

Transaktionen können einfach sein, indem sie nur je einen Ich-Zustand beim Sender und Empfänger „berühren". In diesen Fällen stimmt der Inhalt der Botschaft mit der Haltung der Personen überein. Transaktionen können auch komplexer sein und jeweils mehrere Ich-Zustände der Beteiligten berühren. In der Regel wird eine Transaktion aus einem (oder zwei) bestimmten Ich-Zuständen heraus „gesendet" und „zielt" darauf ab, in einem (oder zwei) bestimmten Ich-Zuständen der anderen Person „empfangen" zu werden. Je nachdem, ob die Antwort dann aus dem erwarteten Ich-Zustand kommt oder nicht, lassen sich verschiedene Arten von Transaktionen sowie unterschiedliche Regeln der Kommunikation unterscheiden.

Komplementäre Transaktionen

Komplementäre Transaktionen (Abb. 15.4) können zwischen jeweils beliebigen Ich-Zuständen auftreten. Der Empfänger antwortet aus dem Ich-Zustand, den der Sender „angepeilt" hat. Das heißt, die Transaktionen verlaufen parallel.

Die Kommunikationsregel dazu lautet: „Parallele Transaktionen können ungehindert weitergehen." Das heißt, solange die Transaktionen parallel erfolgen, passiert nichts Neues oder immer das Gleiche. Das kann konstruktiv wie z. B. bei der Bewältigung einer Aufgabe via Transaktionen auf der Erwachsenen-Ich-Ebene oder aber auch destruktiv sein, wenn Menschen z. B. darauf beharren, aus ihrer angepassten Kind-Haltung immer wieder hilfesuchende Transaktionen mit dem Eltern-Ich anderer auszutauschen, und sie sich damit in einer kindlichen Position festhalten.

Abb. 15.4.
Beispiele für komplementäre Transaktionen (Erläuterung der Abkürzungen s. Abb. 15.3)

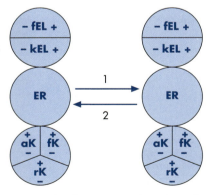
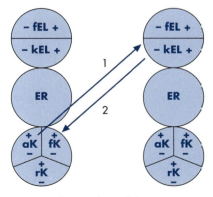

(1) Manchmal ist es ganz schwer für mich, richtig wahrzunehmen, was geschieht. Ich bin dann wie im Nebel.

(2) Das klingt so, als sei es für Sie besser, „im Nebel zu verschwinden".

(1) *Ganz leise und ängstlich:*
Das war so schrecklich, wenn Mama schrie.

(2) *Fürsorglich, liebevoll:*
Sie haben gerade im Augenblick noch die gleiche Angst wie damals.

Gekreuzte Transaktionen

Von einer gekreuzten Transaktion sprechen wir dann, wenn der Kommunikationspartner nicht aus demselben Ich-Zustand antwortet, in dem er angesprochen wird.

Die Regel zu dieser Form von Kommunikation lautet: „Durch eine gekreuzte Transaktion wird die Kommunikation unterbrochen und etwas anderes geht weiter." Diese Unterbrechung, die zumeist von einer Irritation oder einem Unbehagen begleitet ist, kann in allen sozialen Interaktionen genauso wie im psychotherapeutischen Prozess hilfreich sein, wenn festgefahrene Muster mittels einer absichtlichen Unterbrechung verändert werden (Beispiel in Abb. 15.5a) oder u. U. der Schärfe von Provokationen die Spitze genommen werden kann, indem der Therapeut aus der Haltung eines freien Kindes reagiert (Abb. 15.5b). Destruktiv wirkt sich das Kreuzen einer Transaktion aus, wenn z. B. eine Person damit einer anderen ihren Bezugsrahmen aufnötigen oder unbedingt beim eigenen Bezugsrahmen bleiben will (Abb. 15.5c).

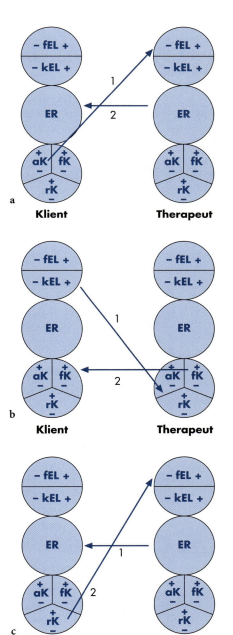

Abb. 15.5a–c.
Beispiele für gekreuzte Transaktionen

(1) *weinerlich:*
Ich kann das nicht selber entscheiden, ich brauche die Hilfe.

(2) Wie wird es Ihnen gehen, wenn ich für Sie entscheide?

(1) *ärgerlich:*
Sie wollen mich doch nur ans System anpassen.

(2) *schmunzelnd:*
Wenn das so einfch ginge, könnte ich von den meisten Klienten das doppelte Honorar verlangen.

(1) Sind sie bereit, Verantwortung für Ihre Gesundheit zu übernehmen?

(2) Kann ich doch nicht wissen!

Verdeckte Transaktionen

Verdeckte Transaktionen (Abb. 15.6) beinhalten eine soziale Ebene (Inhalt) und eine psychologische (Beziehung), wobei die beiden Ebenen unterschiedliche Informationen beinhalten. Sie können parallel oder gekreuzt verlaufen und berühren zumeist 4 Ich-Zustände in 2 Personen. Zur Illustration wählen wir typische Beispiele aus Paarbeziehungen.

Die psychologische Botschaft wird bei verdeckten oder doppelbödigen Transaktionen meistens über Gesten, Mimik, Tonfall, Körperhaltung, eine gezielte Wortwahl oder „unbeabsichtigte" Versprecher vermittelt und ist häufig so subtil, dass Außenstehende sie gar nicht bemerken.

Die Kommunikationsregel in diesem Zusammenhang lautet: „Das Ergebnis einer Kommunikation wird eher von der verdeckten als von der offenen Ebene bestimmt."

Das Wahrnehmen von und der gezielte Umgang mit Transaktionen gehört zum Basishandwerkszeug therapeutischen Handelns, auch wenn Ich-Zustände und Transaktionen im therapeutischen Prozess nur selten explizit benannt werden. Dabei richtet sich das Augenmerk primär auf fixierte Muster oder auf abrupte Wechsel von Ich-Zuständen im transaktionalen Geschehen.

Beeinträchtigungen von Interaktion und Kommunikation

Nicht immer gelingen menschliche Kommunikation und Interaktion. Wir nennen Kommunikation dann pathologisch oder, wie wir lieber sagen, beeinträchtigt, wenn sie inflexibel, d.h. an jeweils nur bestimmte Ich-Zustände gekoppelt, oder aber verdeckt ist. Psychodynamisch betrachtet dient sie dann dazu, alte einschränkende (neurotische oder aus strukturellen Defiziten stammende) Muster des Denkens, Fühlens und Handelns mit Hilfe des oder der anderen aufrechtzuerhalten. Von den uns bekannten Mustern wollen wir zwei erläutern:

Kontrollierende Transaktionsmuster

Eines dieser Muster, dessen deutsche Übersetzung des englischen Begriffs „racketeering" mit „Ausbeutungstransaktion" wir als eher abwertend empfinden, bezeichnen wir mit dem Begriff „kontrollierende Transaktionsmuster".

> Dieses Muster beschreibt Personen, die immer wieder versuchen, andere dahin zu bewegen, sich ihnen gegenüber zuwendend, beachtend und fürsorglich oder auch kritisch-ärgerlich zu verhalten, indem sie ihr angepasstes oder rebel-

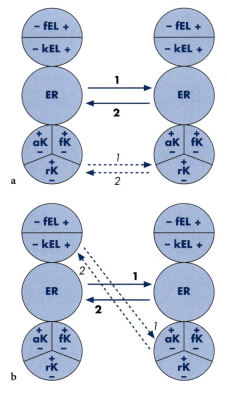

Abb. 15.6a, b. Beispiel für verdeckte (doppelbödige) Transaktionen

Soziale Ebene:
(1) Wollen wir es uns heute abend endlich mal gemütlich machen?
(2) Wenn Du willst.

Psychologische Ebene:
(1) Du willst ja sowieso nie!
(2) Du wirst schon sehen, was Du davon hast! (Kampfansage)

Soziale Ebene:
(1) Wollen wir essen gehen oder selber kochen?
(2) Das richtet sich nach Deiner Lust.

Psychologische Ebene:
(1) Du willst doch immer nur versorgt werden.
(2) Ich gebe mir doch alle Mühe, Dich bei Laune zu halten.

lisches Kind mit Energie besetzen und das fürsorgliche oder kritische Eltern-Ich des anderen in die komplementäre Transaktion einladen. Ihr Kontrollbedürfnis resultiert aus der „Erfahrung" in der früh erlebten Abhängigkeit von anderen Menschen, nur auf diese Weise überlebensnotwendige Bedürfnisse befriedigen zu können. Geht die andere Person darauf ein, weil sie in ihrer Entwicklung entsprechend komplementäre Erfahrungen gemacht hat, so werden Transaktionen ausgetauscht, durch die beide ihre alten, unautonomen Verhaltensmuster ausleben. Beide Personen etablieren damit eine symbiotische, d.h. gegenseitig abhängige Beziehung, wobei die Person, die ihr Kind-Ich mit Energie besetzt hat, in Passivität verharrt und die andere, die ihr Eltern-Ich mit Energie besetzt, dadurch auffordert bzw. „zwingt", für sich aktiv zu werden.

Solche Interaktionen können kurzfristig im Sinne von Kommunikation, aber auch langfristig im Sinne von Haltungen über Jahre dauern. Dabei führt eine solche Haltung zu immer wieder neuen Kommunikationsabläufen nach den o.g. Mustern. Im allgemeinen nehmen Menschen diese kontrollierenden Muster jedoch nicht durchgängig ein. Das heißt, sie sind auch in der Lage, sich erwachsen und autonom zu verhalten, aktivieren jedoch auf bestimmte Auslöser hin die alten, destruktiven, kontrollierenden Kommunikations- und Haltungsmuster (s. Skript und Bezugsrahmen).

Passivität

Kontrollierende Transaktionen aus dem Kind-Ich bilden auch das Gerüst zu komplexeren Verhaltensmustern, durch die eine Person von einer anderen in eine versorgend-problemlösende Haltung „gezwungen" werden soll. Gemeint ist sog. passives Verhalten. Dabei bezieht sich der Begriff „Passivität" auf das Vermeiden eigenständiger Problemlösungen und eigenständiger Bedürfnisbefriedigung, nicht aber auf Inaktivität oder Apathie.

Beim passivem Verhalten wird in einer Stufenfolge immer mehr eigene problemlösende Energie aufgegeben und immer mehr Verantwortung vom Gegenüber verlangt. Im einzelnen lassen sich 4 Stufen unterscheiden:

- *Nichts tun*: Menschen sehen ein Problem nicht oder fühlen sich nicht für die Lösung zuständig.
  Eine Borderlinepatientin sagt in der Paartherapie: „Ich sage jetzt nichts mehr, bis mein Mann das Problem angeht." Damit schiebt sie die Verantwortung für die Lösung der Probleme dem Ehemann oder dem Therapeuten zu.
- *Überanpassung*: Menschen denken nicht eigenständig, sondern erwarten, dass andere ihnen sagen, was sie denken sollen. Oder aber, sie denken, was andere denken, dass sie denken sollen.
  Die gleiche Patientin sagt nach einer Weile zu ihrem Mann: „Wenn Du mir doch endlich sagen würdest, was ich tun soll, damit Du befriedigt bist, ich bin ja zu allem bereit."
- *Agitation*: Energie wird jetzt – scheinbar spannungsreduzierend – sinnlos ausagiert.
  Die Patientin steht auf, beginnt, hin und her zu laufen, und fängt an zu raten, was der Mann wohl von ihr wollen könnte.
- *Verletzendes Verhalten gegen sich und andere*: Die inzwischen aufgebaute Bedürfnisspannung wird durch gewalttätiges Verhalten oder psychosomatische Symptome entladen.
  Die Patientin springt in ihrer Erregung vom Stuhl auf, schreit: „Sag doch was" und will ihren Mann schütteln. Das nötigt den Therapeuten einzugreifen. Mit einem Migräneanfall z.B. würde sie die Gewalt gegen sich selbst richten.

Alle 4 Verhaltensmuster fordern andere Personen in besonderer Weise dazu auf, ihrerseits aktiv zu werden, angefangen beim „Vorschlagen von Lösungen" bis hin zum „Festhalten einer Person", die sich oder andere verletzt.

Fortsetzung des Beispiels: Frau B.

▶ Frau B. verhält sich in ihrer Beziehung abwechselnd symbiotisch aus der Kind- und der Elternposition mit dem entsprechenden Anforderungscharakter, die jeweils komplementäre Position einzunehmen. Wenn die Therapeutin die Patientin auf der Erwachsenenebene zum Nachdenken anregen will, so durchkreuzt letztere die Transaktion häufig mit Anmerkungen wie „Ich weiß das nicht. Das müssen Sie mir sagen." Damit möchte sie ihre symbiotische Grundhaltung, aus der heraus sie die Verantwortung für sich an andere delegiert, aufrechterhalten. Die Therapeutin lässt sich jedoch nicht kontrollieren und regt weiterhin erwachsenes Nachdenken an.

Frau B.	Therapeutin	Bemerkungen
	Wie stellen Sie sich den Abend mit Ihrem Mann vor?	Therapeutin regt an, autonome Vorstellungen zu entwickeln.
Ich weiß ja gar nicht, was ich mir vorstellen darf. Welche Erwartungen kann man denn an seinen Partner haben? Sie sind doch auch verheiratet, Sie wissen das doch.	Ich finde wichtig, dass Sie herausfinden, was Sie in Ihrer Ehe wollen.	Durchkreuzung der Transaktion.
Aber das kann ich ja eben nicht. Ich habe gar keine Vorstellungen.	Es gehört zu Ihrem Wachstum, Vorstellungen zu entwickeln, denn nur Sie allein können beurteilen, was Sie brauchen und womit Sie sich wohlfühlen.	Erneute Durchkreuzung der Transaktion. Gleichzeitig vermittelt die Therapeutin, dass es in Ordnung ist, eigene Vorstellungen zu haben und stellt damit implizit dysfunktionale Skripthaltungen in Frage.
Das wäre etwas ganz Neues. Etwas, was mir völlig fremd ist.	Das kann ich mir vorstellen. Und ich denke, dass Sie eigene Vorstellungen entwickeln können, auch wenn es anfangs noch fremd ist.	Die Patientin ist jetzt auf der ER-Ebene. Therapeutin ermutigt zu neuen Verhaltensweisen.

Anschließend erarbeitet Frau B., dass sie ihrem Mann vorschlagen will, einmal in der Woche am Abend miteinander zu spielen und regelmäßig einmal im Monat am Wochenende ins Kino zu gehen. Damit ist die Patientin selber aktiv geworden und hat Verantwortung für ihre Bedürfnisbefriedigung übernommen. ◄

„Spiele"

Kommt es in Kommunikations- und Interaktionsverläufen zu plötzlichen oder unvermuteten Veränderungen in den jeweiligen Positionen, so ist dies in der Regel das Ergebnis eines sog. „Spieles".

Das Konzept der „Spiele" beschreibt eine vorhersagbare Abfolge von Transaktionen, die mit einer verdeckten Transaktion gestartet werden und den oder die anderen dazu einladen, mit parallelen (komplementären) Transaktionen zu antworten. In deren Verlauf wechselt mindestens ein „Spieler" unerwartet die Ich-Zustände. Am Ende fühlen sich alle beteiligten Personen unwohl und können sich alte, realitätsunangemessene Einstellungen, sog. Skriptsätze oder Skriptüberzeugungen, bestätigen.

Nach Karpman (1968) werden dabei bestimmte, skriptbedingte Rollen eingenommen: *Retter*, *Opfer* und *Verfolger* (Abb. 15.7):

- Das *Opfer* leidet und klagt oder agiert als rebellisch-ohnmächtige Person, der übel mitgespielt wird. Es denkt wenig eigenständig, ist in dem zuvor beschriebenen Sinne passiv und übernimmt so keine Verantwortung für sich selbst.
- Der *Retter* ist hilfreich und überfürsorglich, befriedigt aber nicht seine eigenen Bedürfnisse, sondern die der anderen, allen voran die der Opfer. Er

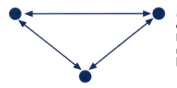

Abb. 15.7. Dramadreieck. (Nach Karpman 1968)

Verfolger, der aus seinem Eltern-Ich-Zustand überkritisch respektlos anderen Fehler nachweist und sie angreift.

Retter, der sich aus seinem Eltern-Ich-Zustand huldvoll bevormundend um ein Opfer kümmert.

Opfer, was sich eher klein macht, d. h., aus einem Kind-Ich-Zustand verhält, der Überanpassungsbedürfnisse beinhaltet.

weiß besser, was für die anderen gut ist, als diese selbst und leugnet dabei eigene Gefühle und Bedürfnisse.
- Aus der *Verfolger*rolle begegnet eine Person einer anderen – dem Opfer – überkritisch, abwertend und häufig diskriminierend. Dabei leugnet sie ihre eigene Angst und die eigenen Insuffizienzgefühle.

Alle „Spieler" beginnen die Transaktionsabfolge aus einer dieser – skriptentsprechend gelernten – Rollen. Wie bereits gesagt, kommt es im Laufe der zunächst komplementären Interaktionen zu einem Ich-Zustandswechsel und damit zum Einnehmen einer anderen Rolle. Eine Person klagt z. B. aus der Opferrolle Hilfe von einer Person aus der Retterrolle ein. Nach dem Austausch einiger paralleler Transaktionen wechselt das Opfer in die Verfolgerposition und klagt den Retter an, nur unzureichende Vorschläge zu machen. Damit wird der Retter zum Opfer und kann sich bestätigen, „dass er nie genügt", während das ursprüngliche Opfer sich mal wieder versichert, dass „ihr nie jemand helfen kann". Das heißt, die dem Positionswechsel folgenden Gedanken und Empfindungen bestätigen die jeweiligen Skriptüberzeugungen der beteiligten Personen. Am Ende trennen sich alle „Spiel"partner enttäuscht, verunsichert oder frustriert.

Auch „Spiele" können in unterschiedlichen Zeitintervallen und Intensitätsgraden verlaufen. Das zuvor ausgeführte Beispiel hat wahrscheinlich in diesem Stadium noch eine geringe Tragweite. Es dient dazu, die übliche (gewohnte) Aufmerksamkeit zu erlangen („*Spiel" 1. Grades*). Kommt es zu heftigen Auseinandersetzungen mit sehr verletzenden Äußerungen oder auch kleinen Handgreiflichkeiten, wie z. B. jemanden schütteln oder ohrfeigen, handelt es sich um ein „*Spiel" 2. Grades*. „Spiele" diesen Grades werden gerne vor der Öffentlichkeit zu verbergen versucht. Ein „*Spiel" 3. Grades* hat immer sehr gravierende, häufig sogar irreversible Folgen wie z. B. Scheidung, eine Strafanzeige, eine schwere Krankheit oder auch einen Mord oder Selbstmord. Das heißt, auch viele langfristige Verhaltensmuster, die zu Tod, Krankheit, Ehescheidung oder sozialem Abstieg führen, lassen sich häufig nach dem „Spiel"prinzip erklären.

Motivationspsychologie

Ein weiterer Baustein transaktionsanalytischer Theorie besteht in dem Konzept der *angeborenen psychischen Grundbedürfnisse*, die genauso befriedigt werden müssen wie physiologische Bedürfnisse, damit Menschen am Leben bleiben und das Leben lebenswert bleibt. Neben dem *Grundbedürfnis nach sinnlicher Anregung* (Stimulation) und nach Sicherheit bietenden *Strukturen* ist das *Grundbedürfnis nach Zuwendung, Beachtung und Anerkennung* (nach Streicheln) ein psychologischer „Hunger" (Berne 1972), der lebenslang befriedigt werden muss und dessen Nicht-Befriedigung zu schweren Störungen, z. B. psychosomatischer Art, führen kann.

Für kleinere Kinder zeigt sich diese Beachtung v. a. in körperlicher Berührung, aber auch im Lächeln oder einer warmen Stimme. Als Erwachsene brauchen wir noch immer diesen Körperkontakt, lernen jedoch, zusätzlich auch andere Formen von Beachtung meist in sprachlicher Form, wie z. B. ein Kompliment, als lebensnotwendiges „Streicheln" zu akzeptieren. Neben diesen Formen positiver Zuwendung werden jedoch auch negative Formen von Beachtung wie beispielsweise ein böser Blick, ein Stirnrunzeln oder Schläge als Zuwendung und Beachtung wahrgenommen.

Alle Menschen lernen in ihrer Kindheit ein bestimmtes Streichelmuster. Wenn nicht genügend lebensnotwendige Beachtung in positiver Form verfügbar ist, so kann dieses auch durch die Erfahrung, dass „negatives Streicheln besser als gar keines ist", geprägt werden. Negativzuwendung wird dann als „sicher" erfahren und dementsprechend auch als Erwachsener gesucht oder provoziert. Das als Kind gelernte Streichelmuster bedingt auch, welche Zuwendung man später im Zusammsein mit anderen Menschen geben oder nehmen will. Entsprechendes Verhalten kann autonom und selbstbestimmt sein oder aber autonomieeinschränkend, wenn die Person sich quasi reflexartig für jene Verhaltensmuster Beachtung verschafft, die als Anpassungsmuster gelernt wurden (z. B. „nett sein" oder Leistung erbringen).

Autonomieeinschränkend wirkt auch der sog. Streichelfilter.

Er bewirkt, dass jene Formen von Zuwendung und Beachtung, die nicht dazu dienen, das – meist negative oder eingeschränkt negative – Selbstbild aufrecht zu erhalten, abgelehnt oder abgewertet werden. So wird z. B. das Selbstbild: „Ich bin nur da, um zu arbeiten" aufrechterhalten, indem die Aussage eines Freundes „Schön, dass Du kommst" mit der Abwertung „Du brauchst mich ja sicher zum Helfen" beantwortet wird.

Sowohl das Festhalten an einem bestimmten – oftmals schmerzhaften – Streichelmuster als auch das Aufrechterhalten eines bestimmten Selbstbildes dienen dem angeborenen *Bedürfnis nach Sicherheit*. Das vorlogisch denkende Kind „ordnet sich seine Welt" so, dass es die angeborenen Bedürfnisse „sicher" befriedigen kann und speichert die entsprechenden Muster in seinem Kindheits-Ich. Diese Muster bzw. deren Inhalte (z. B. „Mich mag eh keiner") können dann zu den o. g. Trübungen führen, zumal sie vorbewusst, d. h. dem Erwachsenen-Ich nicht jederzeit zugänglich sind.

Grundpositionen

Das Selbstbild eines Menschen wird auch durch die sog. (existentielle) *Grundposition* bestimmt, die nach Berne bereits im 3.–4. Lebensjahr festgelegt ist. Dieses Konzept beschreibt, wie jemand sich selbst, die anderen und die Welt bewertet und dementsprechend sich und die Umwelt wie durch eine Brille mit bestimmter Farbtönung wahrnimmt. Statt der Bewertung der eigenen Person kann auch „wir", z. B. die eigene Familie oder Gruppe („Wir Müllers") gemeint sein. Für die anderen kann statt „du" auch „ihr", z. B. andere Gruppen („die Männer" oder „die Frauen") stehen. Und anstelle des oft abstrakten Begriffes „die Welt" können auch synonyme Begriffe wie „die Natur", „der Kosmos" oder auch bestimmte Eigenschaften wie Reichtum, Hilfsbereitschaft, Religiosität usw. (nach Schlegel 1987, S. 120) eingesetzt werden. Auch dieser Bewertungsprozess dient dem Kind zum Erreichen von Sicherheit. Er bewirkt dessen Grundeinstellung zum Leben.

Zur Beschreibung der einzelnen Grundpositionen – insgesamt kennt die Transaktionsanalyse 5 solcher Grundeinstellungen – werden in der amerikanischen Literatur meist die Kürzel „o. k." oder „Nicht-o. k." benutzt. Wir übersetzen sie dahingehend: „o. k." meint wertvoll, wichtig, willkommen und berechtigt in diesem Leben und in der Welt, wert genug, um respektiert zu werden. „Nicht-o. k." meint: wertlos, unwichtig und unerwünscht im Leben und in der Welt, zu gering, um respektiert zu werden und etwas vom Leben zu erwarten.

Die 5 Grundpositionen in der Transaktionsanalyse

1. *Ich bin weniger wert als du.* (−/+): Menschen mit dieser „depressiven Grundeinstellung", der Grundposition des Selbstzweifels, leiden an Minderwertigkeitsgefühlen und traurigen Stimmungen bis hin zu Suizidideen oder -handlungen. Sie klagen und ziehen sich zurück oder aber sie klammern sich an und richten sich nach anderen Personen, deren Wert sie überbetonen. Sie verhalten sich meistens aus einer angepassten Kind-Haltung. In Stresssituationen denken sie zuerst: „Was habe ich nur wieder angestellt?" oder „Was stimmt mit mir nicht?" Außerdem neigen sie dazu, schwierige Situationen zu überschätzen und sich wegen der möglichen „Schuld" vor Verantwortung zu fürchten.
2. *Ich bin mehr wert als du.* (+/−): Menschen mit dieser „wahnhaften Grundposition" oder „überzogenen Grundeinstellung" zeigen eine überhebliche oder eine überzogen hilfreiche und fürsorgliche Haltung. Aus beiden Haltungen fühlen sie sich (irrtümlicherweise) anderen überlegen. Sie beweisen den anderen diese Überlegenheit, indem sie sie herablassend kritisieren oder ihnen ungebeten helfen. Sie sind jedoch sehr schnell in ihrem „Selbstbewusstsein" angreifbar. Denn diese Grundposition stellt häufig die Kompensation einer zugrundeliegenden sehr tiefen Angst oder Verzweiflung dar, die so schmerzhaft ist, dass sie durch die Position der Überlegenheit abgewehrt werden muss.
3. *Ich bin nichts wert und du auch nicht.* (−/−): Menschen mit dieser „Grundeinstellung der Sinnlosigkeit" erleben weder bei sich noch bei anderen irgendeinen Wert. Sie vermögen der menschlichen Existenz im Grunde keinen Sinn abzugewinnen. Sie kommen sich in der Regel nur nutzlos vor. Diese verzweifelte Grundeinstellung ist manchmal nicht offensichtlich, sondern unter Unauffälligkeit und oberflächlichem Erfolg verborgen. In Stresssituationen kommt sie jedoch an die Oberfläche und bestimmt das Handeln.

Menschen mit den ersten beiden Grundpositionen können dann in diese Position der Verzweiflung „abrutschen", wenn beispielsweise der überbewertete Partner (−/+) sich abwendet oder der erfolgsgewohnte Helfer (+/−) sich seines „Versagens" bewusst werden muss.

4. *Ich bin etwas wert und du auch.* (+/+): Menschen mit dieser „konstruktiven und humanen Grundeinstellung" billigen sich und anderen Personen die gleiche Wichtigkeit zu. Ein solcher Mensch fühlt sich weder unterlegen noch überlegen, begegnet dem anderen offen und gelassen, manipuliert nicht und akzeptiert, dass eine andere Person anders ist. Er beurteilt das Verhalten, nicht jedoch den Wert der Person. Es ist die Grundhaltung des Respekts für sich und andere.

Diese vierte Grundposition, mit der wir in der Regel geboren werden, ist erstrebenswert, jedoch nicht selbstverständlich und immer realisierbar. Fast alle Menschen haben in ihrer frühkindlichen Sozialisation eine der drei zuerst genannten Grundpositionen durchlebt und schließlich als zu sich gehörig angenommen, die nunmehr als Muster in ihrem Kindheits-Ich gespeichert ist. Im weiteren Entwicklungsverlauf kann die einschränkende Grundposition oftmals partiell überwunden werden und einer gesünderen Haltung des Respekts für sich selbst und andere Platz machen. In Stresssituationen jedoch, in denen das Bedürfnis nach Sicherheit virulent wird, kann das alte Strukturelement leicht mit Energie besetzt und handlungsleitend werden. Die Grundhaltung des Respekts muss dann mit Hilfe des Erwachsenen-Ichs realistischerweise immer wieder neu entschieden und erworben werden. Diese 5. Grundposition nennen wir mit Fanita English (1980):

5. *Ich bin etwas wert und du auch. (realistisch)*
In dieser Grundposition haben Menschen sich dazu entschieden, sich und andere zu respektieren sowie die eigene Würde und die anderer Menschen zu achten.

Wann immer alte, heute dysfunktionale Denk-, Fühl- und Verhaltensmuster ge- und erlebt werden, wird diese Erwachsenen-Ich-gesteuerte Haltung verlassen und eine der anderen Grundpositionen mit Energie besetzt. Insofern ist die 5. Grundposition tragend für den Prozess und das Ziel transaktionsanalytischer Psychotherapie.

Frau B.

▶ Wie sich aus den anamnestischen Daten unschwer erkennen lässt, hat Frau B. überwiegend negative Beachtung bekommen. Seltene Zeichen von Wertschätzung erhielt sie, wenn sie den Haushalt, die Jungen oder das Baby versorgt oder aber von Nachbarn und später von einer wohlwollenden Lehrerin. Schon als sehr kleines Kind erlebte sie, wie ihre Mutter die eigenen Grundbedürfnisse abwechselnd über Sexualität oder sehr aggressive Auseinandersetzungen, zunächst mit ihrem Ehemann, später mit anderen Partnern, befriedigte. Zudem bot die Mutter ein Modell dafür, sich mit lautem, übertriebenem, histrionischem Verhalten Gehorsam und damit positive Beachtung von ihren Kindern oder Negativbeachtung von ihren Partnern zu erzwingen. Dabei vermittelte sie auch das Grundprinzip, dass nur jeweils eine Person – hier die lauteste – Beachtung erhalten kann und man dementsprechend darum kämpfen muss, entweder diese eine zu sein, oder „leer" ausgeht.

Im Erleben der extrem respektlosen Behandlung und mit ihrer Mutter als Modell entwickelte Frau B. eine „Grundeinstellung der Sinnlosigkeit" mit nur wenig Empfinden für ihre Würde, v. a. ihre Würde als Frau. Entsprechend verhält sie sich heute – besonders in der Partnerschaft – oft so, dass sie Negativzuwendung provoziert und damit ihre Grundposition bestätigt. Beispielsweise redet sie so lange auf ihren Mann ein, jetzt und sofort eine bestimmte Tätigkeit auszuführen, bis dieser schreit und Türe schlagend den Raum verlässt. Obwohl sie dabei inhaltlich, das Geschäft betreffend, recht hat, kann er auf diese Weise ihre Anstrengung und das Bemühen, im Geschäft hilfreich und konstruktiv zu sein, kaum würdigen. In der Folge erlebt sie die ganze Situation ihrer Grundeinstellung entsprechend als sinnlos. Entsprechend ihres Streichelfilters und der von ihr geschaffenen Situation erlebt sie für ihr geschäftliches Engagement „nie" Lob, will es aber vehement – wie Mutter – erzwingen, indem sie fordert, der Mann solle durch die Organisation von gemeinsamen Freizeitaktivitäten deutlich machen, dass er sie schätzt und mit ihrer Arbeit zufrieden ist. Im Bereich sexueller Zuwendung erlebt sie ein weiteres Dilemma: Aus dem kindgesteuerten Bestreben, sich nicht so würdelos wie Mutter zu „verkaufen", lehnt sie Sexualität „eigentlich" ab, meint jedoch, ebenso kindgesteuert, dem Mann über Erotik und Sexualität Zuwendung und Beachtung geben zu müssen. Zudem wird die alte Zuschreibung „Hure" auch noch entsprechend wirksam. In diesem Dilemma erlebt sie dann weder sich noch den Mann als liebenswert oder wertvoll. Ihre eigene, lustvolle und gesunde Sexualität, die sie sich in gesunden Anteilen ihres Kind-Ichs und ungetrübten Anteilen ihres Erwachsenen-Ichs bewahrt hat, kann sie daher nur in ganz seltenen Augenblicken leben und genießen. Dann kann sie auch körperliches und verbales Streicheln in sich aufnehmen und fühlt sich liebenswert. Nach wenigen Stunden oder Tagen greifen jedoch die alten Muster und Frau B. besetzt erneut die dysfunktionalen Anteile der Persönlichkeit mit Energie. Dabei bleiben die, in den gesunden Anteilen des Kind-Ichs enthaltene, tiefe Sehnsucht nach liebevoller Zuwendung und Beachtung und der erwachsene Wunsch nach positiver Lebensgestaltung immer wieder unbefriedigt. Auf dieselbe Weise werden auch alle anfangs beschriebenen Symptome aufrechterhalten. Allerdings liegt in den wenigen, positiv empfundenen Erlebnissen eine Ressource: Sie hat eine Ahnung dessen, wie sich ein Leben in Würde und Respekt anfühlen kann und rekrutiert daraus die Kraft für die psychotherapeutischen Prozesse.

Frau B.	Therapeutin	Bemerkungen
… und dann hat er (Gerd) nur noch geschrien.	Und Sie haben sich dann so erlebt, wie Sie es schon immer kennen.	Hinführung auf die Lebensgrundposition und alte Streichelmuster.
Ja, ab ins Mauseloch, nichts mehr hören und sehen, am liebsten ganz weg von der Welt.	Was hätte Ihr Mann denn eigentlich tun sollen, als er aus dem Betrieb rüberkam?	

Frau B.	Therapeutin	Bemerkungen
Eigentlich? Er macht ja immer, was er will.	Das ist eine Aussage über Gerd. Wichtig ist hier, was *Sie* sich gewünscht hätten.	Frau B. wechselt auf ein anderes Thema, um nicht mit ihren Bedürfnissen in Kontakt zu kommen. Gleichzeitig schreibt sie ihrem Mann die Verantwortung zu.
Ich weiß nicht, es ist ja sowieso alles sinnlos.	Früher war es vielleicht sinnlos, etwas zu wollen, aber heute ist das anders. Heute können Sie Ihr Erwachsenen-Ich nutzen und herausfinden, was Sie wirklich brauchen und wollen, und wie Sie hinkriegen, es auch zu bekommen.	Patientin bestätigt ihr altes Muster. Therapeutin unterstützt und ermutigt gleichzeitig, autonomes Verhalten auszuprobieren.
(Blickt Therapeutin vorsichtig-kritisch von unten herauf an.)	Sie prüfen, ob ich das auch so meine, wie ich das sage?	
Nickt wortlos.	Ja, ich meine das so.	Therapeutin wiederholt die Ermutigung, und akzeptiert dabei die extreme Verunsicherung der Patientin, aus der heraus sie am Beginn der Therapie nach klaren Vorgaben sucht.
(Sehr zögernd): Ja, … eigentlich … wollte ich nur, dass er seinen Arm um mich legt und „hallo" sagt.	… und statt dessen haben Sie ihm gesagt, dass er jetzt sofort die Kasse machen und mit dem Steuerberater telefonieren müsse.	Die Provokation negativer Zuwendung wird verdeutlicht.
Scheiße!	Nein, nicht „Scheiße". Ich seh da ein verzweifeltes kleines Mädchen, was gar nie bekommen kann, was es braucht, und in seiner Not auf sehr alte Muster zurückgreift.	Therapeutin achtet darauf, dass die Patientin sich nicht selber abwertet und dass die kindliche Not respektiert wird.
(Die Patientin beginnt zu weinen.)	(nach einer Pause) … und das tut weh.	
(Sehr leise): Ja…	(Lässt Patientin lange weinen und legt ihr dabei die Hand auf die Schulter. Nach einiger Zeit, als die Patientin etwas ruhiger wird): Wollen wir mal schauen, wie Sie es heute anders machen könnten?	Therapeutin unterstützt das Zu- und Loslassen der Gefühle und macht dann einen Arbeitsvertrag für den nächsten Schritt.

Anschließend erarbeitet Frau B. mit Unterstützung der Therapeutin, wie sie wahrnehmen kann, was sie wirklich will. Und sie üben eine angemessene Ausdrucksform für Wünsche. Gleichzeitig nimmt sich Frau B. als Aufgabe bis zur nächsten Sitzung vor zu hören, wenn ihr Mann ihr etwas Positives sagt, und dann auch nicht zu widersprechen. ◄

Bezugsrahmen und Skript

Wie in der Einleitung bereits angedeutet, nutzen Transaktionsanalytiker v. a. zwei Konzepte, um die Entstehung und Aufrechterhaltung von psychischen Beeinträchtigungen (Psychopathologie) zu erklären: Bezugsrahmen und Skript.

Der Bezugsrahmen

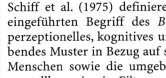

Schiff et al. (1975) definieren den von ihnen eingeführten Begriff des *Bezugsrahmens* als perzeptionelles, kognitives und bedeutungsgebendes Muster in Bezug auf sich selber, andere Menschen sowie die umgebende Welt. Er sei vorstellbar wie ein Filter gegenüber der Rea-

> lität, sei lebensgeschichtlich erworben und bestimme, wie die Person als Ganzes reagiert. Der so definierte Bezugsrahmen gilt als lebendiges Gebilde, das durch Assimilation und Akkomodation im Sinne von Piaget (1972) lebenslang lernfähig, flexibel und veränderbar ist.

Der Bezugsrahmen eines 5-jährigen Mädchens z. B., dessen Vater die Familie verlassen hat, wird durch diese Erfahrung mitbestimmt. Es erklärt sich Vaters Verhalten etwa damit, dass es selbst nicht gut genug sei und er sie deshalb verlassen habe. Dabei fühlt es Schmerz und Trauer, die es aber hinter einer Mauer von Trotz, durch die es sich wenigstens als stark empfindet, versteckt.

Diese Interpretation wird so lange seinen Bezugsrahmen bestimmen, bis das Kind andere Erfahrungen machen, d. h., die Ansichten über seinen Wert und über väterliche Bezugspersonen revidieren und damit die Eckpfeiler seines Bezugsrahmens verändern kann. Erst dann werden neue Aspekte im Eltern-Ich introjiziert und gute Erfahrungen im Kind-Ich verankert. Kann es nicht genügend neue Erfahrungen machen oder sind die Primärerfahrungen so schmerzhaft, dass es aus Angst vor neuen Schmerzen an der einmal gewonnenen – scheinbar schützenden – Orientierung hartnäckig festhält, werden Teile des Bezugsrahmens inflexibel und erstarren. Es kommt dann im Sinne einer „self-fulfilling prophecy" oder eines Wiederholungszwanges zu stereotyp ablaufenden Denk-, Fühl- und Verhaltensmustern, die zu immer wieder „neuen" (vertrauten) Erfahrungen mit den Menschen und der Welt führen, durch die gleichzeitig die Richtigkeit der erstarrten Struktur bestätigt werden kann.

So könnte das vom Vater verlassene Mädchen z. B. als Frau viele Männer in die Flucht schlagen und damit ihr Misstrauen rechtfertigen.

Beispiel: Der Bezugsrahmen von Frau B.

▶ Die frühkindlichen Erfahrungen von Frau B. haben zu einem Bezugsrahmen geführt, der durch folgende Sätze gekennzeichnet werden kann: „Ich bin der letzte Dreck" in Bezug auf die eigene Person, „Alle anderen sind mies" in Bezug auf andere Personen und „Von der Welt sollte man am besten verschwinden" in Bezug auf die Welt. Diese Elemente ihres Bezugsrahmens hält sie meistens aufrecht durch ihr Streichelmuster, die Bestätigung ihrer Grundposition, durch Spiele, in denen sie als Opfer leidet, und durch das Eingehen symbiotischer Beziehungen. Das Gesamt davon können wir als ihr Skript bezeichnen. ◀

Wie man in der Transaktionsanalyse vorgehen kann, um die Aufrechterhaltung des Skriptes im Hier und Jetzt zu verändern, zeigt das letzte Verbatim zur Arbeit mit Zuwendung. Nur die schrittweise Veränderung ihres Umgangs mit Zuwendung ermöglicht es, die Rigidität ihres Skripts an diesem Punkt aufzulockern. Das heißt auch: Je schwerer die Beeinträchtigung eines Patienten ist, desto intensiver muss u. E. die gegenwartsbezogene Veränderung des Bezugsrahmens durch eine tiefenpsychologisch fundierte Vorgehensweise auf regressiver Ebene, z. B. in Form von sog. Neuentscheidungsarbeit, untermauert werden.

Die Transaktionsanalyse beschreibt eine Vielzahl interner und externer Mechanismen, die dazu dienen, den Bezugsrahmen aufrechtzuerhalten und die Wiederholung skriptabhängigen Fühlens, Denkens und Verhaltens zu „gewährleisten". Dieses miteinander verwobene Geflecht kann hinsichtlich seiner Funktion am besten mit den Abwehrmechanismen der Psychoanalyse verglichen werden: Es beschreibt Versuche

- intrapsychische Konflikte zu regeln,
- interpersonale Konflikte zu bewältigen und
- interpersonale Konflikte zu schaffen, durch die sich eine Person von intrapsychischen Konfliktspannungen befreien kann.

Um die Patientin Frau B. näher zu beschreiben und die Anwendbarkeit transaktionsanalytischer Psychotherapie für persönlichkeitsgestörte Personen zu zeigen, wollen wir als Beispiel einige borderlinetypische Abwehrmechanismen mit Konzepten der Transaktionsanalyse näher erhellen.

Darstellung borderlinetypischer Abwehrmechanismen in der Transaktionsanalyse

Als aktive Spaltung bezeichnen wir die Energiebesetzung jener Ich-Zustände, die noch keine Ambivalenzen beinhalten. Für diesen Regressionsvorgang müssen große Teile des eigenen Selbst, der anderen und der Situation verleugnet werden. Dies geschieht mit dem Mechanismus der Abwertung und Missachtung (Schiff et al. 1975; Schlegel 1993), den wir selber lieber mit dem Begriff Entwertung kennzeichnen.

> Unter Abwertung, Missachtung oder Entwertung verstehen wir einen perzeptiven bzw. kognitiven Prozess, der es ermöglicht, trotz andersartiger oder entgegenstehender Informationen nicht den Bezugsrahmen zu verändern und die die eigene Sicherheit gewährleistende Sicht der Welt aufrechtzuerhalten. Dieser Pro-

> zess kann drei verschiedene – häufig miteinander verbundene – Aspekte der Wirklichkeit betreffen: die eigene Person, die anderen und die Situation. Der Vorgang selbst ist an tangentialen oder indirekten Antworten oder auch im nuancenhaften Verschieben von Gesprächsthemen zu erkennen.

Insgesamt stellt das transaktionsanalytische Konzept der Entwertung sehr differenzierte Analysemöglichkeiten hinsichtlich der unterschiedlichen Intensitätsgrade zur Verfügung, in denen Reize, Probleme oder Handlungsalternativen hinsichtlich ihrer Existenz, ihrer Bedeutung, ihrer generellen Veränderbarkeit und der persönlichen Fähigkeiten zur Veränderung abgewertet bzw. entwertet werden. Es erleichtert damit auch Aussagen über die Fähigkeit des Patienten, Realität zu überprüfen.

Fortsetzung des Beispiels: Frau B.

▶ Frau B. antwortet z. B. auf die Frage der Therapeutin „Mit welcher Verhaltensweise Ihres Mannes würden Sie sich denn wohl fühlen?": „Ich versuche doch immer nur, das zu machen, was er will." Dabei hat sie einerseits das unterstützende Angebot der Therapeutin herauszufinden, was sie selbst will, entwertet, andererseits ihre Fähigkeit zum selbständigen Denken. Zum dritten hat sie ihren Ehemann entwertet, da sie nie wirklich geklärt hat, was er denn eigentlich will. Insgesamt zementiert sie auf diese Weise die Spaltung (= der Ehemann bleibt böse/fordernd). Sie entwertet Angebote, die ihre Autonomie fördern könnten, und bleibt damit ihrem Bezugsrahmen entsprechend überangepasst. Gleichzeitig wird deutlich, dass sie ihren Mann an die Stelle der Mutter setzt, für deren Wünsche sie eigene Bedürfnisse aufgeben muss. Daher nimmt sie die Aufforderung, sich selbst zu empfinden als so bedrohlichen Außenreiz wahr, dass sie regrediert und spaltet, um nicht der alten Angst ausgeliefert zu sein.

Aber auch der borderlinetypische Wechsel aus der Überanpassung heraus in Rückzug und Distanz wird durch Entwertung „ermöglicht".

Ließe sich die Therapeutin z. B. dazu hinreißen, Frau B. zu empfehlen, einen Tag nicht ins Geschäft zu gehen, nachdem diese einfühlbar über ihre extreme Erschöpfung geklagt hat, so könnte Frau B. sich intern bedrängt und „verschlungen" fühlen und extern ganz wütend werden und schreien, dass sie sich von der Therapeutin nicht in den Ruin treiben ließe. Dabei missachtet sie erstens, dass die Therapeutin einen Vorschlag gemacht und nicht bestimmt hat, zum zweiten, dass die Therapeutin sich in dem von der Patientin anfangs gewünschten Sinn verhalten hat, drittens, dass ein Ruhetag nicht zum Ruin führt, und viertens, dass sie selbst de facto erschöpft ist und Hilfe braucht. ◀

Die primitive Idealisierung ist nach Stauss (1993) ein „unerlässliches" Hilfsmittel der Spaltung. Durch diesen verzerrten Wahrnehmungs- und Beurteilungsprozess wird einer anderen Person zugeschrieben total gut, vollkommen, allmächtig, unersetzlich usw. zu sein. Einschränkungen dieser Eigenschaften oder schwierige Charaktermerkmale werden dabei ebenso nicht wahrgenommen, d. h. missachtet, wie die positiven Eigenschaften der „schlechten" Person entwertet werden. Dieser interne Mechanismus, der eine Über- oder Untertreibung in Bezug auf einige Aspekte bei sich selbst, den anderen oder der Situation beinhaltet, wird von Schiff et al. (1975) als Grandiosität definiert. Auch Grandiosität dient dazu, symbiotisches Verhalten aufrechtzuerhalten und nicht mit der eigenen Ambivalenz in Kontakt zu kommen.

„Meine Therapeutin wird mich nie im Stich lassen" ist der grandiose Ausspruch eines Borderlinepatienten, der die Therapeutin überidealisiert und mit dieser Übertreibung mögliche Vorkommnisse in der Realität außer acht lässt. Muss die Therapeutin dann z. B. einen Termin absagen, so kann er diese Absage als Zurückweisung und Kränkung erleben und die Therapeutin durch eine weitere Grandiosität entwerten: „Die ist immer unzuverlässig." Dabei phantasiert er, diese Therapeutin sowieso nicht zu brauchen. Anschließend werden dann entweder neue „Idealisierungsopfer" gesucht oder nach einer gewissen Zeit ein neuer Grund, wiederum die Therapeutin zu idealisieren.

> ❗ Insgesamt können alle diese internen sog. Redefinierungsmechanismen die Wahrnehmungs-, Denk-, Fühl- und Verhaltensmuster von Personen den Skriptanteilen ihres Bezugsrahmens „anpassen" und von daher als Funktionen der Abwehr bezeichnet werden. Entsprechend dieser „internen" Mechanismen werden dann „externe" Interaktionen in Gang gesetzt, deren Ergebnis die „Richtigkeit" der Skriptentscheidungen nochmals bestätigt. Die Detailkenntnis dieser Mechanismen ermöglicht in Behandlungsprozessen eine geschärfte Wahrnehmung, eine differenzierte Konfrontation und damit eine schrittweise Veränderung des Bezugsrahmens.

Das Skript in der Transaktionsanalyse

Mit Stewart u. Joines (1990) bezeichnen wir die erstarrten Anteile des Bezugsrahmens als *Skript* (*Le-*

bensplan). Dieser von Berne eingeführte Begriff ist eine weitere Säule transaktionsanalytischer Theorie.

> Gemeinsam mit vielen Kollegen verstehen wir das Skript als Gesamtheit aller Denk-, Fühl- und Verhaltensmuster, die die Autonomie einschränken. Auf diese Weise kann Autonomie als Ausdruck psychischer Gesundheit in einem fließenden Übergang von weniger zu mehr und als das Gegenteil von Skriptverhalten verstanden werden.

Strukturanalytisch gesehen sind die Einschränkungen des Skripts in Eltern-Ich-Introjekten und Kind-Ich-Relikten als alte Erfahrungen repräsentiert. Werden diese Strukturelemente durch einen bestimmten Außenreiz mit Energie besetzt, so können sie zum einen das Erwachsenen-Ich trüben, zum anderen aber auch soweit die Exekutive übernehmen, dass das Erwachsenen-Ich außer Kraft gesetzt wird. Ein solcher Außenreiz kann z. B. in einer Situation bestehen, in der eine Person eigene Bedürfnisse durchsetzen kann, soll oder muss, für die sie früher bestraft wurde.

Wichtige strukturbildende Inhalte des Kind-Ichs sind die sog. frühen Entscheidungen. Diese basieren auf (meist) vorlogischen Annahmen, nur geliebt zu werden, wenn man in einem spezifischen, vitalen Lebensbereich elterlichen Einschärfungen (Geboten, Verboten, Zuschreibungen etc.) folgt. Goulding u. Goulding (1979) haben zwölf Themenbereiche herausgefunden, auf die sich elterliche Einflüsse als Gebote oder Verbote beziehen, wie z. B. keine Gefühle zeigen dürfen, nicht erfolgreich sein dürfen oder sich verrückt verhalten zu müssen. Die gravierendsten Einschärfungen betreffen das Da-Sein, die Erlaubnis zu leben. Da sich die Einflüsse der Bezugspersonen im vorsprachlichen Alter häufig wie gesprochene Botschaften auswirken, die erst später mit entsprechenden verbalen Aussagen unterlegt werden, können Menschen den Einfluss ihrer Introjekte als (Skript) „Botschaft" wahrnehmen und entsprechend ihre Reaktion darauf als „Antwort" oder „frühe Entscheidung" (Goulding u. Goulding 1979) sprachlich formulieren.

Frau B. traf beispielsweise aufgrund ihrer frühkindlichen Erfahrungen die Entscheidungen:

- nicht dasein zu dürfen,
- nicht selbständig denken und fühlen zu dürfen,
- nicht gesund und normal zu sein,
- nicht dazuzugehören.

Intrapersonale Konflikte entstehen beispielsweise dann, wenn eine Person nicht mehr entsprechend ihrer alten Strukturen denken, fühlen und handeln will, denen sie sich jedoch gleichzeitig „verpflichtet" fühlt. Wir sprechen dann von sog. Engpässen einer Person, bei denen gegensätzliche Aspekte der Persönlichkeit mit Energie besetzt sind. Diese oft nur vorbewussten Engpässe – sie sind übrigens öfter Anlass, Psychotherapie zu suchen – bilden häufig Schwerpunkte therapeutischer Arbeit.

Transaktionsanalytische Affektpsychologie

Transaktionsanalytiker sehen Gefühle im weitesten Sinne als psychophysiologische Reaktionen auf die Befriedung oder Nicht-Befriedigung der Bedürfnisse. Einige Autoren, wie z. B. Schneider (1997, S. 68), sehen sogar das Äußern von Gefühlen selbst als Grundbedürfnis. Mangelnder Zugang zu und unzureichende Äußerung von Gefühlen können zu schweren Beeinträchtigungen wie z. B. psychosomatischen Erkrankungen, Depression oder Zwangssymptomen führen. Gefühle sind als jeweils spezifische Körperempfindung wahrnehmbar, die entsprechend gelernter Erfahrungen z. B. als Angst, Ärger, Trauer, Freude oder Schmerz interpretiert werden. Transaktionsanalytiker bezeichnen diese fünf Gefühle als *authentische* oder *Ursprungsgefühle*.

- Die Funktion von Ärger ist es, Energien zu mobilisieren und Barrieren aus dem Weg zu räumen, die einem Ziel im Weg stehen.
- Trauer ermöglicht das Loslassen verlorener Objekte und die Hinwendung zur Zukunft.
- Die Funktion von Angst ist, für Schutz zu sorgen.
- Schmerz zeigt eine Verletzung der Seele oder Würde an und signalisiert, dass die Person aus ihrem Erwachsenen-Ich für Wiedergutmachung sorgen muss.
- Die Aufgabe der Freude ist zum einen, Gemeinschaft zu stiften, zum anderen anzuzeigen, dass sich eine Person im Hier und Jetzt mit sich, den anderen und der Welt in Übereinstimmung erlebt.

Gerade der Ausdruck und das Mit-Teilen von Freude sind für die Gesundheit von Menschen so unabdingbar wie das Geben und Annehmen von Zuwendung und Beachtung. Wir lehren unsere Patienten und unsere Ausbildungskandidaten daher die Notwendigkeit des Ausdrucks von Gefühlen, aber auch mit Bernd Schmid (1994), dass sich Autonomie darin zeigt, dass wir erwachsen gesteuert unsere Gefühle so ausdrücken, dass wir uns im Einklang mit unserer Person, der Situation und der jeweiligen Rolle erleben.

Ein wesentliches Element transaktionsanalytischer Theorie und Psychotherapie ist die Unterscheidung zwischen den zuvor genannten authentischen Gefühlen und sog. *Ersatzgefühlen*. Jeder Mensch übernimmt in seiner Herkunftsfamilie einen sog. Gefühlskodex, der die in der Familie erlaubten oder verbotenen Gefühle bestimmt (z. B. „Mädchen sind nicht zornig" oder „Wir trauern nicht, wir schauen nach vorn"). Da aber Gefühlsregungen als solche nicht verlernt werden können, werden an Stelle der unerwünschten Gefühle ersatzweise jene Empfindungen und Gefühle erlernt und als zutreffend entschieden, die in der Familie erlaubt waren, Beachtung fanden oder modellhaft vorgelebt wurden. Das Ergebnis solcher Lernprozesse sind Ersatzgefühle, die nach Berne zu einer Art konditioniertem Reflex werden, der möglicherweise für den Rest des Lebens bestehen bleibt (Berne 1972, dt. Ausgabe 1975, S. 127). Als Ersatzgefühl können alle authentischen Gefühle eingesetzt werden, zusätzlich aber auch Empfindungen wie z. B. Schuldgefühle, Depression, Gereiztheit, Überheblichkeit, Weinerlichkeit oder Ängstlichkeit. Wir erkennen Ersatzgefühle daran, dass sie nicht zu einem bestimmten Verhalten führen, dass sie auf die unterschiedlichsten Auslöser in gleich „flacher" Weise auftauchen und sozusagen „chronisch" sind. Sie wirken aufgesetzt und erzeugen in der Gegenübertragung keine Empathie. Sie entbehren den funktionalen Aspekt authentischer Gefühle und „führen somit zu nichts." Eine Person, die Ersatzgefühle spürt, „weiß" das jedoch nicht und erlebt sie zunächst wie ursprüngliche Gefühle. Da die unter dem Ersatzgefühl verborgenen ursprünglichen Gefühle und Bedürfnisse nicht zu ihrem Ziel führen oder befriedigt werden, kommt es zu immer wieder neuem Ausagieren des Ersatzgefühls, um wenigstens Ersatzbefriedigungen erreichen zu können. Die oben beschriebenen symbiotisch kontrollierenden Transaktionen sind z. B. ein Austausch in gegenseitiger Abhängigkeit, der an Ersatzgefühle gekoppelt ist.

In der Psychotherapie eruieren wir die zugrundeliegenden authentischen Gefühle und ermutigen ihren Ausdruck. Auf diese Weise lernen unsere Patienten ihren „inneren Kompass" zur Bedürfnisbefriedigung zu nutzen. Dies dient gleichzeitig zur Veränderung des Bezugsrahmens, dessen Konstellation auch das Abwehren (bestimmter) authentischer Gefühle bewirkt.

Beispiel

▶ Mit ihren Kindheitserfahrungen in ihrer lauten, Ersatzgefühl eskalierenden Familie hat Frau B. große Schwierigkeiten, sich ihrer ursprünglichen und authentischen Gefühle bewusst zu werden. Wenn sie sich kindhaft angepasst verhält und sich symbiotisch anklammert, so unterdrückt sie meistens Wut. Dennoch kann sie aus der Verfolgerposition heftig schreien, was jedoch nie zur Erreichung eines Zieles führt und deshalb keine wirkliche Entladung von Affekten darstellt. Dieser agierte Ärger (= Ersatzgefühl) dient bei ihr zur Abwehr tiefen Schmerzes. Auch Angst wird von ihr als Ersatzgefühl gelebt. Am ehesten hat sie noch Zugang zu Trauer, die aber häufig auch mit depressiven Verstimmungen abgewehrt wird. Unter all diesen Ersatzgefühlen liegt eine explosive Mischung von Trauer, Schmerz, Angst und Wut. Wie durch ein Wunder hat sie sich jedoch die Fähigkeit zur Freude bewahrt. Sie kann sich herzlich am Wachsen und Gedeihen ihrer Kinder, an der Natur und an sportlicher Betätigung freuen, ebenso auch über Geschenke oder kleine Aufmerksamkeiten, die durch ihren Streichelfilter dringen. Erfreulicherweise ist dies eine Ressource für die Psychotherapie. ◀

15.3.2 Transaktionsanalytische Diagnostik

Transaktionsanalytische Psychotherapie beginnt neben einer Anamnese mit einer sehr differenzierten Prozessdiagnostik. Wir beobachten sehr genau, wie wir einen Patienten wahrnehmen, aus welchem Ich-Zustand er uns begegnet und welchen Ich-Zustand er in uns anspricht. Wir lassen die Erscheinung des Patienten auf uns ebenso wirken wie seine Sprache und seinen Wortlaut. Häufig erarbeiten wir mit ihm in mehreren Sitzungen einen Skriptfragebogen und erfahren auf diese Weise viele Details aus seiner Kindheit und seinem Leben. Zur Vermeidung eines „labeling approach" via Krankheitsbezeichnungen interpretieren wir die Zusammenschau dieser Daten auf dem Hintergrund der theoretischen Konzepte der Transaktionsanalyse.

> ! Wir definieren die dysfunktionalen Erlebens-, Denk- und Verhaltensmuster der Patienten in konkreten, die innere Dynamik widerspiegelnden Termini von Ich-Zuständen, Trübungen, Transaktionen (einschließlich kontrollierender Transaktionsmuster) und „Spiele", Zuwendungsmustern, Grundpositionen, Umgang mit Gefühlen, den Mechanismen zur Aufrechterhaltung des Bezugsrahmens einschließlich der symbiotischen Haltungen und des passiven Verhaltens und nicht zuletzt in Elementen des Lebensplanes wie z. B. Gebote, Verbote, Einschärfungen und frühe Entscheidungen.

Gerade der Vorgang konkreter, handlungsleitender Diagnostik erscheint uns als Vorteil der Transaktionsanalyse. Ihre Theorien, Konzepte und Modelle sind auf das konkrete Denken, Fühlen, Hoffen und Verhalten der Patienten bezogen, d. h. bereits im Ansatz operationalisiert, und daher jederzeit innerhalb und im Anschluss an den therapeutischen Prozess überprüfbar.

Dennoch verbleiben wir nicht allein bei transaktionsanalytischer Diagnostik. Um beispielsweise breiter gefächerte Rahmenthemen zu finden, mit denen sich der Patient auseinandersetzen „muss", nutzen wir persönlich – wie viele unserer Kollegen ebenfalls – auch die internationale Klassifikation von Krankheiten wie beispielsweise den ICD. Doch hier gilt selbstverständlich dasselbe wie bei der transaktionsanalytischen Diagnostik: Jedes Konzept ist eine Anregung und keine Festlegung.

Ebenso wichtig und die Diagnostik ergänzend ist ein Blick auf die Ressourcen der Patienten. Je stärker Patienten beeinträchtigt sind, desto deutlicher schauen wir mit ihnen auf die Kräfte, durch die sie überlebt haben und auf die sie auch in ihrer Therapie zurückgreifen können.

Insgesamt sehen wir den ganzen Therapieprozess von der Anamnese bis zur letzten Sitzung als gemeinsamen Erkenntnisprozess von Patient und Therapeut, wobei diagnostische Erkenntnis und verändernde Intervention ständig ineinander greifen und aufeinander bezogen sind: Kategorien, „Speicher" und theoretische Konstrukte dürfen nicht dazu verleiten, ein statisches Bild vom Patienten zu entwickeln. Sie definieren keine Wahrheit, sondern dienen lediglich zum Öffnen neuer Türen, hinter denen sich jeweils einmalige, individuelle Erfahrungen, Erlebnisse und Reichtümer sowie Zukunftsmöglichkeiten verbergen. Jeder therapeutische Prozess ist daher für uns einmalig und immer wieder die Reise in ein unbekanntes Land.

Transaktionale Diagnosestellung am Beispiel von Frau B.

▶ Da Frau B. bereits unter verschiedenen transaktionsanalytisch-diagnostischen Gesichtspunkten vorgestellt wurde und auch im weiteren Verlauf der Darstellung weitere Facetten ihrer Diagnose sichtbar werden, verzichten wir an dieser Stelle auf eine Zusammenschau all ihrer Daten. Unter ICD-10-Kriterien entspricht das Zustandsbild der Patientin einer Persönlichkeitsstörung vom Borderline-Typus.

Obwohl sie selbst immer wieder die Befürchtung äußert, verrückt zu sein, kann eine Psychose differenzialdiagnostisch ausgeschlossen werden.

In der Terminologie der Transaktionsanalyse lässt sich das beispielsweise aus folgendem ersehen:

- Erreichbarkeit der ungetrübten Teile des Erwachsenen-Ich:
Frau B. ist immer wieder in der Lage, ihr Verhalten zu reflektieren oder Trübungen zu erkennen und zu verändern.
- Abrupter Wechsel der Energiebesetzung der einzelnen Ich-Zustände oder Überflutung des Erwachsenen-Ich mit Inhalten aus dem Eltern-Ich und dem Kind-Ich:
Anfangs geschieht dieser abrupte Wechsel häufig. Frau B. lernt jedoch schnell, bestimmte Inhalte bestimmten Ich-Zuständen zuzuordnen und damit die Ich-Zustandsgrenzen zu stabilisieren.
- Zugang zu den Affekten:
Ist bei Frau B. überaus deutlich.
- Häufigkeit und Intensität von Abwertungen, Grandiositäten oder Denkstörungen:
Frau B. wertet viel und häufig ab, kann jedoch bei entsprechender Konfrontation die Wahrnehmung langsam verändern.
- Ich-synthones oder Ich-dysthones Erleben der eigenen Symptomatik:
Gerade Frau B.s Frage, ob sie verrückt sei, macht deutlich, dass sie ihre Symptomatik als etwas Fremdes, nicht zu ihrem Wesen Gehörendes erkennt. ◀

Auch zur Erstellung der Differenzialdiagnose runden wir unseren Blick mit Hilfe anderer diagnostischer Systeme ab.

15.3.3 Therapietheorie

Therapieplanung

Die bereits erwähnte Einstellung, dass Therapie ein gemeinsamer Erkenntnisprozess von Patient und Therapeut ist, stellt auch den umspannenden Rahmen für jede Therapieplanung zur Verfügung. Das bedeutet letztendlich auch, dass der Therapieverlauf zwar in Phasen eingeteilt werden kann, dass diese jedoch nicht kontinuierlich und „ordnungsgemäß" nacheinander ablaufen müssen, sondern z.B. Elemente einer späten Phase in eine frühere integriert werden können, wenn ein bestimmtes Problem „im Patienten zur Lösung drängt." Im Patienten aufbrechende und zur Lösung reifende Behandlungsthemen und -schritte haben Vorrang.

Für die Planung eines Therapieverlaufs lassen sich u.E. 4 Phasen unterscheiden:

- In einer ersten Phase streben wir *kognitiv-klärende Arbeit auf der Verhaltensebene* an. Dazu gehört z.B. die Rekonstruktion der Ich-Zustandsgrenzen durch die Aufhebung von Trübungen, die Konfrontation von Entwertungen und die Klärung und Veränderung von Interaktions-, Kommunikations- und Zuwendungsmustern. Wir enttrüben und lehren den Patienten beispielsweise seine Denk-, Fühl- und Verhaltensmuster den einzelnen Ich-Zuständen zuzuordnen und dann in der Realität neue Verhaltensweisen auszuprobieren, oder wir ermutigen sie, sich ihrer ursprünglichen Gefühle bewusst zu werden, sie zu spüren und auszudrücken.

- Das führt in einer nächsten Phase zur Frage nach dem Ursprung heutiger, dysfunktionaler Muster und damit zu *kognitiv-klärender Arbeit am Skript*, d. h. z. B. dem Erkennen und Auseinandersetzen mit frühen Entscheidungen und elterlichen Botschaften. Beim Aufdecken der Wurzeln heutiger Beeinträchtigungen (Pathologie) gehen Transaktionsanalytiker davon aus, dass Menschen die meisten ihrer frühen Erfahrungen mit therapeutischer Hilfe erinnern können. Ihre Erfahrungen sind vorbewusst, auch wenn sie im Hier und Jetzt nicht immer „greifbar" sind.
- In einer dritten Phase werden alte Szenen mit Hilfe erlebnisaktivierender Methoden *emotional rekonstruiert*. Dabei regen wir u. U. auch mittels Körperarbeit (wie z. B. Übungen zur Freisetzung von Verspannungen) die kathartische Entladung alter Gefühle an. Denn solche emotionalen Prozesse und deren anschließende Reflexion führen oftmals zu strukturellen Veränderungen.
- Eine letzte Phase beinhaltet häufig wieder *kognitive klärende Elemente*, um sich mit veränderten Gefühlen, Wünschen und Bedürfnissen im Alltagsleben „neu einzurichten".

Jeder therapeutische Prozess ist auch ein Abschiedsprozess, bei dem alte Muster aufgegeben, Bilder „zurechtgerückt" und festgehaltene Gefühle losgelassen werden. Manchmal wird sogar ein ganzes Selbstbild oder eine Identität, die von einer bestimmten Rolle (z. B. der Opferrolle) bestimmt wird, aufgegeben, um neuen Strukturen Platz zu machen. Deshalb nutzen wir auch die *Phasen der Trauer*, wie sie z. B. von Kübler-Ross (1978, 1982) dargestellt werden, um den Prozess von Wachstum, Heilung, Integration, Identitätsentwicklung und Versöhnung für die psychodynamisch orientierte Therapieplanung zu nutzen.

Auch dabei muss man davon ausgehen, dass die einzelnen Abschnitte nicht immer direkt nacheinander durchlaufen werden, sondern unterschiedliche Aspekte, die im Verlauf einer Therapie berührt werden müssen, zu unterschiedlichen Zeitpunkten aufgegriffen werden. Bestimmte Grundthemen, wie z. B. Verlassenheit, tauchen häufiger auch in unterschiedlichen Zusammenhängen immer wieder auf. Insofern haben wir uns für folgende Darstellung eines an den Phasen der Trauer orientierten Therapieverlaufes entschieden (Abb. 15.8).

Transaktionsanalytische Zielvorstellungen therapeutischen Handelns

Diese bestehen in einer Zunahme von Autonomie und seelischen Wachstums bis hin zur Heilung.

> Hatte noch Berne Heilung mit Skriptfreiheit gleichgesetzt, so sehen wir persönlich nicht nur die Loslösung möglichst vieler erstarrter Elemente des Bezugsrahmens, sondern auch Selbstbestimmung und Selbstakzeptanz als wesentliche Ziele. Das heißt, es sind manchmal auch Entscheidungen zu akzeptieren, bestimmte Symptome beibehalten zu wollen, weil der zur Veränderung notwendige Rückblick so schmerzhaft wäre, daß er vermieden werden soll. Wir halten es auch für eine autonome Entscheidung, sein Leben u. U. so zu strukturieren, daß der Patient lernt, mit einigen seiner Symptome zu leben und umzugehen.

Ab und zu liegt der Fokus auch nicht auf der „Heilung von", sondern auf der „Befreiung für etwas". Das heißt, dass dann gezielt jene Skriptelemente zu bearbeiten sind, durch die der Patient sich hindert, alterstentsprechend natürliche Schritte von Wachstum und Reife zu vollziehen. Für alles Weitere vertrauen wir mit Petruska Clarkson (1996) der „Physis", dem allen Menschen innewohnenden Bedürfnis zu wachsen und dem Vorhandensein der dazu notwendigen Kraft.

Wachstum im Sinne von Loslösung erstarrter Skriptelemente bedeutet in unserem Verständnis, auch jene Anteile der eigenen Person kennenzulernen und anzunehmen, die bislang nicht wahrgenommen werden konnten oder sollten. Das können z. B. Rebellion, Neid oder die jeweils abgelehnten Anteile des eigenen oder des anderen Geschlechts

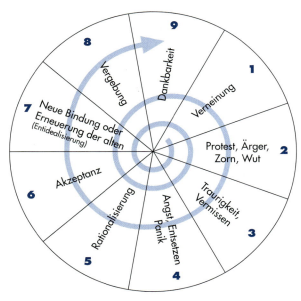

Abb. 15.8. Phasenverlauf eines Trauerprozesses (in Anlehnung an Kübler-Ross 1978)

sein. Insofern ist jeder therapeutische Prozess immer ein Prozess von Integration und damit einhergehend der Aussöhnung mit sich selbst und anderen. Nur die Integration möglichst aller Anteile der eigenen Persönlichkeit führt zu einer Heilung der Identität. Wir jedenfalls wünschen uns, dass eine Person mit dem Abschluss ihrer Therapie Bewusstheit darüber hat, wie sie den Begriff „Ich" zum entsprechenden Zeitpunkt ausfüllen und beschreiben kann.

Der therapeutische Prozess

Der transaktionsanalytische Ansatz, den wir (aber nicht alle Transaktionsanalytiker) verfolgen, fokussiert, v. a. bei der Arbeit mit sog. frühgestörten Patienten, auf dem psychotherapeutischen Prozess selbst. Der Prozess ist für uns oftmals wichtiger als der Inhalt.

Erzählt ein Patient z. B. mit leiser Stimme, dass er erfolgreich ein Geschäft abgeschlossen hat, und schaut uns dabei ängstlich und mit leicht eingezogenen Kopf an, so werden wir ihn sicher fragen, was in ihm vorgeht, wenn er uns diesen Erfolg erzählt und dabei ängstlich und verhalten wirkt. Die berichtete Introspektion weist uns dann möglicherweise den Weg zu einer alten Erfahrung, z. B. der, dass Erfolge des Jungen von damals in Frage gestellt und nicht ernst genommen wurden.

Wir beobachten also, wie sich das Skript des Patienten (hier die frühe Entscheidung: „Niemand glaubt mir, wenn ich erfolgreich bin") im Hier und Jetzt entfaltet, spiegeln dies zurück und regen den Patienten damit an, sein augenblickliches Verhalten zu reflektieren. Dabei sind wir besonders hellhörig für Redefinierungsmechanismen, die uns anzeigen, dass ein Patient seinen Bezugsrahmen unbedingt aufrechterhalten will.

Gratulieren wir dem o. g. Patienten z. B. zu seinem Erfolg und er antwortet mit der Anmerkung, dass er nur Glück gehabt habe, so vermuten wir, dass er auf diese Weise ein Verständnis von sich und anderen aufrechterhält, in dem ihm von anderen auch weiterhin wenig Kompetenz zugetraut wird.

Durch unsere Fragen stellen wir dann einen Zusammenhang zwischen dem Erleben im Hier und Jetzt und alten Erfahrungen her. Dabei lernt der Patient gleichzeitig, dass er sein heutiges Denken, Erleben und Verhalten aus bestimmten Haltungen (= Ich-Zuständen) gestaltet und sich dabei in der Gegenwart noch immer genau so selbst abwertet, wie er früher von seinen Bezugspersonen abgewertet wurde. Je nach Offenheit des Patienten in der entsprechenden Phase der Therapie entscheiden wir dann mit ihm gemeinsam, ob er noch weiter „in alte Szenarien gehen" und z. B. eine sog. Neuentscheidung anstreben will oder ob „wir" es beim derzeitigen Erkenntnisprozess belassen.

Das alles meint: Wir halten es für besonders hilfreich und fruchtbar, das Beziehungsgeschehen zwischen Patient und Therapeut zum Inhalt der Therapie zu machen, weil dabei das Skript „in vivo" zu beobachten ist und der Patient sich oftmals im Hier und Jetzt so erlebt wie zur Zeit der Skriptentstehung. Dabei kann der Widerstand gegen das Erinnern alter Erfahrungen leichter abgebaut und neuer Erfahrung Raum geschaffen werden.

Fortsetzung des Beispiels von Frau B.

▶ Frau B. beklagt sich, dass ihr Mann Gerd sich zu wenig Gedanken über ihr Geburtstagsgeschenk gemacht habe. Dabei hat sie sich mit angezogenen Beinen auf ihrem Stuhl zusammengekauert und „schnüffelt" leise vor sich hin. Alle Verhaltensmerkmale deuten darauf hin, dass sie einen Kind-Ich-Zustand mit Energie besetzt hat (*Verhaltensdiagnose*). Die Therapeutin empfindet das Verhalten der Patientin als „Anfordern" fürsorglicher Verhaltensweisen (*soziale Diagnose*) und fragt nach dem Erleben der Patientin. Diese „bestätigt", dass die Therapeutin ihr beipflichten solle, wie schrecklich doch der Ehemann sei und dass sie sich Bedauern wünsche (*phänomenologische Diagnose*). Auf die Frage, ob sie es kenne, Zuspruch oder Bedauern zu bekommen, wenn sie sich ganz klein und hilflos mache, erinnert sie sich, dass Mutter sie einige wenige Male bedauert habe, als sie sich über den ungerechten Vater beklagte (*historische Diagnose*).

Mit einer solchen Vorgehensweise stimmt die Therapeutin ihre Wahrnehmung von der Patientin so wie ihr eigenes Erleben im Prozess mit der Patientin ab. Dabei vermeiden wir dem Patienten unsere Sichtweise als die einzig richtige „aufzudrängen" und ihn Kraft unserer (vermeintlichen) Autorität zu therapeutischen Erkenntnissen oder Schritten zu verleiten, die zu dem gegebenen Zeitpunkt noch nicht seine sind oder auch nie seine sein werden.

Die folgende Gesprächssequenz zeigt einen gelungenen Umgang mit dem Prozess.

Frau B.	Therapeutin	Bemerkungen
(Schaut zum Fenster hinaus, während sie laut und schrill mit der Therapeutin spricht): Ich will, dass er (Gerd) endlich mit den Mitarbeitern redet, da bahnt sich was an, die machen ein Komplott gegen uns.	Ich höre und sehe, dass Sie sehr ärgerlich und erregt sind.	Aus der Kenntnis der Patientin vermutet die Therapeutin hier Ärger als Ersatzgefühl.
Natürlich, wieso denn nicht. Das ist doch ein Grund, wenn er nichts tut.	Wenn es so ist, so ist das ein Grund. Und ich möchte, dass Sie mich anschauen, während wir miteinander sprechen.	Das Wegschauen lässt vermuten, dass die Patientin sich mit ihrem Denken und Fühlen nicht auf das Hier und Jetzt bezieht, sondern auf alte Erinnerungen des Skripts. Durch die Aufforderung, sie anzusehen, fokussiert die Therapeutin auf die Wahrnehmung der Beziehung und der Empfindungen im Hier und Jetzt und damit auf das Spüren authentischer Gefühle.
(Bemüht sich, den Blick auf die Therapeutin zu lenken. Indem sie dies tut, füllen sich ihre Augen mit Tränen.)	Was macht Sie denn so traurig, wenn Sie Kontakt mit mir aufnehmen?	Kind-Ich-gesteuert „will" die Patientin den Kontakt vermeiden.
Immer wieder dieser Scheißkontakt.	Was bedeutet denn dieser Kontakt?	ER-gesteuert beginnt sie, den Kontakt aufzunehmen.
Ich spür dann Ihr Interesse, und das ist, das ist … fast wie ein Zwang.	Dann fühlen Sie sich wozu gezwungen?	
… zur Ehrlichkeit, alles zu fühlen, was da ist.	Und dann merken Sie, dass …	Im gegenseitigen Blickkontakt entsteht Beziehung und im Spiegel der Aufrichtigkeit der Therapeutin kann auch die Patientin ihre authentischen Gefühle nicht mehr abwehren.
… dass ich eigentlich Angst habe, ganz viel Angst.	Dann zeigen Ihre Tränen Angst an?	Therapeutin verstärkt das Gefühl.
Ja, ganz viel Angst, dass die Mitarbeiter sagen, dass ich am miesen Betriebsklima Schuld habe.	Und dann sind sie wieder die böse kleine Annette?	
(Nickt stumm)		

Anschließend erarbeiten beide gemeinsam eine Strategie, wie sich Frau B. gegenüber ihren Mitarbeitern und ihrem Mann verhalten kann.

Nicht immer gelingt das Aufgreifen des Prozesses so gut wie hier. Wenn die Abwehrstrukturen hoch geladen und die Therapeutin aus eigener Befindlichkeit ungeduldig ist, so kann es auch zu „Verhakungen" kommen.

Frau B.	Therapeutin	Bemerkungen
(Frau B. ist hochgradig erregt, ihre Stimme ist schrill und sie ist hochrot im Gesicht): So ein Mist, nicht mal Peters Geburtstag will er (Gerd) mitgestalten. Immer der verdammte Laden. Und dann haben wir uns beim Frühstück vor Peter um seinen Geburtstag gestritten, vor Peter!	Wie haben Sie sich denn die Verantwortung aufgeteilt?	Therapeutin hat die falsche Hypothese, dass die Patientin nicht allein die Verantwortung für den Geburtstag übernehmen will. Richtigerweise hätte die Therapeutin fragen müssen, was es für Frau B. bedeutet, vor Peter über dessen Geburtstag zu streiten.
(Noch erregter): Ich habe sie doch immer ganz allein!	Stimmt das wirklich, neulich haben Sie mir doch erzählt, wie Ihr Mann mit Peter musiziert.	Therapeutin will enttrüben, geht jedoch dem „falschen" Problem nach. Im „doch" der Therapeutin ist die Ungeduld zu spüren.
(Sehr gereizt): Wenn Sie immer zu Gerd halten, dann brauch ich ja gar nicht mehr herzukommen. Dann können Sie mich ja gleich in die Psychatrie abschieben.	Jetzt sind Sie ganz ärgerlich gegen mich, weil Sie denken, ich stünde auf der Seite Ihres Mannes. Kennen Sie das, dass Sie eine Front gegen sich haben?	Die Therapeutin will den Prozess aufgreifen, ist aber zu ungeduldig, um wirklich „Resonanzboden" zu sein. Da der Ärger nicht genug exploriert wurde, ist auch die „Front"-hypothese voreilig.

Danach weint die Patientin „hemmungslos" und die Therapeutin sitzt eher ratlos da. Es kann auch bis zum Ende der Sitzung nicht geklärt werden, was das eigentliche Problem ist. Die Therapeutin ist selber betroffen und schließt die Stunde mit der Bemerkung, dass es ihr leid tue, dass sie nicht weiterhelfen konnte und Frau B. so unglücklich sei.

In der Nachreflexion wird der Therapeutin deutlich, dass sie die Intensität in der Betonung des Namens „Peter" (erste Transaktion) überhört hat. Das greift sie beim nächsten Mal auf. Es kann geklärt werden, dass es für Frau B. ganz schmerzlich ist, dass die Ehestreitigkeiten sogar den Geburtstag ihres Sohnes beeinträchtigen. Sie fühlt sich überschwemmt von der Empathie für ihren Sohn und ihrer Scham über ihr „Versagen" und wollte von der Therapeutin wie ein Kind von einer Mutter getröstet werden. Daher war sie völlig verzweifelt darüber, so ins „Leere" zu laufen. Die Therapeutin kann authentisch vermitteln, wie leid ihr ihre unangemessene Wahrnehmung tut. Das ist ein Augenblick großer Nähe zwischen Patientin und Therapeutin. Die Patientin berichtet später, in diesem Augenblick einen der seltenen Momente von Gleichwertigkeit mit anderen Menschen erlebt zu haben. ◄

Die therapeutische Beziehung

Wie das Beispiel zeigt, bilden Begegnung und Beziehung eine wesentliche Grundlage der Arbeit. Gleichzeitig kommen verschiedene andere Elemente zum Tragen, die einen solchen beziehungsorientierten Prozess ermöglichen.

Die Basis bildet eine realistische Haltung gegenseitigen Respekts, in der das oben beschriebene Menschenbild der Transaktionsanalyse mit der Betonung von Gleichberechtigung und Gleichwertigkeit zwischen Patient und Therapeut zum Ausdruck kommt.

Dazu gehört zweitens der angemessene Gebrauch unseres Erwachsenen-Ichs, unter dessen Führung wir auch elterliche oder kindliche Funktionen einsetzen können. Mit unserer Erwachsenen-Ich-Funktion vermeiden wir, Empathie und Fürsorglichkeit zu „Overprotection" und damit zur Entwertung werden zu lassen oder im Zusammenhang mit Regeln und Grenzsetzungen zum Verfolger zu werden. Ebenso können wir die Begegung kindlich spontan, frech oder augenzwinkernd gestalten, wenn wir „erwachsen" absehen können, dass sich der Patient damit aus dysfunktionalen Verhaltensweisen „hervorlocken" lässt und sich nicht „vorgeführt" oder entwertet erlebt.

Drittens kann die Haltung eines transaktionsanalytischen Psychotherapeuten generell nach Crossman (1966) durch die drei Variablen „*Potency, Permission und Protection*" (die sog. drei P) gekennzeichnet werden, die wir im beziehungsorientierten Therapieansatz wie folgt verstehen:

- Potency meint Fähigkeit und Professionalität des Therapeuten, dem Patienten mit fundiertem Wissen und mit einer Kraft, die

das Leiden des Patienten ertragen kann, respektvoll zu begegnen und sich mit jedem Patienten neu auf seine individuelle Persönlichkeit einzulassen und gemeinsam zu lernen.
- **Permission** meint Erlaubnis, den Patienten zu ermutigen, konstruktives Denken, authentisches Fühlen und alternatives Handeln auszuprobieren. Dazu ist v.a. ein Arbeitsklima zu schaffen, in dem der Patient sich reflektieren und ausprobieren kann, ohne „richtig" sein zu müssen, und in dem er sich in seiner jeweiligen erwachsenen Eigenständigkeit unterstützt und vom Therapeuten ermutigt fühlt.
- **Protection** meint Schutz für den Patienten. Es ist z. B. ebenso darauf zu achten, dass die einzelnen Entwicklungsschritte nicht zu groß sind (was sich ängstigend auswirken könnte), wie auch, ihn auf rebellische Ausbrüche aufmerksam zu machen, die anschließend interne Anpassung von ihm erfordern, um „wieder gut" zu sein (d.h. seiner bisherigen Identität zu entsprechen). Zudem gilt es, die Destruktivität seiner Introjekte gut zu kennen, um für das Ausmaß seiner Ängste empathisch zu sein und den zerstörerischen Botschaften, die seinen Bezugsrahmen bestimmen, einen konstruktiven Bezugsrahmen entgegensetzen zu können.

Mit dieser Interpretation der sog. Therapeutischen Triade (Schlegel 1995) zeigt sich eine aktuelle Entwicklung in der Transaktionsanalyse, die dem Bedürfnis v.a. frühgestörter Patienten nach Freiheit in den Bindungen in weit größerem Maße Rechnung trägt als die anfangs üblichen Erlaubnistransaktionen, die ein Gegengewicht zu destruktiven Eltern-Ich-Botschaften schaffen und dem Patienten helfen sollten, durch Imperativ-Sätze (wie z.B. „Du darfst dich nach dir richten!") sein Skript zu überwinden. Inzwischen „wissen" wir, dass nur in einem Klima, das Freiheit und Bindung sowie Eigenständigkeit und Beziehung möglich macht, der Patient Akzeptanz für sein „So-sein" erleben und eine Bindung aufbauen kann, in der er sein Skript „ausleben" und gleichzeitig angstfrei reflektieren kann.

In partnerschaftlicher Zusammenarbeit gestalten wir viertens eine sog. *Core-Beziehung* (Barr 1987). Darunter verstehen wir eine gemeinsame vom Erwachsenen-Ich gesteuerte Betrachtung des therapeutischen Prozesses auf einer Meta-Ebene.

Lädt uns z.B. ein Patient skriptgemäß in einen Machtkampf ein, indem er sagt: „Der Therapeut in der Klinik war viel besser, der hatte ja aber auch eine andere Ausbildung", so zeichnen wir diese Transaktion auf die in jedem Therapieraum verfügbare Tafel (s. Transaktion 1 in Abb. 15.9).

Mit der Frage: „Was würde wohl passieren, wenn ich sage: ‚Dann sollten Sie aber unbedingt in die Klinik zurückgehen'", zeichnet der Therapeut eine nächste Transaktion ein (s. Transaktion 2 in Abb. 15.9). Auf diese Weise lädt er den Patienten zu einer gemeinsamen Reflexion darüber ein, „was passieren würde, wenn". Das kann zu einem Austausch auf der Erwachsenen-Ebene (a + b in Abb. 15.9) darüber führen, was zur Transaktion (1) veranlasst hat, und ob der Patient solche Situationen auch aus seinem Alltagsleben außerhalb der Therapie kennt.

Die Core-Beziehung ermöglicht in besonderer Weise die Begegnung und Beziehung mit persönlichkeitsgestörten Patienten, die z.B. durch Spaltung und Idealisierung („Der Therapeut in der Klinik ist besser als Sie!") ihren Bezugsrahmen aufrechterhalten wollen. Bei der gemeinsamen Prozessbetrachtung vermitteln wir, dass Fühlen, Denken und Verhalten nicht bewertet, sondern im Hinblick auf ihre Funktionalität gemeinsam angeschaut werden. Dieses gemeinsame Hinschauen macht es leichter, auch in jenen dif-

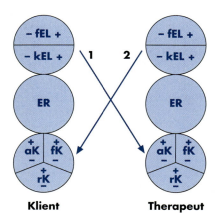
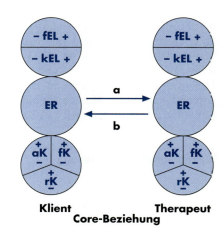

Abb. 15.9. Prozesstransaktionen und Core-Beziehung zur Klärung des Prozesses (Erläuterungen s. Text)

fizilen Situationen in Beziehung zu bleiben, wenn Patienten sich mit uns überidentifizieren oder uns idealisieren. Berne gab dem entsprechendem „Spiel", in dem der Patient sich in die Opferposition begibt und den Therapeuten als „rettenden Engel" erlebt, die Bezeichnung „Sie sind wunderbar, Herr Doktor".

Wissend, dass Patienten diese Idealisierung u. U. brauchen, um in ihrer Not einen „Strohhalm" zu haben, an den sie sich klammern können, können wir uns bedanken, wenn Patienten z. B. unsere Aufmerksamkeit, Geduld oder Herzlichkeit loben. Anschließend gilt es, sie zu fragen, was denn aber geschehen würde, wenn wir uns als fehlerhafte Menschen erweisen, die einen Termin vergessen, das Schreiben eines Gutachtens verzögern, weil wir es lästig finden, oder wenn sie erfahren würden, dass wir zu Hause nicht so empathisch sind wie in der Therapie. Indem die Patienten ihre antizipierte Enttäuschung mit uns besprechen, bleiben wir in Beziehung. Trotzdem würdigen wir das Bedürfnis, „gute Eltern" zu haben, mit denen man sich identifizieren kann, um selbst gut zu sein. Gleichzeitig ermöglichen wir eine „sanfte" Realitätskontrolle, indem wir deutlich machen, dass wir normale Menschen mit Ecken und Kanten sind. Zu einer respektvollen wie auch therapeutisch effizienten Beziehung dem Patienten gegenüber gehört jedoch auch zu entscheiden, wann wir seine Sichtweise korrigieren. Denn für einen schwer beeinträchtigten Patienten kann es u. U. lebensrettend sein, sich durch die Identifikation mit einem „guten Therapeuten" vorübergehend besser zu fühlen und Lebendigkeit erstrebenswert zu finden.

Die Core-Beziehung hilft uns auch dann, Bindung und Begegnung zu halten, wenn wir mit der stabilen Instabilität – nicht nur persönlichkeitsgestörter – Patienten konfrontiert werden. Wir sehen Angst vor Nähe als weitverbreitetes Symptom, das in bestimmten Abschwächungen nicht nur den Borderlinepatienten kennzeichnet. So geschieht es z. B. häufig, dass eine Sitzung, die besonders viel Nähe und Verständnis beinhaltete, von einer weiteren gefolgt wird, in der uns der Patient sehr distanziert begegnet und uns z. B. heftig kritisiert. Durch die gemeinsame Betrachtung des Geschehens kann diese Reaktion dann u. U. als jene Angst vor dem Gefangensein in Beziehungen analysiert werden, die auf entsprechenden frühkindlichen Erfahrungen basiert und im Hier und Jetzt „unreflektiert" agiert wird. Ihre Benennung und Reflexion kann manchmal bereits neue Erfahrungen initiieren.

„Last but not least" wird fünftens Übertragung und Gegenübertragung zum Gegenstand gemeinsamer Erkenntnis und damit bindungs- und beziehungsstiftend genutzt. Mit Moiso (1985) definieren wir in der Transaktionsanalyse folgende Übertragungsmuster:

- Typ 1: Übertragungen einer Figur und ihrer angeblichen Erwartungen an den Patienten aus Entwicklungszeiträumen nach dem 3.–4. Lebensjahr, also klassische Übertragungsbeziehungen auf neurotischem Funktionsniveau.
- Typ 2: Übertragungen, in denen die frühen primitiven Objektbeziehungen wieder er- und belebt werden, d. h. Übertragungsprozesse, die die Spaltungen in Gut und Böse sowie entsprechende Idealisierungen beinhalten.

Unter Gegenübertragung verstehen wir:

- Typ a: Die Übertragung der Skriptinhalte des Therapeuten auf den Patienten.
- Typ b: Die Reaktionen des Therapeuten auf die vom Patienten angebotene Übertragung.

Beispiel aus der mittleren Therapiephase mit Frau B.

▶ Frau B. berichtet in einer Sitzung während der mittleren Therapiephase über einen Traum, in dem ihre erotisch-sexuelle Lust zum Ausdruck kommt. Als die Therapeutin einige Traumelemente als gesunde Ressource aufgreifen will, weicht Frau B. mit dem Blick aus und sagt dann, es sei nun lange genug über den Traum gesprochen worden, sie müsse sich dringend noch eine Konfliktsituation mit einer Mitarbeiterin ansehen. Als die Therapeutin ihr Erstaunen über diesen „Abbruch" äußert, reagiert Frau B. aggressiv mit den Worten: „Angeblich soll ich die Themen doch immer selber bestimmen!" Sie beginnt dann zu schimpfen, dass man es der Therapeutin ja nie recht machen könne und dass sie nicht mal hier sagen könne, was sie meint. Die Therapeutin greift diese Übertragung von Typ 2 auf:

Frau B.	Therapeutin	Bemerkungen
	Frau B., wollen Sie mit mir zusammen anschauen, was hier im Prozess gerade passiert?	Durchkreuzung der Transaktion auf ER-Ebene.
(Stutzt, dann sehr aggressiv): Was soll das denn jetzt schon wieder?	Ich biete Ihnen an, das, was Sie hier im Moment mit mir erleben und was für Sie sehr aufregend und wahrscheinlich auch unangenehm ist, genauer anzusehen.	Erneutes Durchkreuzen auf der ER-Ebene.

Frau B.	Therapeutin	Bemerkungen
(Nimmt langsam Blickkontakt auf und ein ganz leichtes Lächeln huscht über ihr Gesicht): Sie holen mich ja mal wieder ganz schön runter!	Und Ihnen ist ganz schnell deutlich geworden, dass Sie vielleicht das eine fühlen und ausdrücken, um das andere nicht zu spüren.	Die Therapeutin kann hier auf Beziehungserfahrungen zurückgreifen. Die Patientin hat bereits eine hohe Bewusstheit von sich selbst entwickelt und kann durch die Ansprache der Therapeutin mit den ungetrübten Anteilen ihres ERs erkennen, dass sie einem dysfunktionalen Skriptmuster folgt. Die Therapeutin nimmt das Lächeln und den burschikosen Ausdruck als Zustimmung zu dem Arbeitsangebot.
	Wo war denn da bei dem Erzählen des Traumes und Ihrem plötzlichen Wunsch, über die Mitarbeiterin zu reden, etwas Unangenehmes für Sie?	Therapeutin beginnt aufzudecken, was sich im Erleben der Patientin wirklich abspielt.
Eigentlich, eigentlich gar nichts, denn man kann ja schließlich über Sex reden.	Das klingt so, als sei es trotzdem unangenehm.	Therapeutin greift die verdeckte Transaktion auf.
(Schaut wieder zum Fenster hinaus): Wir haben ja nicht nur über Sex geredet.	Sondern?	
Oh, Scheiße, nein! Will ich nicht. Ich will raus.	Rausgehen und weglaufen ist besser als …	
… aushalten müssen, dass Sie da sind.	Da spüren Sie einen ganz schlimmen Druck von mir. Wollen Sie hier abbrechen oder weitermachen?	Auf ER-Ebene wird reflektiert, was die Patientin aus ihrem K auf die Therapeutin projiziert. Das heißt, die fantasierte Beziehung wird angesehen. Durch die Frage nach dem Abbrechen wird zum einen respektiert, dass die Patientin möglicherweise so viel Angst empfindet, dass sie glaubt, diese im Moment nicht zulassen zu können, zum anderen wird sie noch einmal zur Selbstverantwortung eingeladen.
Weitermachen. Ich habe das so satt, dass mir bei Ihnen manchmal ganz heiß ist und ich am liebsten im Erdboden verschwinden will.	Gut, das finde ich mutig. Sie spüren einen Druck von mir und es klingt so, als müssten Sie sich ganz doll schämen.	Anerkennung und Wiederbeleben des Themas.
Tue ich auch.	Ich habe die Fantasie, dass sie sich Mutter gegenüber auch oft so gefühlt haben.	
Ja, das stimmt, das ist ganz alt.	Wie könnte dann folgender Satz für Sie zu Ende gehen: „Ich schäme mich ganz doll, wenn Mutter sieht, dass ich … ?"	
(Ganz leise): Lust habe.	Lust habe, mh. Da ist was Schlimmes dran.	

Frau B.	Therapeutin	Bemerkungen
(Beginnt intensiv zu weinen): Ich habe Angst, nur Angst. Grad, eben beim Traum, als das Wort „Fleischeslust" eine Rolle spielte. Das war ganz schrecklich.	Was war da ganz schrecklich?	
Ich weiß nicht, ob ich das sagen darf, es war … es war.	Sie dürfen, denn hier ist der Raum, wo sie in Ruhe alles anschauen können, was Sie denken und empfinden.	
Sie waren so schrecklich.	Da war ich so wie Mutter?	
Ja, als ob Sie gleich schreien und auf mich einprügeln würden.	Und da war in Ihnen die ganz schlimme Angst von damals.	Hier wird ein Spaltungsmechanismus deutlich: Kurzzeitig wurde die Therapeutin als „nur böse" erlebt.
(Putzt sich die Nase und atmet tief)	Gut, dass es raus ist?	
Ja.	Und haben Sie dann Ihren alten Rettungsmechanismus zuhilfe genommen, nämlich ärgerlich zu werden, um die Angst nicht zu spüren?	
(Blickt die Therapeutin voll an): Sie kennen mich gut.	Ich weiß nicht, ob ich Sie gut kenne, aber ich glaube, ich verstehe viel von dem, was Sie mir mitteilen.	Therapeutin beugt hier der Gefahr vor, dass die Patientin annehmen könnte, die Therapeutin habe Fähigkeiten, sie zu durchschauen.

Im weiteren Verlauf der Sitzung kann geklärt werden, dass sich Frau B. für den sorgfältig gehüteten Anteil in ihrer Persönlichkeit, wo sie erotisch lustvoll empfindet, nicht zu schämen braucht, und auch, dass es heute nicht mehr gefährlich ist, ihn zu zeigen. Mit dem Satz „Niemand darf mich heute noch ‚Hure' nennen" wird die Sitzung beendet. ◄

Der hier geschilderte therapeutische Prozess enthielt, v.a. am Anfang, Klippen, die es zu umschiffen galt. Elterlich-kritische Reaktionen der Therapeutin z.B. hätten den Prozess so weiter eskalieren können, dass die Patientin wirklich aus dem Raum gelaufen wäre. Das Wissen über Spaltungsprozesse half der Therapeutin, die „übertragene" Angst der Patientin nachzuvollziehen und das Geschehen in Ruhe anzusehen. In solchen Situationen lassen wir uns von den Fragen leiten:

- Was bewegt den Patienten, sich im Augenblick so zu verhalten?
- Wovor schützt ihn das?
- Welchen Skriptanteil reinszeniert er hier mit uns?

Diese Überlegungen machen es möglich, gleichzeitig den Prozess zu analysieren und in der Beziehung zu bleiben. Das heißt auch, sich durchaus betroffen, traurig oder ärgerlich zu fühlen und diese Empfindungen dann „behutsam" dem Patienten auf der Erwachsenenebene zur Reflexion anzubieten. Denn der beziehungsorientierte Ansatz wäre konterkariert, wenn der Therapeut den Patienten als Objekt betrachten und sein Verhalten „beobachten" würde, anstatt auf ihn zu reagieren und sich mit ihm einzulassen.

Ein angemessener Umgang mit Übertragungen beiderlei Typs wird natürlich dann schwierig, wenn der Therapeut, von ihm selbst unbemerkt und unreflektiert, in einen Gegenübertragungsprozess vom Typ a hineingerät. Das kann z.B. als eine Reaktion auf eine Typ-1-Übertragung eines depressiven Patienten geschehen. Dieser beginnt die Sitzung beispielsweise zum wiederholten Male damit, dass es ihm immer noch nicht besser gehe. Dabei klagt dieser den Therapeuten in verdeckter Weise an, dass er sich nicht genug bemühe, etwas für ihn zu tun und macht ihn damit zum „versagenden Vater". Indem der Therapeut jetzt das Bild seiner fordernden Mutter, der er nicht genügen kann, auf den Patienten überträgt, kann sich dieser leicht in einer Gegenübertragung „verhaken". Anstatt die verdeckte Transaktion aufzugreifen und sie auf die alte Erfahrung des Patienten zurückzuführen oder mit dem Patienten eine Alternative zu verdeckten Forderungen zu erarbeiten, bemüht er sich, durch Fragen herauszufinden, durch welche inneren Dialoge der Patient sein Ersatzgefühl – der Therapeut vermutet „ängstlich-trauriges Leiden" wie bei seiner eigenen Mutter – aufrecht erhält. Da der Patient verdeckt ein ganz anderes Anliegen hat, bleibt der Prozess natürlich zäh und ermüdend und beide beenden die Stunde mit Frustration.

Gooss u. Kottwitz haben eine in diesem Zusammenhang interessante Liste der häufigsten Gegenübertragungsreaktionen bei Borderlinepatienten zusammengestellt:

- Allmachtsphantasien des Therapeuten: „Heilsbringer",
- reaktive Wut auf Erpresst-/Ausgenutzt-Werden,
- Hilflosigkeit oder Unterwerfung unter die Kontrollbedürfnisse des Patienten; übermäßige Skrupel, Zweifel, Schonen,
- Überabgrenzung und Verdinglichung von Patienten,
- Derealisations- und Depersonalisationserleben,
- Spaltungseffekte im Team (Gooss u. Kottwitz 1994, S. 66).

Erlebt man als Therapeut solche Reaktionen bei sich selbst, kann man sie therapeutisch sinnvoll nutzen, indem man sich z. B. die Fragen beantwortet:

- Was bedeutet es im System des Patienten, sich „so" zu verhalten, dass man sich als Therapeut „so" empfindet?
- Was hat man unterlassen, damit es zu dieser Übertragungs- und Gegenübertragungsreaktion kommen konnte (z. B. keine klaren Regeln gesetzt, auf die man verweisen kann)?
- Warum braucht man den Patienten so, wie er sich verhält (weil es z. B. den eigenen narzisstischen Bedürfnissen gut tut, sich als Heilsbringer zu verstehen, nachdem so viele andere Therapeuten „gescheitert" sind)?

Die Überlegungen und Antworten zu solchen Fragen in der nächsten Sitzung in den Prozess einzubringen und zu reflektieren, ist Bestandteil einer therapeutischen Core-Beziehung und führt häufig zu wesentlichen Fortschritten.

Inhalte therapeutischer Arbeit

Im Hinblick auf die Inhalte transaktionsanalytischer Psychotherapie ist die Integration von Denken und Fühlen bzw. die Bewusstmachung, dass dysfunktionale Denk- und Gefühlsmuster zusammenhängen und sich gegenseitig bedingen, zentraler Gegenstand. Erskine u. Zalcman (1979) erarbeiteten in diesem Zusammenhang ein System, mit dem kognitive und emotionale Aspekte, die zu bestimmten Verhaltensweisen führen, in einem Regelkreis dargestellt werden können. Insgesamt dient das Verhalten dazu, authentische Gefühle „in Schach" zu halten und das Skript im Hier und Jetzt zu beleben. Man kann solche *Skriptsysteme*, wie sie später genannt wurden (vgl. Erskine u. Moursund 1991), bereits in der ersten Phase der Therapie erarbeiten, um den Patienten möglichst bald neben dem Erkennen der verschiedenen Aspekte seines Skripts realisierbare Handlungsalternativen anzubieten.

Mit Frau B. z. B. analysierte die Therapeutin in der 6. Sitzung nach vorangegangener Anamnese und Skriptfragebogen folgendes System (Abb. 15.10).

Über die Verdeutlichung der aktuellen Problematik hinaus, kann durch Fragen zum Speicher „verstärkende Erinnerungen" erstens schon früh der Zusammenhang zwischen heutigem dysfunktionalem Verhalten und frühen Erfahrungen hergestellt werden. Zweitens bieten die verschiedenen Aspekte des Systems eine gute Grundlage für Verhaltensverträge und Hausaufgaben, wie z. B.: „Ich werde Gerd bis zur nächsten Sitzung 3mal fragen, ob er mir hilft."

Und drittens gelingt es häufig, zur Unterscheidung zwischen ursprünglichen Gefühlen und sog.

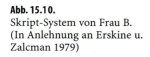

Abb. 15.10.
Skript-System von Frau B. (In Anlehnung an Erskine u. Zalcman 1979)

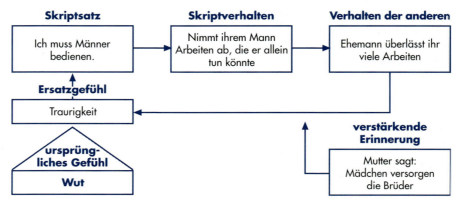

Ersatzgefühlen und zu Wahrnehmung und Ausdruck der authentischen Gefühle anzuregen.

Berichtet ein Patient z. B. ängstlich-leise von der Ungerechtigkeit seines Vorgesetzten, so greifen wir beispielsweise seinen „kickenden Fuß" auf und fragen, auf welches Gefühl dieser Körperausdruck aufmerksam machen möchte. Die Erkenntnis, dass der Patient unter seiner Ängstlichkeit Ärger spürt, könnte auch hier zur Grundlage eines Vertrages werden, durch den der Patient lernt, sich zunächst seines Ärgers bewusst zu werden und ihn später auch auszudrücken.

Die zunehmende Bewusstheit für und der Ausdruck von authentischen Gefühlen beinhalten immer einen Zuwachs an Autonomie und damit ein Abnehmen skriptbedingter Muster. Je klarer eine Person lernt, ihre authentischen Gefühle zu spüren, desto eher kann sie deren Funktion nutzen und angemessenes Verhalten daraus ableiten. Durch den Zusammenhang von Denken und Fühlen geht der veränderte Umgang mit Gefühlen natürlich oft mit Enttrübung einher und vice versa.

Lernt der o. g. Patient z. B. den Ärger über seinen Vorgesetzten auszudrücken, so muss er gleichzeitig die Trübung „Autoritäten haben immer recht" hinterfragen. Dies sind erste Schritte, seine symbiotisch abhängige Gesamthaltung zu verändern.

Um die Integration von Denken und Fühlen geht es auch, wenn, v. a. bei persönlichkeitsgestörten Patienten, der Prozess zu entdramatisieren und eine angemessene Realitätskontrolle zu erreichen ist.

Beispiel für Entdramatisieren

▶ Ein junger Mann, knapp 19 Jahre alt, mit einer Borderlinestörung, ist sehr erregt und wütend darüber, dass er in dem Heim, in dem er noch lebt, den Hof fegen soll. Er erlebt die Aufforderung dazu als Anwendung von Macht und sich selbst als dieser Macht ohnmächtig ausgeliefert. Er kann nicht sehen, dass er durch seine Verweigerung, den Hof zu fegen, einen zwischen ihm und den Erziehern gemeinsam vereinbarten Vertrag nicht einhält, d. h., dass er etwas nicht tut, dem er an anderer Stelle als sinnvoll zugestimmt hatte. Er überträgt die Macht-Ohnmachts-Problematik der Borderlinestörung direkt auf eine gegebene Alltagssituation von heute und ist sich der Unangemessenheit seines Handelns in keiner Weise bewusst.

Bei einem Patienten mit entwicklungsmäßig späteren Beeinträchtigungen könnte man dem Ursprung des unangemessenen Ärgers mit der Feststellung: „Das klingt ohnmächtig wütend" und der Frage: „Woher kennen Sie solche Ohnmacht?" auf die Spur kommen.

Diese Fragen schaffen jedoch im vorliegendem Fall keine Einsicht. Der junge Mann besteht auf seiner Interpretation der Wirklichkeit. Um den Prozess zu deeskalieren, versetzt sich der Therapeut in den Patienten hinein und vollzieht nach, was diesen so „beharrlich" macht. Er versucht, die Welt aus dessen Perspektive zu sehen, und versteht, dass der Patient durch diese Beharrlichkeit seinen Spaltungsmechanismus aufrecht erhalten kann: „Die, die etwas fordern, sind böse, die, die nichts fordern, sind gut." Sein Ärger kann daher als sog. struktureller Ärger bezeichnet werden, d. h. als Ärger, der durch Strukturdefizite hervorgerufen wird und nichts mit den jeweiligen Beziehungen zu tun hat.

Durch sein Hineinversetzen in den Bezugsrahmen des Patienten gelingt es dem Therapeuten, erwachsen und empathisch zu bleiben und sich nicht durch den Ärger zu einer Gegenreaktion provozieren zu lassen. Er kann seine Überlegungen mit Ruhe in die transaktionale Begegnung bringen: „Ich spüre, dass Sie da ganz viel Energie aufbringen, um mich zu überzeugen, dass Sie ohnmächtig sind und sich dem Druck der anderen beugen müssen." Der Patient versteht zuerst gar nicht, was der Therapeut meint, und wird wiederum ärgerlich, weil er ihn nicht versteht. Der Therapeut greift nun noch einmal die Ohnmacht, aber auch das Gefühl des Ärgers auf. „Ich sehe, dass es Sie ganz ärgerlich macht, wenn ich aufgreife, wieviel Energie Sie entwickeln, um Ihr Empfinden von Ohnmacht deutlich zu machen. Was fürchten Sie, was passiert, wenn wir Ihre Empfindung von Ohnmacht näher ansehen." Durch die Ruhe und das immer erneute Ansprechen des Erwachsenen-Ichs gelingt eine Entdramatisierung. ◀

Das weitere Gespräch entwickelt sich dann dahin, dass der Patient sehen kann, dass er sich immer und überall ohnmächtig und ausgeliefert fühlt (Grandiosität) und ihn dieses allgegenwärtige Gefühl vor Hoffnungen bzw. Enttäuschungen schützt. (Wenn ich immer ausgeliefert bin, ist alles klar.) Die weitere Therapie wird daher bezüglich dieses Punktes sehr viele Vergleiche zwischen Wahrnehmung und Empfindung einer Situation und der „Realität" enthalten (Realitätskontrolle). So kann der Patient zum einen seinen Bezugsrahmen kennenlernen und langsam dessen Funktion (Schutz vor Überraschungen im Bereich Macht/Ohnmacht) wahrnehmen und gleichzeitig schrittweise neue Erfahrungen machen. Zum anderen kann er lernen, strukturellen Ärger von angemessenem Ärger im Hier und Jetzt zu unterscheiden. Erst viel später wird man dann, wenn es noch notwendig sein sollte, mit gestalttherapeutischen oder beziehungstherapeutischen Techniken in die Szene ursprünglich erlebter Ohnmacht hineingehen und dazu ermuntern, alte, blockierte Gefühle auszuleben.

Verträge in der Transaktionsanalyse

Als *Prävention* gegen Missverständnisse aller Art, gegen Spiele und gegen Dramatisierungen und ebenso, um ihr Menschenbild umzusetzen, betonen Transaktionsanalytiker Klarheit, Strukturen und Arbeitsbündnisse, die sie in sog. Verträgen festhalten. Verträge erweisen sich sowohl zur Unterstützung autonomiefördernden Wachstums, bei dem die Menschen selbstgesteckte Ziele verfolgen, als auch zur Gewährleistung einer gleichwertigen Beziehung zwischen Patient und Berater/Therapeut als sinnvoll. Unter einem Vertrag versteht man in der Transaktionsanalyse Vereinbarungen, die eine Person in Zusammenarbeit mit dem Therapeuten mit sich selbst in Hinblick auf neue Denk-, Fühl- und Verhaltensmuster macht:

- Welches Verhalten und oder Erleben soll wann und wie verändert werden?

Dabei kann als grobe Richtschnur unterschieden werden zwischen

- *Verträgen zur sozialen Kontrolle*, die die Änderung solcher Handlungsweisen beinhalten, die befriedigende soziale Beziehung beeinträchtigen,
- und *Verträgen zur Autonomie*, die das Ziel haben negative Skriptentscheidungen durch neue Entscheidungen zu ersetzen.
- Außerdem lassen sich *Fernzielverträge* (was soll am Ende einer Therapie erreicht werden, z. B. die Überwindung psychosomatischer Symptome) und *Nahzielverträge* (was will der Patient in einer bestimmten Sitzung erreichen, z. B. seinen Umgang mit unterdrücktem Ärger) unterscheiden.

Verträge werden kurz, klar, präzise und positiv formuliert. Durch den jeweiligen Rückbezug des therapeutischen Prozesses auf diese Verträge können die Personen ihre Veränderungen messen und immer wieder neu bestimmen, was der jeweils nächste Schritt sein soll. Als autonomieförderndes Instrument sind Verträge Spiegelbild der Selbstbestimmung des einzelnen. Insofern ist Vertragsarbeit immer auch ein Stück Therapie, durch das vielen Patienten die positive und modellhaft wirksame Erfahrung vermittelt wird, selber ihre Ziele finden, klären und aktiv bestimmen zu können, wohingegen sie sich im Alltag oftmals eher unbestimmt („Ich weiß nicht, was ich eigentlich will") und daher reaktiv handelnd erleben.

Neben den inhaltlichen Vereinbarungen schließen sie mit ihren Patienten auch Geschäftsverträge über den Rahmen der Therapie wie Ort, Zeit, Bezahlung und den finanziellen Umgang mit abgesagten Therapiestunden. Solche klaren Informationen und Absprachen tragen nicht nur dazu bei, ein Erwachsenen-Ich-geleitetes Arbeitsverhältnis zu schaffen, sondern sie bieten auch Sicherheit, indem sie z. B. von Anfang an festlegen, welche Regeln gelten. Gleichzeitig helfen sie auch den Therapeuten, sich nicht von den regressiven Anteilen ihrer Patienten zur Überfürsorge einladen zu lassen. Dass darüber hinaus der Umgang mit Regeln auch zum Inhalt des psychotherapeutischen Prozesses werden kann, indem z. B. bearbeitet wird, warum Regeln als Willkür erlebt werden, ist fast selbstverständlich.

An dieser Stelle möchten wir noch auf eine Spezialform von Vereinbarungen, die sog. Non-Verträge, hinweisen, die die Transaktionsanalyse in besonderem Maß auszeichnet. Diese spezifischen Verträge dienen dazu, die von Berne beschriebenen „Skriptnotausgänge" zu schließen. Letztere basieren auf Entscheidungen des kleinen Kindes, wenn „alles zu schwer" wird, z. B. den „Notausgang", „Drogen" oder „Krankheit" zu wählen, um so endgültig Fürsorge für sich zu erzwingen, oder z. B. durch „Asozialität" den Anforderungen der Gesellschaft zu trotzen. Die heftigste Form dieser „Notausgänge" ist der Suizid, der häufig von rebellischen Kind-Ich-Anteilen gesteuert wird. Die Person folgt damit der „magischen" Annahme: „Dann werden die anderen schon sehen, was sie an mir gehabt haben."

In den „Non"-Verträgen formulieren die Patienten die erwachsene Verantwortung für die destruktiven Anteile ihrer Persönlichkeit und bekräftigen damit ihr Vorhaben, sich von ihrem Skript zu befreien und zu leben, statt sich in verschiedenen Weisen um ihre Lebendigkeit zu bringen. Es gehört für uns zu den bewegendsten Momenten einer Psychotherapie, wenn wir miterleben dürfen, wie erleichtert die Patienten oftmals nach Abschluss eines solchen Vertrages sind. Ihre destruktiven Anteile, die lebenslang eine Grundspannung bewirkt haben, liegen dann offen zutage und verlieren in der bewussten Übernahme von Verantwortung ihre zerstörende Kraft. Nicht selten wird ein solcher Augenblick als eine Art „Neugeburt" erlebt.

> ! Als weiteren Schwerpunkt ihrer inhaltlichen Arbeit betont die Transaktionsanalyse die Notwendigkeit, *korrigierende Erfahrungen* in einem heilenden Klima zu ermöglichen. Unter „korrigierenden Erfahrungen" (Alexander 1946) versteht sie, dass der Patient sich so erlebt wie damals als Kind, dass jedoch die gegenwärtige Umwelt – Therapeut und/oder Gruppe – sich anders verhält als die damaligen Bezugspersonen und die Bedürfnisse, Wünsche und Interessen des „Kindes" angemessen beantwortet. Durch ein solches Erleben, das u. U. auch längerfristig wiederholt werden muss, können alte Erfahrungen korrigiert werden.

Die Ermutigung der Therapeutin, dass Frau B. ihr sagen solle, was sie Negatives an ihr wahrnimmt, ist z. B. eine einmalige korrigierende Erfahrung, durch die die Patientin lernt, anderen ihre Empfindungen „zuzumuten", ohne in diesem konkreten Fall abgelehnt zu werden.

Häufig stellt der gesamte beziehungsorientierte Ansatz eine solche korrigierende Langzeiterfahrung dar: Die Begegnung zwischen Patienten und Therapeuten ist zulassend, erlaubnisgebend, respektvoll, an gemeinsamer Erkenntnis orientiert und offen. Das wirkt letztlich als Korrektur alter Beziehungserfahrungen.

Besonders deutlich zeigt sich das beim Umgang mit rebellischem Widerstand, auf dem ein weiterer Fokus im therapeutischen Prozess liegt. Denn, wie oben bereits betont, dient die Energiebesetzung jener Ich-Zustände, die sich als „rebellisches Kind" darstellen, oft der Abwehr schmerzlicher Empfindungen. Gleichzeitig lehnen erwachsene Personen diese rebellische Haltung vielfach bei sich selbst ab und versuchen, sie zu kontrollieren anstatt sie zu integrieren. Dies geschieht beispielsweise, indem Menschen das, was sie rebellisch „nicht wollen" – um sich zu schützen –, in ein „Nicht-Können" verkleiden. Wir ermöglichen den Zugang zu solch abgespaltenen Empfindungen, indem wir zunächst anregen, das „Nicht-Können" als „Nicht-Wollen" zu definieren, und sodann verdeutlichen, welche Funktion es hatte und immer noch hat. Zum Abschluss bereiten wir eine Integration dieser Anteile dadurch vor, dass wir die Patienten auffordern und ermutigen, das rebellische Verhalten ausdrücklich und ausführlich als Schutzlösung des Kindes zu würdigen und dem rebellischen Teil dafür zu danken.

Beispiel für rebellisches Abwehrverhalten

▶ Frau B. berichtet von einer Auseinandersetzung mit ihrem Mann, der mit Stammtischfreunden eine 4tägige Vatertagsreise unternehmen möchte. Diese Information hat sie von seinem Freund und nicht von ihm erhalten. Nachdem sie mit der Therapeutin die Angemessenheit des Ärgers und wie sie ihn dem Ehemann gegenüber äußern kann, geklärt hat, vermeidet sie den Blickkontakt mit der Therapeutin und beginnt erneut, ihren Mann zu beschimpfen. Dabei wird sie – wie häufig – laut und „schrill". Stereotyp wiederholt sie mit trotzigem Unterton, dass man ja nichts machen könne, wenn er sie immer wieder abwerte und nicht respektiere. Die Therapeutin vermutet ein rebellisches Abwehrverhalten und beginnt mit folgender Intervention:

Frau B.	Therapeutin	Bemerkungen
	Wollen Sie mal Blickkontakt mit mir aufnehmen, während Sie mit mir sprechen?	Transaktionsanalytiker achten besonders auf den Blickkontakt, da sich die Patienten dabei als „gespiegelt" erleben und sich ihrer eigenen Empfindungen eher bewusst werden können Dieses bewirkt einen Zuwachs jenes Aspektes von Autonomie, der als Bewusstheit definiert wird.
Kann ich nicht.	Das scheint so, als wollten Sie mich nicht anschauen.	Die Konfrontation des „Nicht-Könnens" fördert die Bewusstheit für die unterschiedlichen Anteile der Persönlichkeit.
Das hat nichts mit Wollen zu tun. Ich kann das einfach nicht.	Sind Sie bereit, mal zu schauen, ob Sie sich mit Ihrem „kann ich nicht" vor irgend etwas schützen?	Es wird klar, dass es eine „vorlogisch bewusste", dennoch eigene Entscheidung gibt, sich in einer bestimmten Weise zu verhalten, und das diese Weise häufig hinter sozial erwünschtem Verhalten „versteckt" wird.
Na ja, wenn's denn sein muss, und Sie mich mit dem Therapiekram wieder nerven wollen.	Dann schauen Sie mich bitte an und sagen Sie den Satz „Ich will Sie nicht ansehen" und schauen, was passiert.	Der Therapievertrag erlaubt der Therapeutin diese direkte Intervention, die an die ungetrübten ER-Anteile gerichtet ist.
(Ganz trotzig, indem sie die Therapeutin ansieht): Ich will Sie nicht ansehen!	Wie fühlt sich das an?	

Frau B.	Therapeutin	Bemerkungen
Richtig.	Meinen Sie, dass das irgendwie für Sie stimmt?	
Ja, das merke ich. Eigentlich will ich Sie auch gar nicht ansehen. Dass ich es kann, merke ich ja!	Und wie fühlt sich das im Körper an?	Die Patientin erlangt Bewusstsein über die Funktion ihres „Nicht-Könnens".
Es ist heiß im Magen.	Wollen Sie mal näher nachspüren, was das sein könnte?	
Weiß ich nicht!	Kann das so sein, dass Sie es nicht wissen wollen, genauso wenig wie Sie eigentlich hinsehen wollen?	Noch einmal die rebellische Abwehr, hier durch „Nicht-Wissen". Im Abwertungskonzept ist dies eine Abwertung auf der Bedeutungsebene.
(Schweigt lange Zeit – dann ganz leise): Stimmt.	Ich vermute, dass Sie etwas nicht fühlen wollen, und ich glaube, wenn Sie Kontakt mit mir haben, dann fühlen Sie es.	Die Funktion der Blickvermeidung wird als Hypothese angeboten.
Da ist was dran.	Haben Sie den Mut, mit mir darüber zu sprechen, was Sie da fühlen?	Die weitere Klärung wird vertraglich angefragt.
(Ganz leise, während sich die Augen ganz langsam mit Tränen füllen): Angst	Sie haben Angst, wenn Ihr Mann für 4 Tage mit seinen Freunden wegfährt?	Bewusstmachung des ursprünglichen Gefühls.
(Stärkeres Weinen): Mhm.	Ich spüre ganz viel Angst bei Ihnen.	
(Starkes Weinen, es „bricht ein Damm")	Die Therapeutin ist einfach da, reicht ihr ein Taschentuch und sagt ihr, nachdem Frau B. längere Zeit geweint hat: Es ist gut, wenn der Druck rauskommt.	
(Atmet tief)	Da kann man wieder durchatmen, wenn man die Last langsam los wird.	
(Schluchzend): Ich habe soviel Angst.	Angst, dass …	Die Patientin kennt die Technik der Therapeutin, einen Satz, den sie begonnen hat, spontan zu beenden.
Angst, dass er zuviel trinkt und unter dem Einfluss der anderen fremdgeht.	Das ist eine schlimme, belastende Angst. Ich verstehe, dass Sie die nicht fühlen wollen.	Die Patientin erkennt den sonst verborgenen Inhalt für ihre Angst. Die Therapeutin würdigt ihre Angst und ihr Abwehrverhalten.
(Putzt sich die Nase und setzt sich gerader hin): Das stimmt.	Möchten Sie im Augenblick einfach noch Ihrem Gefühl nachspüren oder mit mir über die Angst nachdenken?	Die Patientin wählt selbst ihre Vorgehensweise.
Ich glaube, ich kann schon nachdenken.	Gut. Haben Sie denn Anhaltspunkte fürs „Fremdgehen"?	
Nein, eigentlich nicht, aber die Freunde waren schon immer gegen mich. Sie wollten verhindern, dass ich ihn heirate, und haben damals gesagt, ich sei nur schwanger geworden, um in sein Geschäft einzusteigen.	Wir haben jetzt zwei Möglichkeiten: Die eine ist zu schauen, wie Sie mit Ihrem Mann die Situation klären, und die andere ist die nachzuschauen, woher Sie die Angst haben, auf diese Weise verlassen zu werden.	Der nächste Schritt wird festgelegt.

Im Anschluss daran entscheidet sich die Patientin, ihren Partner zunächst zu fragen, warum er die Reiseinformation nicht mitgeteilt hat, ihm dann ihren Ärger darüber sagen, dass sie sie von einem Freund erhalten hat, und schließlich mit ihm über ihre Angst, dass er sie betrügt, zu sprechen.

In der nächsten Sitzung berichtet sie, dass der Ehemann seinerseits Angst hatte, dass es „Krach" gebe, wenn er verreisen wolle, und deshalb mit den Informationen zögerte. Zudem konnte er deutlich machen, dass er, trotz der schwierigen Beziehungssituation, überhaupt nicht daran denke, sie zu betrügen, und dass er dies auch fest versprechen könne. ◄

Inhalt und Prozess wirken auch dort in Richtung eines heilenden Klimas zusammen, wo die zuvor beschriebenen Prozessvariablen „Schutz" und „Erlaubnis" wirksam werden.

Die Überlegungen, in welchem Maße Frau B. ihrem Mann etwas von ihrer Angst und ihrer Verletztheit erzählen will, gehören beispielsweise zum Thema Schutz. Dabei überlegt sie mit der Therapeutin gemeinsam, inwieweit sie eine ungeschickte oder verlegene Reaktion ihres Mannes schon aushalten könnte, wenn sie ihm von ihrer Verunsicherung hinsichtlich seiner sexuellen Treue erzählen würde. Im Prozess der Unterstützung dieser Überlegungen gibt die Therapeutin aber auch indirekt die „Erlaubnis", Neues auszuprobieren und nicht den alten Skriptmustern gehorchen zu müssen, und ermutigt dazu.

In der gleichen Weise schützend und damit zu einem Aspekt heilenden Klimas können neben diesen liebevoll-empathischen Formen korrigierender Erfahrungen auch positiv-kritische Haltungen der Therapeuten werden. So kann sich z.B. eine klare Konfrontation von Grenzüberschreitungen heilend auswirken. Dies zeigt sich beispielsweise in der Arbeit mit einer Patientin, die in der Kindheit schwere, grenzverletzende Erfahrungen gemacht hat.

Diese Patientin will der Therapeutin immer wieder am Wochenende Blumen nach Hause bringen. Die Therapeutin macht liebevoll und beharrlich mehrmals klar, dass die Praxis der Ort der Begegnung ist, der dem Vertrag entspricht, und dass ihr Wohlwollen selbstverständlich sei und keine Besonderheit, die durch Blumen verdient werden müsse. So gelingt es der Patientin zu akzeptieren, dass es erwachsene Regeln gibt, die eingehalten werden müssen und dass das „bedürftige Kind" korrigierende Erfahrungen im heilenden Klima der Praxis machen kann, ohne seinerseits grenzüberschreitende Handlungen vollziehen zu müssen.

Dabei geschieht Heilung auf verschiedenen Ebenen: Auf Kind-Ich-Ebene erfährt die Patientin, dass das Einhalten von Regeln und Grenzen sehr wohl mit der Befriedigung von Bedürfnissen in Einklang gebracht werden kann. Auf der Erwachsenen-Ebene lernt sie, dass man vertraglich fixierte Bedingungen einhalten und trotzdem eine – für bestimmte Aspekte des Lebens – sehr intensive Beziehung haben kann. Auf Eltern-Ich-Ebene lernt sie, dass intensive Beziehungen auch ohne Grenzüberschreitungen gestaltbar sind. Dass diese Erkenntnisse nur im Klima eines respektvollen Verhaltens des Therapeuten zustande kommen können, ist selbstverständlich. Die Erkenntnis und Erfahrung, dass man alles, was passiert, alle Gefühle, Gedanken und Verhaltensweisen ohne Wertung und damit ohne Scham gemeinsam betrachten kann, sind dabei wichtige Ergebnisse des heilenden Klimas. Sie ermöglichen dem Patienten, sich selbst zu verstehen und auch abgespaltene Anteile seiner Persönlichkeit zu integrieren.

Wie schon mehrfach angeklungen ist, gehört die Bewusstmachung des Zusammenhangs von intra- und interpsychischen Vorgängen immer wieder zu den Inhalten der therapeutischen Arbeit. Dies geschieht nicht nur durch das Aufgreifen von Prozessinhalten, sondern auch ebenso häufig durch eine Reflexion der Ereignisse, die der Patient berichtet. Die Konzepte, die bevorzugt genutzt werden, um genau diesen Zusammenhang abzubilden, sind das Skriptsystem, die Symbiose bzw. die kontrollierende Transaktion und das „Spiel"konzept. Dabei ist immer wieder darauf zu fokussieren, dass soziale Ereignisse „nicht einfach geschehen", sondern dass Menschen sie skriptentsprechend bewirken bzw. zumindest aktiv an ihnen mitwirken.

Beispiel Frau B. (Fortsetzung)

▶ Frau B. schildert, wie allein sie sich am Samstag gefühlt hat, nachdem sie „entschieden" hatte, nicht mit zu einem Fest in der Familie ihres Mannes an einen anderen Ort zu fahren. Anfangs war sie zögernd und unentschlossen gewesen (verdeckte Transaktionen). Als der Ehemann sie mehrfach gebeten hatte mitzukommen, hatten sie miteinander ein Verhalten inszeniert, das man zweckmäßig mit dem „Spiel"-konzept beschreibt: Nachdem der Ehemann ihr zunächst „gut zugeredet" und dabei die Retterrolle eingenommen hatte, wurde er wütend und brüllte: „Dann bleib doch zu Hause, du dumme Kuh!" Damit war er in die Verfolgerrolle gewechselt. Mit fortschreitender Zeit und Einsamkeit, d.h. Mangel an Zuwendung und Stimulation, besetzte sie immer mehr jene Kind-Ich-Zustände mit Energie, die Erfahrungen von zunehmendem Alleinsein und Ausgeschlossensein beinhalten. In Erinnerung an das Verhalten des Ehemanns erlebte sie sich als ungewollt und als „Opfer" des geringen Einfühlungsvermögens ihres Mannes. Bei seiner Rückkehr fand er eine weinerliche und gleichzeitig trotzig zurückgezogene Partnerin vor, zu der er kaum mehr emotionalen Kontakt herstellen konnte. Frau B. verbrachte die Nacht alleine im Gästezimmer und hatte nach längerer Zeit erstmalig wieder Suizidideen.

Diese Schilderung von Frau B. stammt aus der Mitte des therapeutischen Prozesses und beinhaltet bereits ein großes Maß an Introspektion. Sie erlebt ihr Verhalten als ich-dysthon. Sie kann ebenso die Intensivierung ihres Erlebens im Laufe des Tages beschreiben, wie auch ihren abendlichen Zustand als „Opferrolle" definieren. Auf die Frage der Therapeutin, wie alt Frau B. sich an diesem Samstag fühlte, antwortet sie spontan: „Sechs". Sie erinnert dann eine Szene, als sie 6-jährig als Strafe dafür, dass sie nicht schnell genug war, allein zu Hause bleiben musste, während die Familie in den Zoo fuhr. Voller Betroffenheit sagt sie: „Dann war das ja jetzt genauso wie damals!"

Im weiteren Verlauf der Sitzung klärt sie, wie oft die alte Entscheidung „Ich gehöre nicht dazu" heute – über Trübungen – ihr Fühlen, Denken und Handeln bestimmt. Sie erinnert z. B. auch, während ihres Alleinseins die Verwandten des Mannes fantasiert zu haben, die sich gegenseitig Blicke zuwerfen, wenn sie etwas sagt. Sie habe sich dann weiter ausgemalt, dass es ihrem Mann peinlich sein müsse, „zwischen ihr und den anderen zu stehen" und dass die erste Frau ihres Mannes, die einige Jahre vor der Eheschließung mit Frau B. verstorben war, sowieso besser in der Verwandtschaft gelitten gewesen sei. Sie sieht, dass sie ihren Mann in seinen Bemühungen „auflaufen" ließ und dann seine Reaktion „gut nutzen" konnte, um sich in der Opferposition des „ausgestoßenen Kindes" zu bestätigen.

Die Therapeutin teilt Frau B. zunächst das Mitgefühl für das Kind von damals mit und erarbeitet dann mit Frau B. den Vertrag, sich im nächsten Monat bewusst ein- oder zweimal einer gemeinsamen Unternehmung anzuschließen. Sie wird das weinerliche Gefühl, das mit dem Gedanken „Eigentlich interessieren die sich ja doch nicht für mich" verbunden ist, als Signal dafür nutzen, dass sie jetzt in der Gefahr ist, sich skriptabhängig zu verhalten, und sich dann bewusst und erwachsen entscheiden. ◄

Therapeutische Veränderung von Strukturen

Ein weiteres Augenmerk therapeutischer Tätigkeit richtet sich auf die Veränderung von Strukturen. Für Transaktionsanalytiker bedeutet das zum einen die Arbeit daran, dass der Patient bestimmte alte Ich-Zustände in seinem Kindheits-Ich nicht mehr quasi automatisch mit Energie besetzen „muss", weil er zusätzlich neue Erfahrungen in sein Kind-Ich integriert hat, die er an Stelle der alten Erfahrungen abrufen kann. Zum anderen bedeutet Strukturveränderung die Integration neuer, gesunder Botschaften in den Eltern-Ich-Zustand. Basis solchen strukturbezogenen Arbeitens ist die theoretische Annahme, dass Menschen, die einen bestimmten – auch alten – Ich-Zustand mit Energie besetzen, sich auch in diesem Ich-Zustand erleben. Im Prozess dieses (Wieder)Erlebens können neue korrigierende Erfahrungen in die Persönlichkeit integriert werden. Das bedeutet, korrigierende Erfahrungen werden nicht nur mit anderen Menschen wie Therapeuten und/oder Gruppenmitgliedern im Hier und Jetzt wirksam, sondern sie können auch zu strukturellen Veränderungen führen, indem „Botschaften" im Eltern-Ich oder im Kind-Ich des Patienten ersetzt oder ergänzt werden.

Im Kind-Ich können beispielsweise neue Inhalte entstehen, indem die Patienten sich im (angeleiteten) Wiedererleben eines alten Kind-Ich-Zustands entscheiden, sich anders zu verhalten und in Zukunft immer anders verhalten zu wollen, als es früher notwendig und sinnvoll war. Bei einem solchen Vorgehen sprechen wir von „Neuentscheidungen". Diese sind häufig ein Resultat der oben genannten Engpässe.

In den nächsten Sitzungen mit Frau B. wird z. B. deutlich, dass die geplanten Veränderungen im Hier und Jetzt trotz der Bewusstheit über das Geschehen und trotz des Willens, etwas zu verändern, scheitern. Sie empfindet sich immer wieder als abgelehnt und rekonstruiert die alte Situation als „sitzengelassenes Mädchen".

Psychodynamisch betrachtet ist dies ein Engpass. Der eine Pol, die alte Entscheidung, ist energetisch genauso stark besetzt wie der andere, den eigentlichen Bedürfnissen entsprechend leben zu wollen. Je intensiver ein Engpass erlebt wird, desto höher ist in der Regel auch die Motivation, ihn zu lösen. Häufig bewirken gerade die am Beginn der Therapie erarbeiteten Veränderungen auf der Verhaltensebene Engpässe mit alten Strukturen, z. B. einer frühen Entscheidung. Dies zeigt sich im laufenden Therapieprozess – wie hier bei Frau B. – häufig im immer wiederholten Misslingen der geplanten neuen Verhaltensweisen. Im therapeutischen Prozess fokussiert man dann auf die Auflösung der entsprechenden Engpässe durch sog. Neuentscheidungsarbeit. Zu ihrer Unterstützung kann es manchmal notwendig sein, vorab bestimmte destruktive Botschaften im Eltern-Ich durch konstruktive zu ergänzen, damit das „Kind" in der Neuentscheidungsarbeit auf wohlwollende, unterstützende Kräfte zurückgreifen kann.

Im Zusammenhang mit strukturellen Veränderungen ist auch der Abschied von und die Trauer um Illusionen zugunsten angemessener Hoffnungen wichtiger Inhalt. Wenn ein Patient erlebt, wie wenig Zuwendung oder Respekt ihm beispielsweise entgegengebracht worden ist, so ist dies zunächst schon schmerzlich genug. Noch schmerzlicher wird es jedoch häufig erlebt, wenn die Patienten sich eingestehen (müssen), wieviel unnütze Anstrengungen sie in ihrem Leben geleistet haben, um die alten Bedürfnisse auf die immer gleiche, dysfunktionale Art zu befriedigen. Merkt z. B. eine Person, wie oft sie im Rahmen kontrollierender Transaktionen ihr eigenes Denken missachtet hat, obwohl sie eigentlich gut denken kann, oder realisiert ein „Retter", wie viele eigene Bedürfnisse er bei sich selbst missachtet hat und wie sehr er dabei zu kurz gekommen ist, so löst dies häufig Prozesse großer Trauer und großen Schmerzes aus. Manche Patienten versuchen zunächst, diese Schritte des Heilungsprozesses zu umgehen, indem sie wütend auf sich selber und ihre eigenen dysfunktionalen Persönlichkeitsanteile werden. Sehr behutsam macht man dann deutlich, dass das Kind von damals in seinen eingeschränkten Möglichkeiten häufig keine andere Wahl hatte und das heute dysfunktionale Denken, Fühlen und Verhalten damals die beste aller Möglichkeiten war, um im damaligen System (Eltern, Familie) zu überleben. (Folgerichtig nennt man die frühen Entscheidungen des Kindes auch „Überlebensentscheidungen"; English 1976.)

Auf dem Weg zu einer integrierten Persönlichkeit

Versöhnung mit sich selbst ist v. a. dann nicht leicht, wenn Menschen erkennen müssen, dass sie durch ihr „So-sein" Schuld auf sich geladen haben, z. B. gegenüber ihren eigenen Kindern oder durch Fehler, die auch anderen Menschen – manchmal sogar massiv – geschadet haben. Auf dem Weg der Autonomie, hin zur integrierten Persönlichkeit, ist es oft ein sehr großer Schritt, wenn eine Person die Verantwortung für ihre wirkliche Schuld übernimmt, anstatt sich weiterhin in einem Skriptsystem, was durch „Schuldgefühle" aufrechterhalten wird, gefangen zu halten. Man erlebt dann häufig ein innerliches und äußerliches „Aufrichten" der Person. Wir sind dankbar, dass wir an solchen Prozessen heilender Integration teilhaben dürfen.

Die Aussöhnung mit sich selbst beinhaltet fast immer auch eine Aussöhnung mit den Bezugspersonen aus der Kindheit. Diese Aussöhnung bedeutet jedoch nicht, im nachhinein gut zu heißen, was z. B. ein gewalttätiger Vater seinem Kind angetan hat. Zunächst einmal bedeutet sie zu akzeptieren, dass diese Erfahrungen zum heutigen „So-sein" (und nicht nur zu den Skriptanteilen, sondern auch zu den autonomen Anteilen) gehört und man damit und trotzdem wertvoll und liebenswert ist. Je mehr ein Patient sich selbst akzeptieren kann, desto häufiger kommt es auch zu einem Verständnis für die Beweggründe der Eltern. Dieses Verständnis unterscheidet sich jedoch zutiefst von den im Anfang einer Therapie öfters gemachten Äußerungen „Sie wollten ja nur das Beste" oder „Sie habens ja auch nicht leicht gehabt". Solche Aussagen entstammen meistens der Überanpassung und zeigen die Abwehr der alten Schmerzen. Man begegnet dieser Abwehr in der Regel durch den Hinweis, Verständnis für die Eltern von damals sei eher am Ende einer Therapie sinnvoll. Zu Beginn stünden jetzt erst einmal die Patienten selbst und ihr Erleben im Mittelpunkt.

Ein angemessenes Verständnis für die Eltern oder die Geschehnisse von damals – nicht jeder Patient gelangt zu einer wirklichen Aussöhnung – kann zur letzten Phase des Trauerprozesses (s. Therapieplanung) und damit zu einem letzten Therapiethema führen, zur Dankbarkeit. Man sollte sich jedoch davor hüten, hier irgendetwas zu forcieren oder Patienten in diese Richtung zu drängen. Zum einen kann man nicht ermessen, ob der Schmerz – z. B. bei Missbrauchserfahrungen – nicht so groß ist, dass die Dankbarkeit eine Farce wäre, zum anderen ist dies ein Prozess, der spirituelle Dimensionen berührt oder manchmal sogar eröffnet. Hier sind Therapeuten nur noch vorsichtige Begleiter, deren übliche Aufgabe und Kompetenz, die Prozesse auf dem Hintergrund theoretischer Konzepte zu analysieren und den Therapieverträgen entsprechend zu intervenieren, dann in den Hintergrund treten.

Demgegenüber übt man zweckmäßig weniger Zurückhaltung, die Patienten mit der Notwendigkeit zu konfrontieren, sich mit ihrem inneren Kind auszusöhnen. Denn, solange dieses innere Kind oder spezifische Anteile davon abgelehnt bzw. für nicht gut genug gehalten werden oder „zum Schämen sind", reproduziert der Patient immer wieder Haltungen der früheren Bezugspersonen und hält mit den entsprechenden Reaktionen sein Skript aufrecht. So kann es zu keinem vollständigen Integrationsprozess kommen. Das folgende Therapiebeispiel zeigt eine u. E. gelungene Integration.

Beispiel für eine gelungene Integration

Frau B.	Therapeutin	Bemerkungen
▶ Ich finde das doof von mir, dass ich immer so rumschreie.	Das wirkt so, als besäßen Sie einen unerzogenen Kind-Anteil, mit dem Sie nicht fertig werden.	
(Ein Lächeln huscht um ihren Mund und die Stimme klingt verlegen): Na, ja!?	Ich rede von einem unerzogenen Kind-Anteil und spüre bei Ihnen Freude. Ist das richtig?	Therapeutin greift die Körpersprache auf, die einen weiteren Persönlichkeitsanteil vermuten lässt.
Na ja, irgendwie schon. Sie haben recht, da ist was, was micht freut.	Es muss Ihnen nicht peinlich sein, wenn Sie merken, dass das Kind von damals etwas gefunden hat, womit es wenigstens negative Zuwendung bekommen konnte. Sonst wäre es ja ganz leer ausgegangen.	Die Therapeutin stellt ihren Bezugsrahmen hier dem der Patientin gegenüber. Dabei werden alle „3 Ps" (s. Abschn. „Die therapeutische Beziehung") wirksam.
(Schaut die Therapeutin an): Echt?	Ja.	
Also ich muss ja zugeben, manchmal macht es Spaß, dass die anderen springen, wenn ich wütend bin.	Dann fühlen Sie sich nicht mehr ohnmächtig ausgeliefert, sondern Sie wissen dann, was Sie tun müssen, um andere zu bewegen.	Die ursprüngliche Sinnhaftigkeit des heute dysfunktionalen Verhaltens wird deutlich.
Oh ja, da haben Sie recht. Ich bewege andere dann. (Ganz erfreut): Ja, ja, das ist meine Möglichkeit, andere zu bewegen.	Das war damals Ihre Möglichkeit, heute haben Sie andere.	
(Schaut plötzlich ganz traurig): Und heute bringt mir das Ärger.	Das ist richtig. Heute kriegen Sie damit nicht, was Sie wollen. Wollen Sie das kleine Mädchen mal auf den leeren Stuhl vor sich setzen und ihm sagen, dass das „Krach machen" heute nicht mehr das bringt, was es haben will?	Die Therapeutin schlägt eine Gestalttechnik vor, die die Patientin bereits kennt.
(Rückt sich einen leeren Stuhl zurecht)	Was wollen Sie der kleinen Annette sagen?	Annette ist der Vorname von Frau B.
(Beginnt mit strenger Stimme): Ich finde das schlimm, dass du so ein Theater machst! Und dann auch noch Spaß daran hast. Guck dich mal um, was du damit anrichtest.	(Wechsel). (An das Kind-Ich gewandt, nachdem die Patientin den Stuhl gewechselt hat): Wie fühlt sich das an, wenn die große Annette schimpft?	Die Patientin kanzelt hier das Kind aus dem kritischen Eltern-Ich ab, anstatt es zu verstehen.
(Aus dem Kind-Ich-Zustand): Schrecklich und ich werde wütend.	Was bedeutet denn „schrecklich"?	Die Therapeutin ignoriert absichtlich das Skriptgefühl „Wut".
(Im Kind-Ich-Zustand, ganz leise): Das ist so ... ohne Liebe, das ist so kalt.	Und das tut weh.	
(Aus dem Kind-Ich-Zustand, beginnt zu weinen): Ich bin dann so ein böses Kind. (Schluchzt sehr heftig)	Und Du willst gar kein böses Kind sein. Was wünscht Du Dir? Was soll die große Annette tun?	Therapeutin duzt die Patientin hier bewusst, um das kleine Kind anzusprechen.

Frau B.	Therapeutin	Bemerkungen
(Aus dem Kind-Ich-Zustand): Einfach nehmen, einfach nehmen.	Soll sie Dich in den Arm nehmen und Dir einfach zeigen, dass Du gut bist, wie Du bist, und dass es mit Dir gut ist? (Wechsel)	Die einfache Sprache der Patientin zeigt, dass sie sich in ihrem Kind-Ich-Zustand erlebt. Und im Weinen wird deutlich, wie tief sie ihre Bedürfnisse spürt. Es ist dies der Moment, wo die Patientin sich selbst gegenüber das Verhalten aufgeben kann, was die Bezugspersonen früher mit ihr praktiziert haben. Damit wird eine neue psychodynamische Komponente „verankert."
(Auf dem anderen Stuhl als erwachsene Frau im Erwachsenen-Ich-Zustand)	(Nimmt ein großes Kissen und gibt es der Patientin als Erwachsener in den Arm.) Wollen Sie der kleinen Annette mal sagen, was sie braucht?	
(Nickt, und dann mit warmer Stimme): Ich spüre Dich und Du fühlst Dich gut an. Du bist kein böses Kind. (Hier beginnt die Patientin ganz heftig, jedoch sehr befreit, zu weinen)	Die kleine Annette fühlt sich gut an.	
(Frau B. nimmt das Kissen immer fester und intensiver in den Arm und schmiegt das Gesicht in das weiche Kissen)	Annette fühlt sich ganz weich an. Annette ist einfach zum Kuscheln.	
(Dem Kissen zugewandt): Ja, Annette, Du bist zum Kuscheln und zum Liebhaben.	Das finde ich auch. ◀	

Dieser Prozess beinhaltet viele Pausen, die dem Gewahrwerden der Gefühle Raum geben. Während der ganzen Nachbesprechung behält die Patientin das Kissen im Arm. Es wirkt, als hätte sie tatsächlich einen Teil von sich gewonnen.

15.3.4
Praxeologie

Methoden transaktionsanalytischer Psychotherapie

Die Methoden transaktionsanalytischer Psychotherapie stellen – wie bereits zu Anfang dargestellt – ein Mosaik aus kognitiven, emotionalen, körperorientierten, beziehungsorientierten und systemischen Vorgehensweisen dar. Je nach persönlicher Präferenz bzw. professioneller Identität der Therapeuten können dabei alle methodischen Ansätze im Wechsel unter Berücksichtigung von Vertrag und Kontext zum Tragen kommen oder aber auch einzelne Ansätze wie z. B. kognitives oder emotionales Arbeiten im Vordergrund stehen.

Wir persönlich integrieren auf dem Hintergrund unseres beziehungsorientierten Ansatzes entsprechend der Phasen im Therapieverlauf und der Zugangsmöglichkeiten, die der Patient hat, alle hier genannten methodischen Vorgehensweisen. Dabei haben wir die Erfahrung gemacht, dass auch die einzelnen Patienten sehr individuell ihre spezifischen methodischen Vorlieben haben, um Erkenntnisse zu gewinnen. Sind es für einen Patienten Träume und der gestalttherapeutische Umgang damit, die ihn weiterführen, so kann es für den anderen die kognitiv-kritische Analyse von bestimmten Situationen sein, die ihn zu Veränderungen bewegt. Natürlich hat man darauf zu achten, dass sich diese „Vorlieben" nicht skriptverstärkend auswirken, indem man sich z. B. von einer Person, die die frühe Entscheidung getroffen hat, ihre Gefühle nicht zu spüren, dazu verführen lässt, bestimmte Situationen ausschließlich „intellektuell brilliant" zu analysieren. Allerdings würde auch ein solcher „Irrweg" spätestens dann deutlich, wenn die Analyse und nachfolgende Einsicht nicht zu Veränderungen führen.

Basistechniken der Transaktionsanalyse

Auf der kognitiven Ebene klärt und definiert man die geschilderten Probleme z. B. durch die sog. „Basistechniken der Transaktionsanalyse" (Berne 1966). Diese stellen Möglichkeiten zur Problembeschreibung und zur Verdeutlichung wichtiger Aspekte des therapeutischen Prozesses dar. Eine „Illustration" z. B. ist es, wenn die Therapeutin die Schilderung von Frau B., wie sie sich im Dunkeln fürchtet, mit den Worten „Da sind Sie wie ein kleines Kind, wenn der schwarze Mann kommt", zusammenfasst. Eine „Kristallisation" ist beispielsweise eine Aussage über den Entwicklungsstand des Patienten vom Erwachsenen-Ich des Therapeuten zum Erwachsenen-Ich des Patienten: „So, nun sind Sie an dem Punkt, wo Sie mit diesem Spiel aufhören können, wenn Sie wollen" (Berne 1985, S. 76).

Eine andere kognitive Zugehensweise besteht darin, über psychologische Gegebenheiten zu informieren und so das Arbeitsbündnis zu stabilisieren. Dazu lehren Therapeuten kleine Einheiten aus der Theorie der Transaktionsanalyse. Wir selbst geben oftmals auch Auskunft über bestimmte Abläufe bei spezifischen Störungsbildern, z. B. Nähe-Distanz-Verhalten bei sog. frühen Störungen. Wir übersetzen dann Sprache und Information aus der Psychopathologie und Psychotherapie in die Alltagssprache unserer Patienten. Solches Vorgehen zielt darauf ab, dass der Patient sich selbst versteht und er das eigene Verhalten und Erleben, welches ihm selbst Mühe bereitet, in größere, für ihn oftmals neue Zusammenhänge einordnen kann. Dies ist aus transaktionsanalytischer Sicht grundsätzlich, besonders aber in der Arbeit mit „frühgestörten" Patienten hilfreich. Dazu analysiert man beispielsweise gemeinsam mit dem Patienten bestimmte Problemsituationen hinsichtlich der Transaktionsfolgen und nutzt dabei graphische Darstellungen, wie sie z. B. in Abb. 15.4 oder 15.5 zu sehen sind.

Neben kognitiv klärenden Gesprächen nutzen Transaktionsanalytiker schon sehr früh im therapeutischen Prozess die Möglichkeit, innere Aspekte nach „außen zu verlagern", um sich ihrer auf diese Weise bewusst zu werden. Zum Beispiel bieten sie dem Patienten an, das „rebellische Kind" oder der „kritisierende Vater" zu sein und aus diesen spezifischen Anteilen seines Kind-Ichs oder Eltern-Ichs zu sprechen. In der sog. Sechsstuhltechnik (wozu wir eine Methode von Stuntz, 1973, weiterentwickelt haben) kann ein Patient z. B. nacheinander alle Ich-Zustände – jeder ist durch einen Stuhl symbolisiert – mit Energie besetzen und aus diesem Aspekt seiner Persönlichkeit zu einem Thema sprechen lassen. Auf diese Weise wird er sich nicht nur der unterschiedlichen Inhalte seiner Ich-Zustände bewusst, sondern erlebt auch deren interne Dynamik und Gewichtigkeit. Zusätzliche Sichtweisen wie oftmals auch Entscheidungen werden, so vorbereitet, leichter und einsichtiger.

Ein weiteres typisches Beispiel für kognitives Vorgehen ist die Analyse des Skriptsystems von Frau B., bei der durch das Erfragen von Informationen bestimmte Gesamtzusammenhänge transparent wurden (s. in Abschn. 15.3.3 „Inhalte therapeutischer Arbeit").

Ein eher emotionales Arbeiten stellt das vorangegangene Beispiel der Integration des inneren Kindes dar. Mit Hilfe der gestalttherapeutischen „Doppelstuhltechnik" wird ein Dialog zwischen verschiedenen Persönlichkeitsanteilen ermöglicht, die als individuell erlebnisfähig angesehen werden. Deshalb können sie direkt angesprochen werden und z. B. ihre emotionale Befindlichkeit mitteilen. Durch den dialogischen Wechsel zwischen den Anteilen wird der Energiefluss innerhalb der Persönlichkeit angeregt und die Psychodynamik kann auf diese Weise neue Wege finden.

Ein emotionsorientiertes Vorgehen wählt die Therapeutin auch, als es Frau B. nicht gelingt, die alte Entscheidung „nicht dazuzugehören" im Alltag zu verändern.

Beispiel für ein emotionsorientiertes Vorgehen

▶ Die Therapeutin regt Frau B. dazu an, in die alte Szene zurückgehen und im Präsens darüber zu berichten, wie sie allein im Zimmer sitzt, nachdem die Familie in den Zoo abgefahren ist. Dabei hat die Patientin ihren Kind-Ich-Zustand mit Energie besetzt und empfindet sich verlassen, ängstlich, wertlos und sehr traurig. Die Therapeutin schlägt vor, das im Eltern-Ich-Zustand gespeicherte Eltern-Introjekt auf einen zweiten Stuhl, der der Patientin gegenübersteht, zu setzen. Dann fordert sie die Patientin auf, zunächst aus ihrem Kind-Ich-Zustand zu sagen, wie sie sich fühlt. Als die Patientin dabei die Fäuste ballt, greift die Therapeutin die Wut auf und ermutigt die Patientin, diese Wut zuzulassen und auszudrücken. Die Patientin schreit sehr laut, dass sie es gemein findet, zu Hause gelassen zu werden, und sie es satt hat, so gemein behandelt zu werden. Mit Hilfe eines Schaumstoffschlägers (Bataka genannt), mit dem die Patientin auf ein Polster schlagen kann, kommt es zu einer kathartischen Entladung alter, aufgestauter Gefühle, die unter den Ersatzgefühlen von traurig ängstlichem Leiden zum Vorschein kommen. Die Patientin beendet diesen Prozess mit den Worten: „Und in Zukunft werde ich dafür sorgen, dass ich dabei bin! Ich lasse mich nicht mehr ausschließen!" ◀

Diese aktive Entscheidung am Ende der Arbeit ist notwendig, damit die Patientin eigene Verantwortung für ihr verändertes Verhalten übernimmt und nicht in einer Anklage gegen die Eltern oder in der Forderung, dass diese ihr Verhalten ändern sollen, stecken bleibt. Frau B. z. B. hat eine „Neuentscheidung" getroffen, d. h., sie hat strukturbildende Inhalte in ihrem Kind-Ich-Zustand verändert. Eine solche Neuentscheidung kann man als das Öffnen einer Tür werten. Den dahinter liegenden Weg müssen die Patienten gehen, indem sie die neu entschiedene Einstellung in ihrem Alltag umsetzen und üben. Das kann u. U. hartes Training bedeuten, bei dem die Patienten die Therapeuten immer wieder zur Unterstützung und Ermutigung benötigen; ein Aspekt des Therapeutseins, indem dieser sozusagen zum „Coach" seiner Patienten wird.

Körperarbeit in der Transaktionsanalyse

Zur Erleichterung der kathartischen Entladung von Gefühlen nutzen wir häufig auch Techniken der Neo-Reichianischen Körperarbeit, bei der die Patienten im Liegen durch das Forcieren der Atmung Zugang zu alten Gefühlen schaffen, die dann herausgeweint, -geschrien oder auch, je nach besetzter Altersstufe, herausgestrampelt oder -geschlagen werden können. Dies hat sich besonders für jene „alten" Empfindungen als hilfreich erwiesen, die aus einem sehr frühen Alter stammen und sprachlich noch nicht gefasst werden können. Außerdem eignen sich diese Techniken, um „alte" Emotionen auszudrücken, die eine lang andauernde Entstehungsgeschichte haben. Werden bei einem Kind beispielsweise immer nur solche Verhaltensweisen wahrgenommen, die einem bestimmten Bild der Eltern entsprechen, alle anderen aber nicht, so geschieht eine „stetig tröpfelnde" Missachtung, die auf lange Dauer entsprechend tiefgreifende Gefühle des Unwertes beim Kind verursacht. Da Verzweiflung, Angst, Wut oder Trauer häufig nicht an bestimmte Szenen, sondern an generelle Haltungen der Bezugspersonen gekoppelt sind, eignet sich Körperarbeit besser als dialogische Formen oder rein kognitive Einsichtsverfahren, um in solchen Fällen die alten Empfindungen „herauszubringen".

Trotzdem setzt man Körperarbeit äußerst sparsam und in der Regel immer erst dann ein, wenn der therapeutische Prozess soweit fortgeschritten ist, dass eine kathartische Entladung durch Körperarbeit mit bestimmten kognitiven Inhalten verbunden werden kann. Das heißt, es ist wichtig, der kognitiven und emotionalen Einbettung von Körperarbeit in das Gesamtgeschehen immer entsprechenden Raum zu geben. Außerdem soll durch die Verknüpfung von emotionalen Erlebnissen mit kognitiven Erkenntnissen möglichst vermieden werden, dass die Neuorientierung durch „alte" Denkstrukturen der Patienten wieder zunichte gemacht wird. Gleichzeitig soll besonders in Gruppen dem Eindruck entgegengewirkt werden, dass erregende, gefühlsbetonte Prozesse („nasse Arbeiten") als bessere Therapie im Vergleich zu kognitiv-klärenden Prozessen („trockene Arbeit") gesehen werden. Das ist v. a. für Menschen mit Einschränkungen aus dem Borderline- und Narzissmusbereich sehr wichtig, da für diesen Personenkreis erlebnisaktivierende Methoden, zumindest am Anfang der Therapie, nur wenig förderlich sind, vielmehr die filigrane Arbeit mit dem Prozess (bei narzisstischen Störungen) oder das Aufheben von Spaltung und Realitätskontrolle (bei Borderlinestörungen) im Vordergrund stehen.

Umgang mit Regression in der Transaktionsanalyse

Ein wichtiger Aspekt unserer Methodik ist der Umgang mit Regression. Unter Regression verstehen wir die Energiebesetzung jener Ich-Zustände, die das gesamte Erleben mit seinem Fühlen, Denken und Verhalten aus vergangenen Zeitabschnitten beinhalten.

Im therapeutischen Prozess erleben wir zum einen Spontanregressionen als Reaktion auf bestimmte Stimuli. Der Patient versucht damit, das meist angstauslösende Geschehen durch die Aktivierung von Skriptmechanismen zu kontrollieren. Zum anderen nutzen wir Regressionen als therapeutisches Agens. So kann beispielsweise eine vertraglich vereinbarte Energiebesetzung des Kind-Ichs zu einer Neuentscheidung, zur korrigierenden emotionalen Erfahrung oder zum Zulassen solcher Gefühle dienen, die bei einer bestimmten traumatischen Erfahrung unterdrückt oder blockiert wurden. In solchen Fällen sprechen wir ausdrücklich von Regressionsarbeit.

Während wir Spontanregressionen z. B. durch das Durchkreuzen der entsprechenden Transaktionen und eine anschließende Reflexion des Prozesses im Sinne der Core-Beziehung unterbinden, beantworten wir die vertraglich abgesprochene Regression mit unterschiedlichen Prozessen von Beelterung. Letztere kann entweder von den Therapeuten oder aber in einer Gruppe auch von anderen Gruppenmitgliedern zur Verfügung gestellt werden (Osnes 1974). Vom Patienten ausgewählte Gruppenmitglieder stellen sich dann als Elternteil zur Verfügung, das „dem Kind" eine bestimmte, von dem Patienten vorher festgelegte Botschaft gibt. Beelterungsprozesse durch die Therapeuten können nach dem gleichen Muster kurzfristig oder punktuell stattfinden, aber auch langfristig, immer wiederkehrend nach vertraglich abgesprochenen Regeln.

Frau B. hat sich z. B. vorgenommen, im nächsten Therapieabschnitt ihr Denken in Besitz zu nehmen. Da sie jedoch keine in den fürsorglichen Aspekten ihres Eltern-Ichs gespeicherte Erlaubnis zu eigenständigem Denken besitzt, das sie zu ihrer Unterstützung mobilisieren kann, bittet sie die Therapeutin, eine solche fürsorgliche Haltung für sie einzunehmen. Sie erarbeiten gemeinsam, welche Aspekte im Zusammenhang mit dem Thema „Denken" durch die ermutigende Erlaubnis berührt werden sollen. Anschließend sagt ihr die Therapeutin, dass Frau B. denken könne, dass sie ein kluges Mädchen sei und dass sie v. a. ihrem Denken und ihrer Wahrnehmung trauen dürfe. Diese Unterstützung korrigiert Erfahrungen in einem etwa 5-jährigen Ich-Zustand, d. h. in einem Alter, in dem das Mädchen oft zu hören bekam: „Du bist dumm wie Bohnenstroh!" In den folgenden Sitzungen erörtert und hinterfragt die Patientin immer wieder die Zuschreibung, dass sie verrückt sei.

Damit wird deutlich, dass die Beelterung der Patientin auf einer frühen Ebene auch zu Veränderungen von späteren Erfahrungen und zu Veränderungen auf entwicklungsmäßig späteren Stufen führen kann.

Eine punktuelle Neubeelterung wird im Prozess mit Frau B. dann noch einmal an der Stelle notwendig, wo sie eine klare Gegenbotschaft zu jenen Stimmen hören will, die ihr die Botschaft „Du bist verrückt" vermitteln. Die Therapeutin sagt ihr hier sehr klar „Du kannst denken, wahrnehmen und fühlen und Du kannst Dir dabei vertrauen. Du bist nicht verrückt!"

Prozesselemente des Beelterns müssen zusammen mit den Patienten sorgfältig vorbereitet werden. Zum einen sollen sie genau die Aspekte betreffen, für die sich die Patienten eine Veränderung wünschen. Zum andern ermöglicht die kooperative, gleichwertige Zusammenarbeit zwischen Patienten und Therapeuten, durch die die Inhalte der Neubeelterung festgelegt werden, dass der Beelterungsvorgang, in dem der Therapeut punktuell Verantwortung für den Patienten übernimmt, dessen Autonomie nicht einschränkt. Insbesondere hier gilt die Regel: Der Patient bestimmt, welche Beelterung er braucht, und nicht die Therapeuten wissen, was für die Patienten gut ist. Diese Regel gilt auch für sog. längerfristige Regressionsverträge, die Patienten gegen Ende ihrer Therapie mit den Therapeuten eingehen können. Diese sehr spezifische Arbeitsform wird in der deutschsprachigen transaktionsanalytischen Psychotherapie eher weniger, gehäuft dagegen im englischen Sprach- und Kulturraum angewendet. Da wir persönlich sehr gute Erfahrungen mit dieser Arbeitsform gemacht haben, möchten wir sie kurz vorstellen.

Ein solcher Regressionsvertrag beinhaltet, dass die Therapeuten den Patienten in jeder Sitzung für einen verabredeten Zeitraum von z. B. 10–20 Minuten im Arm halten. Die Patienten erlauben sich dabei „ganz klein zu werden" und nur zu spüren, dass sie gehalten werden und „haltenswert" sind. Manchmal wünschen sie sich dabei verbale Botschaften zu bestimmten Themen, manchmal möchten sie nur den Kontakt spüren. Nicht selten sind ihnen dabei die Grenzen, die sie durch das Gehaltenwerden spüren, von besonderer Bedeutung. Das Erleben dieses regressiven Zustands wird im Sinne der Core-Beziehung immer wieder gemeinsam reflektiert, so dass die Patienten auch hier immer wieder erwachsen bestimmen können, was sie in welcher Weise im Regressionsprozess brauchen und wie sich dies auch während des Prozesses verändert. Dies ist v. a. dann absolut notwendig, wenn die Heilungsprozesse frühgestörter Patienten durch regressive Elemente oder Phasen untermauert werden. Man darf hier keine Regressionen zulassen oder sogar forcieren, solange die Patienten das Erwachsenen-Ich nicht gut genug gegen Einflüsse anderer Ich-Zustände abgrenzen können. Erst bei gefestigten Ich-Zustandsgrenzen und so stark gewachsener Autonomie, dass die Patienten den Prozess reflektieren und ihn damit in ihre Richtung bestimmen können, sehen wir regressive Elemente in einer solchen Therapie als förderlich an. Solange Patienten noch zu Spontanregressionen neigen und darin auch verharren „wollen", ist Regressionsarbeit kontraindiziert. Sie würde zur Verwirrung beitragen, so dass der Patient dann nicht mehr weiß, „wann er regredieren darf und wann nicht". Außerdem besteht dann die Gefahr, dass die Spaltungsprozesse in gut und böse nicht mehr kontrolliert werden können und der Patient leicht „böse" Therapeuten erlebt, vor denen er sich, z. B. durch den Abbruch der Therapie, schützen muss. Außerdem kann diese Form psychotherapeutischer Intervention bei einigen Patienten zu besonderer Abhängigkeit führen, einschließlich der entsprechenden Rebellionen dagegen.

Die Fallstricke regressiver therapeutischer Arbeit vermögen jedoch nicht die Vorteile solcher Regressions- und Neubeelterungsprozesse hinsichtlich der Verfestigung neuer Strukturen im Kind-Ich-Zustand und/oder im Eltern-Ich-Zustand des Patienten aufzuwiegen. In Form der regressiven Arbeit werden Bindungserfahrungen bereitgestellt, die neben den alten, destruktiven Erlebnissen mit jenen Personen, die die sichere Basis bilden sollten (Bowlby 1982), als neue Botschaften introjiziert werden können. Dadurch bilden sich wertvolle und oft auch notwendige sicherheitgebende Strukturen, was insbesondere bei jenen Störungsbildern, die Strukturdefizite beinhalten, sinnvoll ist.

Auf diesem Hintergrund ist das Abschließen eines Regressionsvertrages mehr als sorgfältig zu bedenken. Wir diskutieren ihn nicht nur ausführlich über längere Zeit mit dem Patienten, sondern wägen Vor- und Nachteile für jeden Patienten auch in einer kollegialen Supervision gegeneinander ab. Außerdem bleiben wir, wie gesagt, mit dem Patienten immer wieder im Gespräch über das, was er in der Regression erlebt. Das schätzen wir als zusätzliche „Kontroll"möglichkeit ein.

Beispiel für einen Regressionsvertrag mit Frau B.

▶ Frau B. hat einen Regressionsvertrag abgeschlossen, durch den sie erreichen will, die Integration ihres inneren Kindes, die in der Arbeit mit dem Kissen begonnen hat, weiterzuführen und sie zu festigen. Dies erscheint therapeutisch notwendig, weil sie den Wunsch ihres inneren Kindes, gesehen und geliebt zu werden, trotz besserer (kognitiver) Einsicht immer wieder als lächerlich entwertete. Ihrem Wunsch und der vertraglichen Absprache entsprechend lässt sie sich am Anfang jeder Sitzung (für einen Zeitraum von etwa 25 Sitzungen) 10 Minuten lang im Arm halten. Dabei ist sie anfangs sehr verspannt. In den Reflexionsgesprächen wird immer wieder deutlich, wieviel Angst sie im Zusammenhang mit Körperkontakt vor sexuellen Übergriffen hat, die sie jedoch nicht näher definieren kann. Durch stetig wiederholte Klarstellungen der Therapeutin kann sich Frau B. „als kleine Annette" zunehmend entspannen und schließlich „richtig fallenlassen". (Die Klarstellung, dass „Gehaltenwerden" nichts mit Sexualität zu tun hat, muss nicht nur im Falle von Frau B., sondern generell in Regressionsprozessen immer neu wiederholt werden.) Im Zusammenhang mit diesem Körperkontakt kann sie ihr Selbstbild in Richtung ihres Wertes positiv verändern und lernt, auf die Signale zu achten, die ihr ihre Bedürfnisse vermittelten. Die Erfahrung des von der Therapeutin Gehaltenwerdens bedeutet für sie die Erlaubnis, Bedürfnisse zu haben und zu zeigen, v.a. aber die Erlaubnis, sich lieben zu lassen. Des weiteren gelingt es ihr während dieser Phase der Therapie, ihre frühkindlich-symbiotischen Versorgungswünsche von den Beziehungswünschen zu ihrem Mann zu trennen. Weil sie einen Platz für die Befriedigung symbiotischer Wünsche hat, kann sie sich in der Beziehung erwachsener erleben. ◀

Die Mehrgenerationenperspektive

Ein Abschnitt über transaktionsanalytische Methodik wäre unvollständig, ohne die Mehrgenerationenperspektive zu erwähnen. Da die Introjekte einer Person natürlich auch Einschränkungen der Eltern und Themen, um die das Leben oder das Skript der Eltern kreiste, enthalten, gibt es (viele) beeinträchtigende Botschaften, die u. U. von Generation zu Generation weitergegeben werden und als Skriptelemente in Form von Trübungen das Leben im Hier und Jetzt ungut beeinflussen. Um solche Prozesse auf struktureller Ebene zu verändern, arbeitet man mit den Inhalten des Eltern-Ich-Zustandes, indem man – theoretisch gesprochen – verschiedene Elemente der Introjekte externalisiert und sie kurzfristig wie eigenständige Personen behandelt. So kann man mit ihnen als „Vater" oder „Mutter" arbeiten, als seien diese als reale Personen im Raum anwesend und ihrerseits mit unterschiedlichen Ich-Zuständen ausgestattet. Mittels eines Eltern-Interviews nach McNeel (1976) erfragt man dann die Biographie und die Beziehung dieser Elternperson zu jeweils deren eigenen Eltern bzw. frühkindlichen Bezugspersonen und erfährt damit wichtige Inhalte ihrer Ich-Zustände. Auf diese Weise werden oft Informationen deutlich, die bis zu Großeltern und Urgroßeltern zurückreichen. Häufig kommen auch Engpässe zum Vorschein, die die Persönlichkeit der Eltern prägten und die von den Kindern – den heutigen Patienten – als Introjekt übernommen wurden. Diese können z.B. durch eine sog. „Neubeelterung des Eltern-Ichs" (Dashiell 1978) gelöst werden. Dabei werden dem Patienten, der sich aus seinem Eltern-Ich-Zustand heraus beipielsweise als sein Vater erlebt, Botschaften oder Anweisungen gegeben, die den Engpass lösen. Es können aber auch unterschiedliche Doppelstuhltechniken angewendet werden, in denen der Patient abwechselnd das Kind-Ich des „Vaters" und das Eltern-Ich des „Vaters" aus seinem Eltern-Ich-Zustand mit Energie besetzt und so einen Dialog herstellt, der mit der Lösung eines Engpasses endet.

Der Vorteil solcher Vorgehensweisen besteht darin, dass manchmal eine Kette von Botschaften unterbrochen werden kann, die von Generation zu Generation weitergegeben wurden und das „Schicksal" von den Männern und Frauen einer Familie bestimmt. Wie von der Familientherapie bekannt, handelt es sich inhaltlich häufig um Tabuthemen, wie den Suizid eines Familienmitgliedes, uneheliche Kinder oder andere Geheimnisse. Kommen diese Informationen im Eltern-Interview ans Tageslicht oder wird das Verbot, über bestimmte Ereignisse zu reden durch die therapeutische Intervention im Eltern-Ich des Patienten aufgehoben, so kommt es im Erleben des Patienten zu einer großen Erleichterung, die oft von einem lange als „dumpf" empfundenen Druck befreit. Zur Bewusstmachung solcher „Spuren" nutzen manche Transaktionsanalytiker, neben den zuvor beschriebenen Techniken, selbstverständlich auch Familienrekonstruktionen in Form eines Genogramms oder – in Gruppen – in Form von Familienskulpturen und -aufstellungen.

Beispiel für eine „Mehrgenerationenperspektive"

▶ Ein Patient berichtet z. B., dass er sich immer wieder dabei „erwische", seiner Frau Befehle zu erteilen, obwohl dies gar nicht seiner Einstellung entspräche und die Partnerschaft, die er als sehr gut erleben würde, unangemessen belaste. In der Exploration wird zum einen deutlich, dass der Vater des Patienten ein sehr liebloses Verhältnis zu seiner Frau gehabt hatte, und zum anderen, dass der Vater sofort das Gespräch beendete, wenn über seine – früh verstorbene – Mutter geredet wurde. Der Patient erzählt, dass in der Verwandtschaft darüber „gemunkelt" würde, dass die Mutter sich umgebracht habe, weil sie von einem anderen Mann schwanger gewesen sei. Aber Genaueres wisse man nicht. Daraufhin nimmt der therapeutische Prozess schrittweise folgenden Verlauf:

- Der Therapeut exploriert den im Eltern-Ich-Zustand des Patienten internalisierten Vater durch ein Eltern-Interview. Dabei will der „Vater" nur ungern über seine Mutter sprechen, da ihm sein Vater, der Großvater des Patienten, dies verboten habe.
- Der Therapeut fragt intensiver, wie sich der „Vater" als Kind gefühlt habe und was denn sein Vater über die Mutter gesagt habe.
- Der Patient erinnert aus seinem Eltern-Ich-Zustand heraus als „Vater", dass der (Groß)Vater einmal in betrunkenem Zustand gesagt habe, die (Groß)Mutter sei eine Hure gewesen. Und: „Frauen muss man in den Griff kriegen, mein Junge, sonst brechen sie aus."
- Es wird deutlich, dass der „Vater" diese Botschaft ernst genommen hat und via Trübung seines Erwachsenen-Ichs seine Frau entsprechend behandelt hat.
- Der Therapeut sagt dem „Vater" ganz deutlich, dass der Großvater vermutlich sehr verletzt gewesen sei und dessen Meinung über Frauen nicht stimme.
- Der „Vater" ist daraufhin sehr betroffen und meint, dass er dann ja mit seiner Frau manches falsch gemacht habe.
- Der Therapeut verstärkt empathisch, dass ihm dies für den „Vater" leid tue, dass es aber wichtig sei, dass er diese Botschaft nicht auch noch seinem Sohn weitergebe (Ende der „Neubeelterung des Eltern-Ichs").
- Als der „Vater" dazu nickt, regt der Therapeut eine Doppelstuhltechnik zwischen dem Kind-Ich des Patienten und dem „Vater" im Eltern-Ich an.
- Der „Vater" sagt dem Sohn nun, dass dieser seine eigenen Erfahrungen mit Frauen machen dürfe, und es wohl heute nicht mehr stimmig sei, dass man „Frauen in den Griff kriegen müsse".

Damit endet der Dialog. Im anschließenden Gespräch ist der Patient sehr verwundert darüber, wie stimmig er sich als „Vater" erlebt hat und dass er auch etwas von Großvaters Verletzung und Zorn gespürt habe. Durch dieses Erleben wird Zugang zu Informationen geschaffen, die bislang nicht mit Energie besetzt, d. h. abgespalten wurden. Indem dem Patienten diese spezifischen Inhalte seines Eltern-Ichs bewusst werden, kann er sie integrieren und damit zukünftig kontrollieren. ◀

Systemische Sichtweisen in der Transaktionsanalyse

Schon von ihrem Namen her macht die Transaktionsanalyse deutlich, dass der Ausgangspunkt ihrer Betrachtungen die Interaktion zwischen Menschen, die Analyse der Transaktionen ist, von wo aus sie dann auf strukturelle Aspekte der Persönlichkeit zurückschließt. Insofern hat sie immer auch Systeme im Blick. Dies gilt nicht nur für ihre theoretischen Konzepte, allen voran das Konzept der Persönlichkeit mit seinen Subsystemen, und auch viele andere Konzepte wie Transaktionen, Spiele, kontrollierende Transaktionen und Symbiosen, sondern auch für die praktische Anwendung der Transaktionsanalyse. Auf dem Hintergrund ihres Menschenbildes geht man beispielsweise davon aus, dass alle Personen, die an einem sozialen Geschehen teilnehmen, das jeweils gleiche Maß an Verantwortung für das Ergebnis dieses Geschehens beitragen. Das gilt für konstruktive, autonome wie destruktive, skriptabhängige Abläufe. Zum Beispiel kann ein „Spiel" nicht ohne „Spiel"-partner ablaufen, der die Anfangstransaktionen aufgreift und seinem eigenen Skript entsprechend fortsetzt. Menschen suchen sich für alle skriptbedingten sozialen Interaktionen (wie z. B. für symbiotische Beziehungen) andere Personen, die zu ihren Strukturen komplementär sind, d. h. ergänzende Positionen einnehmen. Dies gilt für kurzfristige Kommunikationsabläufe wie z. B. Spiele 1. Grades in gleicher Weise wie für langfristige Beziehungen in ihren skriptgebundenen Aspekten.

Viele Paare, so ist unsere Erfahrung, leben einen kleinen oder größeren Anteil ihrer Beziehung durchaus skriptabhängig, mit entsprechend ineinandergreifenden und sich gegenseitig verstärkenden Skriptmustern. Deshalb beziehen wir die Partner und Partnerinnen unserer Patienten unter verschiedenen Gesichtspunkten auch in unsere Arbeit mit Einzelpersonen ein. In unserer Analyse schwieriger Situationen oder von Konflikten in Beziehungen „denken" wir z. B. „automatisch" die Anteile des Partners oder der Partnerin mit. Gleichzeitig machen wir jedoch deutlich, dass jeder allein die Verantwortung für die Veränderung seines Anteils hat und zweckmäßig damit sofort anfängt und nicht erst, wenn „der Partner sich bewegt hat". Damit nehmen wir den Menschen, die sich allein für bestimmte Probleme in Beziehungen verantwortlich fühlen, häufig eine Last ab. Andere, die dem Partner oder der Partnerin die Verantwortung zuschreiben, werden auf diese Weise auf sich selbst zentriert.

Häufig halten wir es auch für zweckmäßig, die Partner und Partnerinnen – zumindest streckenweise – in die Therapie einzubeziehen. Manchmal werden diese dadurch angeregt, auch für sich selbst eine Psychotherapie aufzunehmen.

Paartherapie im Rahmen der Transaktionsanalyse

Daneben arbeiten wir mit systemorientierter Transaktionsanalyse in Form von Paartherapie. In dieser Arbeit kommen letztendlich alle theoretischen Konzepte zum Tragen, die auch für die Arbeit mit einzelnen Patienten zur Verfügung stehen. Im Prozess fokussieren wir zunächst die Interaktionen des Paares, lehren sie, ihre gegenseitige – ungute – Verwobenheit zu verstehen und üben neue Denk-, Fühl- und Verhaltensmuster mit ihnen ein. In einem zweiten Schritt stehen die jeweiligen Skripts und ihre gegenseitige Verflochtenheit im Mittelpunkt des Geschehens. Und in einem dritten Schritt arbeiten wir an der Veränderung symbiotischer Beziehungen, dem Zuwachs individueller Autonomie in der Beziehung und entsprechend an der Möglichkeit, Nähe zu haben und sich dennoch selbstbestimmt zu verhalten.

In den beiden ersten Abschnitten kommen dabei primär solche Methoden zum Tragen, die respektvollen Umgang miteinander, das gegenseitige Vermeiden von Abwertungen bzw. Missachtung beinhalten und die gemeinsame Befriedigung von Grundbedürfnissen lehren. Da wir die Paare konsequent dazu anleiten, sich auf ihre Beziehung und das entsprechende Interaktionsgeschehen zu konzentrieren, also z. B. direkt miteinander und nicht über uns als Dritte zu kommunizieren, tritt hier die Patient-Therapeut-Beziehung zugunsten der Begegnung des Paares in den Hintergrund. In späteren Abschnitten leiten wir zu Skriptarbeit und zur Auseinandersetzung mit den individuellen frühkindlichen Bezugssystemen an, deren Negativaspekte in den heutigen Partnerschaften wiederholt werden. Dabei müssen sich die Paare auch mit den heimlichen Erwartungen an den anderen oder den an den Partner gerichteten Wiedergutmachungswünschen für Entsagungen aus der Kindheit sowie gegenseitigen Idealisierungsprozessen auseinandersetzen. Auf diese Weise lehren wir das Verständnis füreinander.

Hinsichtlich der im einzelnen angewandten Methoden und Techniken, die in einem, nicht auf Paartherapie ausgerichteten Übersichtsartikel nur unzureichend darzustellen wäre, verweisen wir beispielsweise auf die Arbeiten von Jelluschek (1992, 1996, 1997).

Beispiel

▶ Für Frau B. ist es außerordentlich entlastend, nicht „die ganze Schuld" an der schwierigen Entwicklung der Ehe zu haben. Es wird sehr bald deutlich, dass ihr Partner sie aus seinem Skript heraus immer wieder in ihr skriptgemäßes Verhalten „einlädt". Er zieht sich z. B. häufig gekränkt zurück und überlässt Frau B. sich selbst. Es ist dies eine Situation, in der Frau B. sehr leicht alte Gefühle von Einsamkeit und Ohnmacht spüren kann. Seine Art, sich gegen ihr lautes Verhalten in der Beziehung zu wehren, besteht häufig aus verdeckten Transaktionen, die Missachtung und versteckte Botschaften enthalten, dass sie nichts wert sei und für ihn und das Geschäft ein „Unglück". All das kann von Frau B. skriptverstärkend interpretiert werden. Da beiden jedoch sehr viel am anderen und an der Beziehung liegt, lassen sie sich auf einige gemeinsame Beratungsgespräche ein, die u. a. dazu führen, dass auch der Ehemann eine Therapie beginnt. Damit ist die aktuelle Situation von Frau B. sehr entlastet. Sie kann sich in ihrem Therapieprozess intensiver ihrer eigenen Biographie widmen. ◀

Setting

Wie bereits deutlich geworden ist, kommt transaktionsanalytische Psychotherapie als Einzel-, Gruppen- und Paartherapie zur Anwendung. Unter Einbeziehung familientherapeutischer Aspekte findet sie auch Anwendung für Familien.

Wir persönlich gestalten das Setting so lebensnah wie möglich. Das heißt, wir versuchen, wie bereits zuvor beschrieben, z. B. für bestimmte Phasen der Therapie die Partner miteinzubeziehen oder wir integrieren Gruppenerfahrungen in psychotherapeutische Prozesse, die im Einzelsetting verlaufen. Umgekehrt ergänzen wir auch die psychotherapeutischen Prozesse in der Gruppe u. U. durch zusätzliche Einzelstunden. Auf diese Weise ermöglichen wir einerseits ein breites Spektrum sozialer Erfahrungen und bieten andererseits genügend „Schonraum", diese Erfahrungen zu reflektieren. Ob dabei eher ein Einzel- oder ein Gruppensetting zum Tragen kommt, ist von der Diagnostik, dem Therapieziel und der zeitlichen Verfügbarkeit der Patienten abhängig.

Über die Beziehung zwischen Patient und Therapeut ist bereits zuvor genug gesagt worden. Dabei ist dennoch die Person der Therapeutin oder des Therapeuten noch nicht genügend bedacht worden.

„Bekanntermaßen findet Heilung und damit Therapie ... (jedoch) ... immer doppelbödig statt, nämlich zum einen durch das, was wir tun, und zum anderen durch das, wie wir sind. Dafür wurden viele Namen geprägt, wie Inhalt versus Prozess, Sachebene versus Beziehungsebene usw." (Gooss 1984, S. 91).

Mit anderen Worten: Der Prozess der Therapie und seine Ausprägung sind immer auch Spiegel des augenblicklichen Entwicklungsstandes, der Ecken, Kanten und Einschränkungen, aber auch der Einsichten sowie Kraft und Beziehungsfähigkeit der Therapeuten. Mit anderen Worten: Der therapeutische Prozess zeigt ihre persönlich-professionelle Entwicklung zum jeweiligen Zeitpunkt. Für die daraus resultierende Anforderung zur Integration von Profession und Persönlichkeit sind wir persönlich sehr dankbar. Denn wir sehen darin eine immer wieder neue Herausforderung und Chance für unser eigenes Wachstum und, da wir durch unsere partiell gemeinsame Arbeit auch gemeinsam in die therapeutischen Prozesse involviert sind, auch für unser Wachstum als Paar.

Aus der Bewusstheit, dass das, was und wie Therapeuten sind, den Prozess der Therapie wesentlich mitbeeinflusst, ist es notwendig und sinnvoll, stets auch auf die eigene psychische Stabilität und Ausgeglichenheit zu achten. Dazu nutzt man eigene Therapie und Supervision bzw. wir persönlich immer wieder auch (manchmal nur kleine) Freiräume, die wir für uns und unsere Familie schaffen. Zur Bewusstheit gehört jedoch gleicherweise auch das Wissen um die – trotz aller Eigentherapie noch vorhandenen – eigenen Einschränkungen, die im Zusammenhang mit bestimmten Lebensereignissen auch bei uns erst dann zur Lösung drängen, wenn wir reif genug zu ihrer Bewältigung sind. Darin fühlen wir uns mit unseren Patienten verbunden und gleichartig.

15.4
Indikation und Kontraindikation

Gegenwärtig kommt Transaktionsanalyse sowohl im ambulanten als auch im stationären und teilstationären Bereich zur Anwendung. Entsprechend vielfältig sind auch die Störungen und Beeinträchtigungen (bzw. Krankheitsbilder), bei denen die theoretischen und therapeutischen Konzepte der Transaktionsanalyse (allein und/oder in Kombination mit anderen Verfahren) erfolgreich genutzt werden können. Sie eignen sich zum einen für die Anwendung der sog. Großen Psychotherapie:

- „Psychoreaktive seelische Störungen" (wie z. B. Angstneurosen, Phobien, neurotische Despressionen),
- „Konversions-" und „Organneurosen" (wie z. B. Herzphobien, chronische Magengeschwüre),
- „vegetative-funktionelle Störungen mit gesicherter psychischer Ursache" (wie z. B. Anorgasmie, Impotenz),
- „seelische Behinderungen aufgrund frühkindlich emotionaler Mangelzustände" (wie z. B. Konzentrationsstörungen, Autoritätsprobleme, symbiotische Partnerschaftsbeziehungen),
- „seelische Behinderungen als Folgezustände chronischer Krankheitsverläufe" (wie z. B. Selbstwertproblematik aufgrund kindlichen Diabetes oder Polio) und
- „seelische Behinderungen aufgrund extremer seelischer Situationen" (wie z. B. Haft, schicksalhafte Traumata).

Sie eignen sich zum anderen auch für die Behandlung psychotischer oder zur Psychose neigender Personen (vgl. Schiff-Schule) und die Behandlung von Suchtkrankheiten (vgl. Steiner 1971; Harsch 1977, 1979) sowie insbesondere für Persönlichkeitsstörungen (Moiso 1985).

Kontraindikation von Transaktionsanalyse

Indem die Transaktionsanalyse sowohl Konzepte für kognitiv-klärende Arbeit auf der Verhaltensebene als auch für aufdeckendes tiefenpsychologisches Vorgehen anbietet, wird die Frage nach Kontraindikation zur Frage nach dem angemessenen Einsatz bestimmter Konzepte und Interventionen. Dieser resultiert aus der zuvor bereits angeklungenen Zusammenschau von Diagnose, Therapieziel und Vertrag.

> ! Erfordert die Beeinträchtigung eines Patienten, wie z. B. bei einigen Psychosen, eine Stabilisierung im Hier und Jetzt, so wäre regressives Arbeiten mit Sicherheit kontraindiziert. Andere psychotische Erkrankungen erlauben jedoch nach gelungener Stabilisierung am Ende des therapeutischen Prozesses strukturelle Veränderungen durch tiefenpsychologische Vorgehensweisen. Auch Patienten mit tiefgreifenden Persönlichkeitsstörungen bedürfen eines sehr differenzierten Umgangs mit der Anwendung transaktionsanalytischer Methoden, die dann jedoch gerade für den Bereich dieser Störungen sehr erfolgreich eingesetzt werden können.

Prävention

Transaktionsanalytische Konzepte sind nicht nur zur Behebung bereits eingetretener psychischer oder psychosomatischer Störungen oder Krankheiten nutzbar, sondern auch als präventive Maßnahmen geeignet. Dabei meint „Prävention" einmal den Einsatz vorbeugender Maßnahmen im Hinblick auf bestimmte Krankheitsbereiche (wie z. B. Aufklärung über den Zusammenhang zwischen psychischem Erleben und somatischen Erkrankungen) oder im Hinblick auf bestimmte gesellschaftliche Problemfelder (wie z. B. Randgruppen oder Jugendkriminalität). Zum anderen beinhaltet der Begriff „Prävention" immer auch eine Möglichkeit der Weiterbildung bzw. des persönlichen Wachstums durch Vermittlung von Informationen und Hilfe zur Selbsterfahrung. „Die Leute brauchen mehr Bildung statt Therapie", wie Babcock u. Keepers diesen Aspekt in ihrem Buch „Miteinander wachsen: Transaktionsanalyse für Eltern und Erzieher" in treffender Kürze benennen (1980, S. 6).

15.5 Evaluation

Die Tatsache, dass die Wirksamkeit der Transaktionsanalyse nur wenig durch repräsentative Forschungen belegt ist, hängt weder mit der mangelnden Effizienz dieses Therapieverfahrens noch mit der Nicht-Verfügbarkeit empirischer Daten zusammen. Die Tatsache, dass bislang nur wenige Studien mit ausreichender Probandenanzahl vorliegen, die die Wirksamkeit des gesamten Verfahrens oder zumindest von bestimmten Teilaspekten transaktionsanalytischer Psychotherapie nachweisen, hängt mit der ursprünglich vertretenen Auffassung vieler humanistischer Psychologen zusammen, dass mit Hilfe der Psychotherapieforschung „immer mehr generalisierte, aus individuellen Sinnzusammenhängen herausgelöste ‚wenn/dann/Daten' angesammelt werden und – sinn/los angewendet – in der Praxis zu unübersehbaren Risiken geraten" (Pauls u. Walter 1980, S. 183). Diese Auffassung findet aus modelltheoretischer Sicht durchaus Unterstützung:

„Nicht wenige praxeologische und theoretische Konzepte verschiedener therapeutischer Schulen werden durch Wissenselemente gestützt, deren Qualität zumindest fragwürdig ist und die daher eher den Charakter von Mythen als von echten Erkenntnissen haben" (Herzog 1982, S. 26).

Das Erkenntnisinteresse von humanistischen Psychologen mit ihrem Blick auf den ganzen, lebendigen Menschen im sozialen Kontext ist vielmehr auf das Erkennen und Lösen von konkreten Problemen gerichtet.

Inzwischen liegen auch für die Transaktionsanalyse eine ganze Anzahl von – oftmals allerdings nicht publizierten – Untersuchungsergebnissen mit entsprechender Probandenanzahl vor, von denen wir nur einige nennen wollen.

So konnte bereits McNeel (1975) anhand von 15 untersuchten Patienten nachweisen, dass die Arbeit mit Neuentscheidungen wesentliche Veränderungen in Richtung Heilung hervorruft.

Bader (1976) konnte zeigen, dass sich Familien, die mit transaktionsanalytischer Familientherapie behandelt werden, in Richtung größere Funktionsfähigkeit und erhöhter Bedürfnisbefriedigung der Familienmitglieder entwickeln.

Heyer (1987) erbrachte in zwei empirischen Untersuchungen zur Ich-Zustands-Theorie mit 806 und 715 Probanden den Nachweis, dass Ich-Zustände, so wie sie in der Transaktionsanalyse definiert werden, unterscheidbar operationalisierbare und verifizierbare Konstrukte sind, dass auch Personen valide Aussagen über diese Konstrukte machen können, die zuvor keinen Kontakt mit Transaktionsanalyse hatten, und dass der als „angepasstes Kind" definierte Ich-Zustand in den Konstrukten „Konformität" und „Überschwenglichkeit" nachgewiesen werden kann.

Beilfuß u. Lannte (1994) konnten in einer mit Fragebögen durchgeführten katamnestischen Untersuchung von insgesamt 198 Probanden nachweisen, dass der Zuwachs an Autonomie, als Zusammenhang von Denk-, Fühl- und Verhaltensweisen operationalisiert, für die Patienten von hoher Bedeutung war, die Vermittlung von Modellen/Techniken der Transaktionsanalyse als wichtiges Hilfsmittel zur Heilung empfunden wird und der in der transaktionsanalytischen Psychotherapie betonte Beziehungsaspekt zwischen Therapeuten und Patienten eine hohe Bedeutung für den Wachstumsprozess des Patienten hat.

Novey (1997), der eine Follow-up-Studie mit 248 ehemaligen Transaktionsanalysepatienten durchführte, nutzte dabei die gleichen Fragen zum Thema „mental health" wie die sog. „Consumer Reports" (im deutschsprachigem Raum mit der Stiftung Warentest vergleichbar). Dabei erwies sich die Effektivität zertifizierter Transaktionsanalytiker als signifikant höher als die Effektivität aller anderen Psychotherapeuten, die von Seligman für „Consumer Reports" untersucht worden waren.

Noriega Gayol (1997) schließlich konnte in einer Studie mit 27 Teilnehmern nachweisen, dass transaktionsanalytische Gruppenpsychotherapie im Workshopsetting nachhaltig positive Veränderungen im Selbstwerterleben und in der Lebensqualität der Teilnehmer erbracht hatte.

Wons (1999) zeigte in seiner prozess-ergebnisorientierten Untersuchung an 66 Probanden zudem, dass transaktionsanalytische Psychotherapie bereits nach durchschnittlich 22 Stunden zu einer Steigerung von Handlungsfähigkeit und damit von Autonomie führt. Desgleichen wurden auch die Symptome der Patienten bereits in diesem Zeitraum reduziert.

Trotz dieser und anderer, hier nicht genannter Ergebnisse muss dennoch festgehalten werden: Der Transaktionsanalyse stände es sehr gut an, ihre de facto gegebene Verständlichkeit, Wirksamkeit und Handhabbarkeit auch durch entsprechende empirische Untersuchungen zu unterlegen und zusätzlich z. B. empirische Hinweise darüber zu sammeln, wie die von ihr aufgrund kasuistischer Erfahrungen herausgearbeiteten Denk-, Gefühls- und Handlungsmuster in der Bevölkerung bzw. in spezifischen Gruppen der Bevölkerung verteilt sind. Hier besteht ein Mangel, der nicht erst seit dem sog. Grawe-Gutachten von 1991 bekannt ist und dringender Abhilfe bedarf. Diesem Mangel tragen die Deutsche Gesellschaft für Transaktionsanalyse und parallel dazu der Europäische Dachverband zzt. in ersten Schritten Rechnung, indem beide breit angelegte Studien zur Wirksamkeitsforschung in Auftrag gegeben haben.

15.6
Perspektiven des Verfahrens

Will man den gegenwärtigen Entwicklungsstand einer Theorie – und das gilt auch für Therapietheorien – und deren Perspektiven erfahren, lohnt sich allemal ein Blick auf die derzeitigen Veröffentlichungen. Sichtet man die Titel der deutschsprachigen „Zeitschrift für Transaktionsanalyse in Theorie und Praxis" oder anderer Neuerscheinungen transaktionsanalyse-orientierter Bücher, so zeigt sich im Zusammenhang mit der Theorieentwicklung v. a. ein reges Interesse für die Auseinandersetzung mit Persönlichkeitsstörungen (z. B. Schneider 1994; Gooss u. Kottwitz 1994; Hagehülsmann et al. 1997; Clarkson 1996). Desgleichen gewinnt die Auseinandersetzung mit den psychoanalytischen Wurzeln transaktionsanalytischer Konzepte zunehmend an Raum (z. B. Müller 1995, 1997; Clarkson 1996; Schlegel 1996). Daneben werden Bernes ursprüngliche Konzepte neu gelesen und ihrer späteren Verzerrungen entkleidet (Glöckner 1992; Schlegel 1992; Zalcman 1993). Die theoretische Auseinandersetzung führt auch zu neuen Perspektiven für die Behandlungstechnik. Hatten Goulding u. Goulding in den 80er-Jahren in vielen Vorträgen noch behauptet, in der Transaktionsanalyse gäbe es keine Übertragung und Gegenübertragung, so hat spätestens Moiso (1985) diese Phänomene einer theoretischen und kasuistischen Überprüfung unterzogen und die entsprechenden Prozesse für transaktionsanalytische Psychotherapie handhabbar gemacht. Das hat sich v. a. im beziehungsorientierten Umgang mit dem psychotherapeutischen Prozess niedergeschlagen (Hagehülsmann et al. 1994).

Nicht nur durch die Kombination kognitiv-behavioristischen und tiefenpsychologischen Denkens erweist sich die Transaktionsanalyse als offen für die Einbeziehung nicht-transaktionsanalytischer Techniken (Schlegel 1996, 1997; Dirnberger 1998). Diese Offenheit gehörte bereits von Anbeginn zu ihren Stärken und, wie bei allen Stärken, in der Möglichkeit der Verführung zu einem beliebigen Eklektizismus, auch zu ihren Schwächen (Schlegel 1979; Hagehülsmann 1984). Das heißt auch, Transaktionsanalyse bietet mit ihrem integrativen Ansatz sehr unterschiedlichen Persönlichkeiten mit unterschiedlichen Präferenzen im therapeutischen Denken und Handeln eine Heimat. Nur so kann sie ihre Vielfalt beibehalten und weiterentwickeln. Dabei wird es jedoch immer wieder notwendig sein, die Vielfalt dahingehend zu sichten und zu ordnen, dass sie dem Gesamtzusammenhang transaktionsanalytischer Konzepte und Modelle dient und nicht zu ihrer Ausdünnung oder Beliebigkeit in der Anwendung führt. Das dazu in weiten Strecken sorgfältige „Übersetzungsarbeit" notwendig ist, haben wir ansatzweise in diesem Artikel durch den Vergleich von Bezugsrahmen und Abwehrmechanismen vorgestellt.

Ob sich die Transaktionsanalyse für die Zukunft als ein psychoanalytisch orientiertes bzw., je nach begrifflicher Definition, tiefenpsychologisch fundiertes Verfahren oder sogar als eigenständiges Verfahren neben den bisher anerkannten psychoanalytisch begründeten Verfahren und der Verhaltenstherapie erweisen wird, kann im Hinblick auf ihren immer noch höchst lebendigen Entwicklungsprozess hoffnungsvoll „abgewartet" werden.

15.7
Weiterbildungsmöglichkeiten

Die Deutsche Gesellschaft für Transaktionsanalyse (DGTA) ist der nationale Fachverband für deutsche Transaktionsanalytiker. Diese Gesellschaft wiederum ist Mitglied der Europäischen Gesellschaft für Transaktionsanalyse (EATA). Bis 1996 war die EATA noch Mitglied des internationalen Dachverbandes „International Transactional Analysis Association" (ITAA). Derzeit verhandeln beide Gesellschaften über neue Formen der Kooperation.

Neben der allgemeinen Förderung und Verbreitung transaktionsanalytischer Theorien und Konzepte ist die Aufgabe der DGTA, über ihren Weiterbildungs- und Prüfungsausschuss international geregelte Weiterbildung für Transaktionsanalytiker für den deutschen bzw. deutschsprachigen Raum curricular festzulegen und das entsprechende Prüfungssystem zur Verfügung zu stellen. Mit Hennig u. Pelz (1997) betonen auch wir, dass sich die transaktionsanalytische Aus- und Weiterbildung an den internationalen Standards der ITAA und der EATA orientiert. In diesen Standards sind die Ziele, Trainingsprinzipien, Umfang und Dauer, die möglichen Praxisfelder sowie die Art der Abschlussexamina vorgeschrieben. Außerdem verpflichten sie gleicherweise zu hohen inhaltlichen Qualitätsansprüchen wie auch zur Einhaltung hoher ethischer Standards. Gleichzeitig ermöglichen die gemeinsamen Standards auch, die Weiterbildung in praktisch jedem Land der Welt fortzuführen oder einen Abschluss machen zu können, der international anerkannt wird.

Die Weiterbildung beginnt mit einem Einführungskurs, dem sog. 101-Kurs, der im Überblick alle wesentlichen Grundlagen der Transaktionsanalyse vermittelt. Danach nimmt ein Ausbildungskandidat oder eine Ausbildungskandidatin in der Regel in einer Weiterbildungsgruppe teil, die üblicherweise von einzelnen Lehrenden angeboten wird. Hier wird Theorie vermittelt, die durch Übungen vertieft wird, werden Anwendungen geübt und mittels Supervisionen ein Theorie-Praxis-Transfer hergestellt. Ergänzend dazu besuchen die Ausbildungskandidaten Theorieseminare und Workshops zu ergänzenden Themen. Verpflichtend ist auch eine Eigentherapie, wobei häufig Kandidaten zur Transaktionsanalyse stoßen, nachdem sie bereits zuvor eine – meist transaktionsanalytische – Therapie gemacht haben.

Nach 3 Jahren kann zusammen mit dem Einreichen bestimmter Dokumente die Praxisqualifikation in Transaktionsanalyse erlangt werden. Bis zum Abschluss als geprüfter Transaktionsanalytiker dauert es dann weitere 4–6 Jahre. Nach einer entsprechenden Praxisphase kann die Weiterbildung zum lehrenden Transaktionsanalytiker aufgenommen werden, die normalerweise noch einmal 5–7 Jahre dauert.

Insgesamt erfolgt die Weiterbildung nach dem Mentorenprinzip. Aufgabe des Mentors, den sich der Kandidat selber sucht, ist es, Teilnehmern bei ihrer Weiterbildung zu assistieren und ihnen bei der Entwicklung eines eigenen Stiles ebenso zu helfen wie bei der Entwicklung einer professionellen Identität als transaktionsanalytischer Psychotherapeut. Der Mentor kann im Laufe der Ausbildung gewechselt werden, was Vorteile für die Adaptation unterschiedlicher Arbeitsstile haben kann. Zudem ist es vorgeschrieben, Angebote verschiedener Lehrender zu besuchen, um die eigenen Erfahrungen auch andernorts zu erweitern und zu vertiefen.

Ihren Standards entsprechend hat die Transaktionsanalyse eine Prüfungskultur entwickelt, die in besonderer Weise durch die Grundhaltung gegenseitigen Respekts geprägt ist. Zunächst erstellt der Kandidat eine Zulassungsarbeit, die im wesentlichen eine Fallstudie enthält. In der mündlichen Prüfung muss der Kandidat einem Prüfungskollegium von 4 Lehrtherapeuten Teile seiner Arbeit durch Bandaufnahmen vorstellen und mit ihnen diskutieren. Dabei kommt es zu einem kollegialen Gespräch, an dessen Ende die Prüfer Rückmeldung mit Hilfe standardisierter Skalen geben. Wesentliches Kriterium für das Bestehen der Prüfung ist dabei die Beantwortung der Frage, ob man diesem Kandidaten einen Patienten zur Psychotherapie überweisen würde oder nicht.

Die gesamte Prüfungskultur ermutigt die Kandidaten, sich mit und in ihrer individuellen professionellen Identität darzustellen und zu vertreten. Damit reflektiert die Prüfung den Anspruch von Autonomie.

WEITERFÜHRENDE LITERATUR

Babcock DE, Keepers TD (1980) Miteinander Wachsen: Transaktionsanalyse für Eltern und Erzieher. Kaiser, München

Berne E (1975) Was sagen Sie, nachdem Sie „Guten Tag" gesagt haben? Psychologie des menschlichen Verhaltens. Kindler, München

Clarkson P (1996) Transaktionsanalytische Psychotherapie: Grundlagen und Anwendung; das Handbuch für die Praxis. Herder, Freiburg Basel Wien

Hagehülsmann U (1992) Transaktionsanalyse: Wie geht denn das? Transaktionsanalyse in Aktion I. Junfermann, Paderborn

Hagehülsmann U, Hagehülsmann H (1998) Der Mensch im Spannungsfeld seiner Organisation: Transaktionsanalyse in Managementtraining, Coaching, Team- und Personalentwicklung. Junfermann, Paderborn

Schlegel L (1995) Die Transaktionale Analyse: Eine Psychotherapie, die kognitive und tiefenpsychologische Gesichtspunkte kreativ miteinander verbindet, 4. Aufl. Francke, Tübingen Basel

Teil IV
Spezielle Kapitel

Psychotherapeutische Versorgung im Rahmen der Krankenkassen und anderer Kostenträger

U. Rüger und C. Reimer

16.1 Historische Entwicklung 379
16.2 Sozialrechtliche Grundlagen von Psychotherapie im Rahmen der gesetzlichen Krankenkassen 381
16.3 Die Psychotherapie-Richtlinien und ihre Implikationen 382
16.3.1 Kriterien für Behandlungsbedürftigkeit 383
16.3.2 Qualifikationsanforderungen an Behandler 383
16.3.3 Praxisorganisation 384
16.3.4 Leistungsträger 384
16.4 Das Gutachterverfahren im Rahmen der Psychotherapie-Richtlinien 385
16.4.1 Einige Hinweise zur Abfassung des Berichtes an den Gutachter 385
16.5 Ausblick 388
Weiterführende Literatur 388

16.1 Historische Entwicklung

Psychotherapie in der allgemeinen medizinischen Versorgung ist keine Selbstverständlichkeit. Ein historischer Rückblick auf die Entwicklung des psychotherapeutischen Versorgungssystems in Deutschland soll darum diesem Kapitel vorangestellt werden.

Bereits 1918 hatte S. Freud auf dem Budapester Kongress vorausgesagt:

> Irgend einmal wird das Gewissen der Gesellschaft erwachen und sie mahnen, dass der Arme ein ebensolches Anrecht auf seelische Hilfeleistung hat wie bereits jetzt auf lebensrettende chirurgische. Und dass die Neurosen die Volksgesundheit nicht minder bedrohen als die Tuberkulose und ebenso wenig wie diese der ohnmächtigen Fürsorge des Einzelnen aus dem Volke überlassen werden können. Dann werden also Anstalten oder Ordinationsinstitute errichtet werden, an denen psychoanalytisch ausgebildete Ärzte angestellt sind, um die Männer, die sich sonst dem Trunk ergeben würden, die Frauen, die unter der Last der Entsagungen zusammenzubrechen drohen, die Kinder, denen nur die Wahl zwischen Verwilderung und Neurose bevorsteht, durch Analyse widerstands- und leistungsfähig zu erhalten. Diese Behandlungen werden unentgeltlich sein. (GW XII, S. 193).

Die 1920 gegründete Berliner Psychoanalytische Poliklinik war eine erste solche Einrichtung. Ökonomisch konnte sie sich auf eine Stiftung des Psychoanalytikers Max Eitingon stützen und hatte damit noch nicht das von Freud erhoffte „Gewissen der Gesellschaft" als Grundlage. Über die Tätigkeit dieses Instituts wurde von Fenichel (1930) ein auch heute noch sehr lesenswerter Bericht vorgelegt. Es handelt sich hierbei u. a. um eine erste Vorform einer Psychotherapiekatamnese. Übrigens war „Psychoanalyse" neben Hypnose und psychotherapeutischen Übungen bereits 1924 in die preußische Gebührenordnung aufgenommen worden und wurde mit einem Betrag von RM 5,– (Mindestbetrag) bis RM 50,– honoriert, ein Gebührensatz, der in der bis 1957 gültigen preußischen Gebührenordnung bis auf einen Satz von DM 6,– (Mindestsatz) bis DM 50,– angehoben wurde. Die genannten psychotherapeutischen Leistungen waren dabei der Position 22 (Narkoseleistungen) zugeordnet.

Für den historisch Interessierten soll darum dieser Teil der preußischen Gebührenordnung nachfolgend noch einmal mitgeteilt werden (Tabelle 16.1).

Tabelle 16.1. Preußische Gebührenordnung für approbierte Ärzte und Zahnärzte vom 01. September 1924, geändert und ergänzt durch die Verordnung PR Nr. 74/52 vom 11. Dezember 1952 und vom 17. April 1953, gültig ab 01. Januar 1953

(…)	
22 a) Inhalationsnarkose	6,00 bis 50,00 DM
b) Rauschnarkose	2,40 bis 20,00 DM
c) Vereisung	1,20 bis 10,00 DM
d) Lokalanaesthesie durch Einspritzung für kleinere Bezirke	2,40 bis 20,00 DM
d) Lokalanaesthesie durch Einspritzung für ausgedehnte Bezirke	6,00 bis 50,00 DM
e) Lumbalanaesthesie	24,00 bis 200,00 DM
f) Psychotherapeutische Sitzungen (Hypnose, Psychoanalyse, psychotherapeutische Übungen)	6,00 bis 50,00 DM
(…)	

Tabelle 16.2. Historische Entwicklung der Einführung von Psychotherapie in die kassenärztliche Versorgung

1946	Gründung des Zentralinstituts für psychogene Erkrankungen in Berlin. Träger war die allgemeine Versicherungsanstalt Berlin (VAB). Erste Direktoren waren die Psychoanalytiker Werner Kemper und nach dessen Ausscheiden Harald Schultz-Hencke. Die damals sehr ungewöhnliche Gründung dieses Instituts wurde insbesondere auch von damals führenden Sozialpolitikern wie z. B. Ernst Schellenberg befürwortet (vgl. Dührssen 1971)
1962/1965	Wirksamkeitsnachweise für analytische Psychotherapien mittlerer Frequenz und Dauer (150–200 Stunden)
1964	Anerkennung der Neurose als behandlungsbedürftige Krankheit durch das Bundessozialgericht
1967	Einführung der Psychotherapie in die kassenärztliche Versorgung – Erste Psychotherapie-Richtlinien
1976	Erweiterung des Aufgabenbereiches der gesetzlichen Krankenkassen auch auf die Behandlung chronifizierter Neurosen – entsprechende Änderung der Psychotherapie-Richtlinien
1987	Verhaltenstherapie wird Bestandteil der Psychotherapie-Richtlinien. Die psychosomatische Grundversorgung wird als Ergänzung zur kassenärztlichen Psychotherapie neu eingeführt (Leistungserbringer dieser Leistungen sind ausdrücklich nicht Fachpsychotherapeuten, sondern in der Primärversorgung tätige Haus- und Fachärzte)
1999	Neufassung der Psychotherapie-Richtlinien unter Berücksichtigung des Psychologischen Psychotherapeutengesetzes

Zum Vergleich: Die Gebührensätze für eine eingehende neurologische oder psychiatrische Untersuchung (21 a.) betrugen 1953 DM 4,80 bis DM 40,00. Die Relation der Leistungen hat sich damit bis heute nicht grundlegend geändert. Die seinerzeit für psychotherapeutische Sitzungen zu liquidierenden Leistungen entsprachen in der Höhe von DM 6,00 bis DM 50,00 im chirurgischen Bereich der „Operation eines tiefliegenden Abszesses" (30 c)!

Obwohl sich seit den 20er-Jahren des 20. Jahrhunderts eine zunehmende Zahl von Ärzten und sog. Laien mit der psychotherapeutischen Behandlung von psychischen Störungen befasste, wurde erst 1964 durch eine Entscheidung des Bundessozialgerichtes die Neurose als Krankheit und damit als behandlungsbedürftiges Leiden anerkannt. Erst jetzt standen die allgemeinen Kostenträger vor der Verpflichtung, eine angemessene Behandlung dieser Erkrankungen sicherzustellen. „Psychotherapie als unbeschränkte Kassen-Pflichtleistung" (Kern 1963) war jetzt sozialrechtlich abgesichert. Die etwa zeitgleich veröffentlichten Wirksamkeitsnachweise für psychoanalytisch orientierte Psychotherapien aus dem 1946 gegründeten Zentralinstitut für psychogene Erkrankungen in Berlin durch Dührssen (1962) und Dührssen u. Jorswieck (1965) gaben dann den zweiten notwendigen Anstoß zur Einführung der Psychotherapie in die kassenärztliche Versorgung 1967.

Zum besseren Verständnis der aktuellen Situation sollen die wesentlichen historischen Daten dieser Entwicklung noch einmal in Erinnerung gerufen werden (Tabelle 16.2).

Die 1967 eingeführten Richtlinien stellen nach dem Kommentar von Faber u. Haarstrick (1989) „einen ersten Versuch dar, ätiologisch orientierte Psychotherapie unter Berücksichtigung ihrer Eigengesetzlichkeit mit dem Krankheitsbegriff der Reichsversicherungsordnung (…) in Einklang zu bringen" (Kommentar S. 15; im folgenden wird, falls nicht anders angegeben, die erste Auflage des Kommentars mit „Kommentar" zitiert, ohne die beiden Verfasser noch einmal aufzuführen).

Von diesem Zeitpunkt an standen Psychotherapeuten, sofern sie Patienten der gesetzlichen Krankenkassen behandelten, in derselben Situation wie jeder Kassenarzt: Aus der bis dahin sehr betonten Exklusivität der therapeutischen Zweierbeziehung wurde eine Dreiecksbeziehung, in der sich Patient, Leistungserbringer (Arzt/Therapeut) und Kostenträger gegenüberstehen (Abb. 16.1).

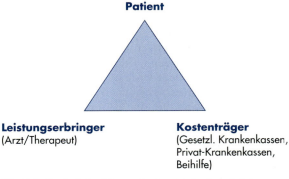

Abb. 16.1. Dreiecksbeziehung, in der sich Patient, Leistungserbringer und Kostenträger gegenüberstehen

16.2 Sozialrechtliche Grundlagen von Psychotherapie im Rahmen der gesetzlichen Krankenkassen

Mit der Einführung der Psychotherapie-Richtlinien standen Psychotherapeuten, damals insbesondere Psychoanalytiker, vor der Situation, bei ihrer Tätigkeit die gesetzlichen Erfordernisse von Notwendigkeit, Zweckmäßigkeit und Wirtschaftlichkeit beachten zu müssen. Der erste Kommentar zu den Psychotherapie-Richtlinien hat den inhärenten Konflikt, den entsprechende Regularien mit sich bringen mussten, klar herausgestellt: Einerseits muss eine sinnvolle Verwendung der Mittel der Versicherungsgemeinschaft gesichert sein. Andererseits durfte durch die entsprechenden Regularien der therapeutische Prozess in seiner Eigengesetzlichkeit nicht manipulativ gestört werden. In diesem Sinne stellen die Psychotherapie-Richtlinien, auch in ihrer heutigen Form, einen notwendigen Kompromiss dar, mit dem die Interessen des Einzelnen und die der Allgemeinheit (sinnvolle Verwendung der Mittel der Versichertengemeinschaft) in Einklang gebracht werden sollen.

Die entsprechenden gesetzlichen Vorgaben der alten, bis 1988 gültigen Reichsversicherungsordnung sind inzwischen in das Sozialgesetzbuch V (SGB V § 12) aufgenommen worden.

> **! SGB V § 12 Wirtschaftlichkeitsgebot**
>
> (1) Die Leistungen müssen notwendig, zweckmäßig und wirtschaftlich sein; sie dürfen das Maß des Notwendigen nicht überschreiten. Leistungen, die nicht notwendig oder unwirtschaftlich sind, können Versicherte nicht beanspruchen, dürfen die Leistungserbringer nicht bewirken und die Krankenkassen nicht bewilligen.

Die genannten Gesichtspunkte gelten grundsätzlich für jede Leistung der Krankenversicherung und damit auch für psychotherapeutische Leistung, insofern sie Leistungen der gesetzlichen Krankenkassen sind. Die juristischen Auffassungen sind hier relativ eindeutig. Wir stützen uns dabei auf die Kommentare von Degener-Hencke et al. (1998, S. 3–5) sowie von Hauck et al. (1998, S. 3–4).

Danach konkretisiert der § 12 den Leistungsanspruch des einzelnen Versicherten und grenzt ihn auf das unter Berücksichtigung des jeweiligen Einzelfalles wirtschaftlich vertretbare Maß ein. Das Wirtschaftlichkeitsgebot gilt für den Versicherten (Patient), den Leistungserbringer (Arzt) und den Kostenträger (Krankenkasse) in gleicher Weise. Die Vorschrift soll in zwei Richtungen wirken: Sie soll einerseits den notwendigen Leistungsstandard sicherstellen und gleichzeitig auch eine Leistung im Übermaß verhindern. Dabei hat der Versicherte den Anspruch auf Leistungen, „die geeignet sind, das mit der Leistung beabsichtigte Ziel am wirtschaftlichsten herbeizuführen" (Degener-Hencke et al. 1998, S. 3). Damit dürften insbesondere zieloffene bzw. „tendenzlose" Behandlungen gegen das Wirtschaftlichkeitsgebot verstoßen.

Bei der Definition von Wirtschaftlichkeit betonen die Kommentare insbesondere die Begriffe „ausreichend" und „zweckmäßig", die in einer Wechselwirkung zueinander stehen und damit den Individualanspruch des einzelnen Versicherten auf der einen Seite und den Schutz der Beitragszahler vor einer unwirtschaftlichen Verwendung seiner Mittel in Einklang bringen müssen. Allerdings erfordert das Wirtschaftlichkeitsgebot ausdrücklich nicht die billigsten Methoden. „Ob eine Leistung wirtschaftlich ist, hängt auch davon ab, in welchem Verhältnis ihre Kosten zu der Sicherung des Behandlungserfolges und zu der dafür erforderlichen Zeit stehen" (Degener-Hencke et al. 1998, S. 4). Das Wirtschaftlichkeitsgebot begründet darüber hinaus sehr nachdrücklich auch das Gebot der Wirksamkeit der erbrachten Leistungen, die dem allgemein anerkannten Stand der medizinischen Erkenntnisse entsprechen müssen. Nach Noftz (in Degener-Hencke et al. 1998) geht dabei begriffslogisch die Wirksamkeit einer Leistung deren Wirtschaftlichkeit voran. Insofern könne eine Leistung, deren Wirksamkeit nicht hinreichend nachgewiesen sei, schlechthin nicht als wirtschaftlich bestätigt werden. Dabei gehe es immer „um eine besondere Beziehung (…) zwischen Leistung (im Sinne von deren allgemeiner bzw. individueller Eignung und Güte) und Behandlungsziel" (S. 4). Danach kann Wirksamkeit nie losgelöst von der Zielsetzung einer Behandlung betrachtet werden. Behandlungsmaßnahmen ohne konkrete Zielsetzung müssen darum von vornherein als unwirtschaftlich betrachtet werden.

Beruhigend für Psychotherapeuten dürfte die Feststellung sein, dass das Wirtschaftlichkeitsgebot nicht die billigste Methode erfordert – allerdings erfordert es die nachgewiesen wirksamste Methode, um ein konkretes Behandlungsziel zu erreichen.

> **!** Bei konkurrierenden Methoden ist demnach der Methode der Vorzug zu geben, die ein entsprechendes Behandlungsziel mit weniger Aufwand erreichen kann. Im konkreten Einzelfall stellt bei generell bestehender Psychotherapie-Indikation deshalb bei vergleichbarer Wirksamkeit das weniger aufwendige Behand-

> lungsverfahren die Methode der Wahl dar; umgekehrt muss ein ggf. aufwendigeres Behandlungsverfahren gegenüber dem weniger aufwendigen hinsichtlich seiner Wirtschaftlichkeit besonders begründet werden. Andererseits müssen Leistungen auch ausreichend sein, um einen hinreichenden Behandlungserfolg zu sichern.

So stellt z. B. eine niederfrequente Betreuung in 20 Minuten-Gesprächen bei einem Patienten in einer akuten depressiven Krise mit latenter Suizidalität keine ausreichende Behandlung dar. Im konkreten Fall war ein 56-jähriger Verwaltungsbeamter durch mehrere kumulierende Traumata (Unfalltod des Sohnes, Schwerstpflegebedürftigkeit seiner Ehefrau, Verlust seines bisherigen väterlichen Vorgesetzten mit nachfolgenden narzisstischen Kränkungen bei Veränderungen am Arbeitsplatz) in eine schwere Lebenskrise geraten. Schon allein die Klärung des komplexen Hintergrundes dieser Lebenskrise ließ sich nur in frequenteren Gesprächen erreichen. Die vorausgegangene niederfrequente Betreuung hatte zwar stützenden Charakter, war aber nicht geeignet, den dem Zustandsbild zugrunde liegenden inneren Konflikt des Patienten aufzuarbeiten (ausführlichere Darstellung dieses Falls vgl. Rüger u. Reimer 2000).

Die Verpflichtung zu einer bedarfsgerechten Versorgung der Versicherten wird in § 70 SGB V noch einmal nachdrücklich festgehalten.

> **SGB V, § 70 Qualität, Humanität und Wirtschaftlichkeit**
>
> (1) Die Krankenkassen und die Leistungserbringer haben eine bedarfsgerechte und gleichmäßige, dem allgemein anerkannten Stand der medizinischen Erkenntnisse entsprechende Versorgung der Versicherten zu gewährleisten. Die Versorgung der Versicherten muss ausreichend und zweckmäßig sein, darf das Maß des Notwendigen nicht überschreiten und muss wirtschaftlich erbracht werden.

Die Vorschrift des § 70 betont noch einmal das Wirtschaftlichkeitsgebot (§ 12) und bindet ausdrücklich die Krankenkassen und Leistungserbringer an dieses Gebot und „verbietet jede Bewirkung von Leistungen, die zur Erzielung des Heilerfolges nicht notwendig sind" (GKV-Kommentar von Degener-Hencke et al. 1998, 51. Ergänzungslieferung, Juni 1994, 1200 [Maaßen]).

Darüber hinaus wird in diesem Paragraphen allerdings dann auch die Verpflichtung zur Gewährleistung einer bedarfsgerechten und gleichmäßigen Versorgung hervorgehoben. Diesem Prinzip sind beide Partner, Krankenkasse und Leistungserbringer, in gleicher Weise verpflichtet. Meist wird unter „gleichmäßiger" Versorgung eine regional ausgeglichene Versorgung verstanden. Das Prinzip der Gleichmäßigkeit kann aber auch durch andere Einflüsse gestört sein, so z. B., wenn bestimmte Gruppen der Bevölkerung in der Inanspruchnahme bestimmter Leistungen benachteiligt sein sollten. In diesem Sinne könnte für den Bereich der Psychotherapie der eindeutige Zusammenhang zwischen Bildungsstand auf der einen Seite und Psychotherapie-Indikation, Wahl des Behandlungsverfahrens und Behandlungsdauer auf der anderen Seite kritisch gesehen werden (vgl. Rüger u. Leibing 1999).

Der Paragraph 70 geht demnach insbesondere bezüglich der Versorgungsverpflichtung über den Paragraphen 12 hinaus und verpflichtet beide Seiten – Krankenkassen und Leistungserbringer – auf diese Grundsätze. Die Psychotherapie-Richtlinien hatten und haben die Aufgabe, die für die gesetzlichen Krankenkassen geltenden sozialrechtlichen Vorschriften auf der einen Seite und die Besonderheiten psychotherapeutischer Behandlungen auf der anderen Seite miteinander in Einklang zu bringen.

16.3 Die Psychotherapie-Richtlinien und ihre Implikationen

Mit der Einführung der Psychotherapie in die kassenärztliche Versorgung mussten Psychotherapeuten, insbesondere Psychoanalytiker, einige bis dahin geltende Grundsätze in Frage stellen. Dazu zählten insbesondere folgende:

- Das Festhalten an einer zieloffenen tendenzlosen Behandlung,
- die Eigenfinanzierung der Behandlung,
- die Exklusivität der therapeutischen Zweierbeziehung, in der Einflüsse von dritter Seite auszuschalten sind.

Eine völlig zieloffene tendenzlose Behandlung widerspricht dem Wirtschaftlichkeitsgebot, das wir bereits ausführlich behandelt haben.

Die Eigenfinanzierung einer psychoanalytischen Behandlung galt lange Zeit als conditio sine qua non einer psychoanalytischen Behandlung. Bei der Einführung der Psychotherapie-Richtlinien hat gerade dieser Punkt eine heftige Diskussion entfacht und bei manchen Psychoanalytikern zunächst eine grundsätzliche Gegnerschaft gegen die neuen Richtlinien hervorgerufen. Dabei wurde häufig übersehen, dass es sich bei vielen Patienten nicht um eine Eigenfinanzierung, sondern um die Finanzierung durch

Dritte (Ehepartner, Eltern, etc.) handelte, und diesbezügliche Abhängigkeiten sehr viel schwerwiegender sein mussten als die „Abhängigkeit" von einem Leistungsträger. Die Feststellung von Faber u. Haarstrick, dass für viele Patienten die neuen Regelungen „eindeutig eine Befreiung" dargestellt haben, kann jeder ermessen, der mit den heute noch gültigen Beihilferichtlinien in Berührung kommt: Hier erfährt jeweils der Beihilfeberechtigte – und damit nicht immer der behandelte Patient! – von der Behandlungsbedürftigkeit seines Familienangehörigen. Er ist darüber hinaus bei jedem Verlängerungsantrag durch seine Unterschrift beteiligt und damit auch über die Dauer der jeweiligen Behandlung informiert. Auch wenn der Patient selbst Rechnungsempfänger ist, sind die sog. „Beihilfeberechtigten" jeweils diejenigen, die die Rechnung bei ihrer Beihilfestelle einzureichen haben und damit vielfältige Möglichkeiten haben, ihre Auffassungen über die Behandlung in entsprechenden Anmerkungen oder in der Handhabung der notwendigen Abläufe kundzutun.

Schließlich wurde von Kritikern eine Störung der dyadischen therapeutischen Beziehung durch Dritte befürchtet – insbesondere durch den Leistungsträger oder den von diesem beauftragten Gutachter. Auf das Gutachterverfahren soll weiter unten noch einmal ausführlicher eingegangen werden. An dieser Stelle wollen wir zunächst noch einmal die drei sich in der kassenärztlichen Versorgung gegenüberstehenden und gleichzeitig miteinander kooperierenden Gruppen vor Augen halten:

- Patient,
- Leistungserbringer (Arzt/Psychotherapeut),
- Leistungsträger (Kostenträger).

16.3.1
Kriterien für Behandlungsbedürftigkeit

Die zu behandelnden Patienten

Seelische Krankheit im Sinne der Richtlinien wird „als krankhafte Störung der Wahrnehmung, der Erlebnisverarbeitung, der sozialen Beziehungen und der Körperfunktionen verstanden. Der Krankheitscharakter dieser Störungen kommt wesentlich darin zum Ausdruck, dass sie der willentlichen Steuerung durch den Patienten nicht mehr oder nur z. T. zugänglich sind" (Kommentar S. 21). Seelische Erkrankung manifestiert sich sowohl in seelischen Symptomen als auch in körperlichen Symptomen oder in krankhaften Verhaltensweisen. Dabei ist das Symptom nicht schon mit der Krankheit gleichzusetzen. Zu einer Krankheitsentität gehören neben der Syndromatik auch die Ätiologie sowie jeweils krankheitstypische Gesetzmäßigkeiten des Verlaufes.

Wie viele Patienten leiden nun unter einer seelischen Krankheit und wie viele von ihnen sind behandlungsbedürftig? Die diesbezüglichen, durchaus validen epidemiologischen Befunde sollen hier nicht eingehend referiert werden. Der Interessierte sei hier auf einige grundlegende Publikationen verwiesen (Dilling et al. 1984; Schepank 1987; Franz et al. 1994). Aufgrund der bis 1990 vorliegenden Befunde kamen Meyer et al. 1991 zu der Einschätzung, dass etwa 5 % der Bevölkerung der Bundesrepublik Deutschland einer ambulanten Psychotherapie bedürfen würden und auch bereit wären, diese zu beginnen, falls ein entsprechender Behandlungsplatz vorgehalten würde. Nach einer Einschätzung von Schepank (1990) ist allerdings bei einem größeren Teil dieser Patienten eine Behandlung im Rahmen der psychosomatischen Grundversorgung oder Kurzpsychotherapien ausreichend.

16.3.2
Qualifikationsanforderungen an Behandler

Grundsätzlich dürfen Ärzte und Psychologen mit jeweils entsprechender Qualifikation psychotherapeutische Leistungen durchführen. Die fachlichen Voraussetzungen, um eine tiefenpsychologisch fundierte Psychotherapie durchführen zu dürfen, sind nach Abschluss der nachfolgenden Weiterbildungsgänge gegeben, wenn von den beiden möglichen Weiterbildungsrichtungen die tiefenpsychologisch/psychoanalytische gewählt worden ist (und nicht die verhaltenstherapeutische). Dazu zählen:

- Fachärzte für Psychotherapeutische Medizin,
- Fachärzte für Psychiatrie und Psychotherapie,
- Ärzte mit der Bereichsbezeichnung „Psychotherapie" und/oder „Psychoanalyse",
- Diplompsychologen mit abgeschlossener Institutsausbildung an einem anerkannten psychoanalytischen Institut (bisherige Regelung),
- Diplompsychologen, die vor 1989 in der ehemaligen DDR als „Fachpsychologe in der Medizin" psychotherapeutisch tätig waren,
- seit 1999 Diplompsychologen mit Weiterbildung entsprechend dem Psychologischen Psychotherapeutengesetz.

Im Rahmen des Psychologischen Psychotherapeutengesetzes sind die berufsrechtliche Seite (Ausbildung zum psychologischen Psychotherapeuten mit entsprechender Approbation) und die sozialrechtliche Seite (Voraussetzungen für die Teilnahme an der medizinischen Versorgung im Rahmen der gesetzlichen Krankenkassen) geregelt. Danach werden die psychologischen Psychotherapeuten, soweit sie im Rahmen der gesetzlichen Krankenkassen tätig werden, in das bestehende Versorgungssystem integriert („Integrationslösung") und damit Mitglieder der jeweiligen Kassenärztlichen Vereinigungen.

Die jeweiligen Weiterbildungsrichtlinien und damit die konkrete Qualifizierung des Behandlers sind außerordentlich unterschiedlich. Auf diese Problematik wird in Kap. 17 „Weiterbildung" eingegangen werden.

16.3.3
Praxisorganisation

Die Praxisorganisation von niedergelassenen Psychotherapeuten zeigt große Unterschiede. Sie schwankt zwischen einer reinen Bestellpraxis mit Telefonbeantworter und einer offenen Praxis mit entsprechender personeller und sächlicher Ausstattung. Eine nicht unerhebliche Anzahl von Psychotherapeuten betreibt nur eine kleine Praxis mit einem geringen Stundenumfang – auch Therapeuten mit Kassenzulassung. Nach Angaben der Kassenärztlichen Vereinigung Berlin (1999) erbringen z. B. etwa $2/3$ der zugelassenen ärztlichen Psychotherapeuten nicht mehr als 15 Therapiestunden/Woche für in den gesetzlichen Krankenkassen versicherte Patienten.

Demzufolge erlauben die seinerzeit für ärztliche Psychotherapeuten ermittelten Durchschnittswerte für Einkünfte aus kassenärztlicher Tätigkeit (Mitteilung der Kassenärztlichen Bundesvereinigung für 1994) nicht ohne weiteres einen Vergleich mit anderen Arztgruppen.

Die Möglichkeit für eine Teilzeittätigkeit wird auf der einen Seite durch die im Vergleich zu anderen Arztgruppen niedrigen Praxisinvestitionen möglich; auf der anderen Seite haben solche kleinen Praxen zwangsläufig eine geringere Versorgungsrelevanz, und ihre Inhaber verfügen über weniger Erfahrung in der breiten Versorgung. Zudem wurden bisher bei den Zulassungsausschüssen zur kassenärztlichen Versorgung in der Regel die Anzahl der zugelassenen Kollegen und nicht deren Praxisumfang bei der Bedarfsermittlung zugrunde gelegt.

Große und offene Praxen, die auch der Akutversorgung gerecht werden können, haben zwangsläufig einen aufwendigeren ökonomischen Investitionsbedarf. Vergleichbar große Bestellpraxen benötigen deutlich geringere Investitionen und laufende Ausgaben und befinden sich in der derzeitigen „Punktwert-Situation" ökonomisch in einer weniger risikoträchtigen Situation. Wünschenswert für die Tätigkeit des tiefenpsychologisch fundierten Psychotherapeuten wäre in jedem Fall aber eine Praxisstruktur, die die breiten Behandlungsmöglichkeiten der tiefenpsychologisch fundierten Psychotherapie – von der akuten Krisenintervention bis hin zur Langzeittherapie – möglich macht. Hier werden zzt. unterschiedliche Praxismodelle diskutiert (vgl. z. B. Siedt 1999).

16.3.4
Leistungsträger

Leistungsträger sind die gesetzlichen (GKV) und privaten Krankenversicherungen (PKV), außerdem die Beihilfe, entsprechend den für Beamte gültigen Regelungen.

Die Beihilferichtlinien entsprechen weitgehend den Psychotherapie-Richtlinien der gesetzlichen Krankenkassen. Die Regelungen bei den privaten Krankenkassen sind unterschiedlich, zumal der Gestaltungsrahmen der einzelnen Privatversicherungen unterschiedliche Versicherungsvereinbarungen zulässt. Mit der Neufassung des Bundesbeihilfe-Gesetzes 1985 wurden die entsprechenden Beihilfevorschriften für die ambulante Psychotherapie zusammengefasst. Dabei richtete sich der Gesetzgeber weitgehend an den damals gültigen Psychotherapie-Richtlinien der gesetzlichen Krankenkassen aus.

Um den Versorgungsauftrag sicherstellen zu können, wurden mit Einführung der Psychotherapie-Richtlinien neben den ärztlichen Psychotherapeuten auch psychologische Psychotherapeuten hinzugezogen (Delegationsverfahren) sowie auch Weiterbildungskandidaten an anerkannten Instituten mit Behandlungen beauftragt (Beauftragungsverfahren) – letzteres zunächst relativ unbegrenzt, später nurmehr auf die für die Weiterbildung notwendige Fallzahl begrenzt. Diese Regelungen sind mit dem psychologischen Psychotherapeuten-Gesetz seit 1999 nicht mehr gültig. Mit dem entsprechenden Gesetz ist der Beruf des psychologischen Psychotherapeuten als eigenständiger Heilberuf mit entsprechender Approbation eingeführt worden. Im Rahmen der Versorgung durch die gesetzlichen Krankenkassen benötigen die so entsprechend weitergebildeten Psychologen genauso wie die Ärzte eine Kassenzulassung. Die entsprechend zugelassenen psychologischen Psychotherapeuten werden gleichzeitig Mitglied der Kassenärztlichen Vereinigung mit allen entsprechenden Rechten und Pflichten (Integrationslösung).

Die tiefenpsychologisch fundierten Psychotherapien haben im Rahmen der kassenärztlichen Versorgung eine herausragende Rolle, wie die entsprechenden Fallzahlen belegen. Nach einer entsprechenden Übersicht der Kassenärztlichen Bundesvereinigung (1995) beträgt das Fallzahl-Verhältnis zwischen tiefenpsychologisch fundierten Psychotherapien und analytischen Psychotherapien etwa 4:1, zwischen tiefenpsychologisch fundierter Psychotherapie und Verhaltenstherapie etwa 5:4.

16.4
Das Gutachterverfahren im Rahmen der Psychotherapie-Richtlinien

Die Einführung des Gutachterverfahrens war seinerzeit Vorbedingung seitens der Kostenträger für die Einführung der Psychotherapie in die allgemeine Versorgung. Es hat sich auch in den nachfolgenden Jahren sehr bewährt und wurde in seiner Bedeutung auch in den Regelungen des psychologischen Psychotherapeutengesetzes bestätigt. Aus diesem Grunde soll an dieser Stelle kurz auf die Bedeutung des Gutachterverfahrens eingegangen werden. Dabei beschränken wir uns auf die wesentlichen Punkte und verweisen auf den ausführlichen und eingehend überarbeiteten Kommentar zu den Psychotherapie-Richtlinien (6. Auflage 2003).

> **!** Sinn des Gutachterverfahrens ist die Gewährleistung des im § 12 SGB V vorgegebenen Wirtschaftlichkeitsgebotes im Rahmen der kassenärztlichen Versorgung. In diesem Rahmen wird ansonsten die Wirtschaftlichkeit in der Regel nachträglich überprüft, und bei unwirtschaftlicher Behandlung wird der entsprechende Kassenarzt in Regress genommen. Dies entfällt im Rahmen der Psychotherapie-Richtlinien aufgrund der vorangegangenen Begutachtung, so dass bei einmal durch den Gutachter bestätigter Behandlungsindikation der Behandler auch vor nachträglichen Regressforderungen geschützt ist. Dieser nicht zu unterschätzende Vorteil ist vielen Therapeuten nicht immer bewusst.

Die Stellungnahme des Gutachters zu einer beantragten Psychotherapie erfolgt grundsätzlich vor Beginn einer Behandlung nach den probatorischen Sitzungen. Dazu legt der Behandler einen entsprechenden Bericht vor, der dem Gutachter eine Stellungnahme zu der beantragten Psychotherapie ermöglichen soll. Dabei ist der Behandler Berichterstatter, während der eigentliche Antragsteller der Patient ist, auch wenn dieser gegenüber dem Gutachter nicht in Erscheinung tritt. Der Bericht des Behandlers soll sich dabei auf die Angaben beschränken, „die für das Verständnis der psychischen Erkrankung, ihre ätiologische Begründung, ihre Prognose und ihre Behandlung erforderlich sind" (Informationsblatt zur Antragstellung; vgl. Kommentar S. 176). Der Bericht erfolgt in anonymisierter Form. Grundsätzlich dürfen dem Gutachter nur solche Unterlagen zur Verfügung gestellt werden, auf denen die Personaldaten des Patienten anonymisiert sind.

In Konfliktfällen kann eine zweite Begutachtungsinstanz in Form eines Obergutachters eingeschaltet werden.

Auf der einen Seite ist der Ermessensspielraum des Gutachters grundsätzlich durch die Richtlinien festgelegt. Auf der anderen Seite hat der Gutachter die Richtlinien nicht nur formal zu interpretieren, sondern die wesentlichen Aspekte des Einzelfalles und die individuelle Therapiesituation zu berücksichtigen (vgl. Kommentar zu den Psychotherapie-Richtlinien, 6. Aufl. 2003, S. 72).

Demnach spielt der Gutachter eine nicht unerhebliche Rolle in dem Dreieck: Patient – Behandler – Kostenträger. Er hat dabei nicht nur eine formale Funktion, sondern erfährt auch entsprechend seiner funktionalen Bedeutung rationale oder irrationale Zuschreibungen. Von seiner Aufgabe her ist er nicht der Vertreter der Krankenkassen, sondern hat entsprechend § 70 SGB V sowohl die individuellen Interessen des Patienten als auch die der Versichertengemeinschaft in gleicher Weise zu berücksichtigen. Dabei hat seine Stellungnahme nur empfehlenden Charakter; die Entscheidung fällt der Kostenträger.

Neben dieser juristisch eindeutig definierten Funktion erfährt der Gutachter aber zwangsläufig als „unbekannter Dritter" auch irrationale Zuschreibungen. Diese hängen mit der von vielen Antragstellern erlebten superioren Position des Gutachters zusammen und werden sicherlich durch den jeweils aktuellen therapeutischen Prozess und die Übertragungssituation mitbestimmt. Insbesondere wird der Gutachter zwangsläufig häufig zum Repräsentanten von Regeln und Normen, Grenzen und Einschränkungen – aber auch eben dem Realitätsprinzip. Letzteres muss nicht unbedingt von Nachteil sein, wenn es in der therapeutischen Situation hinreichend beachtet wird. Ohne jeden Einfluss dürfte jedenfalls dieser „unbekannte Dritte" auf die therapeutische Situation in keinem Fall sein. Dies wäre eine Verleugnung!

Auf der anderen Seite stellt das Gutachterverfahren nach Thomä u. Kächele durchaus „eine Art von Selbstkontrolle" (1985, S. 218/1996) dar, indem der Therapeut vor Beginn einer Behandlung und in bestimmten Abständen im weiteren Verlauf aufgefordert ist, einem Dritten gegenüber zu berichten.

16.4.1
Einige Hinweise zur Abfassung des Berichtes an den Gutachter

Wie bereits oben erwähnt, sollte der Bericht des Behandlers alle zu einer Begutachtung notwendigen Angaben enthalten. Dazu gehören insbesondere folgende Punkte (vgl. hierzu auch den ausführlichen Kommentar von Faber u. Haarstrick, 6. Auflage 2003).

Schilderung der Klagen des Patienten und der Symptome zu Beginn der Behandlung

Hierzu gehören nicht nur die Spontanangaben des Patienten, sondern auch eine chronologische Einordnung der Beschwerdeentwicklung mit konkreten zeitlichen Angaben, krankheitsfreien Intervallen, Wiederauftreten von Symptomen etc.

Es muss klar werden, warum der Patient, eben zu diesem Zeitpunkt und durch wen oder was veranlasst, den Therapeuten konsultiert.

Kurze Darstellung der lebensgeschichtlichen Entwicklung

Diese sollte hinreichende Angaben zur Familienanamnese sowie zur körperlichen und psychischen, insbesondere zur sozialpsychologischen Entwicklung des Patienten enthalten mit besonderer Berücksichtigung der familiären und beruflichen Situation, des Bildungsganges und der Krisen in phasentypischen Schwellensituationen.

Auch hierbei sind die Angaben des jeweiligen Lebensalters bzw. von Jahreszahlen sehr hilfreich. Vor dem Hintergrund einer strukturierten biographischen Darstellung muss sich der Gutachter ein Bild von der prämorbiden Persönlichkeit des Patienten und von seinen persönlichkeitstypischen Umgehensweisen mit aktuellen Konflikten machen können.

Bei entsprechenden Anträgen werden hier häufig hinreichende Angaben zur aktuellen Lebenssituation vermisst, z. B. Angaben zur aktuellen beruflichen Situation, Partnerschaft, Familie etc. – während zu der ja oft schwer objektivierbaren Frühgenese vielfältige Angaben gemacht werden.

 Wenn sich aber Krankheit im gegenwärtigen Erwachsenenleben manifestiert, so müssen zumindest die aktuellen Lebensbedingungen, innerhalb derer sich Krankheit abspielt, hinreichend dargestellt sein!

Krankheitsanamnese

Hierzu zählt eine übliche medizinische Anamnese, bisher durchgeführte ärztliche Behandlungen, insbesondere aber auch früher durchgeführte psychotherapeutische Behandlungen.

Psychischer Befund zum Zeitpunkt der Antragstellung

Neben einem konsistenten psychopathologischen Befund sollte der psychische Befund auch eine differenzierte Darstellung der Persönlichkeit des Patienten enthalten mit Berücksichtigung von Motivation und Voraussetzungen für eine Psychotherapie. Schließlich ist es zweckmäßig – wenn auch bisher in den Psychotherapie-Richtlinien nicht gefordert –, hier Angaben zum Strukturniveau eines Patienten zu machen (z. B. im Rahmen einer operationalisierten psychodynamischen Diagnostik; vgl. Arbeitskreis OPD 1996).

Somatischer Befund

Hier sind die Ergebnisse von körperlichen Untersuchungen mitzuteilen, die sich auf die vorliegende Erkrankung beziehen. Die entsprechenden Befunde dürfen nicht älter als 3 Monate sein. Im Rahmen der nach dem Psychologischen Psychotherapeutengesetz revidierten Psychotherapie-Richtlinien ist hier von psychologischen Psychotherapeuten ein ärztlicher Konsiliarbericht vorzulegen.

Psychodynamik der neurotischen Erkrankung

Hierbei handelt es sich um den zentralen Punkt der Antragstellung. An dieser Stelle soll das ätiologische Verständnis der vorliegenden Erkrankung deutlich werden. Unklarheiten führen hier oft zu Nicht-Befürwortung eines Antrages. Nach Faber u. Haarstrick soll dieser Punkt „die epikritische Erfassung der anamnestischen Daten erkennen lassen und den ätiologischen Rang pathogener Faktoren einsichtig machen" (Kommentar S. 22). Dabei muss aus der Darstellung der Biographie die prämorbide neurotische Persönlichkeitsstruktur erkennbar werden, vor deren Hintergrund in einer aktuellen Konfliktsituation (Auslösesituation) es zur neurotischen/psychosomatischen Symptombildung kommt. Damit geht die psychodynamische Sicht über eine rein konditionalistische Betrachtungsweise hinaus, in der jedes Lebensereignis ein gleiches Gewicht und eine gleichrangige Bedeutung für das Auftreten einer Erkrankung hat. Die aktuell wirksame Psychodynamik stellt damit das ätiopathogenetische Bindeglied zwischen der prämorbiden neurotischen Persönlichkeit und der aktuellen Symptomatologie dar.

Mängel bei der Antragstellung finden sich hier oft in folgenden Punkten:

- Oft wird die für die Strukturbildung verantwortliche biographische Entwicklung meist auf die

frühe Kindheit beschränkt dargestellt, ohne dass die aktuelle Situation und die zugehörige aktuelle Konfliktdynamik hinreichend deutlich dargestellt wird.
- Bisweilen wird hier auch nur die Lebensgeschichte des Patienten mit ihren vielfältigen Belastungen noch einmal zusammengefasst dargestellt, ohne dass die für die vorliegende Symptomatik verantwortliche aktuelle Psychodynamik (auslösende Konflikte, Wegfall von kompensierenden Arrangements etc.) hinreichend gewürdigt wird.

Gerade für die *differentielle Indikationsentscheidung* bezüglich einer analytischen Psychotherapie oder einer tiefenpsychologisch fundierten Psychotherapie ist die Klärung der Psychodynamik von großer Bedeutung: Immer wenn bei einem Patienten dessen gesamte biographische Entwicklung durch sehr ungünstige und starre repetitive Beziehungsmuster gekennzeichnet ist, die im Sinne eines Wiederholungszwanges immer ähnliche Konflikte konstellieren, sollte die Indikation einer analytischen Psychotherapie erwogen werden. Da, wo ein aktueller neurotischer Konflikt mit einer entsprechenden Symptomatik im Vordergrund steht, ist in der Regel eine tiefenpsychologisch fundierte Psychotherapie indiziert. Selbstverständlich haben aktuelle neurotische Konflikte auch ihre biographische Vorentwicklung; nur handelt es sich hier häufig nicht um unbewusst arrangierte Konflikte, sondern eher um akzidentielle Ereignisse (Verluste, Veränderungen im sozialen Umfeld etc.). Diese wirken dann nur bei Vorliegen einer bestimmten prämorbiden Persönlichkeitsstruktur als spezifische und krankheitsmitbedingende Auslöser (ausführlichere Erörterungen in Teil I des Buches).

Neurosenpsychologische Diagnose zum Zeitpunkt der Antragstellung

Wünschenswert ist eine Einordnung entsprechend ICD 10 (deskriptiv) und eine neurosenpsychologische Erfassung (psychodynamisch) sowie die Berücksichtigung des Strukturniveaus (z.B. OPD).

In jedem Fall muss sich die diagnostische Erörterung und Einordnung auf die in Abschnitt „Symptomatik" und im Abschnitt „psychischer und somatischer Befund" erhobenen Daten beziehen.

Behandlungsplan und Zielsetzung

Hier ist nicht nur die Behandlungsbedürftigkeit als solche darzulegen, sondern insbesondere die Wahl des Behandlungsverfahrens zu begründen. Dabei muss auch das Gebot der Wirtschaftlichkeit beachtet werden; d.h. das aufwendigere Verfahren muss gegenüber dem weniger aufwendigen Verfahren hinreichend begründet sein. Nicht ausreichend ist z.B. die Feststellung, dass der Patient für ein bestimmtes Verfahren geeignet ist, vielmehr muss dieses unter den in Frage kommenden Verfahren das sinnvollste und zweckmäßigste sein.

Ebenso ist die Zielsetzung der Behandlung hinreichend herauszuarbeiten. Dabei „muss ein Zusammenhang nachvollziehbar dargestellt werden zwischen der Art der neurotischen Erkrankung, der Sitzungsfrequenz, dem Therapievolumen und dem Therapieziel, das unter Berücksichtigung der nach den Psychotherapie-Richtlinien begrenzten Leistungspflicht der Krankenkasse als erreichbar angesehen wird" (Kommentar 1989, S. 55; 1996, S. 63).

Die Behandlungsplanung hat sich dabei hinsichtlich ihrer Zielsetzung auf die Heilung oder Linderung von seelischer Krankheit auszurichten und zu begrenzen.

Zielvorstellungen, die eine Entfaltung und Konstituierung der Persönlichkeit anstreben, liegen außerhalb der kassenärztlichen Krankenbehandlung; sie können nur dann eine Therapie im Rahmen der kassenärztlichen Versorgung rechtfertigen, wenn der Nachweis des ätiologischen Zusammenhangs einer Persönlichkeitsstörung mit seelischer Krankheit erbracht werden kann (Kommentar 1989, S. 26; 1996, S. 28).

Ausdrücklich wird von den Kommentatoren hervorgehoben, dass Gegenstand einer von der Solidargemeinschaft finanzierten Psychotherapie nicht „eine neurotische Entwicklung" als solche sein kann, sondern eine aktuell vorliegende psychische Erkrankung – selbstverständlich unter Berücksichtigung der ihr vorangegangenen Lebensentwicklung und damit verbundenen Psychodynamik.

Insgesamt soll der Behandlungsplan „aus den bisher erhobenen Befunden, der Psychodynamik und der Diagnose der neurotischen Erkrankung entwickelt werden. Es genügt also nicht, lediglich das geplante Therapieverfahren zu erwähnen. Zumindest ist differentialindikatorisch die Wahl des Verfahrens mit Bezug auf den Patienten und seine Erkrankung zu erläutern" (Kommentar 1996, S. 63).

Prognose der Psychotherapie

Hier ist insbesondere zu den Entwicklungsmöglichkeiten des Patienten im Rahmen des gewählten Verfahrens und bezogen auf die Zielsetzung der Behandlung (vgl. Abschn. „Behandlungsplan und Zielsetzung") Stellung zu nehmen.

Die prognostische Einschätzung soll durchaus kritisch, auch unter Berücksichtigung von zu erwartenden Schwierigkeiten und Einschränkungen erfolgen, damit bei einem Fortführungsantrag die zwischenzeitliche Entwicklung unter Bezug auf die ursprüngliche Einschätzung dargestellt werden kann.

16.5 Ausblick

Die vorangegangene Übersicht über das psychotherapeutische Versorgungssystem in Deutschland musste sich – unter besonderer Berücksichtigung der tiefenpsychologisch fundierten Psychotherapie – zwangsläufig auf Wesentliches beschränken. Allerdings wird ein Verständnis für die gegenwärtige Situation nur bei Kenntnis der allgemeinen Rahmenbedingungen und der historischen Entwicklung möglich sein. Deshalb und weil Psychotherapeuten von berufswegen schon die historisch-biographische Perspektive für ihr Verständnis von Zusammenhängen bevorzugen, schien uns der historische Bezug sinnvoll zu sein. Auch werden dadurch manche Probleme des bestehenden Versorgungssystems besser verständlich, z. T. auch als zwangsläufige Implikationen und Kehrseiten eines im Vergleich zu anderen Ländern durchaus guten Versorgungssystems.

Die bisweilen sehr abwertenden Anmerkungen und Übergeneralisierungen von Mängeln im gegenwärtigen Versorgungssystem zeigen bei näherem Hinsehen häufig sehr durchsichtige berufspolitische Motive. Niemand anderes als die Autorengruppe um Meyer et al. hat in ihrem Forschungsgutachten zu Fragen eines Psychotherapeutengesetzes 1991 festgestellt, „dass die ambulante psychotherapeutische Versorgung der Bevölkerung der (alten) BRD die mit weitem Abstand weltbeste ist, und (...) dass die aufgezeigten Mängel im übrigen (medizin-)historisch bedingt sind und sich diese deswegen bei allen hochindustrialisierten Nationen in noch stärkerer Ausprägung finden" (S. 30).

WEITERFÜHRENDE LITERATUR

Faber u. Haarstrick (1989) Kommentar Psychotherapie-Richtlinien, 1. Aufl. 1989, 2. Aufl. 1991, 3. Aufl. 1994, 4. ergänzte und aktualisierte Auflage 1996, 5. überarbeitete Auflage 1999. Jungjohann, Neckarsulm Stuttgart

Faber u. Haarstrick (2003) Kommentar Psychotherapie-Richtlinien, 6. überarbeitete Auflage. Überarbeitet und herausgegeben von Rüger U, Dahm A, Kallinke D. Urban & Fischer, München Jena

Rüger U (2001) Zum Gutachterverfahren bei psychoanalytisch begründeten Behandlungsverfahren. Psychother Prax 3: 139–149

Weiterbildung

U. Rüger und C. Reimer

17.1 Allgemeine Vorbemerkungen   389

17.2 Historische Entwicklung und gegenwärtiger Stand   390

17.3 Organisation der psychotherapeutischen Weiterbildung in der ehemaligen DDR und ihr Einfluss auf die Entwicklung in Deutschland nach 1989   391

17.4 Gegenwärtige Weiterbildung in tiefenpsychologisch fundierter Psychotherapie   392

17.5 Perspektiven der tiefenpsychologisch fundierten Psychotherapie im Rahmen der gegenwärtigen Aus- und Weiterbildungsvorschriften   393

Weiterführende Literatur   394

17.1 Allgemeine Vorbemerkungen

Der Begriff Weiterbildung hat im Rahmen der *ärztlichen Weiterbildungsordnung* eine bestimmte Bedeutung: Er beinhaltet alle Qualifizierungsschritte des Arztes nach Abschluss seiner Ausbildung und Erhalt der ärztlichen Approbation. Die Weiterbildung erfolgt in Richtung auf ein Gebiet (Facharzt), Teilgebiet, einen Schwerpunkt oder einen Bereich.

Die Rahmenrichtlinien der jeweiligen Weiterbildungsordnung werden vom Deutschen Ärztetag beschlossen (Bundesebene). Diese „Muster-Weiterbildungsordnung" dient den Landesärztekammern (Länderebene) als Grundlage für die auf Länderebene zu beschließende rechtsgültige Weiterbildungsordnung. In der Regel wird diese Musterweiterbildungsordnung mit meist nur geringfügigen Modifikationen auf der Länderebene übernommen.

Ziel der Weiterbildung „ist der geregelte Erwerb eingehender Kenntnisse, Erfahrungen und Fertigkeiten für definierte ärztliche Tätigkeiten nach Abschluss der Berufsausbildung. Sie erfolgt im Rahmen mehrjähriger Berufstätigkeit unter Anleitung zur Weiterbildung ermächtigter Ärzte (...)" (§ 1 der Musterweiterbildungsordnung). Die Weiterbildung schließt sich damit an die ärztliche Ausbildung an. Die Fortbildung dient dagegen nach Abschluss der Weiterbildung dem Erhalt und Ausbau von deren Qualität und Standard auf dem Stand des jeweiligen medizinischen Wissens.

Jeder Arzt, der psychotherapeutisch tätig werden will, unterliegt demnach im Hinblick auf die notwendige Qualifizierung dazu den Vorschriften der ärztlichen Weiterbildungsordnung – gleichgültig, welche konkrete psychotherapeutische Qualifikation (s. unten) er nach Erhalt der ärztlichen Approbation erwerben will.

Die Qualifizierungsvoraussetzungen für *Psychologische Psychotherapeuten* unterscheiden sich zumindest formal grundlegend von denen ärztlicher Psychotherapeuten: Nach den gesetzlichen Vorschriften ist die Qualifizierung von Psychologen zu Psychologischen Psychotherapeuten als Ausbildung bzw. Teil der Ausbildung zu verstehen. Die Berechtigung, nach Erwerb der dazu erforderlichen Qualifikationsvoraussetzungen als Psychologischer Psychotherapeut tätig zu werden, wird mit der Approbation zum Psychologischen Psychotherapeuten bestätigt. Maßgeblich dafür ist die Ausbildungs- und Prüfungsordnung für Psychologische Psychotherapeuten, wie sie aufgrund des § 8 des Gesetzes über die Berufe des Psychologischen Psychotherapeuten und des Kinder- und Jugendlichenpsychotherapeuten vom 16. Juni 1998 vom Bundesministerium für Gesundheit verordnet worden ist.

Formal entsprechen diese Ausbildungsrichtlinien in etwa den Weiterbildungsrichtlinien der bisherigen anerkannten Ausbildungsinstitute (s. unten).

Unabhängig von der ärztlichen Weiterbildungsordnung – wenn auch nicht ohne Beachtung derselben – wurden nach Einführung der Psychotherapie-Richtlinien 1967 im Rahmen der zugehörigen Psychotherapievereinbarungen Weiterbildungsregularien für nicht-ärztliche Psychotherapeuten entwickelt. In diesem Rahmen wurden zur „Sicherung der Qualifikation von Diplom-Psychologen (...) auf dem Gebiet der tiefenpsychologisch fundierten und analytischen Psychotherapie bzw. Verhaltenstherapie, die zur ärztlichen Behandlung hinzugezogen werden sollen, (...) psychotherapeutische Ausbildungsinstitute von einer Kommission der Kassenärztlichen Bundesvereinigung nach festgelegten Kriterien überprüft und in eine Liste (der anerkannten Institute) aufgenommen (...)" (Kommentar 1989, S. 86). An diesen Instituten wurden Ärzte und Psychologen gemeinsam ausgebildet.

Während bis zur Verabschiedung des Psychologischen Psychotherapeutengesetzes die Weiterbildung der entsprechenden Psychologen über diese „anerkannten Institute" geregelt war, entfällt nun mit dem neuen Gesetz die Prüfung und Anerkennung entsprechender Institute durch die Kassenärztliche Bundesvereinigung. Zuständig sind jetzt für die Anerkennung dieser Institute die jeweils zuständigen Länderministerien.

Die gegenwärtige Situation ist damit durch Veränderungen in der Weiterbildungsordnung für Ärzte seit 1992 und mit der Etablierung eines neuen Heilberufes des Psychologischen Psychotherapeuten mit der entsprechenden Gesetzgebung 1998 gekennzeichnet. In jedem Fall dürfte ein Rückblick auf die historische Entwicklung für das Verständnis der gegenwärtigen, auf den ersten Blick unübersichtlich erscheinenden Situation hilfreich sein.

17.2
Historische Entwicklung und gegenwärtiger Stand

Vorläufer und Vorbild der eben genannten „anerkannten" Weiterbildungsinstitute war sicherlich das alte Berliner Psychoanalytische Institut mit der entsprechenden 1920 gegründeten Poliklinik. Hier wurde erstmals eine in ihren Grundzügen für viele psychoanalytische Institute heute noch gültige Weiterbildungsstruktur entwickelt, die sich auf die 3 Säulen: Theorie, supervidierte Praxis und Selbsterfahrung (Lehranalyse) stützt (vgl. Horney 1930).

Bereits 1926 wurde auf dem ersten Kongress der damals neu gegründeten Allgemeinen Ärztlichen Gesellschaft für Psychotherapie (AÄGP) ein Facharzt für Psychotherapie gefordert. Dessen Realisierung sollte dann noch fast 50 Jahre auf sich warten lassen. Für die Entwicklung der ärztlichen Psychotherapie waren in der Bundesrepublik dann folgende Daten sehr bedeutsam (vgl. hierzu auch Dührssen 1992; Janssen 1993). 1957 wurde der Bereich „Psychotherapie" in die ärztliche Weiterbildungsordnung aufgenommen (ganztägige Weiterbildung über 2 Jahre in Psychotherapie und 1 Jahr Psychiatrie). Die Diskussion über ein eigenes Gebiet wurde seit Mitte der 60er-Jahre wieder aufgenommen, führte aber zunächst nicht zum Erfolg. Statt dessen wurde 1978 neben dem Bereich „Psychotherapie" der Bereich „Psychoanalyse" mit entsprechenden Weiterbildungsinhalten in die Weiterbildungsordnung aufgenommen.

1992 wurde schließlich nach Beschluss des Deutschen Ärztetages der Facharzt für Psychotherapeutische Medizin (Gebiet) neu eingeführt. Gleichzeitig wurden die beiden bereits bestehenden Gebiete für Psychiatrie und für Kinder- und Jugendpsychiatrie in ihren Titeln und in ihren Weiterbildungsinhalten um die Psychotherapie erweitert.

Damit stehen jetzt für Ärzte, die an einer psychotherapeutischen Weiterbildung interessiert sind – je nach gewünschtem späteren Tätigkeitsschwerpunkt – mehrere unterschiedliche Wege offen.

Psychotherapeutische Weiterbildungsmöglichkeiten für Ärzte

1. Facharzt für Psychotherapeutische Medizin (1 Jahr Innere Medizin, 1 Jahr Psychiatrie, 3 Jahre Psychotherapeutische Medizin jeweils ganztägig). Methodisch ist dabei die psychotherapeutische Weiterbildung entweder tiefenpsychologisch/psychoanalytisch *oder* verhaltenstherapeutisch ausgerichtet.
2. Facharzt für Psychiatrie und Psychotherapie (5-jährige Weiterbildung, davon 1 Jahr Neurologie sowie 4 Jahre Psychiatrie und Psychotherapie jeweils ganztägig). Mindestzeiten für die Weiterbildung in Psychotherapie im engeren Sinne werden dabei nicht angegeben. Vielmehr ist hier die psychotherapeutische in die psychiatrische Weiterbildung integriert. Auch diese Weiterbildung ist methodisch entweder tiefenpsychologisch/analytisch *oder* verhaltenstherapeutisch ausgerichtet.
3. Der Bereich Psychotherapie (1 Jahr Psychiatrie sowie berufsbegleitend 3 Jahre Weiterbildung in Psychotherapie). Die Philosophie dieser Weiterbildungsmöglichkeit war ursprünglich folgende: Ärzten unterschiedlicher Fachrichtung soll die Möglichkeit gegeben werden, im Rahmen ihres Erfahrungshintergrundes und um ihre Behandlungsmöglichkeiten im ursprünglichen Fach zu verbreitern, eine zusätzliche Qualifikation zu erwerben. Im Idealfall würden diese Ärzte in ihrem ursprünglichen Fach verbleiben und die psychotherapeutische Versorgung für ihre jeweilige Klientel verbessern. Das Jahr Psychiatrie kann zzt. (abhängig von Länderkammer-Regularien) noch durch entsprechende fallbezogene Kurse ersetzt werden. Auch dieser Weiterbildungsgang ist entweder tiefenpsychologisch/analytisch *oder* verhaltenstherapeutisch ausgerichtet.
4. Der Bereich Psychoanalyse (1 Jahr Psychiatrie sowie berufsbegleitend 5 Jahre tiefenpsychologisch fundierte und analytische Psychotherapie).

Die genannten ärztlichen Weiterbildungsgänge haben jeweils außerordentlich unterschiedliche Weiterbildungsvorschriften. So muss der Facharzt für Psychotherapeutische Medizin insgesamt 40 Patienten unterschiedlicher nosologischer Zuordnung unter Supervision in unterschiedlichem therapeutischen Setting behandelt haben. Die entsprechenden Vorschriften für den Facharzt für Psychiatrie und Psychotherapie sehen im Hinblick auf die psychotherapeutische Qualifikation nur etwa ein Zehntel dieses Behandlungsumfanges vor. Eine ähnliche Tendenz finden wir bei einem Vergleich zwischen Gebietsarzt für Psychotherapeutische Medizin und dem Bereich „Psychotherapie".

Gleichwohl besteht – soweit die tiefenpsychologische Richtung gewählt worden ist – in allen Weiterbildungsgängen der Anspruch, für den Bereich der tiefenpsychologisch fundierten Verfahren eine hinreichende Weiterbildung zu gewährleisten. Alle vier Weiterbildungsgänge berechtigen grundsätzlich, tiefenpsychologisch fundierte Leistungen durchzuführen und im Falle einer Kassenzulassung auch abzurechnen.

Ausbildungsmöglichkeiten für Diplompsychologen

Für Diplompsychologen war bis zur Verabschiedung des Gesetzes über die Berufe des psychologischen Psychotherapeuten und des Kinder- und Jugendlichenpsychotherapeuten 1998 eine Weiterbildung in tiefenpsychologisch fundierter Psychotherapie im Rahmen ihrer Ausbildung an „anerkannten Instituten" möglich. Dabei wurde die Weiterbildung in analytischer Psychotherapie und in tiefenpsychologisch fundierter Psychotherapie in einem einheitlichen Weiterbildungsprogramm vermittelt, das sich nach den Psychotherapievereinbarungen auszurichten hatte. Die entsprechende Weiterbildungsordnung sah die Behandlung von insgesamt 6 Fällen vor, wovon nur eine Behandlung als tiefenpsychologisch fundierte und eine als Kurztherapie, die anderen als analytische Psychotherapien durchzuführen waren. Die zugrunde gelegte Philosophie war dabei sicherlich die, dass die analytische Psychotherapie als Grundverfahren angesehen wurde, während die tiefenpsychologisch fundierte Psychotherapie eher nachrangig als abgeleitetes Verfahren behandelt wurde.

Wahrscheinlich hat diese Situation mit dazu beigetragen, dass wir bis heute über keine Praxeologie der tiefenpsychologisch fundierten Psychotherapie verfügen und eine geschlossene und umfangreichere Darstellung dieser Verfahren bisher fehlt.

Die bisherige Weiterbildung ging vielfach von der Grundüberzeugung aus, dass jeder gute Psychoanalytiker auch ein guter tiefenpsychologisch fundierter Psychotherapeut ist. A.E. Meyer hat diese Situation einmal mit seiner unnachahmlich treffsicheren Ironie mit folgendem Witz beschrieben: In einem Institut für Romanische Sprachen wird ein Schüler immer wieder auf das Erlernen des Lateinischen verwiesen. Als er sich schließlich nach mehreren Jahren darüber beschwert, dass er aber für seine spätere Berufspraxis auch Französisch, Italienisch und Spanisch benötige, erhält er die Antwort: „Wir werden Ihnen bei einem guten Abschluss im Lateinischen auch die Befähigung für die anderen Sprachen auf dem Zeugnis mit bestätigen!" (pers. Mitteilung). Dem bleibt nichts hinzuzufügen.

Die einzelnen Weiterbildungsinstitute schienen hier allerdings nicht einheitlich vorgegangen zu sein und haben den Bereich der tiefenpsychologisch fundierten Psychotherapie jeweils unterschiedlich berücksichtigt. Zur Zeit wird innerhalb der Deutschen Gesellschaft für Psychoanalyse, Psychotherapie, Psychosomatik und Tiefenpsychologie (DGPT) eine Mindestrelation von 600 supervidierten Stunden für analytische Psychotherapien und 300 supervidierten Stunden für tiefenpsychologisch fundierte Psychotherapien diskutiert. Damit wäre zwar die bisher sehr geringe Gewichtung der tiefenpsychologisch fundierten Psychotherapien tendenziell deutlich verbessert; der großen Bedeutung der tiefenpsychologisch fundierten Psychotherapien in der Versorgung entspricht dies sicherlich noch nicht. Hier muss die weitere Entwicklung abgewartet werden.

17.3
Organisation der psychotherapeutischen Weiterbildung in der ehemaligen DDR und ihr Einfluss auf die Entwicklung in Deutschland nach 1989

Auch in der ehemaligen DDR war die Psychotherapie in der Aus-, Weiter- und Fortbildungsordnung berücksichtigt. Einen Facharzt für Psychotherapie gab es als Zweitfacharzt bereits seit 1978 (als „Erstfacharzt" 1988 eingeführt). Daneben wurde „Psychotherapie" auch als Querschnittsdisziplin verstanden und ermöglichte eine fachgebietsbezogene Spezialisierung für Psychotherapie, z.B. für Allgemeinmediziner und andere an der Grundversorgung beteiligte klinische Disziplinen. Diese Weiterbildung entsprach in etwa der Bereichsweiterbildung (Zusatztitel) in der Bundesrepublik. Allerdings verblieben die Ärzte mit einer fachgebietsbezogenen Spezialisierung für Psychotherapie in ihrem ursprünglichen medizinischen Fachgebiet und versorgten die spezifische Patientenklientel ihres organmedizinischen Faches psychotherapeutisch.

Für die in der Medizin tätigen Psychologen gab es analog zu dem „Naturwissenschaftler in der Medizin" den „Fachpsychologen in der Medizin". Etwa ²/₃ dieser „Fachpsychologen in der Medizin" (M. Geyer, persönliche Mitteilung) waren psychotherapeutisch tätig, die übrigen in anderen medizinischen Schwerpunkten (z. B. Neuropsychologie, Psychophysiologie etc.).

Die Diplom-Psychologen in der Medizin waren entweder verhaltenstherapeutisch oder tiefenpsychologisch fundiert ausgebildet worden. Für letzteres hatte insbesondere das Ost-Berliner Haus der Gesundheit mit dem von K. Höck entwickelten Modell einer intendierten dynamischen Psychotherapie großen Einfluss auf die weitere Entwicklung. Höck selbst hatte seine psychoanalytisch orientierte psychotherapeutische Weiterbildung noch vor 1961 am Institut für Psychotherapie in West-Berlin absolviert; damit blieb über ihn und seine Schüler eine psychodynamische Orientierung der Psychotherapie in der DDR erhalten. Die von ihm entwickelte intendierte dynamische Psychotherapie ließ sich so nach der Vereinigung unter die tiefenpsychologisch fundierten Psychotherapieverfahren subsumieren.

Soweit die entsprechend weitergebildeten Psychologischen Psychotherapeuten nach der Vereinigung im Rahmen der kassenärztlichen Versorgung tätig werden wollten, gelang ihre Integration über ihre Zulassung für tiefenpsychologisch fundierte Psychotherapien. Dies war ein Novum, da Psychologen bisher nur eine Kassenzulassung (im Rahmen des Delegationsverfahrens) nach einer kompletten Ausbildung im Rahmen eines anerkannten Instituts (entweder psychoanalytisch oder verhaltenstherapeutisch) erhalten konnten. Die Diskussion über eine ausschließliche Weiterbildungsmöglichkeit in tiefenpsychologisch fundierter Psychotherapie (d.h. ohne komplette psychoanalytische Institutsausbildung) auch für Diplom-Psychologen wurde hierdurch mit angestoßen und schließlich im Psychologischen Psychotherapeutengesetz verwirklicht.

Auch wenn die formalen Weiterbildungs- und Versorgungsstrukturen der alten Bundesrepublik in den neuen Bundesländern weitgehend unverändert übernommen worden sind, so sind doch die Anstöße, die von der in der ehemaligen DDR etablierten Psychotherapie auf die Entwicklung in Deutschland nach 1989 ausgingen, nicht zu unterschätzen. Dem Interessierten sei hier die sehr informative Übersicht von Geyer et al. (1994a) empfohlen.

17.4
Gegenwärtige Weiterbildung in tiefenpsychologisch fundierter Psychotherapie

Die Situation ist derzeit offen und z. T. unübersichtlich. Insbesondere bezüglich der Weiterbildungsqualität für tiefenpsychologisch fundierte Psychotherapien sind erhebliche Qualitätsunterschiede nicht zu übersehen: Der für tiefenpsychologisch fundierte Psychotherapie sehr qualifizierten Weiterbildungsordnung für den Facharzt für Psychotherapeutische Medizin stehen vergleichbar geringe Anforderungen für den erweiterten Facharzt für Psychiatrie und Psychotherapie sowie für die Bereichsbezeichnung „Psychotherapie" gegenüber. Auf eine ausführliche Darstellung der unterschiedlichen Weiterbildungsgänge im Rahmen dieses Buches muss hier verzichtet werden. Der Interessierte sei auf die Synopse von Geyer et al. (1994b) verwiesen.

Nach § 5 des PT-Gesetzes dauert die Ausbildung zum psychologischen Psychotherapeuten sowie zum Kinder- und Jugendlichen-Psychotherapeuten jeweils mindestens 3 Jahre. Sie besteht aus einer praktischen Tätigkeit, die von theoretischer und praktischer Ausbildung begleitet wird, und schließt mit dem Bestehen der staatlichen Prüfung ab. Im § 6 des Gesetzes werden die Qualitätsanforderungen an entsprechende Ausbildungsstätten definiert. Dabei ist u.a. festgelegt, dass die praktische Ausbildung mindestens 600 Stunden mit midestens 6 Patientenbehandlungen umfassen muss (§ 8, Abs. 5). Struktur und Umfang der praktischen Weiterbildung entsprechen damit in etwa der der vor dem PT-Gesetz dafür zuständigen (seitens der Kassenärztlichen Bundesvereinigung) „anerkannten Institute".

Die nach § 6 zugelassenen Ausbildungsstätten vermitteln die Ausbildung in einem wissenschaftlich anerkannten (§ 11) psychotherapeutischen Behandlungsverfahren. Als solche gelten derzeit die analytische Psychotherapie, die tiefenpsychologisch fundierte Psychotherapie und die Verhaltenstherapie. Damit wird den unter dem Begriff „tiefenpsychologisch fundiert" zusammengefassten Psychotherapieverfahren ein ihrer klinischen Bedeutung durchaus entsprechender Stellenwert zugesprochen.

Im Vergleich zur fachärztlichen Weiterbildung bleibt aber die direkte klinische Erfahrung der psychologischen Psychotherapeuten – gemessen an der Anzahl der in der Ausbildung supervidierten Behandlungsfälle – weit zurück. Die völlig unterschiedlichen Zielsetzungen einer Ausbildung (Psychologen) und einer (klinisch orientierten) Weiterbildung von bereits approbierten Ärzten lässt sich sicherlich nicht ohne weiteres vergleichen. Ausbildung und Weiterbildung sind eben nicht dasselbe. Viele berufspolitische Konflikte dürften leichter zu lösen sein, wenn die jeweils Beteiligten sich dieser Tatsache bewusst wären.

17.5
Perspektiven der tiefenpsychologisch fundierten Psychotherapie im Rahmen der gegenwärtigen Aus- und Weiterbildungsvorschriften

Für die tiefenpsychologisch fundierten Psychotherapieverfahren bestehen in der gegenwärtigen Situation Chancen und Risiken in gleicher Weise. Wir beginnen mit den Risiken.

Die unübersehbar unterschiedlichen Qualitätsanforderungen für die Aus- bzw. Weiterbildung in tiefenpsychologisch fundierter Psychotherapie könnten zu einer Einigung auf den „kleinsten gemeinsamen Nenner" führen. Tiefenpsychologisch fundierte Psychotherapie würde damit zu dem, was früher etwas abwertend als „kleine Psychotherapie" bezeichnet wurde. Sie würde damit zum Anziehungspunkt für diejenigen, die möglichst rasch und unaufwendig die Berechtigung zur Durchführung bestimmter Leistungen anstreben. Die Gefahr, dass sie inhaltlich zur Restgröße für alles wird, was nicht Psychoanalyse oder Verhaltenstherapie ist, ist zumindest nicht ganz von der Hand zu weisen. Demgegenüber stellt eine gut durchgeführte tiefenpsychologisch fundierte Psychotherapie nach Dührssen (persönliche Mitteilung) größere Anforderungen an den Behandler als z. B. die analytische Psychotherapie. Dies gilt insbesondere für die notwendige breitere theoretische Fundierung des Behandlers als auch für seine Fähigkeit, die Behandlung fallbezogen zu adaptieren oder zu modifizieren – ohne dabei in eine eklektizistische Polypragmasie („therapeutische G'schaftelhuberei") zu verfallen.

Eine dafür angemessene und hinreichende Weiterbildung dürfte am ehesten im Rahmen der Gebietsarztweiterbildung für Psychotherapeutische Medizin gewährleistet sein.

Hier wird u. a. auch eine genügend breite Patientenerfahrung mit einer hinreichend großen Zahl an Behandlungen gefordert bei gleichzeitiger Berücksichtigung unterschiedlicher Behandlungsansätze wie

- Kriseninterventionen,
- Einzelpsychotherapien unterschiedlicher Länge,
- Paartherapie,
- Familientherapie und
- Gruppenpsychotherapie.

Trotz der insgesamt bedenklich stimmenden Aspekte sehen wir in der derzeitigen Situation auch die Chance zu einem Neubeginn: Die Defizite der bisherigen Entwicklung könnten überdacht werden, und im Rahmen einer Neuordnung der Weiterbildung könnten die tiefenpsychologisch fundierten Psychotherapieverfahren auch das Gewicht in der Weiterbildung erhalten, das sie in der praktischen Versorgung längst besitzen. Dabei käme es insbesondere darauf an, eine Praxeologie dieser Verfahren zu entwickeln, die bisher allzusehr immer nur als modifizierte psychoanalytische Behandlungsverfahren verstanden wurden.

Chancen, aber auch Risiken bestehen auch in folgenden Perspektiven: Das Psychologische Psychotherapeutengesetz sieht entsprechend § 11 die Hereinnahme weiterer Behandlungsverfahren in die allgemeine Versorgung vor, soweit ihre wissenschaftliche Effizienz belegt ist.

Eine abwehrende Haltung gegenüber weiteren Behandlungsverfahren, die ihre Wirksamkeit wissenschaftlich und in der Praxis nachgewiesen haben, wäre hier grundfalsch. Problematisch wäre es allerdings, wenn jedes neu anerkannte Verfahren den Charakter einer neuen und zusätzlichen Schulrichtung annehmen würde. Dies hätte in kurzer Zeit ein völlig unübersehbares Szenario von jeweils für sich sehr privatistisch agierenden Behandlungsrichtungen zur Folge. Vielmehr muss es zur Integration dieser Verfahren auf der Basis gemeinsamer theoretischer Grundlagen kommen. Hier hat die Verhaltenstherapie möglicherweise Modellcharakter, da es ihr gelungen ist, sehr unterschiedliche behavioralorientierte Verfahren unter einem Dach zu integrieren. Etwas Vergleichbares fehlt im Bereich der psychodynamischen Psychotherapien. Im deutschsprachigen Bereich könnte sich hierzu die tiefenpsychologisch fundierte Psychotherapie als Dach für alle Psychotherapieverfahren mit psychodynamischer Grundorientierung anbieten. Dies würde allerdings auch eine hinreichend breite Weiterbildung in den verschiedenen tiefenpsychologisch fundierten Psychotherapien voraussetzen.

Eine solche Integration würde allerdings eine gemeinsame psychodynamische Persönlichkeits- und Krankheitstheorie und eine darauf Bezug nehmende Theorie der Behandlungstechnik (Praxeologie) der unterschiedlichen psychodynamischen Psychotherapieverfahren voraussetzen und gleichzeitig die Entwicklung dazu erzwingen. Insofern können von den „Unübersichtlichkeiten" der gegenwärtigen Situation auch Anstöße für eine zukünftige Entwicklung ausgehen.

WEITERFÜHRENDE LITERATUR

Bundesministerium für Gesundheit (1999) Ausbildungs- und Prüfungsordnung für Psychologische Psychotherapeuten. Verordnung entsprechend § 8 des Psychologischen Psychotherapeutengesetzes vom 16. Juni 1998

Dührssen A (1992) Zur Frühgeschichte des Facharztes für Psychotherapeutische Medizin. Z Psychosom Med 38:299–309

Geyer M, Misselwitz I, Röhrborn H, Venner M (1994a) Psychosomatische Medizin und Psychotherapie in Ostdeutschland vor und nach der Wende. In: Neun H (Hrsg) Psychosomatische Einrichtungen, 3. Aufl. Vandenhoeck & Ruprecht, Göttingen, S 100–112

Geyer M, Hirsch R (1994b) Ärztliche psychotherapeutische Weiterbildung in Deutschland. Johann Ambrosius Barth, Leipzig

Horney Karen (1930) Die Einrichtungen der Lehranstalt (mit Anhang: Richtlinien für die Lehrtätigkeit des Institutes). In: Deutsche Psychoanalytische Gesellschaft (Hrsg) 10 Jahre Berliner Psychoanalytisches Institut. Internationaler Psychoanalytischer Verlag, Wien, S 48–52

Janssen PL (1993) Von der Zusatzbezeichnung „Psychotherapie" zur Gebietsbezeichnung „Psychotherapeutische Medizin". Z Psychosom Med 39:95–117

Psychotherapie und Psychopharmaka

C. REIMER und U. RÜGER

18.1 Voraussetzungen zur Kombination von Psycho- und Pharmakotherapie 395
18.2 Psychodynamische Implikationen und Risiken 395
18.3 Ethische Aspekte 396
18.4 Psychopharmaka 397
18.4.1 Neuroleptika 397
18.4.2 Antidepressiva 398
18.4.3 Tranquilizer (Benzodiazepine) 399
18.4.4 Andere Psychopharmaka 400
18.5 Psychopharmakologische Notfallbehandlung 401
18.6 Resümee 402
Weiterführende Literatur 402

18.1 Voraussetzungen zur Kombination von Psycho- und Pharmakotherapie

Für viele, v.a. tiefenpsychologisch orientierte und psychoanalytische Psychotherapeuten, ist es gar nicht oder kaum vorstellbar, Psychotherapie auch einmal mit Psychopharmakotherapie kombinieren zu können oder auch zu müssen. Sie verharren in einer Haltung, die man als „Entweder-oder" charakterisieren könnte. Diese ablehnende Einstellung gegenüber medikamentösen Hilfen wird meist gar nicht reflektiert. Während der psychotherapeutischen Weiterbildungszeit werden in der Regel auch keine Kenntnisse über Grundlagen der Psychopharmakologie und die Indikation zum Einsatz dieser Substanzen erworben, weil die ausbildenden Institutionen kein entsprechendes Lehrangebot machen. Allenfalls denjenigen werdenden Psychotherapeuten, die innerhalb psychiatrischer Institutionen arbeiten, gelingt es im Lauf ihrer Psychiatriezeit, eine solide psychopharmakologische Kompetenz zu erwerben.

Dabei gibt es durchaus Situationen, in denen die Gabe von Psychopharmaka bei Psychotherapiepatienten nicht nur gerechtfertigt, sondern auch geboten ist (vgl. Abschn. 18.4).

Der ärztliche Psychotherapeut muss über solide psychopharmakologische Kenntnisse verfügen, wenn er die Kombinationsbehandlung selbst vornehmen will. Ist dies nicht der Fall, sollte die psychopharmakologische Mitbehandlung durch einen entsprechend versierten Kollegen (z.B. einen Psychiater) vereinbart werden. Optimaler wäre es, wenn die Anwendung einer Kombination in einer Hand bleiben könnte. Vorteilhaft wäre dabei, dass sich die psychotherapeutische Beziehung nicht durch Hineinnahme einer dritten, fremden Person komplizieren müsste. Beim Patienten könnte ansonsten Unsicherheit darüber auftreten, wer ihn momentan eigentlich behandelt und was wirkt: die weitergehende Psychotherapie oder die Medikation.

Wenn während psychotherapeutischer Behandlung Situationen eintreten, in denen der Behandler den Einsatz von Psychopharmaka für angebracht hält, muss dies dem Patienten begründet und erklärt werden. Dazu gehört auch die Erläuterung möglicher Nebenwirkungen. Der Patient muss nach korrekter Aufklärung mit dem in der Regel vorübergehenden kombinierten Einsatz einverstanden sein.

Mögliche Kontraindikationen bzw. evtl. vor dem Beginn einer Kombination notwendige Untersuchungen müssen vom Psychotherapeuten bedacht und ggf. initiiert werden. Gemeint sind z.B. Blutbildkontrollen und die Ableitung eines Elektrokardiogramms, insbesondere bei Einsatz von Antidepressiva und/oder Neuroleptika.

18.2 Psychodynamische Implikationen und Risiken

Neben sehr guten diagnostischen und differentialdiagnostischen Kenntnissen des Psychotherapeuten im Hinblick auf die Erwägung eines kombinierten Einsatzes, muss von ihm auch bedacht werden, in welchem möglichen *psychodynamischen Kontext* der Behandlung er die Indikation stellt.

- Es kann sein, dass das Ausmaß der *Regression* eines Patienten den Therapeuten zu Überlegungen veranlasst, diese regressive Entwicklung medikamentös beeinflussen zu wollen, und zwar im Sinne einer Begrenzung bzw. Unterdrückung. Andererseits kann die massive orale Bedürftigkeit, wie sie sich gerade in ausgeprägten regressiven Zuständen manifestiert, den Therapeuten ebenfalls zum zusätzlichen Einsatz von Psychopharmaka verleiten. Ein dynamischer Beziehungshintergrund könnte sein, dass der Therapeut sich von den übergroßen Bedürfnissen des Patienten überfordert fühlt und sich hier Entspannung durch ein Medikament erhofft.

- Man könnte die Einbringung von Medikamenten in die Therapeut-Patient-Beziehung in der Psychotherapie auch als die *symbolische Einführung eines Dritten* ansehen. Dieser „Dritte im Bunde" kann psychodynamisch verschiedene Funktionen haben: Er soll die Dichte bzw. Enge zwischen Patient und Therapeut relativieren/abmildern, er soll ordnend/disziplinierend wirken und Distanz schaffen.
- Das Medikament kann Symbol für etwas ganz anderes sein: z. B. kann der Patient die Applikation als Ausdruck der besonderen Sorge/Fürsorge des Therapeuten auffassen und seine Sehnsucht danach u. U. vom Therapeuten auf das Medikament verschieben. Dieser Mechanismus ist einer der Hintergründe für die Medikamentenfixiertheit mancher alter, vereinsamter Menschen.
- Es ist vorstellbar, dass es nicht nur die vermutete Objektivität der Situation angezeigt sein lässt, Psychopharmaka einzusetzen, sondern auch *Affekte* des Psychotherapeuten im Sinne von *Gegenübertragungsreaktionen*. Der Therapeut kann z. B. den ihm evtl. nicht bewussten Wunsch haben, aus Ärger und Ungeduld gegenüber dem Patienten dessen massive Abwehr pharmakologisch „brechen" zu wollen.
- Ferner kann es sein, dass der Therapeut den Patienten ruhigstellen will, weil er dessen Aggressivität/Destruktivität fürchtet; eine solche Ruhigstellung kann allerdings durchaus auch indiziert sein.
- Auch sadistische Gegenübertragungen des Therapeuten, in denen sich z. B. Feindseligkeit und Entwertungstendenzen gegenüber dem Patienten manifestieren, können zum pharmakologischen Einsatz führen. Dies alles kann vordergründig maskiert/motiviert sein von besonderer Fürsorge für den Patienten. Der Therapeut kann sich auch in den Einsatz von Psychopharmaka flüchten, um seine negative Gegenübertragung nicht weiter aushalten zu müssen.
- Natürlich kann es auch Ausdruck einer sadistischen Gegenübertragung des Therapeuten sein, wenn er an die Indikation zu einer temporären Kombinationsbehandlung erst gar nicht denkt: Der Patient soll sein Leiden aushalten und durcharbeiten!
- Auch *narzisstische Selbstüberschätzung des Therapeuten* kann ihn entsprechend „einäugig" machen: Was ausschließlich wirkt, ist die Beziehung zu mir!
- Weiterhin kann eine Medikamentenverordnung unbewusst vom Patienten als Kontrolle des Therapeuten über seine Gefühle verstanden werden und von diesem evtl. auch so gemeint sein (s. oben). Dies könnte ein Hintergrund bei Patienten mit Autonomie-/Abhängigkeitsproblemen bzw. mit rigiden Erziehungserfahrungen sein.
- Schließlich könnte ein Patient befürchten, dass er mit Medikamenten gefügig gemacht werden, verführt werden soll. Dies mag besonders für diejenigen Patienten zutreffen, die Missbrauchserfahrungen haben.
- Eine weitere Gefahr bei kombinierter Behandlung mit Psycho- und Pharmakotherapie kann darin gesehen werden, dass Therapeut und Patient nicht mehr klar sehen können, was eigentlich wirkt. Hier könnte ein Splitting dergestalt erfolgen, dass der Patient (z. B. unter Einwirkung eines Tranquilizers) die beruhigende, angstlösende Wirkung auf das Medikament schiebt und dieses als „gutes, hilfreiches Objekt" internalisiert, während der Therapeut zum „bösen, versagenden Objekt" gemacht wird.

18.3
Ethische Aspekte

Bei Überlegungen zu einer Kombinationsbehandlung müssen darüber hinaus auch einige ethische Aspekte bedacht werden: Ein Therapeut, der aus falsch verstandener Abstinenz heraus seinem Patienten eine – vorübergehende – Medikation verweigert, kann diesem damit Schaden zufügen.

Beispiel

▶ Eine Patientin geriet während einer analytischen Psychotherapie in eine massive Ehekrise und entwickelte angesichts der Trennungsdrohung ihres Mannes und der Tatsache, dass ihr ein „Seitensprung" von ihm bekannt wurde, eine akute Krise mit agitiert-depressiver Symptomatik und schweren Schlafstörungen. Der behandelnde Therapeut sah die Verstärkung des Leidensdrucks seiner Patientin als positiv an, indem er sich davon eine Lösung im Sinne einer Veränderung der Patientin versprach. An eine temporäre psychopharmakologische Mitbehandlung dachte er nicht, obwohl er sie aufgrund seiner Weiterbildung selber hätte durchführen können. Einen nicht unerheblichen Suizidversuch seiner Patientin deutete er als Agieren. Als ich (C. R.) als der damals behandelnde Klinikarzt eine sedierend-antidepressive Behandlung begann, warf mir der Kollege vor, das Agieren seiner Patientin mitzumachen. ◄

Umgekehrt muss gesehen werden, dass die Verweigerung psychotherapeutischer Hilfen bei einseitiger medikamentöser Therapie ethisch bedenklich sein kann.

Beispiel

► Ein biologisch orientierter Psychiater vermied jegliches tiefergehende Gespräch mit Patienten, weil er es als gefährlich ansah. Durch Psychotherapie würde erst das ausgelöst, was später vorgeblich durch die Behandlung wieder beseitigt werden solle. Alle psychosozialen Faktoren seien nur Sekundärphänomene, die eine Behandlung zwar stören könnten, die aber letztlich bei einer lege artis durchgeführten pharmakologischen Behandlung sich auflösen würden. ◄

Nicht nur die Verweigerung psychotherapeutischer Mitbehandlung bei psychopharmakologischer Grundbehandlung ist als ethisches Problem anzusehen, sondern auch eine ausschließlich medikamentöse Therapie bei Patienten mit Neurosen, psychosomatischen Erkrankungen oder sonstigen gravierenden Lebensproblemen.

Im Werbeprospekt einer Pharma-Firma war von (Zitat) „Psychotherapie aus der Spritze" die Rede. Der Psychotherapeut muss bedenken, dass manche Patienten, insbesondere solche mit passiv-rezeptiven Wünschen, von der Gabe eines Medikamentes die Lösung ihrer Probleme erwarten und dementsprechend durch eine Verordnung in ihrer eigenen Abwehr gegenüber einer möglichen Eigenbeteiligung an der Lösung ihrer Konflikte gestärkt werden. Das ethische Problem, das sich daraus ergibt, besteht darin, dass der Therapeut im Einzelfall abwägen muss, ob er aus diesen Gründen evtl. lieber keine Psychopharmaka verschreiben sollte.

Schließlich kann der Psychotherapeut eine Überlegung zum kombinierten Einsatz anstellen, wenn er nach eigenem Empathieversagen den Patienten nicht mehr versteht und eine Unterbrechung in der therapeutischen Beziehung aufgetreten ist. So kann durch ein Medikament die aktuelle Konfliktlage zwischen Therapeut und Patient verschleiert werden.

18.4 Psychopharmaka

Übersicht über Substanzklassen

Im Folgenden wird ein kurzer einführender Überblick über die psychopharmakologischen Substanzgruppen gegeben, die im Sinne einer Mitbehandlung bei der Psychotherapie von neurotischen und psychosomatischen Störungen und bei Dekompensationen im Rahmen dieser Störungen indiziert sein können. Dabei sollen hier nicht alle Einsatzmöglichkeiten bei den jeweiligen Störungsbildern dargestellt werden. Ein umfassender Überblick über Möglichkeiten der Pharmakotherapie bei psychischen Störungen (mit Schwerpunkt auf psychiatrischen Erkrankungen) findet sich bei Benkert u. Hippius (2000).

Generell gilt, dass bestimmte Gruppen von Psychopharmaka bei der Kombination von Psycho- und Pharmakotherapie einsetzbar sind, jeweils ausgewählt nach der führenden Symptomatik.

> **Einteilung der Psychopharmaka**
>
> 1. Neuroleptika
> 2. Antidepressiva
> 3. Tranquilizer
> 4. Andere Psychopharmaka

18.4.1 Neuroleptika

 Neuroleptika sind antipsychotisch wirksame Pharmaka, die überwiegend bei Störungsbildern eingesetzt werden, die durch psychomotorische Erregungszustände und/oder produktive Symptome (z. B. Halluzinationen, Wahnbildungen) gekennzeichnet sind. Sie wirken reduzierend auf affektive Spannungszustände (z. B. Aggressivität und Angst), senken das Antriebsniveau und haben eine schlafanstoßende Wirkung.

Indikationen zum Einsatz von Neuroleptika während psychotherapeutischer Behandlung

Während psychotherapeutischer Behandlungen kann es bestimmte Situationen geben, in denen an einen vorübergehenden Einsatz von neuroleptischen Medikamenten gedacht werden muss. Solche Situationen können vorliegen, wenn es bei Patienten zu *akuten Krisen* kommt, die durch den therapeutischen

Prozess selbst oder auch durch Ereignisse im Außenleben des Patienten (z. B. Trennungen, Verluste) ausgelöst wurden. In solchen Krisenzeiten, die mit einem Bündel akuter Symptome verbunden sein können (z. B. Schlafstörungen, Angst, Unruhe, gesteigerte Reizbarkeit, Depressivität, Hilflosigkeit/Hoffnungslosigkeit), kann eine kurzfristige neuroleptische Mitbehandlung hilfreich sein. Hier wäre allerdings überwiegend an eine Behandlung mit schwachpotenten Neuroleptika zu denken, die eine gut sedierende, anxiolytische und schlafanstoßende Wirkung haben.

Unter der psychotherapeutischen Behandlung kann es auch zu anderen Dekompensationen kommen, bei deren Bewältigung eine neuroleptische Medikation hilfreich sein kann. Zu denken ist an vorübergehende *Grenzstörungen*, wie sie sich z. B. in Entfremdungserlebnissen (Depersonalisation, Derealisation) oder auch psychosenahen bzw. psychotischen Episoden manifestieren können. Hier würde der psychopharmakologische Teil der Behandlung zur Enntängstigung und Re-Stabilisierung der Ich-Funktionen führen können. Borderlinepatienten gehören z. B. zu den Patienten, bei deren psychotherapeutischer Behandlung immer wieder auch an eine temporäre Kombinationsbehandlung von Psycho- und Pharmakotherapie gedacht werden muss.

Zu den Grenzstörungen gehören auch Situationen innerhalb einer Psychotherapie, in denen Patienten massive Probleme mit ihrer Impuls- bzw. Selbstkontrolle haben, wie sie sich in autoaggressiven und/oder fremdaggressiven Handlungen ausdrücken können (z. B. in akuter Suizidalität). Auch gravierende Störungen des Realitätsgefühls und der Realitätskontrolle sind hier einzuordnen.

Bei *psychosomatischen Erkrankungen* ist der Einsatz von Neuroleptika, wenn überhaupt indiziert, auf die Mitbehandlung von Schmerzstörungen zu begrenzen, bei denen sich eine analgetische Wirkung der Kombination von niedrigpotenten Neuroleptika in Verbindung mit Antidepressiva als wirkungsvoll erwiesen hat. Zur Erklärung der Wirkung ist sicher auch die hohe Ko-Morbidität von Schmerzstörungen mit depressiven Syndromen zu bedenken.

18.4.2
Antidepressiva

> **!** Antidepressiva sind antidepressiv wirksame Pharmaka, die überwiegend bei Störungsbildern eingesetzt werden, die durch erhebliche depressive Verstimmung, depressiven Antriebsmangel oder depressive Agitiertheit/Unruhe, Angst und Schlafstörung gekennzeichnet sind, häufig in Verbindung mit Suizidalität.

Indikationen zum Einsatz von Antidepressiva während psychotherapeutischer Behandlung

Unter den Psychopharmaka sind es besonders die Antidepressiva, die während psychotherapeutischer Behandlung begleitend eingesetzt werden können. Das hängt damit zusammen, dass viele neurotische, aber auch psychosomatische Störungen mit Depressivität verbunden sind, die zwar nicht grundsätzlich psychopharmakologisch mitbehandelt werden muss, aber doch in einigen besonderen Situationen.

Grundsätzlich ist zu sagen, dass die frühen, empirisch ausgerichteten Arbeiten zur Wirksamkeit kombinierter psychotherapeutischer und pharmakotherapeutischer Depressionsbehandlung zunächst alle eine Überlegenheit der aktiven Medikation gegenüber der Psychotherapie beschrieben hatten (Hautzinger 1995). Dieses Bild hat sich inzwischen zunehmend gewandelt: Bei leichteren Depressionen scheint eine Gleichwertigkeit von Psychotherapie und antidepressiver Behandlung vorhanden zu sein, während bei schwereren Depressionen auf eine antidepressive Psychopharmakotherapie in keinem Fall verzichtet werden sollte.

Insgesamt konnte in verschiedenen kontrollierten Studien nachgewiesen werden, dass sich die Behandlungsergebnisse bei kombinierter psychotherapeutischer und antidepressiver Behandlung deutlich gegenüber jenen Patientengruppen verbessern, die ausschließlich psychotherapeutisch behandelt werden (u. a. Horst 1990; Howland 1991; Klerman et al. 1974; Stokes 1991). In einer Studie von Frank et al. (1990) zur Wirksamkeit der interpersonalen Psychotherapie in der Langzeitbehandlung und Rezidivverhütung bei unipolaren Depressionen konnte gezeigt werden, dass Imipramin in der Rezidivprophylaxe der interpersonalen Psychotherapie überlegen war, während diese wiederum deutlich besser als Placebo abschnitt. Gegenüber einer Antidepressiva-Monotherapie mit Imipramin wies die Kombination von Imipramin mit einer niederfrequenten interpersonalen Psychotherapie deutliche Vorteile auf.

Folgende *Indikationen* zum vorübergehenden Einsatz von Antidepressiva während psychotherapeutischer Behandlung lassen sich beschreiben:

- Akute Krisen mit überwiegender depressiver Symptomatik, Schlafstörungen, Suizidalität,
- Dekompensationen mit führender Angstsymptomatik und/oder Panikzuständen,
- schwere depressive Episoden im Rahmen der jeweiligen Grundstörung (z. B. bei psychosomatischen Störungen oder neurotischen Depressionen),
- akute Belastungsreaktionen,
- posttraumatische Belastungsstörungen.

Aber auch *vor* der Aufnahme einer psychotherapeutischen Behandlung kann es sinnvoll sein, zunächst eine psychopharmakologische Behandlung zu beginnen, um Blockaden zu beseitigen, die die Psychotherapie behindern können.

Beispiel

▶ Als Beispiel sei ein Patient mit einer ausgeprägten depressiven Störung genannt, für deren Auslösung ein neurosenpsychologisch relevanter Hintergrund gefunden werden konnte. Der Patient leidet sehr, erscheint auch therapiemotiviert, ist aber durch seine depressive Stimmung so beeinträchtigt, dass zunächst eine medikamentöse antidepressive Therapie durchgeführt werden muss, um den Patienten besser an der Therapie teilnehmen zu lassen. So kann durch die Verordnung von Psychopharmaka die psychotherapeutische Behandelbarkeit erschlossen werden. ◀

Zu beachten ist, dass stark antriebssteigernde Antidepressiva nicht bei suizidalen Patienten eingesetzt werden sollten, um das Suizidrisiko nicht zu erhöhen. Die zuerst einsetzende Antriebssteigerung kann dazu führen, dass der noch Depressive seine Suizidimpulse leichter verwirklicht.

18.4.3 Tranquilizer (Benzodiazepine)

> Tranquilizer sind Pharmaka mit überwiegend angstlösenden und sedierenden Eigenschaften. Darüber hinaus haben sie auch schlafinduzierende, muskelrelaxierende und antikonvulsive Wirkungen. Sie werden bei Störungsbildern eingesetzt, bei deren Behandlung Angstlösung, Entspannung und Sedierung vorrangig sind.
> Bei längerem Gebrauch muss an ein erhöhtes Abhängigkeitsrisiko gedacht werden.

Indikationen zum Einsatz von Tranquilizern (Benzodiazepinen) während psychotherapeutischer Behandlung

Ähnlich wie schon bei den Antidepressiva beschrieben, gibt es auch für den Einsatz für Tranquilizern im Rahmen psychotherapeutischer Behandlungen eine Reihe von Indikationsbereichen. Das hängt damit zusammen, dass die Symptome, deren positive Beeinflussung durch Benzodiazepine möglich ist, bei der psychotherapeutischen Patientenklientel häufig anzutreffen sind.

Besonders bei Patienten mit

- Angst- und Panikzuständen, Phobien,
- akuten Krisen/Dekompensationen unterschiedlicher Ätiologie,
- subjektiv sehr störenden vegetativen Syndromen, vegetativer Übererregbarkeit,
- Ein- und Durchschlafstörungen,
- Unruhezuständen unterschiedlicher Ätiologie,
- depressiven Zuständen.

Weitere Indikationsmöglichkeiten für den Einsatz von Benzodiazepinen ergeben sich aus einer Kombination mit Antidepressiva, so z. B. bei Depressionen, bei Angstzuständen, bei schweren Schlafstörungen, in suizidalen Krisen und bei psychotischen Episoden bzw. bei Grenzstörungen (s. oben).

Die Behandlung mit Tranquilizern hat lange Zeit auch unter Fachleuten zu kontroversen Diskussionen geführt. Während die einen ihren Einsatz (fast) unbedenklich fanden, sahen die anderen nur die Gefahr der Abhängigkeitsentwicklung und schränkten darum die Indikation extrem ein. Wie Benkert u. Hippius (1996) zutreffend bemerken, erscheint es wenig sinnvoll, „gegen den Gebrauch von Tranquilizern prinzipiell zu polemisieren" (S. 281). Sie weisen ebenso differenzierend darauf hin, dass Tranquilizer in keinem Fall die Psychotherapie ersetzen sollen!

Weder Überbewertung noch Abwertung dieser Substanzen sind angebracht. Der Psychotherapeut, der im Rahmen der oben beschriebenen Indikationsbereiche an einen Einsatz denkt, sollte aber einiges bedenken:

Die *rasche* beruhigende und entspannende Wirkung von Tranquilizern kann für Patienten in ähnlicher Weise verführend sein wie die Einnahme von Alkohol. Angst und Spannung sind – vorübergehend – verschwunden oder zumindest sehr reduziert, und zwar medikamentös. Besonders Patienten mit starken Abwehrtendenzen gegenüber der eigenen Arbeit in der Psychotherapie können versucht sein, sich auch länger anhaltend Besserung ihrer Beschwerden primär durch das Benzodiazepin vorzustellen und zu wünschen.

An diesem Punkt kann eine Abhängigkeitsentwicklung beginnen, die die weitere psychotherapeutische Arbeit erschweren oder unmöglich machen kann. Um dem entgegenzuwirken, sollte der Psychotherapeut den vorübergehenden Einsatz von Benzodiazepinen sorgfältig erwägen, den Patienten über mögliche Nebenwirkungen und Gefahren aufklären und auf die zeitliche Begrenzung der Medikation hinweisen (bis maximal 3 Wochen). Das Absetzen sollte sukzessive unter langsamer Reduktion der Medikation erfolgen, um Absetzeffekte weitmöglichst zu vermeiden.

Nach Absetzen der Benzodiazepine kann es für den Patienten schwer sein, Angst und Spannung wieder mit mehr Toleranz hinsichtlich des Ertragens und Spürens akzeptieren zu müssen. Ebenso kann es sein, dass sich die Beziehung zum Therapeuten vorübergehend verschlechtert, weil der Patient das Gefühl haben kann, dass ihm etwas Wohltuendes weggenommen wurde. Dieses Erleben kommt natürlich aus anderen Schichten als der der rationalen Erklärungen des Therapeuten über die Notwendigkeit der zeitlichen Begrenzung der Medikation. Solche Spannungen in der Beziehung bieten dann aber auch psychotherapeutisch wieder viele Möglichkeiten zum Einstieg in generellere Problembereiche des Patienten (z. B. Aktivität vs. Passivität, Wünsche nach Versorgtwerden, Vermeiden von Unlustspannungen u. v. a. m.).

18.4.4 Andere Psychopharmaka

Lithiumsalze und Carbamazepin

> Lithiumsalze eignen sich v. a. zur Phasenprophylaxe von affektiven und schizoaffektiven Störungen, sind therapeutisch aber auch besonders wirksam bei Manien.
>
> Carbamazepin, als antikonvulsiv und bei paroxysmalen Schmerzsyndromen wirksame Substanz seit längerem bekannt, hat ebenfalls eine therapeutische Wirkung bei Manien und auch eine phasenprophylaktische Wirkung bei bipolaren Störungen. An den Einsatz von Carbamazepin ist auch zu denken, wenn Lithiumsalze nur gering oder gar nicht therapeutisch effektiv sind.

Für den Psychotherapeuten wird sich kaum je eine Indikation zum Einsatz dieser Medikamente stellen, es sei denn, dass er auch psychiatrisch tätig ist und in diesem Rahmen auch psychotherapeutisch mit Patienten arbeitet, die die beschriebenen Grundkrankheiten aufweisen. Hier wäre die Gelegenheit gegeben, kompetent beide Therapiestränge – Psychotherapie und Pharmakotherapie – zu kombinieren.

Beta-Rezeptorenblocker

> Beta-Rezeptorenblocker sind Substanzen, die die Wirkung von Beta-Sympatikomimetika, v. a. des Noradrenalins, hemmen.

In einer Reihe von Untersuchungen ließ sich zeigen, dass die Betablocker bei einigen psychischen Störungen therapeutisch hilfreich sein können. Da Suchtentwicklungen und kognitive Beeinträchtigungen bei diesen Substanzen nicht zu erwarten sind und zudem sedierende Effekte fehlen, gibt es durchaus einige wenige Indikationsbereiche auch im Rahmen psychotherapeutischer Behandlungen.

An einen – vorübergehenden – Einsatz im Sinne einer Kombinationsbehandlung mit Psychotherapie ist zu denken bei

- Angstsyndromen mit überwiegend somatischen Symptomen (z. B. funktionelle kardiovaskuläre Symptome, Magen-Darm-Beschwerden, Schwitzen und Tremor),
- Stresssituationen (z. B. Examensängste, Ängste vor öffentlichen Auftritten).

Gerade im Fall von entstehenden oder bereits bestehenden kurzfristigen Stressreaktionen (gutes Beispiel: Prüfung) kann der Psychotherapeut eine kurzfristige Verordnung von Betablockern vornehmen, ohne dass die Psychotherapie Schaden nehmen muss. Der Patient erlebt eine deutliche Angstreduktion und kann nach Überstehen der akuten Stressreaktion die Hintergründe seiner Angst in Ruhe mit seinem Therapeuten bearbeiten.

Buspiron

> Buspiron (Bespar) entstammt der Stoffklasse der Azapirone. Die Substanz wirkt anxiolytisch und nicht sedierend. Muskelrelaxierende und antikonvulsive Eigenschaften sind nicht bekannt. Eine Gewöhnungsgefahr kann verneint werden.

Indiziert kann dieses Präparat bei generalisierten Angstzuständen leichter bis mittelstarker Ausprägung sein. Es wirkt nicht bei Panikattacken.

Barbiturate

Barbiturate waren vor Einführung der Benzodiazepin-Hypnotika die am häufigsten verordneten Schlafmittel. Sie sind heute aufgrund ihrer Nebenwirkungen, der Schwere der Intoxikationserscheinungen und der Toleranzentwicklung sowie des Abhängigkeitspotenzials kaum noch indiziert.

Derivate von Alkoholen und Aldehyden

Derivate von Alkoholen und Aldehyden sind seit langem wegen ihrer hypnotischen Wirkung als Schlafmittel eingesetzt worden. So kann z. B. Chloralhydrat (Chloraldurat) als Einschlafmittel gegeben werden. Es weist weniger Risiken als die Barbiturate auf, kann aber ebenso Sucht, Gewöhnung und Entzugssymptome verursachen. Als mögliche Nebenwirkungen sind Übelkeit, Verwirrtheitszustände und allergische Reaktionen bekannt geworden. Bei Patienten mit Magen-Darm-Erkrankungen, Leberkrankheiten, Nieren- und Herzinsuffizienz darf Chloralhydrat nicht eingesetzt werden.

Pflanzliche Präparate

Pflanzliche Präparate (z. B. Baldrian- oder Hopfenpräparate oder Extrakte aus dem Johanniskraut oder der Kava-Pflanze) werden ebenfalls als Tranquilizer, Antidepressivum oder zur Schlafanstoßung eingesetzt. Die Wirksamkeit dieser Präparate ist derzeit noch nicht wissenschaftlich exakt belegt. Ein Versuch mit pflanzlichen Präparaten ist aber, zumindest bei leichteren depressiven Störungen und Schlafstörungen durchaus gerechtfertigt. Ein Therapierisiko fehlt – im Gegensatz zu den Psychopharmaka.

In der Praxis scheint es durchaus sinnvoll zu sein, zunächst mit einem dieser schwach wirksamen Medikamente zu beginnen. Manche Patienten scheinen damit auszukommen und davon ausreichend zu profitieren.

18.5
Psychopharmakologische Notfallbehandlung

Auch Psychotherapeuten können innerhalb ihres Arbeitsspektrums mit Notfallsituationen konfrontiert werden, die sie zumindest kennen sollten, auch wenn sie sie nicht selbst behandeln können. Darum sollen im folgenden einige typische Notfallsituationen aufgeführt werden, bei denen psychopharmakologische Interventionen notwendig sind oder zumindest hilfreich sein können.

Insbesondere bei psychotischen Dekompensationen im Rahmen psychotherapeutischer Behandlungen kann es z. B. zu *psychomotorischen Erregungszuständen* kommen, die mit hochpotenten Neuroleptika bei intramuskulärer Applikation behandelt werden müssen (z. B. mit Haloperidol oder Levopromazin). Solche Zustände bedürfen der sofortigen Einweisung in eine psychiatrische Klinik, zumindest aber der umgehenden Hinzuziehung eines Psychiaters bzw. eines entsprechenden Notfalldienstes.

In Erregungszuständen mit deutlich ängstlicher Komponente kann ein Tranquilizer (z. B. Diazepam, oral) hilfreich sein. Die parenterale Applikation ist wegen der möglichen Atemdepression riskant.

Akut *suizidale Patienten* bedürfen ebenfalls einer umgehenden psychiatrischen Behandlung (ambulant oder stationär). Psychopharmakologisch können rasch wirksame, dämpfende Substanzen eingesetzt werden (z. B. Diazepam und Levopromazin).

Bei leichteren suizidalen Krisen, die eher auch bei Patienten in der psychotherapeutischen Praxis vorkommen können, würde eine pharmakologische Mitbehandlung mit eher sedierend-antidepressiven, aber auch schwach neuroleptischen Substanzen sowie mit Benzodiazepinen erfolgen können.

Affektstörungen als Notfälle

Akut aufgetretene *Angstzustände und Depressivität* (evtl. mit Suizidalität) stellen Notfallsituationen dar, bei denen die Affektstörung das Leitsymptom markiert. Auch Psychotherapeuten können, z. B. während ambulanter Psychotherapie, Patienten erleben, die einen akuten Angstanfall im Sinne einer Panikattacke erleiden. Diese subjektiv dramatisch anmutenden Zustände können mit einem anxiolytisch wirksamen Benzodiazepin (z. B. Diazepam, Lorazepam) behandelt werden. Nicht selten ist es aber die Präsenz des Therapeuten und seine beruhigende Einwirkung, die einen solchen Anfall auch ohne psychopharmakologische Intervention abklingen lässt.

Depressivität

Depressivität (mit Suizidalität) ist ebenfalls eine affektive Reaktion bei Patienten, die auch in psychotherapeutischer Behandlung stehen. Eine akut auftretende Depressivität kann mit der Beziehung zum Psychotherapeuten und den Rahmenbedingungen zu tun haben. Sie kann z. B. ausgelöst werden durch die Ankündigung eines Urlaubs des Therapeuten oder auch durch das bevorstehende Ende der Therapie. Darüber hinaus können verschiedene Konstellationen außerhalb der therapeutischen Beziehung, also im realen Leben des Patienten, zu akuter Depressivität führen. Beispielhaft genannt seien nur massive Kränkungserlebnisse und Verluste. Der Psychotherapeut muss im Einzelfall entscheiden, ob seine üblichen therapeutischen Strategien ausreichen, um dem Patienten die akute Depressivität erträglicher zu machen oder ob er zusätzlich psychopharmakologisch intervenieren will, was sich besonders dann empfiehlt, wenn im Zuge der momentanen Depressivität auch schwere Schlafstörungen bestehen.

Letztlich muss sich die jeweils spezifische Behandlung von Depressivität und Suizidalität aber nach der zugrundeliegenden Erkrankung richten.

Anderen Notfallsituationen, so z. B. deliranten Syndromen und Bewusstseinsstörungen, wird der psychotherapeutisch Tätige eher nicht ausgesetzt sein. Ausführlichere Informationen zu pharmakotherapeutischen Möglichkeiten in psychiatrischen Akutsituationen finden sich ebenfalls bei Benkert u. Hippius 2003.

18.6
Resümee

Psychotherapeuten sollten sich von antiseptischen analytischen Attitüden („Die Kur muss in der Abstinenz durchgeführt werden") weg – und hinbewegen zu einer sorgfältigen Abwägung verschiedener Hilfsmöglichkeiten im Verlauf einer Psychotherapie. Dazu gehört auch der im Einzelfall wohlüberlegte Einsatz von Psychopharmaka. Optimalerweise kann ein Psychotherapeut beides: die Psychotherapie und die Psychopharmakotherapie. Wenn dies nicht der Fall ist, sollte er zumindest über genügende Kenntnisse verfügen, um eine Indikation zu einer begleitenden Psychopharmakotherapie bei einem anderen Therapeuten stellen zu können. Wenn dies nicht der Fall ist, sollte er zumindest die Einleitung einer psychopharmakologischen Therapie durch einen Psychiater veranlassen.

Psychopharmakologische Kenntnisse sollten während der psychotherapeutischen Weiterbildung innerhalb der Ausbildungsinstitutionen und insbesondere innerhalb des psychiatrischen Jahres bzw. beim Erwerb psychiatrischen Basiswissens im Rahmen von Praktika vermittelt werden.

Ein guter Therapeut sollte sich also von der „Entweder-oder"-Haltung zu einer „Sowohl-als-auch"-Haltung entwickelt haben (Rüger 1979).

WEITERFÜHRENDE LITERATUR

Benkert O, Hippius H (2003) Kompendium der Psychiatrischen Pharmakotherapie, 4. Aufl. Springer, Berlin Heidelberg New York

Ethische Aspekte der Psychotherapie

C. Reimer und U. Rüger

19.1 Ethische Prinzipien therapeutischen Handelns 403
19.2 Belastungen bei der psychotherapeutischen Arbeit 404
19.3 Arbeitsstörungen von Psychotherapeuten 406
19.3.1 Verletzung des Abstinenzgebots in der Psychotherapie 406
19.3.2 Narzisstischer Missbrauch in der Psychotherapie 410
19.3.3 Ökonomischer Missbrauch in der Psychotherapie 411
19.4 Psychodynamik und Erklärungsmöglichkeiten 413
19.5 Weitere ethische Probleme bei psychotherapeutischen Behandlungen 415
19.6 Konsequenzen für die psychotherapeutische Praxis 419
Weiterführende Literatur 420

19.1 Ethische Prinzipien therapeutischen Handelns

Die Tätigkeit des Psychotherapeuten steht, wie die jedes anderen Helfers auch, in einem Spannungsbogen, der sich an bestimmten moralisch-ethischen Grundsätzen zu orientieren hat. Diese sind nach Beauchamp u. Childress (1983) wie folgt zu benennen:

1. Respekt für die Autonomie des Menschen,
2. das Gebot der Schadensvermeidung,
3. die Verpflichtung zur Hilfe und
4. das Prinzip der Gerechtigkeit.

Zum ersten Grundsatz, dem Respekt für die Autonomie des Menschen, soll hier beispielhaft auf die Problematik der Aufklärung im Hinblick auf eine geplante psychotherapeutische Behandlung hingewiesen werden, auf die weiter unten näher eingegangen wird.

Bei der Beachtung einer Schadensvermeidung ist u. a. zu bedenken, dass es schädigend sein kann, eine Psychotherapie in einem regressionsfördernden Setting bei Patienten durchzuführen, die diesem Setting strukturell nicht gewachsen sind und ggf. psychotisch entgleisen können. Ein weiteres Problem kann darin bestehen, dass das Strukturniveau des Patienten vor eingreifenden Behandlungen unzureichend eingeschätzt wird, mit der Gefahr einer strukturellen Labilisierung im Rahmen einer belastenderen Behandlung. Ein weiteres Problem läge in einer mangelhaften Einschätzung des körperlichen Zustandsbildes eines Patienten (ggf. auch durch einen organmedizinischen Arzt) mit der Folge schwerer und nachhaltiger Schäden, z. B. bei Psychosomatosen wie Colitis ulcerosa etc.

Als Beispiel für eine mangelhafte Einhaltung der Verpflichtung zur Hilfe sei die Verweigerung einer dringlich indizierten antidepressiven Medikation bei einem schweren depressiven Zustandsbild genannt, z. B. aus Unkenntnis des Therapeuten, aus ideologischen Gründen, aus fahrlässiger Einschätzung u. a. m.

Im Hinblick auf das Prinzip der Gerechtigkeit müssen Therapeuten bedenken, dass dieses Prinzip auch eine gerechte Ressourcenverteilung der möglichen psychotherapeutischen Behandlungsplätze beinhaltet, aber auch der im Sozialversicherungssystem vorhandenen ökonomischen Ressourcen für Psychotherapie. Sich hieran anschließende Fragen wären u. a.: Wie vereinbart sich damit die deutlich schichtabhängige Psychotherapie-Inanspruchnahme (vgl. Rüger et al. 1997; Scheidt et al. 1998)? Wie vereinbart sich damit die Bevorzugung der oberen Bildungsschicht bei der Inanspruchnahme besonders aufwendiger Psychotherapie (analytischer Psychotherapie, vgl. Rüger et al. 1996)? In diesem Zusammenhang ist auch zu bedenken, dass die Behandlungskapazität von einer analytischen Psychotherapie durchschnittlich 3 Behandlungsplätze für eine tiefenpsychologisch fundierte Psychotherapie bindet!

Dass sich aus den genannten Prinzipien von Beauchamp und Childress im Einzelfall Konflikte ergeben können, die Abwägungsentscheidungen notwendig machen, liegt auf der Hand. Man könnte das Leben eines Therapeuten so sehen, dass er immer wieder vor komplexe Abwägungsentscheidungen gestellt ist, für die er ethisch-moralische Leitlinien benötigt. Ohne hierauf jetzt näher eingehen zu können, besteht Einigkeit darin, dass das Handeln jedes Therapeuten an seinem Patienten „nach bestem Wissen und Gewissen" (Rauchfleisch 1982) erfolgen sollte. Dieses wäre als oberstes ethisch verbindliches Prinzip anzusehen.

Bei einer so formulierten Vorstellung, die man als ethisches Prinzip therapeutischen Handelns verstehen könnte, bleibt natürlich manches offen. So könnte man sich z. B. fragen:

- Ist der Therapeut im Vollbesitz seines Wissens und Könnens, ist er auf dem aktuellen wissenschaftlichen Stand seines Fachgebietes, um optimal diagnostizieren und behandeln zu können?
- Hat der Therapeut Kenntnis über die soziale Lebensrealität seines Patienten und kann er dies, insbesondere auch seine ökonomischen Rahmenbedingungen, bei der Behandlungsplanung hinreichend berücksichtigen?
  Gerade bezüglich der ökonomischen Situationen scheinen nach Befunden von Rüger et al. (1996) viele Psychoanalytiker einen blinden Fleck zu haben. Wahrscheinlich hat dies historische Gründe, wurde doch das psychoanalytische Behandlungsverfahren ursprünglich an einer Klientel entwickelt, für die es keine gravierenden ökonomischen Probleme gab.
  Störungen in der Beziehung zwischen Therapeut und Patient können aber einfach auch darauf beruhen, dass letzterer sich von seinem Therapeuten in seiner realen Lebenswirklichkeit nicht verstanden fühlt.
- Ist er selbst gesund und falls nicht oder nur eingeschränkt: Welche Folgen hat sein Leiden, das ihm bewusst oder unbewusst sein kann, für seine Beziehung zu seinem Patienten, für sein Handeln am Patienten? Könnte es sein, dass er selbst seine Patienten so braucht wie die Luft zum Atmen, dass er in gewisser Weise abhängig von ihnen ist?
- Wie geht er mit der *Macht* um, die sein Wissen und Können mit sich bringt? Wie geht er mit der *Abhängigkeit* des Patienten von ihm um, wie mit den Wünschen und Ängsten? Wie mit Nähe und Distanz?

Diese Fragen führen direkt in den Themenbereich der Ethik hinein. Ein Patient, der psychotherapeutische Behandlung sucht, muss darauf vertrauen können, dass sein potenzieller Therapeut professionell mit ihm umgeht, seine Macht und die Abhängigkeit des Patienten von ihm und seinem Hilfsangebot nicht missbraucht und ihm die Therapieform empfiehlt, die am erfolgversprechendsten erscheint. Das setzt auf seiten des Therapeuten voraus, dass er professionell souverän und selbst in einer psychischen und physischen Verfassung ist, die eine relative Ausgewogenheit, ein sicheres Ruhen in sich selbst gewährleistet. Ein so gesunder und stabiler Psychotherapeut könnte „nach besten Wissen und Gewissen" seinem Patienten therapeutisch begegnen.

Es zeigt sich aber immer wieder, dass auch manche Psychotherapeuten so störanfällig sind, dass die therapeutische Beziehung zu ihren Patienten dadurch belastet und bedroht werden kann. Ein Teil dieser Belastungen kann aus der Art und Weise resultieren, in der mit Patienten gearbeitet wird.

19.2
Belastungen bei der psychotherapeutischen Arbeit

Welche Probleme können im Arbeitsfeld von Psychotherapeuten, einem Dickicht komplizierter Subjektivität, auftreten? Hier seien beispielhaft nur einige wenige genannt:

- Die Wirkung von Einfühlung, Nähe, Konstanz auf Menschen, die in diesen Bereichen Mangelerlebnisse hatten und daraus folgend eine große Bedürftigkeit entwickelt haben. Diese Bedürftigkeit wird bestimmte Formen von Bindung und Wünschen an den Psychotherapeuten schaffen.
- Die Wirkung von Psychotherapie mit einem Patienten auf das übrige Leben des Patienten, z. B. seinen Lebenspartner.
- Was machen Deutungen, Kommentare, Stellungnahmen des Psychotherapeuten mit dem Patienten? Wie weit fühlt sich dieser verpflichtet, darauf einzugehen, danach zu handeln etc.? Wie weit greift ein Psychotherapeut damit auch in das reale Leben des Patienten ein und bereitet schicksalhafte Entscheidungen, z. B. eine Trennung, vor?

Diese und andere Fragen müssen sich dem Therapeuten ständig stellen, wenn er mit dem Hauptinstrument seiner Arbeit, der Empathie, wirkungsvoll umgehen will. Dieses setzt natürlich voraus, dass ihm seine Empathie für den Patienten auch wirklich ungestört zur Verfügung steht.

Jeder, der im Bereich der psychologischen Medizin arbeitet, weiß aus eigener Erfahrung, wie belastend die Therapeut-Patient-Beziehung hier sein kann, z. B. durch

- die ständige Bedrohung der Grenzen und Integrität des Psychotherapeuten durch grenzgestörte Patienten,
- die Verpflichtung, ein liebevolles, tragfähiges Arbeitsbündnis auch gegen innere und äußere Widerstände aufrechtzuerhalten,
- die Konfrontation mit eigenen Erinnerungen und unangenehmen biographischen Details, die durch die Auseinandersetzung mit der Biographie von Patienten ausgelöst werden können,
- dadurch auch immer wieder ein Erkennen zumindest streckenweiser Gemeinsamkeiten mit den Patienten und daraus resultierender Affekte,
- relativ wenige Erfolgserlebnisse in der Therapie, zumindest im Hinblick auf Heilung, und da-

raus resultierende Enttäuschungen und Kränkungen bis hin zu resignativen, pessimistischen Einstellungen und Verhaltensweisen gegenüber Patienten.

Sicher ließe sich diese Liste noch komplettieren. Im folgenden soll darauf hingewiesen werden, welche *Konsequenzen* diese Belastungen für die Therapeut-Patient-Beziehung in der Psychotherapie haben können.

Eine kurze Vorbemerkung dazu: Therapeuten machen sich zu wenig bewusst, was sie tagtäglich an negativer Energie aufnehmen und letztlich auch irgendwie verarbeiten müssen. Jeder kann für sich selbst überprüfen, wie weit er sich noch nach Dienstschluss gedanklich, in Gesprächen oder auch in Träumen mit Patienten und ihren Problemen weiter beschäftigt. Daran muss sich die Frage anschließen, was eine solche permanente emotionale Überanspruchung mit dem Therapeuten selbst macht. Oft kommen ja auch Schuldgefühle dazu, möglicherweise nicht genug für die Patienten getan zu haben. Irgendwie geraten Therapeuten leicht in die Rolle von Müttern und Vätern, die in permanenter Sorge um ihre defizitären Kinder leben und nicht selten eine Art innerer Verpflichtung spüren, im Grunde rund um die Uhr verfügbar und ansprechbar sein zu müssen.

Beispiel

▶ Ein Therapeutenkollege suchte mich auf, um sich angesichts der Trennungsdrohung seiner Partnerin mit mir zu beraten. Ich fragte ihn u. a. nach seinen Arbeitsgewohnheiten und explorierte dazu einen für ihn typischen Tagesablauf, der so aussah: 6.00 Uhr aufstehen und Frühstück, 7.00 Uhr erster Analysepatient, der angeblich nur vor Arbeitsbeginn zu ihm kommen konnte. 8.00 bis 9.00 Uhr beratende Konsiliartätigkeit in einem nahegelegenen Krankenhaus. 9.00 bis 13.00 Uhr Patienten, 13.00 bis 15.00 Uhr 3mal wöchentlich Teamsupervision in verschiedenen Institutionen inklusive An- und Abfahrtszeit. 15.00 bis 18.00 Uhr Patienten. 18.00 bis 19.40 Gruppenpsychotherapie mit Patienten, 2mal wöchentlich 20.00 bis 22.00 Uhr Teilnahme an einer Balintgruppe oder Durchführung eines Seminars für Kollegen in Weiterbildung. An 2 weiteren Abenden jeweils von 20.00 bis 22.00 Uhr Gruppenpsychotherapie mit Patienten, anschließend Rückfahrt nach Hause. Dann fast regelmäßig noch Erledigung von schriftlichen Arbeiten, wie z. B. Kassengutachten, Anfragen u. ä. Gegen 24.00 Uhr Nachtruhe. Für die Einnahme von Mahlzeiten gönnte sich der Kollege etwa 20 Minuten. An jedem 2. Wochenende war er entweder auf irgendeiner Fortbildung oder leitete selbst Gruppen.

Diesen Praxisalltag empfand er erstaunlicherweise als normal. Die Trennungsdrohung seiner Partnerin hatte ihn tief gekränkt. Er empfand sie als ungerecht und die Partnerin als undankbar. Schließlich habe er alles getan, um ihr einen bestimmten Lebensstandard zu ermöglichen. ◂

Sicherlich ist dies ein besonders krasses Beispiel. Ähnliche Mitteilungen werden aber auch von anderen Supervisoren berichtet, z. B. von Fengler (1994).

Die permanente Konfrontation mit psychisch gestörten Patienten kann für Psychotherapeuten, wenn sie selbst nicht gerade über eine sichere innere Stabilität verfügen, zu somatischen und/oder psychischen Symptomen führen, die ihrerseits die Qualität der Arbeit mit Patienten beeinträchtigen können. Somatische Symptome können z. B. sein: Anspannung/Verspannungen, Erschöpfung, Müdigkeit sowie Schlafstörungen. Nicht ohne Grund hat Fengler seinem Buch über die Analyse und Bewältigung von „Burn out" und beruflicher Deformation den Titel „Helfen macht müde" gegeben.

Psychische Folgen können sich unterschiedlich manifestieren. So z. B. als aggressive Affekte gegenüber Patienten (Feindseligkeit, Wut, Desinteresse) oder auch als hilflos-depressiv-ohnmächtig-resignative Stimmungen. Viele dieser Affekte drücken sich in Gegenübertragungsreaktionen aus, die wiederum die Qualität der therapeutischen Arbeit mindern können.

Eine typische Gegenübertragungsreaktion äußert sich in unbewusster *Feindschaft und Feindseligkeit*, die ein führendes Motiv für einen machtorientierten, sadistischen Umgang mit Patienten sein können. Solche Affekte lassen sich häufig gegenüber solchen Patienten beobachten, die sich den Wirkmöglichkeiten des Psychotherapeuten zu entziehen scheinen und die dadurch bei ihm Gefühle von Frustration, Angst, Ablehnung u. a. m. provozieren. Beispielhaft dafür seien nur Sucht- und Suizidpatienten genannt, aber auch die sog. Vorwurfpatienten, deren nicht enden wollende Anklagen, Beschuldigungen und Entwertungen heftige Gegenübertragungsgefühle auslösen können, da Therapeuten häufig große Mühe damit haben, die sadistische Projektion dieser Patienten anzunehmen und zu bearbeiten.

Psychotherapeuten müssen sich also permanent mit allen Qualitäten gestörter Emotionalität und gestörten Verhaltens ihrer Patienten auseinandersetzen, häufig im Rahmen einer Übertragungsbeziehung. Es wäre einer gesonderten Darstellung wert, zu überlegen, welche Konsequenzen diese Belastungen für die therapeutische Beziehung in der Psychotherapie haben können.

Hier sei nur kurz angedeutet, dass ein Psychotherapeut angesichts der Störungsvielfalt seiner Klientel ein psychisch gesunder Mensch sein sollte, damit ihm die Balance zwischen Empathie und Nähe einerseits und Distanz und Grenzen andererseits anhaltend gelingt. Da, wo dieses nicht gelingt, kann es zu ethisch bedenklichen Interaktionen kommen, auf die im folgenden näher eingegangen werden soll.

19.3
Arbeitsstörungen von Psychotherapeuten

Psychotherapeuten, die sich in der alltäglichen Praxis und in der Weiterbildung um psychotherapeutische Effizienz bemühen, gehen – ihrer gewählten Identität folgend – immer davon aus, dass Psychotherapie generell hilfreich und gut ist. Ist sie es nicht, liegt es am Patienten und seiner Abwehr – so meinen sie. Was aber ist, wenn man sich einmal ruhig und nüchtern die Frage stellt, *ob Psychotherapie auch schaden kann* und falls ja: Wer oder was ist dafür verantwortlich?

Verantwortung des Therapeuten für Therapieschäden

Aus diesem Themenkomplex soll ein Schwerpunkt herausgegriffen werden, nämlich die Verantwortung des Therapeuten für Therapieschäden. Deutlicher gesagt: Es ist davon auszugehen, dass bestimmte Störungen von Psychotherapeuten schwere Schäden bei Patienten verursachen können, die oft irreversibel oder nur schwer reparabel sind.

Bei diesen Störungen geht es um gravierende *Mängel an Empathie*.

Damit ist insbesondere der Missbrauch von Abhängigkeit des Patienten einerseits und von Macht des Therapeuten andererseits gemeint.

Dazu eine kurze Vorbemerkung: Bekanntlich wurde der Begründer der Psychoanalyse, Sigmund Freud, gegen Ende seines Lebens immer pessimistischer gegenüber seiner Arbeit mit Patienten und deren Erfolg. So bezeichnete Freud (1937) 2 Jahre vor seinem Tod das Analysieren als den dritten „jener unmöglichen Berufe, in denen man des ungenügenden Erfolges von vorneherein sicher sein kann. Die beiden anderen sind das Erziehen und das Regieren" (S. 94).

Es sei ja auch „unbestreitbar, dass die Analytiker in ihrer eigenen Persönlichkeit nicht durchwegs das Maß an psychischer Normalität erreicht haben, zu dem sie ihre Patienten erziehen wollen" (S. 93).

Diese skeptische Äußerung mag auch mit Freuds Enttäuschung über einige seiner prominenten Schüler zu tun haben, die Probleme mit der Abstinenz gegenüber ihren Patientinnen hatten, was bekanntlich bis hin zu Liebesverhältnissen führte. Erwähnt sei beispielhaft nur die Affäre von C. G. Jung mit Sabina Spielrein. Aber auch Freud selbst waren diese Probleme nicht ganz fremd: Die Analyse seiner eigenen Tochter Anna mag ein Beispiel dafür sein.

Welchen Druck die Verpflichtung zur Abstinenz Freud schon früh bereitet haben mag, lässt sich einer Bemerkung entnehmen, die er als 27-jähriger in einem seiner Brautbriefe gemacht hatte: „Das Gesindel lebt sich aus, und wir entbehren. (...), um unsere Integrität zu erhalten" (1960, S. 48).

Wenn Psychotherapeuten also soviel entbehren müssen, ihre narzisstische Gratifikation aus der Patientenbehandlung wirklich so gering ist, müssten sie entweder stark genug sein, um in so dünner Luft arbeiten zu können, oder aber gefährdet sein in dem Sinne, dass sie ihre Bedürftigkeit irgendwie anders befriedigen müssen. Ein sehr erfahrener Hochschullehrer sagte uns einmal, er habe den Eindruck, dass Weiterbildungsteilnehmer und -kandidaten besonders bedürftig seien; viele seien auch allein oder sonstwie unglücklich, und ihn wundere eigentlich nicht, dass Patienten zum Ausgleich des privaten Unglücks herangezogen würden. Ein Psychoanalytiker, der ebenfalls zur Missbrauchsproblematik gearbeitet hat, offenbarte in einer Fernsehsendung, dass er eine Reihe von gut ausgebildeten Kollegen kenne, die ihre Freundinnen regelhaft aus ihrer Patientenklientel rekrutierten.

19.3.1
Verletzung des Abstinenzgebots in der Psychotherapie

Die Verletzung des Abstinenzgebotes ist ein allzu deutlicher Ausdruck gestörter Empathie des Therapeuten. In den letzten Jahren ist diese Problematik auch aus Beschreibungen von betroffenen, verletzten Patienten sukzessive publik geworden (z. B. Anonyma 1988; Augerolles 1991; Heyne 1991).

Freud hat einmal geschrieben, die Berufsrisiken des Psychotherapeuten seien „Verleumdung und von der Liebe, mit der wir operieren, versengt zu werden" (Freud u. Jung 1974, S. 233). Am Beispiel des sexuellen Missbrauchs wird der aktive Beitrag des Therapeuten hieran deutlich.

Beispiel für die Verletzung des Abstinenzgebots

▶ Eine junge Psychologin – sie wird sich in ihrem Buch Anonyma nennen – möchte, nachdem sie ihr Diplom gemacht hat, Analytikerin werden. Sie beschreibt sich vor der Analyse als kontaktfreudig und gesellig, sie geht viel aus und tanzt gern. Nach der Zulassung zur psychoanalytischen Ausbildung sucht sie sich einen Lehranalytiker. Sie genießt die analytischen Flitterwochen, die Nähe und die Intimität in der Analyse und zum Analytiker. Zu dieser Zeit schreibt sie:

„Er (der Analytiker) wurde für mich der wichtigste Mann auf der Welt; mir schien als wäre er es, ‚der Mann meines Lebens' (…). Und so war die Analyse zum Mittelpunkt meines Lebens geworden."

Einen ersten Einbruch erlebt sie, als sie die Ehefrau des Analytikers sieht. Sie ist verletzt und irritiert, wünscht sich aber weiterhin Nähe und Liebe, auch Triangulierung, indem sie merkt, dass sie zu dritt sein möchte: Sie als Kind mit Vater und Mutter. Der reale Vater hatte die Familie verlassen, als sie 1 Jahr alt war.

Eines Tages erzählt sie ihm einen Traum: Sie sieht seinen Wagen auf einem Parkplatz stehen, niemand ist drinnen. Durch die Scheiben sieht sie ein rosa Hemd von ihm, das ihr schon immer gut gefallen hat. Sie nimmt es an sich, vergräbt ihr Gesicht darin, atmet seinen Duft, läuft dann schnell fort, um mit ihrer Beute allein zu sein. Der Analytiker deutet: „Ich weiß, dass Sie sich schon eine ganze Weile mit meinem Penis beschäftigen." Sie erschrickt heftig, dreht sich um, sieht ihn an und schreibt: „Es knistert zwischen uns, eine nur schwer zu ertragende angenehme Spannung." Nach jener Stunde verabschieden sich beide eher kühl und distanzierter als sonst.

In der Folgezeit phantasiert sie über eine sexuelle Beziehung mit dem Analytiker, onaniert mit Phantasien an ihn und berichtet darüber in der Analyse. Er reagiert nicht. Sie beschäftigt sich mit seiner Familie, phantasiert, ein kleines Mädchen zu sein und reist in seinen Heimatort. Gleichzeitig zieht sie sich zunehmend von ihren Bekannten und Freunden zurück. Im dritten Analysejahr, dem „Jahr der Leidenschaft", wie sie es nennt, lauert sie auf Beweise seiner Liebe. Sie entwickelt den Plan, den Raum zwischen ihnen zu überwinden, kriecht schließlich in einer Analysestunde am Boden auf ihn zu, redet über das Näherkommen, berührt ihn kurz und geht wieder auf die Couch zurück. Der Analytiker sagt nichts, sie hat Schuldgefühle, weil sie meint, den analytischen Pakt gebrochen zu haben.

Die darauffolgende Sitzung beginnt wie gewohnt. Sie legt sich hin und versucht, sich an die vergangene Stunde zu erinnern, wird aber durch eine Frage des Analytikers unterbrochen. Er sagt: „Glauben Sie nicht, dass ich dahinkommen kann wo Sie sind?" Sie sagt: „Nein." Er sagt: „Sie glauben das nicht?" Wieder antwortet sie: „Nein." Seine Antwort: „Aber natürlich!" Er steht auf, geht zu ihr auf die Couch, nimmt sie in die Arme, es kommt zum Geschlechtsverkehr, sie ist zunächst erstarrt und erschreckt. Man trennt sich wie immer nach genau 45 Minuten und wie gewohnt: „Au revoir Madame, au revoir Monsieur." In der folgenden Stunde will sie den Analytiker umarmen, er weist sie aber zurück und schickt sie auf die Couch.

Den Rest dieses Dramas nur in ein paar Sätzen: Die sexuellen Beziehungen gehen weiter, zuerst auf der Couch, später in einem, so glaubt sie, speziell für sie eingerichteten Nebenzimmer. Sie ist zunächst glücklich und phantasiert ein Leben mit ihm. In langen Pausen zwischen den intimen Kontakten geht die Analyse weiter, sie ist darüber verunsichert und verwirrt. Die Beziehung zu ihrem langjährigen Freund außerhalb der Analyse scheitert. Die Analyse gerät schließlich in eine Sackgasse: Sie erlebt zunehmend psychosomatische Dekompensation, z. T. mit subjektiv lebensbedrohlichem Charakter. Sie entwickelt einen Medikamentenabusus, trinkt auch vermehrt Alkohol, und so geht die Analyse langsam zu Ende. Sie wartet allerdings immer noch auf eine reale Beziehung zu ihm. Dementsprechend trifft sie ihn auch nach der Analyse immer wieder, wobei aber immer er Zeitpunkt und Ort der Treffen bestimmt. In diesen kurzen Episoden kommt es zu sexuellen Intimitäten, er bleibt jedoch unerreichbar für sie. Aus der ursprünglich lebensfrohen jungen Frau ist eine schwer ängstliche, von Panikattacken und Isolierung gequälte Frau geworden, die später in einer zweiten Therapie versucht, ihr Analyseschicksal aufzuarbeiten. Dabei hatte sie lange Zeit große Angst vor der Übertragung, und dementsprechend beherrschten Misstrauen und Ängstlichkeit lange Zeit das Klima in dieser Zweittherapie. ◀

Über das Problem der erotischen Intimität zwischen Therapeuten und Patienten ist schon in der Frühzeit der Psychoanalyse und später sporadisch immer wieder berichtet worden. Freud hat z. B. die Verstrickung seines Kollegen Breuer bei der Behandlung von dessen Patientin Anna O. miterlebt, später die Übertragungsliebe beschrieben und die Abstinenzregel formuliert, deren Kernsatz lautet: „Die Kur muss in der Abstinenz durchgeführt werden" (1915a, S. 313).

Empirische Untersuchungen zur Frage des sexuellen Missbrauchs von Patienten. Empirische Untersuchungen dazu haben ergeben, dass bis zu 10% aller befragten Therapeuten einen solchen Missbrauch zugegeben haben (u.a. Bouhoutsos et al. 1983; Gartrell et al. 1986; Herman et al. 1987; Pope u. Bouhoutsos 1992). Die Therapeuten, die einen sexuellen Missbrauch zugegeben hatten, waren fast ausschließlich männlichen Geschlechts.

Bei diesen quantitativen Studien zeigte sich u.a., dass der sexuelle Missbrauch kein spezifisches Problem von Anfängern ist, sondern offensichtlich eher eines der Erfahrenen mit bereits seit längerem abgeschlossener Weiterbildung und genügend Berufserfahrung.

Es existieren auch einige Arbeiten zu *qualitativen* Aspekten erotischer Intimität in Psychotherapien. So haben Pope u. Bouhoutsos 1986 zehn typische Szenarien der sexuellen Ausbeutung durch Therapeuten vorgestellt, die in der folgenden Übersicht aufgeführt sind.

10 typische Szenarien der sexuellen Ausbeutung
(Nach Pope u. Bouhoutsos 1986)

1. „Verkehrte Welt"
2. „Sextherapie"
3. „Als ob ... "
4. „Retter"
5. „Drogen"
6. „Vergewaltigung"
7. „Wahre Liebe"
8. „Ausrutscher"
9. „Time-Out"
10. „Halte mich"

Mit „Verkehrte Welt" meinen die Autoren, dass sich die Therapeut-Patienten-Rolle insofern umkehrt, dass die Wünsche und Bedürfnisse des Therapeuten die Behandlungsszene dominieren.

Das mit „Sextherapie" bezeichnete Szenario meint, dass der Therapeut sexuelle Intimität als gültige Behandlung für sexuelle und andere Probleme anbietet.

Mit „Als ob ... " ist gemeint, dass der Therapeut die positive Übertragung des Patienten behandelt, als ob sie nicht Resultat der therapeutischen Situation wäre, sondern aus einer realen Beziehung stammte.

Der „Retter"-Therapeut stellt eine übertriebene Abhängigkeit des Patienten von ihm her und beutet ihn in dieser Abhängigkeit aus.

Mit „Drogen" als Szenario der sexuellen Ausbeutung meinen die Autoren, dass ein solcher Therapeut Drogen einsetzt, um den Patienten leichter verführen zu können.

Im Szenario der „Vergewaltigung" setzt der Therapeut physische Gewalt, Drohungen und/oder Einschüchterung ein, um den Patienten zu verführen.

Das Szenario „Wahre Liebe" dürfte relativ häufig sein. Hier benutzt der Therapeut sich selbst gegenüber Rationalisierungen (z. B.: Es handelt sich nicht um Übertragung, sondern ich liebe die Patientin wirklich!), um die Bedeutung seiner beruflichen Rolle und Verantwortung herunterzuspielen.

Auch das „Ausrutscher" genannte Szenario dürfte nicht so selten sein: Die Verführung wird vom Therapeuten vor sich und vielleicht auch vor dem Patienten als einmaliger Ausrutscher abgetan und rationalisiert, etwa nach dem Motto: Schließlich bin ich doch auch nur ein Mensch, oder: Nichts Menschliches ist mir fremd.

Mit dem „Time-Out" benannten Szenario ist gemeint, dass der Therapeut glaubt, dass die Abstinenzverpflichtung nach der Therapiestunde bzw. nach Abschluss der Therapie nicht mehr gültig sei.

Im Szenario „Halte mich" nutzt der Therapeut die Sehnsucht seines Patienten nach Gehaltenwerden, Sicherheit, Wärme und Geborgenheit erotisch aus.

Diese vorgestellten Szenarien sind in einer so reinen Form meist nicht zu finden, sondern kombinieren sich miteinander, aber auch mit anderen wesentlichen psychodynamischen Faktoren in Therapien. Naheliegend ist z. B. die Kombination von „Wahre Liebe" und „Ausrutscher" – als wenn der Therapeut vor sich selbst rationalisierend und rechtfertigend sagen würde: Ich habe mich halt verliebt!

Gemeinsam ist diesen Szenarien ein rationalisierender und/oder verleugnender Umgang des Therapeuten mit bestimmten Aspekten von Übertragung und Abhängigkeit.

Kritisch muss angemerkt werden, dass solchen Typisierungen bzw. Szenarien eine moralisierende Qualität anhaftet, die im Therapeuten den Täter sieht, und zwar im Sinne des bewusst und aus freiem Willen handelnden Verführers. Es ist aber gut vorstellbar, dass auch unbewusste neurotische Mechanismen des Therapeuten eine Missbrauchssituation begünstigen können (s. Psychodynamik).

Butler et al. (1977) berichteten aus einer Interviewstudie mit Psychiatern und Psychologen, die mit ihren Patientinnen sexuell intim gewesen waren, dass über die Hälfte von ihnen eine erotische Anziehung verspürt hatten, als die Patientinnen begannen, sich in der Therapie zu öffnen und über ihre Gefühle zu sprechen, wenn sie also über die Öffnung mehr Nähe zum Therapeuten herstellten. Fast alle Therapeuten berichteten, dass sie sich in der Zeit, in der die sexuelle Intimität passiert war, besonders verletzlich, bedürftig und/oder einsam gefühlt hatten. Die Bedürftigkeit stand im Zusammenhang mit unbefriedigenden Ehen bzw. kurz zurückliegenden Trennungen bzw. Scheidungen. Erstaunlich ist auf den ersten Blick, dass über die Hälfte dieser Therapeuten gleichzeitig über sich sagten, dass sie sich vor Intimität fürchteten.

Das weitere Schicksal der missbrauchten Patientinnen

Schoener et al. haben 1984 typische emotionale Reaktionen von Patientinnen auf sexuellen Kontakt mit ihren Therapeuten beschrieben und sich dabei auf 250 Beratungen entsprechender Patientinnen gestützt. In der folgenden Übersicht sind 7 Reaktionen beschrieben, die bei diesen Beratungen differenziert werden konnten.

> **Typische emotionale Reaktionen von Patienten auf sexuellen Kontakt mit Therapeuten**
> (Nach Schoener et al. 1984)
> 1. Schuld und Scham
> 2. Trauer
> 3. Wut
> 4. Depression und Selbstentwertung
> 5. Ambivalenz und Konfusion
> 6. Furcht
> 7. Misstrauen

Schuld und Scham. Die meisten Patienten gerieten in eine Situation, die für Opfer typisch ist: Sie klagten sich selbst an. Schuldgefühle tauchten auf, und zwar selbst schuld an der Verführung zu sein und damit Leben und Karriere des Therapeuten ruiniert zu haben.

Trauerreaktionen. Trauerreaktionen über den Verlust einer bedeutsamen Liebesbeziehung waren relativ häufig. Die Trauer war um so stärker, je länger die intime Beziehung gedauert hatte.

Wut und Ärger. Diese konnten sich auf verschiedene Punkte beziehen: Die Verletzung des Vertrauens, um eine dringend nötige Therapie betrogen worden zu sein, schlechterer Zustand am Ende der Therapie gegenüber dem Beginn, auch Wut darüber, dass der Therapeut die Regeln aufstellte und die Patientinnen ihm darüber ausgeliefert waren.

Depression und Verlust an Selbstgefühl. Wegen Depression und Verlust an Selbstgefühl kommen Patienten ja häufig in psychotherapeutische Behandlung. Die sexuelle Ausbeutung durch den Therapeuten verstärkt diese Probleme. Auch noch nach Abschluss der Therapie entwerten sich manche Patientinnen dadurch, dass sie nicht fähig gewesen seien, die Liebe des Therapeuten anzunehmen. Umgekehrt machen sich manche Selbstvorwürfe wegen ihrer Vertrauensseligkeit und der daraus resultierenden Hingabe. Patienten, die eine Therapie aufsuchen, sind sich in der Regel über ihre wahren Gefühle nicht ganz im klaren. Die sexuelle Beziehung mit dem Therapeuten kann diese Konfusion verstärken, ebenso auch ambivalente Einstellungen und Gefühle. Eine Patientin kann sich z.B. fragen: Nutzt er mich nur aus oder bin ich wirklich so einzigartig für ihn?

Ähnlich wie bei Opfern von Verwaltigung oder Inzest fürchten viele Patientinnen nach sexuellem Kontakt mit ihrem Therapeuten Ablehnung durch ihren Partner, ihre Familie und ihr gesamtes Umfeld, weil sie in eine illegitime sexuelle Beziehung involviert waren. Viele befürchten zudem ihren Ärger auszudrücken, da sie erwarten müssen, als „kastrierend", rachsüchtig oder unglaubwürdig bezeichnet zu werden. Nicht wenige Patientinnen befürchten auch, die Karriere ihres Therapeuten zu ruinieren oder haben Angst vor seiner Reaktion auf ihre Meldung des Missbrauchs. Dahinter kann der unbewusste Wunsch stehen, sich ein Stück des Bildes des idealisierten Therapeuten aufrechtzuerhalten. An der Haltung von Sabina Spielrein in der Affäre mit C.G. Jung lässt sich dieser Aspekt zeigen, worauf Carotenuto (1986) hingewiesen hat: „Ihr feines Gespür sagte ihr, dass sie das wunderbare Bild in sich nicht zerstören darf, den warmen Kern dessen, der einmal der geliebte Analytiker gewesen war" (S. 305).

Misstrauen. Viele Patientinnen sehen nach Sexualkontakt mit ihrem Therapeuten ihr Misstrauen gegenüber Männern bestätigt. Das Misstrauen kann auf Freunde oder die Familie ausgedehnt werden. Es ist wichtig, dieses Misstrauen zu erkennen, zu identifizieren und anzunehmen sowie dessen Grenzen abzustecken und es als Leistung des Selbstschutzes zu kennzeichnen.

In der Bouhoutsos-Studie wurden auch die Auswirkungen sexueller Intimität in Therapien auf die Patienten untersucht. Die Ergebnisse lassen sich so zusammenfassen: Ein negativer Effekt im Sinne erhöhter Depressivität, Motivationsverlust, beeinträchtigter sozialer Anpassung, verschiedener emotionaler Störungen, suizidalem Erleben oder Verhalten und erhöhter Drogen- oder Alkoholgebrauch ließ sich bei gut einem Drittel der Patientinnen feststellen. Negative Folgen in irgendeiner Form fanden Bouhoutsos et al. bei über 90%.

Ein direkterer Zugang zum Erleben und den Auswirkungen sexueller Intimität in Psychotherapien wird von Sonne et al. (1985) beschrieben. Sie stellen Erfahrungen aus einer Gruppenpsychotherapie mit 8 Frauen vor, die mit einem früheren Psychotherapeuten sexuelle Intimität erlebt hatten. Die Autoren schildern ihre Erfahrungen unter 3 Gesichtspunkten: Vertrauen vs. Misstrauen, Selbstkonzept und Aggressivität.

Misstrauen manifestierte sich in allgemeiner Weise, nämlich als generelles Misstrauen gegen die Therapie, gegenüber den Therapeuten und anderen Gruppenmitgliedern. Die Patientinnen erlebten sich als sehr selbstunsicher und abhängig, äußerten aber gleichzeitig den Wunsch, etwas Besonderes sein zu wollen. Dieser Wunsch traf auf die idealisierenden Tendenzen der früheren Therapeuten, die den Patientinnen vermittelt hatten, dass sie die gescheitesten, intelligentesten, einsichtsvollsten oder attraktivsten Frauen seien, die sie bisher in Therapie gehabt hätten. Offenbar ist es in diesem Prozess einer starken gegenseitigen, vielleicht auch persistierenden Idealisierung zu den Intimitäten gekommen.

Bezüglich der Aggressivität schilderten die Autoren eine weitgehende Hemmung: Die Frauen drückten Aggressionen eher nonverbal oder durch passives Verhalten aus. Sie hatten auch Phantasien über die enorme Gefährlichkeit ihrer Aggressionen für den Fall, dass sie sie offen äußern würden. Dazu passen Phantasien auch anderer in Therapien sexuell missbrauchter Frauen, dass sie ihren Therapeuten ruinieren oder zerstören würden, wenn sie ihre Empörung über sein Verhalten veröffentlicht hätten. Die Autoren weisen darauf hin, dass die in ihrer speziellen Gruppe beobachteten Persönlichkeitszüge wie z. B. Misstrauen, Selbstunsicherheit und Aggressionshemmung in ähnlicher Weise in Gruppen mit Frauen beobachtet worden sind, die anderen Missbrauchssituationen ausgesetzt waren, z. B. Inzest oder Vergewaltigung.

Die Verletzung des Abstinenzgebotes im Sinne des sexuellen Missbrauchs von Patientinnen wurde hier von uns so ausführlich beschrieben, weil sich am Beispiel des sexuellen Missbrauchs als einer Form des Missbrauchs von Abhängigkeit in Psychotherapien in drastischer Weise zeigen lässt, zu welchen Verletzungen ethischer Prinzipien es im Bereich der „sprechenden Medizin" kommen kann. Am Beispiel der Anonyma war zu sehen, dass das Prinzip des „primum non nocere" mehrfach durchbrochen wurde: Der Patientin wurde Schaden zugefügt, ihre Autonomie wurde nicht gefördert, sondern beschädigt und auch die Beziehung zu Dritten außerhalb der Analyse wurde schwer gestört.

19.3.2
Narzisstischer Missbrauch in der Psychotherapie

Zu diesen sozusagen lauten, lärmenden Verstößen gegen verbindliche Richtlinien psychotherapeutischen Handelns gesellen sich „leisere", unmerklichere Verstöße, die sicher häufiger sind als der sexuelle Missbrauch und mindestens genau den gleichen Schaden anrichten können. Gemeint ist die Problematik des narzisstischen Missbrauchs in Psychotherapien.

> Unter narzisstischem Missbrauch in der Psychotherapie (nach Dreyfus u. Haug 1992) sind alle Interaktionen und Beziehungskonstellationen zwischen Therapeut und Patient zu verstehen, die primär dem Wunsch des Therapeuten nach narzisstischer Gratifikation dienen und die die Entfaltung des „wahren Selbst" des Patienten verhindern oder zumindest erschweren.

Beispiel

▶ Nicht selten kann die Nichtbeachtung der eigenen Grenzen des Therapeuten zu einem fragwürdigen Vorgehen im Umgang mit Patienten führen. So unternahm eine 36-jährige Patientin mit einer schwer ausgeprägten, depressiven Symptomatik einen Suizidversuch und wurde im Anschluss daran von mir (C. R.) konsiliarisch gesehen. Der behandelnde Psychotherapeut, mit dem ich dann telefonierte, war offensichtlich zutiefst davon überzeugt, dass er die Symptomatik seiner Patientin ausschließlich mit seinen Mitteln – in diesem Fall einer tiefenpsychologisch fundierten Einzelpsychotherapie – würde bessern können. Als ich ihn vorsichtig fragte, ob nicht ggf. eine vorübergehende Mitbehandlung durch einen Psychiater und die Applikation von Antidepressiva indiziert seien, wies er dies empört zurück und meinte, ich als Analytiker müsse doch wissen, zu welchem Agieren neurotisch depressive Patienten in der Lage seien. Er sehe die Gefahr, dass ich hier mitagierte. Ich habe das anders gesehen und die Einleitung einer antidepressiven Therapie veranlasst. Auch Heigl-Evers u. Heigl (1989) haben darauf hingewiesen, dass Psychotherapeuten aus einer Neigung zur Selbstüberschätzung gravierende Fehler machen können. ◀

Die Literatur über narzisstischen Missbrauch in der Psychotherapie ist äußerst spärlich. Erste Hinweise über dieses Problem liefert die Publikation von Dreyfus u. Haug (1992). Die Autoren beschreiben folgende Dynamik: Jede kollusive narzisstische Beziehung sei ein Missbrauch der Abhängigkeit des Patienten. Missbrauch geschehe immer dann, wenn in einer Abhängigkeitssituation Grenzen überschritten würden. Solche Grenzüberschreitungen seien immer gewalttätig. Solche Übergriffe seien um so gefährlicher, je mehr sie im Rahmen von Intimität geschehen, da bei extremer Nähe die Fähigkeit des Zumachenkönnens, des Schützens eingeschränkt sei. Psychotherapie stelle eine Abhängigkeitssituation mit extremer Nähe und Intimität her. Grenzüberschreitungen durch den Therapeuten zwängen den Patienten quasi zur Selbstaufgabe.

Als narzisstisch missbrauchende Kollusionen nennen die Autoren z. B. grenzenlose Empathie, also eine Empathie, die nicht mit klarer Abgrenzung gepaart ist und daher nicht emanzipatorisch und heilend, sondern schädigend wirkt. Grenzenlose Empathie, also unabgegrenztes Verstehen, könne sich darin äußern, dass Sprache überflüssig werde. Und gerade für den narzisstischen Therapeuten könne „dieses süße Gift symbiotischer Sprachlosigkeit" eine gefährliche Verlockung zum Missbrauch darstellen und magische Allmachtsbedürfnisse nähren.

Die narzisstische Kollusion, die sich durch grenzenloses gegenseitiges Verstehen auszeichne, zeige sich bei gut angepassten und begabten Patienten oft gerade in der Tatsache, dass die Therapie scheinbar problemlos verlaufe. Symptome, die den Patienten in die Therapie geführt hätten, verschwänden, Fortschritte stellten sich ein und beide Seiten empfänden dann folgerichtig die Therapie als sehr befriedigend.

Eigene Erfahrungen der Autoren und diejenigen von Kollegen aus Zweittherapien mit Patienten und Therapeuten haben gezeigt, dass der narzisstische Missbrauch innerhalb von Psychotherapien ein höchst brisantes Problem ist. Ein wichtiges inhaltliches Prinzip scheint dabei zu sein, dass die Herstellung und Aufrechterhaltung von Ruhe und Frieden in solchen Therapien ein wichtiges Prinzip ist. Man ist nett miteinander, mag und schätzt sich. Was nicht Platz hat in der Psychotherapie sind Angriffe, Wut u. ä. Die Patienten bleiben also auf ihrem Hass oft in der gleichen Weise sitzen, wie sie es schon in ihrer Kindheit erfahren haben.

Ein weiteres Kennzeichen einer narzisstischen Kollusion zum Schaden des Patienten kann sein, dass Therapien fast unendlich laufen und man sich nicht trennen kann. Separation ist also unerwünscht.

Beispiel

▶ Eine Kollegin musste mehrjährige, z. T. lebensgefährliche Anstrengungen unternehmen, um sich nach 14 Jahren Analyse endlich lösen zu können. Die ledige, kinderlose Analytikerin bombardierte sie auch nach dem Weggang etwa noch 1 Jahr lang mit Briefen, in denen sie sie ultimativ aufforderte, in die Analyse zurückzukommen, da noch Wesentliches unbearbeitet sei. ◀

Aber nicht nur ein unprofessioneller Umgang mit Nähe, sondern auch ein solcher mit Distanz kann der Therapeut-Patient-Beziehung in der Psychotherapie schaden. Beispielhaft erwähnt werden soll nur der narzisstische Rückzug, also die innere Distanzierung des Therapeuten vom Patienten, mit der Konsequenz, dass dadurch auch die Empathie verlorengeht und die Fortsetzung einer wirklichen therapeutischen Arbeit weitgehend in Frage gestellt ist.

Eine spezielle Form dieses narzisstischen Rückzugs des Therapeuten ist nach Kernberg (1978) der Rückzug von der Realität, indem der Therapeut eine ganz unrealistische Gewissheit entwickelt, diesem Patienten auf jeden Fall helfen zu können. Dies kann Ausdruck einer archaischen Omnipotenzphantasie sein. Das führt leicht dazu, dass der Therapeut eine Haltung masochistischer Unterwerfung auf sich nimmt – eine Haltung, die oft als therapeutische Hingabe, als totaler Einsatz für den Patienten rationalisiert wird und mit einem gewissen Maß an narzisstischer Befriedigung verbunden ist. Diese Art von „Heilsbringerhaltung" ist etwas völlig anderes als eine echte Sorge um den Patienten, die in ihrer reifen Form auch die Realität mit einschließen muss.

Der narzisstische Rückzug vom Patienten in Form passiver Gleichgültigkeit oder innerer Distanzierung des Therapeuten und der narzisstische Rückzug von der äußeren Realität in eine Art komplementärer Kollusion mit dem Patienten, stellen beide Gefahrenmomente dar, mit denen besonders diejenigen Therapeuten zu rechnen haben, deren eigener Narzissmus in der Lehranalyse bzw. Lehrpsychotherapie nicht ausreichend bearbeitet wurde.

19.3.3
Ökonomischer Missbrauch in der Psychotherapie

Während der sexuelle Missbrauch in der Psychotherapie inzwischen ein breites publikatorisches, publizistisches und juristisches (!) Echo gefunden hat, scheint der ökonomische Missbrauch von Psychotherapiepatienten nur wenig reflektiert zu werden. Immerhin hat Dührssen bereits 1969 auf die „oral-ausbeuterische" Gegenübertragung von Therapeuten hingewiesen. Sie hat dies zugleich deutlich gegen bewusste Formen von Betrug und Korruption abgegrenzt. Bei der entsprechenden Gegenübertragung handelt es sich nach Dührssen um unbewusste neurotische Haltungen des Therapeuten, die dazu führen, „gut laufende" Behandlungen zu verlängern. Hier geht es um Patienten, „die in einer friedlich positiv getönten Übertragung mitarbeiten". Patienten, die der Therapeut schon lange kennt und die er nicht nur aus libidinösen, sondern eben auch aus oralen Gründen nicht gerne verlieren möchte.

Diese Form der oral-ausbeuterischen Gegenübertragung ist nach Dührssen das Gegenstück zur neurotisch-oralen Ungeduld, die den Therapeuten dazu verführt, aus Ungeduld heraus zu früh oder zu oft in das Geschehen einzugreifen und damit den eigenständigen Entwicklungsprozess der Patienten zu behindern. Da gerade die oral-ausbeuterische Gegenübertragung im Vergleich zu einer libidinösen oder aggressiven besonders tabuiert ist und gegen das eigene Ich-Ideal des Therapeuten verstößt, wird sie häufig ausgeblendet und ggf. auch ideologisch abgesichert.

Ökonomisch missbraucht werden kann der Patient selbst, seine Versicherung oder beide zugleich. Dabei müssen, wie bereits angemerkt, unbewusste ausbeuterische Haltungen seitens des Therapeuten von bewusster Korruption und Betrug unterschieden werden. Soweit es sich hier um Abrechnungsbetrug handelt, unterscheidet dieser sich rechtlich nicht von dem anderer Fachgruppen. Rein quantitativ dürfte er sich in Maßen halten, wie das Beispiel einer prominenten niedergelassenen Therapeutin, die Gruppenleistungen durchführte, dabei aber Einzelleistungen abrechnete. Solche Fälle dürften eher die Ausnahme sein und weniger in den Bereich der Ethik fallen; hier sind Rechtsprechung und Standesgerichte zuständig.

Eine breite Grauzone liegt dagegen im Bereich der Überstrapazierung und Ausbeutung des Versorgungssystems. Hierbei dürfte es sich allerdings um ein allgemeines Problem in der medizinischen Versorgung handeln. Besonders problematisch für den Bereich der Psychotherapie wird es allerdings dann, wenn entsprechende Haltungen in ihrer ethischen Fragwürdigkeit nicht mehr bewusst wahrgenommen werden. So etwas ist z. B. dann zu beobachten, wenn aus ideologischen Gründen bestimmte aufwendigere Behandlungsverfahren grundsätzlich als „besser", „überlegener" bewertet werden und die Indikation, z. B. zu einer analytischen Psychotherapie, nicht vom vorliegenden Krankheitsbild her in ihrer Notwendigkeit und Zweckmäßigkeit begründet wird, sondern nur danach, ob der Patient für das entsprechende Verfahren geeignet ist – was selbstverständlich eine Voraussetzung für die Durchführung eines bestimmten Behandlungsverfahrens ist, aber keine hinreichende Begründung darstellt.

Besonders problematisch wird es, wenn der Therapeut die Regularien der Kostenträger für eine Kostenübernahme oder deren Leistungsgrenzen innerlich nicht akzeptiert. In manchen Fällen werden z. B. zunächst die kassenfinanzierten Leistungen akzeptiert, zu Beginn – oder noch fragwürdiger – während der Behandlung wird dann aber versucht, dem Patienten eine private Finanzierung nach Beendigung der Kassenfinanzierung nahezubringen.

Beispiel

▶ So berichtete eine 40-jährige Patientin sehr zögernd ihrem neuen Therapeuten, dass sie vor 3 Jahren eine Analyse gemacht habe. Zunächst seien 160 Stunden bewilligt worden. In der Regel sei sie 4mal wöchentlich zum Therapeuten gegangen. Es seien auch nochmals weitere 80 Stunden beantragt und möglicherweise auch genehmigt worden. Sie habe aber die Behandlung beendet, weil sie völlig durcheinander gekommen sei. Es wäre nämlich um die weitere Finanzierung gegangen. Ihre Therapeutin habe die feste Zusicherung haben wollen, dass sie auch über die kassenfinanzierten Leistungen hinaus weiterhin unbedingt 4 Stunden kommen und die Kosten für die weitere Behandlung selbst übernehmen würde. So lange dies nicht geklärt sei, könne die Behandlung nicht fortgesetzt werden. Es seien dann nur einige von ihr privat bezahlte Stunden durchgeführt worden, um die Situation zu klären. Sie habe die Gespräche dann so verstanden, dass sie nicht therapierbar wäre. Dies habe ihr große Schuldgefühle gemacht. Sie habe sich aber auch nicht getraut, noch einmal nachzufragen. Zuvor habe sie sich in der Behandlung gut aufgehoben gefühlt, und dann sei alles für sie in Frage gestellt worden. Sie habe aber die von ihr verlangte Zusicherung zur privaten Weiterbezahlung einfach nicht geben können. Sie sei alleinerziehende Mutter mit einem nicht so großen Gehalt. Innerlich habe es ihr aber sehr große Schwierigkeiten und Schuldgefühle gemacht. Sie habe bis jetzt (d.h. mehrere Jahre) gebraucht, um einen erneuten Anlauf zu einer Therapie zu machen. Aber es sei ihr einfach nicht mehr gut gegangen, so dass sie jetzt kommen müsse. ◀

Aus ethischer Sicht stellen sich hier eine Reihe von Fragen:

- Wurde mit der hohen Behandlungsfrequenz ein relativ frühes Erreichen der Regelgrenzen in Kauf genommen?
- War diese Frequenz indiziert oder entsprach sie eher dem von der Therapeutin favorisierten Verfahren?
- Besteht nicht auch aus ethischen Gründen eine Fürsorgepflicht gegenüber Patienten, gegen die die Therapeutin hier verstoßen hätte: In einer sehr starken Abhängigkeitssituation wird die Akzeptanz einer ökonomischen Vereinbarung von der betreffenden Patientin verlangt, die diese bei einigermaßen intakter Realitätsprüfung niemals eingehen kann!
- Muss umgekehrt nicht der Therapeut die prospektiven Entwicklungsmöglichkeiten eines Patienten immer auch mit im Auge haben und damit auch seine ökonomischen Ressourcen?

Da Psychoanalytiker häufig sehr moralische Menschen sind, stellt sich in solchen Fällen vielleicht nicht so sehr die Frage nach bewusster oraler Ausbeutung oder erpresserischem Verhalten in einer für die Patientin äußerst zugespitzten Zwangslage. Vielleicht stellt sich die Frage, ob hier die Therapeutin ggf. selbst in einer Zwangslage gewesen ist (Ausbildungsfall, bei dem eine bestimmte Frequenz gefordert ist).

Möglicherweise war die Therapeutin aber auch von der Richtigkeit ihres Tuns überzeugt. Vielleicht hat sie den zu erwartenden Gewinn (Benefit) aus der Behandlung im Vergleich zu den ökonomischen Belastungen (Debit) höher eingeschätzt, ohne allerdings die schwierige ökonomische Gesamtsituation der Patientin hinreichend zu bedenken. Wie weit dies aus einer narzisstischen Selbstüberschätzung herrührte, kann selbstverständlich nicht beurteilt werden.

Schließlich können anscheinend auch völlig ich-syntone Gruppenüberzeugungen wirksam sein, wie dies an folgendem Beispiel deutlich werden könnte. Der Fallbericht ist publiziert worden (Gutwinski-Jeggle 1995). Bei dieser Behandlung war offensichtlich von vornherein die Weiterführung der Finanzierung der Behandlung nach dem „Ende der Kassenfinanzierung" vereinbart worden.

Die Therapeutin schildert hier die Situation bei Ende der Kassenfinanzierung: „Erst im Lauf der 2-jährigen, von der Kasse finanzierten Zusammenarbeit mit Frau A. war mir bewusst geworden, dass die schnelle Analysevereinbarung während der Vorgespräche dadurch zustande gekommen war, dass die Patientin überhaupt keine Vorstellungen davon hatte, was ihre Worte und Zusagen bedeuteten und was diese demnach für Folgen haben würden. Als die Eigenfinanzierung herannahte, war dieses schlicht undenkbar für die Patientin" (S. 210).

Der nachfolgende Bericht beschreibt dann den Kampf um die Finanzierung, die dadurch konstellierte Übertragungssituation in durchaus überzeugender und prägnanter Weise. Nur stellen sich auch hier eine Reihe von Fragen wie z. B.: Bedingt nicht eine Behandlungsplanung, die von vornherein die Überschreitung der Regelgrenzen vorsieht, diese dann letztlich auch? In jedem Fall scheint die Autorin von der ethischen Vertretbarkeit ihres Vorgehens überzeugt zu sein, sonst wäre dieser Fall sicher nicht von ihr veröffentlicht worden.

Die Gefahren eines ökonomischen Missbrauchs des Patienten dürfen aber nicht auf die Fragen der Behandlungsfinanzierung reduziert werden. Es geht auch um die innere Ökonomie eines Patienten vor dem Hintergrund einer nur endlichen Lebenszeit. So kann z. B. eine psychotherapeutische Behandlung, die in einem sehr intensiven Prozess die psychische Energie eines Menschen bindet, von einem bestimmten Zeitpunkt an auch verhindern, dass diese Energie zur eigenständigen Meisterung des Lebens zur Verfügung steht.

Es sind aber keineswegs nur unbewusste Anteile, die bei Psychotherapeuten zu „oral-ausbeuterischem" Verhalten gegenüber ihrem Patienten führen, sondern wohl auch ganz bestimmte Einstellungen zum Geld, die durch ein Entschädigungsdenken charakterisiert werden können: Der Patient muss in (fast) jedem Fall zahlen (Ausnahme: der Therapeut sagt die Stunde ab). Schon zu Beginn einer Therapie stellen viele Therapeuten entsprechende Regeln auf, die sie für gut begründet halten. Man geht miteinander eine Verpflichtung ein, die einzuhalten ist. Wenn der Patient sie, aus welchen Gründen auch immer, nicht einhalten kann oder will, muss er die Ausfälle selbst bezahlen; sie werden ihm privat in Rechnung gestellt.

Viele Kollegen begründen dieses mit ihrer eigenen finanziellen Realität: Ausfälle in der Praxis bedeuteten Verdienstausfälle, und die könne man sich nicht leisten, insbesondere dann nicht, wenn diese Ausfälle nicht kompensiert werden könnten, z. B. mit Erstgesprächen.

Sicher ist die finanzielle Realität des praktizierenden Psychotherapeuten ein beachtlicher und ernstzunehmender Faktor. Trotzdem handelt es sich bei diesem Finanzierungsgebaren um ein wohl überwiegend berufsspezifisches Problem. Jeder Freiberufler muss Ausfälle hinnehmen, ohne volle Kompensation dafür verlangen zu können. Die Psychotherapeuten müssen sich fragen lassen, warum diese Regeln nicht auch für sie gelten.

Ethisch besonders bedenklich wird es dann, wenn Patienten darauf verpflichtet werden, ihre Urlaubszeiten an die ihres Therapeuten anzupassen. Zeiten von Nichtübereinstimmung würden dann wieder dem Patienten privat in Rechnung gestellt. Das ist als Ausbeutung zu kennzeichnen und verstärkt zudem die Abhängigkeit des Patienten von einem solchen Therapeuten massiv.

Manche Leiter von Selbsterfahrungsgruppen für künftige Psychotherapeuten lassen sich die Gebühren für die vereinbarten Sitzungen im voraus bezahlen. So lernt der angehende Psychotherapeut schnell, wie Finanzierung zu sichern ist und internalisiert ein entsprechend restriktives Verhalten. Ärger darüber und Auflehnung dagegen sind ja auch angesichts seiner eigenen Abhängigkeit vom Lehrtherapeuten vermutlich wenig erfolgversprechend.

19.4 Psychodynamik und Erklärungsmöglichkeiten

Für die aufgeführten ethischen Probleme in der Psychotherapie sollen im folgenden einige Erklärungsmöglichkeiten gegeben werden. Dabei werden v. a. bestimmte Problembereiche von gestörten Psychotherapeuten angesprochen, die mit einem problematischen Erleben von Nähe bzw. Distanz und Macht bzw. Ohnmacht zu tun haben.

> **Erklärungsmöglichkeiten für ethische Probleme in der Psychotherapie**
> 1. Der Nähe-Angst-Aspekt
> 2. Der Aspekt von Nähe-Wunsch und narzisstischer Bedürftigkeit
> 3. Die Bedeutung der Lebensunzufriedenheit
> 4. Ausdruck einer perversen Grundstörung

Der Nähe-Angst-Aspekt

In der Studie von Bouhoutsos et al. (1983) wurde deutlich, dass sexuelle Aktivitäten zwischen Therapeuten und Patienten überwiegend am Beginn von Therapien auftraten. Diese Ereignisse häufen sich also zu einer Zeit, in der die Idealisierung des Therapeuten eine große Rolle spielt, aber der Patient auch allmählich beginnt, sich zu öffnen und Nähe herzustellen, oft mit starken symbiotischen Tendenzen.

Es ist vorstellbar, dass manche Psychotherapeuten ihren Beruf auch gewählt haben, weil sie die Distanz des therapeutischen Prozesses im Sinne eines Kompromisses zwischen Nähe und Distanz brauchen. Der Nähe-Wunsch des Patienten kann also stark irritierend wirken und dazu führen, dass der Therapeut ihn mit Aktionen zerstören muss, die auf den ersten Blick wie mehr Nähe aussehen können. Wie aber aus dem weiteren Schicksal von Psychotherapie nach sexuellen Kontakten bekannt ist, enden die meisten Therapien recht rasch danach. Das könnte man so sehen, dass die bedrohliche Nähe vom Therapeuten abgewehrt werden musste. In diesem Sinne ist die sexuelle Nähe zumindest in ihrer Konsequenz dann ein destruktiver Akt.

Der Aspekt von Nähe-Wunsch und narzisstischer Bedürftigkeit

Die Sexualisierung einer therapeutischen Beziehung kann auch dadurch gefördert werden, dass der Therapeut aus Gründen seiner Lebensgeschichte und/oder seiner derzeitigen Lebenssituation ein großes Bedürfnis hat, rasch Nähe zur Patientin herzustellen. Die Patientin soll ihn nähren, lieben, schätzen, ihm Geborgenheit und Gebrauchtwerden vermitteln. In diesem Sinne ist die Patientin Plombe einer narzisstischen Lücke.

Auch hier lässt sich eine Rollenumkehr zeigen: Die Patientin soll mütterlich-tröstende und nährende Funktionen für ihren Therapeuten erfüllen. In der sexuellen Beziehung hat der narzisstische Aspekt ein sehr großes Gewicht: Die Patientin verschafft dem Therapeuten Lust, Bestätigung, Bewunderung, Aufwertung. Diese narzisstischen Aspekte dominieren, der narzisstisch missbrauchende Therapeut lässt die Realität seiner Patientin außer acht und braucht sie primär zur Stabilisierung seines Selbstgefühls.

Wenn man die Hypothese bedenkt, dass die Wahl eines therapeutischen Berufes auch Symptomcharakter haben kann, dann ist die pervertierte therapeutische Beziehung im Sinne einer Sexualbeziehung Ausdruck einer Dekompensation des ursprünglich gewählten Lösungsversuches. Ein männlicher Therapeut kann z. B. unbewusst aus dem Therapeutenberuf einen Kompromiss erhoffen zwischen Machterfüllung im Rahmen einer männlichen Identität und dem Wunsch nach Versorgtwerden in einer kontrollierten Form von Nähe. Die Dekompensation offenbart die narzisstischen und destruktiven Anteile eines solchen Lösungsversuches.

Die Bedeutung der Lebensunzufriedenheit

Der bedeutsamste Punkt unter den Erklärungsmöglichkeiten ist die Bedeutung der Lebensunzufriedenheit. Es ist bekannt, dass Frustrationen, Gefühle der inneren Leere und Minderwertigkeitsgefühle durch sexuelle Erlebnisse kompensiert werden können. Was den missbrauchenden Therapeuten angeht, können zwei Quellen von Lebensunzufriedenheit eine große Rolle spielen, nämlich eine frühe biographische und/oder eine aktuelle lebenssituationsbezogene.

Über die frühen biographischen Aspekte weiß man aus den entsprechenden Studien nichts, wohl aber etwas über die aktuellen: Die betreffenden Therapeuten befanden sich häufig in einer Situation, in der Lebensunzufriedenheit dominierte, und zwar durch fehlende oder gerade getrennte Partnerschaften – also in einem Stadium erhöhter Verletzbarkeit und mangelnder realer Befriedigungsmöglichkeiten. In einer solchen Lebenssituation kann dann der sexuelle Kontakt zum Patienten als Versuch dienen, das bedrohte Selbstgefühl zu stabilisieren.

Es ist bisher nicht ausreichend untersucht worden, inwieweit nicht schon die Wahl eines therapeutischen Berufes primär zur Stabilisierung eines bedrohten, labilen Selbst erfolgen kann und in diesem Sinne einen Reparationsversuch darstellt.

Zur Gewichtung und Bedeutung der Lebenszufriedenheit des Psychotherapeuten ist zu bedenken, dass es einen erheblichen Unterschied macht, ob der Therapeut außerhalb der therapeutischen Beziehung eine befriedigende Liebesbeziehung hat oder ob er den Wunsch hat, sich zu verlieben bzw. Liebe zu finden. Wie Carotenuto (1986) treffend bemerkt, „geschehen nämlich die wichtigsten Dinge außerhalb der Analyse" (S. 298). Wenn also Liebe momentan nicht zum Außenleben des Psychotherapeuten gehört, steigt die Gefahr, dass er sie in der Therapie sucht.

Ausdruck einer perversen Grundstörung

Schließlich könnte man diskutieren, ob nicht die unbewusste Neigung des Therapeuten zum Missbrauch seiner Patientin auch Ausdruck einer perversen Symptombildung sein könnte. Dabei ginge es v. a.

1. um die Umkehr von Macht und Ohnmacht,
2. um Aspekte einer gestörten Geschlechtsidentität und
3. um Wünsche nach und Ängste vor Symbiose.

Das Spezifische einer solchen perversen Symptombildung wäre, dass etwas Destruktives sexualisiert wird: „Die erotische Form von Hass", wie Stoller (1979) es formuliert hat. Denkt man diesen Gedanken weiter, so würde man hypothetisch annehmen können, dass ein sexuell missbrauchender Therapeut, der seine Patientin als Opfer sieht und benutzt, in seiner Kindheit Ohnmacht und schwere Demütigungen in Abhängigkeitsbeziehungen erlebt haben kann. Solche Erlebnisse können bekanntlich starke, unbewusste Rachephantasien hervorrufen. In der Umsetzung solcher Rachebedürfnisse ist für das Verständnis der Satisfaktion entscheidend wichtig, dass sich das Täter-Opfer-Verhältnis umkehrt: Das ursprüngliche Opfer wird zum Täter, zum Rächer, zum Sieger, befreit sich aus der kindlich erstickenden Ohnmacht und triumphiert damit über die erlittene Demütigung und die Person, die diese Demütigung zugefügt hat. Die ursprünglich gefährliche Frau wird jetzt zum Opfer, der erniedrigte kleine Junge subjektiv unter der Illusion des Machtbesitzes zum Mann. Diese unbewusste Feindschaft und Feindseligkeit kann ein Motiv nicht nur für Hass und Destruktion zwischen den Geschlechtern, sondern auch für den sexuellen Missbrauch einer Patientin darstellen.

Fasst man die in Frage kommenden Erklärungsmöglichkeiten für einen unprofessionellen, missbrauchenden Umgang mit Patienten zusammen, so lassen sich folgende Faktoren benennen:

Die missbrauchenden Therapeuten haben entweder bzw. und/oder

- Mängel in ihrer psychotherapeutischen Ausbildung,
- Defizite in ihrer psychischen Gesundheit bzw. Persönlichkeitsstruktur,
- akute oder chronische Lebenskrisen.

Zur Qualität der Psychotherapieausbildung wird von Standesvertretern gern argumentiert, bei missbrauchenden Therapeuten sei oft keine bzw. eine ganz ungenügende psychotherapeutische Qualifikation gegeben. In diesem Zusammenhang wird gern darauf hingewiesen, dass die Berufsbezeichnung „Psychotherapeut" ja gesetzlich ungeschützt sei, so dass sich auch Scharlatane hier fast ungehindert bewegen könnten.

Die Ergebnisse aus verschiedenen empirischen Untersuchungen zeigen aber, dass es eher die gut ausgebildeten, berufserfahrenen Therapeuten, meist im Alter zwischen 40 und 50 Jahren, sind, die zu Missbrauch ihrer Patientinnen neigen. Hierzu schreibt Rutter (1990):

„Ich stellte fest, dass die Männer, die mit Patientinnen (...) sexuelle Beziehungen eingehen, gerade nicht die offensichtlich gestörten Persönlichkeiten sind, die bei Gelegenheit in den Schlagzeilen auftauchen. Statt dessen handelt es sich um gebildete Fachleute, bewunderte Führer von Gemeinwesen und respektable Familienväter, deren Integrität wir als garantiert anzusehen sehr geneigt sind" (S. 1f).

Hinter der Darstellung persönlicher Integrität nach außen können sich aber sehr wohl auch gestörte Persönlichkeitszüge verbergen. Therapeuten können selbst all die Störungen haben, die auch ihre Klientel aufweist; sie können z.B. depressiv, sadistisch, machtbesessen, narzisstisch gestört, mit Entwertungstendenzen versehen sein und einen latenten Hass gegenüber Frauen haben.

Hinzu kommt, dass auch Psychotherapeuten akute oder chronische Lebenskrisen haben können, die sich z.B. in einem Mangel an sozialen Kontakten, in Vereinsamung und in Zuständen erhöhter Verletzbarkeit, z.B. nach Trennungen, manifestieren.

Sieht man davon ab, dass natürlich auch Psychotherapeuten ähnliche Macho-Eigenschaften haben und leben können wie vergleichbare andere Männer – die Verführung von abhängigen Frauen würde von diesen allenfalls als Kavaliersdelikt gesehen – bleibt festzuhalten, dass missbrauchende Therapeuten auch gefährdete Kollegen sind, die sich oft nicht selbst zu helfen wissen und auch nicht den Mut haben, Hilfe in Anspruch zu nehmen. Auf daraus ableitbare Konsequenzen wird weiter unten eingegangen (s. Abschn. 19.6 „Konsequenzen für die psychotherapeutische Praxis").

19.5
Weitere ethische Probleme bei psychotherapeutischen Behandlungen

Manche, v.a. manche psychoanalytischen Psychotherapeuten, vermitteln ihren Patienten die vorgeschlagene Therapie gern als Bild einer großen Reise in einen dunklen, weitgehend unbekannten Kontinent, den es nun gemeinsam zu erkunden gelte. Das sei spannend, wenn man sich darauf einlassen könne.

Eine solche Vermittlung von Therapiegeschehen ist als naiv und unverantwortlich gegenüber dem Patienten zu kennzeichnen. Dies um so mehr, als die Asymmetrie bzw. das Phänomen der Ungleichheit der therapeutischen Beziehung existiert und diese mitgestaltet und prägt und weil es innerhalb dieser ungewöhnlichen Form von Beziehung Regeln gibt, die genannt und mit dem Patienten besprochen werden müssen. Einige dieser Regeln sind in den jeweiligen Hauptkapiteln aufgeführt.

Im Hinblick auf ethische Fragen bei psychotherapeutischen Behandlungen sind die im Folgenden aufgeführten Themen zu berücksichtigen.

Die Aufklärungspflicht des Psychotherapeuten gegenüber seinem Patienten („informed consent")

Im gesamten patientenbezogenen Bereich der Medizin ist Aufklärung vor Behandlungen verpflichtend, wie eine Fülle von Literatur sowie eine eindeutige Rechtsprechung dazu belegen. Der Patient muss über alle diagnostischen und therapeutischen Schritte informiert werden und diesen zustimmen („informed consent").

> **Grundelemente der Aufklärungspflicht**
>
> 1. Erläuterung der Vorgehensweise und deren Zweckmäßigkeit.
> 2. Beschreibung der Risiken und möglichen Unannehmlichkeiten.
> 3. Beschreibung der Vorzüge bzw. positiven Auswirkungen einer spezifischen Behandlungsmethode.
> 4. Erläuterung möglicher Alternativen.
> 5. Beantwortung aller Fragen in Bezug auf die Vorgehensweise, und
> 6. Information, dass ein Ausstieg aus der Behandlung jederzeit möglich ist.

Als grundlegendes Problem bei der Sicherstellung eines „informed consent" zeigt sich, dass Patienten oft nicht die Kompetenz besitzen oder aufgrund ihrer emotionalen Verfassung nicht in der Lage sind, den Therapieprozess zu verstehen. Viele Therapeuten nehmen außerdem an, dass Therapiekonzepte nur im Lauf der Therapieerfahrung verständlich werden können.

Was bedeutet dieser Themenkomplex für die Psychotherapie?

Zunächst zur Problematik der Aufklärung: Was ist hier zu fordern und was ist weithin praktizierte Realität? Zu fordern wäre aus Gründen von Autonomie und Fürsorge für den Patienten – zwei der grundlegenden Prinzipien in der medizinischen Ethik –, dass sich der Psychotherapeut gleich welcher Schule zur Aufklärung gegenüber seinem Patienten verpflichtet fühlt. Die Aufklärungspflicht bezieht sich einmal auf die Begründung der vom Therapeuten gestellten Indikation zur Psychotherapie. Dazu gehört seitens des Therapeuten die nüchterne Abwägung differentieller Indikationsaspekte, also die Frage, von welcher Therapieform der Patient aufgrund des vorliegenden evaluativen Wissens voraussichtlich am besten profitieren kann.

Ein tiefenpsychologischer Psychotherapeut sollte also in der Lage sein, einen Patienten in eine Verhaltenstherapie zu vermitteln, wenn dessen Störung damit vermutlich am sinnvollsten und erfolgversprechendsten behandelt werden kann. Umgekehrt sollte ein Verhaltenstherapeut die Indikation zu einer tiefenpsychologisch orientierten Psychotherapie dann stellen, wenn er Grund zu der Annahme hat, dass die Beziehungskonflikte eines Patienten mit dieser Form von Psychotherapie am aussichtsreichsten zu behandeln sind.

Hier gibt es natürlich für schulengebundene Psychotherapeuten eine Reihe von möglichen Konflikten, die dann zu ethischen Problemen werden können, wenn der Patient sie austragen muss. So wird ein Psychotherapeut, der nur seine Schule sieht und bevorzugt, hinsichtlich seiner Wahrnehmung differenzieller Indikationsbereiche eingeengt sein. Er wird nur seine Methode anbieten und dem Patienten vermitteln, dass er von dieser am besten profitieren werde. Der Patient muss ihm das glauben, falls er nicht selbst über Kenntnisse verschiedener Psychotherapiemethoden und deren Indikationsspektrum verfügt.

Zur Aufklärungspflicht des Psychotherapeuten gehört auch ein Erklären der für die geplante Psychotherapie wichtigen Rahmenbedingungen, und zwar sowohl der formalen wie der inhaltlichen.

Der Patient hat ein Recht darauf zu erfahren, welcher Mittel und Methoden sich der Therapeut bei der Arbeit mit ihm bedient. Dazu gehört auch die gemeinsame Erarbeitung von Zielvorstellungen. Ferner sollte der Therapeut den Patienten über mögliche Chancen und Risiken der Therapie, aber auch über eventuelle Belastungen während der Therapie informieren, v. a. im Hinblick auf bestehende Partnerschaften und andere soziale Beziehungen.

Natürlich ist es selbst bei Beachtung ethischer Prinzipien nicht immer einfach, einen potenziellen Psychotherapiepatienten effektiv aufzuklären, was ich am Beispiel der tiefenpsychologisch fundierten und analytischen Psychotherapie deutlich machen möchte.

Kann man einem Patienten zu Beginn einer Behandlung aufklärend verständlich machen, was Übertragung ist und worauf er sich diesbezüglich eigentlich einlässt? Ich versuche es bei meinen Patienten etwa mit folgender Formel: „Es kann sein, dass Sie im Laufe der Behandlung immer einmal wieder verschiedene Gefühle mir gegenüber bemerken oder auch Vermutungen darüber haben, was ich von Ihnen denken oder meinen könnte, die Sie irritieren. Sie sollten das jeweils, wenn es Sie gerade bewegt, mit mir ansprechen, damit wir klären können, was daran mit mir zusammenhängen könnte und was vielleicht aus früheren Beziehungserfahrungen stammt, die durch die Beziehung zu mir wiederbelebt werden."

Trotz einer solchen Erklärung über einen wichtigen Parameter tiefenpsychologischer Psychotherapie ist zu vermuten, dass v. a. eher unwissende Patienten zu Beginn nicht wirklich erfassen können, was eine Übertragungsbeziehung ist und worauf sie sich dabei einlassen. Sie ahnen meist nichts von der dadurch ausgelösten Emotionalität und der Wiederbelebung von Erinnerungen unterschiedlichster, häufig traumatischer Art, die sie während der Therapiezeit ja auch erheblich labilisieren können, und zwar sowohl im Hinblick auf sie selbst als auch auf ihre wichtigsten Sozialbeziehungen. Sie ahnen auch nicht, was das Eintauchen in regressive Prozesse bedeuten kann. Ich kann das jetzt nicht vertiefen, aber es könnten sich hier durchaus kritische Fragen stellen lassen, die zwischen den verschiedenen Therapierichtungen ja auch immer Gegenstand von Erörterungen und Polemiken waren. So könnte man z. B. fragen, ob es zu verantworten ist, dass sich durch die Förderung von Übertragung und Regression vorübergehend oder auch längerfristig die Lebensqualität von Patienten verschlechtern kann und ob es nicht humaner und ethisch vertretbarer wäre, in ihren Lebensbezügen gestörten Menschen eher ihrem Erwachsenenniveau einsehbare und entsprechende Hilfen zukommen zu lassen, die keine so massive emotionale Destabilisierung nach sich ziehen.

Praktizierte Realität im Hinblick auf Aufklärung vor und während psychotherapeutischer Behandlungen

Realität ist meist, dass Aufklärung gar nicht oder nur höchst bruchstückhaft erfolgt. Sie beschränkt sich z. B. auf den Hinweis, dass Träume wichtig seien und daher mitgeteilt werden sollten – ohne Erklärung, warum das so wichtig sei. Und dann kommt noch die Verpflichtung auf die sog. Rahmenbedingungen, bei denen es dann um Urlaubsregelungen und Ausfallshonorare geht. Sieht man dies unter den ethischen Geboten von Autonomie und Fürsorge für den Patienten, muss man nachdenklich werden. Man könnte es auch härter formulieren. Patienten werden häufig gleich zu Beginn in ein gnadenloses Korsett von Abhängigkeiten gepresst: Urlaub ist dann zu nehmen, wenn der Therapeut Urlaub hat, allenfalls mit kleinen zugestandenen Abweichungen. Ausgefallene Stunden sind, aus welchen Gründen auch immer, generell zu bezahlen. Da schützt auch Krankheit nicht oder – ein Beispiel, das mir kürzlich bekannt wurde – die Pflegezeit für einen tumorkranken Vater, der im Sterben lag.

Zur praktizierten Realität von Aufklärung bzw. Einwilligung hat sich u. a. Helmchen geäußert (1998) und dabei am Beispiel der sog. Wiedererinnerungs- bzw. Wiedererlebensththerapie, die versucht, frühe spezifische unterdrückte traumatische Erlebnisse bzw. Erinnerungen aufzudecken, darauf hingewiesen, wie problematisch es ist, wenn Patienten zu Beginn einer Behandlung ihr Einverständnis zu möglichen negativen Folgen geben sollen, die im Einzelnen nicht näher angegeben oder abgeschätzt werden können.

Abschließend ist zu bedenken, dass sich die Verpflichtung zur Aufklärung seitens des Psychotherapeuten nicht auf einen einmaligen Prozess beschränken kann, sondern dass die Aufklärung und Einholung der informierten Zustimmung des Patienten als Prozess zu sehen ist, der die Behandlung begleiten muss. So muss ein Patient z. B. darüber informiert werden und zustimmen, wenn sein Therapeut während der laufenden Behandlung vorübergehend zusätzlich Psychopharmaka einsetzen möchte, um eine momentane tiefe depressive Krise mit Schlafstörungen abzumildern.

Wertvorstellungen und Ideologien des Psychotherapeuten als ethisches Problem

In einer Beziehung zwischen Menschen kann es nicht ausbleiben, dass Wertvorstellungen, Moralvorstellungen, Wertprobleme und -urteile und andere ideologische Aspekte in die Beziehung einfließen und sie bestenfalls nicht stören. Die Realität zeigt aber, wie häufig Störungen sind, wenn die an der Beziehung beteiligten Personen nicht übereinstimmen oder bei Divergenzen keine Übereinstimmung herstellen können.

Einigkeit besteht darüber, dass eine weltanschauliche Beeinflussung des Patienten durch den Therapeuten obsolet ist. Bewusst intendiert dürfte dies in der Regel auch nicht stattfinden. Schwierig ist allerdings eine therapeutische Zusammenarbeit mit einem Patienten, der vom Therapeuten innerlich sehr stark abgelehnte weltanschauliche Überzeugungen hat, denn nach Dührssen (1972) muss eine zumindest passagere Identifizierung mit den Normen und Wertvorstellungen des Patienten möglich sein, um sich in seine Innenwelt hineinversetzen zu können. Falls hier sehr starke Inkompatibilitäten bestehen, ist es besser, im Einzelfall einen Patienten an einen anderen Therapeuten zu verweisen.

In psychotherapeutischen Behandlungen ist seitens des Therapeuten besonders darauf zu achten, dass seine Werte, Meinungen, Ideologien nicht in dem Sinne dominant werden, dass der Patient unter Anpassungsdruck gerät und Lösungen akzeptiert, die eigentlich nicht seine sind.

Beispiele

▶ Ein 33-jähriger Patient schildert seinem Therapeuten Lust und Leid in verschiedenen Beziehungen zu Frauen. Auf den Therapeuten, der dies in der Supervision äußert, wirkt er unstet und unfähig zu einer längeren, tragfähigen Beziehung. Dabei wird deutlich, dass er die Vorstellung hat, dass sein Patient erst zur Ruhe und damit auch zu sich selbst kommen werde, wenn er heirate und eine Familie gründe. Der Therapeut verfolgt das Ideal der „reifen Liebe" in der festen heterosexuellen Zweierbeziehung. Er vermittelt dieses auch seinem Patienten und bemerkt erstaunt, wie dieser dadurch unter Druck gerät. Dies könne nur Ausdruck von dessen Störung, einer massiven Angst vor verbindlicher Nähe, sein.

Ein Therapeut, der vor sich und anderen stets vertreten hat, dass man unglückliche Beziehungen beenden sollte, weil das Leben für die Aufrechterhaltung solcher Beziehungsqualitäten zu kurz sei, rät einer in ihrer Ehe unglücklich gebundenen Patientin zur Trennung vom Ehemann. Diese entschließt sich nach langen, quälenden und ängstigenden Ambivalenzen zu einem solchen Schritt und kommt mit dem Alleinsein danach überhaupt nicht zurecht; es geht ihr schlechter als vorher. Die Deutung des Therapeuten, dass ihr ein „Befreiungsschlag" gelungen sei, erreicht sie emotional nicht. ◄

Dührssen soll immer einmal wieder gesagt haben, wenn man einem Patienten eine Trennung empfehle, müsse man ihm auch einen neuen Partner besorgen! (persönliche Mitteilung U. Rüger). So ist es.

An dem letzten Beispiel kann deutlich werden, dass ein Psychotherapeut ethisch zumindest mitverantwortlich ist, wenn eine Trennungsempfehlung sich derart traumatisch auswirkt.

Natürlich kann es eine wertfreie Therapie nicht geben. Der Psychotherapeut muss aber darauf achten und sich diesbezüglich immer wieder neu selbst explorieren, was er als „Wahrheit" ansieht, wie seine „Wahrheit" mit der des Patienten kompatibel oder nicht kompatibel ist, was er für „richtiges" bzw. „falsches/abweichendes" Verhalten beim Patienten hält und welche eigenen inneren Normen er dafür hat.

Auch Sinnfragen bzw. Sinnfindungen spielen in psychotherapeutischen Behandlungen eine Rolle und können ein ethisches Problem werden, wenn dem Patienten ein bestimmter Sinn nahegelegt wird.

Beispiel

► Ein Psychotherapeut behandelt eine Patientin, deren wichtigste Beziehungen immer mit einem hohen Ausmaß von Abhängigkeit verbunden waren. Unter diesen diversen Abhängigkeiten hat sie teilweise gelitten, sie hat bestimmte Facetten aber auch sehr genossen, so dass sie selbst abhängige Beziehungen nach wie vor sucht. Ihr Therapeut, ein großer Befürworter des Prinzips „Autonomie und Unabhängigkeit", versucht nachhaltig, die Patientin zur Lösung aus ihren Abhängigkeiten zu motivieren, indem er ihr die Unabhängigkeit als ideales Ziel vorstellt, quasi als den Sinn menschlicher Existenz. Hierüber entsteht ein anhaltender Kampf zwischen beiden, den der Therapeut verliert, als die Patientin ihm schließlich, unterstützt durch Gespräche mit ihrem Ehemann, erklärt, sie wolle so bleiben wie sie ist und die Behandlung verlässt.

In der Supervision verteidigt der Kollege seine Autonomiestrategie und entwertet die Patientin, die sich aus ihrer Abhängigkeit nicht habe lösen können. Er kann nicht sehen, dass sein Ideal offensichtlich nicht das seiner Patientin war. Er kann auch nicht sehen, was ihm selbst am Thema „Abhängigkeit" Angst macht. ◄

Das letztgenannte Beispiel zeigt auch, wie sich das *Menschenbild* des Psychotherapeuten in die Therapie einwebt und wie störend das sein kann. Je nach persönlicher Auffassung und Entwicklung, kann der Psychotherapeut Gefahr laufen, seine Patienten zu Normen zu bringen, die seinem Menschenbild entsprechen. Er kann z. B. das Ziel verfolgen, seine Patienten eher zur Anpassung an gesellschaftliche Normen oder aber auch zu Nonkonformismus zu „erziehen". Auch das Signalisieren von Selbstverwirklichung als Wert um fast jeden Preis kann ethisch bedenklich sein.

> ! Der Psychotherapeut ist gut beraten, wenn er sich von dem leiten lässt, was der Patient für sich will oder nicht will. Beim Herausfinden dessen ist der Patient zu begleiten, aber nicht zu erziehen. Anpassung an die Werte und Normen eines Psychotherapeuten kann nicht Ziel einer Psychotherapie sein.

Die Wahrung der Intimität

Die subjektiven Daten von Psychotherapiepatienten sind besonders schutzwürdig. In diesem hochsensiblen Bereich kommt der eigentlich selbstverständlichen Wahrung von Intimität besondere Bedeutung zu.

Es lässt sich aber immer wieder beobachten, dass gelegentlich mit Patientendaten auch im Bereich der Psychotherapie unsensibel umgegangen wird. Manche Patienten erkennen sich in Kasuistiken wieder, die ihr Therapeut in einer Zeitschrift oder einem Buch publiziert oder in öffentlichen Vorträgen vorgestellt hat. Manche dieser Kasuistiken sind kaum verschlüsselt, und es wurde vor der Veröffentlichung keine schriftliche Einverständniserklärung des Patienten eingeholt. Die dadurch entstehenden Verletzungen von Patienten sind Ausdruck unethischen Handelns und stellen einen Verstoß gegen die Schweigepflicht dar.

Die Verpflichtung zur Wahrung der Intimität gilt auch gegenüber Dritten. Die Arglosigkeit, in der in kasuistischen bzw. technischen Seminaren über Patienten berichtet wird, zeigt immer wieder, wie wenig sich auch Psychotherapeuten über die Sensibilität dieses Bereichs im klaren sind.

Auch wenn in eine Einzelpsychotherapie vorübergehend der Partner einbezogen wird, muss der Psychotherapeut darauf achten, dass er im Gespräch zu dritt keine Hinweise auf Mitteilungen einfließen lässt, die der Patient ihm in der Zweiersituation gemacht hat. Der Patient fühlt sich sonst zu Recht verraten und die Einzeltherapie kann dadurch belastet werden.

19.6
Konsequenzen für die psychotherapeutische Praxis

Welche Konsequenzen sollten aus den in diesem Kapitel dargestellten Fakten und Überlegungen für die psychotherapeutische Praxis und für die Aus- bzw. Weiterbildung gezogen werden? Heigl-Evers u. Heigl (1989) meinen, dass es in der psychologischen Medizin selbstverständlich sein sollte, „den ‚psychischen Apparat' des Psychotherapeuten instandzuhalten und zu pflegen, um dessen therapeutische Kompetenz zu erhalten und zu verbessern" (S. 72).

Ethik im Rahmen von Aus- und Weiterbildung

Generell empfehlenswert wäre eine Etablierung des Faches Ethik im Rahmen psychotherapeutischer Aus- und Weiterbildung. Dies könnte durch ein Angebot spezieller Ethikseminare geschehen, in denen alle ethischen Probleme, die sich aus der Sache selbst (Psychotherapie) ergeben, ausführlich dargestellt und behandelt werden. Themen solcher Ethikseminare könnten z. B. sein:

- Berufliche Belastungen von Psychotherapeuten und Prävention dieser Belastungen,
- ethische Probleme des Umgangs mit schwierig erscheinenden Patienten,
- die Rahmenbedingungen psychotherapeutischer Arbeit unter ethischen Aspekten,
- Prävention von Missbrauchstendenzen.

Es ist erstaunlich, wie wenig in psychotherapeutischen Weiterbildungsinstitutionen überhaupt über ethische Fragen diskutiert wird. Nicht selten wird darüber gar nicht nicht gesprochen. Dabei zeigt sich gerade an der Bedeutung, die Missbrauchsprobleme mit Patienten haben, wie dringend notwendig Ethikdiskussionen unter Psychotherapeuten sind.

Die Bedeutung der sexuellen Gegenübertragung in der Ausbildung von Psychotherapeuten

Es ist auch erstaunlich, wie sehr Fragen der sexuellen Anziehung zwischen Patient und Therapeut in den Ausbildungsinstitutionen vernachlässigt werden. Sexuelle Attraktivität von Patienten wurde auch in verschiedenen Umfragen von einer Mehrheit der befragten Psychotherapeuten bejaht (z. B. Pope et al. 1986). Die sexuelle Attraktivität scheint auf männliche Therapeuten stärker zu wirken als auf weibliche. Aber nach den Ergebnissen dieser Autoren bekannte sich auch ein sehr großer Prozentsatz von jüngeren weiblichen Psychologen dazu. Sexuelle Anziehung durch Patienten löst offensichtlich in Psychotherapeuten Schuld- und Angstgefühle aus, so dass die Diskussion darüber erschwert wird oder erst gar nicht in Gang kommt. Logischer Schluss daraus muss sein, in den Ausbildungsprogrammen Seminare über die Wertigkeit sexueller Gefühle, Phantasien und Wünsche gegenüber Patienten anzubieten. Der offene Umgang mit diesen Phänomenen wird möglicherweise die Schuldgefühle etwas verringern können.

Hilfsmöglichkeiten für Psychotherapeuten

Die Fachgesellschaften müssen sich überlegen, ob sie nicht Anlaufstellen für belastete Therapeuten anbieten sollten. Dies gilt einmal für Therapeuten, die selbst in erheblichen Lebenskrisen sind, aber auch insbesondere für solche, die Krisen mit ihren Patienten haben und in diesen Krisen evtl. zu Missbrauch neigen oder diesen bereits durchgeführt haben. In den USA gibt es bereits Selbsthilfeorganisationen, z. B. „Psychologists helping psychologists".

Die Qualität der Lehrpsychotherapie bzw. -analyse

Wenn man über ungelöste Belastungen bzw. Störungsanteile von Psychotherapeuten nachdenkt, stellt sich auch die Frage nach der Qualität ihrer Selbsterfahrung. Die Untersuchung der Qualität von Selbsterfahrung ist bisher auch von der Forschung vernachlässigt worden, ist möglicherweise auch nur ausgesprochen schwierig zu beforschen. Die sehr deutlichen Berichte, die wenige Mutige über Probleme ihrer Selbsterfahrung publiziert haben (z. B. v. Drigalski 1991), haben die psychotherapeutische

Zunft offensichtlich nur wenig beeindruckt. Meist haben sie eine Pathologisierung der Verfasser nach sich gezogen. Eine unglücklich oder zumindest nicht befriedigend verlaufene Selbsterfahrung scheint nicht selten zu sein. Bei solchen Ausgängen bleibt auch ein zukünftiger Therapeut auf seinen wesentlichen Lebensproblemen sitzen und braucht sehr viel Anstrengung und Mut, es später noch ein zweites Mal in der Hoffnung auf einen besseren Ausgang zu versuchen.

Nach Abschluss der meist zeitlich, finanziell und emotional sehr aufwendigen Selbsterfahrung ist es für manche Psychotherapeuten offensichtlich schwer, regelmäßig oder zumindest zeitweise wieder Beratung, Supervision und v.a. Intervision in einer Gruppe von Vertrauten aufzusuchen. Als ob man sich damit eine Blöße gäbe, noch einmal ein Stück nachzuarbeiten. Diese Tendenz zur Vereinsamung bzw. „splendid isolation" in der psychotherapeutischen Einzelpraxis ist sicher die größte Gefahr für den Psychotherapeuten selbst, für seine Arbeit und damit letztlich auch für sein Lebensgefühl.

Wer, wie Psychotherapeuten, professionell ständig in einem Beziehungsgeflecht komplizierter Subjektivität arbeitet, hat sich selbst und seinen Patienten gegenüber eine gewisse ethische Verpflichtung, für ein eigenes befriedigendes Privatleben Sorge zu tragen. Ein guter Therapeut kann auf Dauer nur der sein, der einen guten privaten Ausgleich hat und deshalb zur Befriedigung persönlicher Bedürfnisse nicht Patienten heranziehen muss.

WEITERFÜHRENDE LITERATUR

Guggenbühl-Craig A (1987) Macht als Gefahr beim Helfer, 5. Aufl. Karger, Basel

Heyne C (1991) Tatort Couch. Sexueller Missbrauch in der Therapie – Ursachen, Fakten, Folgen und Möglichkeiten der Verarbeitung. Kreuz, Zürich

Rauchfleisch U (1982) Nach bestem Wissen und Gewissen. Die ethische Verantwortung in Psychologie und Psychotherapie. Vandenhoeck & Ruprecht, Göttingen

Literatur

Adler A (1909) Über neurotische Disposition. In: Adler A (1973) Heilen und Bilden. Fischer, Frankfurt/Main, S 67–84

Adler A (1911) Zur Kritik der Freudschen Sexualtheorie des Seelenlebens. In: Adler A (1973) Heilen und Bilden. Fischer, Frankfurt/Main, S 94–113

Adler A (1912a, 1972) Über den nervösen Charakter. Fischer, Frankfurt/Main

Adler A (1912b) Organdialekt. In: Adler A (1973) Heilen und Bilden. Fischer, Frankfurt/Main, S 114–122

Adler A (1920, 1974) Praxis und Theorie der Individualpsychologie: Vorträge zur Einführung in die Psychotherapie für Ärzte, Psychologen und Lehrer. Fischer, Frankfurt/Main

Adler A (1931, 1979) Wozu leben wir? Fischer, Frankfurt/Main

Adler A (1933, 1973) Der Sinn des Lebens. Fischer, Frankfurt/Main

Alexander F (1925) Buchbesprechung S. Ferenczi und O. Rank: Entwicklungsziele der Psychoanalyse. Int PsA 11:113–122 (1924)

Alexander F (1954) Psychoanalysis and Psychotherapy. J Am PsA Assoc 2:722–733

Alexander F (1957) Psychoanalysis and psychotherapy. Allen & Unwin, Winchester, MA

Alexander F, French PM (1946) Psychoanalytic therapy. Ronald Press, New York

Alvin J (1975) Music therapy. Hutchinson, London

Andres K, Bellwald L, Brenner HD (1993) Empirische Untersuchung einer leiborientierten Therapie mit schizophrenen Patienten. Z Klin Psychol Psychopath Psychother 41:159–169

Anonyma (1988) Verführung auf der Couch. Kore, Freiburg

Apel KO (1986) Das Leibapriori der Erkenntnis. Eine erkenntnisanthropologische Betrachtung im Anschluß an Leibnizens Monadenlehre. In: Petzold H (Hrsg) Leiblichkeit. Junfermann, Paderborn, S 47–70

Arbeitskreis OPD (Hrsg) (1998) Operationalisierte psychodynamische Diagnostik. Huber, Bern

Argelander H (1968) Gruppenanalyse unter Anwendung des Strukturmodells. Psyche 22:913–933

Argelander H (1970) Das Erstinterview in der Psychotherapie. Wissenschaftliche Buchgesellschaft, Darmstadt

Assagiolo R (1980) Handbuch der Psychosynthesis. Freiburg

Augerolles J (1991) Mein Analytiker und ich – Tagebuch einer verhängnisvollen Beziehung. Fischer, Frankfurt/Main

Babcock DE, Keepers TD (1980) Miteinander Wachsen: Transaktionsanalyse für Eltern und Erzieher. Kaiser, München

Bader E (1976) Redecisions in Family Therapy: A study of change in an intensive family-therapy-workshop. Dissertation, San Francisco

Bahrke U (1999) Psychotherapien wirken – Wodurch hilft die KiP? Überlegungen zu den therapeutischen Wirkfaktoren. In: Henning H, Rosendahl W (Hrsg) Katathym-imaginative Psychotherapie als analytischer Prozeß. Pabst Science, Lengerich, S 81–98

Bahrke U, Rosendahl W (Hrsg) (2001) Psychotraumatologie und Katathym-imaginative Psychotherapie. Papst, Lengerich

Balint M (1937) Frühe Entwicklungsstadien des Ichs. Primäre Objektliebe. In: Balint M (1966) Die Urformen der Liebe und die Technik der Psychoanalyse. Klett, Stuttgart

Balint M (1950) Changing therapeutical aims and techniques in psycho-analysis. Int J Psychoanal 31:117–124

Balint M (1966) Die Urformen der Liebe und die Technik der Psychoanalyse. Klett, Stuttgart

Balint M (1970) Therapeutische Aspekte der Regression. Klett, Stuttgart

Balint M (1975) Fünf Minuten pro Patient. Suhrkamp, Frankfurt/Main

Balint M, Ornstein PH, Balint E (1972) Focal psychotherapy. An example of applied psychoanalysis. Tavistock, London

Balint M, Ornstein PH, Balint E (1973) Fokaltherapie. Suhrkamp, Frankfurt/Main

Barnes G et al (eds) (1977) Transactional analysis after Eric Berne: teachings and practices of three TA schools. Harpers College Press, New York Hagerstown San Francisco London

Barr J (1987) The therapeutic relationship-model: perspectives on the core of the healing process. Transactional Analysis Journal 17:134–145

Bartl G, Pesendorfer F (Hrsg) (1989) Strukturbildung im therapeutischen Prozeß. Literas Universitätsverlag, Wien

Baumann U, Wedel B von (1981) Stellenwert der Indikationsfrage im Psychotherapiebereich. In: Baumann U (Hrsg) Indikation zur Psychotherapie. Perspektiven für Praxis und Forschung. Urban & Schwarzenberg, München, S 16

Bauriedl T (1980) Beziehungsanalyse. Das dialektisch-emanzipatorische Prinzip der Psychoanalyse und seine Konsequenzen für die psychoanalytische Familientherapie. Suhrkamp, Frankfurt/Main

Bauriedl T (1994) Auch ohne Couch. Psychoanalyse als Beziehungstheorie und ihre Anwendungen. Verlag Internationale Psychoanalyse, Stuttgart

Beauchamp TL, Childress JF (1983) Principles of biomedical ethics. Oxford Universities, New York Oxford

Beck D (1974) Die Kurzpsychotherapie. Huber, Bern

Becker H (1986) Körpererleben und Entfremdung – Psychoanalytisch orientierte konzentrative Bewegungstherapie als Therapieeinstieg für psychosomatische Patienten. In: Brähler E (Hrsg) Körpererleben. Springer, Berlin Heidelberg New York Tokyo, S 77–89

Becker H (1989) Konzentrative Bewegungstherapie. Thieme, Stuttgart New York

Bednar RL, Kaul TJ (1994) Experimental group research: Can the canon fire? In: Bergin AE, Garfield SL (eds) Handbook of psychotherapy and behavior change, 4th edn. Wiley, New York

Behrendt JE (1985) Das dritte Ohr. Rowohlt, Reinbek

Beilfuss H, Lannte B (1994) Zur Wirksamkeit von Transaktionsanalyse. Unveröffentlichte Diplomarbeit, Oldenburg

Bellak L, Small L (1965) Emergency psychotherapy and brief psychotherapy. Grune & Stratton, New York
Bellak L, Small L (1972) Kurzpsychotherapie und Notfall-Psychotherapie. Suhrkamp, Frankfurt/Main
Bellak L, Hurvich M, Gediman HK (1973) Ego functions in schizophrenics, neurotics and normals. Wiley, New York
Bender W, Detter G et al (1979) Psychodrama vs. Freizeitgruppe: Effekte einer 25-stündigen Gruppenpsychotherapie bei psychiatrischen Patienten. Fortschr Neurol Psychiatr 47: 641–658
Benenzon R (1983) Einführung in die Musiktherapie. Kösel, München
Berger L (Hrsg) (1997) Musik, Magie & Medizin. Junfermann, Paderborn
Bergin AE, Garfield SL (1994) Handbook of psychotherapy and behavior change, 4th edn. Wiley, New York
Berne E (1961) Transactional analysis in psychotherapy: A systematic individual and social psychiatry. Grove Press, New York
Berne E (1966) Principles of group treatment. Grove Press, New York
Berne E (1970) Spiele der Erwachsenen: Psychologie der menschlichen Beziehungen. Rowohlt, Reinbek
Berne E (1975) Was sagen Sie, nachdem Sie „Guten Tag" gesagt haben? Psychologie des menschlichen Verhaltens. Kindler, München
Berne E (1977) Intuition and ego states: The origins of transactional analysis. TA Press; dt. Transaktionsanalyse der Intuition: ein Beitrag zur Ich-Psychologie. Junfermann, Paderborn, 1991
Berne E (1985) Grundlegende therapeutische Techniken. Zeitschrift für Transaktionsanalyse in Theorie und Praxis 2: 67–87
Bibring E (1954) Psychoanalysis and the dynamic psychotherapies. J Am Psychoanal ASS 2:745–770
Bion WR (1961) Experiences in groups and other papers. Tavistock, London
Bion WR (1974) Erfahrungen in Gruppen und andere Schriften. Klett, Stuttgart
Blanck G, Blanck R (1981) Angewandte Ich-Psychologie. Klett-Cotta, Stuttgart
Boadella D (1980) Wilhelm Reich. Scherz, Bern München
Boadella D (1991) Befreite Lebensenergie. Einführung in die Biosynthese. Kösel, München
Bocian B, Staemmler F-M (Hrsg) (2000) Gestalttherapie und Psychoanalyse. Berührungspunkte – Grenzen – Verknüpfungen. Vandenhoek & Ruprecht, Göttingen
Boszormenyi-Nagy I, Krasner BR (1986) Between give & take. A clinical guide to contextual therapy. Brunner & Mazel, New York
Boszormenyi-Nagy I, Spark G (1981) Unsichtbare Bindungen. Klett-Cotta, Stuttgart
Bouhoutsos J, Holroyd J, Lerman H, Forer BR, Greenberg M (1983) Sexual intimacy between psychotherapists and patients. Professional Psychology: Research and Practice l 14(2):185–196
Bowlby J (1975) Bindung – Eine Analyse der Mutter-Kind-Beziehung. Kindler, München
Bowlby J (1976) Trennung – Psychische Schäden als Folge der Trennung von Mutter und Kind. Kindler, München
Bowlby J (1982) Das Glück und die Trauer: Herstellung und Lösung affektiver Bindungen. Klett-Cotta, Stuttgart
Bowlby J (1983) Verlust, Trauer und Depression. Fischer, Frankfurt/Main
Boyesen G (1987) Über den Körper die Seele heilen. Biodynamische Psychologie und Psychotherapie. Kösel, München
Bregman Ehrenberg D (1996) Jenseits der Wörter. Klett-Cotta, Stuttgart
Brenner Ch (1972) Grundzüge der Psychoanalyse. Fischer, Frankfurt/Main
Brown M (1985) Die heilende Berührung. Synthesis, Essen
Buer F (1989) Morenos therapeutische Philosophie. Leske & Budrich, Opladen
Bundesministerium für Arbeit und Sozialordnung (1988) Sozialgesetzbuch (SGB) V: Gesetzliche Krankenversicherung (20.12.1988). Beck, München
Büntig WE (1977) Das Werk von Wilhelm Reich und seinen Nachfolgern. In: Eicke D (Hrsg) Die Psychologie des 20. Jahrhunderts, Bd III. Kindler, Zürich, S 383–425
Büntig WE (1983) Bioenergetik. In: Corsini RJ (Hrsg) Handbuch der Psychotherapie. Beltz, Weinheim Basel, S 66–110; Nachdruck S 3–47
Büntig WE (1988) Körpertherapie. In: Asanger R, Wenninger G (Hrsg) Handwörterbuch Psychologie. Psychologie Verlagsunion, München Weinheim, S 345–352
Butler F, Zelen SL (1977) Sexual intimacies between therapists and patients. Psychotherapy: Theory, Research and Practice 14 (2):139–145
Caplan G (1961) An approach to community mental health. Grune & Stratton, New York
Caplan G (1964) Principles of preventive psychiatry. Basic Books, New York
Cappel W (1976) Das Kind in der Schulklasse, 8. Aufl. Weinheim
Carotenuto A (1986) Tagebuch einer heimlichen Symmetrie. Kore, Freiburg
Cheney DW, Berne E (1971) Biographical sketch. Transactional Analysis Journal 1 (1):14–22
Cierpka M (1992) Zur Entwicklung des Familiengefühls. Forum der Psychoanalyse 8:32–46
Cierpka M (1996) Ziele und Indikationsüberlegungen der Therapeuten. In: Cierpka M (Hrsg) Handbuch der Familiendiagnostik. Springer, Berlin Heidelberg New York, S 59–85
Cierpka M, Sandholzer H (1995) Die Familienmedizinische Fallkonferenz. Kontext 26:127–139
Cierpka M, Reich G, Bauriedl T (1997) Die Doppelstunde. Eine neue Möglichkeit in den Psychotherapie-Richtlinien zur Durchführung von Paar- und Familientherapie. Psychotherapeut 42:47–50
Clarkson P (1996) Transaktionsanalytische Psychotherapie: Grundlagen und Anwendung; das Handbuch für die Praxis. Herder, Freiburg Basel Wien
Cohn R (1975) Von der Psychoanalyse zur themenzentrierten Interaktion. Klett, Stuttgart
Cramer B (1994) Therapeutic interventions in early mother-child-relationships. Vortrag, Universität Göttingen, Schwerpunkt Familientherapie, 21.1.1994
Cremerius J (1981) Freud bei der Arbeit über die Schulter geschaut. Jahrbuch der Psychoanalyse 1981: 123–158
Cremerius J (1993) Die „tendenzlose Analyse" hat es nie gegeben, sie ist einer jener „Fliegenden Holländer", von denen wir einige konservieren. Z Psychosom Med 39: 215–218
Crits-Christoph P (1992) The efficacy of brief dynamic psychotherapy: A meta-analysis. Am J Psychiatr 149:151–158
Crossmann P (1966) Permission and protection. Transactional Analysis Bulletin 5:152–154
Cullberg J (1978) Krisen und Krisentherapie. Psychiatr Prax 5:25–34
Dashiell SR (1978) The Parent Resolution Process: Reprogramming Psychic Incorporations in the Parent. Transactional Analysis Journal 10:(4) 289–294

Davanloo H (1978) Basic principles and techniques in short-term dynamic psychotherapy. SP Medical & Scientific Books, New York London

Davanloo H (Hrsg) (1980) Short-term dynamic psychotherapy. Jason Aronson, New York

Davies-Osterkamp S, Heigl-Evers A, Bosse-Steuernagel G, Alberti L (1987) Zur Interventionstechnik in der psychoanalytisch-interaktionellen und tiefenpsychologisch fundierten Gruppentherapie – eine empirische Untersuchung. Gruppenpsychother Gruppendyn 23:22–35

Davies-Osterkamp S, Jung K, Ott J, Heigl-Evers A (1989) Therapeutische Faktoren in zwei Formen psychoanalytisch orientierterGruppentherapie. Gruppenpsychother Gruppendyn 25:313–328

Davies-Osterkamp S, Jung K, Ott J (1992) Therapeutische Faktoren in der psychoanalytisch-interaktionellen und tiefenpsychologisch fundierten Gruppentherapie: Eine empirische Untersuchung. Psychother Psychosom Med Psychol 42:102–109

Decker-Voigt HH (1975) Therapie und Erziehung durch Musik, 6 Bände. Eres, Lilienthal

Degener-Hencke U et al (1998) Sozialgesetzbuch (SGB) V, Kommentar. Decker, Heidelberg

Deter H (1989) Zur Kosten-Nutzen-Analyse der tiefenpsychologisch orientierten Gruppentherapie bei Patienten mit Asthma bronchiale. Prax Klin Verhaltensmed Reha 7:154–162

Deutsche Gesellschaft für Transaktionsanalyse (DGTA) (1995) Handbuch für die Weiterbildung und Prüfung zum/zur TransaktionsanalytikerIn, 2. Aufl. DGTA, Konstanz

Dicks HV (1967) Marital tensions. Routledge & Kegan Paul, London

Dies RR, Dies KR (1993) The role of evaluation in clinical practice: Overview and group treatment illustration. Int J Group Psychother 43:77–105

Dieter W (1993) Katathym-imaginative Psychotherapie bei depressiven Störungen. Imagination 15(4):5–19

Dieter W (1996) Lernen durch Erfahrung mit Hilfe von Symbolen. Imagination 3:5–19

Dieter W (2000) Imagination und Symbolisierung bei neurotischen und ich-strukturell gestörten Patienten. In: Salvisberg H, Stigler M, Maxeiner V (Hrsg) Erfahrung träumend zur Sprache bringen. Huber, Bern, S 147–168

Dilling H, Weyerer S, Castell R (1984) Psychische Erkrankungen in der Bevölkerung. Enke, Stuttgart

Dirnberger R (1998) Transaktionsanalyse – Leiblichkeit – Ich-Zustände. Zeitschrift für Transaktionsanalyse in Theorie und Praxis 15:93–115

Dornes M (1993) Der kompetente Säugling. Die präverbale Entwicklung des Menschen. Fischer, Frankfurt/Main

Dornes M (1993) Psychoanalyse und Kleinkindforschung. Einige Grundthemen der Debatte. Psyche 47:1116–1152

Dornes M (1996) Die Repräsentation von Interaktionserfahrungen: Daniel Sterns neue Theorie. In: Trautmann-Voigt S, Voigt B (Hrsg) Bewegte Augenblicke im Leben des Säuglings – und welche therapeutischen Konsequenzen? Claus Richter, Köln, S 51–72

Dornes M (1998) Plädoyer für eine Neubetrachtung des Unbewußten. In: Trautmann-Voigt S, Voigt B (Hrsg) Bewegung ins Unbewußte. Brandes & Apsel, Frankfurt/Main, S 18–42

Dörrie H (1986) Leiblichkeit in der griechischen und römischen Antike. In: Petzold H (Hrsg) Leiblichkeit. Junfermann, Paderborn, S 173–194

Downing G (1996) Körper und Wort in der Psychotherapie. Kösel, München

Dreyfus R, Haug H (1992) Zum narzißtischen Mißbrauch in der Therapie. In: Hoffmann-Axthelm D (Hrsg) Verführung in Kindheit und Psychotherapie. Transform, Oldenburg, S 90–108

Drigalski D von (1991) Blumen auf Granit, 5. Aufl. Ullstein, Frankfurt/Main

Dührssen A (1962) Katamnestische Ergebnisse bei 1004 Patienten nach analytischer Psychotherapie. Z Psychosom Med 10:94–113

Dührssen A (1969) Möglichkeiten und Probleme der Kurztherapie. Z Psychosom Med 15:229–238

Dührssen A (1971) Zum 25jährigen Bestehen des Instituts für psychogene Erkrankungen der allgemeinen Ortskrankenkasse Berlin. Z Psychosom Med 17:21–41

Dührssen A (1972) Analytische Psychotherapie in Theorie, Praxis und Ergebnissen. Vandenhoeck & Ruprecht, Göttingen

Dührssen A (1982) Psychogene Erkrankungen bei Kindern und Jugendlichen, 17. Aufl. Vandenhoeck & Ruprecht, Göttingen

Dührssen A (1985) Die „kognitive Wende" in der Verhaltenstherapie – Eine Brücke zur Psychoanalyse? Nervenarzt 56:479–484

Dührssen A (1986) Dynamische Psychotherapie, Psychoanalyse und analytische Gruppenpsychotherapie im Vergleich. Z Psychosom Med 32:161–180

Dührssen A (1993) Die „strenge tendenzlose Analyse" und die Psychoanalyse der Kriegsneurosen. Z Psychosom Med 39:200–204

Dührssen A (1994) Ein Jahrhundert psychoanalytische Bewegung in Deutschland. Vandenhoeck & Ruprecht, Göttingen

Dührssen A (1995) Die Bedeutung einer latenten Anthropologie für psychotherapeutische Behandlungen. Z Psychosom Med 41:279–283

Dührssen A (1995) Dynamische Psychotherapie. Vandenhoeck & Ruprecht

Dührssen A (1997) Die biographische Anamnese unter tiefenpsychologischem Aspekt, 4. Aufl. Vandenhoeck & Ruprecht, Göttingen

Dührssen A (1998) Wesentliche anthropologische Konzepte in der psychoanalytisch-orientierten Psychotherapie. Z Psychosom Med 44:304–310

Dührssen A, Jorswieck E (1965) Eine empirisch-statistische Untersuchung zur Leistungsfähigkeit psychoanalytischer Behandlungen. Nervenarzt 36:166–169

Dührssen A, Lieberz H (1999) Der Risiko-Index. Z Psychosom Med

Dührssen A, Jorswieck E, Fahrig H, Harling HU, Rudolf G (1974) Ein Vergleich psychotherapeutischer Techniken mit Hilfe linguistischer Methoden. Z Psychosom Med 20:1–24

Ebermann T (1999) Autostop – Fahren Sie mit? Fahren Sie mit! Imagination 1:61–72

Eccles J Sir (1988) In: Luban-Plozza B et al (Hrsg) Musik und Psyche. Birkhäuser, Basel

Eckert J, Biermann-Ratjen EM (1985) Stationäre Gruppenpsychotherapie. Springer, Berlin Heidelberg New York Tokyo

Eibach H (1990) „Die Eidechsenfrau" – Phasen einer Persönlichkeitsentwicklung. In: Wilke E, Leuner H (Hrsg) Das Katathyme Bilderleben in der psychosomatischen Medizin. Huber, Bern, S 177–196

Eissler K (1950) The Chicago Institute of Psychoanalysis and the sixth period of the development of psychoanalytic technique. J Gen Psychol 42:103–157

Eissler K (1953) The effects of the structure of the ego on psychoanalytic technique. J Amer PsA ASSN 1:104–143

Elliot R (1996) Sind klientenzentrierte Erfahrungstherapien effektiv? Eine Meta-Analyse zur Effektforschung. GwG Zeitschrift 101:29–42

Ellis A (1977) Die rational-emotive Therapie. Pfeiffer, München

Ende M (1960) Jim Knopf und Lukas der Lokomotivführer. Thienemanns, Stuttgart

English F (1976) Die Ersatzlösung: Über „Rackets" und echte Gefühle. In: Petzold H, Paula M (Hrsg) Transaktionale Analyse und Skriptanalyse: Aufsätze und Vorträge von Fanita English. Altmann, Hamburg, S 127–137

English F (1980) Transaktionsanalyse: Gefühle und Ersatzgefühle in Beziehungen. Isko, Hamburg

Enke H (1965) Bipolare Gruppenpsychotherapie als Möglichkeit psychoanalytischer Arbeit in der stationären Psychotherapie. Psychother Med Psychol 15:116–121

Enke H (1989) Das Dilemma mit den Affekten. Psychother Psychosom 34:1–6

Erikson E (1970) Jugend und Krise. Klett, Stuttgart

Erlanger A (1997) Katathym-imaginative Psychotherapie mit älteren Menschen. Reinhardt, München

Ermann M (1985) Die Fixierung in der frühen Triangulierung. Forum Psychoanal 1:93–110

Erskine RG, Moursund JP (1991) Kontakt – Ich-Zustände – Lebensplan: Integrative Psychotherapy in Action. Junfermann, Paderborn

Erskine RG, Zalcman MJ (1979) Das Maschensystem: Ein Modell für die Maschenanalyse. Neues aus der Transaktionsanalyse 3:152–161

Faber FR, Haarstrick R (1989) Kommentar zu den Psychotherapie-Richtlinien. Jungjohann, Neckarsulm Stuttgart

Faber FR, Haarstrick R (1996) Kommentar Psychotherapie-Richtlinien, 4. Aufl. Jungjohann, Neckarsulm Lübeck Ulm

Faber R, Haarstrick R (2003) Kommentar Psychotherapie-Richtlinien, 6. Aufl., überarb. und herausgegeben von Rüger U, Dahm A, Kallinke D. Urban & Fischer, München Jena

Faber R, Rüger U (2001) Zur Differentialindikation der psychoanalytisch begründeten Behandlungsverfahren im Rahmen der Richtlinien-Psychotherapie. Psychotherapeut 46:214–215

Fairbairn WD (1952) An object-relations theory of the personality. Basic Books, New York

Fallend K, Nitzschke B (Hrsg) (1997) Der „Fall" Wilhelm Reich. Suhrkamp, Frankfurt/Main

Fengler J (1994) Helfen macht müde. Zur Analyse und Bewältigung von Burnout und beruflicher Deformation, 3. Aufl. Pfeiffer, München

Fenichel O (1930) Statistischer Bericht über die therapeutische Tätigkeit 1920 bis 1930. In: Deutsche Psychoanalytische Gesellschaft (Hrsg) 10 Jahre Berliner Psychoanalytisches Institut. Internationaler Psychoanalytischer Verlag, Wien, S 13–19

Ferenczi S, Rank O (1924) Entwicklungsziele der Psychoanalyse. Internationaler Psychoanalytischer Verlag, Leipzig Wien Zürich

Fiedler P (1996) Verhaltenstherapie in und mit Gruppen. Psychologische Psychotherapie in der Praxis. Psychologie Verlags Union, Weinheim

Firnburg M, Klein B (1993) Probleme bei der Anwendung des ZBKT-Verfahrens im Gruppensetting. Gruppenpsychother Gruppendyn 29:147–169

Foulkes SH (1958) Discussion to S. L. Kubie: Some theoretical concepts underlying the relationship between individual and group psychotherapy. Int J Group Psychother 8:20–25

Framo JL (1992) Family-of-origin-therapy. An intergenerational approach. Brunner & Mazel, New York

Frank E, Kupfer DJ, Perel JM (1990) Three-year outcomes for maintenance therapies in recurrent depression. Arch Gen Psychiatry 47:1093–1099

Frank JD (1961) Persuasing and healing: A comparative study of psychotherapy. Hopkins University Press, Baltimore London; dt. Die Heiler: Wirkungsweisen psychotherapeutischer Beeinflussung; vom Schamanismus bis zu den modernen Therapien. Klett-Cotta, Stuttgart, 1981

Franz M, Schepank H, Reister G, Schellberg G (1994) Epidemiologische Befunde zum Langzeitspontanverlauf psychogener Erkrankungen über 10 Jahre. Psychother Psychosom Med Psychol 44:22–28

Freud A (1959) Das Ich und die Abwehrmechanismen. Kindler, München

Freud A (1968) Wege und Irrwege in der Kinderentwicklung. Klett, Stuttgart

Freud S (1900) Die Traumdeutung. GW II/III 1. Fischer, Frankfurt/Main 1973

Freud S (1910) Über Psychoanalyse. GW VIII, S 1–60. Fischer, Frankfurt/Main, 5. Aufl 1945

Freud S (1910) Über „wilde" Psychoanalyse. GW VIII, S 117–125. Fischer, Frankfurt/Main, 1945

Freud S (1911) Die zukünftigen Chancen der psychoanalytischen Therapie. GW VIII, S 101–115. Fischer, Frankfurt/Main

Freud S (1912) Die Handhabung der Traumdeutung in der Psychoanalyse. GW VIII, S 349–357. Fischer, Frankfurt/Main

Freud S (1912) Ratschläge für den Arzt bei der psychoanalytischen Behandlung. GW VIII, S 375–387. Fischer, Frankfurt/Main

Freud S (1912) Zur Dynamik der Übertragung. GW VIII, S 363–374. Fischer, Frankfurt/Main

Freud S (1913) Einige Bemerkungen über den Begriff des Unbewußten in der Psychoanalyse. GW VIII, S 329–339. Fischer, Frankfurt/Main

Freud S (1913) Zur Einleitung der Behandlung. GW VIII, S 453–478. Fischer, Frankfurt/Main

Freud S (1914) Erinnern, Wiederholen und Durcharbeiten. GW X, S 125–136. Fischer, Frankfurt/Main, 1946

Freud S (1915) Bemerkungen über die Übertragungsliebe. Imago, London 1946, GW Bd 10, S 305–321

Freud S (1917) Vorlesungen zur Einführung in die Psychoanalyse. Imago, London 1940, GW Bd 11, S 466–482

Freud S (1918/19) Wege der Psychoanalytischen Therapie. GW XII, S 181–194. Fischer, Frankfurt/Main, 1947

Freud S (1923) Das Ich und das Es. GW XIII, S 235–289. Fischer, Frankfurt/Main, 7. Aufl 1972

Freud S (1937) Die endliche und die unendliche Analyse. Imago, London 1950, GW Bd 16, S 57–59

Freud S (1960) In: Freud EL (Hrsg) Briefe 1873–1939. Fischer, Frankfurt/Main

Freud S, Jung CG (1974) Briefwechsel. Fischer, Frankfurt/Main

Friedemann L (1971) Kinder spielen mit Klängen und Tönen. Möseler, Wolfenbüttel Zürich

Frohne I (1981) Das rhythmische Prinzip. Eres, Lilienthal

Frohne-Hagemann I (Hrsg) (1990) Musik und Gestalt. Junfermann, Paderborn

Fromm-Reichmann F (1950) Principles of intensive psychotherapy. University of Chicago, Chicago

Fromm-Reichmann F (1959) Intensive Psychotherapie. Hippokrates, Stuttgart

Frosch J (1990) Psychodynamic psychiatry. Int Univ Press, Madison

Fuhriman A, Burlingame GM (eds) (1994) Handbook of group psychotherapy. An empirical and clinical synthesis. Wiley, New York

Fürstenau P (1979) Zur Theorie psychoanalytischer Praxis. Klett-Cotta, Stuttgart
Fürstenau P (1990) Erweitertes psychoanalytisches Paradigma und Katathymes Bilderleben. In: Wilke E, Leuner H (Hrsg) Das Katathyme Bilderleben in der psychosomatischen Medizin. Huber, Bern, S 30–35
Fürstenau P (1992) Entwicklungsförderung durch Therapie. Grundlagen psychoanalytisch-systemischer Psychotherapie. Pfeiffer, München
Fürstenau P (1993) Freuds „Wege der psychoanalytischen Therapie" – 75 Jahre später. Z Psychosom Med 39:224–229
Gans JS, Rutan JS, Wilcox N (1995) T-groups (training groups) in psychiatric residency programs: facts and possible implications. Int J Group Psychother 45:169–183
Gartrell N, Herman J, Olarte S, Feldstein M, Localio R (1986) Psychiatrist-Patient sexual contact: Results of a national survey, I: Prevalence. Am J Psychiatry 143(9):1126–1131
Gastgeber K, Marlovits A (1989) Der Leib als Erfahrung. Karl-Franzens-Universität, Graz
Gaupp R (1905) Über den Selbstmord. Gmelin, München
Gay P (1989) Freud – Eine Biographie für unsere Zeit. Fischer, Frankfurt/Main
Geißler P (1997) Analytische Körperpsychotherapie. Facultas, Wien
Gembris H (1997) Zur Situation der rezeptiven Musiktherapie. In: Berger L (Hrsg) Musik, Magie & Medizin. Junfermann, Paderborn, S 119–128
Gerber G (1990) Gruppen-KB mit Kindern und Jugendlichen. In: Leuner H, Horn G, Klessmann E (Hrsg) Katathymes Bilderleben mit Kindern und Jugendlichen. Reinhardt, München Basel, S 160–176
Gesetz über die Berufe des Psychologischen Psychotherapeuten und des Kinder- und Jugendlichenpsychotherapeuten (1998) Bundesgesetzblatt, S 1311–1321
Geuter U (1996) Körperbilder und Körpertechniken in der Psychotherapie. Psychotherapeut 2/41:99–106
Glöckner A (1992) Das Energiekonzept von Eric Berne. Zeitschrift für Transaktionsanalyse in Theorie und Praxis 9:59–89
Gooss B (1984) Die heruntergekommene Begegnung. Zeitschrift für Transaktions-Analyse in Theorie und Praxis 1:17–24
Gooss B, Kottwitz G (1994) Die Borderline-Persönlichkeit: Störungsbild und Heilungsprozesse. In: Kottwitz G (Hrsg) Integrative Transaktionsanalyse, Bd 3. Institut für Kommunikationstherapie, Berlin
Goulding M, Goulding LR (1979) Changing lives through redecision therapy. Brunner & Mazel, New York
Goulding RL, Goulding M (1978) The power is in the patient: a TA/Gestalt approach to psychotherapy. TA Press, San Francisco
Grawe K, Donati R, Bernauer F (1994) Psychotherapie im Wandel. Von der Konfession zur Profession. Hogrefe, Göttingen
Greenson RR (1973) Technik und Praxis der Psychoanalyse. Klett, Stuttgart, S 163 ff
Gruen DS (1993) A group psychotherapy approach to post-partum depression. Int J Group Psychother 43:191–203
Gudat U (1997) Bioenergetische Analyse als ambulante Psychotherapie – Anwendungsbereiche und Wirkungen. Psychotherapie Forum 5:28–27
Guntrip H (1961) Personality structure and human interaction. Int Univ Press, New York
Gustorff D (1997) Schöpferische Musiktherapie in der Neurologie. TW Neurologie Psychiatrie 7/8:448–453

Gutwinski-Jeggle J (1995) Denken lassen oder selber denken. Denkstörungen als Teil einer narzißtischen Abwehrorganisation im Licht innerer und äußerer Realität. In: Haas JP, Jappe G (Hrsg) Deutungsoptionen. Edition Diskord, Tübingen, S 189–220
Hagehülsmann H (1982) Kombination von Gesprächspsychotherapie mit Transaktionsanalyse. In: Howe J (Hrsg) Integratives Handeln in der Gesprächstherapie: ein Kompendium zur Kombination therapeutischer Verfahren. Beltz, Weinheim Basel, S 275–302
Hagehülsmann H (1984) Begriff und Funktion von Menschenbildern in Psychologie und Psychotherapie. In: Petzold H (Hrsg) Wege zum Menschen: Methoden und Persönlichkeiten moderner Psychotherapie; ein Handbuch, Bd 1. Junfermann, Paderborn, S 9–44
Hagehülsmann H (1988/89) Das Menschenbild in der Transaktionsanalyse. In: Greive W (Hrsg) Das Bild vom Menschen in der neuen Gruppenarbeit. Rehberg-Loccum: Loccumer Protokolle, 22/1988, 1989, S 24–54
Hagehülsmann U (1992) Transaktionsanalyse: Wie geht denn das? Transaktionsanalyse in Aktion I. Junfermann, Paderborn
Hagehülsmann U (1993) Beratung und TA: Wie geht denn das? Transaktionsanalyse in Aktion II. Junfermann, Paderborn
Hagehülsmann U, Hagehülsmann H (1983) Transaktionsanalyse. In: Corsini RJ/dt. Ausg. Wenninger G (Hrsg) Handbuch der Psychotherapie. Beltz, Weinheim Basel, S 1315–1356
Hagehülsmann U, Hagehülsmann H (1998) Der Mensch im Spannungsfeld seiner Organisation: Transaktionsanalyse in Managementtraining, Coaching, Team- und Personalentwicklung. Junfermann, Paderborn
Hagehülsmann U, Hagehülsmann H, Krull M (1994) (M)eine Transaktionsanalyse – Anlaß zu Scham oder bewußter Identität. Zeitschrift für Transaktionsanalyse in Theorie und Praxis 11:154–172
Hagehülsmann, U, Hagehülsmann H, Krull M (1997) Aktuelle Entwicklungen in der Transaktionsanalyse: Diagnose und Therapie des Borderlinesyndroms, Teil 1. Psychotherapeut 42:336–342
Hagehülsmann, U, Hagehülsmann H, Krull M (1998) Aktuelle Entwicklungen in der Transaktionsanalyse: Diagnose und Therapie des Borderlinesyndroms, Teil 2. Psychotherapeut 43:2–7
Happich C (1932) Das Bildbewußtsein als Ansatzstelle psychischer Behandlung. Zentralbl Psychother 5:633
Harris TA (1975) Ich bin o.k. – Du bist o.k. Rowohlt, Reinbek
Harrer G (1975) Grundlagen der Musiktherapie und Musikpsychologie. Fischer, Jena
Harrow G (1952) Psychodrama group therapy. Its effects upon the role behavior of schizophrenic patients. Group Psychotherapy 5:120–172
Harsch H (1977) Alkoholismus: Schritte zur Hilfe für Abhängige, deren Angehörige und Freunde. Kaiser, München
Harsch H (1977) Hilfe für Alkoholiker und andere Drogenabhängige. Kaiser, München
Hartmann H (1939) Ich-Psychologie und Anpassungsproblem. Int Z Psychoanal Imago 24:62–135
Hartmann-Kottek L (2000) Gestalttherapie. In: Reimer C, Rüger U Psychodynamische Psychotherapien. Springer, Berlin Heidelberg New York Tokio, S
Hauck K et al (Hrsg) (1998) Sozialgesetzbuch (SGB) V, Kommentar. Erich Schmidt, Berlin
Hautzinger M (1995) Psychotherapie und Pharmakotherapie bei Depressionen. Psychotherapeut 40:373–380
Hegi F (1993) Improvation und Musiktherapie. Junfermann, Paderborn

Hegi F (1998) Übergänge zwischen Sprache und Musik. Junfermann, Paderborn, S 39

Heigl F (1968) Zum strukturellen Denken in der Psychoanalyse. In: Schelkopf A, Elhardt S (Hrsg) Aspekte der Psychotherapie. Vandenhoeck & Ruprecht, Göttingen, S 12–25

Heigl F, Reister G (1994) Die Indikation zur psychoanalytisch-interaktionellen Psychotherapie. In: Heigl-Evers A, Ott J (Hrsg) Die psychoanalytisch-interaktionelle Methode. Vandenhoeck & Ruprecht, Göttingen

Heigl F, Triebel A (1976) Lernvorgänge in der psychoanalytischen Therapie. Huber, Bern

Heigl-Evers A (1967) Gruppendynamik und die Position des Therapeuten. Psychosom Med Psychoanal 13:31–38

Heigl-Evers A, Heigl F (1968) Analytische Einzel- und Gruppenpsychotherapie: Differentia specifica. Gruppenpsychother Gruppendyn 2:21–52

Heigl-Evers A, Heigl F (1973) Gruppentherapie: interaktionell – tiefenpsychologisch fundiert (analytisch orientiert) – psychoanalytisch. Gruppenpsychother Gruppendyn 7:132–157

Heigl-Evers A, Heigl F (1979) Interaktionelle Gruppenpsychotherapie. In: Heigl-Evers A (Hrsg) Die Psychologie des 20. Jahrhunderts. Sozialpsychologie, Bd 2. Kindler, Zürich, S 850–858

Heigl-Evers A, Heigl F (1983) Das interaktionelle Prinzip in der Einzel- und Gruppenpsychotherapie. Z Psychosom Med 29:1–14

Heigl-Evers A, Heigl F (1989) Ethik in der Psychotherapie. Psychother Med Psychol 39:68–74

Heigl-Evers A, Heigl F (1994) Das Göttinger Modell der Anwendung der Psychoanalyse in Gruppen unter besonderer Berücksichtigung der psychoanalytisch-interaktionellen Methode. Gruppenpsychother Gruppendyn 30:1–29

Heigl-Evers A, Ott J (1994) Die psychoanalytisch-interaktionelle Methode. Theorie und Praxis. Vandenhoeck & Ruprecht, Göttingen

Heigl-Evers A, Ott J (1996) Die psychoanalytisch-interaktionelle Methode. Psychotherapeut 41:77–83

Heigl-Evers A, Ott J (1997) Die Bedeutung der psychoanalytisch-interaktionellen Grundeinstellungen für die Gruppentherapie. Gruppenpsychother Gruppendyn 33:55–73

Heigl-Evers A, Heigl F, Münch J (1976) Die therapeutische Kleingruppe in der Institution Klinik. Gruppenpsychother Gruppendyn 10:50–63

Heigl-Evers A, Henneberg-Mönch U, Odag C (1986) Die Anwendung der psychoanalytisch-interaktionellen Gruppenpsychotherapie in der Tagesklinik. In: Heigl-Evers A, Henneberg-Mönch U, Odag C, Standke G (Hrsg) Die Vierzigstundenwoche für Patienten. Vandenhoeck & Ruprecht, Göttingen

Heigl-Evers A, Helas I, Vollmer HC (1991) Suchttherapie. Vandenhoeck & Ruprecht, Göttingen

Heigl-Evers A, Heigl F, Ott J (1992) Lehrbuch der Psychotherapie. Springer, Berlin Heidelberg New York Tokio

Heigl-Evers A, Heigl F, Ott J, Rüger U (1997) Lehrbuch der Psychotherapie, 3. Aufl. Fischer, Lübeck Stuttgart

Heinzel R, Breyer F (1995) Analytische Gruppentherapie – stabile Besserung. Dtsch Ärztebl 92:554

Heinzel R, Breyer F, Klein T (1998) Ambulante analytische Einzel- und Gruppenpsychotherapie in einer bundesweiten Evaluationsstudie. Gruppenpsychother Gruppendyn 34:135–152

Heisterkamp G (1985) Bewegungsgesetz. In: Brunner R, Kausen R, Titze M (Hrsg) Wörterbuch der Individualpsychologie. Reinhardt, München Basel, S 52–54

Heisterkamp G (1990) Konturen einer tiefenpsychologischen Analyse originärer Lebensbewegungen. Teil I und II. Z Individualpsychol 15:83–85, 163–176

Heisterkamp G (1991) Freude und Leid frühkindlicher Lebensbewegungen. Empirische Säuglingsforschung und tiefenpsychologische Entwicklungstheorien. In: Ahrens T, Lehmkuhl U (Hrsg) Beiträge zur Individualpsychologie. Reinhardt, München Basel, S 24–41

Heisterkamp G (1993) Heilsame Berührungen. Praxis leibfundierter analytischer Psychotherapie. Pfeiffer, München

Heisterkamp G (1994) Zur Basierung psychoanalytischen Verstehens auf Grundformen des Wahr-Nehmens und Be-Greifens. In: Streeck K, Bell K (Hrsg) Die Psychoanalyse schwerer Erkrankungen. Pfeiffer, München, S 351–364

Heisterkamp G (1996a) Analytische Körperpsychotherapie. In: Bühring M, Kemper FH (Hrsg) Naturheilverfahren, Bd 2, Sektion 09. Springer, Berlin Heidelberg New York Tokio

Heisterkamp G (1996b) Psychotherapie aus der Mit-Bewegung. Formen „der" Empathie. In: Lehmkuhl U (Hrsg) Heilen und Bilden – Behandeln und Beraten. Individualpsychologische Leitlinen heute. Reinhardt, München Basel, S 101–119

Heisterkamp G (1997a) Die leibliche Dimension im psychotherapeutischen Dialog. In: Heigl-Evers A, Heigl F, Ott J, Rüger U (Hrsg) Lehrbuch der Psychotherapie. Fischer, Stuttgart Jena, S 410–426

Heisterkamp G (1997b) Zur Führung des nonverbalen Dialogs in der Psychotherapie. In: Kruse G, Gunkel S (Hrsg) Diagnostik und Psychotherapie depressiver Erkrankungen. Hannoversche Ärzte-Verlags Union, S 107–130

Heisterkamp G (1998a) Freude und Leid in Kurzbiographien von Psychoanalytikern. In: Wegner R (Hrsg) Beiträge zur Gewinnung und Anwendung psychologischer Erkenntnis. Akademie Verlags- u. Druck-Gesellschaft, Essen, S 43–64

Heisterkamp G (1998b) Der Umgang des Analytikers mit passageren Überschreitungen des Settings durch den Patienten. In: Geißler P (Hrsg) Analytische Körperpsychotherapie in der Praxis. Pfeiffer, München, S 11–36

Heisterkamp G (1998c) Körpersprachlicher Dialog und basales Verstehen im psychotherapeutischen Prozeß. In: Trautmann-Voigt S, Voigt B (Hrsg) Bewegung ins Unbewußte. Brandes & Apsel, Frankfurt/Main, S 129–142

Heisterkamp G (1998d) Vom Handeln des Analytikers in der talking cure. Psychosozial 74:19–32

Heisterkamp G (2001a) Die Lust des coeundi et exeundi. In: Geißler P (Hrsg) Über den Körper zur Sexualität finden. psychosozial, Gießen, S 67–93

Heisterkamp G (2001b) Mittelbares und unmittelbares Verstehen im psychotherapeutischen Handlungsdialog. In: Milck W, Wirth H-J (Hrsg) Psychosomatik und Kleinkindforschung. psychosozial, Gießen

Helmchen H (1998) Ethische Implikationen von Psychotherapie. Nervenarzt 69:78–90

Hennig G, Peltz G (1997) Transaktionsanalyse: Lehrbuch für Therapie und Beratung. Herder, Freiburg Basel Wien

Henning H, Rosendahl W (1999) Katathym-imaginative Psychotherapie als analytischer Prozeß. Pabst Science, Lengerich

Hennig H, Fikentscher E, Rosendahl W (Hrsg) (1992) Tiefenpsychologisch fundierte Psychotherapie mit dem katathymen Bilderleben. Martin-Luther-Universität Halle-Wittenberg, Wissenschaftliche Beiträge 1992/2, Halle

Henry M (1992) Radikale Lebensphänomenologie. Karl Albert, Freiburg München

Henry WP, Strupp HH, Schacht TE, Gaston L (1994) Psychodynamic approaches. In: Bergin AE, Garfield USL (eds) Handbook of psychotherapy and behavior change. Wiley, New York, pp 467–508

Henseler H (1981) Krisenintervention – Vom bewußten zum unbewußten Konflikt des Suizidanten. In: Henseler H, Reimer C Selbstmordgefährdung – Zur Psychodynamik und Psychotherapie. Frommann-Holzboog, Stuttgart, S 136–156

Herman J, Gartrell N, Olarte S, Feldstein M, Localio R (1987) Psychiatrist-patient sexual contact: Results of a national survey, II: Psychiatrists' attitudes. Am J Psychiatry 144(2): 164–169

Herzog L (1982) Die wissenschaftstheoretische Problematik der Integration psychotherapeutischer Methoden. In: Petzold H (Hrsg) Methodenintegration in der Psychotherapie. Junfermann, Paderborn, S 9–29

Heyer NR (1987) Empirische Forschung zur Theorie der Ich-Zustände. Zeitschrift für Transaktionsanalyse in Theorie und Praxis 4:76–89

Hildebrandt G (1997) Biologische Rhythmen im Menschen und ihre Entsprechungen. In: Berger L (Hrsg) Musik, Magie & Medizin. Junfermann, Paderborn, S 65–77

Hirsch M (1994) Der Körper des Patienten in der psychoanalytischen Psychotherapie. Psychotherapeut 3:153–157

Hoeck K (1981) Konzeption der intendierten dynamischen Gruppenpsychotherapie. In: Ott J (Hrsg) Theoretische Probleme der Gruppenpsychotherapie. Barth, Leipzig

Hoffmann SO (1983) Die niederfrequente psychoanalytische Langzeit-Therapie. In: Hoffmann SO (Hrsg) Deutung und Beziehung. Fischer, Frankfurt/Main, S 183–93

Hoffmann SO (1989) Psychoanalyse mit einer Wochenstunde. Zur Konzeption und Technik der niederfrequenten psychoanalytischen Langzeittherapie. In: Janssen PL, Paar GH (Hrsg) Die Reichweite der psychoanalytischen Psychotherapie. Springer, Berlin Heidelberg London New York, S 45–53

Hoffmann SO, Hochapfel G (1978) Einführung in die Neurosenlehre und psychosomatische Medizin. UTB, Stuttgart

Horn G (1987) Katathymes Bilderleben mit Kindern. In: Petzold H, Ramin G (Hrsg) Schulen der Kinderpsychotherapie. Junfermann, Paderborn

Horowitz M (1979) States of mind. Analysis of change in psychotherapy. Plenum, New York London

Horst WD (1990) New horizons in the psychopharmacology of anxiety and depressive disorders. Psychiatric Annals 20:634–639

Horwitz L (1994) Depth of transference in groups. Int J Group Psychother 44:271–290

Howard KI, Kopta SM, Krause, MS, Orlinsky, DE (1986) The dose-effect relationship in psychotherapy. Am Psychol 41:159–164

Howland RH (1991) Pharmacotherapy of dysthimia – a review. J Clin Psychopharmacol 11:83–92

Hübner K (1978) Kritik wissenschaftlicher Vernunft. Alber, Freiburg, München

Hübner P (1994) CD: Hymnen des Mondes. Enjoy Records, Edermünde

James M et al (1977) Techniques in Transactional Analysis for Psychotherapists and Counselors. Addison-Wesley, Reading

Janssen PL (1982) Psychoanalytisch orientierte Mal- und Musiktherapie im Rahmen stationärer Therapie. Psyche 6:541–570

Janssen PL (1987) Psychoanalytische Therapie in der Klinik. Klett, Stuttgart

Jellouschek H (1992) Die Kunst als Paar zu leben. Kreuz, Stuttgart

Jellouschek H (1996) Mit dem Beruf verheiratet: Von der Kunst, ein erfolgreicher Mann, Familienvater und Liebhaber zu sein. Kreuz, Stuttgart

Jellouschek H (1997) Warum hast du mir das angetan: Untreue als Chance. Piper, München Zürich

Jollet HR, Krägeloh C, Krippner K (1989) Das KB bei Objektbeziehungsstörungen. In: Bartl G, Pesendorfer F (Hrsg) Strukturbildung im therapeutischen Prozeß. Literas Universitätsverlag, Wien, S 99–108

Jones E (1962) Leben und Werk von Sigmund Freud, Bd. II. Huber, Bern Stuttgart

Jung CG (1916) Die transzendente Funktion. In: Gesammelte Werke, Bd VIII. Rascher, Zürich Stuttgart, 1967, S 75–104

Jung CG (1926) Das Unbewußte im normalen und kranken Seelenleben. Rascher, Zürich

Jung CG (1986) Im Gespräch mit Margaret Tilly. In: Luban-Plozza B et al (Hrsg) Musik und Psyche. Birkhäuser, Basel

Kächele H, Kordy H (1996) Indikation als Entscheidungsprozeß. In: Uexküll T von (Hrsg) Psychosomatische Medizin, 5. Aufl. Urban & Schwarzenberg, München Wien Baltimore, S 352–362

Karpman S (1968) Fairy tales and script-analysis. Transactional Analysis Bulletin 7:39–43

Karpman S (1981) The politics of theory. Transactional Analysis Journal 11:68–76

Keleman S (1985) Emotional anatomy. Center, Berkeley, CA

Keleman S (1990) Körperlicher Dialog in der therapeutischen Beziehung. Kösel, München

Keller W, Dieter HC, Studt HH (2001) Das Konzept der krankheitsorientierten Gruppentherapie am Beispiel von Morbus Crohn-Patienten. Gruppenpsychother. Gruppendynamik 37:229–253

Kelley ChR (1977) Radix-Gefühlserziehung. In: Petzold H (Hrsg) Die neuen Körpertherapien. Junfermann, Paderborn, S 117–157

Kern B (1963) Psychotherapie als unbeschränkte Kassen-Pflichtleistung. Z Psychosom Med 9:208–220

Kernberg O (1978) Borderline-Störungen und pathologischer Narzißmus. Suhrkamp, Frankfurt/Main

Kernberg OF (1976) Object-relations theory and clinical psychoanalysis. Jason Aronson, New York; dt. Objektbeziehungen und Praxis der Psychoanalyse. Klett, Stuttgart, 1981

Kiesler B (1966) Some myths of psychotherapy research and the search for a paradigm. Psychological Bulletin 65:110–136

Klausmeier F (1978) Die Lust, sich musikalisch auszudrücken. Rowohlt, Reinbek

Klein M (1935) Zur Pathogenese der manisch-depressiven Zustände. Psyche 14(1960): 256–283

Klerman GL, Dimascio A, Weissman M, Prusoff B, Paykel ES (1974) Treatment of depression by drugs and psychotherapy. Am J Psychiatry 131:186–191

Klessmann E (1980) Das Katathyme Bilderleben als Spiegel gestörter Familienbeziehungen bei Kindern und Jugendlichen. In: Leuner H (Hrsg) Katathymes Bilderleben. Ergebnisse in Theorie und Praxis. Huber, Bern, S 274–292

Klessmann E (1982) Symbolisierung von Beziehungen im Katathymen Bilderleben – frühe Objektbeziehungen und späte(re) Familienbeziehungsstörungen. In: Leuner H, Lang O (Hrsg) Psychotherapie mit dem Tagtraum. Katathymes Bilderleben. Ergebnisse II. Huber, Bern, S 56–72

Klessmann E (1990) Psychosomatische Manifestationen bei Störungen auf niederem Strukturniveau vs. höherem Strukturniveau und ihre KB-spezifischen Unterschiede. In: Wilke E, Leuner H (Hrsg) Das Katathyme Bilderleben in der psychosomatischen Medizin. Huber, Bern, S 197–213

Klessmann E, Eibach H (1993) Wo die Seele wohnt. Huber, Bern

Klessmann E, Eibach H (1996) Traumpfade. Weg-Erfahrungen in der Imagination. Huber, Bern

Klessmann E, Klessmann HA (1988) Heiliges Fasten – heilloses Fressen: Die Angst der Magersüchtigen vor dem Mittelmaß. Huber, Bern

Klessmann E, Klessmann HA (1990) Ambulante Psychotherapie der Anorexia nervosa unter Anwendung des Katathymen Bilderlebens. In: Leuner H, Horn G, Klessmann E (Hrsg) Katathymes Bilderleben mit Kindern und Jugendlichen. Reinhardt, München Basel, S 177–189

Klußmann R (1988) Psychoanalytische Entwicklungspsychologie, Neurosenlehre und Psychotherapie. Springer, Berlin Heidelberg New York

Klußmann R (1993) Psychotherapie. Springer, Berlin Heidelberg New York Tokio

Klüwer R (1971) Erfahrungen mit der psychoanalytischen Fokaltherapie. Psyche 25:932–947

Koesters I, Koesters PH (1992) Die verborgene Art zu lieben. Rasch & Röhring, Hamburg

Kohut H (1957) Betrachtungen über die psychologischen Funktionen der Musik. In: Kohut H (1977) Introspektion, Empathie und Psychoanalyse. Suhrkamp, Frankfurt/Main, S 218–238

Kohut H (1981) Die Heilung des Selbst. Suhrkamp, Frankfurt/Main

Kohut H (1987) Wie heilt die Psychoanalyse? Suhrkamp, Frankfurt/Main

Kohut H, Levarie S (1950) Über den Musikgenuß. In: Kohut H (1977) Introspektion, Empathie und Psychoanalyse. Suhrkamp, Frankfurt/Main, S 195–217

König K (1990) Objektbeziehungstheorie und Katathymes Bilderleben. In: Wilke E, Leuner H (Hrsg) Das Katathyme Bilderleben in der psychosomatischen Medizin. Huber, Bern, S 36–41

König K (1992) Projektive Identifizierung. Gruppenpsychother Gruppendyn 28:17–28

König K (1995) Einführung in die stationäre Psychotherapie. Vandenhoeck & Ruprecht, Göttingen

Kottje-Birnbacher L (1981) Paartherapie mit dem katathymen Bilderleben – eine Falldarstellung. Familiendynamik 6:260–274

Kottje-Birnbacher L (1990) Tiefenpsychologische und systemische Gesichtspunkte bei der Behandlung psychosomatisch Erkrankter mit dem Katathymen Bilderleben. In: Wilke E, Leuner H (Hrsg) Das Katathyme Bilderleben in der psychosomatischen Medizin. Huber, Bern, S 293–301

Kottje-Birnbacher L (1992) Strukturierende Faktoren des Katathymen Bilderlebens. Prax Psychother Psychosom 37:164–173

Kottje-Birnbacher L (1993) Über den Führungsstil in der Paartherapie mit dem KB. In: Leuner H, Hennig H, Fikentscher E (Hrsg) Katathymes Bilderleben in der therapeutischen Praxis. Schattauer, Stuttgart, S 50–56

Kottje-Birnbacher L (1997) Tiefenpsychologisch-systemische Arbeit mit der Katathym-imaginativen Psychotherapie. In: Kottje-Birnbacher L, Sachsse U, Wilke E (Hrsg) Imagination in der Psychotherapie. Huber, Bern, S 45–57

Kottje-Birnbacher L, Sachsse U (1986) Das gemeinsame Katathyme Bilderleben in der Gruppe (GKB). In: Leuner H, Kottje-Birnbacher L, Sachsse U, Wächter M (Hrsg) Gruppenimagination. Gruppentherapie mit dem Katathymen Bilderleben. Huber, Bern, S 29–142

Kottje-Birnbacher L, Sachsse U, Wilke E (Hrsg) (1997) Imagination in der Psychotherapie. Huber, Bern

Krause R (1988) Eine Taxonomie der Affekte und ihre Anwendung auf das Verständnis der „frühen" Störungen. Psychother Psychosom Med Psychol 38:77–86

Kreische R (1992) Gestörte Paarbeziehungen bei neurotischen Erkrankungen und ihre psychotherapeutische Behandlung mit Paar- und Gruppentherapie. Habilitationsschrift, Göttingen

Kreische R (1995) Gestörte Paarbeziehungen bei neurotischen Erkrankungen und ihre psychotherapeutische Behandlung. Z Psychosom Med 41:108–126

Krüger RT (1997) Kreative Interaktion. Vandenhoeck & Ruprecht, Göttingen

Kübler-Ross E (1978) Interview mit Sterbenden. Mohn, Gütersloh

Kübler-Ross E (1982) Reif werden zum Tode. Mohn, Gütersloh

Kühn R (1989) „Seele" als Leiblichkeit. Eine meta-psychologische Besinnung. Fundamenta Psychiatrica 3:229–233

Kühn R (1992) Leiblichkeit als Lebendigkeit. Karl Albert, Freiburg München

Kühn R (1994) Existenz und Selbstaffektion in Therapie und Phänomenologie. Passagen, Wien

Kühn R, Heisterkamp G (1995) Leib/Körper/Leiblichkeit. In: Brunner R, Titze M (Hrsg) Wörterbuch der Individualpsychologie. Reinhardt, München Basel, S 291–298

Kühn R, Titze M (1991) Die leib-seelische Identität im „Können" des Lebensstils. Z Individualpsychol 16:203–216

Kuhn TS (1973) Die Struktur wissenschaftlicher Revolutionen. Suhrkamp, Frankfurt/Main

Kümmel WF (1977) Musik und Medizin. Alber, Freiburg

Künkel F (1929) Vitale Dialektik. Hirzel, Leipzig

Kurz R (1985) Körperzentrierte Psychotherapie. Synthesis, Essen

Kutter P (1981) Sein oder Nichtsein, die Basisstörung der Psychosomatose. Prax Psychother Psychosom 26:47–60

Lang I (1998) Durcharbeiten in der Psychoanalyse und in der KiP. Imagination 20:28–35

Lang O (1982) Behandlung einer schweren narzißtischen Störung bei hysterischer Persönlichkeitsstruktur – zugleich ein Beitrag zur Eigenart der Übertragung im Katathymen Bilderleben. In: Leuner H, Lang O (Hrsg) Psychotherapie mit dem Tagtraum. Katathymes Bilderleben, Ergebnisse II. Huber, Bern, S 133–151

Lapierre YD, Lavallee J, Tetreault L (1973) Simultaneous mesoridazine and psychodrama in neurotics. Int J Clin Pharmacology 7:62–56

Leichsenring F (1996) Zur Meta-Analyse von Grawe. Gruppenpsychother Gruppendyn 32:205–234

Leichsenring F (2002) Zur Wirksamkeit tiefenpsychologisch fundierter und psychodynamischer Psychotherapie. Eine Übersicht unter Berücksichtigung von Kriterien der Evidence-Based-Medicine. Z Psychosom Med Psychother 48:139–162

Lemche E (2000) Gibt es eine spezifische Indikation zur psychoanalytischen Gruppenpsychotherapie? Psychotherapeut 45:165–169

Leszcz M (1989) Group psychotherapy of the characterologically difficult patient. Int J Group Psychother 39:311–335

Leuner H (1955) Experimentelles Katathymes Bilderleben als klinisches Verfahren der Psychotherapie. Z Psychother Med Psychol 5:185–203, 6:233–258

Leuner H (1955) Symbolkonfrontation, ein nicht interpretierendes Vorgehen in der Psychotherapie. Schweiz Arch Neurol Psychiatr 76:23–49

Leuner H (1957) Symboldrama, ein aktives nicht analysierendes Vorgehen in der Psychotherapie. Z Psychother Med Psychol 7:221–238

Leuner H (1959) Das Landschaftsbild als Metapher dynamischer Strukturen. In: Stolze H (Hrsg) Arzt im Raum des Erlebens. Lehmann, München

Leuner H (1964) Das assoziative Vorgehen im Symboldrama. Z Psychother Med Psychol 14:196–211

Leuner H (Hrsg) (1980) Katathymes Bilderleben. Ergebnisse in Theorie und Praxis. Huber, Bern

Leuner H (1982) Das Katathyme Bilderleben im Lichte der Ich-Psychologie. In: Leuner H, Lang O (Hrsg) Psychotherapie mit dem Tagtraum. Katathymes Bilderleben, Ergebnisse II. Huber, Bern, S 37–55

Leuner H (1985) Lehrbuch des Katathymen Bilderlebens. Huber, Bern

Leuner H (1989) Katathymes Bilderleben, Grundstufe, 1. Aufl. 1970. Thieme, Stuttgart

Leuner H, Lang O (Hrsg) (1982) Psychotherapie mit dem Tagtraum. Katathymes Bilderleben, Ergebnisse II. Huber, Bern

Leuzinger-Bohleber M (1996) Erinnern in der Übertragung – Zum interdisziplinären Dialog zwischen Psychoanalyse und biologischer Gedächtnisforschung. Psychother Psychosom Med Psychol 46:217–227

Leuner H, Kottje-Birnbacher L, Sachsse U, Wächter M (Hrsg) (1986) Gruppenimagination. Gruppentherapie mit dem katathymen Bilderleben. Huber, Bern

Leuner H, Horn G, Klessmann E (1990) Katathymes Bilderleben mit Kindern und Jugendlichen. Reinhardt, München Basel

Leuner H, Hennig H, Fikentscher E (1993) Katathymes Bilderleben in der therapeutischen Praxis. Schattauer, Stuttgart

Leutz G (1974) Psychodrama (das klassische Psychodrama nach Moreno). Springer, Berlin Heidelberg New York

Leuzinger-Bohleber M (Hrsg) (1985) Psychoanalytische Kurztherapie. Westdeutscher Verlag, Oplanden

Leuzinger-Bohleber M (1996) Erinnern in der Übertragung – Zum interdisziplinären Dialog zwischen Psychoanalyse und biologischer Gedächtnisforschung. Psychother Psychosom Med Psychol 46:217–227

Lewandowsky L, Buchkremer G, Stark M (1994) Das Gruppenklima und die Therapeut-Patient-Beziehung bei zwei Gruppentherapiestrategien für schizophrene Patienten – Ein Beitrag zur Klärung differentieller Therapieeffekte. Psychother Psychosom Med Psychol 44:115–121

Lichtenberg JD (1987) Die Bedeutung der Säuglingsbeobachtung für die klinische Arbeit mit Erwachsenen. Z Psychoanal Theorie Praxis 2:123–147

Lichtenberg JD, Lachmann F, Fosshage J (1996) Werte und moralische Haltungen. Psyche 50:407–443

Lieberman MA, Yalom ID, Miles MB (1973) Encounter-groups: First facts. Basic Books, New York

Liedtke R, Geiser F (2001) Veränderungen interpersonaler Probleme während und zwei Jahre nach stationärer Psychotherapie. Gruppenpsychother Gruppendynamik 37:214–228

Lindemann E (1944) Symptomatology and management of acute grief. Am J Psychiatry 101:141–148

Lippmann R (1990) Übergangsräume und Übergangsobjekte im Katathymen Bilderleben. In: Wilke E, Leuner H (Hrsg) Das Katathyme Bilderleben in der psychosomatischen Medizin. Huber, Bern, S 214–234

Loos GK (1986) Spielräume. Fischer, Stuttgart

Losch T (1999) Musiktherapie bei Hauterkrankungen. Dissertation, Zentrum fürPsychotherapie der Universität Gießen

Lowen A (1977) Bioenergetische Analyse: Eine Weiterentwicklung der Reich'schen Therapie. In: Petzold H (Hrsg) Die neuen Körpertherapien. Junfermann, Paderborn, S 51–61

Lowen A (1979) Lust: der Weg zum kreativen Leben. Kösel, München

Lowen A (1981) Körperausdruck und Persönlichkeit. Kösel, München

Lowen A (1984a) What is bioenergetic analysis? Bioenergetic Analysis 1:1–20

Lowen A (1984b) Two brief essays. What ist bioenergetic analysis? Bioenergetic Analysis 1:21–28

Lowen A (1984c) Narzißmus. Die Verleugnung des wahren Selbst. Kösel, München

Lowen A (1985) Bioenergetik für Jeden. Kirchheim, München

Lowen A (1986) Bio-Energetik. Rowohlt, Reinbek

Lowen A (1993) Freude. Kösel, München

Loyola I von (1963) Geistliche Übungen. Herder, Freiburg

Luborsky L (1984) Principles of psychoanalytic psychotherapy. A manual for supportive-expressive treatment. Basic Book, New York

Luborsky L (1988) Einführung in die analytische Psychotherapie. Springer, Berlin Heidelberg New York Tokyo

Luborsky L, Crits-Christoph P (1990) Understanding transference. The CCRT method. Basic Books, New York

Lynn DJ, Vaillant GE (1998) Anonymity, neutrality and confidentiality in the actual methods of Sigmund Freud: A review of 43 cases, 1907–1939. Am J Psychiatry 155:2

Maack C (1997) Guided imagery and music. In: Berger L (Hrsg) Musik, Magie & Medizin. Junfermann, Paderborn, S 139–149

Mahler MS, Pine F, Bergmann A (1978) Die psychische Geburt des Menschen. Symbiose und Individuation. Fischer, Frankfurt/Main

Malan DH (1963) Psychoanalytische Kurztherapie. Eine kritische Untersuchung. Rowohlt, Hamburg

Malan DH (1965) Psychoanalytische Kurztherapie. Eine kritische Untersuchung. Klett, Stuttgart

Mann J (1973) Psychotherapie in 12 Stunden. Walter, Olten

Mann J (1978) Psychotherapie in 12 Stunden. Zeitbegrenzung als therapeutisches Instrument. Walter, Olten

Marcel G (1986) Leibliche Begegnung. Notizen aus einem gemeinsamen Gedankengang, bearbeitet von Hans A. Fischer-Barnicol. In: Petzold H (Hrsg) Leiblichkeit. Junfermann, Paderborn, S 15–46

Marcuse L (1972) Philosophie des Glücks. Diogenes, Zürich

Marsh LC (1931) Group treatment of the psychoses by the psychological equivalent of revival. Ment Hyg 15:328–340

Massing A (1994) Die unbequemen Angehörigen. Veränderungen der unbehandelten Dritten während der Psychotherapie. Die Psychotherapeutin 1:37–55

Massing A, Reich G, Sperling E (1994) Die Mehrgenerationen-Familientherapie, 4. Aufl. 1999. Vandenhoeck & Ruprecht, Göttingen

Mattke DU, Tschuschke V (1997) Kurzgruppenpsychotherapie – Einführende Überlegungen unter besonderer Berücksichtigung analytisch orientierter und interpersoneller Therapiekonzepte. Gruppenpsychother Gruppendyn 33:18–35

Maurer-Groeli Y (1976) Körperzentrierte Gruppenpsychotherapie bei akut schizophren Erkrankten. Arch Psychiatr Nervenkr 221:259–271

McCallum M, Piper WE (1990) A controlled study of effectiveness and patient suitability for short-term group psychotherapy. Int J Group Psychother 40:431–452

McNeel J (1975) Redecisions in psychotherapy: A study of the effects of an intensive weekend group workshop. Dissertation, San Francisco

McNeel J (1976) The parent interview. Transactional Analysis Journal 6:61–68

Mellor K, Schiff E (1975) Discounting. Transactional Analysis Journal 5:295–302

Menninger K (1967) The vital balance. Viking-Press, New York

Menninger KA, Holzmann PS (1973) Theory of psychoanalytic technique. Basic Book, New York; dt. Theorie der psychoanalytischen Technik. Klett-Cotta, Stuttgart, 1977

Mentzos S (1976, 1988) Interpersonale und institutionalisierte Abwehr. Suhrkamp, Frankfurt/Main

Mentzos S (1983) Abwehrmechanismen. In: Mertens W (Hrsg) Psychoanalyse. Ein Handbuch in Schlüsselbegriffen. Urban & Schwarzenberg, München, S 62–68

Mentzos S (1991) Psychodynamische Modelle in der Psychiatrie. Vandenhoeck & Ruprecht, Göttingen

Merbaum M (1957) The use of psychodrama as a method of improving the empathic abilities of student nurses. Master thesis. University of Kansas City

Mertens W (1997) „Und da weiß ich, daß nichts vergeht" – Psychodynamik ohne Biographie? Kommentar zum Beitrag von G. Heuft et al.: Das Konzept des Aktualkonflikts und seine Bedeutung für die Therapie. Z Psychosom Med 43: 27–33

Meyer AE (Hrsg) (1981) The Hamburg short psychotherapy comparison experiment. Psychother Psychosom 35: 81–208

Meyer AE (1990) Eine Taxonomie der bisherigen Psychotherapieforschung. Z Klin Psychol 19: 287–291

Meyer AE, Richter R, Grawe K, Schulenburg JM von der, Schulte B (1991) Forschungsgutachten zu Fragen eines Psychotherapeutengesetzes im Auftrag des Bundesministeriums für Jugend, Familie, Frauen und Gesundheit. Hamburg

Meyer-Denkmann G (1972) Struktur und Praxis in der Musik. Universal Edition, Wien

Miller A (1979) Das Drama des begabten Kindes und die Suche nach dem wahren Selbst. Suhrkamp, Frankfurt/Main

Miller A (1981) Du sollst nicht merken. Suhrkamp, Frankfurt/Main

Mitscherlich Melitta (1972) Die Psychoanalyse im Rahmen der Psychosomatischen Medizin. Z Psychosom Med 18: 220–232

Moiso C (1985) Ego states and transference. TAJ 15: 194–201

Moreno JL (1939) Psychodramatic shock therapy. Sociometric approach to the problem of mental disorders. Sociometry 2: 1–30

Moreno JL (1951) Sociometry, experimental and the science of society. An approach to a new political orientation. Beacon House, Beacon

Moreno JL (1981) Soziometrie als experimentelle Methode. Paderborn

Moser T (1986) Das erste Jahr. Suhrkamp, Frankfurt/Main

Moser T (1989) Körpertherapeutische Phantasien. Suhrkamp, Frankfurt/Main

Moser T (1991) Formen der Gegenübertragung in der psychoanalytisch orientierten Körperpsychotherapie. In: Hoffmann-Axthelm D (Hrsg) Der Körper in der Psychotherapie. Transform, Oldenburg, S 102–129

Moser T (1992a) Vorsicht Berührung. Suhrkamp, Frankfurt/Main

Moser T (1992b) Stundenbuch. Suhrkamp, Frankfurt/Main

Moser T (1993) Der Erlöser der Mutter auf dem Weg zu sich selbst. Suhrkamp, Frankfurt/Main

Moser T (1994a) Symbiose, Halt und Abgrenzung (VHS, 90 Minuten). Vater-Körper, Geburt und Symbolbildung (VHS, 90 Minuten). Zwei Lehrfilme über Psychoanalyse und Körperarbeit. Vertrieb: T. Moser, Goethestr. 17, 79100 Freiburg i. Br.

Moser T (1994b) Ödipus in Panik und Triumph. Suhrkamp, Frankfurt/Main

Moser T (1996) Die Wiederkehr des Dritten Reiches in der Psychotherapie. Suhrkamp, Frankfurt/Main

Mühlleitner E (1992) Biographisches Lexikon der Psychoanalyse. Edition diskord, Tübingen

Müller U (1995) Wie entsteht aus vier Säulen ein Haus? Ein Vorschlag, die Architektur der Transaktionsanalyse neu zu vermessen. Zeitschrift für Transaktionsanalyse in Theorie und Praxis 12: 137–156

Müller U (1997) Der Begriff „Das Unbewußte" bei Eric Berne oder: Die tiefenpsychologische Dimension der Transaktionsanalyse. Zeitschrift für Transaktionsanalyse in Theorie und Praxis 14: 118–133

Müller-Braunschweig H (1992) Psychohygiene und körperorientierte Psychotherapie: Allgemeine Grundlagen. In: Bühring M, Kemper FH (Hrsg) Naturheilverfahren, Bd 2, Sektion 09. Springer, Berlin Heidelberg New York Tokio

Müller-Braunschweig H (1996) Körperorientierte Psychotherapie. In: Adler RH, Herrmann JM, Köhle K, Schonecke OW, Uexküll T von, Wesiack W (Hrsg) Psychosomatische Medizin. Urban & Schwarzenberg, München Wien Baltimore, S 464–476

Müller-Braunschweig H (1996) Zur Wirkung analytisch orientierter Körperarbeit bei frühen Störungen. Bemerkungen zur Diskussion zwischen J.M. Scharff und T. Ettl über szenische und körperbezogene Intervention im analytischen Prozeß. Z Psychoanal Theorie Praxis 11: 227–238

Müller-Braunschweig H (1997) Zur gegenwärtigen Situation der körperbezogenen Psychotherapie. Psychotherapeut 42: 132–144

Myers MF (1988) Doctors' marriages – A look at the problems and their solutions. Plenum Medical Book, New York London

Nickel R, Egle U (1999) Therapie somatoformer Schmerzstörungen. Manual zur psychodynamisch-interaktionellen Gruppentherapie. Schattauer, Stuttgart

Nickel R, Egle U (2001) Manualisierte psychodynamisch-interaktionelle Gruppentherapie. Psychotherapeut 46: 11–19

Nietzsche F (1898, 1980) Also sprach Zarathustra. Werke Bd. III. Carl Hanser, München Wien, S 275–561

Nordhoff P, Robbins C (1986) Schöpferische Musiktherapie. Fischer, Stuttgart

Noriega Gayol G (1997) Diagnosis and treatment of ego state boundary problems: Effects on self-esteem and quality of life. Transactional Analysis Journal 27: 236–240

Novey TB (1997) The effectiveness of transactional analysis: a follow-up to the Consumers Reports Study. Unveröffentlichtes Manuskript, Glenview

O'Connel WE, Hanson PG (1970) Patients' cognitive changes in human relations training. J Indiv Psychol 26: 57–63

Ohlmeier D (1976) Gruppeneigenschaften des psychischen Apparates. In: Eicke D (Hrsg) Psychologie des 20. Jahrhunderts, Tiefenpsychologie, Bd 2. Kindler, Zürich, S 396–407

Orff G (1974) Die Orff-Musiktherapie. Kindler, München

Osnes R (1974) Spot reparenting. Transactional Analysis Journal 4: 40–46

Pahl J (1982) Über einige abgrenzbare Formen der Übertragungs- und Gegenübertragungsprozesse während der Arbeit mit dem Katathymen Bilderleben. In: Leuner H, Lang O (Hrsg) Psychotherapie mit dem Tagtraum. Katathymes Bilderleben. Ergebnisse II. Huber, Bern, S 73–92

Papoušek M (1989) Frühe Phasen der Eltern-Kind-Beziehungen. Ergebnisse der entwicklungspsychobiologischen Forschung. Prax Psychother Psychosom 34: 109–122

Pauls W, Walther HJ (1980) Zur Bedeutung des Aktionsforschungsansatzes für Psychotherapie und Beratung. In: Völker U (Hrsg) Humanistische Psychologie. Beltz, Weinheim Basel, S 179–191

Perls FS (1974) Gestalt-Therapie in Aktion. Klett, Stuttgart

Perls FS (1976) Grundlagen der Gestalttherapie. Pfeiffer, München

Perrez M (1976) Zum Problem der Relevanzforderungen in der Klinischen Psychologie am Beispiel der Therapieziele. In: Iseler A, Perrez M (Hrsg) Relevanz in der Psychologie: zur Problematik von Relevanzbegriffen, -forderungen und -behauptungen. Reinhardt, München Basel, S 139–154

Peter H (1989) Integration von Psychoanalyse und Bioenergetik in der Person und Rolle des Therapeuten. In: Schweizerische Gesellschaft für Bioenergetische Analyse und Therapie (Hrsg) Körper und Seele. Alternativ, Dortmund, S 11–23

Peter H (1994) Vom Sein zum Werden – bioenergetisches Arbeiten an Übergängen. In: Hoffmann-Axthelm D (Hrsg) Schock und Berührung. Transform, Oldenburg, S 46–59

Peters HH, Jones FD (1951) Evaluation of group psychotherapy by means of performance tests. J Consult Psychology 15:363–367

Petzold H (1974) Tetradisches Psychodrama in der Behandlung von Alkoholikern. In: Petzold H (Hrsg) Drogentherapie. Modell, Methoden, Erfahrungen. Junfermann, Paderborn, S 269–316

Petzold H (1979) Zur Veränderung der sozialen Mikrostruktur im Alter – eine Untersuchung von 40 sozialen Atomen alter Menschen. Integrative Therapie 5(1/2):51–78

Petzold H (1980) Die neuen Körpertherapien. Junfermann, Paderborn

Petzold H (1989) Heilende Klänge. Junfermann, Paderborn

Petzold H (1996) Integrative Bewegungs- und Leibtherapie, Bd. I/1 und I/2. Junfermann, Paderborn

Petzold H, Sieper J (1993) Integration und Kreation, Modelle und Konzepte der Integrativen Therapie. Junfermann, Paderborn, S 141–173

Piaget J (1946) Psychologie der Intelligenz. Rascher, Zürich

Piaget J (1972) Urteil und Denkprozeß des Kindes. Schwann, Düsseldorf

Pierrakos J (1977) Core-Therapie. In: Petzold H (Hrsg) Die neuen Körpertherapien. Junfermann, Paderborn, S 90–116

Pilkey L, Goldman M, Kleinman B (1961) Psychodrama – an empathetic ability in the mentally retarded. Am J Mental Deficiency 65:595–605

Pohlen M (1972) Gruppenanalyse. Vandenhoeck & Ruprecht, Göttingen

Polenz S von (1994) Und er bewegt sich doch. Suhrkamp, Frankfurt/Main

Pntvik A (1996) Der tönende Mensch. Fischer, Stuttgart

Pope K, Bouhoutsos J (1986) Sexual intimacy between therapists and patients. Praeger, New York

Pope K, Bouhoutsos J (1992) Als hätte ich mit einem Gott geschlafen – Sexuelle Beziehungen zwischen Therapeuten und Patienten. Hoffmann & Campe, Hamburg

Pope K, Keith-Spiegel PC, Tabachnick BG (1986) Sexual attraction to clients: The human therapist and the (sometimes) inhuman training system. Am Psychologist 41:147–158

Popper KR (1973) Logik der Forschung, 5. Aufl. Mohr, Tübingen

Porder MS (1987, dt. 1991) Projektive Identifikation: Eine Alternativ-Hypothese. Forum Psychoanal 7:189–201

Rad M von, Senf W, Bräutigam W (1998) Psychotherapie und Psychoanalyse in der Krankenversorgung: Ergebnisse des Heidelberger Katamnese-Projektes. Psychother Psychosom Med Psychol 48:88–100

Rapaport DA (1960) The structure of psychoanalytical theory. A systematizing attempt. Int Univ Press, New York

Rauhe H (1993) Musik hilft heilen. Arcis, München

Reddemann L, Sachsse U (1998) Welche Psychoanalyse ist für Opfer geeignet? Forum Psychoanal 14:289–294

Reed Gail S (1995) Clinical truth and contemporary relativism: Meaning and narration in the psychoanalytic situation. JAPA 43:713ff

Reich G (1984) Der Einfluß der Herkunftsfamilie auf die Tätigkeit von Therapeuten und Beratern. Prax Kinderpsychol Kinderpsychiatr 33:61–69

Reich G (1990) Psychoanalytische und systemische Familientherapie – Integrative Aspekte und Differenzen in Theorie und Praxis. In: Massing A (Hrsg) Psychoanalytische Wege der Familientherapie. Springer, Berlin Heidelberg New York, S 97–144

Reich G (1993) Partnerwahl und Ehekrisen, 4. Aufl. Asanger, Heidelberg

Reich G (1998a) Familien mit Adoleszenten – Familien in der Krise. Kontext 29:42–59

Reich G (1998b) Paare in der Lebensmitte. Psychotherapeut 43:102–110

Reich G (2001) „Bei uns war das ganz anders" – Familiengeheimnisse und Familienmythen. Kontext 32:5–19

Reich G (2002) Mehrgenerationen-Familientherapie. In: Wirsching M, Scheib P (Hrsg) Paar- und Familientherapie. Springer, Berlin Heidelberg New York Tokio, S 247–262

Reich G, Cierpka M (2003) Der psychodynamische Befund. In: Cierpka M (Hrsg) Handbuch der Familiendiagnostik, 2. Aufl. Springer, Berlin Heidelberg New York Tokio, S 393–420

Reich G, Cierpka M (Hrsg) (2001) Psychotherapie der Eßstörungen, 2. Aufl. Thieme, Stuttgart

Reich G, Rüger U (1994) Die Einbeziehung der Familie in die stationäre Psychotherapie. Nervenarzt 65:313–322

Reich G, Massing A, Cierpka M (2003) Die Mehrgenerationenperspektive und das Genogramm. In: Cierpka M (Hrsg) Handbuch der Familiendiagnostik, 2. Aufl. Springer, Berlin Heidelberg New York Tokio, S 290–324

Reich W (1942, 1972) Die Funktion des Orgasmus. Fischer, Frankfurt/Main

Reich W (1945, 1971) Charakteranalyse. Kiepenheuer & Witsch, Köln

Reimer C, Arentewicz G (1993) Kurzpsychotherapie nach Suizidversuch – Ein Leitfaden für die Praxis. Springer, Berlin Heidelberg New York Tokio

Reimer C, Eckert J, Hautzinger M, Wilke E (2000) Psychotherapie – Ein Lehrbuch für Ärzte und Psychologen, 2. Aufl. Springer, Berlin Heidelberg New York Tokio

Reinert T (1995) Das Problem der Gewalt in der Therapie von Ich-Struktur-Gestörten, insbesondere Borderline-Patienten. In: Lehmkuhl U (Hrsg) Gewalt in der Gesellschaft. Beiträge zur Individualpsychologie. Reinhardt, München Basel, S 69–86

Reinert T (1996) Zum individualpsychologischen Verständnis der Borderline-Störung: Die „rückwärtsgerichtete Lebensbewegung". Z Individualpsychol 21:37–47

Reinert T (1997a) Von der Katze ohne Beine und der Insel auf dem Schiff – Ein-Blicke in die Psyche. In: Lehmkuhl U (Hrsg) Beiträge zur Individualpsychologie, 23: Biographie und seelische Entwicklung. Reinhardt, München Basel

Reinert T (1997b) „Ja, hab' ich ein Lebensrecht?" – Widerspiegelungen eines überlebten Abtreibungsversuches in der Therapie einer Borderline-Patientin. Int Z Pränatal Perinatal Psychol Med 9:475–494

Revenstorf D (1985) Kritik der „Struktur der Magie". In: Peter B (Hrsg) Hypnose und Hypnotherapie nach Milton H. Erickson. Pfeiffer, München, S 238–270

Richter HE (1963) Eltern, Kind und Neurose. Rowohlt, Reinbek

Richter R, Hartmann A, Meyer AE, Rüger U (1994) „Die Kränkesten gehen in eine psychoanalytische Behandlung?" Z Psychosom Med 40:41–51

Riegels V (1981) Zur Funktion des Handelns in der Psychodramatherapie. In: Engelke E (Hrsg) Psychodrama in der Praxis. Pfeiffer, München

Riegels V, Schmitz-Hambrecht A (1981) Soziometrie – eine Einführung. In: Engelke E (Hrsg) Psychodrama in der Praxis. Pfeiffer, München

Riesmann D, Denney R, Glazer N (1962) Die einsame Masse: Eine Untersuchung der Wandlungen des amerikanischen Charakters. Rowohlt, Reinbek

Rittner S (1997) Arbeit mit dem Ganzkörper-Monochord in der Musikpsychotherapie. In: Berger L (Hrsg) Musik, Magie & Medizin. Junfermann, Paderborn, S 111–117

Roggemann W (1978) Diskussionsbeitrag auf der Arbeitssitzung der Arbeitsgruppe Berlin der Deutschen Psychoanalytischen Gesellschaft (gegr. 1910) 26.4.78. Zitiert nach U. Rüger (1981) Stationär-ambulante Gruppenpsychotherapie (S 5). Springer, Berlin Heidelberg New York

Rosenberg L (1998) Kraftquellen und Ressourcen in der KB-Therapie. Imagination 20:5–36

Rosenberg PP (1952) An experimental analysis of Psychodrama. Dissertation, Harvard University

Rosenberg SA, Zimet CN (1995) Brief group treatment and managed mental health care. Int J Group Psychother 45: 367–379

Rosendahl W (1999) Die Gegenübertragung in der Katathymimaginativen Psychotherapie – Hindernis oder Nutzen? In: Henning H, Rosendahl W (Hrsg) Katathym-imaginative Psychotherapie als analytischer Prozeß. Pabst Science, Lengerich, S 43–53

Rosner M (1998) Übertragungs- und Gegenübertragungskonzepte in der KiP. Imagination 20:49–64

Roth JW (1984) Konkrete Phantasie. Neue Erfahrungen mit dem Katathymen Bilderleben. Huber, Bern

Roth JW (1990) Das KB in der Behandlung von Sexualstörungen und gynäkologisch-psychosomatischen Symptomen. In: Wilke E, Leuner H (Hrsg) Das Katathyme Bilderleben in der psychosomatischen Medizin. Huber, Bern, S 266–273

Roth N (1986) Nachwort in: Moser T (1986) Das erste Jahr. Suhrkamp, Frankfurt/Main, S 149–190

Roth N (1991) Erfüllung und Begrenzung. In: Hoffmann-Axthelm D (Hrsg) Der Körper in der Psychotherapie. Transform, Oldenburg, S 130–155

Roth N (1996) Übertragung. Pesso Bulletin 12

Rudolf G (1991) Die therapeutische Arbeitsbeziehung. Springer, Berlin Heidelberg New York

Rudolf G (1993) Psychotherapeutische Medizin. Enke, Stuttgart

Rudolf G (2002) Konfliktaufdeckende und strukturfördernde Zielsetzungen in der tiefenpsychologisch fundierten Psychotherapie. Z Psychosom Med Psychother 48:164–174

Rudolf G, Rüger U (2001) Zur Differentialindikation zwischen tiefenpsychologisch fundierter und analytischer Psychotherapie. Psychotherapeut 46:216–219

Rudolf G, Manz R, Öri Ch (1994) Ergebnisse psychoanalytischer Therapien. Z Psychosom Med 40:25–40

Rüger B (1996) Fragen und Anmerkungen zu einigen statistischen Methoden in der Psychotherapieforschung. Psychotherapie Forum 4:135–143

Rueger C (1991) Die musikalische Hausapotheke. Ariston, Genf München

Rüger U (1976) Ergebnisse einer katamnestischen Nachuntersuchung an 21 Patienten fünf Jahre nach Abschluß einer ambulanten Gruppentherapie. Gruppenpsychother Gruppendyn 10:313–330

Rüger U (1979) Kombination von psychiatrischer Pharmakotherapie und Psychotherapie. Nervenarzt 50:491–500

Rüger U (1981) Die Kombination von aufdeckender analytischer Psychotherapie mit direktiven und sozialen Maßnahmen – Ein Widerspruch? Zur Dialektik zwischen äußerer und innerer Realität. Psychiatr Praxis 8:125–130

Rüger U (1981) Stationär-ambulante Gruppenpsychotherapie. Springer, Berlin Heidelberg New York

Rüger U (1987) Fehldiagnosen „Psychosomatische Erkrankung". Prax Psychother Psychosom 32:12–20

Rüger U (1990) Was ist Psychoanalyse? Forum Psychoanalyse 6:166–168

Rüger U (1991) 7-Jahres-Katamnese nach Abschluß analytischer Gruppenpsychotherapie. Z Psychosom Med 37: 361–374

Rüger U (1992) Musiktherapie. In: Heigl F, Heigl-Evers A (Hrsg) Psychotherapie. Springer, Berlin Heidelberg New York, S 428–434

Rüger U (1993) Wege der psychoanalytischen Therapie und das reine Gold der Psychoanalyse. Z Psychosom Med 39:234–238

Rüger U (1994) Neurosenbehandlung: Psychoanalytisch begründete Verfahren. Nervenheilkunde 13:78–83

Rüger U (1997) Psychotherapeutische Richtungen. In: Heigl-Evers A, Heigl F, Ott J, Rüger U (Hrsg) Lehrbuch der Psychotherapeutischen Medizin, 3. Aufl. Fischer, Lübeck Stuttgart Jena Ulm, S 273f

Rüger U (2001) Zum Gutachterverfahren bei psychoanalytisch begründeten Behandlungsverfahren. Psychother Prax 3: 139–149

Rüger U (2002) Tiefenpsychologisch fundierte Psychotherapie. Z Psychosom Med Psychother 48:117–138

Rüger U, Leibing E (1999) Zum Einfluß des Bildungsstandes auf Psychotherapie-Indikation, Wahl des Nehandlungsverfahrens und Behandlungsdauer. Psychotherapeut 44:214–219

Rüger U, Reimer C (2000) Besonderheiten der Therapeut-Patient-Beziehung. In: Hoffmann M, Schauenburg H (Hrsg) Psychotherapie der Depression. Thieme, Stuttgart, S 139–148

Rüger U, Haase J, Fassl K (1996) Was Psychotherapeuten vom Leben ihrer Patienten (nicht) wissen. Z Psychosom Med 42:329–342

Rüger U, Haase J, Fassl K, Ernst G, Leibing E (1997) Zusammenhang zwischen Bildungsstand und Kenntnissen des Therapeuten über die Biographie seines Patienten. Z Psychosom Med 43:360–380

Rüger U, Sammet I, Schauenburg H, Staats H (1999) Inszenierungsmöglichkeiten von unreifen Abwehrprozessen im stationären Setting. In: Tress W, Wöller W, Horn E (Hrsg) Psychotherapeutische Medizin im Krankenhaus – state of the art. VAS, Frankfurt/Main

Rust M (1986) Patientengruppen in der Psychiatrischen Klinik. In: Leuner H, Kottje-Birnbacher L, Sachsse U, Wächter M (Hrsg) Gruppenimagination. Gruppentherapie mit dem Katathymen Bilderleben. Huber, Bern, S 137–142

Rust M (1993) Katathyme Symbolik und die Kunst des Hörens. Wahrnehmungseinstellungen in Psychotherapie und Psychiatrie. Neuzeit, Bonn

Rutter P (1990) Verbotener Sex. Wenn Therapeuten und Helfer das Abstinenz-Gebot mißachten. Psychologie Heute, Mai 1990: 44–47

Sachsse U (1994) Klinische Erfahrungen mit verschiedenen Interventionsmodi bei der psychoanalytisch-interaktionellen Therapie. In: Heigl-Evers A, Ott J (Hrsg) Die psychoanalytisch-interaktionelle Methode. Vandenhoeck & Ruprecht, Göttingen

Sachsse U, Reddemann L (1997) Katathym-imaginative Psychotherapie in der Behandlung traumatisierter Patientinnen. In: Kottje-Birnbacher L, Sachsse U, Wilke E (Hrsg) Imagination in der Psychotherapie. Huber, Bern, S 222–228

Sachsse U, Wilke E (1987) Die Anwendung des katathymen Bilderlebens bei psychosomatischen Erkrankungen. Theoretische Überlegungen zu Erfahrungen in der Praxis. Prax Psychother Psychosom 32:46–54

Sader M (1991) Realität, Semi-Realität und Surrealität im Psychodrama. In: Vorwerg M, Arlberg T (Hrsg) Psychotherapie und Grenzgebiete. Psychodrama. Barth, Leipzig Heidelberg

Salber W (1965) Morphologie des seelischen Geschehens. Henn, Ratingen
Salber W (1968) Der psychische Gegenstand. Bouvier, Bonn
Salber W (1993) Seelenrevolution. Bouvier, Bonn
Salk L (1960) Das „Musikerlebnis" im Griff des naturwissenschaftlichen Experiments. In: Harrer G (1975) Grundlagen der Musiktherapie. Fischer, Jena, S 9–11
Salvendy JT (1995) Die Formung der gruppentherapeutischen Identität. Gruppenpsychother Gruppendyn 31:110–119
Salvisberg H (1982) Therapie von Zwangsneurosen mit dem Katathymen Bilderleben – ein Beitrag zu Kasuistik und Theorie. In: Leuner H, Lang O (Hrsg) Psychotherapie mit dem Tagtraum. Katathymes Bilderleben, Ergebnisse II. Huber, Bern, S 94–111
Salvisberg H, Stigler M, Maxeiner V (Hrsg) (2000) Erfahrung träumend zur Sprache bringen. Huber, Bern
Sandler J (1976) Gegenübertragung und Bereitschaft zur Rollenübernahme. Psyche 30:297–305
Sandler J, Sandler AM (1985) Vergangenheits-Unbewußtes, Gegenwarts-Unbewußtes und die Deutung der Übertragung. Psyche 39:800–829
Sandner D (1990) Modelle der analytischen Gruppenpsychotherapie – Indikationen und Kontraindikationen. Gruppenpsychother Gruppendyn 26:87–100
Scharff JM (1994) Therapeutische Interventionen mit szenischem Einbezug des Körpers. In: Friedrich V, Peters H (Hrsg) Wege und Irrwege zur Psychoanalyse. Standpunkte und Streitpunkte der Gegenwart. Kellner, Hamburg, S 157–184
Scharff JM (1995) Zwischen Freud und Ferenczi: die inszenierende Interaktion (Teil I und II). Z Psychoanal Theorie Praxis 10(3, 4:349–374, 442–461
Scharff JM (1999) Der „Erfahrungsraum" der Psychoanalyse und der „Erfahrungsraum" bei inszenierender Interaktion: ein erster Vergleich. Psychosozial 74:45–58
Scheidt CE, Seidenglanz K, Dieterle W, Hartmann A, Bowe N, Hillenbrand D, Sczudiek G, Strasser F, Strasser P, Wirsching M (1998) Basisdaten zur Qualitätssicherung in der ambulanten Psychotherapie. Psychotherapeut 43:92–101
Schepank H (1987) Psychogene Erkrankungen der Stadtbevölkerung. Springer, Berlin Heidelberg New York
Schepank H (1990) Verläufe – Seelische Gesundheit und psychogene Erkrankungen heute. Springer, Berlin Heidelberg New York
Schiff JL et al (1975) Cathexis rReader: Transactional analysis treatment of psychosis. Harper & Row, New York
Schiftan Y (1993) Informationsblatt zur Musica Medica. Ilnauerstr. 10, 8307 Effretikon, Schweiz
Schlegel L (1987) Die Transaktionale Analyse. Ein kritisches Lehrbuch und Nachschlagewerk, 3. Aufl. Francke, Tübingen Basel
Schlegel L (1992) Überblick über das Modell der Ich-Zustände nach Berne. Zeitschrift für Transaktionsanalyse in Theorie und Praxis 9:33–58
Schlegel L (1993) Handwörterbuch der Transaktionsanalyse: Sämtliche Begriffe der TA praxisnah erklärt. Unter Mitwirkung von Fritz Wandel (Pädagogik), Bernhard Schibalski (Organisationsberatung), Helmut Harsch (Theologie). Herder, Freiburg
Schlegel L (1995) Die Transaktionale Analyse: Eine Psychotherapie, die kognitive und tiefenpsychologische Gesichtspunkte kreativ miteinander verbindet, 4. Aufl. Francke, Tübingen Basel
Schlegel L (1996) Der Ausdruck „Tiefenpsychologie". Zeitschrift für Transaktionsanalyse in Theorie und Praxis 13:195–203
Schlegel L (1997) Was ist Transaktionsanalyse. Zeitschrift für Transaktionsanalyse in Theorie und Praxis 14:5–30
Schmid B (1994) Wo ist der Wind, wenn er nicht weht? Professionalität und Transaktionsanalyse aus systemischer Sicht. Junfermann, Paderborn
Schmidt B (1978) Selbsterfahrung im Psychodrama als Methode der Sozialtherapie für Studenten. Grundsätzliches und Empirisches. Inaugural-Dissertation, Universität Würzburg
Schmidt J, Lamprecht F, Bernhard P, Nübling R (1989) Zur Nachgeschichte stationär psychosomatisch behandelter Patienten. Erste Ergebnisse einer Dreijahreskatamnese. In: Speidel H, Strauß B (Hrsg) Zukunftsaufgaben der psychosomatischen Medizin. Springer, Berlin Heidelberg New York
Schmölz A (1974) Kreativität und Musiktherapie. In: Revers WJ, Harrer G, Simon WCM (Hrsg) Neue Wege der Musiktherapie. Econ, Düsseldorf
Schneider E (1994) Selbst, Größenselbst und Bezugsrahmen. Zeitschrift für Transaktionsanalyse in Theorie und Praxis 11:53–75
Schneider J (1997) Dreistufenmodell transaktionsanalytischer Beratung und Therapie von Bedürfnissen und Gefühlen. Zeitschrift für Transaktionsanalyse in Theorie und Praxis 14:66–83
Schneider W (Hrsg) (1990) Indikationen zur Psychotherapie. Beltz, Weinheim Basel
Schoener G, Milgrom J H, Gonsiorek J (1984) Sexual exploitation of clients by therapists. Women & Therapy 3 (3–4): 63–69
Schrauth N (oJ) Deutschsprachige Empirische Forschung über Körperpsychotherapie. Lfd. Dissertation an der Medizinischen Fakultät der Universität Ulm
Schroeder WC (1987) Musiktherapie-Psychotherapie im Medium Musik. In: Spintge R, Droh R (Hrsg) Musik in der Medizin. Springer, Berlin Heidelberg New York
Schroeder WC (1987) Musiktherapie. In: Schepank H, Tress W (Hrsg) Die stationäre Therapie und ihr Rahmen. Springer, Berlin Heidelberg New York
Schroeder WC (1997) Musik als Psychotherapie. TW Neurologie Psychiatrie 7/8. Braun, Karlsruhe, S 440–447
Schroeder WC, Hartmann-Kottek L (1982) Integrative Musiktherapie (Überlegungen zur Integration von Musik- und Gestalttherapie). Integrative Therapie 4:344–350
Schroeder WC, Wolf U (1993) Gestalttherapie/Integrative Therapie im klinischen Bereich – Fritz-Perls-Klinik an der Hardtwaldklinik I in Zwesten. In: Petzold H, Sieper J (Hrsg) Integration und Kreation. Reihe Innovtive Psychotherapie, Bd 2. Junfermann, Paderborn, S 703–708
Schulte-Herbrüggen H (1984) Historische Aspekte der Gruppentherapie. In: Heigl-Evers A (Hrsg) Sozialpsychologie, Bd I. Psychologie des 20. Jahrhunderts. Beltz, Weinheim, S 733–740
Schultz JH (1979) Das Autogene Training, 16. Aufl. Thieme, Stuttgart
Schultz-Hencke H (1927) Einführung in die Psychoanalyse. Gustav Fischer, Jena. Nachdruck: Vandenhoeck & Ruprecht, Göttingen 1972
Schultz-Hencke H (1931) Schicksal und Neurose. Gustav Fischer, Jena
Schultz-Hencke H (1951) Lehrbuch der analytischen Psychotherapie. Fischer, Jena, Thieme, Stuttgart
Schwabe C (1972) Musiktherapie bei Neurosen und funktionellen Störungen. Fischer, Stuttgart
Schwabe C (1992) Musik spielend erfinden. Bärenreiter, Kassel
Schwidder W (1959) Grundsätzliches zur Entstehung psychosomatischer Krankheitssymptome. Psychosom Med 5: 238–245
Seidler C, Kneschke M (1992) Intendierte dynamische Gruppenpsychotherapie in der Bewährung. Gruppenpsychother Gruppendyn 28:224–231

Seithe A (1997) Die Suggestion im Dienste des Ich. Imagination 19:22–28
Senf W (1995) Stationär-ambulante psychoanalytische Gruppentherapie. Z Psychosom Med 41:293–305
Shaddish W, Ragsdale K, Glaser RR, Montgomery LM (1997) Effektivität und Effizienz von Paar- und Familientherapie: Eine metaanalytische Perspektive. Familiendynamik 22:5–33
Shearon EML (1975) The effects of psychodrama treatment on professed and inferred self concepts of selectet fourth graders in one elementary school. Thesis paper. Moreno Institute Beacon, New York
Siedt I (1999) Die Organisationsstruktur einer Facharztpraxis für Psychotherapeutische Medizin. Vortrag auf Einladung der Deutschen Gesellschaft für Psychotherapeutische Medizin, Landesverband Niedersachsen, 09.06.1999
Sifneos PE (1972) Short-term psychotherapy and emotional crisis. Harvard Univ Press, Cambridge
Sifneos PE (1979) Short-term dynamic psychotherapy: Evaluation and technique. Plenum, New York
Sigrell B (1992) The long-term effects of group psychotherapy. A thirteen-year follow-up study. Group Analysis 25:333–352
Silberer H (1909) Bericht über die Methode, gewisse symbolische Halluzinationserscheinungen hervorzurufen und zu beobachten. J Psychoanal Psychopathol 1:302–310
Simmich T, Reimer C (1998) Psychotherapeutische Aspekte von Krisenintervention. Psychotherapeut 43:143–156
Simmich T, Reimer C, Alberti L, Bronisch T, Erbe C, Milch W, Plaß A (1999) Empfehlungen zur Behandlungspraxis bei psychotherapeutischen Kriseninterventionen. Psychotherapeut 44:394–398
Skille O (1987) The music bath. In: Spintge R, Droh R (Hrsg) Musik in der Medizin. Springer, Berlin Heidelberg New York
Skille O (1997) Privatvorstellung. In: Berger L (Hrsg) Musik, Magie & Medizin. Junfermann, Paderborn, S 37–43
Small L (1971) The briefer psychotherapies. Brunner & Mazel, New York
Smeijsters H (1994) Musiktherapie als Psychotherapie. Fischer, Stuttgart
Sohni H (1998) Geschwister – ihre Bedeutung für die psychische Entwicklung im Familiensystem und in der Psychotherapie. Kontext 29:5–31
Soldz S, Budman, S, Demby MSW, Feldstein M (1990) Patient activity and outcome in group psychotherapy: New findings. Int J Group Psychother 40:53–62
Sommer P (1997a) Zur Methode der intendierten dynamischen Gruppenpsychotherapie. Gruppenpsychother Gruppendyn 33:213–242
Sommer P (1997b) Kurt Hoeck und die psychotherapeutische Abteilung am „Haus der Gesundheit" in Berlin - institutionelle und zeitgeschichtliche Aspekte der Entwicklung der Gruppenpsychotherapie in der DDR. Gruppenpsychother Gruppendyn 33:130–147
Sonne J, Meyer CB, Borys D, Marshall V (1985) Clients' reactions to sexual intimacy in therapy. Am J Orthopsychiatr 55(2):183–189
Sperling E (1965) Die „Magersuchtsfamilie" und ihre Behandlung. In: Meyer JE, Feldmann H (Hrsg) Anorexia nervosa. Klett, Stuttgart
Sperling E (1979) Familientherapie unter Berücksichtigung des Dreigenerationen-Problems. Psychother Med Psychol 29:207–213
Sperling E (1988) Familienselbstbilder. Prax Kinderpsychol Kinderpsychiatr 37:226–231
Sperling E, Sperling U (1976) Die Einbeziehung der Großeltern in die Familientherapie. In: Richter HE, Strotzka H, Willi J (Hrsg) Familie und seelische Krankheit. Rowohlt, Reinbek, S 196–215
Spintge R, Droh R (1992) Musik-Medizin. Fischer, Stuttgart
Staats H (1992a) Rituale in der psychoanalytisch-interaktionellen Therapie. Gruppenpsychother Gruppendyn 28:40–57
Staats H (1992b) Psychoanalytisch-interaktionelle Gruppentherapie mit manisch-depressiv Kranken. Gruppenpsychother Gruppendyn 28:356–370
Staats H (1996) Geschlechtsunterschiede in Erzählungen von Patientinnen und Patienten zu Beginn einer Paartherapie. Gruppenpsychother Gruppendyn 32:366–377
Stauss K (1993) Neue Konzepte zum Borderline-Syndrom: Stationäre Behandlung nach den Methoden der Transaktionsanalyse – das Grönenbacher Modell. Junfermann, Paderborn
Steiner CM (1971) Stroke economy. Transactional Analysis Journal 1:9–15
Steiner CM (1975) Scripts people live: Transactional analysis of life scripts, 5th edn. Bantam, Toronto New York London
Stekel W (1938) Technik der analytischen Psychotherapie. Huber, Bern
Stern D (1989) Die Repräsentation von Beziehungsmustern. Entwicklungspsychologische Betrachtungen. In: Petzold H (Hrsg) Die Kraft liebevoller Blicke. Psychotherapie und Babyforschung, Bd 2. Junfermann, Paderborn, S 193–218
Stern D (1996) Selbstempfindung und Rekonstruktion. In: Trautmann-Voigt S, Voigt B (Hrsg) Bewegte Augenblicke im Leben des Säuglings- und welche therapeutischen Konsequenzen? Richter, Köln, S 17–30
Stern D (1998) Now-moments und Vitalitätskonturen als neue Basis für psychotherapeutische Modellbildungen. In: Trautmann-Voigt S, Voigt B (Hrsg) Bewegung ins Unbewußte. Brandes & Apsel, Frankfurt/Main, S 82–96
Stewart J (1994) Eric Berne. Sage, London; dt. Wie man Lebenspläne verändert. Junfermann, Paderborn, 1985
Stewart J, Joines V (1990) Die Transaktionsanalyse: Eine Neue Einführung in die TA. Herder, Freiburg
Stierlin H (1977) Familientherapeutische Aspekte der Übertragung und Gegenübertragung. Familendyn 3:182–197
Stierlin H (1978) Delegation und Familie. Suhrkamp, Frankfurt/Main
Stierlin H (1989) Individuation und Familie. Suhrkamp, Frankfurt/Main
Stierlin H, Rücker-Embden I, Wetzel N, Wirsching M (1985) Das erste Familiengespräch, 7. Aufl. Klett-Cotta, Stuttgart
Stigler M, Pokorny D (2000) Vom inneren Erleben über das Bild zum Wort. KiP-Texte im Lichte computergestützter Inhaltsanalyse. In: Salvisberg H, Stigler M, Maxeiner V (Hrsg) Erfahrung träumend zur Sprache bringen. Huber, Bern, S 85–100
Stokes PE (1991) The changing horizon in the treatment of depression - scientific/clinical publication overview. J Clin Psychiatry 52:35–43
Stoller RJ (1979) Perversion – Die erotische Form von Haß. Rowohlt, Reinbek
Stolorow RD, Brandchaft B, Atwood GE (1987) Psychoanalytic treatment. Analytic Press, Hillsdale London
Stolze H (1978) Konzentrative Bewegungstherapie. In: Eicke D (Hrsg) Die Psychologie des 20. Jahrhunderts, Bd III. Kindler, München, S 1250–1273
Stolze H (1992) Der Körper in der Psychotherapie: In: Buchheim P, Cierpka M, Seifert Th (Hrsg) Lindauer Texte 1991: Liebe und Psychotherapie: Der Körper in der Psychotherapie. Springer, Berlin Heidelberg New York, S 106–108

Stone MH, Lewis CM, Beck AP (1994) The structure of Yalom's curative factors scale. Int J Group Psychother 44:239–245

Strauß B, Burgmeier-Lohse M (1994) Evaluation einer stationären Langzeitgruppenpsychotherapie – Ein Beitrag zur differentiellen Psychotherapieforschung im stationären Feld. Psychother Psychosom Med Psychol 44:184–192

Strauß B, Eckert J (2001) Schäden und negative Folgen von Gruppenpsychotherapien. Gruppenpsychother Gruppendynamik 37:45–67

Strauß B, Hess H (1993) Interpersonale Probleme, interpersonale Orientierung und Behandlungserfolg nach stationärer Gruppenpsychotherapie. Psychother Psychosom Med Psychol 43:82–92

Strauß B, Eckert J, Tschuschke V (Hrsg) (1996) Methoden der empirischen Gruppenpsychotherapieforschung – ein Handbuch. Westdeutscher Verlag, Opladen

Strauß B, Burlingame G, MacKenzie KR (2001) Wer, was, wann, wo, wie? Minimalanforderungen für die Veröffentlichung gruppentherapiebezogener Forschungsergebnisse. Gruppenpsychother Gruppendynamik 37:207–213

Streeck U (1980) „Definition der Situation", soziale Normen und interaktionelle Gruppenpsychotherapie. Gruppenpsychother Gruppendyn 16:209–221

Streeck U (1983) Abweichungen vom „fiktiven Normal-Ich": Zum Dilemma der Diagnostik struktureller Ich-Störungen. Z Psychosom Med 29:334–349

Strobel W (1988) Klang-Trance-Heilung. Die archetypische Welt der Klänge. Musiktherapeutische Umschau 9:119–139

Strobel W (1990) Von der Musiktherapie zur Musikpsychotherapie. Musiktherapeutische Umschau 11:313–338

Strobel W (1992) Die klanggeleitete Trance. Hypnose und Kognition 9(1/2):98–116

Strobel W (1995) Grenzzustände in der Musiktherapie. In: Schroeder WC (Hrsg) Musik – Spiegel der Seeler. Junfermann, Paderborn, S 281–307

Strotzka H (Hrsg) (1975) Psychotherapie: Grundlagen, Verfahren, Indikationen. Urban & Schwarzenberg, München

Strotzka H (1982) Psychotherapie und Tiefenpsychologie. Springer, Wien New York

Strupp H (1996) Psychodynamische Psychotherapie im Jahre 2010. Psychotherapie Forum 4:144–151

Strupp HH, Binder JL (1991) Kurzpsychotherapie. Klett-Cotta, Stuttgart

Stuntz EC (1973) Multiple Chair Technique. Transactional Analysis Journal 3:29–31

Szönyi G (1991) Die Widerspiegelung der Machtmechanismen in der Geschichte der ungarischen gruppenpsychotherapeutischen Bewegung. Gruppenpsychother Gruppendyn 27:3–8

Teirich HR (1958) Musik in der Medizin. Fischer, Stuttgart

Thomä H (1983) Erleben und Einsicht im Stammbaum psychoanalytischer Techniken und der „Neubeginn" als Synthese im „Hier und Jetzt". In: Hoffmann SO (Hrsg) Deutung und Beziehung. Fischer, Frankfurt/Main, S 17–43

Thomä H (1993) Über einige therapeutische und wissenschaftliche Sackgassen im Zusammenhang mit Freuds Gold-Kupfer-Metapher. Z Psychosom Med 39:238–245

Thomä H (2000) Kommentar zur Differentialindikation zwischen tiefenpsychologisch fundierter und analytischer Psychotherapie. Schreiben vom 16.11.2000 (zit. in: Rudolf G, Rüger U, 2001, S 216)

Thomä H, Kächele H (1996) Lehrbuch der psychoanalytischen Therapie, 1. Grundlagen, 2. Aufl. Springer, Berlin Heidelberg New York Tokio

Thomas GJ, Schmitz B (1993) Zur Effektivität ambulanter Psychotherapien. Report Psychologie 18:22–25

Timmermann T (1987) Musik als Weg. Musikhaus Pan, Zürich

Tomatis A (1990) Der Klang des Lebens. Rowohlt, Reinbek

Tomatis A (1994) Klangwelt Mutterleib. Kösel, München

Tschuschke V (1990) Zum therapeutischen Stellenwert der Interaktionsprozesse in der Gruppenpsychotherapie. In: Tschuschke V, Czogalik D (Hrsg) Psychotherapie – welche Effekte verändern? Springer, Berlin Heidelberg New York

Tschuschke V (1993) Wirkfaktoren stationärer Gruppenpsychotherapie. Vandenhoeck & Ruprecht, Göttingen

Tschuschke V (Hrsg) (2001) Praxis der Gruppenpsychotherapie. Thieme, Stuttgart New York

Tschuschke V, Czogalik D (Hrsg) (1990) Psychotherapie – welche Effekte verändern? Springer, Berlin Heidelberg New York

Tschuschke V, Kächele H (1996) What do psychotherapies achieve? A contribution to the debate centered around differential effects of different treatment concepts. In: Esser U, Pabst W, Speierer GW (eds) The power of the person-centered approach – new challenges, perspectives, answers. Gesellschaft für wissenschaftliche Gesprächspsychotherapie (GwG), Köln

Tschuschke V, Mattke D (1997) Kurzgruppenpsychotherapie – Entwicklung, Konzepte und aktueller Forschungsstand. Gruppenpsychother Gruppendyn 33:36–54

Ullmann H (1988) Übergangsfunktionen des Katathymen Bilderlebens in der Behandlung psychosomatisch Kranker. Ärztl Prax Psychother 10:3–10

Vostanis P, O'Sullivan D (1992) Evaluation of therapeutic factors in group psychotherapy by therapists in training. Group Analysis 25:325–332

Wächter HM (1982) Kurztherapie einer neurotischen Depression mit narzißtischen Persönlichkeitsanteilen. In: Leuner H, Lang O (Hrsg) Psychotherapie mit dem Tagtraum. Katathymes Bilderleben, Ergebnisse II. Huber, Bern, S 112–132

Waelder R (1971/63) Die Grundlagen der Psychoanalyse. Fischer, Frankfurt/Main

Waldenfels B (1986) Das Problem der Leiblichkeit bei Merleau-Ponty. In: Petzold H (Hrsg) Leiblichkeit. Junfermann, Paderborn, S 149–172

Ware RC (1980) Handhabung der Übertragung/Gegenübertragung bei Frühgestörten als interpersonelle Form von aktiver Imagination. Analytische Psychologie 11:104–117

Ware RC (1984) C. G. Jung und der Körper: Vernachlässigte Möglichkeiten der Therapie? In: Sollmann U (Hrsg) Bioenergetische Analyse. Synthesis, Essen, S 225–251

Ware RC (1996) „Vaterkörper" – Der Dritte in der Triangulierung am Beispiel männlicher Identitätsfindung. Analytische Psychologie 27:258–277

Ware RC (1996) „Vaterkörper": Erdung am Beispiel männlicher Identitätsfindung. In: Ehrensperger TP (Hrsg) Zwischen Himmel und Erde. Schwabe, Basel, S 201–218

Watkins Jorgensen E, Jorgensen HJ (1984) Eric Berne: A transactional biography. Grove Press, New York

Weiner MF (1992) Group psychotherapy reduces medical and psychiatric hospitalization. Int J Group Psychother 42:267–275

Weiss J, Sampson H (1986) The psychoanalytic process. Guilford Press, New York London

Weymann E (1976) Morphologische Musiktherapie. In: Decker-Voigt et al (1996) Lexikon Musiktherapie. Hogrefe, Göttingen, S 220–223

Wienen G, Janssen PL (1989) Gruppenpsychotherapie bei Darmerkrankungen. Gruppenpsychother Gruppendyn 25:159–170

Wietersheim J von, Wilke E, Röser M, Meder G (2001) Die katathym-imaginative Psychotherapie-Evaluationsstudie – erste Ergebnisse. In: Bahrke U, Rosendahl W (Hrsg) Psychotraumatologie und Katathym-imaginative Psychotherapie. Papst, Lengerich, S 499–507

Wilke E (1980) Das katathyme Bilderleben bei der konservativen Behandlung der Colitis ulcerosa (eine kontrollierte Studie). In: Leuner H (Hrsg) Katathymes Bilderleben. Ergebnisse in Theorie und Praxis. Huber, Bern, S 186–208

Wilke E (1990) Behandlung psychosomatisch Kranker mit dem KB. In: Wilke E, Leuner H (Hrsg) Das Katathyme Bilderleben in der psychosomatischen Medizin. Huber, Bern, S 71–176

Wilke E (1996) Körperorientierte Psychotherapie. In: Reimer C, Eckert J, Hautzinger M, Wilke E (Hrsg) Psychotherapie. Springer, Berlin Heidelberg New York Tokio, S 284–295

Wilke E, Leuner H (Hrsg) (1990) Das Katathyme Bilderleben in der psychosomatischen Medizin. Huber, Bern

Willi J (1975) Die Zweierbeziehung. Rowohlt, Hamburg

Willms H (1975) Musiktherapie bei psychotischen Erkrankungen. Fischer Stuttgart

Willms H (1977) Musik und Entspannung. Fischer, Stuttgart

Willnow C (1997) Therapie mit monochromen Klängen. In: Berger L (Hrsg) Musik, Magie & Medizin. Junfermann, Paderborn, S 105–108

Wing JK (1976) Eine praktische Grundlage für die Soziotherapie bei Schizophrenie. In: Huber G (Hrsg) Therapie, Rehabilitation und Prävention schizophrener Erkrankungen. Schattauer, Stuttgart New York, S 31–54

Winnicott DW (1953) Transitional objects and transitional phenomena. Int J Psychoanal 34:89–97

Winnicott DW (1961) The theory of the parent-infant relationship. Int J Psychoanal 41:585–595

Winnicott DW (1979) Vom Spiel zur Kreativität. Klett-Cotta, Stuttgart

Wolberg LR et al (1965) Short-term psychotherapy. Grune & Stratton, New York London

Wolf U (1997) Unveröffentlichte Untersuchung zur Effektivität stationärer Psychotherapien. Hardtwaldklinik I, 34596 Bad Zwesten

Wons F (1999) Ein handlungstheoretisches Persönlichkeitsmodell als Annahmekern einer Metatheorie für evaluative Studien zur Wirksamkeit von Psychotherapie und deren Anwendung auf Transaktionsanalyse. Unveröffentlichte Diplomarbeit, Oldenburg

Worm G (1990) Psychoanalyse und Körperarbeit. In: Streeck U, Werthmann HV (Hrsg) Herausforderungen für die Psychoanalyse. Pfeiffer, München, S 142–149

Worm G (1992) Über die Schwierigkeit therapeutischer Beziehung anhand des Schicksals der „Verführungstheorie". In: Hoffmann-Axthelm D (Hrsg) Verführung in Kindheit und Psychotherapie. Transform, Oldenburg, S 64–78

Worm G (1994) Körperzentrierte Interaktion – neue Wege zum Verstehen im psychoanalytischen Prozeß. In: Friedrich V, Peters H (Hrsg) Wege und Irrwege zur Psychoanalyse. Standpunkte und Streitpunkte der Gegenwart. Kellner, Hamburg, S 185–195

Worm G (1998) Zum Umgang mit Übertragung in einer analytischen Körperpsychotherapie. In: Geißler P (Hrsg) Analytische Körperpsychotherapie in der Praxis. Pfeiffer, München, S 69–82

Yalom ID (1974) Gruppenpsychotherapie: Grundlagen und Methoden. Kindler, München

Yalom ID (1989) Theorie und Praxis der Gruppenpsychotherapie. Pfeiffer, München

Zalcman MJ (1993) Spielanalyse und Maschenanalyse: Überblick, Kritik und zukünftige Entwicklungen. Zeitschrift für Transaktionsanalyse in Theorie und Praxis 10: 52–84

Zeintlinger KE (1981) Analyse, Präzisierung und Reformulierung der Aussagen zur psychodramatischen Therapie nach J.L. Moreno. Unveröffentlichte Dissertation, Salzburg

Zielke M, Kopf-Mehnert C (1978) Veränderungsfragebogen des Erlebens und Verhaltens (VEV). Beltz, Weinheim

Zwiebel R (1992) Der Schlaf des Analytikers. Die Müdigkeitsreaktion in der Gegenübertragung. Internationale Psychoanalyse, Stuttgart

Sachverzeichnis

A

Abhängigkeit 44, 51, 190, 404, 408, 413
- Missbrauch 406
Abhängigkeitsentwicklung 399
Abhängigkeitserkrankung 88, 140
Abhängigkeitspotenzial 33
Abhängigkeitsrisiko 399
Ablehnung 49
Ablösungskrise 47
Abrechnungsbetrug 412
Abschied 49, 50
- Fähigkeit zum 50
Abschiedsaggression 49
Abschiedsschmerz 49
Abschlussphase 48, 63
Abschlusstechnik 251
Abstinenz 26, 40, 56, 147, 396, 407
- therapeutische 233
Abstinenzgebot, Verletzung 406, 410
Abwehr 39, 44, 89, 107, 194, 199, 220, 229, 396
- interpersonelle 115
Abwehrmechanismus 32, 102
- borderlinetypischer 343
Abwehrmuster 193
Abwertung 343
Achtsamkeit 185, 233
Ad-greddi 179, 181, 185, 186, 189, 192, 193
Adoleszenz 29, 47
Affekt
- Dosierung 172
- negativer 43
Affektstörung, Notfälle 401
Aggression 29, 165, 171, 200
Aggressionsproblematik 96
Aggressivierung der Therapeut-Patient-Beziehung 98
Aggressivität 44
Agieren 45-48, 58, 222
Agitation 337
Aktion 240
Aktionshunger 240
aktive Exploration 28
aktive Imagination 151
Aktivität 28
- des Therapeuten 93
aktuelle Symptomatik 29, 37
akustische Reize während der Schwangerschaft und bei Frühgeborenen 266
Akzeptanz 85
Alterität 38, 85, 130

Altersregression 153, 160, 168, 225
Ambivalenzspaltung 116
analytische Körperpsychotherapie
- im erweiterten Setting
- - Indikation 317
- - Kontraindikation 318
- - Kunstfehler 319
- - Methode 317
- - szenische Interaktion 313
- - typische Fehler 318
- - Weiterbildungsmöglichkeiten 321
- Kennzeichnung 304
- Kritik 305
- Setting 304
analytische Musiktherapie 284
- Ablauf einer Einzelsitzung 284
- angeleitete Phantasiebilder 286
- Arbeit mit Träumen 287
- Durcharbeiten 285
- emotionales Investment 287
- Ende der Therapie 288
- Erinnern 284
- Gebrauch von Symbolen 286
- Krisenmanagement 285, 286
- nach Priestley 284
- positive Verstärkung 287
- Proben der Realität 287
- programmierte Regression 287
- Schlussphase mit Neuorientierung 285
- Technik des Haltens (Holding) 285
- Wiederholen - Durcharbeiten 285
analytische Psychotherapie 6, 11, 61, 80
Anamnese, biographische
  s. biographische Anamnese
Anamneseerhebung, tiefenpsychologische s. tiefenpsychologische Anamneseerhebung
Anfangsdiagnostik 154
Angehöriger 36
Angst 191-194, 200, 211, 230
Anregung 173
Ansätze, verschiedene 325
Anspruchsniveau 161
Antriebslosigkeit 31
Antwort 130, 133
Antwortbereitschaft 228
Antworten 87
Anziehung, erotische 408
Arbeit
- emotionale 366
- mit Subsystemen 119
Arbeitsbündnis 34, 230, 404

Arbeitsmotivation 230
Ärger, struktureller 357
Assimilation 186, 187, 190, 192, 193, 196, 198, 208
Assoziation 168
Assoziationsgesetz 205
Attraktivität, sexuelle 419
Aufklärung 416, 417
- Pflicht 56
- - des Psychotherapeuten 416
Aufmerksamkeit 188, 189, 208, 212, 232
Aufmerksamkeitsenergie 189, 191, 203
Aufmerksamkeitsfokus 223
Aufmerksamkeitszufuhr 203
Ausbeutungstransaktion (s. auch racketeering) 336
Ausbildung 176
Ausdruck von Gefühlen 345
Ausdrucksverhalten 202
Aussöhnung mit sich selbst 349
autonome Person 326
Autonomie 403, 326
- Bestrebung 41
- für den Patienten 417
Autonomie-Abhängigkeits-Erleben 52
Awareness 185, 193

B

Balance von Geben und Nehmen 114
Basisakzeptanz 201, 226, 228
Basisdiagnose 30
Basismotivation, menschliche 114
Basistechniken der Transaktionsanalyse 366
Basisvertrauen 224
Bedarfsplanung 111
Bedeutung familiärer Konflikte 112
Bedeutungszuweisung 183
Bedürfnis nach Sicherheit, angeborenes 339
Beeinflussung des vegetativen Nervensystems durch akustische Reize 267
Beeinträchtigung
- erlebte 326
- Wurzeln heutiger 348
Beelterung 367
Beelterungsprozess 367
Beenden einer Kurz-Psychotherapie 95
Beendigung der Therapie 48, 51, 52
Beendigungsphase 49, 51
Befriedigung archaischer Bedürfnisse 168, 171

Befund
- psychischer 386
- somatischer 386

Begegnung 208, 241
Begegnungsfähigkeit 203
Begleitung
- der Bilder 166
- gewährende Art 168
- strukturierende Art 167

Behandlungsabschluss 63
Behandlungsdauer 8
Behandlungsfinanzierung 413
Behandlungsfrequenz 9
Behandlungskrisen 145
Behandlungsplan 387
Behandlungssetting 8
Behandlungstechnik 11
Behaviorismus 211
Beihilferichtlinien 383
Belastung
- akute 102
- bei der psychotherapeutischen Arbeit 404

Belohnung 203
Beratung 19, 20, 144, 420
Beratungsstelle 105
Berentung 103
Berliner Psychoanalytisches Institut 390
Berliner Psychotherapiestudie 80, 81
bevorzugte Haltungen einer Person 333
Bewusstheit 185, 198, 200, 201, 209, 211, 213, 326
Beziehung 88, 204
- therapeutische 158, 166
Beziehungsebene 222, 233
Beziehungsgeschehen zwischen Patient und Therapeut 329, 349
Beziehungsgestalt 183, 186, 193, 228
Beziehungskonflikt, repetitiver 79
Beziehungskonstanz 205
Beziehungskrise 39
Beziehungsmuster 77
beziehungsorientierter Ansatz 355
Bezugsperson 165
Bezugsrahmen 331, 342
Bezugssystem 205
Bild
- Begleitung 166
- Verarbeitung 157

Bilderleben, katathymes 153
bildhafte Symbolisierung 175
Bildung musikalischer Instanzen
- Bolero von Maurice Ravel 273
- das musikalische Es 273
- das musikalische Ich 274
- - frühes Ich 274
- - reifes musikalisches Ich 274
- das musikalische Ich-Ideal 274
- das musikalische Über-Ich 274

Bindungserfahrung 368
biographische Anamnese 28, 95
Blockade 198
Blumentest 154
Borderlinepatient 175
Borderlinestörung 139

Borderline-Strukturen 225
Botschaft 329
Bottom-up-Aktivierung 232
Buchführung über die Verdienste und Schulden 114
Budapester Kongress 4, 6, 379
Burn out 405

C
Charakterpanzer 181
Chassidismus 185
Chronifizierung 103
Core-Beziehung 352
corrective emotional experience 25

D
Defizit 212
Defizitidentität 188
De-Identifikation 198, 207
Dekompensation, psychotische 146
Delegation 114
Depersonalisation 398
Depressionsbehandlung 398
Depressivität 31, 36, 37, 44, 48, 103, 398, 401
Derealisation 398
Desintegration 193
Destruktivität 44
Deutsche Gesellschaft für Transaktionsanalyse (DGTA) 374
Deutung 117, 133, 172, 202, 229
DGTA (Deutsche Gesellschaft für Transaktionsanalyse) 374
Diagnose 387
- historische 349
- phänomenologische 349
- soziale 349
Diagnostik 30
Dialog, therapeutischer 79
dialogische Therapie 61
dialogisches Prinzip 228
Dialogkonfrontation 232
Differenzialdiagnostik 30
Diplompsychologe 391, 392
Dissozialität 191
Distanzierungstechniken 207, 227
Doppeln 236, 252, 253
- Ambivalenz- 253
- einfühlendes 253
- explorierendes 253
- konfrontierendes 253
- stützendes 253
Drama 241
Drei-Generationen-Konzept 30, 112
Dritte im Bunde 396
Dualität 207
Durcharbeitung auf der Symbolebene 169
Dyade 84
dynamic psychiatry 5
Dynamik von Verdienst, Vermächtnis und Loyalität 114
dynamische Psychotherapie 5, 25, 61

E
Echtheit 233
Eigenfinanzierung 382

Eigentherapie 375
Einbeziehung Dritter 35, 145
Einbeziehung nicht-transaktions- analytischer Techniken 374
Einführungskurs 176, 375
Einsamkeit 37
Einschärfung 329
Einsicht 51
Einzeltherapie 371
eklektisches Vorgehen 101
elektronisches Ohr 272
Eltern-Ich 329
- Introjekt 345
- Neubeelterung 369
Eltern-Kind-Beziehung, frühe 125
emotionale Arbeit 366
emotionale Erlebnisse mit kognitiven Erkenntnissen 367
emotionale Rekonstruktion 348
emotionales Klima 107
Empathie 203, 220, 404, 406, 411
Engpass 345, 362
Entfremdungspol 193
Entillusionierung 221
Entladung, kathartische 367
Entscheidung 221, 225, 230
- sog. frühe 345
Entscheidungsfähigkeit 182
Entscheidungsspielraum 208
Entspannung 155, 158
Entspannungsübung 146
Entstehung seelischer Störungen 112
Enttäuschung des Therapeuten 44
Enttrübung 328
Entwertung 343
- Konzept der 344
Entwicklung 225, 231
- seelische 161
Entwicklungsaufgabe 172
Entwicklungsförderung 51, 52
Entwicklungsstand, gegenwärtiger 374
Erfahrung 182, 185, 213, 222, 226, 232
- emotional korrigierende 215
- korrigierende 230, 358
Erkenntnisprozess, gemeinsamer, von Patient und Therapeut 347
Erlaubnis 361
Erleben 212
Erlebnisaktivierung 232
Erlebnisraum 158
Erlebniszugang 199
Ersatzgefühl 345
Erstgespräch 27, 28, 120
- mit allen Familienmitgliedern 117
- Aufgaben 118
Erwachsenen-Ich 329
Erwärmungsphase 247
Erziehungsideal 29
Ethik 404
- amerikanisch-protestantische 324
- im Rahmen von Aus- und Weiterbildung 419
Ethikrichtlinien 327
ethische Prinzipien therapeutischen Handelns 403, 415
Evaluation 59, 81, 99, 110, 124, 231
Existentialismus 182, 211

existentielle Annahmen und Entscheidungen 329
existentielle Faktoren 142
existentielle Psychotherapie 211
Existenzialismus 201
Existenzphilosophie 182, 185
Expansion 165
experiental confrontation 216, 232
Experiment 193, 201, 208, 215, 222, 223
Expertenebene 230
Explorieren 222
Explosionsphase 195
Externalisierung 138

F

Facharzt für Psychotherapeutische Medizin 390
Facharztweiterbildung 82
familiäres Leben, zeitgeschichtlich-soziologische Dimension 113
Familie
- Anwendung 371
- Individuation 112
- Überlastung 124
- Übertragung innerhalb 113
- unverarbeitete traumatisierende Erfahrungen 113
Familienanamnese 30, 386
Familienaufstellung 369
Familienbehandlung 117
Familiengefühl 114
Familiengeheimnisse 115
Familiengespräch, diagnostisches 124
Familienmedizin 125
Familienmitglieder, Erstgespräch mit allen 117
Familienmythen 115, 121
Familienskulpturen 369
familientherapeutische Situation 118
Familientherapie 105, 118
- Indikation 123
- Kontraindikation 123, 124
- psychodynamische 116
fascilitator 327
Feedback 142, 219, 223
Feindseligkeit 42, 43, 48, 396, 405
Fernzielvertrag 358
Figur/Hintergrund-Dynamik 187, 213
fixierte Bilder 152
Fixierung 188, 192, 209
Fokal-Therapie 93
Fokus 93, 94
Fokussieren 169
fokussierte Bewusstheit 208, 209, 213
Fokussierung 173
Fokus-Suche 94
Frühstörung 83, 225, 226, 231
Frustrationstoleranz 224
Funktionsmodell 333
Fürsorge für den Patienten 412, 417

G

Ganzheit 183, 326
Ganzkörper-Monochord 280
Geben und Nehmen, Balance 114
Gebührenordnung, preußische 379

Gedächtnis
- emotionales 232
- konzeptuelles 232
Gefühle 345
- Ausdruck von s. Ausdruck von Gefühlen
Gegen-Identifikation 113
Gegenübertragung 41–45, 144, 201, 207, 228, 229, 243
- oral-ausbeuterische 98, 411
- sadistische 396
Gegenübertragungsebene 224
Gegenübertragungsgefühl 87
Gegenübertragungsphänomen 98
Gegenübertragungsprozess 355
Gegenübertragungsreaktion 26, 41–45, 119, 396, 405
- häufigste, bei Borderlinepatienten 356
Gegenwartsbezogenheit 200, 201
Gegenwarts-Unbewusstes 80
generationenübergreifende Kontinuität 113
Genogramm 119, 369
Geschäftsvertrag 358
geschlechtsspezifische Rolle 165
Geschwistersubsystem 119
Gespräch
- familientherapeutisches 124
- kognitiv klärendes 366
- paartherapeutisches 124
Gesprächspsychotherapie 62
Gesprächstherapie 100
Gestalt 183, 187, 191, 192
- Aufbaukreis 187, 192
- Auflösung 193, 195
- Auflösungskreis 193
- Beratung 200
- Familientherapie 200
- Organisationskunde 200
- Pädagogik 200
- Psychologie 179, 183, 185, 204
- Seelsorge 200
- Theorie 183, 185
Gestalttherapie 178, 185, 200, 277
- Figur-(Hinter)grund 277
- Ganzheitsbegriff 277
- Gestaltdynamik 277
- Kontakt 278
- Krankheitsverständnis 186
- Rollentausch 278
Gestaltungstherapie 278
Gesundheit 188
Gewalttat 30
Gewalttätigkeit 124
Gipfelerfahrung 212
Gipfelerlebnis 211
Gleichwertigkeit und Gleichberechtigung aller Menschen 326
Gong-Trommel 281
Göttinger Modell 128, 133
Grandiosität 344, 357
Grenzauflösung, punktuelle 208
Grenzen 42, 102, 226, 404, 410
Grenzöffnung/Konfluenz, selektive 189, 192
Grenzstörung 398, 399

Grenzüberschreitung 410
griechischer Chor 223
Große Psychotherapie, Anwendung 372
Großeltern, Einbeziehung 120
Grundannahme 326
- anthropologische 325
Grundbedürfnis
- angeborenes psychisches 339
- nach sinnlicher Anregung 339
- nach Zuwendung, Beachtung und Anerkennung 339
Grundeinstellung
- depressive 340
- konstruktive und humane 340
- der Sinnlosigkeit 340
- wahnhafte 340
Grundhaltung des Respekts 340
Grundlagen, sozialrechtliche 381
Grundposition 340
Gruppe 223, 240, 244, 245
- Dynamik 185, 224
- als Ganzes 127
- Imagination 174
- Kosmos 224
- Leiter 127
- Normen 174
- Rituale 223
- Vernetzung 224
Gruppentherapie 174, 371
- intendierte dynamische 139
- Vielfalt 126
Gutachterverfahren 383, 385

H

Haltung
- positiv-kritische 361
- des Therapeuten 242
Handeln 236, 240
Handlungserprobung 192, 193
Handlungstechnik 251
Hauptkonflikt 32, 39
Heißer Stuhl 223
Herkunftsfamilie 29
Hier-und-Jetzt 201, 203, 207, 215, 225, 233, 236, 241
Hilfe zur Selbsthilfe 105
Hilfs-Ich-Funktionen 87
Hintergrund 190, 203, 230
Historisierung 52
Hoffnungslosigkeit 44
holding function 105
Holismus 183, 185
Holocaust 184, 211
Hologramm 224
Holographie 183
Humanismus 211
humanistische Psychologie 211, 212
Human-Potenzial-Bewegung 212
Hypnoid 208, 230
Hypnose 4
Hypnotherapie 153

I

Ich 198
- Du-Begegnung 211, 228
- Du-Beziehung 187, 220
- Du-Ebene 180

Ich
- Du-Prinzip 197
- Funktion 83, 84, 89, 130, 134
- - Einübung defizitärer 167
- Idealvorstellungen 165
- Psychologie 18
- Schwäche 46
- Selbst-System 198
- Spaltung, therapeutische 119
- Stärkung 168
- Störung, strukturelle 83, 89
„Ich bin etwas wert und du auch"
  (realistisch) 341
„Ich bin etwas wert und du auch"
  (+/+) 340
„Ich bin mehr wert als du" (+/−) 340
„Ich bin nichts wert und du auch
  nicht" (−/−) 340
„Ich bin weniger wert als du" (−/+) 340
Ich-Zustände 329
- Ausschluss von 330
Ich-Zustandsgrenzen, Brüchigkeit 330
Identifikation 113, 201, 207, 208
- projektive 89
Identifikationsfeedback 249, 250
Identität 26, 126, 197, 200, 209, 349
- Todeszone 210
Identitätsänderung 208
Identitätsvakuum 195
Illusion, Trauer um 362
Imagination, Ebene 158
Imaginieren 225
Implosionsphase 195
Indifferenz 197
- Bereich 198
- Ebene 192, 197
- überpolare 209
Indikation 12, 54, 56, 79, 99, 110, 123, 231
- adaptive 4
- Entscheidung, differentielle 387
- Kriterium 57
Individuation
- bezogene 114
- in der Familie 112
Individuum 240
Informationsverarbeitung 204
Initialtechnik 251
Innen-Außen-Grenze 187, 225
Innenwelt, Inszenierung 200, 224
innere Formel 65, 78
innere Freiheit 211
inneres Kind 230
Inszenierung der Innenwelt 200, 224
Integration 187, 189, 190, 192, 193, 198, 210, 222, 228
- abgespaltener Anteile 172
- gelungene 363
- Phase 247, 249
- Prozess 349
integrativer Ansatz 374
intendierte dynamische Gruppentherapie (s. auch Gruppentherapie, intendierte) 139
Intentionalität 181
Interaktion 129
- antwortende 233

- provokative 221
- themenzentrierte 84
interaktionelle Psychotherapie 25
Internalisierung 138
internationale Standards 375
Intersubjektivität 185
Intervention 63 ff, 132
Interventionsmöglichkeiten, eklektische 144
Interview 252, 254
Intervision 97, 420
Intimität 326
- Wahrung 418, 419
Introjekt 186, 191, 192, 199, 200, 207, 230
Introjektion 199
Intuition 185
Isolation 187

J
Jugendliche 175

K
Kassenarzt 380
katathymes Bilderleben 153
katathym-imaginative Psychotherapie 151, 153, 278
- Evaluation 175
- Indikationsbereich 174
- Kinder und Jugendliche 175
- Kontraindikation 175
Katharsis 142, 146, 220, 221, 237, 241
kathartische Entladung 367
kathartischer Durchbruch 193, 195
Kernfamilie zur Ursprungsfamilie, Verbindung 121
Kinder 175
Kind-Ich 329
Kind-Ich-Relikt 345
Kippfiguren 206
Klangapotheke, musikalische Hausapotheke 271
Klangbad nach Skille 272
Klangschale 281
Klarifizierung (Klärung) 116
kleine Faschisten 326
Koalition, generationenübergreifende 120
kognitive klärende Elemente 348
kognitiv-klärende Arbeit am Skript 348
kognitiv-klärende Arbeit auf der Verhaltensebene 347
Kollusion 112, 115
- narzisstische 411
- - missbrauchende 410
Kombinationsbehandlung 96, 396
Kommentar von Faber u. Haarstrick 380
Kommunikation, Regeln 334
Kommunikationsebene 158
Kompetenz, psychiatrische 111
Komplikationen während der Therapie 45
Kompromissbildungen 174
- Veränderungen neurotischer 123
Konflikt 153

- aktueller neurotischer 99
- Angst 192
- Bereiche 165
- Form 64
- Klärung 201
- Phase 192
- phasenspezifischer intrafamiliärer und dessen Aktivierung in bestimmten Stadien des Lebenszyklus 125
- Vermeidung 187
- Zentrierung 41
Konfluenz 186, 192
- als Abwehr 199
- punktuelle 189
Konfrontation 116, 133, 169, 171
Konsiliartätigkeit 111
Konstruktivismus 183, 185
Kontakt 156, 186, 226
- an der Grenze 186
Kontaktaufnahme 117
Kontaktunterbrechung 186, 199
Kontaktvollzug 192
Kontaktzyklus 181, 187, 188, 192, 197, 198
Kontextabhängigkeit 204
Kontraindikation 12, 54, 79, 99, 110, 123, 231, 368
- Kriterium 57
Konzentrationstherapie 213
Körperarbeit 367
körperliche Reaktion 172
Körperorientiertheit 201, 233
Körperpsychotherapie
- Abgrenzung 300
- Bioenergetik 300
- Definition 300
- Kritik an Reich und Lowen 302
- Neurosen- und Behandlungskonzept durch Lowen 301
- Neurosenbegriff 301
- Richtung 299
- Übertragung und Gegenübertragung im Lowenschen Sinn 303
- Vegeotherapie 300
Körpersignal 225, 225
Körpersprache 179, 229
körpersprachlicher Dialog im herkömmlichen Setting
- behandlungstechnische Leitlinie 312
- die leibliche Dimension 308
- leibliche Gegenübertragungsreaktion 310
- Phänomene der leiblichen Dimension 310
- praxeologisch bedeutsame Gesichtspunkte 309
Körpersprachverständnis 185
Körpertherapie 185, 231
Körperübung 225
Kosmos 240
Ko-Therapie
- Familienbehandlung 117
- Paarbehandlung 117
Krankenkassen 380, 381
Krankenversicherung 381, 384
Krankheitsanamnese 386
Krankheitsgewinn, sekundärer 191
Krankheitslehre 3, 13

Krankheitstheorie 393
Krankheitsverständnis in der Gestalttherapie 186
Kränkungserlebnis 37
kreative Techniken 223
Kreativität 153, 212, 237, 239
Krise 45, 46, 99, 101, 102, 105, 107, 145, 202
- Krisenstadien und Verlauf 103
- Krisen-Typologie 103
- bei Patienten im Krankenhaus 104
- Risikogruppen 104
- suizidale 104
- Symptomatik 103
- typische Krisen 104
Krisenerfahrung 182
Krisenintervention 58, 98, 101, 105
- allgemeine Prinzipien 104
- psychoanalytisch orientierte 108
- psychodynamische Zugänge 106
- psychotherapeutische 102, 110
- nach Suizidversuch 107
- Technik der Krisenintervention 105
Krisenmodell 192, 197
Krisentheorie 102, 111
Kurz-Psychotherapie 97, 98, 116
- Beenden 95
Kurz-Therapie 61, 92–94, 99, 175
Kybernetik 179, 185

L
Langzeit-Analyse 92
Langzeit-Behandlung 99, 100
Langzeittherapie
- analytische 116
- tiefenpsychologische fundierte 116
Lanzeitpsychotherapie 111
Lebensgeschichte 29
Lebenskrise 415
Lebenslaufforschung 125
Lebensplan (Skript) 344
Lebensplan eines Menschen, Skript genannt 327
Lebensrealität 13ff
Lebensunzufriedenheit 30, 414
Lebenswirklichkeit 404
Lebenszufriedenheit 30, 52
Leere 191
Leerer Stuhl 232
Lehranalyse, Qualität 419
Lehrpsychotherapie, Qualität 419
Leib-Seele-Problem
- Antike 297
- im Mittelalter 298
- neuzeitlich 299
Leidensdruck 55, 98
Leistungsanspruch 381
Leistungsbegrenzung 34
Leistungsdruck 157
Leistungsgrenze 412
Leistungsträger 384
Lerntheorie 200, 202, 203
Liaisontätigkeit 111
Libidotheorie 179
Liebesfähigkeit 221
living theater 184
Lösungspotenzial 213, 224

Lösungsstrategie 225
Loyalität 114
- Dynamik 114
Loyalitätsbindung
- generationenübergreifende 120
- unaufgelöste 123
Loyalitätskonflikt, generationenübergreifend 120

M
Macht 404, 413, 414
Malen 157
Mangelerleben 192
Manipulation 97
Medikamentenverordnung 396
Medikation 105
medizinische Resonanztherapie Musik (MRTM) nach Hübner 271
Mehrfachdiagnose 30
Mehrgenerationen-Familientherapie 112
Mehrgenerationenperspektive 113, 369
Mehrgenerationen-Therapie 119
Mehrpersonensystem, Behandlung 112
Menschenbild 325
- des Psychotherapeuten 418
Menschlichkeit 211
Mentorenprinzip 375
Metaebene 225
Metakommunikation 158, 159
Minimalstrukturierung 132
Missachtung 343
Missbrauch
- von Abhängigkeit 406
- sexueller 124
Missbrauchstendenz
- Prävention 419
- von Therapeuten 50
Misstrauen 32, 409
Mitbehandlung, psychopharmakologische 145
Mitspieler 244, 246
Mitte 192, 211, 226
mittlerer Bewusstheitsmodus 198, 222, 223
mittlerer Modus 185
Modellvorstellung, philosophisch-anthropologische 326
Monochord 280
Monodrama 257
Monolog 236, 252, 254
Mosaik aus kognitiven, emotionalen, körperorientierten, beziehungsorientierten und systemischen Vorgehensweisen 365
Motivation 54, 55, 98
Motivationsphase 118
Motivvorgabe 164
Multiperspektivität 119
Musica Medica nach Schiftan 272
Musik in der Heilpädagogik 271
Musik und autogenes Training 281
Musik und Entspannung 271
MusikMedizin 280
musiktherapeutische Theoriebildung
- integrative Musiktherapie 265
- musikorientierte Psychotherapie 265

- Psychotherapie im Medium Musik 265
musiktherapeutisches Standardinstrumentarium 266
Musiktherapie
- aktive 269, 281
- analytische s. analytische Musiktherapie
- Ansprechbarkeit der Menschen auf Musik und akustische Reize 266
- autistische oder mutistische Störungen 291
- Bildung musikalischer Instanzen 273
- Definition und Abgrenzung 269
- als Einzeltherapie 284
- Entwicklung 264
- Evaluation 293
- Formen 279
- Gestalttherapie 277
- Gestaltungstherapie 278
- als Gruppentherapie 291
- Indikation und Kontraindikation 291
- katathym-imaginative Psychotherapie 278
- als kommunikatives Verfahren 270
- Patienten mit frühen Störungen 291
- Patienten mit reiferen Ich-Strukturen 292
- Perspektiven 294
- psychoanalytische Grundlagen 273
- psychodynamische s. psychodynamische Musiktherapie
- psychotherapeutische Grundlagen 272
- rezeptive s. rezeptive Musiktherapie
- Schwierigkeiten 292
- spezifische Widerstände 275
- therapeutische Prozess s. therapeutischer Prozess in der Musiktherapie
- Weiterbildung 295
- weitere Einsatzmöglichkeiten 292
- Widerstand 274
Muster-Weiterbildungsordnung 389

N
Nachgespräch 156, 157, 161, 170
Nachtträume 166
Nähe
- Angst 414
- Wunsch 414
Nahzielvertrag 358
narzisstisch missbrauchende Kollusionen 410
narzisstische Gratifikation 406
narzisstische Kollusionen 411
narzisstische Selbstüberschätzung des Therapeuten 396
Nebenkonflikt 39
Negativität 42
Neidproblematik 96
Neokantianismus 179, 185
Neo-Psychoanalyse 18

Neubeelterung
- des Eltern-Ichs 369
- punktuelle 368
Neuentscheidung 362
- Arbeit 362
Neuerprobungsphase 208
Neurose 225
neurotischer Konflikt
- aktueller 26
- - wirksamer 36
neurotischer Lebensstil 30
Neustrukturierung 199, 208
Neutralität 40, 93, 147
nichts tun 337
nonverbal 231
Non-Vertrag 358
Normen 83, 84, 87, 130, 138
Notfall, Affektstörung 401
Notfallbehandlung, psychopharmakologische 401

O
Obertongesang 264
Objektbeziehung 153
- Wiedererleben der ursprünglichen 159
Objekt-Beziehungstheorie 18
Objektbilder 172
Objektkonstanz-Erfahrung 46
Objektrepräsentanz 165, 166, 170
Oceandrum 281
offenes System 328
Ohnmacht 413, 414
Opfer 338
oraler Widerstand 181
Oralität 29, 162
organismische Selbstregulation 198
Organismus/Umwelt-Feld 198
Ostküstenstil 184

P
Paarbehandlung 117
Paargespräch, diagnostisches 124
Paartherapie 118, 119, 124, 174, 371
- psychodynamische 116
paradoxe Intervention 207
Paranoisierung 36
Parentifizierung 114
Parteilichkeit, vielgerichtete 118
Partnerbeziehung, neue 77, 78
Partnerschaftlichkeit
- relative 230
- im therapeutischen Prozess 325
Passivität (s. auch Verhalten, passives) 28, 337
Passung 56, 58
Patienten, Autonomie und Fürsorge für 417
Permission 352
Person des Therapeuten 371
Persönlichkeit, autonome 330
Persönlichkeitsaspekt, struktureller 334
Persönlichkeitsentwicklung 29
Persönlichkeitsmodell 197
- der Ich-Zustände 327
Persönlichkeitsstörung 88, 140, 372

Persönlichkeitstheorie 3, 13, 393
Perspektive, Veränderung 173
Phänomenologie 180, 182, 185, 200–202, 213, 229
Pluralität 139
Polarität 179, 183
Potency 351
Potency, Permission und Protection 351
Potenzial 211, 228, 231
Potenzialentfaltung 192, 209, 226, 227
Prägnanz der Übertragungsgestalt 201
Präsenz 85
Prävention 358
präventive Maßnahme 373
Praxeologie 393
Praxisorganisation 384
Praxisqualifikation 375
preußische Gebührenordnung 379
Primärprozess 273
Prinzip Antwort 83
Prinzip der Gerechtigkeit 403
Privatisierung der Beziehung 51
Probehandeln 173, 191, 197, 203, 222
Probe-Identifikation 194, 229
Probe-Trennung 52
Problemlösung 222
Prognose 58, 387
Progression 202, 203, 224, 225, 230
Projektion 199, 229
Protagonist 244, 246
Protection 352
provokative Interaktion 221
Prozess 371
Prozessdiagnostik 346
Prozessforschung 176
prozessuale Aktivierung 232
Prüfungsangst 37, 39, 99
Prüfungskultur 375
psychanalytische Wurzeln 328
psychiatrische Kompetenz 111
psychischer Befund 386
Psychoanalyse 3, 7, 11, 61, 180, 182, 185, 198, 201, 202, 211, 212
- tendenzlose 4
Psychoanalytic Psychotherapy 6
psychoanalytisch orientierte Familien- und Paartherapie 112
Psychodrama 184
- gruppenzentriertes 256
- themenzentriertes 257
- Therapeut 236
- triadisches 247
Psychodynamic Approaches 5
Psychodynamic Psychiatry 5
Psychodynamic Psychotherapy 5
Psychodynamik 31, 200, 233, 386
- subjektive 106
psychodynamische Musiktherapie
- Indikationen 292
- Kontraindikationen 292
psychodynamische Psychotherapie 3, 6, 21
- Verfahren 7
psychodynamischer Aspekt 201
psychodynamischer Prozess 334
Psychogenese 28

Psychohygiene 231
psychologische Beziehung 336
psychologischer Psychotherapeut 389, 392
Psychopathologie 31
Psychopharmaka 96
- Antidepressiva 398
- Neuroleptika 397
- Tranquilizer (Benzodiazepine) 399
psychopharmakologische Mitbehandlung 145
Psychose 175
psychosomatisch Kranker 175
psychosoziale Kompromissbildung 133
Psychotherapeut
- Arbeitsstörung 406
- Aufklärungspflicht 416
- berufliche Belastung 419
- Hilfsmöglichkeit 419
- Integrität 404
- Menschenbild 418
- transaktionsanalytischer 323
- Wertvorstellung und Ideologien 417
- Widerstände 97
Psychotherapeutengesetz 82, 388
psychotherapeutische Arbeit, Belastungen 404
psychotherapeutische Behandlung, ethische Probleme 415
psychotherapeutische Krisenintervention 110
psychotherapeutischer Prozess 349
Psychotherapie
- analytische s. analytische Psychotherapie
- narzisstischer Missbrauch 410
- ökonomischer Missbrauch 411
- psychodynamische s. psychodynamische Psychotherapie
- stationäre 140
Psychotherapiebedarf 111
Psychotherapieforschung 59, 100
Psychotherapie-Inanspruchnahme 403
Psychotherapie und Pharmakotherapie, Kombination
- ethische Aspekte 396
- psychodynamische Implikationen und Risiken 395
Psychotherapie-Richtlinien 6, 92, 102, 125, 381, 385
psychotische Person 372
Pubertät 29

Q
Qualifikationsanforderung 383
- an Therapeuten 97
Qualifikationsvoraussetzungen 389
Quantenphysik 185

R
Rachebedürfnis 415
Rachephantasie 415
racketeering (s. auch Ausbeutungstransaktion) 336

Rahmenbedingung
- formale 33
- inhaltliche 33
- räumliche 33
- zeitliche 33
Raumsymbolik 201, 221
Realbeziehung 222, 228, 229
Realbeziehungsebene, selektiv-authentische 201
Realität
- äußere 14ff, 18
- innere 14ff, 18
- des Therapeuten 55
Realitätskontrolle 357
Redefinierungsmechanismen 344, 349
Regeln 45, 368
Regeneration 227
Regieprinzipien 152, 170
Regression 9, 41, 44, 45, 88, 107, 129, 130, 140, 144, 171, 202, 208, 224, 225, 230, 367, 395
- Arbeit 367
- Dosierung 164
- vor dem Konflikt 168
- Tiefe 128
Regressionsvertrag 368
Reichsversicherungsordnung 381
Reintegration 201
Relativitätstheorie 179
Relevanz 327
Resonanzphänomen 228
Respekt 85
- gegenseitiger 324
Ressource 52, 59, 101, 170, 172, 212, 232, 233, 403
- des Patienten 347
Retroflektion 199
Retter 338
Rettungsphantasien, idealisierende 118
rezeptive Musiktherapie 269, 279
- Formen 279
- guided imagery and music 279
- Klangliegen/Ganzkörper-Monochord 279
- monochromatische Klänge 279
- monochrome Klänge 269
- Musik und autogenes Training 281
- Musikbeispiele 280
- Wirkprinzipien 279
Rhythmen 268
- Wirkung verschiedener 268
Richtlinien-Psychotherapie 26, 59
Richtungen, verschiedene 325
Rite-Psychoanalyse 6
Rituale 88
Rolle 178, 200
- geschlechtsspezifische 165
Rollendiffusion 246
Rollenfeedback 250
Rollenspiel 184, 185, 201, 222, 228
Rollenspieldialog 215
Rollentausch 229, 236, 251, 252, 253
Rollenwechsel 193, 197, 253
Rollenzuschreibung 114
- unbewusste 112
Rückzug 186, 192, 225, 226

S
salutogenetischer Ansatz 269
Schadensvermeidung 403
Schamaffekt 118
Schamanen-Trommel 281
schamanische Praktiken 264
Schamgefühl 32, 36, 40
Schamkonflikt 37
Scheidung 46, 103
Schmerzstörung, somatoforme 90
schöpferische Indifferenz 179
Schuld und Sexualität, Verknüpfung 122
Schulden, Buchführung über 114
Schuldgefühl 36
Schuldproblematik
- familiäre 118
- - familiär tradierte 122
Schulen, verschiedene 325
Schutz 361
Sechsstuhltechnik 366
seelische Entwicklung 161
Sein in Ordnung 179
Selbst 198
Selbstakzeptanz 348
Selbstaspekt 164
Selbstaufgabe 190
Selbstbestimmung 209, 211, 225, 228, 230, 348
- und Eigenverantwortlichkeit 326
Selbstbild 172, 222
Selbstdeutung 229
Selbstentwertung 191
Selbsterfahrung 44, 97, 419, 420
Selbsterleben 215
Selbstexploration 222
Selbstfürsorge 171
Selbstgespräch 236
Selbstgestalt 227
Selbst-Objekt-Einheit 171
Selbstorganisation 179
Selbstregulation 210
Selbstrepräsentanz 162, 166
Selbststeuerung 226
Selbstverantwortung 211, 224
Selbstverwirklichung 211, 212
Selbstwahrnehmung 225
Selbstwert 226
selektive Authentizität 202, 229
selektive Wahrnehmung 206
Setting 154, 371
Sexualität 29, 30, 44, 165
Sexualpräferenz 59
sexuelle Anziehung zwischen Patient und Therapeut 419
sexuelle Attraktivität 419
sexuelle Ausbeutung, Szenarien 408
sexueller Missbrauch 124
Sharing 219, 223, 249
sicherer Ort 227
Sicherungstechniken 227
Sinnhaftigkeit 212
Skript (Lebensplan) 327, 342–344
Skript „in vivo" 349
Skriptanalyse 328
Skript-Botschaft 345
Skriptelement 348

Skriptfragebogen 346
Skriptsätze 338
Skriptsystem 356, 361
Skriptüberzeugung 338
Skriptverträge 358
social support 145
sokratischer Dialog 202
Solidarität 215, 220
somatischer Befund 386
soziale Ebene 336
soziales Atom 239, 255
Sozialgesetzbuch V (SGB V § 12) 381
sozialrechtliche Grundlagen 381
Soziogramm 255
Soziometrie 240
soziometrische Technik 251
soziometrischer Test 255
Spaltung des Vaterbildes 172
Spiegeln 236, 252, 253
Spiel 338
Spiel 1. Grades 339
Spiel 2. Grades 339
Spiel 3. Grades 339
Spielanalyse 328
Spieler 339
Spielkonzept 361
Spielphase 247
Spontaneität 233, 237, 238, 326
Spontanheilungskräfte 222
Spontanregression 367
Standardmotiv 152, 159, 160
stationärer Bereich 372
Stegreifspiel 237
Stimmigkeit 207, 209, 230
Störung, ich-strukturelle 83, 89
Streichelfilter 339
Streichelmuster 339
Stressoren der helfenden Berufe 104
Struktur, Veränderung 362
Strukturanalyse 328
Strukturaufbau 173
Strukturdefizit, Nachentwicklung 167
Strukturdiagnose 31
Strukturmodell 199, 333
strukturverändernde Arbeit 208
stützendes Objekt 155
Subjektstufenarbeit des Traums 202
Subsystem 224
- Arbeit mit 119
Suchbild 188, 192
Suchreaktion 188
Suchstrahl-Identität 188
Sucht 30
- Behandlung 105
- Krankheit 372
Suizid 30
suizidale Krise 104
suizidaler Patient, Umgang mit 107
Suizidalität 36, 37, 45, 103, 107, 110, 145, 398, 401
- bei Helfern 104
Suizidprophylaxe 111
Suizidversuch 30
Supervision 44, 50, 51, 97, 420

supportive Psychotherapie 144
– Therapeutenverhalten und Behandlungstechnik 146
Symbiose 49, 361, 414
– Beziehung 36
– pathologische 190
– Wunsch 42
symbiotische Beziehung 337
symbiotische Grundhaltung 337
Symboldrama 152
Symbolgestalt 152, 160, 163, 169, 170
– als innere Helfer 171
Symbolisierung 173
– bildhafte 175
Symbolkonfrontation 152, 170
Symptom 207
– Diagnose 30
systemorientierte Transaktionsanalyse 371
systemtheoretische Perspektive 113
Systemtheorie 183, 200, 204
Szenarien der sexuellen Ausbeutung 408
Szene 132
szenisches Geschehen 242
szenisches Handeln 245

T
Tagtraumbilder 151
tangentiale Antwort 344
Taoismus 185
teilnehmende Beobachtung 28
teilstationärer Bereich 372
Tele 247
Telefonseelsorgeeinrichtung 111
Termingestaltung 62
themenzentrierte Interaktion 84, 128, 129
Theorie, transaktionsanalytische 324
Theorie-Praxis-Transfer 375
Theorieseminare, wöchentliche 324
Therapeut 244, 245, 366
– Aktivität 93
– narzisstische Selbstüberschätzung 396
– Person 371
– Qualifikationsanforderung 97
– Übertragungsbereitschaft 114
– Übertragungsreaktion, aus der Familiengeschichte des Therapeuten stammende 119
– Ungeduld 98
therapeutische Abstinenz 233
therapeutische Beziehung 158, 166, 201, 203, 215, 228
therapeutische Faktoren 141
therapeutische Grundhaltung 154
therapeutische Spaltung 207
therapeutische Triade 352
therapeutische Vorgehensweise 193
therapeutischer Dialog 63
therapeutischer Prozess
– in der Musiktherapie 282
– – Instrumentensprache 282
– – Körpersprache 283
– – Organsprache 283
– – Tonsprache 283
– – Übertragung/Gegenübertragung 283
therapeutischer Schutzraum 230
therapeutisches Agieren 233
Therapeutisches Bündnis 62
Therapeut-Patient-Beziehung, Aggressivierung 98
Therapie
– Abbruch 45
– Ende 50
– Planung 347
– Schäden 406
– Verständnis, schulenübergreifendes 233
– Ziel 41, 94, 154
tiefenpsychologisch fundierte Psychotherapie 5, 6, 11, 61, 201, 391, 393
tiefenpsychologische Anamneseerhebung 28
Todeszone 193, 195, 220
– der Identität 210
Top-dog/Under-dog 200
Transaktion 327, 334
– doppelbödige 336
– gekreuzte 335
– komplementäre 334
– kontrollierende 361
– verdeckte 336
Transaktionsanalyse 323, 328
– systemorientierte 371
Transaktionsanalytiker 323
– geprüfter 375
– lehrender 375
transaktionsanalytische Theorien 324
Transaktionsmuster, kontrollierende 336
Transparenz 193, 198, 226
transpersonal 212
Trauer um Illusion 362
Trauerarbeit 281
Trauerprozess, abgewehrter 115
Traum, Subjektstufenarbeit 202
Traumarbeit 202, 222
Traumatherapie 227
traumatisierende Erfahrungen der Familien, unverarbeitete 113
Trennung 29, 30, 46, 49, 103, 110, 398
– Ängstlichkeit 49, 52, 122
– Drohung 49
– Empfehlung 36
– Erlebnis 37, 49
– Konflikte 118
– Phantasien 118
Triangulierung 84
Trübung 330
– doppelte 330
– Wahrnehmung von 331

U
Überanpassung 190, 337
Überbeanspruchung, emotionale 405
Übergangsangebote 203
Übergangsraum 158
Über-Ich 200
– Anforderungen 89

Überlebensentscheidungen 363
Überlebensstrategie 229
überpolare Indifferenzebene 209
überpolare Mitte 198
Übertragung(en) 41, 42, 44, 45, 93, 94, 98, 144, 188, 207, 221, 225, 229, 242
– und Abhängigkeit 408
– Ablösung 201
– Auslöser 158
– Bereitschaft 42, 45
– – des Therapeuten 114
– Deutung 26
– Ebene 224
– innerhalb der Familie 113
– feindselige 42
– Mitlesen der 159
– Neurose 41, 94, 202, 229
– Umgang mit 355
– unaufgelöste 50
Übertragung-Gegenübertragungsdynamik 164
Übertragungsgestalt, Prägnanz 201
Übertragungsreaktion 34, 35, 45
– aus der Familiengeschichte des Therapeuten stammende 119
Überweisungskontext 117
unbewusste Beziehungen über mehrere Generationen 112
unbewusste Rollenzuschreibung 112
unbewusste und vorbewusste interpersonelle Konflikte und Transaktionsmuster 113
Unbewusstes 9
unerledigte Gestalt 183
Ungeduld 396
– des Therapeuten 98
Unterstützung, medikamentöse 105
Untersuchungsergebnisse mit entsprechender Probandenzahl 373
unverarbeitete traumatisierende Erfahrungen der Familien 113
ursprüngliche und natürliche Eigenschaften 326
Ursprungsgefühl, authentisches 345

V
Vaterbild, Spaltung des 172
Veränderung 51
– Druck 47
– Motivation 203
– neurotischer Kompromissbildungen 123
– der Perspektive 173
– von Strukturen 362
Verantwortlichkeit, soziale 326
Verantwortung 182, 189, 201, 202, 211, 228, 230
Verarbeitung der Bilder 157
Verarbeitungsraum 158
Verbindung der Kernfamilie zur Ursprungsfamilie 121
Verdienst, Dynamik 114
Vereinsamung 37, 103, 420
Verfolger 338
– Rolle 339
Verführungssituation 118
Verhalten 207

Sachverzeichnis

- Analyse 202
- Diagnose (s. auch Diagnose) 349
- passives (s. auch Passivität) 337
- verletzendes 337
Verhaltenstherapie 202, 212
Verknüpfung von Schuld und Sexualität 122
Verlust 29, 103, 107, 110, 398
Verlusterlebnis 37, 39, 49
Vermächtnis
- Buchführung 114
- Dynamik 114
Verpflichtung zur Hilfe 403
Verschmelzung 208
Versöhnung mit sich selbst 363
Versorgung 382
- Relevanz 6
- Verpflichtung 382
Versorgungssystem 388
- psychotherapeutisches 379
Verständigung 201
Verträge zur Autonomie 358
Verträge zur sozialen Kontrolle 358
Vertragsarbeit 358
Vitalität 161
Vordergrund 210, 230
Vordergrundfigur 189
Vordergrund-Gestalt 188
Vorgehen, eklektisches 101
Vorurteile 323
Vorwurfspatient 405

W

Wachstum 186, 193, 197, 198, 203, 222
Wachstumskreis 187, 192, 208
Wahrnehmung, selektive 206
Wahrnehmungsfilter, selektiver 188
Wahrnehmungslenkung 202, 213, 229
Wahrnehmungspsychologie 204
Wandlungskreis 193, 198, 220, 222
Wandlungsphänomen 152
Wechselwirkung 198, 224, 228
Weiterbildung 82, 392
- ärztliche 389
Weiterbildungsgruppe 375
Weiterbildungsmöglichkeit 60, 100, 111
Wertschätzung 203
- gegenseitige 325
Wertsetzung 212
Wertsystem des Patienten 41
Wertvorstellung und Ideologien des Psychotherapeuten 417
Wesenskern 180, 209, 228
Westküstenstil 184
Widerstand 93, 164, 221
- des Therapeuten 97
(Wieder)Erleben 362
- der ursprünglichen Objektbeziehung 159
Wir-Erfahrung 190, 192
Wir-Gestalt 190
Wirksamkeit 81, 124
Wirksamkeitsnachweis 380
Wirkungsspektrum 232
Wirtschaftlichkeitsgebot 34, 381
Würde 211, 212, 226, 228
- des Menschen 325

Z

Zeitbegrenzung 33, 51, 93, 105
Zeitgeist der 50er- und 60er-Jahre 324
zeitgeschichtlich-soziologische Dimension familiären Lebens 113
Zeitrahmen 62, 96
Zeitzentrierung 41
Zen 184, 185, 188
Zentralinstitut für psychogene Erkrankungen 380
Zentralkonflikt 201, 202
Zentriertheit 191
Zentrierung 226
Zeuge 191, 198, 224, 226, 227
Zielformulierung 39
Zielvorstellung 35, 416
Zusatzverfahren 124
Zuschauer 244, 246
Zu-sich-Stehen 220
Zweitfacharzt 391
Zwiebelschalenmodell 193, 197

Druck- und Bindearbeiten: Stürtz AG, Würzburg